ワシントンマニュアル
外来編

監訳
清水郁夫 長野赤十字病院 血液内科/総合診療科
金児泰明 長野赤十字病院 総合診療科 副部長
降旗兼行 長野赤十字病院 第一呼吸器内科/総合診療科 副部長

The Washington Manual
of Outpatient Internal Medicine

Department of Medicine
Washington University School of Medicine
St. Louis, Missouri

Executive Editor
Thomas M. De Fer, MD

Editors
Meredith A. Brisco, MD
Rashmi S. Mullur, MD

メディカル・サイエンス・インターナショナル

Authorized translation of the original English edition,
"The Washington Manual™ of Outpatient Internal Medicine", First Edition
by Department of Medicine, Washington University School of Medicine,
St. Louis, Missouri

Copyright © 2010 by Department of Medicine, Washington University
School of Medicine
All rights reserved.

This translation is published by arrangement with Lippincott
Williams & Wilkins/Wolters Kluwer Health, Inc., U.S.A.

© First Japanese Edition 2012 by Medical Sciences International,
Ltd., Tokyo

Printed and Bound in Japan

監訳者序

「外来は苦手だ」。卒後3年目になり，内科医として外来で初めて患者さんを診療することになったときの私の率直な感想である。同じような感想を抱いた経験のある先生方も少なくないものと確信している。

2004年にわが国でも臨床研修が始まり，ローテート研修という形のもと，すべての臨床医が一定の知識と経験を得ることを目標とし，一定の成果を上げつつある。しかし伝統的に病棟から臨床を学び，さらには救急外来で経験を積んでいくシステムを採っているわが国では，入院診療と外来診療は目指すものが異なっており，使用できるツールもしばしば異なっているにもかかわらず，教育の場として外来診療が活用されることはなかなかないのが実情だろう。結果として若手医師にとっては外来診療を系統的に学ぶ機会が少なく，一方でベテラン医師は自身の経験をより客観化する機会をなかなか得られない。また，自身の専門分野以外の知識を蓄えて外来を切り盛りしている医師は，それほど多くないはずである。体系的に外来診療を学ぶというのは案外難しいことであった。

本書は，長い歴史を誇り，わが国でも重用されてきたワシントンマニュアルのシリーズとして初となる，外来診療に的を絞った教科書である。本家と同様にワシントン大学とBarnes-Jewish病院のスタッフらが執筆しており，本家のエッセンスを忠実に受け継いでいる。すなわちエビデンスに基づいた的確な記載や豊富な参考文献など，素晴らしい点を受け継いでいる。一方で本家とともに，新たに箇条書きの体裁が採用された。これには賛否両論があるかもしれないが，少なくとも忙しい臨床現場で用いるためには大きな改善点といえる。扱われている内容も，幅広い範囲を扱う外来診療のあり方にあわせて，本家ワシントンマニュアルにある内科系症候だけではなく，皮膚科・精神科・禁煙外来などが盛り込まれている。

翻訳にあたっては，内容を正確に伝えることはさることながら，原著の，さらに本家ワシントンマニュアルの雰囲気を極力崩さないように努めた。翻訳に携わったのは当院の第一線で働く臨床医であり，さらには若手医師も加わってくれた。結果として彼ら自身がもつ外来診療への疑問に答えるだけの内容となったはずである。内容の監修にあたっては，各分野で多大なご協力をいただいた。なお日米の医療事情の違いを鑑み，文中に適宜訳注をつけた。本書を先生方の外来デスクに1冊置いていただければ幸いである。

最後に，当翻訳プロジェクトに参加した諸先生方と互いに労をねぎらい合いたい。当院の清澤研道院長，和田秀一臨床研修センター長，ご意見をいただいた各科先生方に謝意を表したい。そしてメディカル・サイエンス・インターナ

ショナル社の藤堂保行さん，神田 奨さん，工藤亮子さんには原稿が遅々として進まずご迷惑をおかけしたことをこの場をお借りしてお詫びするとともに，そのご尽力に改めて感謝する．

2012 年 5 月

清水 郁夫（監訳者を代表して）

序文

「ワシントンマニュアル外来編」初版へようこそ。本書は「ワシントンマニュアル」第33版と併用されるよう企画され，外来における内科診療のほぼ全範囲に焦点を当てている。2002年に出版されたThe Washington Manual of Ambulatory Therapeuticsから派生させたものであり，初版の編者(Tammy L. LinとScott W. Rypkema)と執筆者に感謝していることは言うまでもない。

各分野の外来診療で生じる頻度の高い問題を網羅するマニュアルを作成するため，たゆまぬ努力がなされた。それぞれの分野における異なったアプローチを認識することで，それぞれ別個の症候別・疾患別の章構成とした。外来診療における多くの問題は本来内科の対象とするところではなく，それゆえ私たちは皮膚科・神経科・眼科・耳鼻咽喉科・精神科の章を設けた。ワシントンマニュアルシリーズの伝統にならい，すべての章はBarnes-Jewish病院とワシントン大学病院のスタッフが記した。

しかしながら私たちは，重要な理由のため伝統から外れることにした……これまでのシリーズとは別のフォーマットの採用である。私たちはあえて厳密なフォーマットを外し，箇条書きとし，図表を増やした。読者にとってより見やすく，より読みやすくなったと確信している。この変更により，将来的な電子媒体での展開が容易になった。また初めて2色刷とした。

構想から出版までかなりの時間を要したが(思いのほか長期にわたった)，編者は関係者の辛抱強さに大いに感謝している。特にWolters Kluwer/Lippincott Williams & Wilkinsのスタッフ，なかでもAvé McCracken, Michelle LaPlante, Kimberly Schonbergerの，優れた指示，補助，励まし，寛容さは本当にありがたかった。

最後に，本学医学部からは大いに支援していただいた。Melvin Blanchard医学教育部長，Kenneth Polonsky医学部長はじめ，さまざまな人がいなければこの本は形とならなかっただろう。お2人にはこのプロジェクトが形になるものとずっと信じていただいた。

2009年12月

Thomas M. De Fer, MD
Meredith A. Brisco, MD
Rashmi S. Mullur, MD

訳者一覧

監訳協力者一覧(五十音順)

天野　俊康	長野赤十字病院	第二泌尿器科 部長
市川　直明	長野赤十字病院	血液内科 副部長 / 緩和ケアチーム
久保　仁美	長野赤十字病院	皮膚科 部長
小林　　光	長野赤十字病院	血液内科 部長
小林　　衛	長野赤十字病院	腎臓内科 部長
袖山　治嗣	長野赤十字病院	外科 部長
出口　正男	長野赤十字病院	整形外科 部長
根津　公教	長野赤十字病院	耳鼻咽喉科 部長
星　　研一	長野赤十字病院	神経内科 副部長
保谷　卓男	長野赤十字病院	眼科 部長
本藤　　徹	長野赤十字病院	第一産婦人科 部長
増渕　　雄	長野赤十字病院	感染症内科 部長
山内　恵史	相澤病院	糖尿病センター センター長
横山　　伸	長野赤十字病院	精神科 部長
吉岡　二郎	長野赤十字病院	副院長
和田　秀一	長野赤十字病院	第一消化器内科 / 総合診療科 部長

訳者一覧(五十音順)

今井　　章　長野赤十字病院 眼科
臼井　達也　長野赤十字病院 第一循環器内科 副部長
浦澤　延幸　長野赤十字病院 第二循環器内科 副部長
岡村　光司　信州大学医学部附属病院 耳鼻咽喉科
小川　洋平　長野赤十字病院 腎臓内科
尾臺　珠実　東京医科歯科大学医学部附属病院 周産・女性診療科
柏木　大輔　信州大学医学部附属病院 循環器内科
金児　泰明　長野赤十字病院 総合診療科 副部長
河合　裕子　信州大学医学部附属病院 糖尿病・内分泌代謝内科
菊島　　渉　長野赤十字病院 眼科
木下　朋実　信州大学医学部附属病院 脳神経内科/リウマチ・膠原病内科
桐原　健彦　長野赤十字病院 血液内科
小林　秀樹　信州大学医学部附属病院 循環器内科
齊木　　康　長野赤十字病院 整形外科
齋藤　博美　信州大学医学部附属病院 消化器内科
佐藤慶二郎　長野赤十字病院 血液内科
佐藤　友香　相澤病院 糖尿病センター
清水　郁夫　長野赤十字病院 血液内科/総合診療科
新城　裕里　長野赤十字病院 外科
曽根原　圭　信州大学医学部附属病院 呼吸器・感染症内科
武田　　航　長野赤十字病院 血液内科
田中　　章　信州大学医学部附属病院 精神科
田中　景子　長野赤十字病院 総合診療科/第一消化器内科
田中　晴城　信州大学医学部附属病院 心臓血管外科
德竹康二郎　長野赤十字病院 第一消化器内科
鳥山　佑一　信州大学医学部附属病院 眼科
二宮　隆介　北海道大学病院 呼吸器内科

平林　正男	信州大学医学部附属病院 循環器内科
藤川　祐子	長野赤十字病院 血液内科
降旗　兼行	長野赤十字病院 第一呼吸器内科 / 総合診療科 副部長
星　研一	長野赤十字病院 神経内科 副部長
宮腰　隆弘	信州大学医学部附属病院 糖尿病・内分泌代謝内科
山川　耕司	長野赤十字病院 救命救急センター 副センター長
山本　学	長野赤十字病院 第一呼吸器内科 / 総合診療科
由井寿美江	信州大学医学部附属病院 精神科
吉岡　二郎	長野赤十字病院 副院長
和田　秀一	長野赤十字病院 第一消化器内科 / 総合診療科 部長

執筆者一覧

Maria Q. Baggstrom, MD
Assistant Professor of Medicine
Division of Oncology

Thomas C. Bailey, MD
Professor of Medicine
Division of Infectious Diseases

Benico Barzilai, MD
Professor of Medicine
Division of Cardiology

Ernesto Bernal-Mizrachi, MD
Assistant Professor of Medicine, Cell Biology and Physiology
Division of Endocrinology, Metabolism, and Lipid Research

Melvin Blanchard, MD
Associate Professor of Medicine
Chief, Division of Medical Education

Morey A. Blinder, MD
Associate Professor of Medicine
Assistant Professor of Pathology and Immunology
Division of Hematology

Debaroti M. Borschel, MD
Assistant Professor of Medicine
Director, Internal Medicine House Staff Clinic
Division of Medical Education

Richard D. Brasington, MD
Professor of Medicine
Division of Rheumatology

Meredith A. Brisco, MD
Instructor in Medicine
Division of Medical Education

J. Chad Byrd, MD
Fellow
Division of Rheumatology
Former Chief Resident

Michelle C.L. Cabellon, MD
Assistant Professor of Medicine
Division of Renal Diseases

Amanda Camp, MD
Senior Assistant Resident
Internal Medicine Residency

David B. Carr, MD
Associate Professor of Medicine and Neurology
Division of Geriatrics and Nutritional Sciences

Murali M. Chakinala, MD
Associate Professor of Medicine
Division of Pulmonary and Critical Care Medicine

Jinny E. Chang, MD
Instructor in Medicine
Division of Hospitalist Medicine

Ying Chen, MD
Fellow
Division of Renal Diseases

Steven Cheng, MD
Assistant Professor of Medicine
Division of Renal Diseases

Matthew A. Ciorba, MD
Instructor in Medicine
Division of Gastroenterology

William E. Clutter, MD
Associate Professor of Medicine
Division of Endocrinology, Metabolism, and Lipid Research

Maria C. Dans, MD
Assistant Professor of Medicine
Division of Hospitalist Medicine
Clinical Director, Palliative Care Services

Thomas M. De Fer, MD
Associate Professor of Medicine
Division of Medical Education

Kathryn M. Diemer, MD
Assistant Professor of Medicine
Assistant Dean for Career Counseling

Dayna S. Early, MD
Associate Professor of Medicine
Division of Gastroenterology

Charles S. Eby, MD
Associate Professor of Medicine and Pathology and Immunology
Division of Hematology

Brian F. Gage, MD
Associate Professor of Medicine
Division of General Medical Sciences

Prateek C. Gandiga, MD
Instructor in Medicine
Division of Hospitalist Medicine

Anne C. Goldberg, MD
Associate Professor of Medicine
Division of Endocrinology, Metabolism, and Lipid Research

C. Prakash Gyawali, MD
Associate Professor of Medicine
Division of Gastroenterology

Christina Ha, MD
Fellow
Division of Gastroenterology

Katherine E. Henderson, MD
Assistant Professor of Medicine
Division of Medical Education

Warren Isakow, MD
Assistant Professor of Medicine
Division of Pulmonary and Critical Care Medicine

Raksha Jain, MD
Fellow
Division of Pulmonary and Critical Care Medicine

Omar Jassim, MD, PhD
Resident
Division of Dermatology

Mariko K. Johnson, MD
Fellow
Division of Endocrinology, Metabolism, and Lipid Research

Shirley D. Joo, MD
Assistant Professor of Medicine
Division of Allergy and Immunology

Stephen A. Kamenetzky, MD
Resident
Department of Ophthalmology and Visual Sciences

Syed Khalid, MD
Fellow
Division of Geriatrics and Nutritional Sciences

Nadia Khoury, MD
Senior Assistant Resident
Internal Medicine Residency

Eric C. Klawiter, MD
Fellow
Department of Neurology

Kevin M. Korenblat, MD
Associate Professor of Medicine
Division of Gastroenterology

F. Matthew Kuhlmann, MD
Fellow
Division of Infectious Diseases

Brendan Lloyd, MD
Resident
Division of Dermatology

Vinay Madan, MD
Senior Assistant Resident
Internal Medicine Residency

Scott B. Marrus, MD, PhD
Fellow
Division of Cardiology

Martin L. Mayse, MD
Assistant Professor of Medicine
Division of Pulmonary and Critical
Care Medicine

Rashmi S. Mullur, MD
Chief Resident
Internal Medicine Residency

Jawad Munir, MD
Fellow
Division of Renal Diseases

Mohsen Nasir, MD
Senior Assistant Resident
Internal Medicine Residency

E. Turner Overton, MD
Assistant Professor of Medicine
Division of Infectious Diseases

Vikrant Rachakonda, MD
Senior Assistant Resident
Internal Medicine Residency

Reshma Rangwala, MD, PhD
Instructor in Medicine
Division of Hospitalist Medicine

Hilary E.L. Reno, MD, PhD
Instructor in Medicine
Division of Infectious Diseases

Michael W. Rich, MD
Professor of Medicine
Division of Cardiology

Ilana Rosman, MD
Resident
Division of Dermatology

Tonya D. Russell, MD, BS
Associate Professor of Medicine
Division of Pulmonary and Critical
Care Medicine

Joel D. Schilling, MD, PhD
Instructor in Medicine
Division of Cardiology

Todd J. Schwedt, MD
Assistant Professor of Neurology

Amy Sheldahl, MD
Instructor in Medicine
Division of Hospitalist Medicine

Devin P. Sherman, MD
Fellow
Division of Pulmonary and Critical
Care Medicine

Timothy W. Smith, DPhil, MD
Associate Professor of Medicine
Division of Cardiology

Joshua M. Stolker, MD
Assistant Professor of Medicine
Division of Cardiology

Michael D. Straiko, MD
Resident
Department of Ophthalmology and Visual
Sciences

Shelby A. Sullivan, MD
Instructor in Medicine
Division of Endocrinology, Metabolism,
and Lipid Research

R. Brian Sommerville, MD
Fellow
Department of Neurology

Linda M. Tsai, MD
Associate Professor of Ophthalmology and
Visual Sciences

Peter G. Tuteur, MD
Associate Professor of Medicine
Division of Pulmonary and Critical Care
Medicine

Babac Vahabzadeh, MD
Senior Assistant Resident
Internal Medicine Residency

Leo Wang, MD
Fellow
Department of Neurology

Karen S. Winters, MD
Assistant Professor of Medicine
Director, Student and Employee Health
Services

Megan E. Wren, MD
Associate Professor of Medicine
Division of Medical Education

Roger D. Yusen, MD, MPH
Associate Professor of Medicine
Division of Pulmonary and Critical Care
Medicine

目次

1. 外来患者へのアプローチ …………………………………… *1*
2. 手術患者の管理 ………………………… *16*
3. 高血圧症 ………………… *44*
4. 虚血性心疾患 ………………… *67*
5. 心不全, 心筋症 ………………… *97*
6. 心臓弁膜症 ………………… *123*
7. 不整脈と失神 ………………… *136*
8. 脂質異常症 ………………… *173*
9. 止血凝固異常 ………………………… *192*
10. 静脈血栓塞栓症および抗凝固療法 ………………………… *214*
11. おもな呼吸器症候 ………………………… *231*
12. 慢性閉塞性肺疾患と喘息 ………………………… *248*
13. 間質性肺疾患と肺高血圧症 ………………………… *275*
14. 睡眠障害 ………………… *295*
15. 胸水と孤立性肺結節 ………………………… *306*
16. 糖尿病 ………………… *319*
17. 内分泌疾患 ………………………… *339*
18. 栄養と肥満 ………………………… *370*

19 腎・尿路疾患の検査 …………………… *400*

20 急性腎障害，糸球体障害，慢性腎臓病 …………………… *409*

21 血尿と腎結石 …………………… *430*

22 一般的な感染症 …………………… *441*

23 HIV 感染症，性感染症 …………………… *488*

24 おもな消化器症候 …………………… *510*

25 胃食道逆流症(GERD) …………………… *537*

26 肝胆道疾患 …………………… *548*

27 炎症性腸疾患 …………………… *573*

28 リウマチ関連疾患 …………………… *583*

29 筋骨格系の症候 …………………… *616*

30 血液疾患 …………………… *658*

31 がん患者のケア …………………… *681*

32 緩和ケアとホスピス …………………… *708*

33 疼痛管理 …………………… *719*

34 老年医学 …………………… *734*

35 アレルギーと免疫疾患 …………………… *759*

36 耳鼻咽喉科疾患 …………………… *789*

37 女性の健康問題 ……… *825*

38 男性の健康問題 ……… *850*

39 皮膚科疾患 ……… *871*

40 精神疾患 ……… *907*

41 神経疾患 ……… *953*

42 眼科疾患 ……… *993*

43 スクリーニングと成人の予防接種 ……… *1019*

44 禁煙指導 ……… *1050*

45 アルコール乱用 ……… *1062*

索引 ……… *1071*

注 意

本書に記載した情報に関しては，正確を期し，一般臨床で広く受け入れられている方法を記載するよう注意を払った．しかしながら，監訳者，監訳協力者，訳者ならびに出版社は，本書の情報を用いた結果生じたいかなる不都合に対しても責任を負うものではない．本書の内容の特定な状況への適用に関しての責任は，医師各自のうちにある．

監訳者，監訳協力者，訳者ならびに出版社は，本書に記載した薬物の選択，用量については，出版時の最新の推奨，および臨床状況に基づいていることを確認するよう努力を払っている．しかし，医学は日進月歩で進んでおり，政府の規制は変わり，薬物療法や薬物反応に関する情報は常に変化している．読者は，薬物の使用にあたっては個々の薬物の添付文書を参照し，適応，用量，付加された注意・警告に関する変化を常に確認することを怠ってはならない．これは，推奨された薬物が新しいものであったり，汎用されるものではない場合に，特に重要である．

薬物の表記は，わが国で発売されているものは一般名・商品名ともにカタカナに，発売されていないものは英語で記すよう努力した．

ワシントンマニュアル
外来編

外来患者へのアプローチ 1

Debaroti M. Borschel, Thomas M. De Fer

外来診療とは,外来で提供されているあらゆる医療ケアを指す。その目的は多岐にわたり,受診ごとにさまざまある。1回の受診ですべてが解決するわけではなく,またその必要もない。しかし本来の狙いは,いま現在ある医学的問題の治療と将来起こりうる健康問題の予防にある。

いまある疾患の管理

- 診断と治療は各受診時の主要な要素である。
- 慢性疾患の状態と新たな問題を評価する。
- 時間の制約があるので,すべての問題点を一度に評価することはできない。
- **優先順位が必ずある。**たいていの場合その優先順位は,臨床家として何を最も深刻かつ急を要する問題と感じるか,患者の一番の心配事(しばしば主訴)は何かに基づく。
- 説明と症状の改善が,患者が満足するための鍵である。症状改善には必ずしも薬物療法は必要ではなく,例えば生活習慣の改善が奏効することもある。
- 症状が重篤な疾患によるものではないと安心させてもらうためだけに受診する患者もいる。

将来の健康問題の予防

スクリーニングには,一次予防・二次予防・三次予防がある。

- 予防ケアは大別すると次の4つがある。
  - 予防接種(43章参照)
  - スクリーニング(43章参照)
  - 行動カウンセリング(生活習慣の改善)
  - 予防的化学療法
- 4つとも生涯にわたって適用される。
- **一次予防**は,原因を除去すること(例:予防接種)で疾患の発生を避けるものである。ならびに,一次予防のほとんどは地域レベルで取り組まれるものである(例:水道水のフッ素添加,食塩のヨウ素添加,自動車乗用時のシートベルト着用およびチャイルドシートの法制化)。
- **二次予防**は,無症候の疾患をスクリーニングによって早期の治療可能な状態のうちに拾い上げるものである。Papanicolaou塗抹標本(Papスメア),大腸内視鏡,マンモグラフィといった主要な癌のスクリーニングが含まれる。骨粗鬆症や高血圧症といった頻度の高い疾患のスクリーニングも含む。
- **三次予防**は,疾患の増悪や合併症の予防を指す。例えば,冠動脈疾患の患者に対しβ遮断薬やスタチンを使用する。

- **定期健診**(以前は年次健診 annual examination と呼ばれた)は，しばしばこれらの予防を呼びかける場になる。

定期健診

- 1 回の定期健診で必要な事項すべてを網羅するのはほとんど困難であり，**多くの健康保険会社は「定期受診」を支払い対象としていない**。一般に，継続的に経過観察して取り組んでいく方針がより望ましい。
- 予防医学には**個別化**が必要である。個々の患者の年齢，性別，危険因子，既存症に合わせる。
- 患者の年齢に関わらず，健康な生活習慣のための**カウンセリング**こそが最も重要なヘルスケアの要素である。癌検診，予防接種，老年医学などの詳細はそれぞれの章を参照のこと。

思春期・若年成人

- 思春期〜若年成人には，この年齢層でよくみられる**高リスクな習慣**によって，罹患率はおろか死亡率まで高まる危険性がある。
- 臨床家は**非指示的かつ非難しない態度**を維持し，患者が率直に会話できるようううながす。
- **情報の守秘**を保証する。
- **話し合うべき重要な事項**としては，喫煙・飲酒・違法薬物の回避，バイク乗車時のヘルメット着用，自動車乗車時のシートベルト着用，銃の安全な取り扱い，うつ病と自殺，性行為の結果(妊娠と性感染症)とそれらの回避方法，健康な食習慣と摂食障害，適切な運動，がある。
- 身体診察では，身長体重の測定，血圧測定，生殖器と乳房の診察，そしてできれば乳房と精巣の自己検診の指導を行う。
- 検査では Pap スメア，クラミジアと淋菌のスクリーニング，梅毒，B 型肝炎，HIV のスクリーニングを行う。
- 規定された予防接種を受けてもらう。特に女性では風疹が重要である。
- 妊娠可能年齢の女性には葉酸を毎日 0.4 mg 摂取してもらい，児が神経管欠損をきたすリスクを減らす。

中年成人

- **話し合うべき重要な事項**として，健康的な生活習慣の重要性を引き続き強調する。具体的には，食事，運動，喫煙の回避，適度な飲酒である。
- 身体診察では，身長体重の測定，血圧測定，検査では，脂質異常症と治癒可能な癌のスクリーニングを行う。
- ほとんどの女性では，マンモグラフィ検診を 40 歳から始める(43 章参照)。
- 男性では 50 歳から前立腺癌スクリーニングを始める(38 章参照)。
- 大腸癌スクリーニングは 50 歳から開始する。高リスク群や家族歴のある患者では，より積極的なスクリーニングが必要である(43 章参照)。
- 50 歳から行う予防接種として，インフルエンザの年次予防接種があり，破

傷風ブースター接種，肺炎球菌ワクチン接種も検討する。
- 閉経前後の女性にはカウンセリングの必要があり，また骨粗鬆症のスクリーニングを行う(37章参照)。

高齢者
- **話し合うべき重要な事項**として，健康的な生活習慣の重要性を引き続き強調する。具体的には，食事，運動，喫煙の回避，適度な飲酒である。
- 高齢であるほど，内服薬のリストを確認することが重要である。重複投与を避け，副作用と相互作用を確認する。さらに年齢，体重，肝腎機能に合わせて投与量を変更する必要がある(34章参照)。
- 身体診察と検査については基本的に若年成人に準じる。
- どの年齢で，あるいはどの時点で癌スクリーニングが不要となるかはわかっていない。患者の意向，年齢，合併症，活動性，推定余命による。
- 視力，聴力，機能障害の影響を最小限にするよう，継続的に注意を払う。
- 内服管理を含め，日常生活活動を評価していく。
- 予防接種として，肺炎球菌ワクチン接種とインフルエンザ年次接種がある。
- 摂取熱量が減少する結果として微量栄養素欠乏をきたしやすくなるため，多くの高齢者にはビタミン薬の内服が有益である。
- 転倒を減らすため，自宅環境の安全性について話し合う(34章参照)。
- できるだけ自立して活動できるよう，援助をしてくれるような家族と介護サービスを確保する。
- 終末期ケアについて本人および家族と継続的に相談しておく。

疾患のスクリーニング

- スクリーニング検査が有益かどうかは，疾患の罹患率，検査の感度と特異度，治療介入の有効性，検査の受け入れやすさによる。
- さまざまな専門的組織が推奨できるスクリーニングを示している。しかしこれらのガイドラインは**平均的なリスクをもつ無症候の患者**にのみ適応され，施行の是非は個々に判断する。
  - 米国予防医療専門委員会 United States Preventive Services Task Force (USPSTF)は単純化主義(less-is-more)をとっており，予後に有意な変化を与えるエビデンスが比較的明らかになっているスクリーニング検査以外は認めていない(www.ahrq.gov/CLINIC/uspstfix.html)。表1-1は平均的リスクの無症候患者に対し現在 USPSTF が認めているスクリーニング検査の一覧である。
  - 各分野の専門家は，より多くのスクリーニングが必要とみなしていることが多い。
  - 米国内科学会 American College of Physicians (ACP) などのより一般的な団体は，その中間の立場である。
- スクリーニングの開始年齢と中止年齢，どんな検査を行うべきか，あるいはそもそもスクリーニングを行うべきかについて，**さまざまな分野で意見が対**

表 1-1 無症候の平均的リスク患者に USPSTF が推奨するスクリーニングと予防医療

乳癌スクリーニング
  マンモグラフィ
大腸癌スクリーニング
  便潜血検査または
  軟性 S 状結腸鏡または
  大腸内視鏡
子宮頸癌スクリーニング
  Pap スメア
高血圧スクリーニング
脂質異常症スクリーニング
糖尿病スクリーニング
  血圧＞135/85 mmHg の場合に限る
骨粗鬆症
  二重エネルギー X 線吸収測定法（DEXA）
腹部大動脈瘤スクリーニング
  超音波（喫煙歴のある 65〜75 歳の男性に 1 回）
クラミジアスクリーニング
  性活動のある 24 歳未満の非妊婦に
梅毒スクリーニング
  すべての妊婦
B 型肝炎スクリーニング
  すべての妊婦
肥満スクリーニング
うつ病スクリーニング
アルコール乱用スクリーニング
喫煙スクリーニング

USPSTF：米国予防医療専門委員会

立している。
- 多くの疾患で，スクリーニングによる罹患率と死亡率の改善効果を示した確定的エビデンスがない。

高血圧

- すべての患者の血圧を 1〜2 年ごとに測定すべきである。しかし至適な間隔はまだわかっていない。
- 理想的な正常血圧は＜120/80 mmHg である[1]。
- 拡張期血圧＞90 mmHg または収縮期血圧＞140 mmHg（複数回の測定で）を高血圧とみなす。
- 正常高値血圧 prehypertension は，収縮期血圧 120〜139 mmHg または拡張期血圧 80〜89 mmHg のうち 1 つ以上を満たす場合をいう。正常高値血圧は高血圧へ進展しやすく，早期介入することで加齢とともに高血圧へ移行するのを減らせる。ただしこれは疾患概念とはいえない。

- 初期治療として，減量，有酸素運動，節酒，減塩食についてカウンセリングする。薬物治療の開始時期は高血圧の重症度，既存症，臓器障害の有無による(3章参照)。

脂質異常症
- 20歳以上の全成人にコレステロールのスクリーニングを5年ごとに行う[2,3]。
- 脂質検査一般(総コレステロール，LDLコレステロール，HDLコレステロール，トリグリセリド)を12時間の絶食後に測定するのが最もよいスクリーニングである。
- 治療は低脂肪食のカウンセリングのほか，肥満患者には減量を勧める(8章参照)。

糖尿病
- USPSTFでは糖尿病スクリーニング検査を以下のように定めている。
  - 無症候でも血圧＞130/85 mmHgの成人患者には糖尿病スクリーニングを行う。
  - 無症候で血圧＜130/85 mmHgの成人患者には糖尿病スクリーニングは行わない(エビデンスは不十分だが)。
  - 冠動脈疾患の危険因子のある患者にも糖尿病スクリーニングを考慮する。
  - 至適なスクリーニング間隔は不明である。
- 米国糖尿病学会 American Diabetes Association の定めた標準的治療は以下のとおりである[4]。
  - 空腹時血糖値または経口ブドウ糖負荷試験の2時間値がスクリーニング検査として適切である。
  - 2回の測定で空腹時血糖≧126 mg/dLであれば糖尿病と診断する。随時血糖≧200 mg/dL **かつ**高血糖症状(多尿，多飲，原因不明の体重減少)がある場合も診断してよい。
  - 国際専門家委員会は最近，ヘモグロビン(Hb)A1cを診断に用いてもよいと推奨している。この場合≧6.5％(Diabetes Control and Complications trial/UK Prospective Diabetes Study によって標準化された検査系を用いて)が診断基準となる。6％以上だが6.5％未満であれば糖尿病に進展する高リスク群となる[5]。米国糖尿病学会はこの推奨を公式には認めていないが将来的には認めるであろう(2010年に承認)。
  - 専門家の意見を踏まえ，肥満〔体格指数 body mass index(BMI)≧25 kg/m^2〕の成人およびその他の危険因子(表1-2)をもつ場合は糖尿病のスクリーニングの適応とする。
  - 特に危険因子のない場合，スクリーニング検査は45歳から始める。
  - スクリーニングで陰性であれば3年ごとに繰り返す。
- 16章も参照のこと。

甲状腺疾患
- USPSTFの見解では，無症候患者に対しルーチンに甲状腺機能検査をする

表1-2 糖尿病の危険因子

BMI≧25 kg/m²
日常活動の低下
第1度近親の糖尿病の家族歴
高リスクの人種(アフリカ系,ラテン系,アメリカ先住民,太平洋諸島人)
9ポンド(4 kg)を超える児を分娩した,または妊娠糖尿病の既往
高血圧(≧140/90 mmHg)
HDLコレステロール<35 mg/dL,またはトリグリセリド>250 mg/dL
多嚢胞性卵巣症候群
耐糖能検査異常または空腹時高血糖の既往
インスリン抵抗性に関連した臨床症状(高度肥満,黒色表皮腫)
血管性疾患の既往

BMI:体格指数,HDL:高比重リポ蛋白
出典:American Diabetes Association. Standards of Medical Care in Diabetes—2009. Diabetes Care 2009;32:S13-61 より改変。

十分なエビデンスはない。一方で,高リスク群がいるのも事実である(例:高齢者,分娩後,放射線治療後,Down症候群)。
- 米国甲状腺学会 American Thyroid Association では,甲状腺機能異常のスクリーニングを35歳から5年ごとに行うよう勧めている[6]。
- ACPでは50歳以上の女性に対しスクリーニングするよう勧めている。
- 妊娠期のスクリーニングには議論があり,さまざまな学会の見解は一致していない。
- 17章も参照のこと。

肥満

- 定期的な身長体重測定はすべての患者に勧められる。
- BMIは体重(kg)を身長(m)の2乗で割った数値である。
  - BMI≧25 kg/m²:体重過多
  - BMI≧30 kg/m²:肥満
  - BMI≧40 kg/m²:病的肥満
- 病的肥満 morbid obesity は医学的合併症を伴う(18章参照)。

骨粗鬆症

- USPSTFと米国骨粗鬆症財団 National Osteoporosis Foundation は,65歳以上の全女性に対し骨塩量測定〔二重エネルギーX線吸収測定法 dual energy X-ray absorptiometry(DEXA)〕での骨粗鬆症スクリーニングを行うよう勧めている。
- 米国骨粗鬆症財団は,70歳以上の全男性についてもスクリーニングするよう勧めている。
- 閉経前女性と50〜69歳の男性は,臨床的に危険因子があればスクリーニングを考慮してもよい。

表 1-3 骨粗鬆症の危険因子

加齢
女性
骨粗鬆症による骨折（変形性椎体骨折を含む）
BMI 低値
経口ステロイド（プレドニゾン換算で≧5 mg/日を 3 カ月以上）
関節リウマチ
骨盤骨折の家族歴，現在の喫煙歴
1 日 3 単位以上の飲酒
二次性骨粗鬆症をきたす背景（甲状腺機能亢進症，副甲状腺機能亢進症，性腺機能低下，Cushing 症候群，炎症性腸疾患）

出典：Kanis JA. World Health Organization Scientific Group. Assessment of Osteroporosis at the Primary Health Care Level. 2008 Technical Report. University of Sheffield, UK: WHO Collaborating Center, 2008 より改変。

- 骨粗鬆症の危険因子を表 1-3 に示す[8]。
- すべての女性に対し，食事でのカルシウム摂取，ビタミン D 摂取，荷重負荷運動，禁煙のカウンセリングを行う。
- 37 章も参照のこと。

うつ病

- USPSTF は全成人に対しうつ病のスクリーニングを行うことを勧めている。
- どのスクリーニング検査が最適であるかを強く示す十分なデータはない。
- 気分障害と無快感症について 2 つ，「この 2 週間，気分が落ち込んだりふさいだり，絶望したりしましたか」「この 2 週間，何に対しても興味や喜びがわきませんでしたか」と質問するだけでも，より長い質問法と遜色ない効果が得られる[9]。
- 40 章も参照のこと。

性感染症

- **梅毒**：USPSTF は梅毒血清学的検査をすべての妊婦と感染リスクの高い全患者（男性と性行為をする男性で高リスクな性行為を行う者，性風俗産業従事者，違法ドラッグを得るために性行為を行う者およびその罪で矯正施設に入所している者）に勧めている。至適検査間隔は不明である。
- **クラミジア**：USPSTF はクラミジアのスクリーニング検査（核酸増幅法）を **25 歳未満の性活動のある女性・妊婦，また 25 歳以上の性活動のある女性・妊婦でも高リスクな場合**〔クラミジアや性感染症 sexually transmitted infection(STI)の既往がある，新規または複数の相手と性交渉がある，コンドームを適切に用いない，性風俗産業従事者，アフリカ系，ヒスパニック〕に対し推奨している。至適検査間隔は不明だが，米国疾病予防管理センター(CDC)は高リスク患者には年 1 回の検査を勧めている[10]。
- **淋菌**：USPSTF は，淋菌のスクリーニング（培養，核酸増幅法，ハイブリダ

表1-4 HIVの危険因子

1975年以降に男性と性行為を行った男性
複数の相手と予防をせず性行為を行う男女
静注薬物乱用者
金銭や薬物を得るために性行為を行う男女
HIV感染者・同性愛者・静注薬物乱用者と性行為を行う者
性感染症の既往のある者
1978～1985年に輸血を受けた者

出典：www.ahrq.gov/clinic/uspstdfix.htm より改変。

表1-5 B型肝炎の危険因子

HBVの中～高度流布域で出生した者，HBV高度流布域(≧8%)で生まれた両親をもち乳幼児期に予防接種を受けていない米国出生のHBsAg陽性者(≧2%)
静注薬物乱用者
男性と性交渉をもつ男性
免疫抑制療法を受ける患者
原因不明のALT・AST増加を認める患者
輸血・血漿・臓器・組織・精液の提供を受けた者
透析患者
妊婦
HBsAg陽性の妊婦から出生した児

HBsAg：B型肝炎表面抗原，HBV：B型肝炎ウイルス
出典：Weinbaum CM, Williams I, Mast EE, et al. Recommendations for identification and public health management of persons with chronic hepatitis B infection. MMWR Recomm Rep 2008;57:1-20 より改変。

イゼーション法)を**すべての性活動のある高リスク群女性**(25歳未満，淋病または他のSTIの既往，新規あるいは複数の相手と性交渉がある，コンドームを適切に用いない，性風俗産業従事者，薬物乱用者)に推奨している。**これには妊婦も含まれる**。非高リスク群へのルーチン検査は推奨していない。至適検査間隔は不明である。

HIV
- USPSTFは，すべての妊婦とすべての青少年～成人に対し，**危険因子がある場合に**HIVスクリーニング検査を推奨している(表1-4)。
- CDCはリスクに関わらず13～64歳の全患者へのスクリーニングを推奨している。この推奨は，患者への説明と同意が前提となる。さらに高リスク患者には年1回の検査を推奨している[10]。

B型肝炎
- USPSTFは**妊婦**に対し初回の健診時に**B型肝炎のスクリーニング検査**を推奨している。無症候集団の広範囲なスクリーニングには否定的である。

- CDC は高リスク群へのスクリーニング検査を勧めている（表 1-5）[11]。

アルコール乱用
- アルコール乱用と依存は定期受診の際の重要な確認項目である。
- USPSTF はアルコール乱用患者のスクリーニングと行動カウンセリングの介入を推奨している。
- 「CAGE」質問法が有用である[12]。1 年以内に 1 項目以上が当てはまるようなら，アルコールに関連した問題のリスクがある。
  - 飲酒をやめよう（Cut down）と考えたことがありますか？
  - 他人に飲酒を咎められていらだった（Annoyed）ことがありますか？
  - 飲酒に罪悪感（Guilty）を抱いたことがありますか？
  - 迎え酒（Eye-opener）を必要としたことがありますか？
- 飲酒習慣チェックテスト Alcohol Use Disorders Identification Test（AUDIT）は，飲酒量の少ない患者に対し感度がより高い[13]。
- 「過去 1 年で，1 日に 4 単位または 5 単位（女性は 4 単位，男性は 5 単位）以上飲酒した日が何回ありましたか」という単一の質問スクリーニングも同様に有用である[14,15]。
- 飲酒の問題については 45 章で詳しく述べた。

癌スクリーニング
- 癌スクリーニングの推奨項目は米国癌学会 American Cancer Society (http://www.cancer.org)，米国国立癌研究所 National Cancer Institute (http://www.nci.nih.gov)，ACP (http://www.acponline.org)，USPSTF (http://www.ahrq.gov/clinic)，さらに専門分野の学会などさまざまな組織から出されている。
- その他の分野のスクリーニング検査と同様に，アプローチは個別に行う。
- 推奨事項については 43 章で詳しく述べた。

喫煙と禁煙

- 米国成人の約 1/4 が喫煙しているが，うち 7 割は禁煙を希望しているとされている。
- 自力で長期間禁煙できるのは喫煙者のうちわずか約 7％だが，カウンセリングと適切な薬物治療により卒煙率は 15〜30％に改善する。
- 外来での喫煙カウンセリングおよび薬物治療についての一般的なアプローチ法が米国公衆衛生局 U.S. Public Health Service から報告されている[16]。
- すべての喫煙患者に対し，毎回の受診ごとに簡単なカウンセリングを行う。わずか 3 分であっても卒煙率は劇的に向上する。
- 禁煙について詳しくは 44 章を参照のこと。

生活習慣のカウンセリング

- 健康を保つために最も大事な介入とは，個々の臨床的問題の治療よりも生活習慣を改めさせることである。
- 喫煙者には受診ごとに簡潔なカウンセリングを行う(44章参照)。
- 定期的な**運動**は全年齢で重要である。活発な運動(1回30分を週3～4日)を行うか日常生活の中に運動を組み込むことで，中等度～高度の運動をほぼ毎日合計30分行うように促す。活動内容としては歩行，階段昇降，庭仕事，その他の「日常活動」がある。
- フルーツ，野菜，全粒粉に富んだ**低脂肪食**を摂るようすべての患者に勧める。減塩が必要な患者にはその指導をする。女性には，特に骨粗鬆症のリスクがあれば，毎日 1,000～1,500 mg のカルシウムを摂るよう指導する。また妊娠可能な年齢の女性には，食事またはサプリメントで毎日 0.4 mg 以上の葉酸の摂取が必要である。
- 自動車乗車中には運転手・乗客ともに**シートベルト**を，また自転車やオートバイ乗車中には**ヘルメット**をするよう勧める。運転手には飲酒や眠くなる薬を避けさせる。
- 高齢者には自宅での安全を指導する(34章参照)。
- その他，飲酒，口腔衛生，家庭内暴力，避妊，STD について助言を行う。
- 漢方薬，カイロプラクティック，鍼灸，催眠療法といった代替医療については，使用の有無を非難がましくならないように聴取する。

患者の安全

- 処方薬による医療事故は外来患者の安全に大きく影響する。有害事象によって入院せざるを得なくなることもあれば，患者の疾病や死にもつながる。次のような単純な行動を日常診療に取り入れることでエラーの数を減らすことができるだろう。
- **患者自身に積極的に治療に参加してもらう。**
  - これが診断と治療方針に対する誤解，ならびにコンプライアンスや診療継続を妨げる問題を避ける助けとなる。他の医療チーム構成者(看護師，栄養士，療法士)も引き込んでおくことが重要である。
  - 簡潔でわかりやすい説明文書を渡し，疑問があればどこにどう連絡すればいいかを伝えておく。
- **患者の内服薬を把握する。**
  - 再診の都度，内服薬やサプリメントをすべて持ってくるよう患者(または家族)に依頼する。正確な内服薬リストを作成する。
  - 新たなアレルギーや副作用がないか常に関心を抱き，確認する。
  - 読みにくい手書きの処方箋によるエラーは容易に予防できるし，患者自身が服薬内容をよく理解していればなおさらこのミスは防げる。
- **内服薬についての患者教育が安全向上につながる。**
  - 自身の処方した内服薬と患者の内服しているものが合致しているか薬剤師

とともに確認してもらう。
- ■内服の目的や用法を理解しているか，いつまで内服すべきか，飲み忘れたときはどうするか，他の薬やアルコールとの相互作用，必要なスクリーニング検査，コンプライアンスの重要性といった点を患者に確認する。
● エラーを最小限にするために，可能ならば処方履歴参照機能や誤った処方を警告する機能をもつ電子カルテを使用する。さらに日常診療でのエラーを最小限にするよう心掛ける。

アドヒアランス

● アドヒアランス adherence の評価は，非難がましくなく，かつ患者に努力を強いていることを自覚した態度で臨む。
  - ■自由質問法はより多くの情報を得られる。
  - ■残薬を数えるのは時に有用だが，患者を侮辱しているととられることもある。
  - ■かかりつけの薬剤師に処方薬の受け取り頻度を聞くこともできる。
  - ■血中濃度の低下は怠薬，吸収の低下，代謝の更新，または分布容積の過剰を示している。
● 怠薬と薬の無効を区別しなければならない。アドヒアランス低下が疑われたら，経過から考えられる臨床症状に鑑別診断を立ててアプローチをしていく。

アドヒアランスを向上させるために

● **患者教育を行う**。医学的状況，治療のリスクとベネフィット，その他の治療について，わかりやすい言葉を用いて行う。
● **治療方針をともに立てる**。すなわち，治療目標の意思決定に患者にも関わってもらう。予想される効果および副作用や懸念について説明する。
● **患者の希望を尊重し，非難がましくない中立的な態度で対応する**。患者が抱く健康信念として，診断の受容，重大さの受け入れ，治療の有効性の理解と障壁の認知，変化への心構え，治療をどの程度遂行できる自信があるか，がある。
● 再診や電話連絡により**関係を維持する**。
● **できるだけ簡便かつ安価な治療を選ぶ**。ジェネリック医薬品，1日1回で済む薬や合剤，食事に影響されない薬を選ぶのがよい。
● **説明文書を渡す**。患者に復唱してもらい，理解できたか確認する。
● **自己管理を促す**。自身の健康管理法を身につけてもらうためである（自宅血圧，自己血糖測定，ピークフロー，運動記録など）。
● **障壁を認識する**。時間がないのか，金銭面の問題なのか，交通が不便か，理解力の問題か，社会から孤立し対立しているのか，抑うつや精神疾患，薬物依存や認知障害はないか，検討する。
● 治療のメリットに**焦点を当てて**患者の努力を促す。実行可能な短期目標を決め，少しずつ達成することで大目標を克服する。疾患の再燃は失敗ではない。原因を解析する問題解決型アプローチをとり，代替案を見出だす。

- 副作用がないか尋ねる。
- アドヒアランスの向上策を話し合う。内服記録，カレンダー，1日分ごとに小分けしたピルボックスの使用などが考えられる。
  - 腕時計のアラームや，食事や歯磨きといった毎日の日課に合わせて内服するようにする。
  - 生活習慣を改善するには，欲求やストレスを克服するための代替行為を行ったり，古い習慣につながる状況を回避することも役立つ。
  - 新しい行動が身についたらこまめに祝うよう勧める。例えば，新しい本を買う，映画に行く，遠出をするなど。
  - 家族や友人にも，禁煙開始，食生活の改善，運動の開始などの健康的な新しい習慣を祝ってもらうようにする。

難しい医師患者関係

- 医師患者関係を継続させる利点の1つは，患者の問題点に詳しくなり，患者の性格や生活環境に即して理解できることにある。幸いなことに，ほとんどの患者では治療関係が確立するにつれて相互理解と信頼が得られる。
- ときに「難しい患者」と出会うこともあるし，コミュニケーションの齟齬が生じることもある。これは診療の約15%というかなり高頻度で生じる問題である[17~20]。
- この問題について詳しくは他書にゆずるが，概要だけ示しておく。
- 重要なのは，医師のコミュニケーションスキルを改善することで，患者の予後を改善し，(医師患者双方の)満足度を高め，訴訟を減らし，さらに医師の燃え尽きを減らすことができる点である。
- 簡単に言えば，「難しい患者」とは，担当医と通常の治療関係を形成する際に問題が生じている患者のことをいう[21]。
- **どんなに困難でも，臨床医は医師患者関係の構築に貢献できることを忘れてはならない。**
- 概して，実際よりも「難しい」関係を想定しておいたほうが実りは多い。
- **患者側の要因**には以下のようなものがある[17~20, 22~29]。
  - 興奮しやすい。
  - 心理社会的問題を抱えている。
  - 精神疾患(身体表現性障害，気分変調障害，全般性不安障害，大うつ病性障害，アルコール依存)
  - 身体機能障害
  - 医療への高度の依存
  - 身体的多愁訴(あいまいで，表現しづらく，分類に困り，説明が難しい)
  - 大げさな愁訴・苦痛を訴える。
  - 診察が終わる頃になって新たな症状を持ち出す。
  - 自身の健康管理を顧みない，疾患の管理ができない，アドヒアランス不良
  - 要求が多い，医師を管理しようとする。
  - 過大な期待をする，完全な「治癒」を望んでいる。

- ■治療に満足していない。
- ■かんに障る性格をしている，人格障害
- ●患者のこうした特徴に対し，**医師は自らネガティブな反応をしていることに気づかないことがある**。自身の診療態度をより気に留めるようにする[13,23,30]。このようなネガティブな反応は難しい関係を生む原因となったり，ただでさえ難しい状況をさらに悪くさせる。
- ●**医師側の要因**としては以下のようなものがある[17,28,31]。
  - ■経験が不足している。
  - ■若い。
  - ■心理社会的な心構えが未熟である。
  - ■超過勤務状態
  - ■ストレスが多い。
  - ■心理社会的問題や薬物依存のある患者を多く抱えている。
- ●医師患者関係が信用によって成り立っている以上，関係に起因する問題を解決し，治療効果を生み生産的なものとする責務の多くは医師側にあると一般的にみなされている。
- ●有用な解決策としては以下のようなものがある[32,33]。
  - ■関係が理想的とは言い難いことを認める――医師側も患者側もである。問題は何であるかを自問してみる。
  - ■出だしが悪ければもう一度やり直す。
  - ■一度の診察ですべてを解決する必要はないことを心に留めておく。
  - ■**患者の性格に対する医師自身の反応がどのように関係に影響しているかよく省みる**。患者のどこに「かちん」とくるか，偏見はないか自問する。自分は疲れていないか？　へとへとか？　いらついていないか？　おびえていないか？　厄介がっていないか？　未熟ではないか？
  - ■患者が抱いている見通しや希望を理解する必要があるが，そうなることを安請け合いしない。
  - ■文化の違いが原因となっていないか考慮する。
  - ■性格の違いも，常識の範囲内で大目に見る。
  - ■悲哀や恐れには共感を，怒りには理解の態度で対応する。
  - ■**医師として基本的な責任を果たすことをいつも心がける**。診療の基礎を実行するのみである。すなわち，**患者本位**の病歴をとり[34]，診察をし，見解を伝え，最良の医学的アドバイスをわかりやすく押しつけがましくない言葉で伝える。
  - ■相互の尊重と話し合いが非常に有用であると覚えておく。
  - ■治療上できることとできないことの線引きをはっきりさせ，その境界を堅持する。人格障害圏（境界性，反社会性，演技性，自己愛性）や治療中の薬物依存といった困難な患者の場合には特に重要である。
  - ■難しい患者に出会った後は，よく省察し脱構築してみる。同僚に話してみるのもよい。なにが作用し，なにが作用しなかったのだろう？　次はどうすればいいだろうか？

〈清水　郁夫〉

文 献

1. Chobanian AV, Bakris GL, Black HR, et al. National High Blood Pressure Education Program Coordinating Committee on Prevention, Detection, Evaluation, and Treatment of High Blood Pressure: the JNC 7 report. *JAMA* 2003;289:2560-2572.
2. Expert Panel on Detection, Evaluation, and Treatment of High Blood Cholesterol in Adults. Executive summary of the third report of the National Cholesterol Education Program(NCEP) Expert Panel on Detection, Evaluation, and Treatment of High Blood Cholesterol in Adults (Adult Treatment Panel III). *JAMA* 2001;285:2486-2497.
3. Grundy SM, Cleeman C, Merz NB, et al. Implications of recent clinical trials for the National Cholesterol Education Program Adult Treatment Panel III Guidelines. *Circulation* 2004;110:227-239.
4. American Diabetes Association. Standards of medical care in diabetes—2009. *Diabetes Care* 2009;32:S13-S61.
5. Internal Expert Committee. International Expert Committee report on the role of the A1c assay in the diagnosis of diabetes. *Diabetes Care* 2009;32:1327-1334.
6. Ladenson PW, Singer PA, Ain KB, et al. American Thyroid Association guidelines for detection of thyroid dysfunction. *Arch Intern Med* 2000;160:1573-1575.
7. National Osteoporosis Foundation. Clinician's Guide to Prevention and Treatment of Osteoporosis. Washington, DC: National Osteoporosis Foundation, 2008.
8. Kanis JA on behalf of the World Health Organization Scientific Group. Assessment of osteoporosis at the primary health care level. 2008 Technical Report. University of Sheffield, UK: WHO Collaborating Center, 2008.
9. Whooley MA, Avins AL, Miranda J, Browner, WS. Case-finding instruments for depression. Two questions are as good as many. *J Gen Intern Med* 1997;12:439-445.
10. Centers for Disease Control and Prevention. Sexually transmitted diseases treatment guidelines, 2006. *MMWR Recomm Rep* 2006;55:1-94.
11. Weinbaum CM, Williams I, Mast EE, et al. Recommendations for identification and public health management of persons with chronic hepatitis B infection. *MMWR Recomm Rep* 2008;57:1-20.
12. Mayfield D, McLeod G, Hall P. *Am J Psychiatry* 1974;131:1121-1123.
13. Buchsbaum DG, Buchanan RG, Centor RM, et al. Screening for alcohol abuse using CAGE scores and likelihood ratios. *Ann Intern Med* 1991;115:774-777.
14. National Institute of Alcohol Abuse and Alcoholism. Helping Patients Who Drink Too Much: A Clinician's Guide. 2005 Ed. Bethesda, MD: National Institute of Alcohol Abuse and Alcoholism, 2007.
15. Smith PC, Schmidt SM, Allensworth-Davies D, Saitz R. Primary care validation of a singlequestion alcohol screening test. *J Gen Intern Med* 2009;24:783-788.
16. Fiore MC, Jaen CR, Baker TB, et al. Treating Tobacco Use and Dependence: 2008 Update. Clinical Practice Guideline. Washington, DC: Public Health Service, U.S. Department of Health and Human Services, 2008.
17. Crutcher JE, Bass MJ. The difficult patient and the troubled physician. *J Fam Pract* 1980; 11:933-938.
18. Hahn SR, Thompson KS, Wills TA, et al. The difficult doctor-patient relationship: somatization, personality and psychopathology. *J Clin Epidemiol* 1994;47:647-657.
19. Hahn SR, Kroenke K, Spitzer RL, et al. The difficult patient: prevalence, psychopathology and functional impairment. *J Gen Intern Med* 1996;11:1-8.
20. Jackson JL, Kroenke K. Difficult patient encounters in the ambulatory clinic: clinical predictors and outcomes. *Arch Intern Med* 1999;159:1069-1075.
21. Simon JR, Dwyer J, Goldfrank LR. The difficult patient. *Emerg Med Clin North Am* 1999;17:353-370.
22. John C, Schwenk TL, Roi LD, Cohen M. Medical care and demographic characteristics of "difficult" patients. *J Fam Pract* 1987;24:607-610.
23. Schwenk TL, Marquez JT, Lefever RD, Cohen M. Physician and patient determinants of difficult physician-patient relationships. *J Fam Pract* 1989;28:59-63.
24. Lin EH, Katon W, Von Korff M, et al. Frustrating patients: physician and patient perspectives among distressed high users of medical services. *J Gen Intern Med* 1991;6:241-246.
25. Levinson W, Stiles WB, Inui TS, Engle R. Physician frustration in communicating with patients. *Med Care* 1993;31:285-295.
26. Katz RC. "Difficult patients" as family physicians perceive them. *Psychol Rep* 1996;79: 539-544.

27. Walker EA, Katon WJ, Keegan D, et al. Predictors of physician frustration in the care of patients with rheumatological complaints. *Gen Hosp Psychiatry* 1997;19:315-323.
28. Steinmetz D, Tabenkin H. The "difficult patient" as perceived by family physicians. *Fam Pract* 2001;18:495-500.
29. Hahn SR. Physical symptoms and physician-experienced difficulty in the physician-patient relationship. *Ann Intern Med* 2001;134:897-904.
30. Epstein RM. Mindful practice. *JAMA* 1999;282:833-839.
31. Krebs EE, Garrett JM, Konrad TR. The difficult doctor- Characteristics of physicians who report frustration with patients: an analysis of survey data. *BMC Health Serv Res* 2006;6:128.
32. Platt FE, Gordon GH. Filed Guide to the Difficult Patient Interview. 2nd Ed. Philadelphia, PA: Lippincott Williams & Wilkins, 2004.
33. Coulehan JL, Block MR. The Medical Interview: Mastering Skills for Clinical Practice. 5th Ed. Philadelphia, PA: F.A. Davis Company, 2006.
34. Smith RC. Patient-Centered Interviewing: An Evidence-Based Method. 2nd Ed. Philadelphia, PA: Lippincott Williams & Wilkins, 2002.

2 手術患者の管理

Meredith A. Brisco, Rashmi S. Mullur, Thomas M. De Fer

一般的事項

- プライマリ・ケア医の役割は，患者のリスクを層別化し，さらなる評価の必要性を判断し，リスクを軽減するためにできる限り介入することにある。
- 術前評価はしばしば循環器的リスクに集中するが，多臓器のあらゆる疾患が不幸な結果になりうるということを忘れてはならない。最善の周術期管理を行うために患者全体の評価が必要である。
- 重要なのは，悪い結果となる危険は常にあり，リスクはあくまで予測であるので，完全に「万全の態勢の手術」を受ける患者はいないということである。

待機手術 vs 緊急手術

- 待機手術のほうが周術期合併症のリスクが低く，患者の全身状態を最善にしたり心血管疾患・肺疾患の治療に十分な時間が確保できる。
- 緊急手術はしばしば重篤な合併症に関連するが，手術を延期すればさらに病状が悪化する可能性がある。

ルーチンの術前検査

- 予期しない異常，または最終的に方針変更に至る異常の頻度はごく低く，すべての患者に「ルーチン検査」を行う根拠とならない[1~4]。
- 白内障の術前検査に関する大規模ランダム化試験は，検査をした群としなかった群の術中～術後のイベントの頻度に有意差を示せず，失敗に終わっている[5]。

■ 全血算（CBC）

- 患者の年齢，性別，そのときの体調によって，術前の貧血の頻度は 0～30% と幅がある[6]。
- 高齢者では，術前にみられる軽度の貧血や多血は術後 30 日の死亡率や心疾患イベントの増加に関連する。同年代や他の年代で，治療によって死亡率が低下するかどうかは不明である[7]。
- したがって，**ある程度の失血が想定される場合や病歴・身体所見から必要と考えられる場合を除き，術前の CBC は必須ではない**。

■ 血清電解質

- 一定の頻度で異常値を認めるが，方針に影響を与えることは多くない。
- 低カリウム血症は，厳密に言えば有害事象や周術期不整脈の発症に関連することはない[8]。

■ 腎機能検査

- 腎機能障害は心臓や非心臓手術の術後合併症の危険因子であり，2007 ACC/AHA ガイドラインでの臨床リスク予測因子であり，改訂心臓リスク指

標の 6 項目ある予測因子の 1 つである[9,10]。
- 他の臨床症候と異なり，中等度の腎機能障害は臨床的に必ずしも顕在化しない。以下の因子をもつ群に術前腎機能評価を行うよう提唱する専門的意見もある[3]。
  - 年齢＞50 歳
  - 糖尿病
  - 高血圧
  - 心疾患
  - 腎機能に影響を与える薬の内服（アンジオテンシン変換酵素阻害薬）
  - 大手術を受ける患者

■ 凝固系検査
- 抗凝固治療を受けている患者，または止血異常を示唆する病歴や身体所見をもつ患者は検査する。
- プロトロンビン時間（PT）や活性化部分トロンボプラスチン時間（aPTT）は周術期の出血の予測因子ではない[3]。

麻酔の種類：全身麻酔 vs 区域麻酔
- 麻酔法は術前評価でしばしば議論となるが，**完全なコンセンサス**はない。
- 多数の試験やメタ分析が矛盾する結果を示している。しかもほとんどのデータは大腿骨頸部骨折手術，人工股関節・膝関節置換術に限定されたものである[11-16]。
- 全身麻酔と比べ，硬膜外麻酔や脊髄くも膜下麻酔が術後の死亡率や罹患率を低下させるかはまだ定かではない。しかし，深部静脈塞栓症のリスクを低下させるというかなり一貫した結果を得ている。

術前の心血管リスク評価

一般的事項

疫学
- 毎年，非心臓手術を受ける数多くの患者のなかで 1～6％は（調査対象や診断基準によるが）心臓合併症に罹患する。
- 全体として年間，50,000 例の心筋梗塞 myocardial infarction と 100 万例のその他の心血管合併症が周術期に発症していると推測される[17]。
- 周術期心筋梗塞の入院死亡率は 10～15％である[18]。
- 心臓以外の合併症をもつ患者も心臓合併症を発症しやすく，その逆も起こりうる[19]。

病態生理
- 周術期心筋梗塞のメカニズムは明らかでない。
- 剖検研究や血管造影によると，非周術期発症例と同様に，プラークの破綻が多くの症例で必要不可欠な役割をしているようである。
- しかし，手術のストレスによって心筋の酸素需要／供給に不均衡が生じた

表 2-1 活動性の心疾患

不安定冠症候群
不安定狭心症
重症狭心症（CCS クラス III または IV）
最近の心筋梗塞（>7 日でかつ≦30 日）
非代償性心不全
NYHA クラス IV
新規発症の心不全
心不全増悪
重症不整脈
有症状の徐脈
房室（AV）ブロック（3 度，Mobitz II 型）
有症状の心室性不整脈（>100）
心拍数のコントロールされていない上室性頻拍（SVT）
新規の心室性頻拍（VT）
重症弁疾患
重症大動脈弁狭窄症（弁口面積<1.0 cm^2，または平均圧較差>40 mmHg）
有症状の僧帽弁狭窄症（労作時呼吸困難，意識消失発作，心不全）

CCS：Canadian Cardiovascular Society（カナダ心臓血管学会），NYHA：New York Heart Association（ニューヨーク心臓協会）
出典：Fleisher LA, Beckman JA, Brown KA, et al. ACC/AHA 2007 guidelines on perioperative cardiovascular evaluation and care for noncardiac surgery: a report of the American College of Cardiology/American Heart Association Task Force on Practice Guidelines (Writing Committee to Revise the 2002 Guidelines on Perioperative Cardiovascular Evaluation for Noncardiac Surgery). Circulation 2007;116:e418-e499 より改変。

ケースもあるかもしれない。

診断

臨床所見
■ 病歴
- 病歴では，周術期リスクに影響を及ぼす因子・合併症の状態を把握することに焦点をおく。
- 分類ごとに危険因子は若干異なる。
- **最新のガイドライン**は，米国心臓病学会 American College of Cardiology (ACC) と米国心臓協会 American Heart Association (AHA) のもので，活動性の心血管障害や危険因子の同定に焦点を当てている[9]。
- 病歴を聴取すべき活動性の心血管障害を表 2-1 に表す。
- **改訂心臓リスク指標**（表 2-2）を用いて，病歴から術後合併症（心筋梗塞，肺水腫，心停止，または心臓死）の独立予測因子を明確にする[10]。この指標をさらに検討したところ，クラスごとのリスクは当初考えられていたよりも低く，またこの指標は晩期死亡と合併症の頻度をも予測する[20, 21]。

表 2-2 改訂心臓リスク指標

高リスク手術[a]	
開腹手術	
開胸手術	
大血管手術	
虚血性心疾患の既往	
心筋梗塞の既往（急性や最近でない）	
心電図での異常 Q 波	
運動負荷試験陽性の既往	
安定狭心症	
亜硝酸薬での治療	
代償性うっ血性心不全，またはうっ血性心不全の既往	
うっ血性心不全の既往	
肺水腫の既往	
発作性夜間呼吸困難の既往	
両側ラ音	
S_3 ギャロップ	
胸部 X 線で肺血流の再分布所見	
脳血管疾患の既往	
脳卒中	
一過性脳虚血発作（TIA）	
糖尿病インスリン治療	
術前血清クレアチニン＞2.0mg/dL	
主要な心臓合併症の発症率	
危険因子 0：クラス I	0.4～0.5%
危険因子 1 つ：クラス II	0.9～1.3%
危険因子 2 つ：クラス III	3.6～6.6%
危険因子 3 つ以上：クラス IV	9.1～11%

[a] ACC/AHA 2007 年ガイドラインでは別個のものとみなされている。
出典：Lee TH, Marcantonio ER, Mangione CM, et al. Derivation and prospective validation of a simple index for prediction of cardiac risk of major noncardiac surgery. Circulation 1999;100:1043-1049 より改変。

- 以前の ACC/AHA ガイドラインは**マイナーな予測因子**も含んでいた〔例：70 歳以上，明らかな心電図異常（左室肥大，左脚ブロック，ST-T 異常），洞調律以外の心臓調律，コントロールされていない高血圧〕。しかしこれらの異常が独立して周術期リスクを増大させるという確証はまだない。冠動脈疾患 coronary artery disease（CAD）の高危険因子である可能性は示唆されているが，最新のガイドラインではもはや予測因子とされていない。
- 同様に**冠動脈疾患の独立した危険因子**が知られており（例：年齢，喫煙，LDL コレステロール高値，HDL コレステロール低値，高血圧，糖尿病，家族歴），臨床的にとても重要であるが，周術期心血管リスク評価のみに使われているわけではない。
- 注目すべきはブラジルのある研究で，年齢が周術期合併症や入院死亡数を増

表 2-3 さまざまな活動による運動強度評価（METs）

1METs	自分の身の回りのことができる 食事，着替え，排泄ができる 室内歩行ができる 1〜2丁（100〜200 m）をゆっくりと歩ける
4METs	簡単な家事ができる（埃掃除や食器洗い） 1階分の階段や坂道を登れる 平地を元気よく歩ける 短距離なら走れる 力のいる家事ができる（床を拭いたり重い家具を持ち運べる） 軽いレクリエーションに参加できる（例：ボウリング，ダンス，ダブルテニス，ゴルフ，ボールを投げたり蹴ったり）
>10METs	激しい運動ができる（バスケットボール，サッカー，シングルテニス，スキー，水泳）

出典：Fleisher LA, Beckman JA, Brown KA, et al. ACC/AHA 2007 guidelines on perioperative cardiovascular evaluation and care for noncardiac surgery: a report of the American College of Cardiology/American Heart Association Task Force on Practice Guidelines (Writing Committee to Revise the 2002 Guidelines on Perioperative Cardiovascular Evaluation for Noncardiac Surgery). Circulation 2007;116: e418-e499 より改変。

加させる独立予測因子であるとした。ただし死亡率は80歳を超えても比較的低いままであった[22]。
- 高齢者，特に認知症患者は術後不穏や譫妄のリスクが増す。
- 術前の精神状態の評価により認知症や譫妄に発展しそうな患者を同定する。検査をしておけば，術後の精神状態の変化に疑問があるときに比較できる。
- 原因となりうる医学的要素にも注意を払わなくてはならない（例：鎮静薬やアルコールの乱用，薬物性や感染など）。
- 病歴では患者の機能状態の評価にも焦点を当てるべきで，これは周術期リスクと独立して関連することがわかっており，自己申告によって評価する（表2-3）[23]。一般的に無症状で機能良好な患者（>4METs）のリスクは低い。

■ 身体診察
- 全身の診察が必要である。
- 特に以下のことに注意する。
  - バイタルサイン，特に血圧。収縮期血圧<180 mmHg，かつ拡張期血圧<110 mmHg が望ましい。収縮期血圧>180 mmHg または拡張期血圧>110 mmHg の管理は議論がある。待機手術ならば血圧コントロールのために延期することも認められるが，信頼性の高い研究はなく，治療から手術までどのくらい期間をおくかは明らかでない。
  - 心雑音は大動脈弁狭窄症や僧帽弁狭窄症のような弁膜症を示唆する。
  - うっ血性心不全 congestive heart failure（CHF）の徴候に注意する（頸静脈怒張や水泡音，S_3 など）。

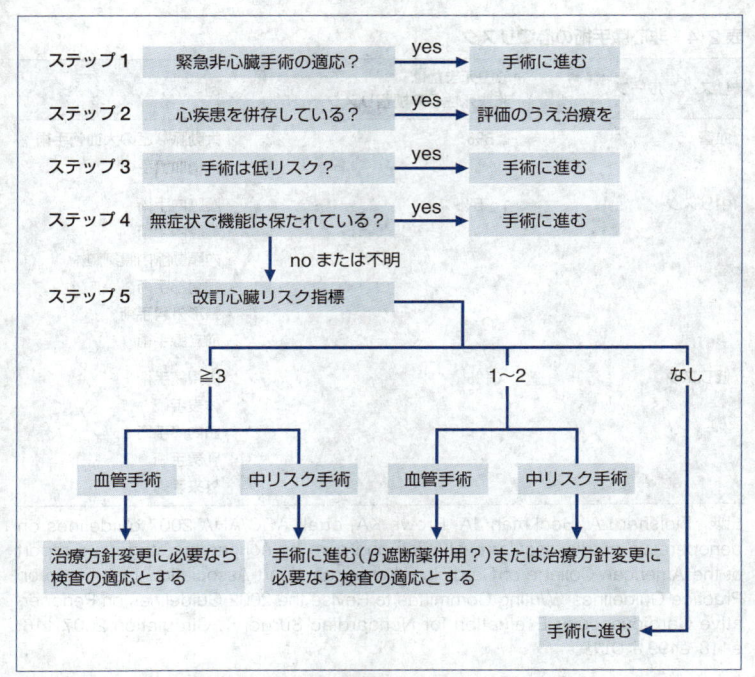

```
ステップ1    緊急非心臓手術の適応？ ──yes──→ 手術に進む
ステップ2    心疾患を併存している？ ──yes──→ 評価のうえ治療を
ステップ3    手術は低リスク？     ──yes──→ 手術に進む
ステップ4    無症状で機能は保たれている？ ──yes──→ 手術に進む
               │ no または不明
ステップ5    改訂心臓リスク指標
```

```
        ≧3                    1～2                なし
   ┌────┴────┐        ┌────┴────┐
 血管手術  中リスク手術    血管手術  中リスク手術
   │       │            │       │
治療方針変更に必要なら      手術に進む（β遮断薬併用？）または治療方針変更に
検査の適応とする           必要なら検査の適応とする
                                            手術に進む ←
```

図 2-1　ACC/AHA 2007 心血管リスク評価のアルゴリズム
出典：Fleisher LA, Beckman JA, Brown KA, et al. ACC/AHA 2007 guidelines on perioperative cardiovascular evaluation and care for noncardiac surgery: a report of the American College of Cardiology/American Heart Association Task Force on Practice Guidelines (Writing Committee to Revise the 2002 Guidelines on Perioperative Cardiovascular Evaluation for Noncardiac Surgery). Circulation 2007;116: e418-e499 より改変。

診断基準

図 2-1 に ACC/AHA が 2007 年に発表した，非心臓手術を受ける患者の心血管リスク評価のガイドラインを示す[9]。

ステップ1：
- 緊急手術の必要性を検討する。
- 本当に必要ならば緊急手術を行う。

ステップ2：
- 現在活動性の心疾患があるか判断する（表 2-1）。
- もしあれば手術を延期し，評価・治療を行う。

ステップ3：
- 手術のリスクを判断する（表 2-4）。
- 低リスク手術であれば，通常はさらなる評価は行わず手術ができる。
- 外来で行う体表の処置であれば，心筋梗塞のリスクはごく低く，0.1％以下

表 2-4 非心臓手術の心臓リスク

リスクグループ	心臓死または 非致死性心筋梗塞リスク	例
血管	≧5%	大動脈などの大血管手術 末梢血管手術
中リスク	1～5%	腹腔内手術 胸腔内手術 内頸動脈内膜剝離術 頭頸部手術 整形外科手術 前立腺手術
低リスク	<1%	内視鏡手術 体表手術 白内障手術 乳房手術 外来手術

出典：Fleisher LA, Beckman JA, Brown KA, et al. ACC/AHA 2007 guidelines on perioperative cardiovascular evaluation and care for noncardiac surgery: a report of the American College of Cardiology/American Heart Association Task Force on Practice Guidelines (Writing Committee to Revise the 2002 Guidelines on Perioperative Cardiovascular Evaluation for Noncardiac Surgery). Circulation 2007;116: e418-e499 より改変。

である[24,25]。

ステップ4：
- 患者の活動能力を評価する(表 2-3)。
- 活動能力が低いこと(<4METs)と，周術期心血管合併症のリスク増大は関連がある[23]。
- 活動能力が>4METsで無症状であれば低リスクと考え，手術予定を進めてよい。

ステップ5：
- 臨床的危険因子を評価する(表 2-2)。
- 臨床的危険因子がなければ低リスクであり(心臓イベント<1%)，さらなる介入は必要ないと考えられるので，手術を予定する。
- 臨床的危険因子が1～2つで中等度リスクの手術または血管手術を受ける患者は，一般的に予定手術が可能である。
  - 検査結果により診療方針が変更される場合にだけ負荷試験を考慮すべきである。最近のデータでは，術前に経皮的冠動脈形成術 percutaneous coronary intervention(PCI)を行うことは疑問視されている(「治療」参照)。
  - これらの患者への β 遮断薬の使用には議論がある(「治療」参照)。

診断的検査

■ 12誘導心電図
- 最新のACC/AHAガイドラインでは以下の患者に心電図を推奨している[9]。
  - 1つ以上の危険因子をもち(表2-2)血管手術を受ける患者,既知の末梢血管疾患や冠動脈疾患,脳血管疾患があり中等度リスクの手術を受ける患者(クラスI勧告)
  - 危険因子はないが血管手術を受ける患者,他の臨床的危険因子をもち中等度リスク手術を受ける患者(クラスII勧告)
- ほとんどの患者に術前心電図検査を行っておけば,術後の検査と比較できるので有用である。

■ 安静時超音波検査
- 心エコー検査に対する指針は非手術患者と同じで,**ルーチンでの検査は推奨されない**[9]。
- 心雑音は弁膜症を示唆しており,非手術患者と同様に超音波検査による評価が必要である。
- 未診断のうっ血性心不全または最終検査後の悪化が疑われるときには,左心機能評価を考慮しなければならない。また,これは手術直前でも同様である。

■ 非侵襲的負荷試験
- 負荷試験を行うかは,前述の術前リスクを評価してから決定する。
- **すべての患者にルーチンで術前負荷試験を行うことは推奨されない。**
- 非心臓手術であるかどうかに関わらず,検査の結果次第でその後の治療方針が変わる可能性がないのなら負荷試験は行わない(「治療」参照)。
- 最近の知見では,中等度リスク手術を受ける患者に対する非侵襲的負荷試験は予後を改善しないとされている[26~28]。
- しかしこのデータは,非侵襲的負荷試験の結果により管理方針が変わる患者の利益を否定するものではない[29]。ACC/AHAガイドラインの推奨は次のとおりである[9]。
  - 危険因子が3つ以上で身体機能が低く(<4METs),血管手術を受ける患者では,管理方針に影響を与えうる場合のみ非侵襲的負荷試験は妥当である。
  - 危険因子が1~2つまたはそれ以上で身体機能が低く(<4METs),中等度リスク手術を受ける患者で,管理方針に影響を与えうる場合には,非侵襲的負荷試験を検討する。
  - 危険因子が1~2つまたはそれ以上で活動能力が高く(>4METs),心血管手術を受ける患者には,非侵襲的負荷試験を行うことを検討する。
- 非侵襲的負荷試験に関する推奨事項には,β遮断薬や血行再建術の新しいデータを加味すること(「治療」参照)。

■ 冠動脈造影
- 周術期リスク分類とは別に,臨床的に明らかに血管造影の適応がある患者もいる。その場合は非周術期の標準ガイドラインに従って管理する。
- 大多数の患者では,術前の冠動脈造影検査の適応は流動的である。これは,検査で発見された病変に血行再建術を行っても予後が改善しない懸念がある

- 非侵襲的負荷試験で高リスクと診断された患者に，周術期リスクをさらに明確にし，血行再建術を考慮すべきかを判断するために，引き続き冠動脈造影検査を行うことは妥当である。
- リスク分類のためにルーチンで冠動脈造影検査を行うことは推奨されない。

治療

薬物治療
■ β遮断薬
- 初期の複数の小規模試験では，周術期のβ遮断薬投与は死亡率と心血管系予後を改善するとされていた[30~34]。
- しかし最近の知見では，周術期β遮断薬の有用性は疑問視されている[35~38]。
  - 特に，大規模なPOISE試験では，周術期のβ遮断薬の積極的な投与は心血管イベントの発生率を低下させるが，全死亡率や脳卒中リスクは増大する結果となった[37]。
  - β遮断薬が有効とした試験とPOISE試験の重要な違いは，β遮断薬の投与法である。POISE試験では，持続放出性のメトプロロールを比較的高用量で手術当日より投与している。他方は，長時間作用型β遮断薬を手術数日〜数週間前から開始し，術前に用量を調整していた。
- 周術期β遮断薬の投与に関する最新のACC/AHAガイドラインは，POISE試験よりも前に公表されたものである[9, 39]。現時点の最も妥当な推奨は次のとおりである。
  - β遮断薬は，明らかに適応があるときに継続する。
  - 手術直前にβ遮断薬を中止することは推奨されない。
  - 周術期の心筋障害の高リスク（危険因子3つ以上または負荷試験陽性）で，特に血管手術を受ける患者では，β遮断薬を開始することは妥当である。β遮断薬は手術の2週間以上前に開始する。
  - 中等度リスク患者へのβ遮断薬の投与については，現在のところ疑問がある。
  - 低リスク患者へのβ遮断薬の投与は不適切である。

■ α_2作動薬
- α_2作動薬が周術期の心筋虚血や死亡率を低下させるとした試験がある[40~42]。
- β遮断薬が禁忌の場合にはα_2作動薬も選択肢の1つである。

■ スタチン
- スタチンは，特に血管手術を受ける患者の周術期イベントを減少させる[43~45]。
- スタチンをすでに投与されている患者では継続する。
- スタチンの適応があれば開始する（8章参照）。
- スタチンは血管手術を受けるすべての患者で妥当な治療である[9]。

血行再建術
- 術前の血行再建の有用性は，最近の研究結果から大いに疑問視されるように

なった[46〜48]。
- CARP試験では，血管造影で明らかに冠動脈疾患と診断された患者を無作為に血行再建群〔冠動脈バイパス術 coronary artery bypass grafting (CABG)またはPCI〕と無治療群に割付けた。
  - 両群で術後の心筋梗塞の発生率や長期生存率に差はなかった。
  - この研究で注意を要するのは，著明な左室疾患，重篤な左心機能不全，重度の大動脈弁狭窄症，重症併存疾患のある患者が対象から除外されていたことである。
- DECRASE-V試験では，血管手術前の高リスク患者への冠動脈再建は，短期，長期予後ともに改善しないという結果だった[47, 48]。
- 以上の結果を踏まえ，COURAGE試験[49]では，ステント血栓症の結果（下記）も踏まえ，**周術期心臓リスクを低下させる目的での冠動脈再建手術は現時点では推奨されない**と結論づけた。
  - 上記の研究から除外されている高リスク患者群を特定することが不可欠であり，**非心臓手術に関わらず血行再建により延命効果が得られる患者を注意して見極めなければならない**。

■ 術前PCI：ACC/AHA勧告

- 金属ステントを用いた場合，PCI後の数週間は周術期の循環器的有害事象のリスクが高度に上昇する[50, 51]。これは周術期の抗血小板薬の休薬が原因で生じるステント内狭窄が関わっていると考えられている。そのため，**その後の手術は少なくとも2週間，できれば6週間は延期する必要がある**。
- ACC/AHAはアスピリン325 mg/日とクロピドグレル75 mg/日の2剤の併用による抗血小板治療を推奨している。投与期間は少なくとも以下のとおりである[52]。
  - 金属ステント留置患者では1カ月
  - 薬剤溶出性ステント留置患者では12カ月
- 12カ月以内に手術を受ける可能性がある患者では，金属ステントまたはバルーン血管形成術を検討する。
- **出血のリスクが明らかな待機手術では必要最小期間の抗血小板療法が完了するまで延期する**。
- 薬剤溶出性ステントを留置された患者で手術が延期できない場合は，クロピドグレルやチクロピジンなどのチエノピリジン系は中止し，可能であればアスピリンの内服を継続し，術後できるだけ早期にチエノピリジン系薬物の内服も再開する。
- 抗血小板治療の中止は循環器科医に相談して行う。
- 血管形成術単独ならば，イベント発生率が低くなるまでの，2〜4週間の延期が推奨される[53, 54]。

心血管系の周術期管理

高血圧症

- 血圧＜180/110 mmHgの高血圧は周術期合併症の独立した予測因子ではな

- い。
- しかし、血圧＞180/110 mmHg の重症高血圧は、術中の血圧変動や心筋虚血と関連する可能性がある[9]。
- 術前入院前に内服していた降圧薬は、患者の周術期経過に影響を与える可能性がある。
  - β遮断薬やクロニジンを内服していた患者は、頻脈やリバウンド高血圧を避けるために内服を継続する。
  - ACE阻害薬やアンジオテンシン受容体拮抗薬に関しては、手術当日に内服し、その後は低血圧となる可能性があるため正常血液量になるまで再開しない[55〜57]。

心臓弁膜症

- 僧帽弁狭窄症や大動脈弁狭窄症といった有症状の狭窄病変は周術期のうっ血性心不全やショックと関連し、しばしば術前の弁切開や置換術が必要となる。
- 重症大動脈弁狭窄症は、周術期の心筋梗塞の発生率や死亡率が非常に高い[58]。
- 有症状の逆流病変は、一般的に周術期をよくしのぐことができ、術前によく代償されていれば内科的に管理可能である。
- 緊急手術の場合は、弁置換術は延期する。
- 短期間の延期が可能な手術であれば、術前の弁切開を検討する。
- 心内膜炎の予防を検討する。
- 重症であれば、循環器科医に紹介する。

ペースメーカと植込み型除細動器

- 術中の電気メスは植込み型の心臓デバイスの機能に影響を及ぼす。
- デバイスの再設定から植込み型除細動器の誤作動まで、さまざまな過失が起こりうる。
- 機能を確実にするために手術前後で適した設定に変更する。
- 心拍応答型のペースメーカは、手術中はその設定をオフにしておく。
- 植込み型除細動器は誤作動を避けるため、手術の直前に停止させ、術後再始動させる。

うっ血性心不全

- 活動性非代償性心不全は、手術禁忌である。
- Leeらの報告では心不全を表2-2のように定義している[10]。
- 現病歴と身体所見からうっ血性心不全の症状・徴候が得られる。
- うっ血性心不全の薬物治療は待機的非心臓手術に先立って注意して行う(5章参照)。

術前の肺機能評価

一般的事項

- 術後肺合併症は，心臓合併症と同じくらい一般的で病的かつ致死的な合併症である[59,60]。
- 合併症が1つ出現すれば，おそらく他の合併症の出現頻度も上昇するだろう。
- 最も重要な合併症として，無気肺や肺炎，呼吸不全や背景にある肺疾患の増悪がある。
- 米国内科学会 American College of Physicians(ACP)の臨床ガイドラインでは，術後肺合併症のリスクを増大させる患者因子として以下のものを挙げている[59,60]。
  - 慢性閉塞性肺疾患 chronic obstructive pulmonary disease(COPD)の既往
  - >60歳
  - 米国麻酔学会分類>クラスⅡ(重症だが日常生活にはさほど支障をきたさない全身性疾患がある)
  - うっ血性心不全
  - 呼吸機能低下
- 他のデータが示す患者関連危険因子として，喫煙，体重減少/栄養失調，意識障害，飲酒，閉塞型睡眠時無呼吸，肺高血圧症がある[61~63]。
- 以下の手技もリスクとなる[59~63]。
  - 大動脈瘤手術
  - 胸部手術
  - 腹部手術
  - 脳神経外科手術
  - 長時間の手術
  - 頭頸部手術
  - 緊急手術
  - 血管手術
  - 全身麻酔

診断

臨床所見
■ 病歴
- 患者関連危険因子の発見に焦点を当てる。
- 呼吸器疾患の病歴を詳しく聴取する。
- 上気道感染の症状がないか確認する。ただし手術の絶対禁忌ではない。
- 喫煙歴をもれなく聴取する。
- 全身状態について問診をとる。

■ 身体診察
- 胸郭前後径の増加や過共鳴音，呼吸音減弱，喘鳴のような副雑音など慢性呼

表 2-5 術後肺炎リスク指標

危険因子	点数	危険因子	点数
手術の種類		過去6カ月で＞10%の体重減少	7
腹部大動脈瘤手術	15	慢性閉塞性肺疾患の既往	5
胸部	14	全身麻酔	4
上腹部	10	意識障害	4
頸部	8	脳血管疾患の既往	4
脳神経外科	8	尿素窒素(mg/dL)	
血管	3	＜8	4
年齢(歳)		22〜30	2
≧80	17	≧30	3
70〜79	13	＞4単位の輸血	3
60〜69	9	緊急手術	3
50〜59	4	ステロイドの常用	3
機能的状態		1年の喫煙	3
全介助	10	過去2週間でアルコール摂取	
一部介助	6	＞2単位/日	2

リスククラス	肺炎リスク
1 (0〜15点)	0.2%
2 (16〜25点)	1.2%
3 (26〜40点)	4.0%
4 (41〜55点)	9.4%
5 (＞55点)	15.3%

出典：Arozullan AM, Khuri SF, Henderson WG, Daley J. Development and validation of a multifactorial risk index for predicting postoperative pneumonia after major noncardiac surgery. Ann Intern Med 2001;135:847-857 より改変。

吸器疾患を示唆する徴候に注意する。
- ラ音や頸静脈怒張，末梢浮腫といったうっ血性心不全の所見も検索する。
- 体型から閉塞型睡眠時無呼吸や肥満低換気症候群が示唆されることもある。

診断基準
- 前述した心血管合併症に対する比較的明確なリスク評価とは異なり，肺リスク評価には根拠に基づいたアルゴリズムは1つもない。
- 術後肺炎リスク指標を表2-5に示す[61]。
- 術後の呼吸不全発生率を予測する呼吸不全リスク指標もあるが[62]，かなり複雑で臨床診療でルーチンに用いるのは困難だろう。

診断的検査
■検体検査
- **血清アルブミン値**の低下は肺リスクの有用な予測因子である[59,60]。
  - ＜3.5 mg/dL はリスク増大を示す。
  - 臨床的に低アルブミン血症が疑われる患者や1つ以上の周術期肺合併症

の危険因子をもつ患者では，全例アルブミン値を測定する。
- しかし現在のところ，経口や非経口栄養補給がリスクを低下させるという，決定的なエビデンスはない。

- 動脈血ガス
  - 動脈血ガス測定の結果が，他の臨床項目よりも術前肺リスクの評価に役立つかははっきりしない。
  - 手術禁忌となる異常値は定義されていない。
  - 臨床的に必要なら動脈血ガス測定を行う。
  - ほとんどの患者では，その第一の目的は，手術直後との比較を得るためである。

■ 画像検査
- 異常を示す胸部X線写真の多くは慢性的なもので，めったに周術期管理に影響を与えない[3, 59, 60, 64]。
- **すべての患者にルーチンで術前に胸部X線撮影を行うことは推奨されない。**
- 心肺疾患の既往のある患者や，50歳以上の上腹部・胸部・大動脈瘤手術を行う患者の術前胸部X線による評価の有用性は，エビデンスが限られている[59]。

■ 診断手技
- 肺切除やCABGの術前に**肺機能検査**を行う意義については，一般的なコンセンサスがある[59, 60]。
- 一方でスパイロメトリーは肺合併症の高リスク患者を特定できるが，データの解釈は難しい。
- スパイロメトリーが病歴や身体所見よりも優れるとは証明されていない。
- 手術禁忌となるスパイトメトリーの値(しきい値)は示されていない。
- 肺機能検査によって確定診断に至っていない肺疾患を指摘できる。手術を想定していない患者でもそうである。

治療

禁煙
- 術前に少なくとも6～8週間禁煙できれば有益である[63, 65, 66]。
- 禁煙により合併症が増えるという説もあったがこれは正しくなく，たとえ8週間に満たなくても術前の禁煙はすべての患者に勧められる[66]。

COPDの治療
- 適した治療を行い，急性増悪期には待機手術は延期する。
- COPDの急性増悪は標準的な方法で治療する(11章参照)。

術後の介入
- **肺拡張法**〔インセンティブスパイロメトリーや深呼吸訓練，持続気道陽圧(CPAP)など〕は術後肺合併症のリスクを低下させる[59, 63, 65]。
- 開腹術後の胃管留置に関しては，ルーチンで行うよりも症例を選択して行う

ほうが肺合併症のリスクを低下させるとされている[59,65]。

その他の疾患の周術期管理
肝疾患

一般的事項
- 肝不全患者は手術の際,合併症のリスクが増大し難渋する。
- 麻酔中は肝血流が減少するので,おそらくそれが原因で肝疾患患者は術後急性肝不全になるリスクがかなり高まる[67]。
- 肝不全が全身に影響すると,出血や腎不全といったその他の合併症の頻度も上昇する。

診断

- 肝不全の有病率は低く,肝不全は通常臨床的に推測されるので,**臨床的に肝不全が疑われたり既知の肝疾患のある患者を除き,術前にルーチンに肝不全の検査を行うことは推奨されない**[68]。
- 肝疾患が疑われる患者やすでに明らかである患者では,肝逸脱酵素やアルブミン,ビリルビンを測定し,また凝固異常がないか評価する。
- 肝硬変患者では,**Child-Pugh スコアの上昇と肝不全の程度はかなり相関しており,周術期の罹病率や死亡率を上昇させる**[69](表 26-2 を参照)。
- **Model for End-Stage Liver Disease(MELD)スコアも術後死亡率の指標として信頼性がある**といわれている。MELD スコアについて詳しくは 26 章を参照。
- 最近のデータでは,MELD スコアが>14 では Child クラス C よりも正確に不幸な結果を予測するとされている[70]。

治療

- ウイルス性またはアルコール性急性肝炎の患者は手術への耐用性が乏しいため,できれば回復するまで手術を延期する。慢性肝炎で肝不全の確証がない患者は一般的に手術に耐えうる。
- 術後 7 日間の死亡率に関して,米国消化器学会 American Gastroenterological Association(AGA)は肝硬変患者に対する以下のような周術期管理を提唱している[70]。
  - MELD スコア<11 ならば,術後死亡率はかなり低く,手術のリスクは一般的に許容できる。
  - MELD スコアが 12〜19 ならば,待機手術の前に肝移植の評価をする。そして必要であれば肝移植を優先して行うべきである。
  - MELD スコアが≧20 であれば,肝移植を行うまで待機手術は延期するべきである。
- 進行した肝硬変患者では周術期死亡率がかなり高いということに基づいて,

手術以外の選択肢を十分に検討する。
- 手術が必要な患者では、凝固異常や血小板減少症、腎機能障害、電解質異常、体液バランス、腹水、脳症を含め、術前の状態を最適に管理する。詳しくは26章で扱う。

慢性腎臓病

一般的事項

- 慢性腎臓病は周術期心臓合併症の独立した危険因子であり、腎臓病をもつすべての患者で適切な心臓リスク分類が必要である[9]。
- 腎臓病末期の患者では術後死亡率が高度に増悪する[71]。
- 全身麻酔薬のほとんどは、血行動態が変動することを除き、目立った腎毒性もなく腎機能へも影響を与えない[72]。

治療

- 術中や術後の体液量に関連した合併症を減らすために、術前は循環血漿量を極力正常化しておく[73]。
  - 一般的に水分除去が必要となるが、なかには循環血液量が不足し水分負荷を要する場合もある。
  - 慢性腎不全で血液透析を行っていない患者ではループ利尿薬を要することもある。
  - 血液透析を行っている患者では、術前に血液透析を行う。
  - 血液透析は一般的に手術前日に行う。
  - 血液透析は手術当日も可能であるが、透析後に一時的な電解質異常や血行動態の変化が起こりうることを念頭におく。
- 組織障害により術後はさらにカリウム値が上昇すると予想されるので、術前の高カリウム血症は治療しておく(20章参照)。
- 血小板機能不全は長期の尿毒症と関連がある。
  - 術前の出血時間値が術後出血の予測因子となるかは疑問である[74]。
  - したがって、術前に出血時間を測定することは推奨されない。
  - しかし周術期に出血することが明らかならば治療する(9章参照)。

糖尿病

一般的事項

- 糖尿病や高血糖で入院している患者は予後不良となるリスクが高い[75〜77]。
- ICUの重症患者の血糖コントロールが予後を改善するとの結果が当初示された。しかし、厳格な目標(例:80〜110 mg/dL)を設定した最近の研究では同様の結果を示すことができなかった。その理由は重篤な低血糖のリスクを増やすことなく血糖をコントロールすることが困難だからである[77,78]。
- ICU以外の場所で血糖コントロールを行うことで予後が改善するかは明ら

- かでないが,一般的に高血糖は予後不良と関連すると考えられている[77]。
- 低血糖は独立して入院死亡率と関連しているため,慎重に避ける。

治療

- コントロール不良な糖尿病患者の待機手術では血糖コントロールを行い,目標を達成してから手術に踏み切る。
- できれば絶食時間を短くするために手術は早朝に行う。
- すべての患者で頻回な血糖値測定が必要である。
- 高血糖(＞180 mg/dL)と同様に注意し明らかな低血糖は避けなければならない。
- 従来の「インスリンスライディングスケール」のみでは通常は効果不十分で,単独で使用するべきではない。

血糖値の目標

- 最近,米国糖尿病学会 American Diabetes Association は,非常に厳格な血糖コントロールに関する臨床試験の結果と低血糖のリスクを勘案して入院患者の治療目標を設定するよう推奨している[77]。
- 重篤な患者では,高血糖が続けば治療を開始し(180 mg/dL を超えないうちに治療開始),血糖 140〜180 mg/dL を目標とする。
- 重篤でない患者では,空腹時血糖を＜140 mg/dL,随時血糖＜180 mg/dL を目標にする。

1 型糖尿病

- 基礎インスリンが常に必要な状態である。
- 手術前日の夜は,定期的に決められた基礎インスリンを投与する。午前中の手術であれば,定期的な基礎インスリンを調節なしで投与することが推奨される。
- 5％ブドウ糖液の静脈注射は,低血糖を避けるため,絶食期間と経口摂取が確立するまで行う。
- 絶食の延長が必要となる複雑な処置を行う場合は,インスリンの持続注射が必要となるだろう。
- 術中や重症患者でのインスリン皮下注射は,組織灌流の変化により吸収不良が起こるかもしれないので注意が必要である。

2 型糖尿病

食事療法のみの患者

- これらの患者は一般的にインスリン治療は必要ない。
- 血糖値は定期的に測定し,高値(＞180 mg/dL)であれば速効型インスリンの間欠投与を行う。

経口糖尿病薬で治療している患者

- 短時間作用型のスルホニル尿素薬やその他の経口糖尿病薬は**手術当日まで続ける**。
- メトホルミンや長時間作用するスルホニル尿素薬(例:クロルプロパミド)は外科手術の前日まで続ける。
- メトホルミンは一般的に術後 48 時間は差し控える。**メトホルミンを再開する前に腎機能が正常であることを確認する**。
- その他の経口糖尿病薬は,術前と同様の食事を摂取できるようになったら再開する。これは早期に退院する患者でも同様である。食事が摂れない場合は**経口血糖降下薬は一般的にほとんどの入院患者に不適当である**。
- 血糖値は定期的に測定し,高値(>180 mg/dL)であれば短時間作用型のインスリンの間欠投与を行う。
- ほとんどの患者はインスリン投与なしに管理できる。

インスリン療法を行っている患者

- 従来の「インスリンスライディングスケール」のみでは通常は効果は不十分で,単独で使用するべきではない。
- 術後食事可能と予測されるならば,基礎インスリンを手術当日の朝に投与する。
- 持効型インスリン(例:インスリングラルギン)を投与している場合は,手術当日の朝は 80〜90%に減量し投与する。
- 中間型インスリン(例:NPH)を使用しているならば,周術期高血糖を避けるため,通常の 1/2〜2/3 を投与する。
- 低血糖を回避するためにブドウ糖を含む点滴が必要となるだろう。
- 大手術を受ける患者ではしばしば周術期にインスリン持続投与が必要となる。
- ブドウ糖やカリウムは低血糖や低カリウム血症を予防するためにともに投与する必要がある。
- 通常のインスリン療法は術後,経口摂取が可能になった段階で再開する。

周術期の抗血症板薬や抗凝固薬の管理

抗血小板薬

- 周術期のアスピリンの投与に関しては議論すべき点がいくつかある。
- 従来,アスピリンは出血のリスクを最小限に抑えるため手術の 1 週間ほど前から中止している。
- しかし,アスピリンの中止と心臓合併症の増加との関連を示唆するエビデンスがいくつか発表されている[79]。
- また,冠動脈バイパス術の術後早期にアスピリンを使用すると予後を改善することが示された[80]。
- 2008 年の米国胸部疾患専門医会 American College of Chest Physicians (ACCP)ガイドライン[81]では,**心疾患の高リスクでない患者の非心臓手術**では,手術の 7〜10 日前から抗血症板薬を中止することが推奨されている。

- **心疾患の高リスク**患者では、アスピリンは継続するが、クロピドグレルは手術の5〜10日前に中止することが推奨されている。
- PCI の既往のある患者では、アスピリンを中止することなく継続する。
- CABG の既往のある患者では、アスピリンは手術前後で継続するが、クロピドグレルは術前5〜10日前までとする。
- PCI の予定がある非心臓手術に関しては、「血行再建術」の項で述べた。

ワルファリン

- 抗凝固薬は患者の状態ごとに外科医と相談する。推奨の詳細は患者の背景によって異なる。
- 患者ごとに治療の利益と出血リスクを比較し検討する。
- 一般的に INR≦1.5 であれば安全に手術が行えると考えられている。
- INR 2.0〜3.0 でも安全に行える手技もある (例:生検しない内視鏡検査や歯科処置、皮膚生検)。
- ワルファリンの中止が必要ならば4〜5日前に中止し、INR 1.5 以下まで下げる[82]。
- 抗凝固薬の一時的中断が不可能ならば (例:人工弁や心房細動、静脈血栓塞栓症の高/中リスク群など) では、非経口の**抗凝固療法に変更する**〔すなわち低分子ヘパリン low-molecular-weight heparin(LMWH)または未分画ヘパリン unfractionated heparin(UFH)〕。ワルファリン最終内服日の約3日後から投与し、薬物の半減期によって、処置の4〜24時間前に中止する。**LMWH はより簡便でより経済効率がよく、投与量を決めるために Xa の因子を常に測定する必要がない。**
- 小手術や侵襲のある処置の後は、抗凝固薬は約24時間後に再開できる。
- **大手術** (例:開腹手術) や**出血リスクの高い手術** (例:心臓、脳神経、泌尿器、整形外科の大手術) の後では抗凝固薬は48〜72時間以内に再開できる。
- その他の処置後には、ワルファリン (術前と同じ投与量) や非経口抗凝固薬は止血が十分で出血リスクが低いと確認できれば24時間以内に再開できる。

周術期のステロイド管理

一般的事項

- 手術は視床下部-下垂体軸 hypothalamic-pituitary axis(HPA)を活性化させる強力な因子である。
- 副腎不全の患者では手術ストレスに対し適切な反応ができなくなる。
- 副腎機能不全以外の理由で副腎皮質ホルモン投与を行っていると、副腎不全に進行することがある。

原因/病態生理

- 副腎不全のタイプによって管理が変わる。
  - 外因性ステロイド投与による**三次性副腎不全**が、最も多い問題である。この場合、ミネラルコルチコイドの働きはそのままであるため、グルココル

チコイドのみの投与が必要である。
- 同様に，**二次性副腎不全**でもミネラルコルチコイドの欠乏はない。下垂体異常により他のホルモンが不足している可能性は考えられる。
- **原発性副腎不全**はミネラルコルチコイドとグルココルチコイド両方の供給が必要である。
● 臨床的に三次性副腎不全を引き起こす外因性ステロイドの投与量や投与期間はわかっていないが，一般的原則は以下のようにまとめられる[83]。
- **1日≦5 mg のプレドニゾン(または等力価)，副腎皮質ホルモンの隔日投与，投与量に関わらず3週間未満の投与であれば臨床的に重篤な副腎不全にはならない。**
- 1日＞20 mg のプレドニゾン(または等力価)を3週間以上内服した患者や臨床的に Cushing 外観を呈する患者では副腎の反応が有意に低下していると考えられる。
- 5～20 mg のプレドニゾンを3週間以上内服した患者や，1年以内に＞5 mg を3週間以上内服していた患者の HPA 機能は容易に予測できない。

診断

● 副腎不全が予測困難な患者では，ACTH 負荷試験を行う。
● 副腎不全の診断については17章で詳述する。

治療

● 副腎不全の患者やそれが推測される患者では一般的に，周術期にグルココルチコイドを投与すべきとされている。
● HPA の状態が明らかでなく，ACTH 負荷試験を行う時間がないときは，術前に副腎皮質ホルモンの投与を行う。
● 以下の指針は，小規模試験の文献，専門家の意見や臨床経験に基づいている[83]。
- **小手術ストレス**(例：大腸内視鏡検査や白内障手術，鼠径ヘルニア手術)：ヒドロコルチゾン 25 mg またはメチルプレドニゾロン 5 mg を処置当日のみ静注する。
- **中手術ストレス**(例：胆嚢摘出術や半結腸切除など)：ヒドロコルチゾン 50～70 mg またはメチルプレドニゾロン 10～15 mg を手術当日静注し，その後すぐに減量し1, 2日かけて通常量に戻す。
- **大手術ストレス**(例：大心臓胸部手術，Whipple 法，肝切除)：ヒドロコルチゾン 100～150 mg またはメチルプレドニゾロン 20～30 mg を手術当日静注し，そのまま1, 2日かけて通常量に戻す。
- **緊急手術となる重症患者**(例：敗血症や低血圧など)：ヒドロコルチゾン 50～100 mg を6～8時間おきに投与するか，または 0.18 mg/kg/hr の持続投与＋フルドロコルチゾン 0.05 mg/日をショックから離脱するまで投与する。その後はバイタルサインや血中ナトリウム値を測定しながら漸減

する。
- 原発性副腎皮質機能低下症の患者では，内服している量や効果をみながらミネラルコルチコイドの増量が必要な場合もある。
- 最近の系統的レビューでは，外科的処置を受ける患者で普段と同量のステロイドを続けていれば，ストレスに対するステロイド投与はルーチンでは必要ないことが示唆されている[84]。

その他の薬物の周術期管理

甲状腺ホルモン

- 甲状腺機能低下症の患者でチロキシン投与により甲状腺機能が正常化していれば，チロキシンの半減期は長いため，数日間は補充しなくても問題はない。
- 経口摂取できれば，術前の内服を再開する。
- 5～7日間で経口摂取が再開できなければ，術前に内服していた用量の約80％を静脈注射する。

抗痙攣薬

- **痙攣発作がコントロールされていない患者では待機手術を行うべきではない。**
- 全般発作に対する抗痙攣薬が必要ならば，非経口薬の投与を続ける。
- フェニトインは半減期がかなり長いので，単剤投与ならば補充しなくても安全である。
- 静脈注射や筋肉注射での前投薬ができないときは，フェニトインやフェノバルビタールに置き換える。

抗精神病薬

- ベンゾジアゼピン系薬を慢性的に内服していれば術後も継続する。
- **選択的セロトニン再取り込み阻害薬は周術期も安全に投与できる。**
- **抗精神病薬は一般的に副作用なく継続できる。**
- **三環系抗うつ薬**には抗コリン作用やα受容体阻害作用があり，薬物相互作用を起こす可能性が高い。**手術数日前に中止することが望ましい。**
- **モノアミンオキシダーゼ(MAO)阻害薬**は，強力な薬物相互作用の可能性があるため，**待機手術の最低2週間前より中止する。**
- リチウムは安全域が狭く，過量服薬により深刻な副作用の危険がある。
  - リチウムは体液や電解質異常を引き起こし，麻酔薬や神経筋遮断薬の作用を遷延させる恐れがある。
  - リチウムは手術1，2日前に中止し，経口摂取が可能となってから内服を再開する。

表2-6 静脈血栓塞栓のリスク因子

手術	エリスロポエチン刺激因子
外傷(重症外傷や下肢外傷)	疾患の急性期
長期臥床／四肢麻痺	炎症性腸疾患
悪性疾患やその治療	ネフローゼ症候群
静脈圧迫(例：腫瘍や血腫，動静脈奇形)	骨髄増殖性疾患
深部静脈血栓症や肺塞栓症の既往	
	発作性夜間ヘモグロビン尿症
>40歳	肥満
妊娠／産後	静脈瘤
エストロゲン使用(例：経口避妊薬，ホルモン補充療法)	中心静脈カテーテル
	先天性または後天性血栓性素因
選択的エストロゲン受容体調節薬	

出典：Geerts WH, Bergqvist D, Pieno GF et al. American College of Chest Physicians. Prevention of venous thromboembolism: American College of Chest Physicians Evidence-Based Clinical Practice Guidelines (8th Edition). Chest 2008;133:381S-453S より改変。

漢方薬・ハーブ

- 服薬歴の問診時にほとんどの患者は代替薬や漢方薬の使用について語らないので，これらに関しても必ず質問しなければならない。
- 次の生薬はすべて術前に中止する[85~87]。
  - **ナツシロギク，ショウガ，イチョウ**は出血のリスクを増大させる可能性がある。
  - **ワレリアナ根**(カノコソウの根)は，鎮静薬や精神安定薬の効果を増強する恐れがある。
  - **セイヨウオトギリソウ**(セントジョンズワート)は，MAO阻害薬と似た作用をもつ。
  - **麻黄**の副作用には，高血圧，不整脈，心筋梗塞がある。

予防的治療

静脈血栓塞栓症の予防

- 静脈血栓塞栓症 venous thromboembolism(VTE)の予防は，一般的に入院加療の範疇である。しかし重要であるため，本書でも手短に述べる。
- VTEは深部静脈血栓症 deep vein thrombosis(DVT)や肺塞栓症 pulmonary embolism(PE)を引き起こす。DVT/PEは入院死亡率の主な原因に挙げられるため，その予防は最も重要である。
- VTEの危険因子を表2-6に示す[88]。
- 2008年のACCP血栓予防推奨法を表2-7に示す[88]。

表 2-7 血栓予防のリスク分類

リスク分類	予防しない場合のDVTリスク	血栓予防
低リスク	<10%	
歩行可能な患者の小手術		特に必要なし
歩行可能な入院患者		早期の歩行励行
中リスク	10〜40%	
開腹,婦人科,泌尿器科手術		LMWH,LDUHを1日2〜3回,フォンダパリヌクス
ベッド上安静,状態が不安定な患者		
VTE中リスクかつ出血リスクが高い		機械的血栓予防
高リスク	40〜80%	
股関節,膝関節置換術,股関節骨折手術		LMWH,フォンダパリヌクス,ワルファリン
重症外傷,脊髄損傷(他に禁忌がない)		
VTE高リスクかつ出血リスクが高い		機械的血栓予防

DVT:深部静脈血栓症,LDUH:低用量未分画ヘパリン,LMWH:低分子ヘパリン,VTE:静脈血栓塞栓症
出典:Geerts WH, Bergqvist D, Pieno GF, et al. American College of Chest Physicians. Prevention of venous thromboembolism: American College of Chest Physicians Evidence-Based Clinical Practice Guidelines (8th Edition). Chest 2008;133: 381S-453S より改変.

心内膜炎の予防

一般的事項

- 2007年にAHAは感染性心内膜炎 infective endocarditis(IE)予防の最新ガイドラインを発表した。以前のものと比べ,大きく変化している[89]。
- 注目すべきは,歯科治療や消化管,尿生殖器処置での抗菌薬の予防投与を支持する信頼性のあるデータがないことと,因果関係を示すのは状況証拠のみであることである。
- IEの抗菌薬予防投与の有効性を示す前向き試験やプラセボ対照試験,多施設やランダム化,二重盲検試験はこれまでになかった。
- 得られたデータを総合すると,**IEのほとんどの例で歯科処置やその他の処置は直接の原因ではなく**,たとえ抗菌薬の予防投与の効果があったとしても,ごく少数のIEを予防するために大量の抗菌薬が必要になる。
- **IEの累積リスクは日常生活行動**(例:咀嚼や歯磨き,デンタルフロス)**のほうがはるかに大きい。**
- 一方で,きわめて低いものの抗菌薬単剤投与のリスクはある(例:耐性菌の増加,稀にアナフィラキシー)。
- AHAは高リスクな心臓の状態にある患者個人が口腔内を健康に保つよう提唱している。
- ガイドラインは**抗菌薬の予防投与が必要なのはごく限られた状況のみである**

表 2-8　重症感染性心内膜炎を発症する高リスク心疾患

人工弁や人工物を用いた弁形成
感染性心内膜炎の既往
先天性心疾患（CHD）
未修復のチアノーゼ性 CHD（姑息的シャントや導管を含む）
（手術やカテーテル法によって）人工弁・人工物による CHD 根治術後 6 カ月以内
CHD 治療後で人工パッチや人工物（内皮細胞増殖を抑制するもの）の近くに残存欠損がある患者
弁膜症の進行した心臓移植術レシピエント患者

出典：Wilson W, Taubert KA, Gewitz M, et al. Prevention of infective endocarditis: guideline from the American Heart Association. Circulation 2007;116:1736-1754 より改変。

と結論づけている。

治療

- 現在，予防投与が推奨されるのは（決定的なエビデンスはないが），重症感染性心内膜炎となるリスクの高い心疾患患者の歯科処置のみである（表 2-8）。僧帽弁逸脱症はこれに含まれない。
- 予防投与が推奨されるのは，歯肉や歯根尖部（すなわち歯根付近）の処置，口腔粘膜を穿孔する歯科処置である。抜歯や歯科洗浄もこれに含まれる。この場合，抗菌薬予防投与は S. viridans に対して行う。抵抗性が知られているが，歯科処置に対する推奨レジメンを以下に示す。
  - 処置の 30〜60 分前にアモキシシリン 2 g を内服する。
  - 内服困難ならば，処置の 30〜60 分前に，アンピシリン 2 g 静注/筋注，またはセファゾリン 1 g 静注/筋注，またはセフトリアキソン 1 g 静注/筋注する。
  - ペニシリンアレルギーがあれば，処置の 30〜60 分前に，セファレキシン 2 g 内服（アナフィラキシーの既往があれば投与しない），またはクリンダマイシン 600 mg 内服，またはアジスロマイシン/クラリスロマイシン 500 mg を内服する。その他の第 1 世代，第 2 世代のセファロスポリン系は，セファレキシンと同用量で使用する。
  - ペニシリンアレルギーがあり内服困難な患者では，処置の 30〜60 分前に，セファゾリン/セフトリアキソン 1 g 静注/筋注（アナフィラキシーの既往があれば投与しない），またはクリンダマイシン 600 mg を静注/筋注する。
- IE 予防は，気道粘膜の切開または生検を受ける高リスク患者も適応としてよい（表 28-3 参照）。上記の歯科治療と同じレジメンが推奨される。
- 皮膚感染や皮膚・筋骨格系組織の処置の際は，ブドウ球菌や β 溶血性レンサ球菌感染に対してそれぞれに効果のあるペニシリナーゼ抵抗性（抗ブドウ球菌）ペニシリンやセファロスポリンを投与する。ペニシリンが使用できない

かオキサシリン耐性黄色ブドウ球菌が疑われたときは，バンコマイシンやクリンダマイシンを投与する。
● いかなる患者でも消化管(内視鏡検査を含む)，尿生殖器の処置の際に，IE予防を目的とした抗菌薬単独治療は推奨されない。

(新城 裕里)

文献

1. Macpherson DS. Preoperative laboratory testing: should any tests be "routine" before surgery? *Med Clin North America* 1993;77:289-308.
2. Johnson RK, Mortimer AJ. Routine pre-operative blood testing: is it necessary? *Anaesthesia* 2002;57:914-917.
3. Smetana GW, Macpherson DS. The case against routine preoperative laboratory testing. *Med Clin N Am* 2003;87:7-40.
4. Dzankic S, Pastor D, Gonzalez C, Leung JM. The prevalence and predictive value of abnormal preoperative laboratory tests in elderly surgical patients. *Anesth Analg* 2001;93:301-308.
5. Schein OD, Katz J, Bass EB, et al. The value of routine preoperative medical testing before cataract surgery. *New Engl J Med* 2000;342:168-175.
6. Marcello PW, Roberts PL. "Routine" preoperative studies. Which studies, which patients? *Surg Clin North Am* 1996;76:11-23.
7. Wu WC, Schifftner TL, Henderson WG, et al. Preoperative hematocrit levels and postoperative outcomes in older patients undergoing noncardiac surgery. *JAMA* 2007;297:2481-2488.
8. Hirsch IA, Tomlinson DL, Slogoff S, et al. The overstated risk of preoperative hypokalemia. *Anesth Analg* 1988;67:131-136.
9. Fleisher LA, Beckman JA, Brown KA, et al. ACC/AHA 2007 guidelines on perioperative cardiovascular evaluation and care for noncardiac surgery: a report of the American College of Cardiology/American Heart Association Task Force on Practice Guidelines (Writing Committee to Revise the 2002 Guidelines on Perioperative Cardiovascular Evaluation for Noncardiac Surgery). *Circulation* 2007;116:e418-e499.
10. Lee TH, Marcantonio ER, Mangione CM, et al. Derivation and prospective validation of a simple index for prediction of cardiac risk of major noncardiac surgery. *Circulation* 1999;100:1043-1049.
11. Sorenson RM, Pace NL. Anesthetic techniques during surgical repair of femoral neck fractures. A meta-analysis. *Anesthesiology* 1992;77:1095.
12. Urwin SC, Parker MJ, Griffiths R. General versus regional anaesthesia for hip fracture surgery: a meta-analysis of randomized trials. *Br J Anaesth* 2000;84:450-455.
13. Rodgers A, Walker N, Schug S, et al. Reduction of postoperative mortality and morbidity with epidural or spinal anaesthesia: results from overview of randomized trials. *BMJ* 2000;321:1493-1497.
14. Parker MJ, Handoll HH, Griffiths R. Anaesthesia for hip fracture surgery in adults. *Cochrane Database Syst Rev* 2004 Oct 18;(4):CD000521.
15. Mauermann WJ, Shilling AM, Zuo Z. A comparison of neuraxial block versus general anesthesia for elective total hip replacement: a meta-analysis. *Anesth Analg* 2006;103:1018-1025.
16. Hu S, Zhang ZY, Hua YQ, et al. A comparison of regional and general anaesthesia for total replacement of the hip or knee: a meta-analysis. *J Bone Joint Surg Br* 2009;91:935-942.
17. Fleisher LA, Eagle KA. Clinical practice. Lowering cardiac risk in noncardiac surgery. *N Engl J Med* 2001;345:1677-1682.
18. Adesanya AO, de Lemos JA, Greilich NB, Whitten CW. Management of perioperative myocardial infarction in noncardiac surgical patients. *Chest* 2006;130:584-596.
19. Fleischmann KE, Goldman L, Young B, Lee TH. Association between cardiac and noncardiac complications in patients undergoing noncardiac surgery: outcomes and effects on length of stay. *Am J Med* 2003;115:515-520.
20. Boersma E, Kertai MD, Schouten O, et al. Perioperative cardiovascular mortality in noncardiac surgery: validation of the Lee cardiac risk index. *Am J Med* 2005;118:1134-1141.
21. Hoeks SE, op Reimer WJ, van Gestel YR, et al. Preoperative cardiac risk index predicts long-term

mortality and health status. *Am J Med* 2009;122:559-565.
22. Polanczyk CA, Marcantonio E, Goldman L, et al. Impact of age on perioperative complications and length of stay in patients undergoing noncardiac surgery. *Ann Intern Med* 2001;134:637-643.
23. Reilly DF, McNeely MJ, Doerner D, et al. Self reported exercise tolerance and the risk of serious perioperative complications. *Arch Intern Med* 1999;159:2185-2192.
24. Backer CL, Tinker JH, Robertson DM, Vlietstra RE. Myocardial reinfarction following local anesthesia for ophthalmic surgery. *Anesth Analg* 1980;59:257-262.
25. Warner MA, Shields SE, Chute CG. Major morbidity and mortality within 1 month of ambulatory surgery and anesthesia. *JAMA* 1993;270:1437-1441.
26. Falcone RA, Nass C, Jermyn R, et al. The value of preoperative pharmacologic stress testing before vascular surgery using ACC/AHA guidelines: a prospective, randomized trial. *J Cardiothorac Vasc Anesth* 2003;17:694-698.
27. Poldermans D, Bax JJ, Schouten O, et al. Dutch Echocardiographic Cardiac Risk Evaluation Applying Stress Echo Study Group. Should major vascular surgery be delayed because of preoperative cardiac testing in intermediate-risk patients receiving beta-blocker therapy with tight heart rate control? *J Am Coll Cardiol* 2006;48:964-969.
28. Brett AS. Coronary assessment before noncardiac surgery: current strategies are flawed. *Circulation* 2008;117:3145-3151.
29. Gregoratos G. Current guideline-based preoperative evaluation provides the best management of patients undergoing noncardiac surgery. *Circulation* 2008;117:3134-3144.
30. Mangano DT, Layug EL, Wallace A, et al. Effect of atenolol on mortality and cardiovascular morbidity after noncardiac surgery. *N Engl J Med* 1996;335: 1713-1720.
31. Poldermans D, Boersma E, Bax JJ, et al. The effect of bisoprolol on perioperative mortality and myocardial infarction in high-risk patients undergoing vascular surgery. Dutch Echocardiographic Cardiac Risk Evaluation Applying Stress Echocardiography Study Group. *N Engl J Med* 1999;341:1789-1794.
32. Wallace A, Layug B, Tateo I, et al. Prophylactic atenolol reduces postoperative myocardial ischemia. McSPI Research Group. *Anesthesiology* 1998;88:7-17.
33. Stevens RD, Burri H, Tramèr MR. Pharmacologic myocardial protection in patients undergoing noncardiac surgery: a quantitative systematic review. *Anesth Analg* 2003;97:623-633.
34. McGory ML, Maggard MA, Ko CY. A meta-analysis of perioperative beta blockade: what is the actual risk reduction? *Surgery* 2005;138:171-179.
35. Juul AB, Wetterslev J, Bluud C, et al. Effect of perioperative beta blockade in patients with diabetes undergoing major non-cardiac surgery: randomized placebo controlled, blinded multicenter trial. *BMJ* 2006;332:1482-1488.
36. Yang H, Raymer K, Butler R, et al. The effects of perioperative beta-blockade: results of the Metoprolol after Vascular Surgery (MaVS) study, a randomized controlled trial. *Am Heart J* 2006;152:983-990.
37. POISE Study Group, Devereaux PJ, Yang H, Yusuf S, et al. Effects of extended-release metoprolol succinate in patients undergoing non-cardiac surgery (POISE trial): a randomised controlled trial. *Lancet* 2008;371:1839-1847.
38. Bangalore S, Wetterslev J, Pranesh S, et al. Perioperative beta blockers in patients having non-cardiac surgery: a meta-analysis. *Lancet* 2008;372:1962-1976.
39. Fleisher LA, Beckman JA, Brown KA, et al. ACC/AHA 2006 guideline update on perioperative cardiovascular evaluation for noncardiac surgery: focused update on perioperative beta-blocker therapy: a report of the American College of Cardiology/American Heart Association Task Force on Practice Guidelines. *J Am Coll Cardiol* 2006;47:2343-2355.
40. Nishina K, Mikawa K, Uesugi T, et al. Efficacy of clonidine for prevention of perioperative myocardial ischemia: a critical appraisal and meta-analysis of the literature. *Anesthesiology* 2002;96:323-329.
41. Wijeysundera DN, Naik JS, Beattie WS. Alpha-2 adrenergic agonists to prevent perioperative cardiovascular complications: a meta-analysis. *Am J Med* 2003;114:742-752.
42. Wallace AW, Galindex D, Salahieh A, et al. Effect of clonidine on cardiovascular morbidity and mortality after noncardiac surgery. *Anesthesiology* 2004;101:284-293.
43. Poldermans D, Bax JJ, Kertai MD, et al. Statins are associated with a reduced incidence of perioperative mortality in patients undergoing major noncardiac vascular surgery. *Circulation* 2003;107:1848-

1851.
44. Lindenauer PK, Pekow P, Wang K, et al. Lipid-lowering therapy and in-hospital mortality following major noncardiac surgery. *JAMA* 2004;291:2092-2099.
45. Durazzo AE, Machado FS, Ikeoka DT, et al. Reduction in cardiovascular events after vascular surgery with atorvastatin: a randomized trial. *J Vasc Surg* 2004;39:967-976.
46. McFalls EO, Ward HB, Moritz TE, et al. Coronary-artery revascularization before elective major vascular surgery. *N Engl J Med* 2004;351:2795-2804.
47. Poldermans D, Schouten O, Vidakovic R, et al. DECREASE Study Group. A clinical randomized trial to evaluate the safety of a noninvasive approach in high-risk patients undergoing major vascular surgery: the DECREASE-V Pilot Study. *J Am Coll Cardiol* 2007;49:1763-1769.
48. Schouten O, van Kuijk JP, Flu WJ, et al. DECREASE Study Group. Long-term outcome of prophylactic coronary revascularization in cardiac high-risk patients undergoing major vascular surgery (from the randomized DECREASE-V Pilot Study). *Am J Cardiol* 2009;103:897-901.
49. Boden WE, O'Rourke RA, Teo KK, et al. COURAGE Trial Research Group. Optimal medical therapy with or without PCI for stable coronary disease. *N Engl J Med* 2007;356:1503-1516.
50. Kaluza GL, Joseph J, Lee Jr, et al. Catastrophic outcomes of noncardiac surgery soon after coronary stenting. *J Am Coll Cardiol* 2000;35:1288-1294.
51. Wilson SH, Fasseas P, Orford JL, et al. Clinical outcome of patients undergoing noncardiac surgery in the two months following coronary stenting. *J Am Coll Cardiol* 2003;42:234-240.
52. Grines CL, Bonow RO, Casey DE, et al. Prevention of premature discontinuation of dual antiplatelet therapy in patients with coronary artery stents. *J Am Coll Cardiol* 2007;49:734-739.
53. Brilakis ES, Orford JL, Fasseas P, et al. Outcome of patients undergoing balloon angioplasty in the two months prior to noncardiac surgery. *Am J Cardiol* 2005;96:512-514.
54. Leibowitz D, Cohen M, Planer D, et al. Comparison of cardiovascular risk of noncardiac surgery following coronary angioplasty with versus without stenting. *Am J Cardiol* 2006;97:1188-1191.
55. Coriat P, Richer C, Douraki T, et al. Influence of chronic angiotensin-converting enzyme inhibition on anesthetic induction. *Anesthesiology* 1994;81:299-307.
56. Pigott DW, Nagle C, Allman K, et al. Effect of omitting regular ACE inhibitor medication before cardiac surgery on hemodynamic variables and vasoactive drug requirements. *Br J Anaesth* 1999;83:715-720.
57. Brabant SM, Bertrand M, Eyraud D, et al. The hemodynamic effects of anesthetic induction in vascular surgical patients chronically treated with angiotensin II receptor antagonists. *Anesth Analg* 1999;89:1388-1392.
58. Kertai MD, Bountioukos M, Boersma E, et al. Aortic stenosis: an underestimated risk factor for perioperative complications in patients undergoing noncardiac surgery. *Am J Med* 2004;116:8-13.
59. Qaseem A, Snow V, Fitterman N, et al. Risk assessment for and strategies to reduce perioperative pulmonary complications for patients undergoing noncardiothoracic surgery: a guideline from the American College of Physicians. *Ann Intern Med* 2006;144:575-580.
60. Smetana GW, Lawrence VA, Cornell JE. American College of Physicians. Preoperative pulmonary risk stratification for noncardiothoracic surgery: systematic review for the American College of Physicians. *Ann Intern Med* 2006;144:581-595.
61. Arozullah AM, Khuri SF, Henderson WG, Daley J. Participants in the National Veterans Affairs Surgical Quality Improvement Program. Development and validation of a multifactorial risk index for predicting postoperative pneumonia after major noncardiac surgery. *Ann Intern Med* 2001;135:847-857.
62. Johnson RG, Arozullah AM, Neumayer L, et al. Multivariable predictors of postoperative respiratory failure after general and vascular surgery: results from the patient safety in surgery study. *J Am Coll Surg* 2007;204:1188-1198.
63. Bapoje SR, Whitaker JF, Schulz T, et al. Preoperative evaluation of the patient with pulmonary disease. *Chest* 2007;132:1637-1645.
64. Archer C, Levy AR, McGregor M. Value of routine preoperative chest x-rays: a meta-analysis. *Can J Anaesth* 1993;40:1022-1027.
65. Lawrence VA, Cornell JE, Smetana GW. American College of Physicians. Strategies to reduce postoperative pulmonary complications after noncardiothoracic surgery: systematic review for the American College of Physicians. *Ann Intern Med* 2006;144:596-608.

66. Barrera R, Shi W, Amar D, et al. Smoking and timing of cessation: impact on pulmonary complications after thoracotomy. *Chest* 2005;127:1977-1983.
67. Wiklund RA. Preoperative preparation of patients with advanced liver disease. *Crit Care Med* 2004;32:S106-S115.
68. Rizvon MK, Chou CL. Surgery in the patient with liver disease. *Med Clin N Am* 2003;87: 211-227.
69. Mansour A, Watson W, Shayani V, et al. Abdominal operations in patients with cirrhosis: still a major surgical challenge. *Surgery* 1997;122:730-735.
70. Teh SH, Nagorney DM, Stevens SR, et al. Risk factors for mortality after surgery in patients with cirrhosis. *Gastroenterology* 2007;132:1261-1269.
71. Kellerman PS. Perioperative care of the renal patient. *Arch Intern Med* 1994;154:1674-1688.
72. Wagener G, Brentjens TE. Renal disease: the anesthesiologist's perspective. *Anesthesiol Clin* 2006;24:523-547.
73. Joseph AJ, Cohn SL. Perioperative care of the patient with renal failure. *Med Clin North Am* 2003;87: 193-210.
74. Lind SE. The bleeding time does not predict surgical bleeding. *Blood* 1991;77:2547-2552.
75. Umpierrez GE, Isaacs SD, Bazargan N, et al. Hyperglycemia: an independent marker of inhospital mortality in patients with undiagnosed diabetes. *J Clin Endocrinol Metab* 2002;87:978-982.
76. ACE/ADA Task Force on Inpatient Diabetes. American College of Endocrinology and American Diabetes Association Consensus statement on inpatient diabetes and glycemic control. *Diabetes Care* 2006;29:1955-1962.
77. Moghissi ES, Korytkowski MT, DiNardo M, et al. American Association of Clinical Endocrinologists; American Diabetes Association. American Association of Clinical Endocrinologists and American Diabetes Association consensus statement on inpatient glycemic control. *Diabetes Care* 2009;32:1119-1131.
78. Finfer S, Chittock DR, Su SY, et al. NICE-SUGAR Study Investigators. Intensive versus conventional glucose control in critically ill patients. *N Engl J Med* 2009;360:1283-1297.
79. Ferrari E, Benhamou M, Cerboni P, et al. Coronary syndromes following aspirin withdrawal: a special risk for late stent thrombosis. *J Am Coll Cardiol* 2005;45:456-459.
80. Mangano DT. Aspirin and mortality from coronary bypass surgery. *N Engl J Med* 2002; 347:1309-1317.
81. Douketis JD, Berger PB, Dunn AS, et al. American College of Chest Physicians. The perioperative management of antithrombotic therapy: American College of Chest Physicians Evidence-Based Clinical Practice Guidelines (8th Edition). *Chest* 2008;133:299S-339S.
82. White RH, McKittrick T, Hutchinson R, Twitchell J. Temporary discontinuation of warfarin therapy: changes in the international normalized ratio. *Ann Intern Med* 1995;122:40-42.
83. Coursin DB, Wood KE. Corticosteroid supplementation for adrenal insufficiency. *JAMA* 2002;287: 236-240.
84. Marik PE, Varon J. Requirement of perioperative stress doses of corticosteroids: a systematic review of the literature. *Arch Surg* 2008;143:1222-1226.
85. Winslow LC, Kroll DJ. Herbs as medicines. *Arch Intern Med* 1998;158:2192-2199.
86. Miller LG. Herbal medicinals: selected clinical considerations focusing on known or potential drug-herb interactions. *Arch Intern Med* 1998;158:2200-2211.
87. Lee A, Chui PT, Aun CST, et al. Incidence and risk of adverse perioperative events among surgical patients taking traditional Chinese herbal medicines. *Anesthesiology* 2006;105:454-461.
88. Geerts WH, Bergqvist D, Pineo GF, et al. American College of Chest Physicians. Prevention of venous thromboembolism: American College of Chest Physicians Evidence-Based Clinical Practice Guidelines (8th Edition). *Chest* 2008;133:381S-453S.
89. Wilson W, Taubert KA, Gewitz M, et al. Prevention of infective endocarditis: guidelines from the American Heart Association. *Circulation* 2007;116:1736-1754.

3 高血圧症

Vinay Madan, Thomas M. De Fer

一般的事項

背景
- 高血圧症 hypertension は外来診療では最も多い疾患の1つで，推定有病率は約30％である。
- 血圧 115/75 mmHg から収縮期血圧が 20 mmHg あるいは拡張期血圧が 10 mmHg 上昇するごとに，心血管疾患による死亡率は2倍になる。したがって，高血圧の早期診断と早期治療の重要性とともに高血圧が社会に及ぼす多大な負担を強調したい[1]。
- 過去数十年にわたり高血圧症に関して多くの啓蒙活動が行われてきたが，その効果は十分というには程遠い。**成人の約 1/3 は自身の高血圧症に気づいておらず，2/3 近くは治療目標に届いていない**[2]。
- 外来診療にあたる医師として，高血圧症の良好なコントロールを行うことが何にもまして重要である。

定義
- 疫学的および臨床的な理由から，高血圧症は一般に収縮期血圧 140 mmHg 以上か拡張期血圧 90 mmHg 以上の一方または両方の場合と定義されている。これは，**2回以上の来院時にそれぞれ2回以上正確に測定された血圧の平均値**で判断する[2]。
- しかし，血圧はさまざまな心血管疾患のリスクと呼応して絶え間なく変動するので，高血圧症を数字で定義するのは，いくぶん恣意的ではある。
- 高血圧症をより適切に説明するならば，多数の血管において標的臓器障害のリスクを高めるレベルにまで血圧が上昇している進行性の心血管症候群といえよう。

分類
- 高血圧症は収縮期血圧と拡張期血圧に基づいて病期分類されている。表 3-1 は，高血圧の予防，発見，診断および治療に関する米国合同委員会第7次報告 The Seventh Report of the Joint National Committee on Prevention, Detection, Evaluation, and Treatment of High Blood Pressure (JNC7) による 18 歳以上の成人における血圧の分類である[2]。
- 「正常高値血圧 prehypertension」という用語は，高血圧症に至るリスクは高いものの早期に介入することで加齢による高血圧の進行を止めることができる人を同定するために採用されたものであり，疾患のカテゴリーを意味するものではない[2,3]。

表 3-1　成人の血圧の分類

分類	収縮期血圧(mmHg)		拡張期血圧(mmHg)
正常	＜120	かつ	＜80
正常高値血圧	120〜139	または	80〜89
ステージ1高血圧	140〜159	または	90〜99
ステージ2高血圧‡	≧160	または	≧100

出典：Chobanian AV, Bakris GL, Black HR, et al. National High Blood Pressure Education Program Coordinating Committee on Prevention, Detection, Evaluation, and Treatment of High Blood Pressure: the JNC 7 report. JAMA 2003;289:2560-2572 より改変。

‡訳注：日本高血圧学会では，収縮期血圧≧180mmHg または拡張期血圧≧110mmHg を III 度高血圧と細分する。

疫学

- National Health and Nutrition Examination Survey(NHANES)1999-2000 のデータに基づくと，有病率が約30%なので米国では6,500万人が高血圧症であると推定され[†1]，わずか10年前の5,000万人と比べて，かなり増加している[4]。
- この有病率の上昇は，直接的には高齢者人口と肥満者の増加に関連がある。60〜69歳の50%以上，70歳以上の約75%が高血圧症に罹患している[5]。
- 高血圧症はアフリカ系米国人に多く，家族歴の関与もある。60歳までは女性より男性に多く，60歳以上では女性が多くを占めるようになる。
- 高血圧症は心血管疾患，慢性腎臓病，認知症進行の主要な危険因子であり，虚血性心疾患で死亡する患者の大部分が罹患している。
- 可逆性の危険因子としては正常高値血圧，過体重や肥満，メタボリックシンドローム，喫煙，過剰飲酒，高ナトリウム・低カリウムの食事内容，運動不足などが挙げられる。

病因

■本態性高血圧

- 高血圧症の中で最も多く，患者の約95%が該当する。
- 遺伝，交感神経系やアンジオテンシンII作用の増大，インスリン抵抗性，食塩感受性，環境因子などの多数の要因の複雑な相互作用による。

■二次性高血圧

- 患者の約5%と少数である。
- 特定の構造的，生化学的，遺伝的な異常を伴う疾患に続発して高血圧を呈する。
- よく知られた例として，腎血管性疾患，腎実質性疾患，内分泌疾患，薬物の副作用，閉塞型睡眠時無呼吸などがある。これらの疾患については，後出の「特殊な状況」の項で説明する。

[†1] 訳注：わが国の高血圧症患者数は4,000万人と見積もられている。

表 3-2 急性の標的臓器障害を伴わない成人の血圧に基づくフォローアップ

血圧(mmHg)	推奨されるフォローアップ
正常	2 年ごとに血圧測定
正常高値血圧	1 年ごとに血圧測定
ステージ 1 高血圧	2 カ月以内に確認する
ステージ 2 高血圧	1 カ月以内に評価する
	血圧がより高い(>180/110 mmHg)患者には,臨床状態と合併症に基づいて,直ちにあるいは 1 週間以内に評価と治療を行う

出典:Chobanian AV, Bakris GL, Black HR, et al. National High Blood Pressure Education Program Coordinating Committee on Prevention, Detection, Evaluation, and Treatment of High Blood Pressure: the JNC 7 report. JAMA 2003;289:2560-2572 より改変。

診断

スクリーニング

- 高血圧は定期健診などを通じて無症状の人に発見されることが多いので,日頃から機会を見つけて血圧測定をすべきである。
- **高血圧の至適スクリーニング間隔はわかっていない**。現在は,血圧が正常(<120/80 mmHg)なら少なくとも 2 年に 1 回,正常高値血圧なら 1 年に 1 回の血圧測定が推奨されている。血圧の分類に基づくフォローアップのタイミングを表 3-2 に示した[2]。
- 収縮期血圧と拡張期血圧とで該当するフォローアップ間隔が異なる場合は,より短期間でのフォローアップが望ましい。
- フォローアップのスケジュールは,過去の血圧測定値や,血圧以外の心血管危険因子,標的臓器障害に関する信頼できる情報に基づいて修正する。

血圧測定の方法

- 高血圧を正確に検出するには,適切な血圧測定技術が必要である[6]。
- 患者は**座位**をとり,腕を心臓の高さで安定させた状態で測定する。
- 少なくとも測定前の 30 分間はカフェインの摂取,運動,喫煙は避ける。
- 上腕の少なくとも 80%を覆うようなゴム嚢が付属した**適切なサイズのカフ**を用いる。
- 橈骨動脈の拍動を触知しなくなるまで 20~30 mmHg ずつ加圧した後,2 mmHg/sec で排気していく。
- 聴診器は上腕動脈に軽く当てておく。
- 収縮期血圧は上腕動脈の拍動音を聴取したとき(Korotkoff 音第 1 相)の値とし,拡張期血圧は拍動音が消失したとき(Korotkoff 音第 5 相)の値とする。
- 2 分以上の間隔をあけて 2 回測定する。
- 血圧測定値が高いときには,もう一方の腕でも測定して確認する。片側性動脈病変のために左右差がある場合は,高いほうの値を採用する。

24時間血圧モニタリング

- 場合によっては24時間血圧モニタリング〔自由行動下血圧測定 ambulatory blood pressure monitoring(ABPM)〕が行われ、それにより多くの情報が得られる[2]。
- 患者は軽量の自動血圧測定装置を装着し、24～48時間にわたり一定の間隔で血圧が測定される。
- 血圧は、睡眠中に低く、覚醒時・活動時に高くなるという日内変動を示すが、ABPMはそれを正確に反映する。
- ABPMで得られた血圧は、診察室での測定値よりも密接に標的臓器の合併症と関連があるとする報告もある[7]。
- ABPMが特に有用なのは、医師の前では緊張して血圧が上昇するものの院外で測定すると正常値となる白衣高血圧が疑われる場合である[2]。
- 境界域高血圧や治療抵抗性の患者、あるいは治療による低血圧を示唆する症状の患者で、治療方針を検討するのにも役に立つ[2]。
- 一般的に、患者自身が記録した測定値は信頼性に欠けるが、診察室では血圧が高いにもかかわらずABPMでは一貫して130/80 mmHg未満を示す患者では、自己測定値が臨床的な指標となる。

診断

- 2回以上の来院時にそれぞれ2回以上測定した血圧の平均値が、収縮期血圧140 mmHg以上か拡張期血圧90 mmHg以上の一方または両方の場合に、高血圧症と診断される。
- 拡張期血圧が正常で、収縮期血圧のみの上昇で診断される場合もある(孤立性収縮期高血圧症)。
- 極端な血圧上昇(>210/120 mmHg)では、さらなる評価をせずに診断を下すほうが安全である。**このような状況では、標的臓器障害の評価と高血圧クリーゼの治療に焦点を置く。**
- 高血圧症の診断をつけた後には、以下の3つの大きな目標がある。
  - 予後に影響する生活習慣および心血管危険因子を評価して、治療を促す。
  - 二次性高血圧の原因を明らかにする(多くの場合は二次性高血圧ではないが)。
  - 標的臓器障害の有無について評価する。
- 病歴、身体診察、診断的検査は、上記の目標を達成するための基本的な手段である。

病歴

- **標的臓器障害**を検索する。これは特徴的な症状によって判断または示唆される。
  - 冠動脈疾患、あるいは心筋梗塞の既往(狭心症、労作時呼吸困難)
  - 心不全(容量過負荷の徴候、呼吸困難)
  - 一過性脳虚血発作や脳卒中の既往(認知症、巣症状)
  - 末梢動脈疾患(跛行)

- ■ 腎疾患
- ● 心血管イベントの発症リスクを高める**危険因子**を同定し，改善可能な危険因子は治療する。
  - ■ 加齢（男性＞55歳，女性＞65歳）
  - ■ 喫煙
  - ■ 肥満（BMI＞30 kg/m^2）
  - ■ 運動不足
  - ■ 脂質異常症
  - ■ 糖尿病
  - ■ 微量アルブミン尿あるいは推算糸球体濾過量（eGFR）＜60 mL/min
  - ■ 若年発症の心血管疾患の家族歴（男性であれば55歳未満，女性であれば65歳未満）
- ● 以前は正常血圧で20歳未満または50歳以上で急激な血圧上昇をきたした場合，あるいは多剤の降圧薬に対して治療抵抗性の場合には，**二次性高血圧**を考慮する。診断に有用な症状として，筋力低下，動悸，発汗，皮膚の菲薄化，側腹部痛，いびき，日中の傾眠が挙げられる。
- ● 多くの**薬物**が副作用として血圧上昇を起こすため，投薬内容の評価を十分に行う。一般的な例としては経口避妊薬，NSAID，三環抗うつ薬などがある。飲酒やコカインなど違法薬物の使用も血圧を上昇させる。
  - ■ 経口避妊薬はナトリウムを貯留させカテコールアミンの作用を増強する。
  - ■ NSAIDは血管拡張とナトリウム利尿を促すプロスタグランジンの作用を妨害し，多くの降圧薬の作用を妨げてしまう。
  - ■ 三環系抗うつ薬は中枢性降圧薬（例えばクロニジン）の作用を妨げる。

身体診察
- ● 正確な血圧値を得た後は身体診察を行い，標的臓器障害の有無と重症度の評価，二次性高血圧を示唆する所見を評価する。
- ● **心肺**　　IV音ギャロップは左室肥大を示唆し，心雑音とラ音は心不全を示唆する。
- ● **眼底**　　乳頭浮腫，細動脈狭窄，綿花状白斑，微小動脈瘤
- ● **血管**　　主要動脈（頸動脈，大腿動脈，大動脈）の血管雑音，遠位での脈拍の左右差や減弱
- ● **神経**　　精神状態の変化や巣症状は脳卒中の既往を示唆する。
- ● **内分泌**　　BMIの上昇，甲状腺腫大，Cushing症候群様の特徴（野牛肩，皮膚線条，皮膚の菲薄化など）。

診断的検査
- ● 治療を開始する前に，血清電解質，BUN，クレアチニン，血糖，ヘマトクリット，リポ蛋白分画，甲状腺刺激ホルモンを含む一般血液検査と尿検査をすることが推奨される。
- ● 糖尿病や腎疾患の患者では微量アルブミン尿の測定が推奨されるが，そうでなければ必須ではなく，心血管リスクの評価として行う。

表 3-3 二次性高血圧の原因

疾患	病歴,診察・検査所見	精査項目
腎実質性疾患	糖尿病・多発性嚢胞腎・糸球体腎炎の既往	クレアチニンクリアランス 腎エコー法
腎血管性疾患	腹部血管雑音(50%),低カリウム血症,蛋白尿,ACE 阻害薬や ARB による急性腎障害,繰り返す肺水腫	デュプレックス超音波検査法 MRA スパイラル CT 血管造影
Cushing 症候群	中心性肥満,野牛肩,血管雑音,満月様顔貌,四肢の萎縮,低カリウム血症	デキサメタゾン抑制試験 尿中遊離コルチゾール,血清 ACTH 適応があれば下垂体や副腎の画像検査
原発性アルドステロン症,他のミネラルコルチコイド過剰状態	低カリウム血症,代謝性アルカローシス,筋力低下	スクリーニング:血中アルドステロン>15 ng/dL,アルドステロン/レニン比>20 確定:食塩制限試験 副腎評価のための CT か MRI
褐色細胞腫	頭痛発作,動悸,発汗	血清または尿中メタネフリン
大動脈縮窄症	無症候性,下肢より上肢が優位な血圧上昇,下肢冷感,跛行,呼吸困難,易疲労感	胸部 X 線 心エコー法 MRI
閉塞型睡眠時無呼吸	肥満,頻繁な夜間覚醒と日中の傾眠,大きないびき,朝の頭痛	夜間ポリソムノグラフィ

ACE:アンジオテンシン変換酵素,ACTH:副腎皮質刺激ホルモン,ARB:アンジオテンシン II 受容体拮抗薬
出典:Chobanian AV, Bakris GL, Black HR, et al. National High Blood Pressure Education Program Coordinating Committee on Prevention, Detection, Evaluation, and Treatment of High Blood Pressure: the JNC 7 report. JAMA 2003;289:2560-2572 より改変。

- 心電図は全患者に対して左室肥大および陳旧性心筋梗塞の検索のため行うべきである。心エコー検査は左室肥大にはより鋭敏であるが,すべての患者に勧められるものではない。
- さらなる精査によって,高血圧の二次的原因を強く示唆する所見を明らかにすることができる。その一部を表 3-3 に示した[2]。

治療

治療の原則

- 治療の目標は,血圧を 140/90 mmHg 未満に下げて,高血圧が原因の心血管疾患の罹患率と死亡率を低下させることにある。糖尿病患者と慢性腎臓病患者では 130/80 mmHg 未満という,より低い値が推奨される[2]。

表 3-4 高血圧の防止と管理のための生活習慣改善

生活習慣改善	推奨内容	収縮期血圧の低下
減量	標準体重を維持する(BMI 18.5〜24.9 kg/m^2)	5〜20 mmHg/10 kg 減量
DASH 食	果物と野菜を豊富に摂り,飽和脂肪酸と総脂肪が少なめの低脂肪乳製品を摂る	8〜14 mmHg
減塩	食事からのナトリウム摂取量が 100 mmol/日(ナトリウム 2.4 g,食塩 6 g)を超えないようにする	2〜8 mmHg
運動	キビキビとしたウォーキングのような有酸素運動を定期的に行う(ほぼ毎日,最低 30 分/日)	4〜9 mmHg
節酒	ほとんどの男性で飲酒は 1 日 2 単位までにする〔ビール 24 オンス(約 710 mL),ワイン 10 オンス(約 300 mL),40 度のウイスキー 3 オンス(約 90 mL)〕。女性と小柄な男性は 1 日 1 単位までとする	2〜4 mmHg

DASH:Dietary Approaches to Stop Hypertension(高血圧予防食)
出典:Chobanian AV, Bakris GL, Black HR, et al. National High Blood Pressure Education Program Coordinating Committee on Prevention, Detection, Evaluation, and Treatment of High Blood Pressure: the JNC 7 report. JAMA 2003;289:2560-2572 より改変。

- 患者教育は治療計画の中で不可欠の要素であり,より良好なアドヒアランスをもたらす。医師は以下のことを強調すべきである。
  - 生涯にわたる治療がしばしば必要となる。
  - **症状は重症度の基準としてはあてにならない**(多くの患者は血圧が高いと「症状を自覚する」と訴えるものだが)。
  - 予後は効果的な管理によって改善される。
  - 治療のアドヒアランスは非常に重要である。

非薬物治療

- 高血圧症や正常高値血圧の患者はすべて,表 3-4 に示した**治療的な生活習慣改善**を実行すべきである[2,8]。これらは薬物療法を受けている患者での高血圧管理においても非常に重要である。
- 糖尿病,標的臓器障害,心血管疾患や他の危険因子がないステージ 1 高血圧の管理では,治療的な生活習慣改善のみに 6〜12 カ月間を費やしてよい[2]。
- **減量** 理想体重が目標であるが,10 ポンド(約 4.5kg)の減量でも収縮期・拡張期血圧を低下させる。
- **運動** 中等度〜高度の有酸素運動は,体重の減少に関係なく血圧を低下させる。
- **食事**
  - 減塩によって血圧が低下するだけでなく,しばしば降圧薬の効果を高める。

- ■ DASH食(Dietary Approaches to Stop Hypertension)は2週間以内に血圧を低下させることが示されている[2]。
- ●**飲酒と喫煙**
  - ■ 禁煙は心血管リスク全体への改善効果があり推奨される。
  - ■ 飲酒は,多くても1日あたり1～2単位に制限すべきである。これより多く飲酒する人は高血圧症の発生頻度が高く,1日あたり5単位以上の飲酒をする人では高血圧症は顕著に増加する。
- ●**ストレス** ストレス緩和により健康状態は全般的に改善しうるが,ストレス軽減と持続的な血圧低下の関連をうまく証明できた研究はない。

薬物治療

■ 一般的事項

- ● 薬物療法を始める際には,以下のような多くの要因を考慮に入れるべきである。
  - ■ その薬物が臨床転帰を改善するというエビデンス
  - ■ 合併症やその他の心血管危険因子
  - ■ 治療効果に関する統計学的差異
  - ■ 患者の経済的負担
  - ■ 生活習慣に関する問題点
  - ■ 服薬アドヒアランスの見込み
- ● **ある薬物にはよく反応するが別の薬物には反応しないという現象がしばしばみられ,患者ごとに大きなばらつきがある。**
- ● 高血圧患者で心血管リスクを下げる主要な決定因子は,どの降圧薬を選択するかよりもむしろどの程度血圧を降下できるかである。

■ 治療の適応

- ● 生活習慣の改善を6～12カ月継続したにもかかわらず,収縮期血圧140 mmHg以上か拡張期血圧が90 mmHg以上の一方または両方の状態が続いているとき,薬物療法の適応となる。なお,心血管危険因子が複数存在する場合は,より早期の治療開始を検討する[2]。
- ● ステージ2高血圧,もしくは糖尿病,心血管疾患,標的臓器障害のあるステージ1高血圧では,生活習慣の改善に加えて最初に薬物療法を開始すべきである[2]。

■ 単剤治療

- ● JNC7の高血圧治療アルゴリズムを図3-1に示す[2]。
- ● 第1選択の降圧薬として,サイアザイド系利尿薬,ACE阻害薬,ARB,カルシウム拮抗薬が選択肢に挙がる[2,10]。
- ● **サイアザイド系利尿薬**は,ほとんどの患者において第1選択として推奨される。多数の臨床試験で,他の薬物と同等の降圧効果があり,高血圧による心血管合併症を予防することが示されている。
- ● **ACE阻害薬,ARB,カルシウム拮抗薬**はいずれも第1選択薬として有効であることが示されており,多くの場合でサイアザイド系利尿薬の代わりに使用することができる。

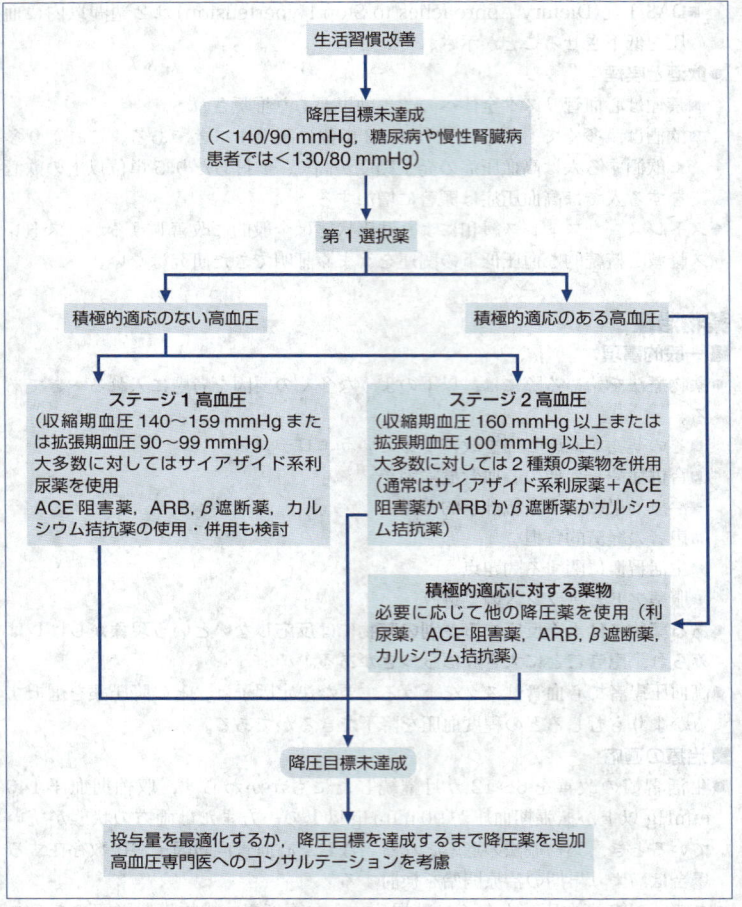

```
                    生活習慣改善
                         ↓
                  降圧目標未達成
              （<140/90 mmHg，糖尿病や慢性腎臓病
                患者では<130/80 mmHg）
                         ↓
                   第1選択薬
          ┌──────────────┴──────────────┐
     積極的適応のない高血圧              積極的適応のある高血圧
          ↓                              
  ┌───────────────┐          ┌───────────────┐
  │ ステージ1高血圧 │          │ ステージ2高血圧 │
  │（収縮期血圧140～159 mmHgまた│（収縮期血圧160 mmHg以上または│
  │は拡張期血圧90～99 mmHg）   │拡張期血圧100 mmHg以上）     │
  │大多数に対してはサイアザイド系利│大多数に対しては2種類の薬物を併用│
  │尿薬を使用                │（通常はサイアザイド系利尿薬＋ACE│
  │ACE阻害薬，ARB，β遮断薬，カル│阻害薬かARBかβ遮断薬かカルシウ│
  │シウム拮抗薬の使用・併用も検討  │ム拮抗薬）                  │
  └───────────────┘          └───────────────┘
                              │
                    ┌───────────────┐
                    │ 積極的適応に対する薬物│
                    │必要に応じて他の降圧薬を使用（利│
                    │尿薬，ACE阻害薬，ARB，β遮断薬，│
                    │カルシウム拮抗薬）              │
                    └───────────────┘
                              ↓
                       降圧目標未達成
                              ↓
            投与量を最適化するか，降圧目標を達成するまで降圧薬を追加
            高血圧専門医へのコンサルテーションを考慮
```

図 3-1　JNC7 高血圧治療基本アルゴリズム

JNC：The Seventh Report of Joint National Committee on Prevention, Detection, Evaluation, and Treatment of High Blood Pressure
ARB：アンジオテンシンII受容体拮抗薬
出典：Chobanian AV, Bakris GL, Black HR, et al. National High Blood Pressure Education Program Coordinating Committee on Prevention, Detection, Evaluation, and Treatment of High Blood Pressure: the JNC 7 report. JAMA 2003;289:2560-2572 より改変。

- β遮断薬は多くの症例で使用可能ではあるものの，**心血管疾患の罹患率と死亡率について明確な効果を示した一貫したデータがないため，第1選択薬としては用いられなくなっている**[11]。
- 合併症を考慮すると，多くの患者は特定の降圧薬に対する**積極的適応**がある。

表3-5 薬物分類ごとの積極的適応

積極的適応	推奨薬物					
	利尿薬	β遮断薬	ACE阻害薬	ARB	カルシウム拮抗薬	アルドステロン拮抗薬
心不全[12〜21]	○	○	○	○		○
心筋梗塞後[22〜26]		○	○			○
冠動脈疾患高リスク[10,27〜32]	○	○	○		○	
糖尿病[10,28〜35]	○	○	○	○	○	
慢性腎臓病[34,36〜40]			○	○		
脳卒中再発予防[41]	○		○			

ACE：アンジオテンシン変換酵素，ARB：アンジオテンシンII受容体拮抗薬
出典：Chobanian AV, Bakris GL, Black HR, et al. National High Blood Pressure Education Program Coordinating Committee on Prevention, Detection, Evaluation, and Treatment of High Blood Pressure: the JNC 7 report. JAMA 2003;289:2560-2572より改変。

各薬物が特に有効だとされている臨床的状態を表3-5に挙げた[2]。
- ある薬物に対する反応が比較的乏しい軽症高血圧症患者が別の薬物に反応を示す可能性は約50％である。したがって，併用療法を開始する前に異なる薬物を試してみる[42]。

■ 併用療法
- 高血圧症患者の2/3以上は1種類の薬物では目標血圧には至らないため，2種類以上の薬物が必要となる[2]。
- 1種類の薬物での降圧の程度は収縮期血圧で約8〜15 mmHg，拡張期血圧で7〜12 mmHgである[43〜46]。しかしほとんどの高血圧症患者では，いずれは2種類以上の薬物が必要となるであろう[2]。
- ステージ2高血圧の患者や表3-5の積極的適応に合致した患者で，単剤では血圧のコントロールができない場合に，併用療法の適応となる。
- **利尿薬は，多剤使用時に他の薬物の効果を高めるので，2剤併用時には1種類として考慮する**[2]。
- 合剤は服薬のアドヒアランスを改善し，便利であるという利点があるが，ときに患者の経済的負担を増したり，投与量の調整における柔軟性に欠けたりもする。

■ 特別な考慮を要する患者
虚血性心疾患
- **β遮断薬は安定狭心症の患者，急性冠症候群の既往のある患者の両方で第1選択薬となる**。β遮断薬は虚血に対して強い効果があり，これらの患者の死亡率を改善することが証明されている[11]。
- カルシウム拮抗薬は，β遮断薬が禁忌の場合や，狭心症のためさらなる血圧コントロールが必要な場合に用いられる。心ブロックと徐脈のリスクを抑えるために**長時間作用型のジヒドロピリジン系**が推奨される。

- ACE阻害薬も心筋梗塞後の患者，特に**左室機能が低下した患者**で死亡率の改善をもたらす[17, 18]。

心不全
- ACE阻害薬，β遮断薬，アルドステロン拮抗薬，およびヒドララジンと硝酸薬の併用は，いずれも重症度に応じて心不全患者の死亡率を改善することが示されている[13~16, 19~21]。
- 利尿薬は体液量の調節に重要な役割を果たし，心不全患者の治療では不可欠な薬物である。
- カルシウム拮抗薬は陰性変力作用のために有害反応をもたらす可能性があるが，長時間作用型のジヒドロピリジン系はベラパミルやジルチアゼムに比べて心筋抑制が少なく，血圧のコントロールに有用である。

糖尿病
- 糖尿病患者では非糖尿病患者と比較して2倍高血圧症を起こしやすい[47]。糖尿病と高血圧症が併存すると，主要な心血管イベントと微小血管病変を生じるリスクが有意に高くなる。
- 米国糖尿病学会 American Diabetes Association は JNC7 の推奨を反映し，降圧目標をより低く設定した（＜130/80 mmHg）[2]。
- United Kingdom Prospective Diabetes Study (UKPDS) は，収縮期血圧が10 mmHg下がるごとに，死亡率（15%），心筋梗塞（11%），網膜症や腎症（13%）が減少することを示した[35]。
- 利尿薬，ACE阻害薬，ARB，β遮断薬，カルシウム拮抗薬は，いずれも糖尿病患者において有益であることが示されている。降圧効果とは別に腎機能低下や蛋白尿の進行を遅らせることが期待できるため，**ACE阻害薬を第1選択薬として考慮する**[33~38]。

慢性腎臓病
- 無治療の高血圧症は4倍の速度で腎機能を低下させ，末期腎不全 end-stage renal disease (ESRD) に至り，腎代替療法が必要となる[48]。
- 末期腎不全への進行を遅らせるために，糖尿病と同様に＜130/80 mmHgという降圧目標が推奨されている[2]。
- 降圧目標達成のため，一般的に**ACE阻害薬またはARB**が利尿薬（多くはサイアザイド系よりもループ利尿薬）と併用される[39, 40]。

高齢者
- 加齢に伴い孤立性収縮期高血圧症はいっそう頻度が増す。この患者群では収縮期血圧が主要な治療目標となる。
- 高齢者はしばしば併存症があるため，特定の種類の薬物がより適している場合がある。利尿薬を初期治療で用いると，脳卒中，致死性の心筋梗塞，総死亡率が低下する[49, 50]。カルシウム拮抗薬も非常に効果があり，忍容性も高い。
- 増量時には起立性低血圧を避けるために配慮を要する。起立時血圧測定が有用である。

アフリカ系米国人
- 非ヒスパニック系白色人種と比較して，高血圧はより一般的で，より重篤であり，罹患率も高い。

- コーカサス系と比較して，血漿レニン値が低く，循環血漿量が多く，末梢血管抵抗が高い。
- 他の統計的集団と比較して，減塩による降圧効果が大きい[51]。
- ALLHAT試験に基づくと，アフリカ系米国人はACE阻害薬よりもサイアザイド系利尿薬，カルシウム拮抗薬に対し良好な反応を示すようである[10]。ただし，**ACE阻害薬とARBも非常に効果がある（特に利尿薬と併用した場合）**[2,52]。

■ 薬物の種類

利尿薬

- **サイアザイド系利尿薬**（ヒドロクロロチアジド，クロルタリドン，metolazone，インダパミド）
  - **機序**：Na/Cl共輸送体を阻害して，遠位尿細管でのナトリウム再吸収を阻害する。
  - 積極的適応がない場合は，ほとんどの患者で第1選択薬として推奨される。
  - 多くの試験において，降圧作用，初発・再発の脳卒中の予防，心血管死亡率の低下に効果的であることが示されている[10,41,49]。
  - 特にアフリカ系米国人と食塩感受性の高い高齢者で効果的であるが，腎不全患者（クレアチニンクリアランス<30 mL/min）では効果が低い。腎不全患者ではループ利尿薬のほうが適している。
  - 一般的に忍容性が高く経済的負担も少ない。
  - **副作用**としては，電解質異常（低カリウム血症，低マグネシウム血症，高カルシウム血症，高尿酸血症），筋痙攣，脂質異常症，耐糖能障害がある。
- **ループ利尿薬**（フロセミド，ブメタニド，トラセミド，エタクリン酸）
  - **機序**：Henle上行脚でのナトリウム再吸収を阻害する。
  - 高血圧症に腎不全（クレアチニンクリアランス<30 mL/min）を合併している患者に適している。
  - **副作用**としては，電解質異常（低カリウム血症，低マグネシウム血症，低カルシウム血症，高尿酸血症），耳毒性（経静脈投与より経口投与のほうが少ない），耐糖能障害がある。
- **カリウム保持性利尿薬**（スピロノラクトン，エプレレノン，amiloride，トリアムテレン）
  - **機序**：スピロノラクトンとエプレレノンは腎臓でのアルドステロン作用を阻害し，心不全を合併する患者の死亡率を改善する[20]。amilorideとトリアムテレンは遠位ネフロンでのナトリウム再吸収とカリウム分泌を抑制する。
  - 原発性・続発性アルドステロン症および重症心不全の患者に適している。
  - 低カリウム血症を防ぐためにサイアザイド系利尿薬に追加して使用することもある。
  - **副作用**としては，高カリウム血症，腎結石，女性化乳房（スピロノラクトンの場合）がある。

レニン-アンジオテンシン系阻害薬

- **ACE阻害薬**（ベナゼプリル，カプトプリル，エナラプリル，fosinopril，リ

シノプリル, moexipril, ペリンドプリル, キナプリル, ramipril, トランドラプリル)
  - **機序**：アンジオテンシン変換酵素が阻害されると，アンジオテンシンIからアンジオテンシンIIへの変換が抑制され，それにより血管収縮の減弱，アルドステロン分泌の減少，ナトリウム利尿の亢進，血管拡張作用のあるブラジキニンの増加が起こる。
  - ほとんどの患者で初期療法に適している。
  - 他の薬物，特に利尿薬との併用も有用である。
  - 心不全あるいは無症候性の左室機能不全，心筋梗塞の既往あるいは冠動脈疾患の高リスク，糖尿病，慢性腎臓病のある患者では，第1選択薬として考慮する[16〜18, 24, 27, 32, 35, 36, 39]。
  - **妊婦には禁忌である。**
  - **副作用**としては，高カリウム血症，起立性低血圧，咳，血管浮腫，腎機能障害などがある。なお，ほとんどの患者で血清クレアチニンの増加が予測されるものの30%くらいまでの上昇は許容範囲であり，投与を中止する理由とはならない。
- **ARB**(カンデサルタン, eprosartan, イルベサルタン, ロサルタン, オルメサルタン, テルミサルタン, バルサルタン)
  - **機序**：細胞表面の受容体との相互作用を阻害し，アンジオテンシンIIの血圧上昇作用を抑制する。
  - ほとんどの患者で初期療法に適しており，一般的にACE阻害薬の代替薬として同じ臨床病態に効果を示す。
  - **特に左室肥大を伴う患者に有効である**[29]。
  - 蛋白尿の減少目的でACE阻害薬に追加しうるが，予後を悪化させる懸念がある[53]。
  - ブラジキニンを増加させないので，ACE阻害薬(33%近い患者で咳の原因となる)よりも忍容性が高い。
  - **妊婦には禁忌である。**
  - **副作用**はACE阻害薬と類似しているが，咳の頻度は低い。
- **直接的レニン阻害薬**(アリスキレン)
  - **機序**：直接的に血漿中のレニンを阻害し，その結果，アンジオテンシンI, II, アルドステロンの値を劇的に低下させる。
  - 1994年にARBが導入されて以来，高血圧治療薬としては最新のものである。
  - 臨床試験ではサイアザイド系利尿薬，ACE阻害薬，ARBに匹敵する降圧効果が示されている。アリスキレンは単独または他剤の併用で用いられる。併用されるのは利尿薬(ヒドロクロロチアジド)かARB(バルサルタン)がほとんどである[54]。
  - 長期使用による効果はまだ不明なので，直接的レニン阻害薬の役割は今後拡大する余地がある。
  - **副作用**としては，下痢，消化不良，浮腫，咳がある。

カルシウム拮抗薬
- **機序**：血管平滑筋に存在する内向きの遅いカルシウムチャネルを選択的に阻害し、細動脈の拡張を引き起こす。
- ほとんどの患者で初期療法に適している。
- 虚血性心疾患、冠血管攣縮、Raynaud現象、上室性不整脈のある患者では第1選択として検討すべきである。
- 特に、孤立性収縮期高血圧症の高齢者やアフリカ系米国人に効果がある[2, 10, 52]。
- 全体として、耐糖能、電解質、脂質プロフィールに大きな影響を及ぼすことはなく、NSAIDによる悪影響もない。
- ベンゾジアゼピン系(ジルチアゼム)とフェニルアルキルアミン系(ベラパミル)
  - 陰性変力・変時作用をもっており、心不全や伝導障害のある患者では注意して使用する。
  - **副作用**としては、悪心、頭痛、便秘、胃食道逆流、心ブロック(特にβ遮断薬と併用した場合)がある。
- **ジヒドロピリジン系**(ニフェジピン、アムロジピン、フェロジピン、isradipine、ニカルジピン)
  - 心臓の伝導や収縮性への影響は比較的少ないが、心室機能が弱まっている患者には、注意して使用する。
  - **副作用**としては、顔面潮紅、頭痛、就下性浮腫(心臓より下の身体や四肢の下部に限局して浮腫がみられる)、歯肉増生、胃食道逆流がある。

交感神経遮断薬
- **β遮断薬**
  - **機序**：β受容体へのカテコールアミンの結合を競合的に阻害して、心拍数と心拍出量を減少させる。また、血漿中のレニンも減少させ、血管拡張に働くプロスタグランジンを放出する。
  - β遮断薬は、罹患率と死亡率に関して確立された明確な効果を示すデータがないので積極的適応がなく、**第1選択薬としては用いられなくなっている**[11]。
  - 虚血性心疾患や心不全の患者、あるいは上室性頻拍に対するレートコントロールに適している。また、緑内障、本態性振戦、片頭痛の患者にも適している。
  - β受容体への選択性や内因性交感神経刺激作用 intrinsic sympathomimetic activity (ISA) によって分類される。
- **非選択性β遮断薬**(ナドロール、プロプラノロール、チモロール[†2])
  - $β_1$受容体と$β_2$受容体の両方に作用する。
  - 糖尿病患者での低血糖、慢性閉塞性肺疾患(COPD)や反応性気道疾患の患者での気管支攣縮といったリスクがある。
- **心選択性β遮断薬**(アセブトロール、アテノロール、ベタキソロール、ビ

---

†2 訳注：チモロールは、わが国では緑内障治療薬として点眼薬のみが保険収載されている。

ソプロロール，セリプロロール，エスモロール，メトプロロール，nebivolol)
  - 主に低用量で心臓のβ_1受容体に作用するが，高用量では選択性に乏しい。
  - 気管支攣縮や低血糖を起こすリスクは比較的少ないが，COPDや糖尿病患者に対しては慎重に使用する。
- **ISAをもつβ遮断薬**(アセブトロール，ピンドロール，カルテオロール，ペンブトロール，セリプロロール)
  - 弱いβ受容体刺激作用があると同時に，β受容体を拮抗する作用もある。
  - 極端な徐脈の患者に有用である。
  - 心筋梗塞後の患者では有益性が証明されておらず，頻脈性不整脈のコントロールにはあまり効果がない。
- 心選択性β遮断薬は主に心臓のβ_1受容体に作用する。それゆえに気管支攣縮や低血糖の危険性は少ないが，COPDや糖尿病患者では慎重に投与する。ISAをもつβ遮断薬は部分的アゴニスト作用を有するため，徐脈を引き起こす可能性は低い。
- **副作用**としては，疲労，悪心，めまい，心ブロック(特にカルシウム拮抗薬と併用した場合)，心不全の悪化，脂質異常症，勃起障害，気管支攣縮がある。慢性的にβ遮断薬を使用している場合，突然の投与中止はアドレナリン作動性を高めてしまうため，狭心症や急激な血圧上昇を引き起こす可能性がある。
- **α遮断薬**(プラゾシン，テラゾシン，ドキサゾシン)
- **機序**：血管平滑筋細胞に存在するα_1受容体を阻害し，カテコールアミンによる血管収縮を弱める。
- ALLHAT試験によると，単剤治療としてはサイアザイド系利尿薬，カルシウム拮抗薬，ACE阻害薬よりも**効果が低く，第1選択薬としては推奨されない**[10]。
- 追加投与よりも「初回投与効果 first-dose effect」で大幅な降圧が得られ，朝よりも就寝前の投与が適しているという特徴がある。
- 前立腺肥大の患者の排尿症状を改善させうる。
- **副作用**としては，起立性低血圧，胃腸障害，眠気がある。
- **αβ遮断薬**(ラベタロール，カルベジロール)
- β受容体とα受容体の両方に働く。
- 従来の非選択性β遮断薬は転帰が悪い，脳卒中の発生が多い，糖尿病発症リスクが高い，といった理由から，近年はαβ遮断薬のほうが優先的に使用されている。
- **ラベタロール**はシナプス後α受容体に作用して末梢血管抵抗を減少させ，高血圧クリーゼに有用である。
- **カルベジロール**は心不全患者での罹患率と死亡率の低下に効果があることが証明されている[14]。
- **副作用**は他のβ遮断薬と同様である。加えて，ラベタロールは肝細胞障害や，抗核抗体陽性のループス様症候群に関連することがある。

- **中枢性アドレナリン作動薬**(クロニジン)
  - **機序**:中枢神経系のα₂受容体を刺激し,末梢の交感神経緊張,末梢血管抵抗,心拍出量を減少させる。
  - 突然の投与中止は,頻脈,発汗,著しい血圧上昇といった急性離脱症候群をもたらす。
  - 副作用としては,徐脈,鎮静,起立性低血圧,性機能不全がある。
- **その他の交感神経抑制薬**(レセルピン,guanethidine,guanadrel)
  - **機序**:末梢ニューロンからのノルアドレナリンの放出を阻害する。
  - これらの薬物は著明な副作用があり,また,より効果的でかつ忍容性の良い薬物が利用できるため,**もはや第1,第2選択薬としては用いられない。**
  - **副作用**としては,重度の抑うつ,鎮静,鼻閉,重度の起立性低血圧,下肢浮腫がある。

直接的血管拡張薬(ヒドララジン,minoxidil)
- **機序**:細動脈の血管平滑筋を過分極させて直接血管を拡張させる。
- 複数の降圧薬を併用しても改善しない治療抵抗性高血圧に対して,追加して用いられる強力な薬物である。
- ヒドララジンは,特に心不全患者に対して硝酸薬と併用すると後負荷を軽減するので有用である[55]。
- ヒドララジンとminoxidilはともに反射性の交感神経活性亢進と体液貯留を生じるため,利尿薬やβ遮断薬,あるいはその両方の併用が望ましい。
- **副作用**は,ヒドララジンには頭痛,頻脈,起立性低血圧,胃腸障害,ループス様症候群があり,minoxidilには体重増加,男性型多毛症,心電図異常,心嚢液貯留がある。

治療抵抗性高血圧
- 治療抵抗性高血圧 resistant hypertension とは,3種類の降圧薬を併用したにもかかわらず降圧目標を達成できない持続的血圧上昇と定義される。また,血圧はコントロールできているが,そのために4種類の降圧薬を併用している場合も該当する[56]。
- 正確な有病率は不明だが,臨床試験および調査では人口の約20〜30%と推測され,よくある現象である。
- 普段の血圧が高値,高齢,肥満,食塩の過剰摂取,慢性腎臓病,糖尿病,左室肥大,女性,アフリカ系米国人,米国南東部の居住者,などとの関連がある。
- 治療抵抗性高血圧は,「**偽性抵抗性**」すなわち服薬アドヒアランス不良,拙劣な血圧測定技術,白衣高血圧によるものと区別しなければならない。
- NSAID,交感神経様作用薬,グルココルチコイド,経口避妊薬,シクロスポリン,エリスロポエチン,漢方薬などを含めて患者の医学的背景を詳細に評価して,現在の状況に最も適した内服薬を決めるのがよい。
- 治療抵抗性高血圧の患者では,閉塞型睡眠時無呼吸,腎実質性疾患,原発性アルドステロン症,腎血管性疾患による**二次性高血圧**が多い。臨床的に疑わしければスクリーニングする。

- 治療方針は，**服薬アドヒアランスを最大限にすること**，生活習慣の改善(例えば，減量，日々の運動，減塩，節酒)，そして，もしあれば二次性高血圧の原因の治療に焦点を当てる。
- 薬物療法は，作用機序が異なるものを組み合わせる。特に，**利尿薬は極量まで使用するべき**であり，ミネラルコルチコイド阻害薬かループ利尿薬，あるいはその両方の追加を考慮する。
- 6カ月間の治療でも血圧コントロールが不良な場合や，特殊な二次性高血圧の原因につきコンサルトが必要な場合は，専門家へ紹介するのがよい。

特殊な状況

二次性高血圧
■ 腎実質性疾患
- 高血圧は慢性腎臓病を増悪させる主因であり，腎機能の低下がまた血圧を上昇させるという悪循環に陥る。
- 慢性腎臓病患者の約80%は高血圧を有しており，ナトリウム貯留，レニン-アンジオテンシン系の活性化，交感神経系の活性亢進，内皮依存性血管拡張の障害が特徴である。
- 治療は，減塩，利尿薬や ACE 阻害薬の使用による蛋白尿と糸球体内圧の改善に重点が置かれる。

■ 腎血管性疾患
- 高血圧の原因として腎血管性疾患は重要かつ是正可能であり，多剤併用治療に抵抗性の重度高血圧患者の10%近くはこれが原因である。
- 線維筋異形成症(若年者と女性に多い)やアテローム性動脈硬化(心血管リスクのある高齢者に多い)による。
- 腎動脈の高度狭窄は虚血腎からのレニン放出を高め，容量負荷と末梢血管抵抗の増加をきたす。
- 両側性であれば，ACE 阻害薬や ARB の使用により腎機能が急速に低下することがある。両側性であることがわかっていれば，これらの薬物は避ける。
- 家族歴のない若年高血圧患者では鑑別に挙げるべきである。
- 一般的に，デュプレックス超音波検査，MR 血管撮影，CT 血管造影で診断する。
- 血管形成術(ステント留置にかかわらず)により，線維筋異形成症の約85%，アテローム性動脈硬化の70%で改善が得られる[57]。

■ 原発性アルドステロン症
- 有病率は，高血圧患者の5～10%である[58]。
- ほとんどは片側の副腎腺腫が原因であり，それ以外(20～30%)は両側副腎過形成による[59]。
- 臨床症状による鑑別は困難であるが，説明のつかない低カリウム血症と代謝性アルカローシスがあり，特に ACE 阻害薬や ARB 内服中であれば，本症を考慮する。
- 診断的検査

- ■スクリーニング:血中アルドステロン濃度>15 ng/dL,アルドステロン/レニン比>20は本症を示唆する。
- ■確定診断:塩分負荷試験(経口で食塩負荷3日間後,24時間蓄尿の尿中アルドステロン測定)を行う。レニン-アンジオテンシン-アルドステロン系を阻害する薬物は少なくとも6週間中断する。ナトリウム>200 mEq/日かつアルドステロン排泄が不適切に多い(>12μg/日)場合に本症と診断する。
- ■診断確定後のサブタイプの判定に,副腎のCTやMRIが有用である。
- ●**治療**は,単一の腺腫であれば外科的摘出,あるいは治療薬の中に**カリウム保持性利尿薬**を含める。

Cushing 症候群
- ●コルチゾール過剰は,**高血圧の一般的な原因ではないが**,コルチゾール過剰があれば約80%の患者で高血圧となる。
- ●治療は,グルココルチコイドの産生部位を同定し,可能であれば摘出することである。

褐色細胞腫
- ●発症率は年間100万人あたり5人であり,高血圧の原因としては**稀である**。
- ●腫瘍がカテコールアミンを血中に放出し,発作的に頭痛,動悸,発汗を生じることが特徴である。
- ●血圧は50%未満の患者では発作的に上昇し,大部分は持続する。わずかながら,散発的に低血圧をきたす患者もいる。
- ●本症の存在を示唆する症状のある患者は,血漿メタネフリン濃度(感度が高い)か,尿中メタネフリン・カテコールアミン濃度(特異度が高い)でスクリーニングする。

その他の内分泌障害
- ●甲状腺機能低下症では,減少した心拍出量を補うために拡張期血圧と末梢血管抵抗が上昇する。
- ●甲状腺機能亢進症では,心拍出量の増加により収縮期血圧が上昇する。
- ●高カルシウム血症は,末梢血管抵抗の上昇により血圧を直接的に上昇させたり,カテコールアミンへの感受性を高め間接的に血圧を上昇させる。

閉塞型睡眠時無呼吸
- ●無呼吸発作は交感神経の作用を高め,直接的に血圧を上昇させる。
- ●肥満,いびき,日中の傾眠,朝の頭痛などの臨床像が当てはまる場合に本症を考慮する。
- ●減量のほか,持続気道陽圧呼吸(CPAP)による治療が心機能全体を改善することが示されている[60]。

大動脈縮窄症
- ●年少児における高血圧の主因である。
- ●大動脈縮窄症は,左鎖骨下動脈起始部を越えたすぐ遠位部で狭窄を起こすことにより生じ,その結果,レニン分泌と容量負荷が増加する。
- ●典型的には,上肢での血圧上昇と下肢での血圧低下を認める。頭痛,下肢の冷感,跛行がみられることもある。

- 診断は心電図か MRI による。
- 治療には外科手術あるいは血管形成術がある。

妊娠

■ 一般的事項
- 高血圧症は妊娠中に最もよく遭遇する医学的問題であり、臨床的状況によっては母体と胎児の双方をおびやかす。
- 一般的な降圧薬のなかには催奇形性を有するものもあり、妊娠中は使用を避けるべきである。

■ 分類[2]
- **慢性高血圧症**は、妊娠 20 週までの血圧が 140/90 mmHg 以上で、それが出産後 12 週を過ぎても持続するもの、と定義される。
- **妊娠高血圧腎症 preeclampsia**[†3] は、妊娠 20 週以降に妊娠の約 5% にみられる。血圧 140/90 mmHg 以上と蛋白尿が特徴であり、典型的には肝機能障害や血小板減少などの異常所見を伴う。**子癇 eclampsia** とは全身性の痙攣発作を指す。これらの病態が疑われる患者は至急産科医へ紹介すべきである。
- **慢性高血圧症を伴う妊娠高血圧腎症**(加重型妊娠高血圧腎症)とは、すでに高血圧症を有する患者に蛋白尿が新たに発症あるいは突然増悪した場合をいう。
- **妊娠高血圧**は、妊娠高血圧腎症の特徴を伴わない、妊娠 20 週以降に発生する一過性の血圧上昇である。通常は出産後 2 週間で血圧は正常化する。

■ 治療
- 減量や運動といった非薬物療法は、妊娠中には勧めるべきではない。
- 患者には禁酒・禁煙を強く推奨する。
- 薬物療法は収縮期血圧 160 mmHg 以上または拡張期血圧 100 mmHg 以上の場合に推奨される。これより低い血圧でも薬物療法を行う場合はあるが、母体と胎児への明らかな短期的有益性は示されていない。
- **メチルドパ**は安全性と有効性が証明されており、第 1 選択薬と考えられている。
- その他のよく知られている安全な薬物として、**β遮断薬**(ラベタロール、メトプロロール)、**カルシウム拮抗薬**(ニフェジピン)、**ヒドララジン**がある。
- ACE 阻害薬は胎児の腎形成不全や胎児死亡に関連性があるとされており、妊娠中の使用は避けるべきである。ARB も同様の理由から避ける。

高血圧クリーゼ

- 高血圧クリーゼ hypertensive crisis は薬物の中止や患者のコンプライアンス不良によるリバウンドの結果として生じる。しかし、二次性高血圧を引き起こす疾患の症状としてみられることもある。
- **高血圧緊急症** hypertensive emergency は、標的臓器障害(高血圧性脳症、頭蓋内出血、乳頭浮腫、急性冠症候群、大動脈解離、急性肺水腫、急性腎不全、微小血管障害性溶血性貧血、妊娠高血圧腎症)を伴う著しい血圧上昇(>180/120 mmHg)と定義される。

- ■障害の進行を止めるために静注薬が用いられ，緊急(1時間以内)で平均動脈圧を25％低下させる。
- ■この目的で一般的に用いられる薬物として，ニトロプルシド，ニトログリセリン，ラベタロール，ヒドララジンがある。
- ●**高血圧切迫症** hypertensive urgency は，高血圧緊急症と同様に深刻な血圧上昇をきたすが，上記のような臓器障害の臨床症状がみられないものと定義される。
- ■速効性内服薬(カプトプリル，ラベタロール，クロニジン，ヒドララジン)が，数時間で血圧を下げる目的で用いられる。血圧が180/110mmHg以下に下がった後は，長時間作用型の薬物を投与する。

(河合 裕子)

文献

1. Lewington S, Clarke R, Qizilibash N, et al. Age-specific relevance of usual blood pressure to vascular mortality: a meta-analysis of individual data for one million adults in 61 prospective studies. *Lancet* 2002;360:1903-1913.
2. Chobanian AV, Bakris GL, Black HR, et al. National High Blood Pressure Education Program Coordinating Committee on Prevention, Detection, Evaluation, and Treatment of High Blood Pressure: the JNC 7 report. *JAMA* 2003;289:2560-2672.
3. Julius S, Nesbitt SD, Egan BM, et al. Trial of Preventing Hypertension Study Investigators. Feasibility of treating prehypertension with an angiotensin-receptor blocker. *N Engl J Med* 2006;354:1685-1697.
4. Fields LE, Burt VL, Cutler JA, et al. The burden of adult hypertension in the United States 1999 to 2000: a rising tide. *Hypertension* 2004;44:398-404.
5. Burt VL, Whelton P, Roccella EJ, et al. Prevalence of hypertension in the US adult population. Results from the Third National Health and Nutrition Examination Survey, 1988-1991. *Hypertension* 1995;25:305-313.
6. Reeves RA. The rational clinical examinations. Does this patient have hypertension? How to measure blood pressure. *JAMA* 1995;273:1211-1218.
7. Dolan E, Stanton A, Hisjs L, et al. Superiority of ambulatory over clinic blood pressure measurement in predicting mortality: the Dublin outcome study. *Hypertension* 2005;46:156-161.
8. Elmer PJ, Obarzanek E, Vollmer WM, et al. Effects of comprehensive lifestyle modification on diet, weight, physical fitness, and blood pressure control: 18-month results of a randomized trial. *Ann Intern Med* 2006;144:485-495.
9. Appel LJ, Moore TJ, Obarzanek E, et al. A clinical trial of the effects of dietary patterns on blood pressure. DASH Collaborative Research Group. *N Engl J Med* 1997;336:1117-1124.
10. The ALLHAT Officers and Coordinators for the ALLHAT Collaborative Research Group. Major outcomes in high-risk hypertensive patients randomized to angiotensin-converting enzyme inhibitor or calcium channel blocker vs diuretic: The Antihypertensive and Lipid-Lowering Treatment to Prevent Heart Attack Trial (ALLHAT). *JAMA* 2002;288:2981-2997.
11. Wiysonge CS, Bradley H, Mayosi BM, et al. Beta-blockers for hypertension. *Cochrane Database Syst Rev* 2007;(1):CD002003.
12. Hunt SA. American College of Cardiology; American Heart Association Task Force on Practice Guidelines (Writing Committee to Update the 2001 Guidelines for the Evaluation and Management of Heart Failure). ACC/AHA 2005 guideline update for the diagnosis and management of chronic heart failure in the adult: a report of the American College of Cardiology/American Heart Association Task Force on Practice Guidelines (Writing Committee to Update the 2001 Guidelines for the Evaluation

---

†3 訳注：preeclampsiaは「子癇前症」とも呼ばれてきたが，現在，日本産科婦人科学会の方針では「妊娠高血圧腎症」という名称を用いることとしている。このため，本書でも妊娠高血圧腎症との記載にした。

and Management of Heart Failure). *J Am Coll Cardiol* 2005 Sep 20;46:e1-e82.

13. Tepper D. Frontiers in congestive heart failure: effect of metoprolol CR/XL in chronic heart failure: Metoprolol CR/XL Randomised Intervention Trial in Congestive Heart Failure (MERIT-HF). MERIT-HF Study Group. *Congest Heart Fail* 1999;5:184-185.
14. Packer M, Coats AJ, Fowler MB, et al. Effect of carvedilol on survival in severe chronic heart failure. *N Engl J Med* 2001;344:1651-1658.
15. CIBIS Investigators and Committees. A randomized trial of beta-blockade in heart failure. The Cardiac Insufficiency Bisoprolol Study (CIBIS). *Circulation* 1994;90:1765-1773.
16. The SOLVD Investigators. Effect of enalapril on survival in patients with reduced left ventricular ejection fractions and congestive heart failure. *N Engl J Med* 1991;325:293-302.
17. The Acute Infarction Ramipril Efficacy (AIRE) Study Investigators. Effect of ramipril on mortality and morbidity of survivors of acute myocardial infarction with clinical evidence of heart failure. *Lancet* 1993;342:821-828.
18. Kober L, Torp-Pedersen C, Carlsen JE, et al. A clinical trial of the angiotensin-converting-enzyme inhibitor trandolapril in patients with left ventricular dysfunction after myocardial infarction. Trandolapril Cardiac Evaluation (TRACE) Study Group. *N Engl J Med* 1995;333:1670-1676.
19. Cohn JN, Tognoni G. A randomized trial of the angiotensin-receptor blocker valsartan in chronic heart failure. The Valsartan Heart Failure Trial Investigators. *N Engl J Med* 2001;345:1667-1675.
20. Pitt B, Zannad F, Remme WJ, et al. The effect of spironolactone on morbidity and mortality in patients with severe heart failure. Randomized Aldactone Evaluation Study Investigators. *N Engl J Med* 1999;341:709-717.
21. McMurray J, Ostergren J, Pfeffer M, et al. Clinical features and contemporary management of patients with low and preserved ejection fraction heart failure: baseline characteristics of patients in the Candesartan in Heart Failure—Assessment of Reduction in Mortality and Morbidity (CHARM) programme. *Eur J Heart Fail* 2003;5:261-270.
22. Fraker TD Jr, Fihn SD. 2002 Chronic Stable Angina Writing Committee; American College of Cardiology; American Heart Association. 2007 chronic angina focused update of the ACC/AHA 2002 guidelines for the management of patients with chronic stable angina: a report of the American College of Cardiology/American Heart Association Task Force on Practice Guidelines Writing Group to develop the focused update of the 2002 guidelines for the management of patients with chronic stable angina. *J Am Coll Cardiol* 2007;50:2264-2274.
23. β-Blocker Heart Attack Trial Research Group. A randomized trial of propranolol in patients with acute myocardial infarction. I. Mortality results. *JAMA* 1982;247:1707-1714.
24. Pfeffer MA, Braunwald E, Moye LA, et al. Effect of captopril on mortality and morbidity in patients with left ventricular dysfunction after myocardial infarction. Results of the Survival and Ventricular Enlargement Trial. The SAVE Investigators. *N Engl J Med* 1992;327:669-677.
25. The Capricorn Investigators. Effect of carvedilol on outcome after myocardial infarction in patients with left-ventricular dysfunction: The CAPRICORN randomised trial. *Lancet* 2001;357:1385-1390.
26. Pitt B, Remme W, Zannad F, et al. Eplerenone, a selective aldosterone blocker, in patients with left ventricular dysfunction after myocardial infarction. *N Engl J Med* 2003;348:1309-1321.
27. Heart Outcomes Prevention Evaluation Study Investigators. Effects of an angiotensin-converting enzyme inhibitor, ramipril, on cardiovascular events in high-risk patients. *N Engl J Med* 2000;342:145-153.
28. Wing LM, Reid CM, Ryan P, et al. A comparison of outcomes with angiotensin-converting enzyme inhibitors and diuretics for hypertension in the elderly. *N Engl J Med* 2003;348:583-592.
29. Dahlof B, Devereux RB, Kjeldsen SE, et al. Cardiovascular morbidity and mortality in the Losartan Intervention For Endpoint Reduction in Hypertension Sudy (LIFE): A randomised trial against atenolol. *Lancet* 2002;359:995-1003.
30. Black HR, Elliott WJ, Grandits G, et al. Principal results of the Controlled Onset Verapamil Investigation of Cardiovascular End Points (CONVINCE) Trial. *JAMA* 2003;289:2073-2082.
31. The European Trial on Reduction of Cardiac Events with Perindopril in Stable Coronary Artery Disease Investigators. Efficacy of perindopril in reduction of cardiovascular events among patients with stable coronary artery disease: randomised, double-blind, placebo-controlled, multicentre trial (the EUROPA Study). *Lancet* 2003;362:782-788.

32. Pepine C, Handberg E, Cooper-DeHoff R, et al. for the INVEST Investigators. A calcium antagonist vs a noncalcium antagonist hypertension treatment strategy for patients with coronary artery disease. The International Verapamil-Trandolapril Study (INVEST): a randomized controlled trial. *JAMA* 2003;290:2805-2816.
33. American Diabetes Association. Treatment of hypertension in adults with diabetes. *Diabetes Care* 2003;26:S80-S82.
34. National Kidney Foundation Guideline. K/DOQI clinical practice guidelines for chronic kidney disease: evaluation, classification, and stratification. Kidney Disease Outcome Quality Initiative. *Am J Kidney Dis* 2002;39:S1-S246.
35. UKPDS 39. Efficacy of atenolol and captopril in reducing risk of macrovascular and microvascular complications in type 2 diabetes: UKPDS 39. UK Prospective Diabetes Study Group. *BMJ* 1998;317:713-720.
36. Lewis EJ, Hunsicker LG, Bain RP, Rohde RD. The effect of angiotensin-converting enzyme inhibition on diabetic nephropathy. The Collaborative Study Group. *N Engl J Med* 1993;329:1456-1462.
37. Brenner BM, Cooper ME, de Zeeuw, et al. Effects of losartan on renal and cardiovascular outcomes in patients with type 2 diabetes and nephropathy. *N Engl J Med* 2001;345:861-869.
38. Lewis EJ, Hunsicker LG, Clarke WR, et al. Renoprotective effect of the angiotensin-receptor antagonist irbesartan in patients with nephropathy due to type 2 diabetes. *N Engl J Med* 2001;345:851-860.
39. The GISEN Group (Gruppo Italiano di Studi Epidemiologici in Nefrologia). Randomised placebo-controlled trial of effect of ramipril on decline in glomerular filtration rate and risk of terminal renal failure in proteinuric, non-diabetic nephropathy. *Lancet* 1997;349:1857-1863.
40. Wright JT Jr, Agodoa L, Contreras G, et al. Successful blood pressure control in the African American Study of Kidney Disease and Hypertension. *Arch Intern Med* 2002;162:1636-1643.
41. PROGRESS Collaborative Group. Randomised trial of a perindopril-based blood-pressurelowering regimen among 6,105 individuals with previous stroke or transient ischaemic attack. *Lancet* 2001;358:1033-1041.
42. Materson BJ, Reda DJ, Preston RA, et al. Response to a second single antihypertensive agent used as monotherapy for hypertension after failure of the initial drug. Department of Veterans Affairs Cooperative Study Group on Antihypertensive Agents. *Arch Intern Med* 1995;155:1757-1762.
43. Materson BJ, Reda DJ, Cushman WC, et al. Single-drug therapy for hypertension in men. A comparison of six antihypertensive agents with placebo. The Department of Veterans Affairs Cooperative Study Group on Antihypertensive Agents. *N Engl J Med* 1993;328:914-921.
44. Neaton JD, Grimm RH Jr, Prineas RJ, et al. Treatment of Mild Hypertension Study. Final results. Treatment of Mild Hypertension Study Research Group. *JAMA* 1993;270:713-724.
45. Staessen JA, Wang JG, Thijs L. Cardiovascular prevention and blood pressure reduction: a quantitative overview updated until 1 March 2003. *J Hypertens* 2003;21:1055-1076.
46. Wald DS, Law M, Morris JK, et al. Combination therapy versus monotherapy in reducing blood pressure: meta-analysis on 11,000 participants from 42 trials. *Am J Med* 2009;122:290-300.
47. Sowers JR, Epstein M, Frohlich ED. Diabetes, hypertension, and cardiovascular disease: an update. *Hypertension* 2001;37:1053-1059.
48. Bakris GL, Williams M, Dworkin L, et al. Preserving renal function in adults with hypertension and diabetes: a consensus approach. National Kidney Foundation Hypertension and Diabetes Executive Committees Working Group. *Am J Kidney Dis* 2000;36:646-661.
49. Prevention of stroke by antihypertensive drug treatment in older persons with isolated systolic hypertension. Final results of the Systolic Hypertension in the Elderly Program (SHEP). SHEP Cooperative Research Group. *JAMA* 1991;265:3255-3264.
50. Perry HM Jr, Davis BR, Price TR, et al. Effect of treating isolated systolic hypertension on the risk of developing various types and subtypes of stroke: the Systolic Hypertension in the Elderly Program (SHEP). *JAMA* 2000;284:465-471.
51. Sacks FM, Svetkey LP, Vollmer WM, et al. Effects on blood pressure of reduced dietary sodium and the Dietary Approaches to Stop Hypertension (DASH) diet. DASH-Sodium Collaborative Research Group. *N Engl J Med* 2001;344:3-10.
52. Douglas JG, Bakris GL, Epstein M, et al. Hypertension in African Americans Working Group of the International Society on Hypertension in Blacks. Management of high blood pressure in African

Americans: consensus statement of the Hypertension in African Americans Working Group of the International Society on Hypertension in Blacks. *Arch Intern Med* 2003;163:525-541.
53. Mann JF, Schmieder RE, McQueen M, et al. ONTARGET investigators. *Lancet* 2008;372:547-553.
54. Sepehradad R, Frishman WH, Stier CT, et al. Direct inhibition of renin as cardiovascular pharmacotherapy: focus on aliskiren. *Cardiol Rev* 2007;15:242-256.
55. Cohn JN, Archibald DG, Ziesche S, et al. Effect of vasodilator therapy on mortality in chronic congestive heart failure. Results of a Veterans Administration Cooperative Study. *N Engl J Med* 1986;314:1547-1552.
56. Calhoun DA, Jones D, Textor S, et al. Resistant hypertension: diagnosis, evaluation, and treatment. A Scientific Statement from the American Heart Association Professional Education Committee of the Council for High Blood Pressure Research. *Hypertension* 2008;51:1403-1419.
57. Ramsay LE, Waller PC. Blood pressure response to percutaneous transluminal angioplasty for renovascular hypertension: an overview of published series. *BMJ* 1990;300:569-572.
58. Mosso L, Carvajal C, Gonzalez A, et al. Primary aldosteronism and hypertensive disease. *Hypertension* 2003;42:161-165.
59. Ganguly A. Primary aldosteronism. *N Engl J Med* 1998;339:1828-1834.
60. Shivalkar B, Van De Heyning C, Kerremans M, et al. Obstructive sleep apnea syndrome: more insights on structural and functional cardiac alterations, and the effects of treatment with continuous positive airway pressure. *J Am Coll Cardiol* 2006;47;1433-1439.

虚血性心疾患 4

Joshua M. Stolker

一般的事項

疫学
- 虚血性心疾患 ischemic heart disease は多くの先進国において成人の主要な死因である。
- 毎年100万人以上の米国人が心筋梗塞 myocardial infarction に罹患する。
- 40歳以降に重大な冠動脈疾患 coronary artery disease(CAD)を発病する生涯リスクは男性で50%,女性で33%近くあり[1],これは新たな冠動脈イベントが26秒ごとに起きていることになる。
- 虚血性の冠動脈イベントをきたした患者の約90%は,CADの主要危険因子を少なくとも1つもっている。

危険因子
- 従来,心血管系の主な危険因子[2]は米国コレステロール教育プログラム National Cholesterol Educational Program(NCEP)や他の組織によって以下のように定義されてきた。
  - 加齢
  - LDL コレステロール値の上昇
  - HDL コレステロール値の低下
  - 高血圧
  - 喫煙
  - 比較的若年での CAD の家族歴
- 糖尿病は古典的危険因子の1つとみなされていたが,現在は CAD 危険群(risk equivalent)へと格上げされていることに留意する。
  - CAD の既往のない糖尿病患者と心筋梗塞の既往のある非糖尿病患者が7年の観察期間中に心筋梗塞を発症する頻度(約20%)は,ほとんど同じである[3]。
  - CAD を発症した糖尿病患者は再梗塞率や死亡率が有意に高い。そのため危険因子を厳格に是正することや HbA1c を7%未満に維持することが特に重要である。
- 末梢動脈疾患も CAD 危険群とされているので,糖尿病と同様に,生活習慣の改善目標を CAD の既往のある患者と同等のレベルに設定する[4]。
- 同じく留意すべきこととして,心血管リスクに明らかに寄与しているにもかかわらず,従来の NCEP の危険因子には身体活動性,肥満,心理社会的ストレス,食事,飲酒,他の脂質指標などが含まれていない[5]。
- CRP や他の血清学的マーカー,CT での冠動脈石灰化度,頸動脈内膜中膜厚,足関節上腕血圧比,クレアチニンクリアランス,左室肥大といった新たな定

表 4-1A　10 年間での CAD 発症リスク[a]

年齢(歳)	ポイント 男性	女性	年齢(歳)	ポイント 男性	女性
20〜34	−9	−7	55〜59	8	8
35〜39	−4	−3	60〜64	10	10
40〜44	0	0	65〜69	11	12
45〜49	3	3	70〜74	12	14
50〜54	6	6	75〜79	13	16

HDL コレステロール (mg/dL)	ポイント 男女とも	収縮期血圧 (mmHg)	未治療 男性	未治療 女性	治療中 男性	治療中 女性
≧60	−1	<120	0	0	0	0
50〜59	0	120〜129	0	1	1	3
40〜49	1	130〜139	1	2	2	4
<40	2	140〜159	1	3	2	5
		≧160	2	4	3	6

総コレステロール (mg/dL)	20〜39歳 男性	20〜39歳 女性	40〜49歳 男性	40〜49歳 女性	50〜59歳 男性	50〜59歳 女性	60〜69歳 男性	60〜69歳 女性	70〜79歳 男性	70〜79歳 女性
<160	0	0	0	0	0	0	0	0	0	0
160〜199	4	4	3	3	2	2	1	1	0	1
200〜239	7	8	5	6	3	4	1	2	0	1
240〜279	9	11	6	8	4	5	2	3	1	2
≧280	11	13	8	10	5	7	3	4	1	2

喫煙習慣	20〜39歳 男性	20〜39歳 女性	40〜49歳 男性	40〜49歳 女性	50〜59歳 男性	50〜59歳 女性	60〜69歳 男性	60〜69歳 女性	70〜79歳 男性	70〜79歳 女性
非喫煙者	0	0	0	0	0	0	0	0	0	0
喫煙者	8	9	5	7	3	4	1	2	1	1

[a] それぞれのカテゴリー(年齢, HDL コレステロール, 総コレステロール, 収縮期血圧, 喫煙習慣)のポイントを合算して総合ポイントを算出し, 表 4-1B に当てはめる。

量的指標も, 古典的な臨床予測モデルでは過小評価されている。
- 個々の心血管イベント初発リスクを推定することで(表 4-1 に示す NCEP のリスク評価アルゴリズムを用いる), 治療の指針と目標が得られる。

■ 加齢
- この重大な危険因子はしばしば過小評価され, 古典的アルゴリズムでは男性で 45 歳以上, 女性で 55 歳以上(または閉経後)にリスクが「顕在化する」としている。
  - しかし実際は, 急性心筋梗塞の発生は年齢とともに持続的に上昇し(図

表 4-1B　10 年間での CAD 発症リスク(つづき)

総合ポイント(男性)	10 年間でのリスク(%)	総合ポイント(女性)	10 年間でのリスク(%)
<0	<1	<9	<1
0〜4	1	9〜12	1
5	2	13	2
6	2	14	2
7	3	15	3
8	4	16	4
9	5	17	5
10	6	18	6
11	8	19	8
12	10	20	11
13	12	21	14
14	16	22	17
15	20	23	22
16	25	24	27
≧17	≧30	≧25	≧30

出典：Executive Summary of the Third Report of The National Cholesterol Education Program (NCEP) Expert Panel on Detection, Evaluation, and Treatment of High Blood Cholesterol in Adults (Adult Treatment Panel III). JAMA 2001;285:2486-2497 より改変。

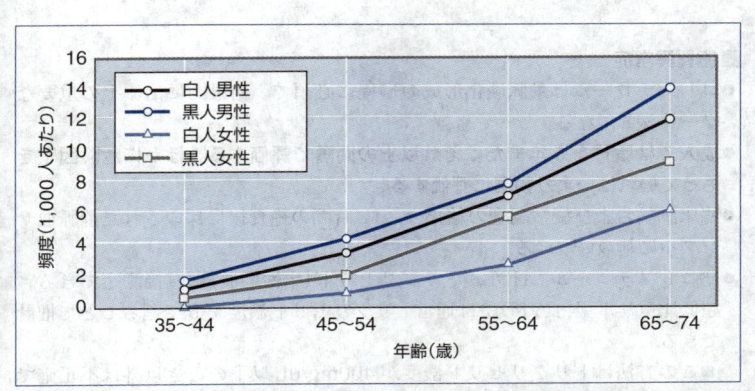

図 4-1　Atherosclerosis Risk in Communities(ARIC)研究による年齢・性・人種別の心筋梗塞初発の年間頻度(1987〜2000 年)

出典：www.americanheart.org より。

4-1)，CAD で死亡する患者の 83％超は高齢者である[6]。
- 表 4-1 の総合ポイントにおいて年齢は突出した因子であり，さらに加齢に伴いコレステロール値の重みが減ることに留意する。

表 4-2　心血管リスクの程度ごとの脂質の治療目標

主要な CAD 危険因子[a]が 0〜1 つ,または 10 年間での CAD 発症リスク<10%	主要な CAD 危険因子[a]が 2 つ以上,または 10 年間での CAD 発症リスク 10〜20%	CAD 発症,または CAD 危険群[b],または 10 年間での CAD 発症リスク>20%
LDL<160 mg/dL	LDL<130 mg/dL (高リスクなら<100 mg/dL)	LDL<100 mg/dL (高リスクなら<70 mg/dL)
non-HDL<190 mg/dL	non-HDL<160 mg/dL (高リスクなら<130 mg/dL)	non-HDL<130 mg/dL (高リスクなら<100 mg/dL)
全グループ:HDL>40〜50 mg/dL,トリグリセリド<150 mg/dL		
全グループ:理想体重の 125%未満に減量,定期的な心血管系の運動,低コレステロール食,禁煙		

CAD:冠動脈疾患,HDL:高比重リポ蛋白,LDL:低比重リポ蛋白
[a] 主要な CAD 危険因子:加齢,LDL 高値,HDL 低値,高血圧,喫煙,比較的若年での CAD の家族歴
[b] CAD 危険群:明らかな末梢動脈疾患,糖尿病,10 年間の CAD リスク>20%(標準的 NCEP リスク)
出典:Executive Summary of The Third Report of The National Cholesterol Education Program (NCEP) Expert Panel on Detection, Evaluation, and Treatment of High Blood Cholesterol in Adults (Adult Treatment Panel III). JAMA 2001;285:2486-2497 および Grundy SM, Cleeman JI, Merz CN, et al. Implications of recent clinical trials for the National Cholesterol Education Program Adult Treatment Panel III Guidelines. J Am Coll Cardiol 2004;44:720-732 より改変。

■ 脂質異常症

- コレステロールは動脈硬化形成の過程に必須で,結果的に治療上の重要なターゲットになる。
- **成人では脂質を 5 年またはそれ以上の間隔で評価する。ほかに危険因子をもっていれば,より頻回に評価する[2]。**
- 臨床試験および疫学調査の結果は,12 時間の絶食後に採取された静脈血サンプルに基づいている。
- 総コレステロール,HDL,トリグリセリド(中性脂肪)は直接測定できる。超低比重リポ蛋白(VLDL)は通常トリグリセリド濃度を 5 で割ることで推計できる。
  - この方法はトリグリセリド濃度が 400mg/dL 以下のとき以外は不正確である。LDL は以下の公式で計算することもできる。

$$総コレステロール=HDL+LDL+VLDL$$

- LDL は昔から第 1 の治療ターゲットと見なされていたため,LDL を直接測定している医療機関もある。
- HDL は動脈硬化に寄与しない唯一のコレステロールであり,多くの専門機関(NCEP を含む)が LDL コレステロールだけでなく HDL 以外のすべてのコレステロール値を下げることを強調している(治療目標を表 4-2 に示

す)[2,7]。
- 脂質の管理については8章で詳述する。

■ 高血圧

- 高血圧の予防，発見，診断および治療に関する米国合同委員会第7次報告 The Seventh Report of the Joint National Committee on Prevention, Detection, Evaluation, and Treatment of High Blood Pressure(JNC7)のガイドラインでは，患者管理につながるように血圧を分類することが強調されている[8]。
- **正常高値血圧状態は生活習慣を是正する必要性を警告するものである**[9]（一部の患者には薬物療法も開始する）。**ステージ1および2の高血圧は，生活習慣の是正で不十分であれば単剤または2剤の降圧薬を導入する。**
- 重要なこととして，収縮期血圧の上昇と心血管リスクの上昇には直線的な関係があり（特に50歳以上で），収縮期血圧115 mmHgが閾値となる[8]。この関連は観察研究でも介入試験でもみられ，一般に特定の薬物によるリスク改善効果はみられない。
- いいかえれば，目標血圧を達成し臨床状態が改善されるまで**高血圧患者は薬物療法を続ける必要がある。特にCADの既往がある患者やCAD危険群の患者では，目標とする収縮期血圧は140 mmHg未満（糖尿病，腎疾患，そして血管疾患やCADが疑われる患者では130 mmHg未満）である。**
- 高血圧の管理については3章で詳述する。

■ 喫煙

- 長年にわたり，**米国では喫煙は防ぎうる死の主因として認識されてきた**[10]。禁煙は心血管イベントのリスクを25～50％低下させる。
- 禁煙後3年以内にCADのリスクは正常化する。禁煙すると脂質のパラメータ，血圧，炎症マーカー，血管内皮とプラークの安定性が改善する。
- 禁煙への関心と動機づけを促すうえで，医師によるカウンセリングが重要な役割を果たすことが臨床試験で示されている。
- ニコチン補充療法が有効な患者もいる。bupropionやバレニクリンなどの経口薬が禁煙率を高める。
- 受動喫煙もまた心血管イベントの発生率を高める。
- 禁煙については44章で扱う。

■ 家族歴

- 遺伝子検査や他の動脈硬化指標は将来のリスク評価モデルに寄与するかもしれない。疫学的データでは，比較的若年でのCADの家族歴は心血管リスクに関与することが示されている[2]。
- 特に**比較的若年（男性＜55歳，女性＜65歳）**の第1度近親のCADを，NCEPは主要な危険因子とみなしている。

■ 生活習慣

身体活動，食事，肥満，ストレスレベルといった要素は多くの古典的リスクモデルにおいて公式には定量化されていないが，多くの観察・介入研究においてCADを防ぐためにリスクの高い生活習慣を是正することの有用性が示されている。

有酸素運動
- 1日最低30分の**有酸素運動**と週に2～3回のより活発な運動は心血管イベントを減らす。心疾患の一次，二次予防どちらのガイドラインでも推奨されている[11]。
  - CADの高リスク患者，特に糖尿病患者またはCADの既往者は，継続的な運動プログラムを始める前に負荷試験を行うべきである[12]。
  - 一般に，最大予測心拍数(220－年齢)の50％程度から始め，数カ月かけて徐々に70～80％程度へ増加させる。

食事
- **食事の是正**とは，CADを減らし心血管疾患での死亡率を下げるために，なるべく飽和脂肪酸を避け，魚や他の多価不飽和脂肪酸の摂取を増やすことである[13]。
  - NCEPが推奨するステップⅠ，Ⅱ食は，1日摂取カロリーの30％までが脂質，50～60％が糖質(炭水化物)，10～20％が蛋白質と配分されている[14]。
  - より厳しいステップⅡ食はCAD患者向けに作られており，飽和脂肪酸は摂取カロリーの7％未満，コレステロール摂取は1日200 mg未満としている。なお，ステップⅠ食ではそれぞれ10％未満，300 mg未満である。
  - 興味深いことに，大規模多国間研究により，フルーツ，野菜の摂取不足はCADの危険因子であることがわかった[5]。一方，それらの摂取過多やサプリメントによる補充の有効性はまだ明確ではない。
- **ストレス管理と適度の飲酒**も心血管イベントの発生率低下に推奨される。

肥満
- 米国では**肥満**がますます重要な問題になってきている。これは米国成人の1/4が**メタボリックシンドローム**の基準を満たし，有病率が増加していること(特に高齢者)からもうかがわれる[15]。
  - メタボリックシンドロームの診断基準を表4-3に示す[16]。診断には3項目以上が必要である。
  - メタボリックシンドローム患者は心血管リスクが2倍，糖尿病を発症するリスクが5倍高いとされる。
  - メタボリックシンドロームを診断することの意義については議論の余地があるが，この集団が危険因子を複数抱えリスクが非常に高いことからすれば，体重減量や運動など積極的に生活習慣を是正することは，たいへん重要である(図4-2)[17,18]。

より新しいリスク評価方法
- 現行のリスク予測アルゴリズムを個々の患者に適応させるには決定的な限界がある。
- 2001年，NCEPはCADリスクのより良い評価に役立つ危険因子やマーカーを加えることを認めた[2]。
- 特に炎症マーカーや画像検査は米国立機関の科学的声明でも触れられている[19,20]。

表 4-3 メタボリックシンドロームの AHA 診断基準

判定基準（3 項目以上で診断）	男性	女性
腹囲の増大[a]	≧102 cm（40 インチ）	≧88 cm（35 インチ）
HDL コレステロール低値	＜40 mg/dL	＜50 mg/dL
トリグリセリド高値	≧150 mg/dL　または 薬物治療中	男性と同じ
血圧上昇	収縮期≧130 mmHg　または 拡張期≧85 mmHg	男性と同じ
空腹時血糖高値	≧100 mg/dL　または 薬物治療中	男性と同じ

AHA：American Heart Association
a 通常の呼気終末に腸骨稜で水平に測定された腹囲。アジア系米国人にはより低いカットオフ値が適切である〔男性≧90 cm（35 インチ），女性≧80 cm（31 インチ）〕。
出典：Grundy SM, Cleeman JI, Daniels SR, et al. Diagnosis and management of the metabolic syndrome. Curr Opin Cardiol 2006;21:1-6 より改変。

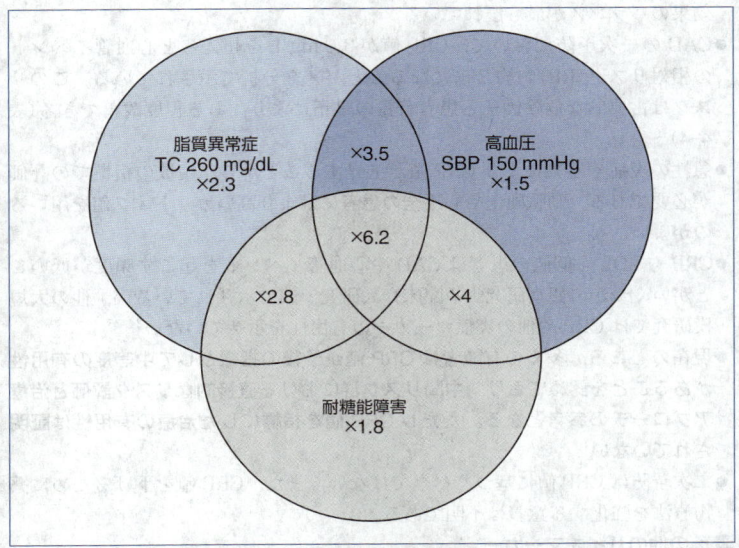

図 4-2 メタボリックシンドロームの複数の構成要素による心血管リスクの上昇

ここに示したリスク比は，40 歳の非喫煙者で，総コレステロール（TC）185 mg/dL，収縮期血圧（SBP）120 mmHg，耐糖能障害がなく，心電図で左室肥大がない，冠動脈疾患を生じる可能性が 8 年間で約 1.5％の者と比較したものである。
出典：Wilson PW, Kannel WB, SIlbershatz H, D'Agostino RB. Clustering of metabolic factors and coronary heart disease. Arch Intern Med 1999;159:1104-1109 および Poulter N. Coronary heart disease is a multifactorial disease. Am J Hypertens 1999;12 (suppl 1):92S-95S より改変。

表 4-4 CRP 値に影響する病態

CRP 値上昇	CRP 値低下
血圧の上昇	適度な飲酒
BMI の上昇	活動性の亢進/運動の強化
喫煙	体重の減量
メタボリックシンドローム/糖尿病	スタチンによる治療
低 HDL コレステロール/高トリグリセリド	フィブラート系薬物による治療
エストロゲン/プロゲステロンの使用	ナイアシンによる治療
慢性感染(歯肉炎,気管支炎)	
慢性炎症(関節リウマチなど)	

CRP:C 反応性蛋白,HDL:高比重リポ蛋白
出典:Pearson TA, Mensah GA, Alexander RW, et al. Markers of inflammation and cardiovascular disease: application to clinical and public health practice. Circulation 2003;107:499-511 より改変。

■ C 反応性蛋白(CRP)

- **CRP** は他の炎症マーカーと比較し,分析の安定性,疫学的データ,費用対効果のバランスが最も優れている。
- CAD の一次予防において,CRP 値が 3.0 mg/L を超えると心血管イベントの相対リスク(RR)が約 2 倍になることがメタ分析で示されている。このリスクは古典的な危険因子と患者背景の是正により,ある程度改善できる(表 4-4)[19]。
- 急性の炎症や感染により CRP 値が上昇することから,複数の指標での評価が必要である。動脈硬化や心不全の患者にはより高いカットオフ値を用いるのがよい。
- CRP も LDL も低値の患者は CAD や心血管イベントを起こす頻度が低いことがいくつかの観察研究[21]や臨床介入研究[22,23]で示されているが,他の大規模研究では CRP や他の炎症マーカーの有用性を示せていない[24,25]。
- 現在のところ,多くの有識者は **CRP 値が予後の指標として中等度の有用性があることを認めており,中間リスク群における直接的なリスク評価と治療アプローチの参考となる。ただし CRP 値を指標にした治療の有用性は証明されていない**[19]。
- 二次予防は CRP 値に基づくべきではない。また,CRP 値を下げるために薬物療法を強化する意義は不明である。

■ その他のバイオマーカー

- その他のバイオマーカー[26]は,実臨床レベルで検査可能なものも含め,適応となるのはごく一部の症例のみである。
  - ホモシステイン(顕在化していない血管疾患の若年患者で,しばしば測定される)
  - リポ蛋白(a)(遺伝的に決定されており,おそらく修正不可)
  - フィブリノーゲン(CAD よりも末梢動脈疾患の強い予測因子)
  - LDL 分子量(small dense LDL は,よりアテローム形成性であるが,リス

ク予測とは一致しない)
- B型ナトリウム利尿ペプチド(BNP)(心不全または左室不全で,より有用)
- 注意点としては,心臓のバイオマーカーの分野は急速に変化しており,より多くのデータや臨床検査法が利用できるようになれば他のマーカーの有用度もさらに変化する。

■ 冠動脈石灰化スコア
- CTによる冠動脈石灰化スコアは大きな議論を巻き起こした。初期の知見の多くは企業側からもたらされ,臨床医学の枠外で広められた(すなわち,消費者向け広告)。
- 積極的な脂質管理は血管の石灰化の進行を遅くするとした小規模研究もある。しかし大規模な前向き試験では,標準的なCAD危険因子をターゲットにした治療とは独立した形での石灰沈着の減少や予後の改善を実証できていない[27]。
- それにもかかわらず米国心臓協会 American Heart Association(AHA)のガイドラインでは,**NCEP評価での中間リスク患者群においては,CT石灰化スコアによってリスク層別化がより洗練されて予後予測が高まることを認めているが,治療法の選択や治療の強化を推奨する前に,もっとデータを集める必要がある**[28]。
- 冠動脈石灰化の評価は低リスクの患者では行うべきでない[29]。
- データはきわめて限られているが,CT上で冠動脈石灰化の程度が強い患者に負荷試験を行うことは妥当である。

■ 末梢動脈の検査
- 頸動脈内膜中膜厚の測定,上腕動脈の反応を使った血管内皮機能の評価,他の画像検査は,正確かつ再現性ある測定のためには特化した施設が必要である。
- 足関節上腕血圧比 ankle-brachial index(ABI)(ankle-arm index とも呼ばれる)は末梢動脈疾患のスクリーニングとして簡便に利用できる。その予後予測の有用性は主に高齢者で高いことが実証されている。

リスクに影響するその他の病態
■ 自己免疫疾患
- 多くの文献が関節リウマチやループスのような自己免疫疾患も心筋梗塞や他の心血管イベントの発症率と関連するとしている[30~32]。
- このリスクは,しばしばこれらの疾患の進行に付随する凝固亢進状態とは独立しているようだが,慢性炎症(CRP値上昇を伴う)はイベントの発症に関与している可能性がある。
- しかし逆に,慢性的なステロイドや他の免疫抑制薬もまたCADのリスクを上げるかもしれない。

■ ヒト免疫不全ウイルス(HIV)
HIV感染は動脈硬化の進行に関連しており,特に**プロテアーゼ阻害薬**のようにアテローム形成に与る脂質異常と耐糖能障害を助長させる薬物を用いる治療ではその傾向が強い[33]。

■ コカイン乱用

コカイン乱用は一部の患者，特に常用者で動脈硬化を加速させ，コカインにより誘発された血管攣縮，血栓，そして交感神経の過緊張による心筋酸素需要の増大によって，突然，狭心症や心筋梗塞を起こすことがある[34]。

診断

臨床所見
■ 病歴
- **CAD の発症様式で最も多いのは狭心痛である**。一般に，つぶされるような，締めつけられるような，圧力をかけられているような深い内臓痛として表現される。
  - 症状は腕，顎，首，背中に放散する。しばしば強い不快感や不安感を伴う。
  - 典型的な狭心症状は多くの患者にとって表現しづらいものであり，不快感は局所的というより全般的である。
  - 悪心，発汗，上腹部の不快感，呼吸困難が生じる患者もいる。症状はしばしば感情的・身体的ストレス，他疾病の存在によって増強する。
- 注意点として，重篤な CAD があっても**糖尿病患者は胸部不快感を自覚しないことがある**。ほとんどの CAD の臨床研究での記載が不十分であり，**女性と高齢者はしばしば**，以前から文献に記載されているような古典的な狭心症症状よりも**非典型的な胸部不快感**を訴える。
  - 高齢患者は胸痛をまったく訴えないことがあり，急性冠症候群はしばしば全身倦怠感，不穏，呼吸困難，疲労感などを訴える高齢者から見つかる。
- 狭心症の定性評価は個人差が著しいため，カナダ心臓血管学会 Canadian Cardiovascular Society(CCS)は症状による日常活動の制限の観点から定量的に狭心痛を分類した(表 4-5)。これにより，狭心症の重症度の軽減に向けて内科的あるいは外科的治療を設定することが可能になった[35]。

■ 身体診察
- **身体診察は CAD の診断において信頼できないことがよく知られている**。ただし狭心痛や胸部不快感により高血圧，頻脈，発汗をきたすことがある。
- 急性心筋梗塞を示唆する所見はしばしば合併症に由来しており，重症徐脈，

表 4-5 狭心症の分類

クラス	狭心症症状の発生[a]
I	激しい運動で起こる
II	速歩や階段を上るなどの中等度の運動で起こる
III	平地歩行などの軽度の運動で起こる
IV	最小の運動や安静時に起こる

a 不安定狭心症は一般的にクラス IV 狭心症，もしくは 2 カ月前からのクラス II~III 狭心症と考えられる。
出典：Campeau L. Grading of angina pectoris. Circulation 1976;54:522-523 より改変。

表 4-6　胸痛の鑑別診断

心原性	非心原性
致死的な病態	**致死的な病態**
アテローム硬化性 CAD	大動脈解離
冠動脈ステント血栓やステント内再狭窄	肺塞栓症
肥大型心筋症	食道破裂，Mallory-Weiss 症候群，消化性潰瘍，胆嚢炎，膵炎，肺炎
重度の大動脈弁狭窄	
心内膜下虚血を伴う重度の高血圧	肺高血圧(通常は右室ストレインを伴う)
不整脈	気胸
冠動脈攣縮	縦隔炎
冠動脈瘤，解離，瘻，塞栓	酸素供給/需要のミスマッチ(例：頻脈，重症貧血，低酸素症，甲状腺中毒症)
心筋ブリッジ	
先天性冠動脈奇形	
通常は致死的でない病態	**通常は致死的でない病態**
僧帽弁逸脱	胃食道逆流症，食道炎，胃炎，食道攣縮，胆嚢疝痛
心外膜炎	
心臓シンドローム X(微小冠循環不全と考えられている)	肋軟骨炎，胸壁外傷，筋骨格系奇形
	頸椎または胸椎疾患
	肋膜炎，胸膜炎，気管支炎
	帯状疱疹

低血圧，ラ音，新たな心雑音，心膜摩擦音，心音の減弱，新たな Ⅲ 音ギャロップ，臓器の低灌流(変動する精神状態，顔面蒼白ほか)などがある。
- まだ診断されていない心臓危険因子が身体所見に示されることもある(例えば，高コレステロール血症での腱黄色腫，末梢動脈疾患を示唆する拍動異常)。
- 重篤な高血圧だけで冠虚血を起こすことがある(高血圧性緊急症)。そのため収縮期血圧の約 1/3 の急速な降圧(通常は救急部門でモニターしながら)と次の 48 時間での緩徐な降圧が，胸部不快感と高血圧を呈する患者には必要である[36]。

鑑別診断

胸痛の鑑別診断は多岐にわたり(表 4-6)，閉塞性 CAD の診断は病歴と心電図に頼るところが大きい。

■ アテローム性冠動脈硬化以外の病因による虚血

- **心内膜下虚血**は心筋負荷に関連しており，負荷の根本的な原因の管理(血圧コントロール，肥大型心筋症への β 遮断薬またはカルシウム拮抗薬，大動脈弁狭窄に対する弁置換)を必要とする。
- **冠動脈攣縮**は狭心症の原因としては一般的ではなく，通常は心電図で ST 上昇を伴う。
  - カルシウム拮抗薬や硝酸薬を使った攣縮の治療は，血管内皮の安定を目的とした治療と組み合わせる(禁煙，アスピリン，減量や運動，あるいは

ACE 阻害薬)。
- ■ 確定診断にはカテーテル法による誘発試験や，24 時間心電図モニタリングでの ST 上昇の確認が必要である。
- 稀に**心筋ブリッジ**(あるいはある種の先天性冠動脈奇形)も狭心症を誘発する。これは β 遮断薬あるいはカルシウム拮抗薬によって収縮能を低下させ拡張期の血流を改善することにより軽減できる。
- **コカイン**や他の刺激薬は頻脈，高血圧，血管収縮によって虚血を誘発する[34]。
  - ■ 動脈硬化と血栓形成が促進されるため，心筋梗塞を除外するには通常は入院での評価が必要である。
  - ■ コカイン使用を止めさせるほか，管理は血管攣縮の場合と同様であり，コカイン連用による α 受容体刺激のリスクがあるので β 遮断薬は避ける。

診断的検査
■ 検体検査
胸痛の増悪因子を是正し患者のリスクの程度を評価するために，**初期検査ではヘモグロビン，白血球数，腎機能，電解質，空腹時血糖を測定する**。脂質は，最近測定していなければ測定する。

■ 画像検査
- **胸部 X 線**は，心不全，心膜または大動脈疾患，胸部不快感が生じうる心疾患以外の病態(肺疾患，肋骨や筋骨格系の異常など)が考えられれば行う。
- **心エコー法**は，胸部症状や検査所見が有意な弁膜疾患，左室不全，肥大型心筋症と関連がありそうなときに行う[37]。

■ 確定診断
負荷試験
- **胸痛の原因が CAD である可能性が中等度の患者では，負荷試験により診断と予後につながる情報が得られる**[12]。
  - ■ 高リスクの狭心症(重篤な CAD である可能性が 80〜85% 超)にはカテーテル検査を行うべきである。低リスクの胸痛(重篤な CAD である可能性が 10〜15% 未満)では偽陽性となることが多い。
- 負荷試験が CAD の評価に役立つその他の状況として以下のものがある[12,37]。
  - ■ 激しい運動プログラムを始める意欲があり，身体活動度の低いまたは症状のない糖尿病患者
  - ■ CAD への薬物療法が適切か評価する
  - ■ 心臓リハビリテーションに先立って，心筋梗塞後の虚血の程度や予後を評価する
  - ■ 高リスクの職業(パイロット，消防士など)の CAD のスクリーニング
  - ■ 特殊な状況での術前(2 章参照)
- **負荷試験の結果は，症状の出方，運動耐容能，血行動態の反応，心電図／画像の所見から解釈する**。
  - ■ 運動中の重度の高血圧は，心内膜下虚血による労作性狭心症を避けるために治療を要する。
  - ■ 運動で誘発される低血圧や持続する心室性不整脈は予後不良であることを

表4-7 運動負荷試験の禁忌

絶対禁忌	相対禁忌
急性心筋梗塞発症後2日以内	左冠動脈主幹部狭窄(バイパスされていない)
高リスクの不安定狭心症	中等度の狭窄性弁膜症
コントロールされていない症候性不整脈	重度の高血圧(安静時収縮期血圧>200 mmHg)
症候性の重度の大動脈弁狭窄	
コントロールされていない症候性心不全	有意な電解質異常
急性肺塞栓症や肺梗塞	コントロールされていない頻脈性不整脈や徐脈性不整脈
急性心筋炎や心膜炎	
急性大動脈解離	有意な左室流出路閉塞
余命に限りがある重度の併存疾患や血行再建術の適応がある場合	運動の妨げとなる精神的または身体的障害
	高度の房室ブロック

出典:Gibbons RJ, Balady GJ, Bricker JT, et al. ACC/AHA 2002 guideline update for exercise testing: summary article. Circulation 2002;106:1883-1892 より改変。

　意味し(多枝の CAD または非常に広範囲の虚血), 冠動脈造影の適応となる。
- 運動負荷試験の禁忌[12]を表4-7に挙げた。
- 患者の症状や安定性によっては, **運動負荷試験やドブタミン負荷試験の前に適切な心拍応答が可能となるように, β遮断薬や非ジヒドロピリジン系カルシウム拮抗薬の投与が必要な場合がある。**
- 無症候性心筋虚血のスクリーニングは, 手術が予定されている高リスクの患者(2章参照), 罹患歴の長い糖尿病患者(特に神経障害がある患者), あるいはパイロットや消防士のような高リスクの職業についている者などに限定して行う。
  - **無症状の患者では, 負荷試験の目的は診断よりもリスクの層別化と予後予測のほうが重要であり(治療は心筋梗塞の発症率と死亡率を低くするために行われるのであって, 症状の軽減のためではない), イベントの発生率は介入がなされたかどうかにかかわらず低い。**

負荷心電図

- 運動負荷心電図の感度と特異度は, 臨床研究によれば一般に70〜75%であるが, 実臨床での感度は50%弱である。
  - **負荷試験中の ST 上昇は心筋障害部位に現れ, 心外膜側冠動脈の高度な閉塞を示している。**これらの患者は通常, 緊急の心臓カテーテル検査の適応である。
  - 上行傾斜型(upsloping)の ST 低下や不十分な心拍応答(最大予測心拍数の85%未満)があると, 負荷試験が診断上有意でなくなる。
  - 上行傾斜型 ST 低下よりも**下行傾斜型(downsloping)または水平型(horizontal)の ST 低下が CAD に深く関連する。しかし ST の低下した誘導とカテーテル検査で認める狭窄部位とは一致しない**[38]。
  - 連続する2つの誘導で, PR 部分と比較し J 点の60〜80 msec 後に出現する ST 低下が 1 mm 以上であれば, 陽性と判定する[39]。

表4-8 運動負荷試験のDukeトレッドミルスコア[a]

高リスク所見
Dukeトレッドミルスコアが，−11以下(CAD死亡率は年間5.25%)
運動中の収縮期血圧の低下が10 mmHg以上
ST変化が元に戻るまでに5分以上かかる
運動耐容能が低い〔BruceプロトコルのステージI(<4METs)を超える運動を行えない〕
新たな2 mm以上のST低下
新たな1 mm以上のST上昇
持続する心室性頻脈

中等度リスク所見
Dukeトレッドミルスコアが，−10〜4(CAD死亡率は年間1.25%)

低リスク所見
Dukeトレッドミルスコアが，5以上(CAD死亡率は年間0.25%)
運動耐容能が高い(>10 METs)

CAD：冠動脈疾患，METs：代謝当量 metabolic equivalents
[a] Dukeトレッドミルスコア=Bruceプロトコルでの運動時間[min]−(5×ST変化[mm])−(4×労作性狭心症スコア)。労作性狭心症スコア：0=狭心症なし，1=試験中に狭心症状あり，2=狭心症状により試験中止
出典：Mark DB, Shaw L, Harrell FE, et al. Prognostic value of a treadmill exercise score in outpatients with suspected coronary artery disease. N Engl J Med 1991; 325:849-853より改変。

- 運動負荷試験での予後は運動耐容能，ST変化の深さと誘導数に直接関連する。
  - 運動負荷試験を行える患者は，行えない患者よりも予後が良い。
  - Dukeトレッドミルスコア[40]は，いくつかの因子を運動負荷試験から単純な公式へ組み入れるものである(表4-8参照)。
  - 高リスクの患者は冠動脈造影の適応である。中等度リスクの患者では，虚血の程度や左室収縮機能を十分に評価するために，血管造影，あるいは心エコー法や核医学画像検査を組み合わせた負荷試験により層別化すべきである。
- 薬物による負荷試験には，心筋血流の再分布(アデノシン，ジピリダモール)やアドレナリン作動性刺激(ドブタミン)が関わってくる。
  - アデノシンとジピリダモールは，反応性気道疾患の患者では気管支攣縮を誘発することがある。また，これらの薬物は対側領域からの血流に依存するため，多枝のCADによる同程度の虚血は見逃されることがある。
  - ドブタミンは不整脈や高血圧を引き起こすことがあるので，発作性心房細動のある患者，心室頻拍を起こすリスクが高い患者，アドレナリン作動性刺激が有害な高リスク疾患の患者(例えば，24〜48時間以内の急性冠症候群)では避けるべきである。

画像を組み合わせた負荷試験

- 安静時心電図が異常(二次的なST変化を伴う左室肥大，1 mm以上のST低下，ジギタリス効果，左脚ブロック，心室ペースメーカリズム，早期興奮)

表 4-9　負荷試験によるリスクマーカー

高リスク（年間死亡率＞3％）
安静時の重度の左室収縮機能不全（駆出率＜35％）
Duke トレッドミルスコア低値（≦－11）
運動により誘発される重度の左室収縮機能不全
負荷により誘発される広範囲もしくは複数の心筋血流欠損（特に前壁）
負荷により誘発される左室拡張や肺への取り込み（タリウム 201）を伴う心筋血流の著明な異常
負荷により誘発される，低心拍（≦120/min）または低ドブタミン量（≦10 mg/kg/min）での心エコー上の壁運動異常
負荷心エコー法での広範囲または複数の壁運動異常

中等度リスク（年間死亡率 1～3％）
軽度～中等度の左室収縮機能不全（駆出率 35～49％）
Duke トレッドミルスコア中等度（－10～4）
負荷により誘発される中等度の心筋血流欠損
負荷により誘発される，高ドブタミン量での心エコー上の壁運動異常

低リスク（年間死亡率＜1％）
Duke トレッドミルスコア高値（≧5）
正常またはわずかな心筋血流異常（他の高リスク所見がなければ）

出典：Gibbons RJ, Abrams J, Chatterjee K, et al. ACC/AHA 2002 guideline update for the management of patients with chronic stable angina—summary article. J Am Coll Cardiol 2003;41:159-168 より改変。

　　もしくは血行再建（経皮的，外科的）の既往があれば，心エコー法または核医学画像検査が勧められる[12]。
- 　■左脚ブロックや左室ペーシングがある場合，負荷試験中の頻脈を回避することで画像検査を極力正確なものにすることができる（したがって，これらの症例では運動負荷試験やドブタミン負荷試験よりもアデノシンやジピリダモール負荷心筋血流イメージングを選択すべきである）。
- 画像を組み合わせた負荷試験の感度と特異度は研究間でばらつきがあるが，一般に負荷心電図のみと比べ良好である。
- 心エコー法と核医学画像検査にはそれぞれの利点があり，どちらを用いるかは一般にその施設での専門家の見解による。
  - ■負荷心エコー法は，用途が広く（弁膜症，拡張能，心膜の異常，肺動脈圧の評価が可能），特異度も高く，低コストである。しかし，その手技の修得と結果の解釈には訓練が必要である。
  - ■タリウムとテクネチウムを用いた核医学画像検査は，多枝の CAD や心筋梗塞既往のある患者において技術的成功率が高く，感度も高く，全体に正確で，広範囲にわたる予後の有用性があると報告されている。しかしアイソトープはかなり高価で，特別な扱いを要する。
- 負荷試験で高リスクの所見（表 4-9）が認められたら，予後評価のために，また適応のある患者での血行再建のために，冠動脈造影を勧めるべきである[37]。

他の画像検査
- 同期技術と画像精度の向上により，特定の胸痛患者では **CT 血管造影**が選択されることがある。
  - 残念ながら CT 血管造影は造影剤（一般に心臓カテーテル検査と比べて同量かそれ以上）の経静脈投与を必要とし被曝量が多い。また画像精度も動脈造影に比べ有意に低い。
  - 適切な画像を得るには，比較的遅い心拍数，規則的な心調律，および冠動脈石灰化からの拡散像やステント・手術クリップによるアーチファクトが少ないことが必要である。
  - これらの限界があるにもかかわらず，**CT 血管造影は急速に進歩しており，CAD の検査前確率が低いもしくは中等度の有症状患者における血管閉塞性疾患の評価には妥当な選択肢と考えられている**[28,41]。
  - **現行のガイドラインでは，ステント留置後のフォロー，動脈硬化の進行の経時評価，無症状患者の潜在的 CAD の診断のスクリーニングに CT 血管造影を用いることは勧められていない。**
  - 左室のサイズや収縮能も CT から推定できる。
- **MR 血管撮影**はもう 1 つの非侵襲的画像検査法である。ただし撮像中の息こらえと遅い規則的な心拍が必須であり，そのため冠動脈の評価は非常に変動的である。
- 構造と機能の画像の組み合わせ（例えば，CT 血管造影＋核医学画像検査または PET）に関する知見はまだ限られているが，将来は有力な非侵襲的アプローチとなる可能性がある。
- 虚血を携帯型心電図でモニタリングする例はほとんどない。通常は異常があれば運動負荷試験で虚血を確認する必要がある[37]。

冠動脈造影
- **左心カテーテル検査は，冠動脈の解剖，動脈硬化による狭窄の程度と部位を評価するゴールドスタンダードであり**，左室の収縮・拡張能，動脈硬化の程度，左心の弁機能といった追加データも得られる。
  - CAD を直接的に可視化できるが，プラークの安定性，冠動脈内血栓，冠動脈病変の機能的重症度を確実には明らかにできない。
  - しかしながら，ワイヤーによる圧や血流の評価，血管内エコー法のようなインターベンション技術は，中等度の冠動脈狭窄の重症度を定量化するのに役立つ。**CAD の広がりや重症度，左室機能不全は長期予後の強力な予測因子である**[42〜45]。
    - さまざまな程度の CAD 患者における内科的治療による予後の詳細を表4-10 に示した[42]。
    - このデータは大規模観察研究からのものであり興味深いが，特定の個人のリスクの程度を評価するときには，血管造影による CAD の重症度と臨床的な要素と左室機能とを組み合わせてリスクの評価をすべきである。
    - 例えば，3 枝病変のある安定狭心症の 65 歳男性の 5 年生存率は 93％であるが，心不全があって駆出率が 30％であれば 58％になってしまう[37]。
- 心臓カテーテル検査で合併症が起こる頻度は一般に 1〜2％未満であるが，

表 4-10 有意な冠動脈病変を有する患者の内科的管理による予後

冠動脈病変の程度	予後指数[a]	5年生存率(%)
1枝，75%狭窄	23	93
＞1枝，50〜74%狭窄	23	93
1枝，95%以上狭窄	32	91
2枝	37	88
2枝，どちらも95%以上狭窄	42	86
1枝，LAD近位の95%以上狭窄	48	83
2枝，LADの95%以上の狭窄を含む	48	83
2枝，LAD近位の95%以上の狭窄を含む	56	79
3枝	56	79
3枝，少なくとも1カ所は95%以上狭窄	63	73
3枝，LAD近位の75%の狭窄	67	67
3枝，LAD近位の95%以上の狭窄	74	59

LAD：左前下行枝
a 冠動脈病変がない患者を0とし，左主幹部に95%以上の狭窄がある患者を100としたときの予後指数。
出典：Califf RM, Armstrong PW, Carver JR, et al. Task Force 5: stratification of patients into high, medium, and low risk subgroups for purposes of risk factor management. J Am Coll Cardiol 1996;27:1007-1019 より改変。

加齢，末梢動脈疾患，腎不全，凝固障害，肥満があればリスクは高くなる。死亡率は約 0.1% である。

- **血行再建の適応例で，余命が保たれているか，あるいは手技のリスクを上げる重症の併存症がなければ，冠動脈造影は以下のような状況で勧められる**[37]。
  - 臨床評価で高リスクの狭心症
  - 薬物療法にもかかわらず身体活動に制限のある狭心症
  - 負荷試験で中間リスクの狭心症
  - 狭心症の有無にかかわらず，負荷試験で高リスク
  - 閉塞性CADの検査前確率が中等度もしくは高いが負荷試験で診断できない
  - 負荷試験で得られる予後の情報が不十分
  - 心不全や有意の左室収縮機能不全がある狭心症
  - 持続する心室性不整脈や，ほかに明らかな病因のない心臓突然死
  - CADの検査前確率が中等度もしくは高く，弁や他の心臓手術を予定している
  - リスクはあるが非侵襲的負荷試験ができない，もしくは特別な職業についている(パイロットや消防士など)

治療

一般的事項

- 以下のような**心筋梗塞に関連する高リスクの所見**があれば入院させる[37]。

- クラスIVまたは不安定狭心症，特に20分以上続いていたり夜間発症のもの
- 新規発症の心不全，ラ音，低血圧
- 心電図上のST偏位
- 狭心症に合併した新規の左脚ブロック
- 新規の有意なT波陰転化
- 心筋バイオマーカーの上昇
- すでに動脈硬化があり，進行するリスクがある
- 最近の心筋梗塞(30日以内)や最近の経皮的・外科的血行再建(6カ月以内)のある患者では，より積極的な検査や入院を考慮する。
- 虚血性心疾患の治療は，心血管疾患の死亡率と心筋梗塞のリスクを減らすために行われるが，症状を軽減しQOLを改善する意義もある。
- 外来での治療は，冠血流を増やし，心筋酸素需要を減らし，血栓を減らし，交感神経の緊張を軽減し，虚血や梗塞後の心筋の有害なリモデリングを防ぎ，そして虚血を引き起こす病態を是正することを目的とする。

薬物治療
一次予防
- **CADの一次予防は，前述の危険因子を特定し治療することにより成しとげられる。**
- アスピリンはさまざまな集団で広く研究されており，CADをはじめとする血管疾患に勧められる。
  - 一次予防におけるアスピリンの利点は明らかでない。アスピリンは心筋梗塞の発生を減らすが，そのわずかな利点は出血のリスクにより相殺される。
  - U.S. Preventative Services Task Forceは，CADのリスクが高い成人(特に5年以内の発症リスクが3%以上の場合)に対してはアスピリンによる内科的予防を検討するよう強く勧めている[46]。
    - これまでの報告によれば，一次予防を最も必要とする群として40歳以上の男性，閉経後の女性，危険因子をもつ若年者が挙げられる。ただし，心筋梗塞のリスクと出血や消化性潰瘍などのリスクを天秤にかけて個別に対応するべきである。
    - 多くの臨床医は，一次予防においてはこれらの副作用を避けるために低用量(75～81 mg/日)を勧めている。
- 病態生理学的研究や小規模な臨床研究では有益性が示されており有望なのだが，複数の大規模臨床研究の最近の報告では**予防的なホルモン補充療法，ビタミンのサプリメント，抗酸化療法はCADを予防できない**[37,47]。
- **n-3(ω3)脂肪酸は心血管リスクを減らす役割を果たす**。しかし多価不飽和脂肪酸に富んだ食事は，(体重管理と運動を併せて行うことで)おそらくサプリメントよりも効果的に予後を改善する[13]。
- **適切な飲酒**(1日1～2単位)は，観察研究においては血圧低下と心血管イベント発生率低下に関連している。しかし，多量の飲酒は悪影響を及ぼすようである。治療範囲でのアルコール量はランダム化比較試験では研究されてい

表4-11 主なβ遮断薬

薬物	標準投与量	半減期(hr)	特徴
アセブトロール	200〜1,200 mg 1日1回または分2	3〜4(代謝産物は8〜15)	β_1選択性,ISA
アテノロール	25〜100 mg 1日1回	6〜9	β_1選択性,親水性
ビソプロロール	2.5〜20 mg 1日1回	9〜12	β_1選択性
カルベジロール	3.125〜50 mg 1日2回	7〜10	α,β受容体阻害
カルベジロール CR	10〜80 mg 1日1回	11	α,β受容体阻害
ラベタロール	200〜2,400 mg 1日2回	6〜8	α,β受容体阻害
メトプロロール酒石酸塩	50〜200 mg 1日2回	3〜4	β_1選択性,脂溶性
metoprolol succinate	25〜200 mg 1日1回	4〜7	β_1選択性,脂溶性
ナドロール	40〜240 mg 1日1回	14〜24	親水性
ピンドロール	5〜20 mg 1日2〜3回	3〜4	ISA
プロプラノロール	10〜80 mg 1日4回	4〜6	脂溶性
プロプラノロール LA	60〜320 mg 1日1回	10	脂溶性
timolol	10〜30 mg 1日2回	3〜4	親水性

ISA:内因性交感神経刺激作用,CR:徐放型,LA:長時間作用型

ない[48]。

■ 既存のCADに対する抗血小板療法

- CADが判明している患者では,81〜325 mgの経口アスピリンが心筋梗塞のリスクを減らし,死亡率を1/3程度減らす。
  - クロピドグレルはアスピリンアレルギー患者(アナフィラキシーなど)には適切な薬物である。
- アスピリンに加え,**クロピドグレル75 mg/日を最低1カ月,あるいは1年程度継続すること**で(通常は300〜600 mgを入院でローディングする),急性冠症候群や経皮的冠動脈インターベンション(PCI)後の心血管予後が改善する(後出の「血行再建」参照)[49,50]。
  - 高価であることに加え出血リスクのため,特に急性冠症候群リスクが低いか既往のない患者ではクロピドグレルの使用はしばしば制限される[51]。また,75歳以上でのクロピドグレルの有用性は不明である。
  - クロピドグレルは術中出血の頻度をかなり増加させるため,可能なら手術の5日前に投与を中止する(2章参照)。
  - チクロピジンは,クロピドグレルに対して発疹などアレルギー反応を示す患者での代替薬となる。ただし血球減少(重度の血小板減少,好中球減少,貧血)が高率に起こるため,治療中は定期的にCBCをモニターする。

■ 虚血に対する治療

β遮断薬

- β遮断薬(表4-11)は心筋酸素需要を減らすことにより虚血の合併症を減少させるので,低血圧,高度の徐脈,心ブロック,非代償性心不全,気管支攣

表 4-12 カルシウム拮抗薬

薬物	標準投与量	半減期(hr)
非ジヒドロピリジン系		
ジルチアゼム	30〜120 mg 1日3〜4回	3〜5
ジルチアゼム CD	120〜480 mg 1日1回	5〜8
ジルチアゼム LA	120〜480 mg 1日1回	6〜9
ベラパミル	80〜120 mg 1日3〜4回	3〜7
ベラパミル SR	120〜480 mg 1日1回	5〜12
ジヒドロピリジン系		
アムロジピン	2.5〜10 mg 1日1回	30〜50
フェロジピン	5〜10 mg 1日1回	9
isradipine	2.5〜5 mg 1日2回	8
isradipine SR	5〜10 mg 1日1回	8
ニカルジピン	20〜30 mg 1日2〜3回	2〜8
ニフェジピン	10〜30 mg 1日3〜4回	2
ニフェジピン SR	30〜90 mg 1日1回	7
ニソルジピン	10〜40 mg 1日1〜2回	7〜12

CD：持続型，LA：長時間作用型，SR：徐放型

縮などの禁忌がなければ，**心筋梗塞既往例や左室収縮機能不全例の全症例に投与する**[52]。
- 目標心拍数は一般に 55〜60/min である。心不全患者や高齢患者では緩徐な増量が必要となる。
- 低用量で β_1 受容体に選択的な薬物は，β_2 受容体に関連した副作用(気管支攣縮，跛行の悪化，糖尿病における膵細胞機能の低下)が少ない。
- 親水性の β 遮断薬は血液脳関門を通り抜けにくいため，理論上は鎮静や抑うつなどの中枢神経系への影響が少ない。
- 一部の非選択的 β 遮断薬は他の医学的問題を治療する際に有用である(例えば，α，β 受容体同時拮抗による降圧作用の増強，プロプラノロールによる片頭痛治療，メトプロロールやカルベジロールによる心不全治療，ナドロールによる食道静脈瘤治療の改善の可能性)。
- 内因性交感神経刺激作用のある β 遮断薬を用いる場合，クラス Ⅲ，Ⅳ では抗狭心症効果は，いくらか減弱する。

カルシウム拮抗薬
- カルシウム拮抗薬は細動脈拡張作用と，心筋酸素需要を減らすことにより狭心症を軽減する(表 4-12)。**カルシウム拮抗薬は，症状の改善しない患者で β 遮断薬に追加されたり，β 遮断薬が禁忌の患者への代替薬として使用される**[37]。
- 冠動脈攣縮の治療ではカルシウム拮抗薬を硝酸薬と併用するのが好ましい。
- 短時間作用型のジヒドロピリジン系(ニフェジピンなど)は，CAD 患者では禁忌である。しかし長時間作用型のカルシウム拮抗薬は，CAD には比較的安全とされている。

- ■非ジヒドロピリジン系は心房性不整脈や房室伝導を抑制するのに有用である。しかし陰性変時・変力作用があるため，左室収縮機能不全のある患者には慎重に用いるべきである。
- ■ニフェジピンは反射性頻脈を起こすことがある。どのカルシウム拮抗薬も末梢浮腫，便秘，頭痛，潮紅を起こすことがある。

硝酸薬

- ニトログリセリンは狭心症患者の前負荷(静脈拡張)と後負荷(動脈拡張)を軽減する。そのため心筋の酸素供給と需要の両方を改善する。
  - ■頭痛がよく認められるが軽度で，多くはアセトアミノフェンで治療可能である。
  - ■低血圧は，血管内脱水，重度の大動脈弁狭窄，肥大型心筋症の患者や，シルデナフィルや同様の薬物(バルデナフィル，タダラフィル)を 24〜48 時間以内に服用した患者に起こる。
  - ■**ニトログリセリンスプレーまたは錠剤の舌下投与は安定狭心症患者の多くで症状を急速に和らげるが，2〜3 回使っても不快感が改善しない場合は救急部門で直ちに鑑別をする**[37]。
  - ■長時間作用型の硝酸薬(二硝酸または一硝酸イソソルビド，ニトログリセリンパッチ)は，慢性的に症状のある CAD で狭心発作を予防するのに有用である。ただし，いずれもタキフィラキシー(速成耐性)を防ぐために，8〜12 時間の休薬が必要である。
  - ■これらの薬物が長期的な予後を改善させるとはまだ証明されていないので，**硝酸薬は β 遮断薬やカルシウム拮抗薬が効果不十分もしくは禁忌の患者の症状緩和に使うべきである。**
  - ■カルシウム拮抗薬と同様に，硝酸薬は冠動脈攣縮から狭心発作が起こるのを防いだり，起こるにしても最小限に抑えたりする。

ranolazine

ranolazine は虚血治療薬であり，慢性的な CAD に対する従来の治療に加えると，機序は不明だが狭心症の重症度と頻度を軽減することが示されている[53,54]。ただし，臨床イベントの減少は今のところ実証されていない[55]。

■ 根本治療

スタチン

- **CAD もしくは CAD 危険群(末梢動脈疾患，糖尿病など)の全例にスタチンを投与する。**臨床研究では LDL コレステロール値を下げること(少なくとも 100 mg/dL 未満，高リスク群では 70 mg/dL 未満)によって心血管予後を改善することが示されている[7,56]。
  - ■あるスタチンを使って筋肉痛などの副作用が生じたら，ほかのスタチンに変更するか減量して継続を試みる。なぜならスタチンの継続により，特に **CAD 罹患者や急性冠症候群の既往者では，心血管イベントを一貫して減少させることが示されているからである。**
  - ■イベント減少のほかに，有効性がより高いスタチンは時間をかけてプラークの組成を変化させ動脈硬化の進行を抑えることが，いくつかの研究で示されている[57]。

- ナイアシン，フィブラート系，魚油も追加薬または第 2 選択薬として用いられることがある。しかし臨床転帰や死亡率の点でスタチンははるかに有用性が確立しており，一連の臨床試験でも一貫した結果が得られている。臨床転帰に対するエゼチミブ，コレスチラミン，colesevelam の効果はまだ十分に明確になっていない。

ACE 阻害薬
- **ACE 阻害薬**は心筋梗塞の既往者，既知の CAD や他の血管疾患の患者では処方に加えるべきである[37,52]。
  - 糖尿病，心不全，左室収縮機能不全，軽度〜中等度の腎機能障害のある CAD 患者で最も有益性が認められる。
  - ARB は ACE 阻害薬に忍容性のない患者(重症の咳嗽，血管浮腫)での妥当な代替薬である。

アルドステロン拮抗薬
- **エプレレノン**は，スピロノラクトンに関連したアルドステロン拮抗薬である。急性心筋梗塞，左室収縮機能不全(駆出率 40% 未満)，心不全あるいは糖尿病があり，アルドステロン拮抗薬の禁忌(クレアチニン>2.5 mg/dL，高カリウム血症>5.0 mEq/L)がない患者に用いると，短期および長期の死亡率と心血管予後を改善する[58]。
- 治療は心筋梗塞後 2 年間続ける。

■ 他の薬物治療
- **厳格な糖尿病管理**が肝要であり，可能ならば HbA1c<7% を目標にする。
- 持続する心室性不整脈，心房細動，左室内血栓，重度の閉経後症状のような特別な適応がなければ，経験的なマグネシウム静注，予防的な抗不整脈治療，長期の抗凝固療法，ジピリダモール，ビタミンやニンニクやキレート療法，ホルモン補充療法，鍼，グルコース-インスリン-カリウム注入は**適応にならない**。
- 高ホモシステイン血症に対する葉酸投与や，ストレス軽減，抗うつ薬(特に急性冠症候群後に新規に発症した抑うつに対して)は，一部の症例では有益かもしれないが，予後に関する臨床研究の結果は一定していない[37,59]。

■ 他の非観血的治療
- CAD のリスクがある患者や既往者では，心筋梗塞のリスクを減らすために，**禁煙を目的としたカウンセリングや必要に応じ薬物療法を行うことが必要である**(44 章参照)。
- 心血管機能の向上のために行う**心臓リハビリテーション**は，プログラムどおりに行うものとそうでないものとがあるが，CAD 既往者の再発を減らすことが実証されている。
- 特にメタボリックシンドロームの患者において，理想体重の 125% 未満に**減量**することもまた，CAD 患者の心血管系の予後を改善する。
- **インフルエンザワクチン**は，心血管疾患がある者には毎年接種することが勧められる[52]。
- **増強型体外式カウンターパルセーション** enhanced external counterpulsation(EECP)は患者の下肢に連続的にカフの膨張と減圧を加えるものである。

最大限の薬物療法とインターベンションを行っても再発する狭心症の患者を対象に数週間連日で施行することで症状の改善が期待できる[60]。

血行再建

- 技術的かつ臨床的に可能であれば，一般に，**冠動脈造影で診断された急性心筋梗塞や高リスクの症候性 CAD の患者では血行再建を行う**[41]。
  - これらの患者は通常入院管理となり，その詳細は本書の領域外であり割愛する。
  - 長期間の管理として，前述した抗血小板療法，虚血に対する治療，積極的な生活習慣の是正と一体となった根本治療が必要である。
  - **虚血性心疾患や慢性安定狭心症の外来患者における血行再建の適応を表 4-13 に挙げた**[37]。

■ 冠動脈バイパス術

- **冠動脈バイパス術** coronary artery bypass surgery(CABG)は，表 4-13 に示したように左冠動脈主幹部の 50％以上の狭窄あるいは他の主な冠動脈枝の 70％以上の狭窄のある患者に適応となる。
  - 左前下行枝への内胸動脈グラフトの 10 年開存率は 90％を超える。静脈グラフトの開存率は，以前の研究では 40〜60％であったが，最近の積極的な脂質低下療法により 75％に達しようとしている[61〜63]。
  - 橈骨動脈グラフトの短期成功率はやや低い。しかし 1 年後に開通していれば，長期成功率は内胸動脈に近い。
  - CABG 後の薬物療法に言及している研究はほとんどないが，スタチンとアスピリンは心血管イベントの再発を防ぎ死亡率を低下させるようである[64,65]。

■ 経皮的冠動脈インターベンション

- バルーンカテーテルによる経皮的冠動脈インターベンション percutaneous coronary intervention(PCI)は冠動脈の閉塞を解決するが，開存性と持続性を最大にするために，ほとんどの場合にステント留置が必要となる。
  - **生涯のアスピリン内服に加えて，バルーンによる冠動脈形成後やベアメタルステント留置後は少なくとも 1 カ月間，薬剤溶出性ステントの留置後は少なくとも 12 カ月間，クロピドグレルの投与が一般的である**[66]。
  - ステント血栓症のリスクの高い患者(凝固能亢進，ステント留置領域が非常に長い，分岐部ステント留置，血栓症の既往)には，より長期(12〜24 カ月)のクロピドグレル投与が勧められる。
  - 出血，手術予定，他の不具合がなければ，**PCI の有無にかかわらず，急性心筋梗塞後は少なくとも 12 カ月間はクロピドグレルを投与する**[41,67]。
  - 前述のとおり，クロピドグレルに対し重度のアレルギーのある患者にはチクロピジンで代替できるが，CBC の定期的評価が必須である。

■ 血行再建後の負荷試験

- **血行再建後は，ルーチンの負荷試験や血管造影は適応にならない**[37]。
  - しかしながら，虚血イベントの再発リスクが増加している以下のような特別な場合には虚血の再評価やカテーテル検査を考慮する。

表 4-13 慢性安定狭心症における血行再建の適応とエビデンスレベル[a]

臨床および血管造影の所見[b]	PCI の適応[c]	CABG の適応
左主幹部の 50%以上の狭窄	なし(クラス III)[d]	あり(クラス I)
3 枝の閉塞性 CAD		
左室収縮能正常	あり(クラス I)	あり(クラス I)
左室収縮能異常	あり(クラス IIb)	あり(クラス I)
糖尿病の合併	あり(クラス IIb)	あり(クラス I)
LAD 近位を含む 2 枝の閉塞性 CAD		
左室収縮能正常	あり(クラス I)	あり(クラス I)
左室収縮能異常	あり(クラス IIb)	あり(クラス I)
糖尿病の合併	あり(クラス IIb)	あり(クラス I)
非侵襲的負荷試験で明白な虚血	あり(クラス I)	あり(クラス I)
LAD 近位のみの閉塞性 CAD	あり(クラス IIa)	あり(クラス IIa)
LAD 近位を含まない 1〜2 枝の閉塞性 CAD		
生存している心筋領域が広く,非侵襲的負荷試験で高リスク所見	あり(クラス I)	あり(クラス I)
CAD により引き起こされたのではなさそうな軽い症状	なし(クラス III)	なし(クラス III)
薬物療法が不十分で,非侵襲的試験で低リスク所見(生存している心筋領域が少ない,負荷試験で虚血がない)	なし(クラス III)	なし(クラス III)
PCI 施行後も再発する閉塞があり,生存している心筋領域が広いことと非侵襲的負荷試験で高リスク所見がみられることの両方または一方	あり(クラス I)	あり(クラス I)
薬物療法が奏効せず,受容可能なリスクで血行再建を行うことが可能な閉塞性 CAD	あり(クラス I)	あり(クラス I)
バイパス血管の閉塞		
複数,特に LAD へのバイパス	未確定	あり(クラス IIa)
1 カ所の狭窄,または 2 カ所以上が狭窄しているが再手術の適応にはならない	あり(クラス IIa)	—
左主幹部以外での境界的(50〜60%)狭窄があり,負荷試験で虚血がない	なし(クラス III)	なし(クラス III)
有意でない狭窄(<50%)	なし(クラス III)	なし(クラス III)

CABG:冠動脈バイパス術,CAD:冠動脈疾患,LAD:左前下行枝,PCI:経皮的冠動脈インターベンション

[a] クラス I 推奨:有用で効果的であるというエビデンスや一般的な同意がある。
クラス II 推奨:相反するエビデンスや意見の相違がある。IIa:エビデンスの重みは,有用/効果的だとするほうに寄っている。IIb:利用可能なエビデンスや意見によると,有用/効果的であるかどうかは十分には確立されていない。
クラス III 推奨:エビデンスや一般的な意見によると有用/効果的ではなく,有害である可能性もある。
[b] 閉塞性 CAD の定義は,左主幹部の 50%以上の狭窄,他の血管やバイパスの 70%以上の狭窄,または他の侵襲的方法(血管 Doppler やフローワイヤーアセスメント)により血流の減弱が証明できることである。
[c] PCI の適応になるのは,血管の解剖がカテーテル治療に適している場合である。
[d] 高リスク所見を有する非常に重症な CAD や CABG の非適応ではない場合。
出典:Gibbons RJ, Abrams J, Chatterjee K, et al. ACC/AHA 2002 guideline update for the management of patients with chronic stable angina—summary article. J Am Coll Cardiol 2003;41:159-168 より改変。

- 症状の再燃(特に PCI や CABG 後6カ月以内)
- 持続する心室性不整脈や有意な新たな左室収縮機能不全のような臨床像の変化
- 再狭窄や PCI 施行における高リスク状態〔長期罹患または病状不安定な糖尿病(特に神経障害を伴う場合は狭心症症状が隠されてしまう),末期腎不全,PCI の結果が不十分と思われる血管造影所見,分岐部ステント留置,複数の血管の PCI,LAD 近位への PCI〕

- 症状が再燃・持続する場合,灌流異常は高率に偽陽性になるため,**PCI 後の2カ月間は核医学負荷試験は比較的不正確である**[12]。
- 多くの臨床研究は PCI 後の症状の改善を示しているが,一般に死亡率の改善効果がみられるのは急性心筋梗塞に対して PCI を施行した場合のみである[41,67]。
- いずれにせよ,**血行再建は動脈硬化の進行を改善するわけではないので,背景にある危険因子を是正することが肝要である**。
  - 将来的な狭心症の発症と虚血の程度は,血行再建の種類よりもむしろ背景にある CAD の進行と関連する[68]。

急性心筋梗塞後の治療

- **心筋梗塞後の繰り返す症状,不安定な血行動態や心不全,持続する心室性不整脈には血管造影を行う**[41,67]。
- **心筋梗塞後は,不適格でない限りすべての患者において,アスピリン,β遮断薬,スタチン,ACE 阻害薬で治療する。出血リスクが低ければ,1年間のクロピドグレル投与が推奨される**。硝酸薬や抗凝固療法の追加が有益な患者もいる。
- ほとんどの患者は心筋梗塞後約1~2週間で,車の運転,性的活動,飛行機搭乗,職場復帰ができるようになる。激しい身体活動を要する職業の場合,完全に復帰する前に負荷試験が必要になることもある。

■ リスク是正
- できれば理想体重の 125% 未満に減量する。
- 再梗塞のリスクを減らすために禁煙する(44 章参照)。
- LDL コレステロール値は,少なくとも 100 mg/dL 未満,可能であれば 70 mg/dL 未満に抑える[69,70]。
- 米国の大規模登録研究によると,早期(退院前)のスタチン導入は心筋梗塞後の1年生存率を改善する(図 4-3)[71]。
- 収縮期血圧を常に 130 mmHg 未満にする。
- HbA1c を 7% 未満にする。

■ 心臓リハビリテーション
- 系統的な心臓リハビリテーションは心筋梗塞や冠動脈血行再建後の長期死亡率を約 25% 減少させることが示されている[11]。
  - 初期には,最大予測心拍数(220 − 年齢で推計される)の 50~60% の運動を 10~30 分,少なくとも週3回行うことを目標とする。
  - 徐々に運動時間を延ばしていき,最大予測心拍数の 75~85% を目指す。

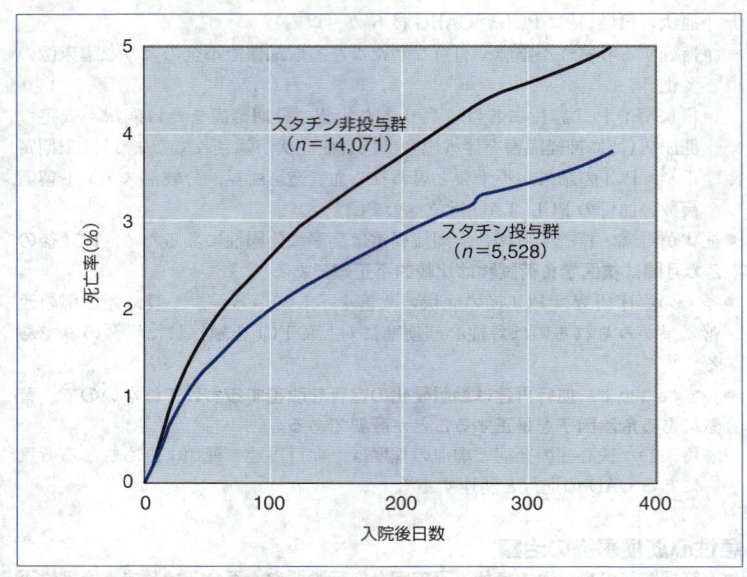

図 4-3 心筋梗塞に対する退院前のスタチン療法と入院後の死亡率
出典：Stenestrand U, Wallentin L, for the Swedish Register of Cardiac Intensive Care (RIKSHIA). Early statin treatment following acute myocardial infarction and 1-year survival. JAMA 2001;285:430-436 より許可を得て転載。

- ■特に高齢者では，リハビリ初期には監視と血行動態評価が推奨される。
- ■運動前後にそれぞれ5〜15分の準備体操（ウォームアップ）と整理体操（クールダウン）が推奨される。

■ 心機能の評価

負荷試験

- ●心筋梗塞発症時に血管造影を行わなかった場合，後で血管造影を要するような高リスク群を同定するために，入院中に症候限界性負荷試験（もしくは薬物療法を3〜6週間行ったうえでの最大負荷試験）を行うことが推奨される[67]。
  - ■薬物負荷試験は，アデノシンやジピリダモールでは48〜72時間後，ドブタミンでは72〜96時間後には安全とされている。
  - ■高リスク所見は以下のとおりである。
  - ●前壁虚血や広範囲にわたる虚血
  - ●ストレスで誘発される心室性不整脈
  - ●負荷中の有意な左室収縮機能不全や拡張
  - ●運動後の収縮期血圧の低下
  - ●虚血により繰り返される症状

心エコー法

- ●左室駆出率は心筋梗塞後の長期的予後の指標となるため，心筋梗塞後に生存したすべての患者は退院前もしくは退院直後に左室収縮機能の評価を受ける

べきである。
- 1年後の生存率は，左室収縮機能が正常なら95％以上であるが，観察研究によれば重度の左室収縮機能低下があると約50％にまで低下する[72]。
- 心臓カテーテル検査時に左室造影もしばしば施行されるが，患者の管理は心エコー法や核医学画像検査により非侵襲的に行うのが望ましい(特に負荷試験を同時に行うなら)。
- 虚血／梗塞心筋の有害なリモデリングを防ぐために，**左室駆出率が40％未満であればACE阻害薬とβ遮断薬を用いる(不適当でなければアルドステロン拮抗薬も加える)**。投与量は外来患者と同じくらい数週かけて徐々に増量する。
- 心筋梗塞後に薬物療法で管理された左室収縮機能不全のある患者は，できれば血管造影を考慮する。
- **40日以上の積極的な薬物療法にもかかわらず心筋梗塞後に左室収縮機能不全(駆出率30〜40％未満)が遷延する場合，軽度〜中等度の心不全症候があるがそれ以外は良好な長期的予後が期待できるならば，植込み型除細動器の適応を評価すべきである**[73]。

● 心筋梗塞後の抑うつに対する治療は転帰を改善しない[59]。しかし，心筋梗塞後に新たに抑うつが発症した患者は抑うつの既往がある患者と比較して治療の利点が大きいことが，一連の臨床研究で示されている。

(武田 航)

文献

1. Rosamand W, Flegal K, Friday G, et al. Heart disease and stroke statistics — 2007 update. *Circulation* 2007;115:e69-e171.
2. Expert Panel on Detection, Evaluation, and Treatment of High Blood Cholesterol in Adults. Executive summary of the third report of the National Cholesterol Education Program. *JAMA* 2001;285:2486-2497.
3. Haffner SM, Lehto S, Ronnemaa T, et al. Mortality from coronary heart disease in subjects with type 2 diabetes and in nondiabetic subjects with and without prior myocardial infarction. *N Engl J Med* 1998;339:229-234.
4. Hirsch AT, Haskal ZJ, Hertzer NR, et al. ACC/AHA 2005 guidelines for the management of patients with peripheral arterial disease: executive summary. *J Am Coll Cardiol* 2006;47:1239-1312.
5. Yusuf S, Hawken S, Ôunpuu S, et al. Effect of potentially modifiable risk factors associated with myocardial infarction in 52 countries (the INTERHEART study): case-control study. *Lancet* 2004;364:937-952.
6. American Heart Association. Heart disease and stroke statistics — 2006 update. *Circulation* 2006;113:85-151.
7. Grundy SM, Cleeman JI, Merz CN, et al. Implications of recent clinical trials for the National Cholesterol Education Program Adult Treatment Panel III guidelines. *J Am Coll Cardiol* 2004;44:720-732.
8. JNC-VII Executive Committee. The seventh report of the Joint National Committee on Prevention, Detection, Evaluation, and Treatment of High Blood Pressure. Bethesda, MD: National Heart, Lung, and Blood Institute, 2003. NIH publication 03-5233. Available at: http://www.nhlbi.nih.gov/guidelines.
9. Appel LJ, Brands MW, Daniels SR, et al. AHA scientific statement: dietary approaches to prevent and treat hypertension. *Hypertension* 2006;47:296-308.
10. U.S. Department of Health and Human Services. The health consequences of smoking: a report of the Surgeon General. Atlanta, GA: U.S. Department of Health and Human Services, Centers for Disease Control and Prevention, National Center for Chronic Disease Prevention and Health Promotion, Of-

fice on Smoking and Health, 2004. Also see www.cdc.gov/tobacco/data_statistics.
11. Haskell WL, Lee I, Pate RR, et al. Physical activity and public health: updated recommendation for adults from the American College of Sports Medicine and the American Heart Association. *Circulation* 2007;116:1081-1093.
12. Gibbons RJ, Balady GJ, Bricker JT, et al. ACC/AHA 2002 guideline update for exercise testing: summary article: a report of the American College of Cardiology/ American Heart Association Task Force on Practice Guidelines. *Circulation* 2002;106:1883-1892.
13. Kris-Etherton PM, Harris WS, Appel LJ, for the Nutrition Committee. AHA scientific statement: fish consumption, fish oil, omega-3 fatty acids, and cardiovascular disease. *Circulation* 2002;106:2747-2757.
14. Lichtenstein AH, Appel LJ, Brands M, et al. Diet and lifestyle recommendations revision 2006: a scientific statement from the American Heart Association Nutrition Committee. *Circulation* 2006;114:82-96.
15. Ford ES, Giles WH, Dietz WH. Prevalence of the metabolic syndrome among US adults: findings from the third National Health and Nutrition Examination Survey. *JAMA* 2002;287:356-359.
16. Grundy SM, Cleeman JI, Daniels SR, et al. Diagnosis and management of the metabolic syndrome: an American Heart Association/National Heart, Lung, and Blood Institute scientific statement. *Curr Opin Cardiol* 2006;21:1-6.
17. Wilson PWF, Kannel WB, Silbershatz H, D'Agostino RB. Clustering of metabolic factors and coronary heart disease. *Arch Intern Med* 1999;159:1104-1109.
18. Poulter N. Coronary heart disease is a multifactorial disease. *Am J Hypertens* 1999;12(Suppl 1):92-95.
19. Pearson TA, Mensah GA, Alexander RW, et al. Markers of inflammation and cardiovascular disease: application to clinical and public health practice: a statement for healthcare professionals from the Centers for Disease Control and Prevention and the American Heart Association. *Circulation* 2003;107:499-511.
20. Naghavi M, Falk E, Hecht HS, et al. From vulnerable plaque to vulnerable patient — part III: executive summary of the Screening for Heart Attack Prevention and Education (SHAPE) Task Force report. *Am J Cardiol* 2006;98(Suppl 1):2-15.
21. Ridker PM, Rifai N, Rose L, et al. Comparison of C-reactive protein and low-density lipoprotein cholesterol levels in the prediction of first cardiovascular events. *N Engl J Med* 2002;347:1557-1565.
22. Ridker PM, Cannon CP, Morrow D, et al. C-reactive protein levels and outcomes after statin therapy. *N Engl J Med* 2005;352:20-28.
23. Nissen SE, Tuzcu EM, Schoenhagen P, et al. Statin therapy, LDL cholesterol, C-reactive protein, and coronary artery disease. *N Engl J Med* 2005;352:29-38.
24. Folsom AR, Chambless LE, Ballantyne CM, et al. An assessment of incremental coronary risk prediction using C-reactive protein and other novel risk markers: the Atherosclerosis Risk in Communities study. *Arch Intern Med* 2006;166:1368-1373.
25. Miller M, Zhan M, Havas S. High attributable risk of elevated C-reactive protein level to conventional coronary heart disease risk factors: the third National Health and Nutrition Examination Survey. *Arch Intern Med* 2005;165:2063-2068.
26. Kullo IJ, Ballantyne CM. Conditional risk factors for atherosclerosis. *Mayo Clin Proc* 2005;80:219-230.
27. Arad Y, Spadaro LA, Roth M, et al. Treatment of asymptomatic adults with elevated coronary calcium scores with atorvastatin, vitamin C, and vitamin E: the St. Francis Heart Study Randomized Clinical Trial. *J Am Coll Cardiol* 2005;46:166-172.
28. Budoff MJ, Achenbach S, Blumenthal RS, et al. Assessment of coronary artery disease by cardiac computed tomography: a scientific statement from the American Heart Association Committee on Cardiovascular Imaging and Intervention, Council on Cardiovascular Radiology and Intervention, and Committee on Cardiac Imaging, Council on Clinical Cardiology. *Circulation* 2006;114:1761-1791.
29. U.S. Preventive Services Task Force. Screening for coronary heart disease: recommendation statement. *Ann Intern Med* 2004;140:569-572.
30. Maradit-Kremers H, Gabriel SE. Epidemiology. In: St. Clair EW, Pisetsky DS, Haynes BF, eds. Rheumatoid Arthritis. Philadelphia, PA: Lippincott Williams & Wilkins, 2004:1-10.
31. Solomon DH, Karlson EW, Rimm EB, et al. Cardiovascular morbidity and mortality in women diag-

nosed with rheumatoid arthritis. *Circulation* 2003;107:1303-1307.
32. Urowitz MB, Ibañez D, Gladman DD. Atherosclerotic vascular events in a single large lupus cohort: prevalence and risk factors. *J Rheumatol* 2007;34:70-75.
33. Lai S, Lai H, Celentano DD, et al. Factors associated with accelerated atherosclerosis in HIV-1-infected persons treated with protease inhibitors. *AIDS Patient Care & Stds* 2003;17:211-219.
34. Lange RA, Hillis LD. Cardiovascular complications of cocaine use. *N Engl J Med* 2001;345:351-358.
35. Campeau L. Grading of angina pectoris. *Circulation* 1976;54:522-523.
36. Fisher NDL, Williams GH. Hypertensive vascular disease. In: Kasper DL, Braunwald E, Fauci AS, et al., eds. Harrison's Principles of Internal Medicine. Chicago: McGraw-Hill, Inc., 2005:1463-1481.
37. Gibbons RJ, Abrams J, Chatterjee K, et al. ACC/AHA 2002 guideline update for the management of patients with chronic stable angina — summary article: a report of the American College of Cardiology/American Heart Association Task Force on practice guidelines, Committee on the Management of Patients With Chronic Stable Angina. *J Am Coll Cardiol* 2003;41:159-168.
38. Mark DB, Hlatky MA, Lee KL, et al. Localizing coronary artery obstructions with the exercise treadmill test. *Ann Intern Med* 1987;106:53-55.
39. Chaitman BR. Exercise stress testing. In: Zipes DP, Libby P, Bonow RO, eds. Braunwald's Heart Disease: A Textbook of Cardiovascular Medicine. Philadelphia: Elsevier Saunders, 2005:153-178.
40. Mark DB, Shaw L, Harrell FE, et al. Prognostic value of a treadmill exercise score in outpatients with suspected coronary artery disease. *N Engl J Med* 1991;325:849-853.
41. Anderson JL, Adams CD, Antman EM, et al. ACC/AHA 2007 guidelines for the management of patients with unstable angina/non-ST-elevation myocardial infarction — executive summary. *J Am Coll Cardiol* 2007;50:652-726.
42. Califf RM, Armstrong PW, Carver JR, et al. Task Force 5: stratification of patients into high, medium, and low risk subgroups for purposes of risk factor management. *J Am Coll Cardiol* 1996;27:1007-1019.
43. Ringqvist I, Fisher LD, Mock M, et al. Prognostic value of angiographic indices of coronary artery disease from the Coronary Artery Surgery Study (CASS). *J Clin Invest* 1983;71:1854-1866.
44. Emond M, Mock MB, Davis KB, et al. Long-term survival of medically treated patients in the Coronary Artery Surgery Study (CASS) Registry. *Circulation* 1994;90:2645-2657.
45. The Veterans Administration Coronary Artery Bypass Cooperative Study Group. Eleven year survival in the Veterans Administration randomized trial of coronary bypass surgery for stable angina. *N Engl J Med* 1984;311:1333-1339.
46. U.S. Preventive Services Task Force. Aspirin for the primary prevention of cardiovascular events: recommendation and rationale. *Ann Intern Med* 2002;136:157-160.
47. Kris-Etherton PM, Lichtenstein AH, Howard BV, et al. Antioxidant vitamin supplements and cardiovascular disease. *Circulation* 2004;110:637-641.
48. Pearson TA, Blair SN, Daniels SR, et al. AHA guidelines for primary prevention of cardiovascular disease and stroke: 2002 update: consensus panel guide to comprehensive risk reduction for adult patients without coronary or other atherosclerotic vascular diseases. *Circulation* 2002;106:388-391.
49. Yusuf S, Zhao F, Mehta SR, et al. The Clopidogrel in Unstable Angina to Prevent Recurrent Events (CURE) Trial Investigators. *N Engl J Med* 2001;345:494-502.
50. Smith SC, Feldman TE, Hirshfeld JW, et al. ACC/AHA/SCAI 2005 guideline update for percutaneous coronary intervention — summary article. *Circulation* 2006;113:156-175.
51. Bhatt DL, Fox FAA, Hacke W, et al. Clopidogrel and aspirin versus aspirin alone for the prevention of atherothrombotic events. *N Engl J Med* 2006;354:1706-1717.
52. Smith SC, Allen J, Blair SN, et al. AHA/ACC guidelines for secondary prevention for patients with coronary and other atherosclerotic vascular disease: 2006 update. *Circulation* 2006;113:2363-2372.
53. Stone PH, Gratsiansky NA, Blokhin A, et al., for the ERICA Investigators. Antianginal efficacy of ranolazine when added to treatment with amlodipine: the ERICA (Efficacy of Ranolazine in Chronic Angina) trial. *J Am Coll Cardiol* 2006;48:566-575.
54. Chaitman BR, Pepine CJ, Parker JO, et al., for the Combination Assessment of Ranolazine In Stable Angina (CARISA) Investigators. Effects of ranolazine with atenolol, amlodipine, or diltiazem on exercise tolerance and angina frequency in patients with severe chronic angina: a randomized controlled trial. *JAMA* 2004;291:309-316.

55. Morrow DA, Scirica BM, Karwatowska-Prokopczuk E, et al., for the MERLIN-TIMI 36 Trial Investigators. Effects of ranolazine on recurrent cardiovascular events in patients with non-ST-elevation acute coronary syndromes. *JAMA* 2007;297:1775-1783.

56. LaRosa JC, Grundy SM, Waters DD, et al., for the Treating to New Targets (TNT) Investigators. Intensive lipid lowering with atorvastatin in patients with stable coronary disease. *N Engl J Med* 2005;352:1425-1435.

57. Crestor (rosuvastatin calcium) [package insert]. Wilmington, DE: AstraZeneca Pharmaceuticals LP, 2007. Also see FDA website: http://www.fda.gov/cder/rdmt/ESCY07AP.htm for summary of 2007 medication updates.

58. Pitt B, Remme W, Zannad F, et al., for the Eplerenone Post-Acute Myocardial Infarction Heart Failure Efficacy and Survival Study (EPHESUS) Investigators. Eplerenone, a selective aldosterone blocker, in patients with left ventricular dysfunction after myocardial infarction. *N Engl J Med* 2003;348:1309-1321.

59. Carney RM, Jaffe AS. Treatment of depression following acute myocardial infarction [editorial]. *JAMA* 2002;288:750-751.

60. Shea ML, Conti CR, Arora RR. An update on enhanced external counterpulsation. *Clin Cardiol* 2005;28:115-118.

61. Lytle BW, Cosgrove DM. Coronary artery bypass surgery. *Curr Prob Surg* 1992;29:743-807.

62. Bourassa MG, Fisher LD, Campeau L, et al. Long-term fate of bypass grafts: the Coronary Artery Surgery Study (CASS) and Montreal Heart Institute experiences. *Circulation* 1985;72(Suppl IV):V71-V78.

63. The Post-Coronary Artery Bypass Graft Trial Investigators. The effect of aggressive lowering of low-density lipoprotein cholesterol levels and low-dose anticoagulation on obstructive changes in saphenous-vein coronary-artery bypass grafts. *N Engl J Med* 1997;336:153-162.

64. Okrainec K, Platt R, Pilote L, Eisenberg MJ. Cardiac medical therapy in patients after undergoing coronary artery bypass graft surgery: a review of randomized controlled trials. *J Am Coll Cardiol* 2005;45:177-184.

65. Pan W, Pintar T, Anton J, et al. Statins are associated with a reduced incidence of perioperative mortality after coronary artery bypass graft surgery. *Circulation* 2004;110(Suppl II):II45-II49.

66. Grines CL, Bonow RO, Casey DE Jr, et al. Prevention of premature discontinuation of dual antiplatelet therapy in patients with coronary artery stents: a science advisory from the American Heart Association, American College of Cardiology, Society for Cardiovascular Angiography and Interventions, American College of Surgeons, and American Dental Association, with representation from the American College of Physicians. *J Am Coll Cardiol* 2007;49:734-739.

67. Antman EM, Anbe DT, Armstrong PW, et al. ACC/AHA guidelines for the management of patients with ST-elevation myocardial infarction — executive summary. *J Am Coll Cardiol* 2004;44:671-719.

68. Alderman EL, Kip KE, Whitlow PL, et al. Native coronary disease progression exceeds failed revascularization as cause of angina after five years in the Bypass Angioplasty Revascularization Investigation (BARI). *J Am Coll Cardiol* 2004;44:766-774.

69. Cannon CP, Braunwald E, McCabe CH, et al., for the Pravastatin or Atorvastatin Evaluation and Infection Therapy-Thrombolysis in Myocardial Infarction 22 (PROVE-IT-TIMI-22) Investigators. Intensive versus moderate lipid lowering with statins after acute coronary syndromes. *N Engl J Med* 2004;350:1495-1504.

70. Schwartz GG, Olsson AG, Ezekowitz MD, et al., for the Myocardial Ischemia Reduction with Aggressive Cholesterol Lowering (MIRACL) Study Investigators. Effects of atorvastatin on early recurrent ischemic events in acute coronary syndromes. *JAMA* 2001;285:1711-1718.

71. Stenestrand U, Wallentin L, for the Swedish Register of Cardiac Intensive Care (RIKSHIA). Early statin treatment following acute myocardial infarction and 1-year survival. *JAMA* 2001;285:430-436.

72. Deedwania PC, Amsterdam EA, Vagelos RH. Evidence-based, cost-effective risk stratification and management after myocardial infarction. *Arch Intern Med* 1997;157:273-280.

73. Zipes DP, Camm AJ, Borggrefe M, et al., for the Writing Committee to Develop Guidelines for Management of Patients With Ventricular Arrhythmias and the Prevention of Sudden Cardiac Death. ACC/AHA/ESC 2006 guidelines for management of patients with ventricular arrhythmias and the prevention of sudden cardiac death — executive summary. *J Am Coll Cardiol* 2006;48:e247-346

心不全，心筋症 5

Joel D. Schilling, Michael W. Rich

心不全

一般的事項

- 外来患者における心不全 heart failure 管理の主な目標は，症状を改善し，死亡率と入院を減らし，疾病の進行を遅らせることである。
- プライマリ・ケア医の役割は，リスクや症状のある患者の心不全を適切に診断して管理を始めることである。患者によっては循環器専門医への早期の紹介が望ましい。

定義

- 心不全とは，心臓が正常な心内充満圧では体の代謝需要に応じることができないことを特徴とした臨床症候群である。
- 心不全は，体液貯留の増加(例えば，肺浮腫，末梢浮腫，胸水，腹水)や心拍出量の減少(例えば，疲労感，乏尿，低血圧)による症状や徴候で発現してくる。

分類

心不全の病期分類や症状分類は，最適な患者管理や予後評価の助けとなる。

■米国心臓病学会 American College of Cardiology(ACC)の病期分類

- **ステージ1** 心不全へ進展するリスク(高血圧，糖尿病，冠動脈疾患，家族歴，心毒性物質への曝露)があるが，構造的心疾患のない患者。
- **ステージ2** 構造的心疾患(左室肥大，駆出率低下，弁膜症)があるが，心不全の臨床症候のない患者。
- **ステージ3** 臨床的に明らかな心不全患者。
- **ステージ4** 末期心不全患者。

■ニューヨーク心臓協会の心機能分類

ニューヨーク心臓協会 New York Heart Association(NYHA)心機能分類は症状の重症度を評価する標準的ツールである。

- **クラスI** 活動制限なし。日常労作で症状なし。
- **クラスII** 軽度の活動制限あり。安静や軽労作で症状なし。
- **クラスIII** 高度の活動制限あり。安静時に症状はないが，日常労作で呼吸困難や疲労感が生じる。
- **クラスIV** 不快感なしには，いかなる身体活動もできない。安静時に心不全症状がある。

疫学

- 心不全はきわめて一般的な病態である。米国では500万人以上が心不全の

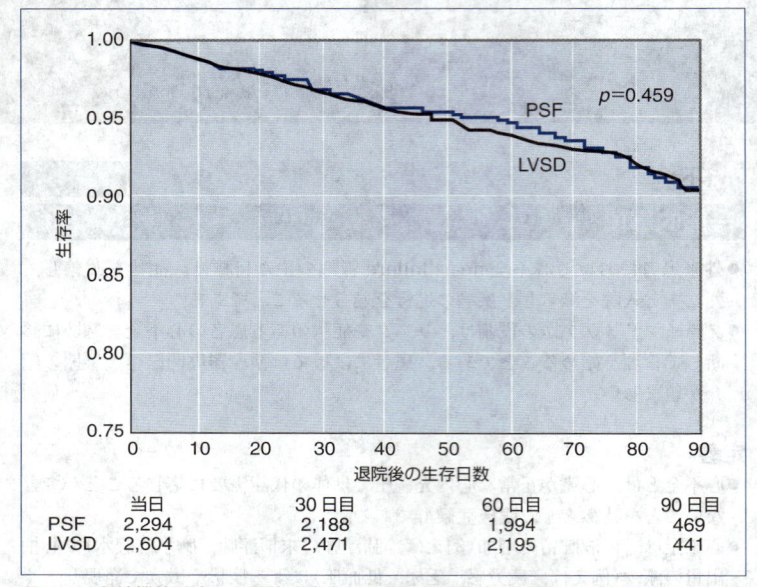

図 5-1 収縮機能不全の心不全患者(LVSD)と収縮機能の保たれた心不全患者(PSF)の入院後死亡率

出典:Yancy CW, Lopatin M, Stevenson LW, et al. Clinical presentation, management, and in-hospital outcomes of patients admitted with acute decompensated heart failure with preserved systolic function: a report from the Acute Decompensated Heart Failure National Registry (ADHERE) database. J Am Coll Cardiol 2006;47:76-84 より許可を得て転載。

診断を受けており,毎年 55 万人以上が新たに診断されている[1]。
- 心不全による入院は毎年 100 万件以上で,65 歳以上の患者では入院病名の第 1 位である[2]。
- 心不全の悪化で入院した患者の 30%近くが 3 カ月以内に再入院する[3]。
- 心不全の診断後 1 年以内の死亡率は,重症度により 10~50%である[3]。
- 心不全の臨床症候のある患者の 50%近くは左室収縮機能が保たれている(駆出率 40%以上)。3 カ月死亡率は,左室収縮機能が保たれている患者と保たれていない患者で同程度である(図 5-1)[4]。

病因
- 心不全の原因は多様である。米国では冠動脈疾患,高血圧,糖尿病が,心機能不全となる最も一般的な病態である。
- 左室収縮機能による心不全の鑑別診断を表 5-1 に示す。

危険因子
- 患者がもつ心不全の危険因子の認識は重要である。生活習慣改善や心不全治

表5-1 心不全の原因

収縮不全を伴う心不全	収縮機能の保たれた心不全
冠動脈疾患	高血圧
高血圧	糖尿病性心筋症(早期)
心筋症	冠動脈疾患
ウイルス性	拘束型心筋症
自己免疫性	アミロイドーシス
巨細胞性	ヘモクロマトーシス
糖尿病性心筋症(晩期)	サルコイドーシス
家族性/遺伝性心筋症	遺伝性
薬物性	収縮性心膜炎
化学療法(アントラサイクリン系,トラスツズマブ)	右心不全(左心不全のない場合)
コカイン	肺高血圧
アルコール	高拍出性心不全
分娩後心筋症	甲状腺機能亢進症
弁膜症性心筋症	動静脈奇形
頻拍誘発性心筋症	貧血
特発性	

- 療の早期開始により患者の転帰は有意に改善できるし,心不全の発症を遅らせたり予防することも可能である.
- 修正できる主要な心不全危険因子は高血圧,糖尿病,冠動脈疾患である.したがって,これらの疾患とその危険因子(例えば,喫煙,肥満,運動不足,脂質異常)の同定と治療は重要である.
- 心不全のリスクを増大させる他の因子としては,心筋症の家族歴や,化学療法薬(特にアントラサイクリンとトラスツズマブ)・アルコール・不法薬物(特にコカイン)などの心毒性物質への曝露がある.

病態生理

- 心不全は,1つ以上の急性あるいは慢性的な心臓の構造的傷害の結果,心機能障害や心予備能の低下を起こして生じる.
- 心不全の初期段階では,レニン–アンジオテンシン–アルドステロン系,交感神経系,バソプレシン系は心拍出量・組織灌流を正常に維持するために亢進している.しかし,これら初期の適応を助ける神経体液性経路によって,結果的に心臓の傷害はさらに進んでしまう.このプロセスは**有害な心筋リモデリング** adverse myocardial remodeling として知られている.

診断

- 心不全は,心機能障害に合致する症状と身体所見に基づいて臨床的に診断される.
- 臨床検査や心エコー法は,心不全の症候を示している患者の診断と病態把握

臨床所見
■ 病歴
- 新規発症心不全の患者では，可能性のある原因を病歴から丹念に調査する。
  - **虚血性心疾患**　　胸痛，心筋梗塞の既往，冠動脈疾患の危険因子の存在
  - **心筋炎**　　最近のウイルス性疾患，リウマチ様症状
  - **遺伝性心筋症**　　心不全や突然死の家族歴
  - **中毒性心筋症**　　化学療法やアルコール／薬物乱用の既往
  - **高血圧性心筋症**　　高血圧症の既往，高血圧治療の程度
  - **糖尿病性心筋症**　　糖尿病の既往や家族歴，多尿
  - **周産期心筋症**　　最近の妊娠
  - **収縮性心膜炎**　　トラスツズマブ・胸部放射線療法・心膜炎の既往
  - **弁膜症**　　心雑音・リウマチ熱の既往
  - **感染性心内膜炎**　　発熱，悪感，最近の歯科処置や他の処置
- 診断が確定した心不全の患者では，病歴聴取に3つの目的がある。
  - **患者の最近の心機能状態を評価する。**
  - どれくらいの歩行距離で息切れが生じるか？
  - 何階まで上れるか？
  - 日常生活動作が可能か？
  - 衰弱の程度について前回の診察と比較する。
  - NYHA心機能分類で重症度を判定する。
  - **患者の体液量を評価する。**
  - 発作性夜間呼吸困難，起座呼吸，下肢浮腫，腹囲の増加，体重の増加などの有無をみる。
  - **食事や服薬へのアドヒアランスを判定する。**

■ 身体診察
- 診察のたびに，心拍数，呼吸数，血圧，体重を調べて治療効果をみる。
- 初期評価における身体診察のもう1つの重要な役割は，心不全を起こす可能性のある原因を同定することである(例えば，弁膜症，心膜疾患)。

体液量の評価
- **頸静脈怒張**　　患者を45°の座位にして胸骨上縁から3〜4cm以上頭側での頸静脈拍動と定義される。頸静脈怒張は，肺高血圧，心膜収縮あるいは重度の三尖弁閉鎖不全がみられない場合は，通常は左心系心内充満圧の上昇と関連している。
- **III音**　　II音に続いて低調な心音が聴かれる場合は，左室の拡張早期急速充満の障害を意味する。この所見は左室拡張期容量過負荷の存在を判断するのに特異的であるが感度は高くない。
- **肺ラ音**　　肺胞内に液体が貯留した徴候である。この所見は肺リンパ系の代償により心内充満圧が上昇した心不全患者の約50〜60%にしかみられない。ラ音は他の肺疾患でもみられる(例えば，肺炎，肺線維症)。
- **肝腫大／腹水**　　右心系容量過負荷による中心静脈圧の上昇を反映する。

- **下肢の圧痕浮腫**　体液過量の晩期徴候で、心不全患者の体液過量の診断では約30%の感度である。他の多くの病態でも下肢浮腫を生じるので、心不全に特異的な徴候ではない。
- **狭い脈圧と交互脈**　1回拍出量が有意に減少したことを示している。

診断的検査
■ 検体検査
- 臨床検査は心不全の病因検索の助けになりうるが、糖尿病、腎不全、貧血など疾患を修飾する併発病態を見極めるのにより重要である。
- 新規に診断された心不全患者の全例に行うべき初期検査として、**CBC、一般生化学検査 basic metabolic panel(BMP)、肝機能検査、空腹時脂質検査、空腹時血糖値測定、検尿、甲状腺刺激ホルモン検査**を行う。
- 病因不明の心不全患者では、血清鉄、HIVやC型肝炎の検査も考慮する。

B型ナトリウム利尿ペプチド
- B型ナトリウム利尿ペプチド(BNP)は壁ストレスに反応して心筋細胞から放出される。慢性腎臓病がない場合は400 pg/mL超で心不全の診断上意味がある。一方、100 pg/mL未満では顕性心不全は否定的である。
- 心不全患者では、BNP値は将来の重大なイベントリスクと関連することが示されている。
- **したがってBNP値は、心不全の診断がはっきりしないときや、予後を評価するときに有用である。**

■ 心電図
12誘導心電図は、心筋虚血、心筋梗塞、左室肥大、不整脈、心室間伝導遅延(例えば、左脚ブロック)の証拠を検索するうえで、随時行える重要な検査である。

■ 画像検査
胸部X線
- 胸部X線写真での心不全所見は心拡大、両側肺浸潤、胸水(右側>左側)である。加えて、気胸、肺炎、慢性肺疾患など呼吸困難を起こす他の原因を評価する。
- 慢性心不全や心内充満圧が上昇している患者の50%近くは胸部X線上、肺野の透過性は保たれている。したがって、肺野に異常影がないからといって心不全を除外すべきではない。

心エコー法
- **心エコー法は心不全の評価と管理において重要な検査である。**左室と右室の収縮機能・拡張機能、左室肥大、弁膜症、心膜疾患、肺動脈圧に関する情報が得られる。
- 疾患の管理や予後に関する方向性の多くが、心エコー法で得られる情報により決定される。

■ その他の検査
心筋血流イメージング
- タリウムとセスタミビによる心筋血流イメージングは心不全の評価において標準的な検査ではないが、冠動脈疾患の患者で虚血の評価を低リスクで検査

- すでに虚血性心筋症の診断がついている患者において,虚血に曝されているが生存している心筋(冬眠心筋)を心筋血流イメージングで同定することにより,血行再建術の適応を判断できることがある。

冠動脈造影
- **心不全の原因がわからない患者や冠動脈疾患の危険因子を有する患者はすべて虚血の評価を受けるべきである。**
- 冠動脈造影は閉塞性冠動脈疾患を評価するゴールドスタンダードであり,適応が乏しい場合(凝固障害,腎不全など)や冠動脈疾患の可能性がきわめて低い場合を除けば考慮すべきである。

心臓 CT・MRI
- これらの新しい画像診断法は,将来は心不全の初期評価に用いられるかもしれない。CT と MR 血管撮影はともに,新規発症心不全において冠動脈疾患を評価する非侵襲的アプローチとなる可能性がある。
- MRI も,心筋炎患者や心筋症の特異型(例えば,アミロイドーシス,サルコイドーシス,不整脈源性右室異形成症)の患者を同定できる可能性をもっている。
- 心不全に対するこれらの画像診断法の意義を明確にするためには,さらなる検討が必要である。

心内膜心筋生検
- 新規発症心不全の評価にルーチンで心内膜心筋生検を行うことは推奨されない。多くの場合,生検結果は診断的意義がなかったり,治療方針を決定するうえで参考にならなかったりする。
- 心内膜心筋生検はサルコイドーシス,巨細胞性心筋炎,アミロイドーシスが臨床的に疑われる患者で考慮する。

慢性心不全の治療

- 過去 30 年以上にわたり,多くの臨床試験で慢性心不全の薬物療法が検討されてきた。これらの臨床試験の結果は,心不全患者が治療により最大限の効果を得られるように,米国心臓病学会 American College of Cardiology (ACC), 米国心臓協会 American Heart Association (AHA), 米国心不全学会 Heart Failure Society of America (HFSA), 欧州心臓病学会 European Society of Cardiology (ESC) によって詳細な実践ガイドラインとしてまとめられている。
- **治療目標**は以下のとおりである。
  - 症状を改善する,機能状態を最大限に改善する,QOL を改善する。
  - 死亡率を低下させる。
  - 心不全による入院を最小限にする。
  - 病気の進行を遅らせる。
- 虚血性心筋症の患者では血行再建(経皮的あるいは外科的)について,また弁膜症性心筋症の患者では弁修復や弁置換について,それぞれ検討する。

- 心不全患者をステージ A〜D に分類することで，疾患の進行，入院，死亡率を減らすために行う生活習慣改善，薬物療法，デバイス治療の適応を判断できる(図 5-2)。

薬物治療

■ アンジオテンシン変換酵素(ACE)阻害薬

- アンジオテンシン II は心筋線維化，心筋細胞損傷，体液貯留を助長する強力な血管収縮物質である。
- ACE 阻害薬はアンジオテンシン I からアンジオテンシン II への変換を減少させて，有害な心筋リモデリングを減じ，腎性の体液と電解質の調節を改善するように作用する。また ACE 阻害薬は，心不全で有利な効果をもたらすであろうキニンの循環量を増加させる。
- ACE 阻害薬は収縮機能不全(駆出率 40%以下)のある患者の治療の要である。臨床試験では多数の ACE 阻害薬で生存率の改善が示されており，心不全におけるその有用性はクラス効果であることが示唆されている。
- **禁忌がなければ，収縮機能不全のある患者すべてに ACE 阻害薬を使用する。**

エビデンス

- ACE 阻害薬が生存率を改善することが示されているのは，無症状の左室機能障害(SOLVD prevention trial)，中等症〜重症心不全(SOLVD treatment trial, CONSENSUS-1)[5]，心筋梗塞後の左室機能障害(SAVE, TRACE, AIRE)[6]である。
- ACE 阻害薬は死亡率を約 25%低下させ，入院，運動耐容能，QOL に好ましい影響がある。

実際の処方

- ACE 阻害薬は少量から始め，臨床試験で有効性が示されている用量まで数週間かけて徐々に増量する(下記参照)。
- カプトプリルは半減期が短いので，とりわけ血圧や腎機能が境界域の患者において，ACE 阻害薬治療の初期投与に有用である。
- 米国で心不全治療に認められた ACE 阻害薬の初期投与量・目標投与量は以下のとおりである。
  - カプトプリル：6.25 mg 1 日 3 回 → 50 mg 1 日 3 回
  - エナラプリル：2.5 mg 1 日 2 回 → 10〜20 mg 1 日 2 回
  - リシノプリル：2.5〜5 mg 1 日 1 回 → 20〜40 mg 1 日 1 回
  - キナプリル：5 mg 1 日 2 回 → 20 mg 1 日 2 回
  - ramipril：1.25〜2.5 mg 1 日 1 回 → 10 mg 1 日 1 回
  - トランドラプリル：1 mg 1 日 1 回 → 4 mg 1 日 1 回
  - ペリンドプリル：2 mg 1 日 1 回 → 8〜16 mg 1 日 1 回
- 治療開始時や増量時には 2〜4 週間以内に血清クレアチニン値・カリウム値を検査する。

副作用

- ACE 阻害薬は忍容性が良く，患者の 85〜90%は長期使用が可能である。
- ACE 阻害薬に関連する最も一般的な副作用は，咳(10%)，低血圧，高カリ

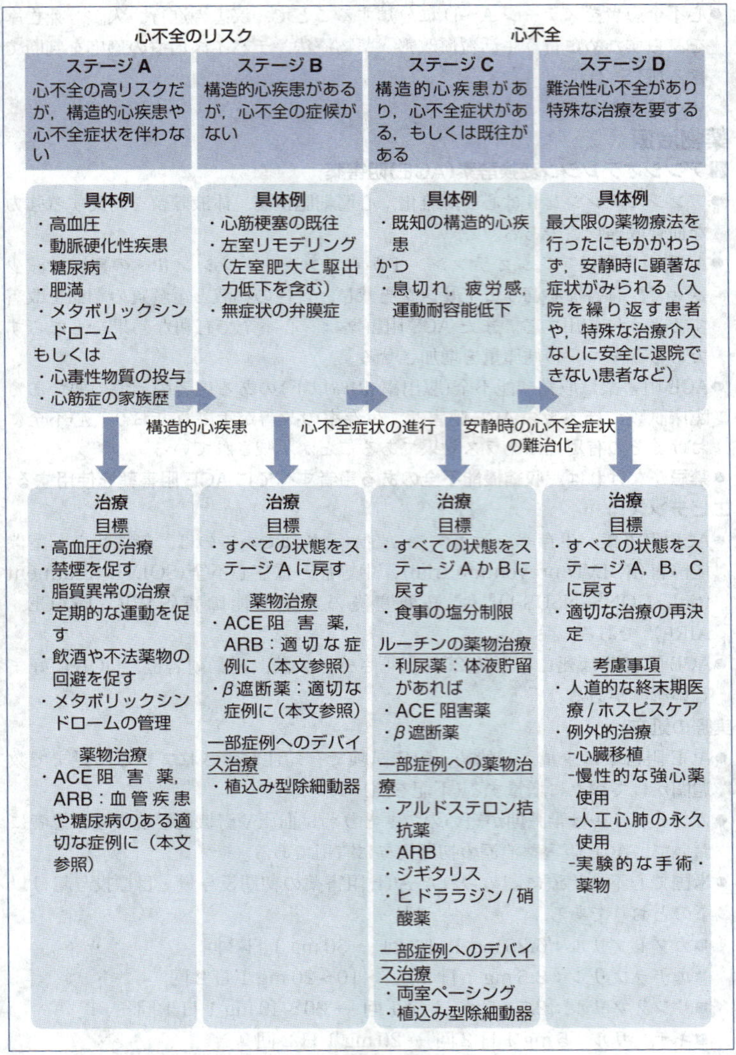

心不全のリスク

ステージ A
心不全の高リスクだが，構造的心疾患や心不全症状を伴わない

具体例
- 高血圧
- 動脈硬化性疾患
- 糖尿病
- 肥満
- メタボリックシンドローム

もしくは
- 心毒性物質の投与
- 心筋症の家族歴

ステージ B
構造的心疾患があるが，心不全の症候がない

具体例
- 心筋梗塞の既往
- 左室リモデリング（左室肥大と駆出力低下を含む）
- 無症状の弁膜症

心不全

ステージ C
構造的心疾患があり，心不全症状がある，もしくは既往がある

具体例
- 既知の構造的心疾患
かつ
- 息切れ，疲労感，運動耐容能低下

ステージ D
難治性心不全があり特殊な治療を要する

具体例
最大限の薬物療法を行ったにもかかわらず，安静時に顕著な症状がみられる（入院を繰り返す患者や，特殊な治療介入なしに安全に退院できない患者など）

→ 構造的心疾患 → 心不全症状の進行 → 安静時の心不全症状の難治化

治療（ステージ A）
目標
- 高血圧の治療
- 禁煙を促す
- 脂質異常の治療
- 定期的な運動を促す
- 飲酒や不法薬物の回避を促す
- メタボリックシンドロームの管理

薬物治療
- ACE 阻害薬，ARB：血管疾患や糖尿病のある適切な症例に（本文参照）

治療（ステージ B）
目標
- すべての状態をステージ A に戻す

薬物治療
- ACE 阻害薬，ARB：適切な症例に（本文参照）
- β遮断薬：適切な症例に（本文参照）

<u>一部症例へのデバイス治療</u>
- 植込み型除細動器

治療（ステージ C）
目標
- すべての状態をステージ A か B に戻す
- 食事の塩分制限

<u>ルーチンの薬物治療</u>
- 利尿薬：体液貯留があれば
- ACE 阻害薬
- β遮断薬

<u>一部症例への薬物治療</u>
- アルドステロン拮抗薬
- ARB
- ジギタリス
- ヒドララジン/硝酸薬

<u>一部症例へのデバイス治療</u>
- 両室ペーシング
- 植込み型除細動器

治療（ステージ D）
目標
- すべての状態をステージ A，B，C に戻す
- 適切な治療の再決定

考慮事項
- 人道的な終末期医療/ホスピスケア
- 例外的治療
  - 心臓移植
  - 慢性的な強心薬使用
  - 人工心肺の永久使用
  - 実験的な手術・薬物

図 5-2　適切な治療目標を併記した心不全の病期分類

ACE 阻害薬：アンジオテンシン変換酵素阻害薬，ARB：アンジオテンシン受容体拮抗薬
出典：Hunt S, Abraham WT, Chin MH, et al. ACC/AHA 2005 guideline update for the diagnosis and management of chronic heart failure in the adult: a report of the American College of Cardiology/American Heart Association Task Force on Practice Guidelines. Circulation 2005:112:e154-e235 より許可を得て転載．

ウム血症，腎不全である。血管浮腫は稀だが深刻な合併症である。
- ACE 阻害薬は催奇形性があり出産年齢の女性では注意して使用する。妊娠の可能性があれば**直ちに中止する。**
- ACE 阻害薬を内服している患者では，可能であれば NSAID は避ける。なぜなら，急性腎不全や高カリウム血症のリスクを高めるからである(特に高齢者や基礎に腎不全がある患者)。また NSAID は，ACE 阻害薬の有益な効果に拮抗する。

■ アンジオテンシン受容体拮抗薬(ARB)

- ARB は，Ⅰ型アンジオテンシンⅡ受容体に結合して抑制することによりレニン-アンジオテンシン-アルドステロン系を抑制する。一般的に，血行動態とリモデリングに対して ACE 阻害薬と同等の効果が認められる。
- ARB は ACE 阻害薬と同様に，左室収縮機能不全患者で明らかな有効性があることが示されている。
- 咳や血管浮腫のせいで **ACE 阻害薬に忍容性のない患者で ARB を代替薬として用いることができる。**ただし，低血圧，高カリウム血症，腎不全のリスクは ACE 阻害薬と ARB は同程度である。

エビデンス
- ARB が有用であることが示されているのは，慢性心不全(CHARM[7], Val-HeFT[8])，心筋梗塞後左室機能障害(VALIANT)である[9]。これらの研究すべてにおいて，ACE 阻害薬に忍容性のない患者で ARB 治療は有用であり，効果の程度は ACE 阻害薬と同等であった。
- CHARM-Preserved は，収縮機能の保たれた心不全患者で入院の減少は示したが，死亡率の改善は示さなかった[10]。

実際の処方
- ACE 阻害薬と同様に，ARB も少量から始め，目標量までゆっくり増量する。
- 心不全に適応となる ARB の初期投与量・目標投与量は以下のとおりである。
  - バルサルタン：40 mg 1 日 2 回 → 160 mg 1 日 2 回
  - カンデサルタン：4 mg 1 日 1 回 → 32 mg 1 日 1 回
- 治療開始時や増量時には 2～4 週間以内に血清クレアチニン値・カリウム値を検査する。

副作用
- ARB では，ACE 阻害薬と同様に低血圧，高カリウム血症，腎不全，催奇形性が認められるが，ACE 阻害薬と異なり咳のリスクが増大することはない。
- ARB では血管浮腫の発生はより少ないが，報告はある。

■ ACE 阻害薬と ARB の併用療法

- ACE 阻害薬と ARB は 2 つの異なる機序でレニン-アンジオテンシン-アルドステロン系を抑制することから，両者の併用により効果が増すのではないかという仮説が生まれた。
- 併用療法は VALIANT と Val-HeFT のサブグループ，および CHARM-Added で検討された[11]。VALIANT では併用療法の効果はみられず，高カリウム血症と低血圧の発生が増加した。CHARM-Added では併用療法により死亡と入院が 15% 減少したが，Val-HeFT では β 遮断薬が投与されていない患者

- でのみ効果がみられた。
- したがって，すでに ACE 阻害薬とβ遮断薬が投与されているにもかかわらず心不全症状が持続している患者や入院を繰り返している患者では，ARB の追加が考慮される。
- 併用療法を行う場合はカリウム値と血圧の注意深い監視が必須である。
- ACE 阻害薬，ARB，アルドステロン拮抗薬の併用は，高カリウム血症のリスクが高くなるので避ける。

■ β遮断薬

- 陰性変力作用のため，β遮断薬はかつて心不全患者には禁忌であった。しかし現在は，β受容体の慢性的活性化によって不整脈，心筋細胞アポトーシス，有害な左室リモデリングが生じると認識されている。
- 現在，慢性心不全患者におけるβ遮断薬の長期効果は確立されている。**慢性心不全と左室収縮機能不全のすべての患者に対し，禁忌がない限りβ遮断薬を投与する。**

エビデンス

- β遮断薬は，軽症，中等症，重症慢性心不全の患者において生存率と心不全症状を改善することが示されている(MERIT-HF[12]，COPERNICUS[13]，US Carvedilol HF trials[14]，CIBIS I・II[15])。また，心筋梗塞後においても同様である(CAPRICORN[16])。
- 前向きランダム化比較対照試験に基づき，慢性心不全の治療には**カルベジロール**[17](β_1，β_2，α受容体阻害)，metoprolol succinate(β_1 選択性)，**ビソプロロール**(β_1 選択性)を使用するべきである。

実際の処方

- 臨床的に**循環血液量が正常で，後負荷軽減治療がすでに開始されていれば，直ちにβ遮断薬を開始する。**
- β遮断薬は少量から始め，数週間かけて徐々に目標量まで増量する。
- β遮断薬の調整中に体液貯留が生じることがある。その場合は通常，利尿薬を一時的に増量して管理する。
- β遮断薬治療中に非代償性心不全となっても，投与を中止すると転帰を悪化させるため**同量か少し減量して継続する。**
- 推奨されるβ遮断薬の初期投与量・目標投与量は以下のとおりである。
  - カルベジロール：3.125 mg 1 日 2 回 → 25〜50 mg 1 日 2 回
  - カルベジロール CR(徐放製剤)：10 mg 1 日 1 回 → 80 mg 1 日 1 回
  - metoprolol succinate：12.5〜25 mg 1 日 1 回 → 200 mg 1 日 1 回
  - ビソプロロール：1.25 mg 1 日 1 回 → 5〜10 mg 1 日 1 回

副作用

- β遮断薬は，重症非代償性心不全，心原性ショック，著明な徐脈(心拍数＜40〜45/min)，低血圧(収縮期血圧＜90 mmHg)，高度房室ブロック，重症気管支攣縮性肺疾患の患者には禁忌である。
- β遮断薬は疲労感(通常は開始 1〜2 週目に悪化する)，徐脈・心ブロック，低血圧，体液貯留，勃起障害の原因となることがある。
- 反応性気道疾患の患者では，β遮断薬は気管支攣縮を悪化させることがある。

しかし，この問題はβ_1選択性のもの(例えば，metoprolol succinate，ビソプロロール)を使用することによって最小限に抑えることができる。

■ アルドステロン拮抗薬

- ミネラルコルチコイドであるアルドステロンは，現在では心不全の発症に関与する重要な因子と認識されている。アルドステロンは，腎性ナトリウム貯留の増加に加えて，直接心筋に作用して線維化や有害なリモデリングを助長することが示されている。
- **アルドステロン拮抗薬は，すでにACE阻害薬とβ遮断薬が投与されているにもかかわらず中等症～重症の心不全症状のある患者や頻回の入院を繰り返す患者に推奨される。**
- アルドステロン拮抗薬は，急性心筋梗塞後の駆出率40%以下の患者においても強く考慮する。

エビデンス

- RALESでは，アルドステロン拮抗薬のスピロノラクトンはNYHA Ⅲ～Ⅳの心不全症状があり駆出率30%以下の患者で死亡率と心不全による入院を30%低下させた[18]。
- EPHESUSでは，心筋梗塞後の左室機能障害の患者で選択的アルドステロン受容体遮断薬のエプレレノンについて検討した[19]。エプレレノンをβ遮断薬とACE阻害薬の標準的治療に追加し，1年以上の経過で死亡率がさらに15%低下した。

実際の処方

- アルドステロン拮抗薬は高齢者や腎障害のある患者では少量から開始する。
- **血清カリウム値>5 mEq/L あるいは血清クレアチニン値>2.5 mg/dL のときは，致死的な高カリウム血症のリスクがあるのでアルドステロン拮抗薬は避ける。**
- アルドステロン拮抗薬を開始するときはカリウム補充を減らすか中止する。
- 治療開始後1週間以内にカリウム値を検査すべきであるが，開始前にカリウム値>4.5 mEq/Lあるいは血清クレアチニン値>1.5 mg/dLの場合は，できるだけ早く検査する。
- 使用できるアルドステロン拮抗薬の初期投与量・目標投与量は以下のとおりである。
  - スピロノラクトン：12.5～25 mg 1日1回 → 25 mg 1日1回
  - エプレレノン：25 mg 1日1回 → 25～50 mg 1日1回

副作用

- **アルドステロン拮抗薬で最も深刻な副作用は高カリウム血症である。** RALESの結果が発表されてから，心不全患者の高カリウム血症による入院数は2倍以上となった。アルドステロン拮抗薬を投与されている患者ではカリウム値の厳重な監視が必須である。
- スピロノラクトンは10%以上に女性化乳房がみられる。エプレレノンにはこの副作用はない。

■ ジゴキシン

- ジギタリス配糖体は，かつて心不全治療の第1選択薬の1つであった。ジ

ゴキシンは Na-K ATPase を抑制することで作用し，細胞内カルシウムを増加させて心収縮力を増加させる。
- **ジゴキシンは，すでに ACE 阻害薬と β 遮断薬が投与されているにもかかわらず心不全症状の持続，頻回の入院，あるいは慢性心房細動のある心不全患者への付加的治療として考慮される。**

エビデンス
- 心不全でのジゴキシンの効果を評価した最も大規模な臨床試験（DIG）[20] では，生存率を改善する効果は示されなかったが，**心不全による入院は減少した。**事後分析では，ジゴキシン血中濃度 1 ng/mL 未満で，より良好な結果がみられた。
- ジゴキシンを投与中の患者でこれを中止すると，心不全症状が増悪し入院が増加する可能性がある[21]。

実際の処方
- 心不全に対するジゴキシンの標準投与量は 0.125〜0.25 mg/日である。心不全管理でローディング量の使用は必要ない。ジゴキシンの治療域は 0.5〜0.9 ng/mL である。
- 腎不全の患者では中毒を予防するために，もっと少ない量にする必要がある。このような患者では，しばしば 0.125 mg の週 3 回投与で十分である。

副作用
- **ジゴキシン中毒は致死的となることがある。**通常，心臓の異常，胃腸障害（例えば，悪心，嘔吐，下痢），あるいは神経系の症候（例えば，嗜眠，精神状態の変化，視力障害）がみられる。心電図に異常がみられる場合もある（例えば，ブロックを伴う発作性心房頻拍，亢進した接合部調律，両方向性心室頻拍，規則正しい心室応答を伴う心房細動）。重症例では，持続性心室頻拍や高度房室ブロックがみられることがある。
- ジゴキシン中毒の治療は心徴候の重症度による。電解質異常（カリウム，マグネシウム）は補正すべきで，症例によっては一時ペーシング，フェニトイン，あるいはジゴキシン特異 Fab フラグメント（Digibind）の使用を考慮する。致死的なジゴキシン中毒の患者は入院させて厳重に監視する必要がある。ジゴキシン中毒の治療の詳細については本書では触れない。
- ジゴキシンでは薬物相互作用も一般的である。重要な点は，アミオダロン，ベラパミル，フレカイニド，キニジンはジゴキシン濃度を最大 100％上昇させる可能性があるということである。

■ ヒドララジン・硝酸薬併用
- ヒドララジンと硝酸薬という血管拡張薬の組み合わせは，慢性心不全患者で自然歴を変えて死亡率を低下させることを示した初めての薬物療法である（V-HEFT I）[22]。
- 死亡率に関しては ACE 阻害薬や ARB に劣るが，**ヒドララジンと硝酸薬の組み合わせは ACE 阻害薬や ARB に忍容性のない患者**（通常は腎機能低下や反復する高カリウム血症）**に対して代替となる血管拡張療法である。**
- **アフリカ系米国人の心不全患者では，ACE 阻害薬と β 遮断薬の使用にもかかわらず持続性の心不全症状がみられるならヒドララジンと硝酸薬が推奨さ**

れる。
エビデンス
- V-HEFT I では，ヒドララジンと二硝酸イソソルビドの組み合わせはα遮断薬のプラゾシンに比べて血圧低下は同程度であるものの，より優れた治療効果がみられた[22]（全例でジゴキシンと利尿薬も投与されていた）。
- V-HEFT II ではヒドララジン・硝酸薬併用とエナラプリルを比較し，死亡率は ACE 阻害薬のほうが低かったが，その他の臨床的アウトカムについては同程度であった[23]。
- V-HEFT I・II のサブ解析では，とりわけアフリカ系米国人でヒドララジン・硝酸薬併用の効果が得られることが示唆された。最近 A-HeFT により，すでに **ACE 阻害薬とβ遮断薬が投与されている**クラス III～IV のアフリカ系米国人の心不全患者でヒドララジン・硝酸薬治療の上乗せ効果があることが確認された[24]。

実際の処方
- ヒドララジン・硝酸薬は合剤あるいは別々での処方となる。推奨される投与量は以下のとおりである。
  - 配合剤（Bidil）：1 → 2 錠（二硝酸イソソルビド 20 mg とヒドララジン 37.5 mg）1 日 3 回

  あるいは
  - ヒドララジン：12.5～25 mg 1 日 3 回 → 100 mg 1 日 3 回

  加えて
  - 一硝酸イソソルビド：30 → 120 mg 1 日 1 回

  または
  - 二硝酸イソソルビド：10 → 40 mg 1 日 3 回

副作用
- ヒドララジンと硝酸薬の最も一般的な副作用は，頭痛，低血圧，起立性の症状である。
- ヒドララジンでは稀に薬物誘発性ループス症候群がみられ，使用量に関連する（通常 300 mg/日以上でみられる）。
- 硝酸薬内服中の患者では，シルデナフィルや他のホスホジエステラーゼ阻害薬などの勃起障害治療薬の使用は著明な血圧低下を生じる可能性があるため避けなければいけない。。
- 毎日多くの薬を内服しなければならないので，ヒドララジン・硝酸薬併用治療の成功には，患者のコンプライアンスが課題となる。

■ 利尿薬
- 利尿薬は心不全患者の体液管理に使用される第 1 の薬物である。うっ血性心不全の症状を改善するにもかかわらず，利尿薬が心不全の自然歴を改善することは示されていない。実際，その腎臓や神経体液性因子への悪影響のために利尿薬は長期的には有害かもしれない。
- 利尿薬は常に食事の塩分制限や水分制限と併用すべきである。

実際の処方
- 心不全で最も一般的に使用されるのはループ利尿薬（フロセミド，ブメタニ

- ド，トラセミド），サイアザイド系利尿薬（ヒドロクロロチアジド，chlorthalidone，metolazone）である。
- ヒドロクロロチアジドと chlorthalidone は，軽症心不全で腎機能の正常な患者に適した弱い利尿薬である。
- ループ利尿薬はより強力であり，顕性の心不全患者にはしばしば必要である。使用量は，体液貯留の程度，症状の重症度，腎機能による。体液量を正常に維持するために必要な最小量を使用する。体液貯留の程度の頻回な再評価が必要である。
- 明らかに右心系の容量過負荷でフロセミド経口投与に反応のない患者では，より小腸吸収が確かなブメタニドあるいはトラセミドの使用を考慮する。
- ループ利尿薬にサイアザイド系利尿薬を追加することは，ループ利尿薬に不応性の患者で利尿を図るのに有用な戦略である。しかし，この組み合わせでは体液や電解質が著しく喪失するかもしれないので，厳重な経過観察が必要である。
- 一般的な利尿薬の通常使用量と最大量は表 5-2 を参照。

副作用
- 利尿薬治療に関連した最も一般的な副作用は体液減少（しばしば腎前性高窒素血症や低血圧としてみられる）と電解質異常（カリウム，マグネシウム，ナトリウム）である。
- 高用量のフロセミドは稀に聴器毒性と関連する。
- 利尿薬治療はレニン-アンジオテンシン-アルドステロン系と交感神経系を亢進させ，さらに有害な心筋リモデリングを助長する。
- ループ利尿薬やサイアザイド系利尿薬のサルファ基部分に対しアレルギー反応が生じることがある。

■ 抗凝固療法
- 左室収縮機能不全の患者ではルーチンに抗凝固療法を行うことは推奨されない。
- ワルファリンは，血栓塞栓症のリスクを減らすために心房細動あるいは左室内血栓の患者で使用する。
- 虚血性疾患の患者ではアスピリンを投与する。しかし，非虚血性心筋症の患者ではアスピリンをルーチンに投与するべきではない。

非薬物的管理
- 患者の薬物療法や食事療法への**アドヒアランスの低さ**は心不全症状の悪化や入院の増加を招く主要な因子である。したがって，患者教育は心不全の転帰を改善するために重要である。
- **減塩食**は過剰な体液貯留を避けるために必須である。軽症〜中等症心不全の患者では，ナトリウム摂取は 1 日 2.5〜3 g 程度に制限する。ポテトチップス，トマトソース，保存加工した肉，ファストフードのようなナトリウム含量の多い食品を避けることで，非代償性心不全の予防が可能である。
- 患者は**水分制限**についても教育を受ける必要がある。心不全患者の大部分では，水分を 1 日 2〜3 L に制限することが適当である。しかし，心不全がよ

表 5-2 心不全で一般的に使用される利尿薬の投与量

薬物	初期1日量	1日最大総投与量	作用持続時間
ループ利尿薬			
ブメタニド	0.5～1 mg 静注/経口 1日1～2回	10 mg	4～6時間
フロセミド	20～40 mg 静注/経口 1日1～2回	600 mg	6～8時間
トラセミド	10～20 mg 経口 1日1回	200 mg	12～16時間
サイアザイド系利尿薬			
chlorothiazide	250～500 mg 経口 1日1～2回	2,000 mg	6～12時間
chlorthalidone	12.5～25 mg 経口 1日1回	200 mg	24～72時間
ヒドロクロロチアジド	25 mg 1日1回	200 mg	6～12時間
インダパミド	2.5 mg 1日1回	5 mg	36時間
metolazone	2.5 mg 1日1回	20 mg	12～24時間
カリウム保持性利尿薬			
amiloride	5 mg 1日1回	20 mg	24時間
スピロノラクトン	12.5～25 mg 1日1回	25 mg	2～3日
トリアムテレン	50～75 mg 1日2回	200 mg	7～9時間
併用療法			
chlorothiazide	200～1,000 mg＋ループ利尿薬		
ヒドロクロロチアジド	25～100 mg＋ループ利尿薬		
metolazone	2.5～10 mg＋ループ利尿薬		

出典：Hunt S, Abraham WT, Chin MH, et al. ACC/AHA 2005 guideline update for the diagnosis and management of chronic heart failure in the adult: a report of the American College of Cardiology/American Heart Association Task Force on Practice Guidelines. Circulation 2005:112:e154-e235 より改変。

り重症の場合あるいは低ナトリウム血症が認められる場合は，より厳しい水分制限が必要である。
- 患者は家庭用記録ノートを作り（あるいは提供されて）**毎日の体重**を記録すべきである。ベースラインより2～3ポンド(0.9～1.35 kg)以上の体重増加はしばしば体液貯留を示唆しており，利尿薬投与量の調節が妥当であろう。
- 軽度の**有酸素運動**はすべての心不全患者で例外なく推奨される。運動をすることで，心不全の予後を悪化させるデコンディショニングや筋萎縮を予防できる。ただし，負荷の大きすぎるウェイトリフティングは避ける。
- 喫煙者には**禁煙**を強調する。
- 心不全患者は，肺感染症のリスクを最小限にするために**肺炎球菌ワクチン**のほかに**インフルエンザワクチン**も毎年接種するべきである。

■ 植込み型除細動器
- 不整脈性心臓突然死は心不全関連死の約50％を占める。

- ACE 阻害薬, β遮断薬, アルドステロン拮抗薬は, どれも心臓突然死の減少に寄与している. しかし, これらの治療にもかかわらず収縮機能の低下した慢性心不全患者の一部では, 植込み型除細動器 implantable cardiac defibrillator(ICD)により生存率が改善する.
- **駆出率 30～35％, NYHA II～III, 1年以上の生存が期待される患者すべてで, 心臓突然死の一次予防として ICD の植込みを考慮する.**
- 非虚血性心筋症の患者では, ICD 植込み前に少なくとも3カ月は ACE 阻害薬とβ遮断薬の至適量を投与する. それによりこれらの患者の多くは左室機能が有意に改善する.
- 一次予防としての ICD 植込みは, 急性心筋梗塞あるいは冠血行再建後40日以降に行う.

エビデンス

- MADIT-I と MADIT-II は, 虚血性心筋症で駆出率 30％以下の患者の一部では ICD により年間死亡率がおよそ1～2％低下することを示した[25].
- SCD-HeFT は虚血性あるいは非虚血性心筋症で駆出率 35％以下の患者を評価し, ICD により両群で生存率が改善することを示した[26].
- DINAMIT では急性心筋梗塞後40日以内の左室機能障害の患者に対する ICD 治療を検討したが, 生存率の改善は認められなかった[27].
- アミオダロンは心室期外収縮を減少させるが, 収縮機能の低下した心不全患者の不整脈死を減少させることは示されていない.
- 一般的に, 一次予防を目的とした ICD は植込み後12～18カ月の生存率の改善に寄与しない[25,26].

有害反応

- ICD 植込み関連合併症は, 気胸・血胸, 心破裂, ジェネレータ部位の出血, 心膜炎, デバイス感染などである.
- ICD 植込み患者の10～25％で不適切な電気ショックが生じ, これは通常, 上室性頻脈(最も多いのは心房細動)の感知に関連している. デバイス不全が起こることもある.
- 一部の患者では, 特に ICD 電気ショックを受けた後に QOL が低下するという報告がある.

心臓再同期療法

- 心不全患者の20～30％に左脚ブロックがみられる. 左脚ブロックにより生じる心室内・心室間非同期は心効率を有意に減じ僧帽弁逆流を増大させる.
- 冠静脈洞経由で経静脈的に, あるいは開胸下に左室ペースメーカリードを植込むことで, 心室同期を回復させることができる.
- 心臓再同期療法 cardiac resynchronization therapy(CRT)は, 至適薬物療法にもかかわらず QRS 幅>120 msec で持続性心不全症状のある患者で考慮する. 植込まれるデバイスは ICD 機能のある場合もない場合もある.

エビデンス

- 心臓再同期療法の効果を評価した大規模臨床試験として COMPANION[28], CARE-HF[29] の2つがある.
- 両試験とも心臓再同期療法により心不全症状の改善と入院回数の減少を示し

た。CARE-HF では，ICD 機能のないデバイスを用いた患者の死亡率に関し，10%の有意な絶対リスク減少を示した。

有害反応
- 心臓再同期療法では ICD と同様に手技や感染に関連した合併症がある。
- 心臓再同期療法に特有の有害反応としては，左室リードによる横隔膜刺激や冠静脈洞損傷による心タンポナーデがある。
- 手技的に困難な場合や冠静脈が解剖学的に不適当な場合は，左室リードの経皮的植込みは避ける。そのような患者で左室リードを植込むときには，しばしば外科的なアプローチが必要となる。

進行した慢性心不全(ステージ D)の治療

一般的事項
- 至適薬物療法にもかかわらず重症の心不全症状(NYHA Ⅲ, Ⅳ)を認め頻回の入院を要する場合を指す。
- 末期心不全患者は全心不全患者の 5%程度であるが，入院を繰り返し，厳重な医学的管理を必要とする。
- 心臓移植や機械的循環補助〔左心補助装置 left ventricular assist device (LVAD)〕の適応については，心不全専門医に依頼して判断してもらう。
- ACE 阻害薬・ARB，β遮断薬，アルドステロン拮抗薬，ジゴキシンは，血圧と腎機能が許す限り続ける。
- うっ血症状は利尿薬で管理するが，これらの患者ではしばしば低血圧，腎機能障害，そして利尿薬抵抗性がみられる。
- 終末期ケアに関して患者とケア提供者間で話し合う。

左心補助装置，心臓移植
- 心臓移植あるいは LVAD 植込みのような高度な心不全治療は，併存疾患が少なく薬物療法に不応性の重症心不全で 65〜70 歳未満の場合に考慮する。
- 心肺運動負荷試験も有用である。高度心不全治療の効果が期待できるのは，**最大酸素摂取量($\dot{V}O_2$ max) <14 mL O_2/kg/min** の患者である。
- 移植と LVAD 植込みの詳細については本章では触れない。

強心薬治療
- 強心薬の持続静注は，末期心不全で難治性の症状がある患者，とりわけ移植が検討されている患者で考慮する。しかし，強心薬治療は死亡率の上昇を伴うので，開始にあたっては注意を要する[30]。
- 現在使用されている強心薬は，β刺激薬のドブタミンとホスホジエステラーゼ阻害薬のミルリノンである。これらの投与を開始する際には必ず心不全専門医にコンサルトする。

ホスピス
- NYHA Ⅲ〜Ⅳ の心不全症状の患者の 1 年死亡率は，患者特性により 50〜

90％程度である。移植やLVADの対象にならない患者では，死に至る過程で内科的・心理的サポートをするためにホスピスケアを考慮する。
- 不必要な苦痛を伴うイベントを避けるために，終末期にICDのスイッチを切ることを検討する。

外来での急性非代償性心不全の治療

一般的事項
- 慢性心不全とは対照的に，急性非代償性心不全の管理は臨床試験のエビデンスよりも専門医の意見のほうに基づいている。
- **急性心不全症候群の初期治療目標は以下のとおりである。**
  - 症状を改善する。
  - 代償不全の促進因子を同定し治療する。
  - 心臓および腎臓の傷害を最小限に抑える。
  - 軽度～中等度の容量過負荷の多くの症例を外来で管理する。

促進因子
- 心不全を悪化させる可能性のあるトリガーを同定して治療することは，患者の転帰を改善するために不可欠である。
- 心不全患者が代償不全に至る最も一般的な原因は以下のとおりである。
  - 服薬や食事の注意を守れない
  - 不整脈（とりわけ心房細動あるいは心室頻拍）
  - 虚血
  - コントロールされていない高血圧
  - 感染（例えば肺炎）
  - 薬物乱用
  - 肺塞栓

入院適応
以下の症候があれば入院を考慮する。
- 症状が重症あるいは虚血発作が生じている
- コントロールされていない，あるいは新規発症の不整脈
- 低酸素血症
- 著明な頻脈あるいは徐脈
- 腎不全の悪化（クレアチニンが前値より 0.5～1 mg/dL 以上増加）
- 重症弁膜症の疑い
- 薬物中毒を示す所見

評価
- 軽度の心不全悪化では，通常さらなる検査は不要である。
- 中等度の心不全悪化では，一般生化学検査で腎機能と電解質を評価する。
- 患者によっては，心不全重症度の評価，貧血あるいは感染の評価のために，

表 5-3 非代償性心不全の外来患者管理

軽度の心不全悪化	中等度の心不全悪化
・利尿薬総量を 50％増量し 1 日 2 回，3〜5 日間投与する ・ナトリウムは 1 日 2 g 未満に制限する ・ACE 阻害薬や ARB は継続し，もし少量なら増量する ・β遮断薬は継続する ・家庭で体重を毎日測定する ・1 日 1〜2 ポンド(0.45〜0.9 kg)の体重減少を目標とする ・3〜5 日後に電話でフォローアップする	・一般生化学検査を考慮する ・ループ利尿薬を 50％増量し 1 日 2 回，7〜10 日間投与する ・1〜2 日で適切な反応がない場合は，metolazone 2.5〜5 mg/日の追加を考慮する ・ナトリウムは 1 日 2 g 未満，水分は 1 日 2 L 未満に制限する ・ACE 阻害薬や ARB は，血圧や腎機能が許容範囲で投与量が目標以下の場合は増量する ・β遮断薬は 50％減量することを考慮するが，可能なら中止はしない ・家庭で体重と血圧を毎日測定する ・1 日 2〜3 ポンド(0.9〜1.35 kg)の体重減少を目標とする ・3〜5 日後に電話でフォローアップする ・1 週間後に外来で一般生化学検査をしてフォローアップする

胸部 X 線撮影，BNP 値測定や CBC を考慮する。
● 虚血が疑われれば，心電図とトロポニン値を検査する。

管理

● 心不全悪化の治療には利尿薬と血管拡張薬が用いられる。
● 表 5-3 に非代償性心不全の外来患者管理の合理的なアプローチを示す。

予後

● 心不全患者の予後を左右する因子は多数ある。心不全患者の予後の悪化と関連するものは以下のとおりである。
  - **患者特性**：NYHA 心機能分類の悪化，高齢者，ACE 阻害薬あるいはβ遮断薬に対し忍容性がない，女性
  - **心不全の病因**：虚血性心疾患
  - **検査データ**：BUN やクレアチニン値の上昇，低ナトリウム血症，BNP 値の上昇，トロポニン値の上昇，ヘモグロビン低値
  - **心エコー所見**：駆出率の低下，拘束性拡張障害，肺高血圧
  - **血行動態**：肺毛細管楔入圧の慢性的な上昇，肺高血圧
  - **患者の併存疾患**：心房細動，腎不全，慢性閉塞性肺疾患(COPD)，末梢動脈疾患，認知機能障害
  - **機能評価**：最大酸素摂取量($\dot{V}O_2$ max)の低下，6 分間歩行距離の低下

- シアトル心不全モデル Seattle Heart Failure Model は,上記因子のいくつかを使って患者の生存可能性を評価するもので,個々の患者の予後予測に有用なツールである。これはオンラインでアクセスできる(http://depts.washington.edu/shfm/)。

収縮機能の保たれた心不全

一般的事項

- 急性非代償性心不全で受診する患者の50%近くは心エコー所見で収縮機能は正常である[3]。
- 収縮機能の保たれた心不全は,女性,高齢者,高血圧患者に多い[4]。
- よくみられる併存疾患として心房細動,腎不全,糖尿病がある。このような患者群では,収縮機能不全の患者群に比べて冠動脈疾患は少ない。
- 収縮機能の保たれた心不全の予後は,収縮不全を伴う心不全と同等である。入院後3カ月間での死亡率は約10%で(図5-1),5年後の死亡率は50%を超える。

診断

- 拡張不全型心不全と収縮不全型心不全の鑑別は,断層心エコー法を用いないと不正確である。
- 診断は,心エコー所見と Doppler 所見(拡張期弛緩障害を伴った正常左室収縮機能)による。

治療

- 収縮機能の保たれた心不全に対する最適な治療戦略はまだ明確にされていない。しかし,以下のアプローチが推奨されている。
  - 血圧のコントロール。
  - 心拍数のコントロールと,心房細動のある患者ではワルファリンによる抗凝固療法。
  - うっ血症状の治療に利尿薬を使用するが,過度の利尿は避ける。
  - 背景に虚血があれば治療する。
  - 進行中の臨床試験の結果が待たれるが,ACE阻害薬,ARB,β遮断薬は適切な治療法と考えられる。

肥大型心筋症

一般的事項

定義

- 肥大型心筋症 hypertrophic cardiomyopathy (HCM) は非対称性中隔肥大,僧帽弁の収縮期前方運動,さまざまな程度の左室流出路閉塞が特徴の遺伝性

心筋症である。
- 収縮機能はたいてい正常か過収縮で，拡張機能は著明に障害されている。
- 特発性の肥大型心筋症は，高血圧を伴うことなく早期に(10歳くらいまでに)発症する。

病態生理
- 肥大型心筋症の多くは，ミオシン重鎖遺伝子の突然変異を伴う常染色体優性遺伝であり，その表現型と浸透度はさまざまである。
- 肥大型心筋症は左室流出路閉塞の有無で分類される。
- 左室流出路閉塞は安静時に認められることもあるが，左室収縮を増加させる，あるいは心室容量を減少させる要因で増強する。

診断

臨床所見
■ 病歴
- 臨床像はきわめて多様である。重症例では若年で症状が出現するが，一方では晩年になって偶発的に心筋症が発見されることもある。
- 突然死は10〜35歳の小児や若年成人で最もよくみられ，激しい運動時に生じやすい。

■ 身体診察
- 身体診察所見として，二峰性頸動脈波(閉塞の存在)がある。
- 強い二重あるいは三重の心尖拍動が認められたり，前負荷を減少させる操作(例えば，立位，Valsalva手技)で増強する粗い収縮期流出路雑音が胸骨左縁に沿って認められることがある。

診断的検査
- 心電図では伝導系障害あるいは低電位がみられる。これは，心室肥大では活動電位の増大がみられるのとは対照的である。
- 断層心エコー法とDoppler血流検査により，安静時あるいは誘発で有意の左室流出路圧較差の存在が判明する。
- さらなるリスク層別化のためには，24〜48時間Holter心電図と運動負荷試験を行う。

治療

薬物治療
- 薬物療法は症状を軽減するうえで役立つ。薬物により心拍数のコントロールや収縮力の減弱を図る。第1選択薬はβ遮断薬と非ジヒドロピリジン系カルシウム拮抗薬である。症状の持続する患者ではI群抗不整脈薬のジソピラミドを追加してもよい。
- 利尿薬も有用であるが，過剰な利尿は流出路閉塞を悪化させて低血圧や症状

非薬物治療
- 肥大型心筋症は常染色体優性遺伝なので，心臓突然死のリスクが高い第1度近親には遺伝相談と家族スクリーニングを勧める。
- 難治性の症状や高度の流出路閉塞のある患者では，アルコール中隔焼灼術や外科的な心筋切開切除術を考慮する。
- 失神や心室頻拍のある患者，あるいは心臓突然死の家族歴のある患者では，ICD植込みを強く考慮する。

外科的治療
- 外科的治療は症状の治療に有用であるが，肥大型心筋症の自然歴を改善することは示されていない。
- 最もよく行われる手術は中隔の心筋切開切除術で，同時に僧帽弁置換を行う場合もある。
- アルコール中隔焼灼術は外科的な心筋切開切除術の代替治療であり，カテーテルを使って行われる。閉塞の軽減と症状緩和の点でゴールドスタンダードの外科的治療と同等の効果があると思われる。
- 心臓移植は，有症候性心不全となった末期肥大型心筋症に限定して行う[31]。

拘束型心筋症

一般的事項

定義
- 拘束型心筋症 restrictive cardiomyopathy (RCM) は，心筋への病的な浸潤の結果として起こる。
- 心筋への浸潤により異常な拡張期心室充満と，さまざまな程度の収縮機能不全が起こる。

病態生理
- 拘束型心筋症は一般的にはアミロイドーシスあるいはサルコイドーシスと関連している。
- 稀な原因として，糖原病，ヘモクロマトーシス，心内膜心筋線維症，好酸球増加症候群がある。

診断

診断的検査
- 心エコー法でみると左室重量が増加しているにもかかわらず，心電図はしばしば低電位が特徴的である。
- Doppler心エコー法を用いると，心筋の肥厚が認められ，収縮機能は正常あるいは異常で，拡張期充満パターンの異常，心内圧の上昇を伴う。

- 心臓カテーテル検査では右室・左室充満圧の上昇や，右室・左室圧曲線で古典的な dip-and-plateau パターンがみられる。
- 右室心内膜心筋生検が診断に有用な場合があるので，診断の確定していない患者では考慮する。
- 拘束型心筋症と収縮性心膜炎は臨床像と血行動態が類似しているので鑑別はしばしば困難であるが，収縮性心膜炎には外科的治療が有効な場合があり鑑別は重要である。

治療

- 基礎疾患の改善を目指した治療を開始する。
- 心ヘモクロマトーシスは，瀉血あるいはデフェロキサミンを使ったキレート療法による全身鉄貯蔵の減少に反応して改善することがある。
- 心サルコイドーシスはグルココルチコイドに反応するかもしれないが，生存期間の延長については立証されていない。
- 心アミロイドーシスの進行を抑える有効な治療法は知られていない。
- 心アミロイドーシスの患者はジギタリス中毒を起こしやすいので，ジゴキシンは避ける。

収縮性心膜炎

一般的事項

- 収縮性心膜炎 constrictive pericarditis は心膜の炎症の遅発性合併症として発症する。
- コンプライアンスのない心膜は心室充満を障害し，静脈圧が進行性に上昇する。
- 多くは特発性であるが，心臓手術後や縦隔への放射線照射後に生じることがあり，原因として重要である。
- 発展途上国では結核性心膜炎が収縮性心膜炎の原因として最も多い。
- 収縮性心膜炎はしばしば拘束型心筋症と鑑別が困難である。

診断

臨床所見
■ 病歴
心タンポナーデと比べて収縮性心膜炎は潜行性であり，疲労感，運動耐容能の低下，静脈うっ血などが徐々にみられるようになる。
■ 身体診察
身体診察所見は以下のとおりである。
- 顕著な x 谷・y 谷を伴う頸静脈怒張
- 頸静脈圧の吸気時上昇(Kussmaul 徴候)
- 末梢浮腫

- 腹水
- 拡張期の心膜ノック音

診断的検査
- 心エコー法で心膜肥厚と拡張期充満の減少がみられる。
- CT や MRI で心膜肥厚がみられる。
- 心臓カテーテル検査は通常，4つの心腔すべてで拡張期圧が上昇し同等の値になっていることを確認するために必要となる。

治療

- 根治療法は完全な心膜切除である。周術期死亡率は明らかに高いが(5〜10%)，90%の患者で臨床的改善がみられる。
- 症状の軽度な患者は，適正な塩分・水分制限と利尿薬で管理できるが，血行動態の悪化を見逃さないよう密な経過観察が必要である。

心タンポナーデ

一般的事項

- 心タンポナーデ cardiac tamponade は，心膜腔内の液体貯留による心膜腔内圧の増大により起こる。
- 原因によらず心膜炎は心タンポナーデを起こす可能性がある。
- 最も多い原因は特発性(あるいはウイルス性)や腫瘍性である。

診断

臨床所見
診断を疑う所見は，頸静脈圧上昇，低血圧，奇脈，頻脈，末梢循環不全，心音減弱である。

診断的検査
- 心電図ではしばしば，低電位と電気的交互脈を伴う頻脈がみられる。
- 心エコー法で心膜液の貯留を確認でき，右房や右室の拡張期虚脱，吸気時の右心系血流の増大，僧帽弁を通る血流の呼吸性変動により血行動態への影響がわかる。
- 右心カテーテル検査も，心膜液の血行動態への影響を知るのに役立つ。とりわけ亜急性あるいは慢性経過の患者において有用である。
- 心タンポナーデの患者では，拡張期圧は上昇し，心室圧曲線は平坦となる。

治療

- 心膜穿刺や外科的心膜切開による心膜液ドレナージを行う。緊急の心膜穿刺

は，できれば心エコーガイド下に施行する。
● 利尿薬，硝酸薬，その他のいかなる前負荷減少薬も，心タンポナーデには絶対禁忌である。

(吉岡 二郎)

文 献

 1. American Heart Association. Heart Disease and Stroke Statistics: 2007 Update. Dallas, TX, 2007.
 2. Hunt S, Abraham WT, Chin MH, et al. ACC/AHA 2005 guideline update for the diagnosis and management of chronic heart failure in the adult: a report of the American College 2005;112:e154-e235.
 3. Adams KF Jr., Fonarow GC, Emerman CL, et al. Characteristics and outcomes of patients hospitalized for heart failure in the United States: rationale, design, and preliminary observations from the first 100,000 cases in the Acute Decompensated Heart Failure National Registry (ADHERE). *Am Heart J* 2005;149:209-216.
 4. Yancy CW, Lopatin M, Stevenson LW, et al. Clinical presentation, management, and inhospital outcomes of patients admitted with acute decompensated heart failure with preserved systolic function: a report from the Acute Decompensated Heart Failure National Registry (ADHERE) database. *J Am Coll Cardiol* 2006;47:76-84.
 5. Garg R, Yusuf S. Overview of randomized trials of angiotensin-converting enzyme inhibitors on mortality and morbidity in patients with heart failure. Collaborative Group on ACE Inhibitor trials. *JAMA* 1995;273:1450-1456.
 6. Reynolds G, Hall AS, Ball SG. What have the ACE-inhibitor trials in postmyocardial patients with left ventricular dysfunction taught us? *Eur J Clin Pharmacol* 1996;49 (Suppl 1):S35-S39.
 7. Pfeffer MA, Swedberg K, Granger CB, et al. Effects of candesartan on mortality and morbidity in patients with chronic heart failure: the CHARM-Overall programme. *Lancet* 2003;362:759-766.
 8. Cohn JN, Tognoni G. A randomized trial of the angiotensin-receptor blocker valsartan in chronic heart failure. *N Engl J Med* 2001;345(23):1667-1675.
 9. Pfeffer MA, McMurray JJ, Velazquez EJ, et al. Valsartan, captopril, or both in myocardial infarction complicated by heart failure, left ventricular dysfunction, or both. *N Engl J Med* 2003;349(20):1893-1906.
10. Yusuf S, Pfeffer MA, Swedberg K, et al. Effects of candesartan in patients with chronic heart failure and preserved left-ventricular ejection fraction: the CHARM-Preserved trial. *Lancet* 2003;362:777-781.
11. McMurray JJ, Ostergren J, Swedberg CB, et al. Effects of candesartan in patients with chronic heart failure and reduced left-ventricular systolic function taking angiotensinconverting-enzyme inhibitors: the CHARM-Added trial. *Lancet* 2003;362:767-771.
12. Effect of metoprolol CR/XL in chronic heart failure: metoprolol CR/XL Randomised Intervention Trial in Congestive Heart Failure (MERIT-HF). *Lancet* 1999;353:2001-2007.
13. Packer M, Fowler MB, Roecker EB, et al. Effect of carvedilol on the morbidity of patients with severe chronic heart failure: results of the Carvedilol Prospective Randomized Cumulative Survival (COPERNICUS) study. *Circulation* 2002;106:2194-2199.
14. Packer M, Bristow MR, Cohn, et al. The effect of carvedilol on morbidity and mortality in patients with chronic heart failure. U.S. Carvedilol Heart Failure Study Group. *N Engl J Med* 1996;334:1349-1355.
15. McGavin JK, Keating GM. Bisoprolol: a review of its use in chronic heart failure. *Drugs* 2002;62:2677-2696.
16. Dargie HJ. Effect of carvedilol on outcome after myocardial infarction in patients with leftventricular dysfunction: the CAPRICORN randomised trial. *Lancet* 2001;357:1385-1390.
17. Torp-Pedersen C, Poole-Wilson PA, Swedberg K, et al. Effects of metoprolol and carvedilol on cause-specific mortality and morbidity in patients with chronic heart failure — COMET. *Am Heart* J 2005;149:370-376.
18. Pitt B, Zannad F, Remme WJ, et al. The effect of spironolactone on morbidity and mortality in patients with severe heart failure. Randomized Aldactone Evaluation Study Investigators. *N Engl J Med* 1999;341(10):709-717.

19. Pitt B, Remme WJ, Zannad F, et al. Eplerenone, a selective aldosterone blocker, in patients with left ventricular dysfunction after myocardial infarction. *N Engl J Med* 2003;348:1309-1321.
20. The effect of digoxin on mortality and morbidity in patients with heart failure. The Digitalis Investigation Group. *N Engl J Med* 1997;336:525-533.
21. Ahmed A, Gambassi G, Weaver MT, et al. Effects of discontinuation of digoxin versus continuation at low serum digoxin concentrations in chronic heart failure. *Am J Cardiol* 2007;100:280-284.
22. Cohn JN, Archibald DG, Ziesche S, et al. Effect of vasodilator therapy on mortality in chronic congestive heart failure. Results of a Veterans Administration Cooperative Study. *N Engl J Med* 1986;314:1547-1552.
23. Cohn JN, Johnson G, Ziesche S, et al. A comparison of enalapril with hydralazine-isosorbide dinitrate in the treatment of chronic congestive heart failure. *N Engl J Med* 1991;325:303-310.
24. Taylor AL, Ziesche S, Yancy C, et al. Combination of isosorbide dinitrate and hydralazine in blacks with heart failure. *N Engl J Med* 2004;351:2049-2057.
25. Moss AJ. MADIT-I and MADIT-II. *J Cardiovasc Electrophysiol* 2003;14(Suppl 9):S96-S98.
26. Bardy GH, Lee KL, Mark DB, et al. Amiodarone or an implantable cardioverter-defibrillator for congestive heart failure. *N Engl J Med* 2005;352:225-237.
27. Hohnloser SH, Kuck KH, Dorian P, et al. Prophylactic use of an implantable cardioverterdefibrillator after acute myocardial infarction. *N Engl J Med* 2004;351:2481-2488.
28. Cleland JG, Daubert JC, Erdmann E, et al. The effect of cardiac resynchronization on morbidity and mortality in heart failure. *N Engl J Med* 2005;352:1539-1549.
29. Bristow MR, Saxon LA, Boehmer J, et al. Cardiac-resynchronization therapy with or without an implantable defibrillator in advanced chronic heart failure. *N Engl J Med* 2004;350:2140-2150.
30. Abraham WT, Adams KF, Fonarow GC, et al. In-hospital mortality in patients with acute decompensated heart failure requiring intravenous vasoactive medications: an analysis from the Acute Decompensated Heart Failure National Registry (ADHERE). *J Am Coll Cardiol* 2005;46:57-64.
31. Firoozi S, Elliot PM, Sharma S, et al. Septal myotomy-myectomy and transcoronary septal alcohol ablation in hypertrophic obstructive cardiomyopathy. A comparison of clinical, haemodynamic and exercise outcomes. *Eur Heart J* 2002;23:1617-1624.

心臓弁膜症 6

Benico Barzilai

はじめに

- 冠動脈疾患とは異なり，心臓弁膜症 valvular heart disease は発症後もしばしば症状を自覚せず，多くの患者で長期間無症状に進行する。
- 症状はしばしば非常に非特異的で，激しい運動によって生じる疲労や息切れといったものである。
- 症状を自覚するはるか以前に身体所見を呈する患者もいるので，弁膜症では病歴と身体診察が重要な役割を果たす。
- 心雑音への一般的なアプローチを図6-1に示した[1]。
- 最近のある研究では，80歳以上の患者の10%以上が有意な僧帽弁あるいは大動脈弁疾患を有することが示唆されている[2]。
- 弁膜症患者の身体所見に最初に気づくのはプライマリ・ケア医であることが

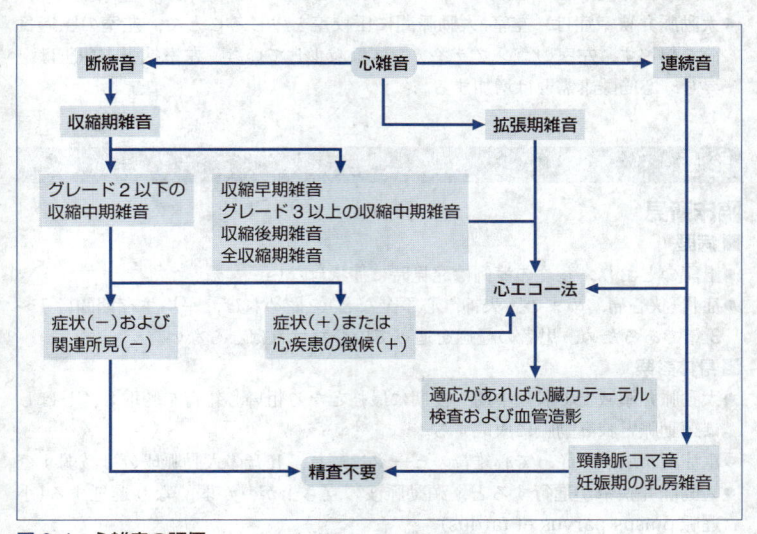

図 6-1 心雑音の評価

出典：Bonow RO, Carabello BA, Chatterjee K, et al. ACC/AHA 2006 guidelines for the management of patients with valvular heart disease: a report of the American College of Cardiology/American Heart Association Task Force on Practice Guidelines (Writing Committee to Develop Guidelines for the Management of Patients With Valvular Heart Disease): developed in collaboration with the Society of Cardiovascular Anesthesiologists: endorsed by the Society for Cardiovascular Angiography and Interventions and the Society of Thoracic Surgeons. Circulation 2006; 114:e84-e231 より改変。

多い。したがってプライマリ・ケア医は、どの段階で患者を循環器専門医へ紹介すべきか知っていなければならない。

大動脈弁狭窄症

一般的事項

- 大動脈弁狭窄症 aortic stenosis(AS)は通常、症状が出現するまでに長い年月を要する。
- 胸痛や、失神、心不全を起こすまでは長期間良好な経過をたどる。
- 大動脈弁置換術のみでの術中死亡率は、大動脈弁狭窄症単独例で左室機能が正常な患者では非常に良好(1〜2%)なので、手術適応を逃さないよう患者のフォローアップは頻繁に行う。

病態生理

- 先天性の大動脈二尖弁は、60歳以前の重症大動脈弁狭窄症の原因として最も頻度が高い。
- 60歳以降では、大動脈弁尖の石灰化が最も頻度の高い原因である。重篤な大動脈弁狭窄症に進行するのは80歳を過ぎてからであることが多い。
- 大動脈弁狭窄症は、左室-大動脈間に圧較差を生じることで、左室の圧過負荷を起こす。左室のコンプライアンスは減少していき、左室拡張末期圧は上昇し、心筋酸素需要は増加する。

診断

臨床所見
■ 病歴
- 上記のとおり、多くの症例は発見時に症状はない。
- 症状(狭心痛、めまい・失神、心不全など)を認めれば、平均生存期間は1〜3年であるため、患者の経過を追っていかなければならない。

■ 身体診察
- 大動脈弁領域上で収縮中期〜後期に最強となる粗い心雑音を聴取し、しばしば頸動脈と腋窩動脈に放散する。
- 重症度が増すに従って心雑音のピークは遅れ、II音の大動脈成分は減弱する。
- 大動脈弁狭窄が進行すると、頸動脈波の立ち上がりが弱くなり遅延する(小遅脈 pulsus parvus et tardus)。
- 拡張した左室の拍動(LV heave)と振戦 thrill を触れる場合もある。

診断的検査
■ 心電図
左室負荷を伴った左室肥大をしばしば認める。

表 6-1 大動脈弁狭窄症の重症度

指標	軽症	中等症	重症
弁口面積（cm^2）	>1.5	1.0〜1.5	<1.0
血流速度（m/sec）	<3.0	3.0〜4.0	>4.0
平均圧較差（mmHg）	<25	25〜40	>40

出典：Bonow RO, Carabello BA, Chatterjee K, et al. ACC/AHA 2006 guidelines for the management of patients with valvular heart disease: a report of the American College of Cardiology/American Heart Association Task Force on Practice Guidelines (Writing Committee to Develop Guidelines for the Management of Patients With Valvular Heart Disease): developed in collaboration with the Society of Cardiovascular Anesthesiologists: endorsed by the Society for Cardiovascular Angiography and Interventions and the Society of Thoracic Surgeons. Circulation 2006; 114:e84-e231 より改変。

■ 画像検査

心エコー法

- 定量的な Doppler 心エコー法の発達は患者のケアを一変させた。大動脈弁の弁口面積と，弁を通過する最大血流速を正確に測定することができる（表6-1）。
- 大動脈領域で明らかな心雑音が聴取される場合には，心エコー検査を行う。
- 心エコー検査は，大動脈弁狭窄症が軽症なら 3 年ごとに，中等症なら 1〜2 年ごとに，重症の場合には最低でも年 1 回は行うことが推奨される。

治療

薬物治療

- **スタチン**は大動脈弁狭窄症の進行を遅らせるとされてきた。しかしある研究では，進行した大動脈弁狭窄症にアトルバスタチンを使用しても有益性を示さなかった[3]。最近のパイロット試験ではロスバスタチン（40 mg）では軽度の有益性を示したものの，多施設ランダム化試験での検証が必要である[4]。
- **利尿薬**はうっ血症状に有効なことがあるが，大動脈弁狭窄症の患者では左室充満圧を低下させ心拍出量が減少し血圧が低下することがあるため，使用には細心の注意が必要である。
- **硝酸薬**やその他の血管拡張薬は重度の低血圧を引き起こす可能性があるので，重症例では慎重に使用する必要がある。

外科的治療

- 大動脈弁修復術は，症候性の重症大動脈弁狭窄症に適応となる。
- 無症状ながら左室駆出率が 50％未満に進行した大動脈弁狭窄症も，大動脈弁修復術の適応となる。
- 運動負荷試験で ST 低下や血圧低下を呈する症例でも手術を考慮すべきである。運動負荷試験は，医師の監視下で注意深く行う。

- 圧較差が小さい大動脈弁狭窄症では，真性の大動脈弁狭窄と心拍出低下による二次的な偽性の大動脈弁狭窄とを区別するためにドブタミン負荷心エコー法が有用である。
- 約半数の患者に有意な冠動脈疾患が認められるため，冠動脈造影は全例で必要である。

フォローアップ

大動脈弁狭窄は平均して毎年 $0.1 cm^2$ 進行するとされており，弁口面積が $1.5 cm^2$ 以下の患者では注意して経過を追わなければならない。より急速に進行する例もあり，特に重篤な弁石灰化を認める症例では進行が速いことがある。

大動脈弁閉鎖不全症

一般的事項

病態生理

- Doppler 心エコー法により軽症の大動脈弁閉鎖不全症 aortic insufficiency（AI）がしばしば見出されるが，手術適応となる重症例は比較的稀である。
- 大動脈弁閉鎖不全症は内因する弁疾患（大動脈二尖弁，リウマチ性心疾患，心内膜炎，外傷，ループス，その他の結合組織疾患）が原因となりうる。
- 大動脈起始部の拡張は重症の大動脈弁閉鎖不全症を引き起こす可能性がある（Marfan 症候群，大動脈解離，長期にわたる高血圧，強直性脊椎炎，梅毒性大動脈炎など）。
- **慢性の重症大動脈弁閉鎖不全症**は重度の左室拡大（牛心）や心肥大の原因となる。心室拡張は徐々に進行するため，逆流は左室コンプライアンスによって相殺される。一般的に慢性の重症大動脈弁閉鎖不全症に対しては耐容性がある。しかし，徐々に左室機能低下が進行する（左室駆出率＜50％）。不可逆的な左室機能不全に至る前に大動脈弁置換術を行う必要がある。
- **急性の重症大動脈弁閉鎖不全症**では，逆流量を十分相殺するほどの左室コンプライアンスがないため左室圧が著明に上昇する。

診断

臨床所見

■ 病歴

疲労，労作時呼吸困難，動悸，心不全は最も一般的な症状であるが，多くの患者は無症状である。

■ 身体診察

身体所見としては速脈，脈圧の増大，やや前傾姿勢の座位でしばしば聴取される漸減性雑音などがある。

表 6-2　大動脈弁閉鎖不全症の重症度分類

指標	軽症	中等症	重症
質的評価			
大動脈造影	1+	2+	3+または4+
カラー Doppler ジェット幅(cm)	<0.3	0.3〜0.6	>0.6
量的評価			
逆流量(mL)	<30	30〜59	>60
逆流率(%)	<30	30〜49	>50

出典：Bonow RO, Carabello BA, Chatterjee K, et al. ACC/AHA 2006 guidelines for the management of patients with valvular heart disease: a report of the American College of Cardiology/American Heart Association Task Force on Practice Guidelines (Writing Committee to Develop Guidelines for the Management of Patients With Valvular Heart Disease): developed in collaboration with the Society of Cardiovascular Anesthesiologists: endorsed by the Society for Cardiovascular Angiography and Interventions and the Society of Thoracic Surgeons. Circulation 2006; 114:e84-e231 より改変。

診断的検査

■ 心電図
左室肥大を呈する。

■ 画像検査

心エコー法
- 拡張期雑音を伴うすべての患者に心エコー検査を行う。
- 心エコー検査では大動脈弁閉鎖不全症の重症度、収縮期と拡張期の左室内径、大動脈起始部の径を計測する(表6-2)。

治療

薬物治療
- 初期の研究では、ニフェジピンで後負荷を減らすことで手術を遅らせることが示唆されていた[5]。しかし最近の研究では、手術を遅らせることに対する後負荷軽減の有効性は支持されていない[6]。
- 利尿薬やジゴキシンは、症状のある患者で手術までの間によく使用される。

他の非手術療法
左室機能不全のある大動脈弁閉鎖不全症患者では、激しい身体活動を制限すべきである。等尺性運動(重い物を持ち上げるなど)は散歩や水泳よりも有害である。

外科的治療
- 大動脈弁置換術は、症状のある重症大動脈弁閉鎖不全症に適応となる。
- 以下のような患者も手術適応について外科にコンサルトする。

- ■左室駆出率＜50％の無症状患者
- ■重度の左室拡張(拡張末期径≧75 mm または収縮末期径＞55 mm)を伴う無症状患者
- ■軽度の左室拡張(拡張末期径＞60 mm または収縮末期径＞40 mm)を伴う患者は左室拡張の進行について年に1回フォローアップすべきである。
- ●大動脈起始部再建術は，大動脈起始部径＞5.0 cm の大動脈二尖弁患者で適応となる。大動脈起始部＞4.0 cm の患者では年に1回心エコー検査を行う。径が1年に0.5 cm 拡張していれば手術適応となる。

僧帽弁狭窄症

一般的事項

病因
- ●リウマチ性心疾患は僧帽弁狭窄症 mitral stenosis(MS)の原因として最も一般的で，特に若年女性に多い。
- ●リウマチ性心疾患の減少に伴い，僧帽弁狭窄症の有病率は劇的に低下した。
- ●他の原因は稀である(先天性，僧帽弁輪石灰化など)。

病態生理
- ●心拍出量の低下あるいは固定化は，しばしば疲労や呼吸困難の原因となる。
- ●僧帽弁狭窄症が進行すると左房圧，肺静脈圧，肺動脈楔入圧の上昇をきたし，結果として肺うっ血を引き起こす。
- ●圧上昇の度合いは狭窄の重症度や弁を通過する血流量，拡張期充満時間，有効な心房収縮の有無に左右される。

診断

臨床所見
■病歴
- ●症状はきわめて潜行性に発現してくる。
- ●呼吸困難や疲労に加え，しばしば咳がみられ，喀血することもある。
- ●右心不全症状が起こる場合もある。
- ●しばしば心房細動による症状が伴う。
- ●妊娠中は心拍出量の増加により症状が顕在化することがよくある。

■身体診察
- ●I音の亢進と僧帽弁開放音 opening snap，続いて拡張期ランブルを聴取する(左側臥位で聴診する)。
- ●拡張した右室の拍動(RV heave)やII音肺動脈成分の亢進を認めることがある。

表 6-3 僧帽弁狭窄症の重症度分類

指標	軽症	中等症	重症
平均圧較差(mmHg)	<5	5〜10	>10
肺動脈圧(mmHg)	<30	30〜50	>50
弁口面積(cm^2)	>1.5	1.0〜1.5	<1.0

出典：Bonow RO, Carabello BA, Chatterjee K, et al. ACC/AHA 2006 guidelines for the management of patients with valvular heart disease: a report of the American College of Cardiology/American Heart Association Task Force on Practice Guidelines (Writing Committee to Develop Guidelines for the Management of Patients With Valvular Heart Disease): developed in collaboration with the Society of Cardiovascular Anesthesiologists: endorsed by the Society for Cardiovascular Angiography and Interventions and the Society of Thoracic Surgeons. Circulation 2006; 114:e84-e231 より改変。

診断的検査

■ 心電図
しばしば左房拡大や右室肥大を呈する。

■ 画像検査

心エコー法
- 心エコー法によって僧帽弁狭窄症の重症度を定量化することができる(平均圧較差，弁口面積)。
- 労作時の圧較差や肺高血圧増悪の評価が必要な患者では，負荷心エコー法を行うことがある(表6-3)。

治療

薬物治療
- 僧帽弁狭窄症と心房細動を併発している患者はきわめて症候性となりやすく，正常洞調律の維持を目指すべきである。
- 洞調律の維持に**アミオダロン**を用いることがある。
- 僧帽弁狭窄症と心房細動を併発している患者は塞栓症を起こすリスクが高く，全例に**ワルファリン**を用いる。
- 慢性的な心房細動のある患者では，頻脈になると拡張期充満時間が短縮して耐容性が低下するため**心拍数コントロール**が必要である(ジゴキシン，β遮断薬，カルシウム拮抗薬を用いる)。

外科的治療
- 経食道心エコー法は弁の形態(弁尖の可動性や石灰化など)の評価や適切な手技の決定に有用である。
- 弁尖が柔軟で石灰化がほとんどない患者は**経皮的僧帽弁形成術**の適応となる。
- 中等症〜重症の僧帽弁狭窄症で，解剖学的・臨床的に適していれば僧帽弁形成術を選択すべきである。

- 解剖学的に適していない場合,特に安静時肺動脈圧＞50 mmHg であれば,**僧帽弁修復術か僧帽弁置換術**を施行する。
- 負荷心エコー法で運動への反応を把握することができる。
- 運動時に,肺動脈圧＞60 mmHg もしくは平均圧較差＞25 mmHg となる場合は,僧帽弁修復術や僧帽弁形成術を考慮する。

僧帽弁閉鎖不全症

一般的事項

疫学
- 僧帽弁閉鎖不全症 mitral regurgitation(MR)は 65 歳以上で有病率が著しく上昇する。
- 65 歳以上の 6％以上に中等症の僧帽弁閉鎖不全症がみられる。

病因
- 粘液腫様変性(動揺弁尖の有無にかかわらず),リウマチ性心疾患,結合組織疾患,心内膜炎が病因の場合は,しばしば外科的治療を要する。
- 虚血性・非虚血性の心筋症患者での左室拡大も僧帽弁閉鎖不全症の主因であるが,手術死亡率が高いので多くの患者では内科的治療が選択される。

病態生理
- 左室機能が正常であれば,大半の患者は慢性の重症僧帽弁閉鎖不全症にも比較的耐容性がある。
- これらの患者では左房拡大が進行していき,心房細動を起こすことがある。
- 肺高血圧症がゆっくり生じるかもしれない。
- 急性の重症僧帽弁閉鎖不全症では,左房コンプライアンスは逆流波からのエネルギーを相殺するには不十分な場合があり,このような患者では突然肺高血圧症に陥ることがある。

診断

臨床所見
■ 病歴
- 慢性の重症僧帽弁閉鎖不全症の多くは無症状である。
- 軽度の労作時呼吸困難,疲労感を認めることがある。
- 心房細動の進行に伴って症候性非代償性心不全を生じうる。

■ 身体診察
- 腋窩に放散する全収縮期雑音を聴取する(特に,変性疾患で左室機能正常の患者で)。
- 左室機能不全の患者では,僧帽弁閉鎖不全症があっても収縮期雑音が軽度の場合もある。

表 6-4 僧帽弁閉鎖不全症の重症度分類

指標	軽症	中等症	重症
質的評価			
左室造影	1+	2+	3+または4+
カラーDopplerジェット面積	小 central jet 左房面積の<20%	central jet 左房面積の20～40%	左房面積の>40%
量的評価			
逆流量(mL/beat)	<30	30～59	≧60
逆流率(%)	<30	30～49	≧50
逆流弁口面積(cm^2)	<0.2	0.2～0.39	>0.40

出典：Bonow RO, Carabello BA, Chatterjee K, et al. ACC/AHA 2006 guidelines for the management of patients with valvular heart disease: a report of the American College of Cardiology/American Heart Association Task Force on Practice Guidelines (Writing Committee to Develop Guidelines for the Management of Patients With Valvular Heart Disease): developed in collaboration with the Society of Cardiovascular Anesthesiologists: endorsed by the Society for Cardiovascular Angiography and Interventions and the Society of Thoracic Surgeons. Circulation 2006; 114:e84-e231 より改変。

診断的検査
■ 心電図
左房拡大，左室肥大，ときに右室肥大を認める。
■ 画像検査
胸部X線
心肥大，左房拡大，肺静脈，肺血流再分配を認める。

心エコー法
- カラーDoppler心エコー法の発達により僧帽弁閉鎖不全症の発見が容易になった。
- Doppler心エコー法の最近の進歩の結果，逆流量，逆流率，逆流弁口面積といった量的指標(表6-4)から僧帽弁閉鎖不全症を評価できるようになった。

治療

薬物治療
- ACE阻害薬による後負荷軽減は症状を改善させるが，手術を遅らせるという確実なエビデンスはない。
- ジゴキシン，β遮断薬，カルシウム拮抗薬は，心房細動併発例の心室応答レートのコントロールに使われる。

外科的治療
- 一般的には，僧帽弁修復術のほうが僧帽弁置換術より好ましい。
- 外科的治療の適応を以下に挙げる。

- 急性の重症僧帽弁閉鎖不全症で症候性の患者
- 重症僧帽弁閉鎖不全症で NYHA Ⅱ以上の患者
- 無症状の重症僧帽弁閉鎖不全症で軽度～中等度の左室機能不全(左室駆出率 30～60%または収縮末期径≧40 mm)のある患者
- 無症状の重症僧帽弁閉鎖不全症で修復術の見込みが高い患者(動揺弁尖など)では,経験豊富な専門施設での手術を考慮する(手術死亡率<1%)。

フォローアップ

重症僧帽弁閉鎖不全症に対し保存的対応(経過観察)をとるのであれば,症状の出現や左室機能の低下を厳重に監視する。少なくとも年に1回は心エコー検査を行う。

僧帽弁逸脱症

一般的事項

- 僧帽弁逸脱症 mitral valve prolapse(MVP)は僧帽弁尖の一方もしくは両方が収縮中期に左房内に2 mm 以上入り込む状態を指す。
- 僧帽弁逸脱症の有病率は,初期の研究から当初は 10%と考えられていたが,僧帽弁逸脱症の心エコー法診断基準の改訂に伴い,1～5%とされている。
- 多くの患者は無症状だが,胸痛や動悸を呈する患者も多い。なかには自律神経障害や立ちくらみを生じる患者もいる。
- 弁尖の厚い(>5 mm)患者は合併症を発症しやすい(重症僧帽弁閉鎖不全症,心内膜炎のほか,脳卒中を起こす可能性もある)[7]。
- 粘液腫様変性を伴う僧帽弁逸脱症は,腱索断裂を起こすことがある(男性に多い)。

診断

臨床所見
- 心エコー所見と胸痛や動悸の間には,ほとんど相関はない。
- 心エコー法で僧帽弁尖の収縮期の左房への逸脱が認められる。
- Holter 心電図で心房性または心室性不整脈を認める場合がある。

治療

- しばしば少量のβ遮断薬(メトプロロール徐放製剤 25 mg など)に反応する。
- カルシウム拮抗薬が有効な場合もある。
- 心内膜炎の予防は,僧帽弁逸脱症患者には推奨されない(下記参照)。

表6-5 合併症として感染性心内膜炎を最も起こしやすい循環器病態

- 人工弁や人工素材を使用した弁修復術後
- 感染性心内膜炎の既往
- 先天性心疾患
- 未修復のチアノーゼ性先天性心疾患(姑息的シャントや回路を含む)
- 人工素材やデバイスによって完全に修復された先天性心疾患(外科的・経皮的修復のいずれでも,施行後6週間)
- 修復後の先天性心疾患で,人工パッチや人工デバイスの部位もしくはその隣接部位に残存欠損がある(内皮化が妨げられる)
- 弁膜症を起こした心臓移植レシピエント

出典:Wilson W, Taubert KA, Gewitz M, et al. Prevention of infective endocarditis: guidelines from the American Heart Association. Circulation 2007;116:1736-1754 より改変。

心内膜炎の予防

2007年,米国心臓協会American Heart Association(AHA)は感染性心内膜炎 infective endocarditis(IE)の予防に関する最新のガイドラインを発表したが,旧版に大きな変更が加えられている[8]。歯科,消化管,泌尿生殖器の処置や手技における抗菌薬の予防的投与を支持するデータがないことは特筆すべきであり,因果関係についての確実なエビデンスがない。実際,抗菌薬による感染性心内膜炎予防の有効性を示す前向きプラセボ対照ランダム化多施設二重盲検試験は今まで行われたことがない。これまでのデータを総合すると,おそらく**感染性心内膜炎のほとんどは歯科その他の手技に直接起因するものではない**と考えられる。仮に抗菌薬による予防が有効であったとしても,ごくわずかな感染性心内膜炎の発症を防ぐのに非常に多くの患者に抗菌薬を投与する必要がある。**感染性心内膜炎の累積リスクは普段の日常動作のほうがよほど大きい**(例えば,咀嚼,歯磨き,デンタルフロス使用)。一方,単剤での予防によるリスクはとても低いとはいえ存在する(例えば,耐性菌の増加,稀にアナフィラキシー)。高リスクな心疾患をもつ患者は口腔衛生を保つことが重要であるとAHAは提唱している。

このガイドラインでは結論として,**抗菌薬の予防的投与が妥当とされる臨床的状況はほとんどない**と述べている。現在は,合併症として感染性心内膜炎を最も起こしやすい循環器病態(表6-5)をもつ患者が,特定の歯科処置を受ける場合にのみ推奨されている。この中には僧帽弁逸脱症の患者は**含まれない**。

- **歯肉組織や歯根尖周囲**(すなわち,歯根の近く)の処置,もしくは口腔粘膜の穿孔を伴う歯科処置に限り予防が必要である。抜歯や歯の清掃も含まれる。この場合,予防的抗菌薬は緑色レンサ球菌を直接標的とするものを選ぶ。既知の耐性パターンを問わず,**歯科処置**に対して推奨されている用法・用量は以下のとおりである。
  - アモキシシリン2gを処置の30~60分前に経口投与する。
  - 経口投与できない場合,アンピシリン2g,セファゾリン1g,セフトリ

アキソン 1 g のいずれかを，処置の 30〜60 分前に筋注または静注する。
- ■ **ペニシリンアレルギーがある場合**，セファレキシン 2 g(過去にアナフィラキシー様反応があった場合は不可)，クリンダマイシン 600 mg，アジスロマイシンまたはクラリスロマイシン 500 mg のいずれかを，処置の 30〜60 分前に経口投与する。他の第 1 または第 2 世代セフェム系は，セファレキシンと同等の力価を使う。
- ■ **ペニシリンアレルギーがあり経口投与もできない場合**，セファゾリンまたはセフトリアキソン 1 g(過去にアナフィラキシー様反応があった場合は不可)，クリンダマイシン 600 mg のいずれかを，処置の 30〜60 分前に筋注または静注する。

- **感染性心内膜炎**の高リスク患者に**切開や粘膜生検**を含む処置を気道で行う際も予防は妥当である。歯科処置と同じ用法・用量が推奨されている。
- **感染を生じた皮膚，皮膚組織，筋骨格系組織の処置**の際には，ブドウ球菌や β 溶血レンサ球菌に対する感染治療を行うのは妥当であり，抗ブドウ球菌ペニシリンやセファロスポリン系を用いる。ペニシリンアレルギーがある場合，およびメチシリン耐性黄色ブドウ球菌(MRSA)感染が疑われる場合は，バンコマイシンやクリンダマイシンを選択する。
- **抗菌薬のみによる感染性心内膜炎予防は，いずれの循環器病態(表 6-5)でももはや消化管(内視鏡を含む)や泌尿生殖器の処置では推奨されない。**

抗凝固療法

- 機械弁置換後は，長期間の抗凝固療法が必要となる(目標 PT-INR は 2.5〜3.5)。
- 塞栓リスクが高い患者(僧帽弁置換術，心房細動)にはアスピリン(80〜100 mg/日)を使用すべきだが，特に高齢者では出血リスクが高くなる。
- 小手術や歯科処置に際してはワルファリンの中止は不要である。
- しかし，機械弁置換後で心房細動を伴う場合，あるいは塞栓症の既往のある患者では，大手術の際にワルファリンを中止する場合には，ヘパリン置換により抗凝固療法を続けるべきである。
- 一般的にワルファリンは手術の 72 時間前に中止し，PT-INR＜2.0 となったらヘパリンを開始する。
- ヘパリンは手術 6 時間前に中止し，術後はできるだけ早く再開して PT-INR＞2.0 になるまで継続する[†1]。
- 低分子ヘパリンの使用は小規模試験での報告に限られる。大規模ランダム化試験は行われておらず，公式には推奨されていない。

(宮腰 隆弘，浦澤 延幸)

文献

1. Bonow RO, Carabello BA, Chatterjee K, et al. ACC/AHA 2006 guidelines for the management of patients with valvular heart disease: a report of the American College of Cardiology/American Heart Association Task Force on Practice Guidelines (Writing Committee to Develop Guidelines for the Man-

agement of Patients With Valvular Heart Disease): developed in collaboration with the Society of Cardiovascular Anesthesiologists: endorsed by the Society for Cardiovascular Angiography and Interventions and the Society of Thoracic Surgeons. *Circulation* 2006;114:e84-e231.
2. Nkomo VT, Gardin JM, Skelton TN, Gottdiener JS, Scott CG, Enriquez-Sarano M. Burden of valvular heart diseases: a population-based study. *Lancet* 2006;368:1005-1011.
3. Cowell SJ, Newby De, Prescott RJ, et al. A randomized trial of intensive lipid-lowering therapy in calcific aortic stenosis. *N Engl J Med* 2005;352:2389-2397.
4. Moura LM, Ramos SF, Zamorano JL, et al. Rosuvastatin affecting aortic valve endothelium to slow the progression of aortic stenosis. *J Am Coll Cardiol* 2007;49:554-561.
5. Scognamiglio R, Rahimtoola RH, Fasoli G, Nistri S, Dalla VS. Nifedepine in asymptomatic patients with severe aortic regurgitation and normal left ventricular function. *N Engl J Med* 1994;331:689-694.
6. Evangelista A, Tornos P, Sambola A, Permanyer-Miralda G, Soler-Soler J. Long-term vasodilator therapy in patients with severe aortic regurgitation. *N Engl J Med* 2005;353:1342-1349.
7. Freed LA, Levy D, Levine RA, et al. Prevalence and clinical outcome of mitral-valve prolapse. *N Engl J Med* 1999;341:1-7.
8. Wilson W, Taubert K, Gewitz M, et al. Prevention of infective endocarditis: Guidelines from the American Heart Association: A guideline from the American Heart Association Rheumatic Fever, Endocarditis, and Kawasaki Disease Committee, Council on Cardiovascular Disease in the Young, and the Council on Clinical Cardiology, Council on Cardiovascular Surgery and Anesthesia, and the Quality of Care and Outcomes Research Interdisciplinary Working Group. *Circulation* 2007;116:1736-1754.

---

†1 訳注：一般的に，術後に止血が確認されたところで速やかにワルファリンを併用し，PT-INR＞2.0 になったらヘパリンを中止する（ワルファリンのみ継続）。

7 不整脈と失神

Scott B. Marrus, Timothy W. Smith

不整脈への一般的アプローチ

はじめに

- プライマリ・ケア医はしばしば不整脈 arrhythmia を最初に見つける,あるいは疑う立場にあり,不整脈と診断された患者の治療を続けることにもなる。本章では不整脈の診断とその管理について,プライマリ・ケアにおける問題を中心に扱う。
- 持続する不整脈時の初期対応は,バイタルサインの把握と 12 誘導心電図の記録である。もし患者の状態が不安定(低血圧,低酸素,胸痛,呼吸困難など)ならば,ACLS(advanced cardiac life support)のアルゴリズムに則った迅速な治療が必要となる。
- 臨床の現場では,症状が一過性ですでに消失していることがよくある。過去のイベント出現時の心電図が手に入らない場合,不整脈を疑うことはできるが確定診断をすることはできない。不整脈を確認・同定する努力は,不整脈に対する臨床的アプローチの大部分を占める。
- 不整脈が疑われる場合,詳細な病歴と身体所見をとる必要がある。
- 不整脈の症状は,動悸,立ちくらみ,胸痛,眼前暗黒感/失神,呼吸困難,不安感といった非特異的なものが多い。また,多くの重症不整脈はしばしば無症候性である。
- 詳細な病歴と身体所見をとることは基礎心血管疾患の同定において有用であることが多い。幸いなことに,一度不整脈時の心電図やモニター記録が得られれば診断が可能となる。
- 早期興奮症候群のように,不整脈の性質が普段の心電図で明らかとなるものもある。しかしこれは例外的なものであり,不整脈を記録するためには他の手段を使わなくてはならない。

診断のための検査

- 不整脈の診断および患者の症状と不整脈との関連を調べるためにさまざまな検査がある。
  - **Holter 心電図** 移動型の心電図モニターで,24 時間ないし 48 時間の持続的記録が可能である。全記録時間内における不整脈の有無について検討がなされる。この方法は**日中に症状を有する**患者にのみ有効である。
  - **イベントレコーダー,ループレコーダー** 同じく移動型の心電図モニターで,記録は持続的であるが,患者が症状を自覚してスイッチを押したときや,心拍数などが設定閾値を超えたときにのみ,記録が保存される。発生した不整脈は遠隔通信システムによって送信される。不整脈を同定し

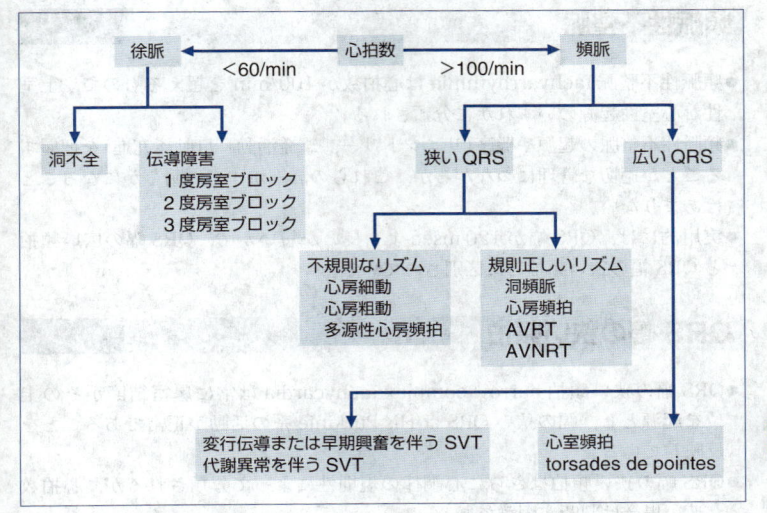

```
                              心拍数
         徐脈  ←<60/min      >100/min→   頻脈
         ↓                                ↓
   ┌─────┴─────┐                   ┌─────┴─────┐
  洞不全   伝導障害              狭いQRS    広いQRS
         1度房室ブロック
         2度房室ブロック
         3度房室ブロック
              
         ┌──────┴──────┐
    不規則なリズム    規則正しいリズム
    心房細動          洞頻脈
    心房粗動          心房頻拍
    多源性心房頻拍    AVRT
                      AVNRT

    変行伝導または早期興奮を伴うSVT    心室頻拍
    代謝異常を伴うSVT                torsades de pointes
```

図7-1 不整脈の分類
AVNRT：房室結節リエントリー性頻拍，AVRT：房室リエントリー性頻拍，SVT：上室性頻拍

不整脈と患者の症状とを関連づけるうえで，最も費用対効果の高い方法である。

■**植込み型イベントモニター** 比較的稀にしか発生しない不整脈に対して，体内植込み型のデバイスが利用される。

分類

- 不整脈の分類は複雑で，電気生理学的機序(リエントリー，撃発活動 triggered activity，自動能亢進)や，心拍数，発生部位，心電図上の特徴に基づく。
- 不整脈はその発生機序に基づいて治療されるが，ほとんどの不整脈の名称は歴史的な専門用語や会議によって決定されている。
- いくつかの矛盾点はあるものの，実際の分類は心拍数と心電図上の特徴に基づいている。
- 不整脈はまず最初に心拍数により分類される。頻脈性不整脈は心拍数が100/minを超えるもので，徐脈性不整脈は心拍数が60/min未満のものである。頻脈(頻拍)と頻脈性不整脈，徐脈と徐脈性不整脈という用語はそれぞれ本質的には同義であり，本章では特に区別なく用いることにする。
- 図7-1に不整脈の古典的な分類の概要を示す。

頻脈性不整脈

- 頻脈性不整脈 tachyarrhythmia は心拍数が 100/min を超えるもので，上室性か心室性起源のいずれかに分類される。
- 頻脈性不整脈の起源や機序（リエントリー，撃発活動，自動能亢進）を把握することが適切な管理につながるが，これらの詳細がすぐに明らかになることはあまりない。
- 実用的には，QRS 幅が 120 msec より長いか短いかで，QRS 幅の広い頻拍と QRS 幅の狭い頻拍とに区別されている。

QRS 幅の狭い頻拍

- QRS 幅の狭い頻拍 narrow-complex tachycardia は常に房室結節かその上位を起源とし，幅の狭い QRS は His-Purkinje 系の活動が正常であることを反映している。
- QRS 幅の狭い頻拍はさらに心調律の規則性によって分類されるが，心拍数が速い場合は判断が困難である。
- QRS 幅の狭い頻拍には，洞頻脈，心房細動，心房粗動，心房頻拍，種々のリエントリー性不整脈（房室リエントリー性頻拍，房室結節リエントリー性頻拍など）がある。

QRS 幅の狭い頻拍への初期アプローチ

- まず優先すべきことはバイタルサインの確認と，もし患者の状態が不安定であれば ACLS プロトコルの実行である。
- 患者の状態が安定していれば 12 誘導心電図をとる。しかし，心拍数が速いため頻拍の正確な同定が困難であることが多い。
- 頻脈性不整脈に対して頸動脈洞マッサージやアデノシンの投与によって迷走神経（副交感神経）を刺激するのは有効な方法である。これにより房室伝導の抑制，心拍数の低下がもたらされ，リズムの同定が可能となる。またこの方法により，房室結節を回路に含むリエントリー性不整脈を停止できる可能性もある[†1]。
- **頸動脈洞マッサージのコツ**
  - 頸動脈に雑音を聴取しないことを確認し，一側の頸動脈を5秒ほど円を描くように圧迫する。
  - 虚血性心疾患のリスクのある患者に施行するときは注意を要する。
- **アデノシン静注のコツ**
  - 6 mg を**急速**静注する。アデノシンの半減期は約9秒であり，全量を一気に素早く投与する。初期量で効果が得られなかった場合，2度目は 12 mg を投与する。
  - アデノシンは刺激伝導を完全に遮断するので，短時間のことではあるが，蘇生のための適切な器材と人員を準備する必要がある。

洞頻脈

一般的事項
- 洞頻脈 sinus tachycardia 自体は不整脈ではないが，心拍数が速く QRS 幅の狭い不整脈に遭遇したときに洞頻脈を考慮することは重要である。
- 洞頻脈は，発熱，循環血液量減少，疼痛，貧血，甲状腺中毒症，呼吸器疾患，うっ血性心不全，カフェイン，違法薬物の乱用あるいは離脱，不安といった状態に対する反応性変化であることが多い[1]。
- しかし稀に洞頻脈の状態が不適切な場合があり，洞結節でのリエントリーが原因となっている可能性がある[2]。

診断
- 心拍数は典型的には 150～200/min である。
- 心電図では，正常軸，正常波形の P 波を認める。
- 検体検査では，貧血，甲状腺中毒症，薬物中毒(医薬品，違法薬物)などの原因検索を行う必要がある。

治療
- 原因となっている疾患に対する治療を行う[1]。
- β遮断薬やカルシウム拮抗薬を使って心拍数を減らすことだけを目的とした治療は，**多くの場合で適切ではない**。背景にある心疾患(例えば，弁膜症，冠動脈疾患，うっ血性心不全)のため頻脈に耐容できない場合にのみ試みるべきである。心拍数の増加は，**心拍出量を保つうえで必要な代償性反応**であることが多い。
- inappropriate sinus tachycardia は稀であり，頻脈の原因となる疾患をすべて否定した後に考慮されるべき状態であることを強調したい。

心房細動

一般的事項
- 心房細動 atrial fibrillation は最も頻度の高い持続性不整脈で，全人口の約 1％，80 歳以上では約 10％に認める[1]。
- 弁膜症，加齢，高血圧，うっ血性心不全，冠動脈疾患，心房の機能的拡大によって引き起こされる[1,3]。
- 甲状腺機能亢進症は，心房細動の原因のうち最も頻度の高い非心原性の治療可能な原因である。

---
†1 訳注：施行時は有害事象に留意する。

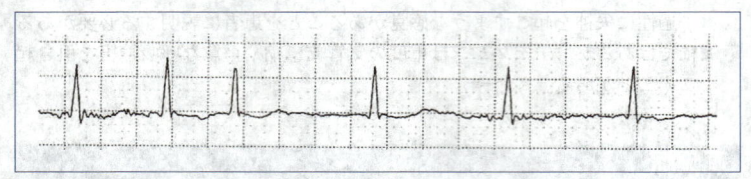

図 7-2 心房細動
リズムは不整であり，P 波を欠く。

- 「孤発性(他の心疾患の合併を認めない)」「初発」「再発性」「発作性(典型的には自然停止する病歴を繰り返す)」「持続性(電気的・薬理学的除細動を要する)」「慢性(洞調律に戻らない)」というように分類される。
- 心房細動は以下の 3 つの病態を引き起こす。
  - 房室同期性の喪失により有効な心房収縮が失われた結果，心拍出量が低下する。
  - 収縮しなくなった心房内で血液がうっ滞し，血栓塞栓のリスクが増える。
  - 心室レートが増えることによって心拍出量は低下し，心筋の酸素需要量が増加する。
- 心房細動の発生部位としての肺静脈の役割は新しい治療法をもたらしたが，心房細動を維持するための電気的基質については解明中である(後述)。

診断

- 心電図は P 波が明らかでない無秩序な心房の電気的活動を示している。粗い細動波を認めることもある(図 7-2)。
- 心室レートは通常 140～180/min であるが，房室結節での伝導速度に依存しさまざまである。
- 検体検査では甲状腺機能を評価する必要がある。

治療

- 洞調律を保つことが治療になると思われがちだが，いくつかの研究では，そのような治療を行っても心房細動の罹患率と死亡率は低下しないことが示されている。このことは，洞調律を維持するための治療は成功率が低いことを反映している[4~6]。
- したがって現在は，それぞれの患者において心房細動がもたらす有害事象に治療の焦点が当てられている。
- 心拍数コントロール，リズムコントロールの概して 2 つの治療戦略に分けられる。前者は心房細動は許容されるが心拍数をコントロールするもので，後者は洞調律の維持を図るものである。以下に示すように，**どちらも抗凝固療法を要する**[6]。

■ 心拍数コントロール

- 心室レートは房室伝導を低下させる薬物でコントロールする。
- **β遮断薬**と**カルシウム拮抗薬**は心拍数コントロールの第 1 選択薬である。薬

- ジゴキシンも安静時の心室レートをコントロールするのに役立つが，労作時では有効でない。加えて，ジゴキシンは他の薬物よりも副作用が多い。左室機能が低下しジゴキシンが有益である患者においては，理想的である。
- 薬物治療で心拍数をコントロールできない場合は，高周波房室結節アブレーションも選択肢の1つとなる(完全房室ブロックとなるため，永久的ペースメーカの植込みが必要となる)。

■ 洞調律の維持

- 洞調律の復帰および維持が治療の最終目標であるが，必ずしも達成できるわけではない。
- リズムコントロールをどこまで追求するかは，患者の心機能や心房細動に対する忍容性によって決まる。
- 心房細動を停止させる初回治療として同期直流除細動 synchronized direct current cardioversion(DCCV)があり，成功率は80％以上である。DCCVには鎮静と血行動態モニタリングが必要であり，緊急蘇生や気道確保の準備をしたうえで行うべきである。
- いくつかの薬物は，薬理学的除細動をもたらし，DCCVの成功率を上げ，DCCV施行後の洞調律維持に有用である[1]。
  - 器質的心疾患のある患者には，アミオダロン，ソタロール，dofetilide を用いる。
  - 器質的心疾患のない患者には，アミオダロン，フレカイニド，プロパフェノンを用いる。
  - アミオダロンは忍容性が高いものの，長期的にはいくつかの深刻な副作用がある。したがって，今後長年にわたり治療を要する若年患者には用いないほうがよい[7]。
  - これらの薬物の開始時や用量調整時は心臓電気生理学の専門医にコンサルトのうえ入院とし，心電図モニター下で行うべきである。

■ アブレーション，外科的治療

- 心房細動のカテーテルアブレーションにおける新しい手技は成功率を向上させている。
- 非侵襲的なリズムコントロールが失敗に終わりかつ患者が心房細動に耐えられない場合には，洞調律へ復帰させるために侵襲的アブレーション手技を考慮すべきである[6]。
- 歴史的には，心房に線状瘢痕を作成して心房細動を止める Cox-Maze 手術が行われてきた。しかしこの手技は，他の心臓手術をする際に併用されることのほうが多い。
- 肺静脈隔離法のような侵襲度の最小限なカテーテル手技は心臓手術の必要がない患者により適しており，経験豊富な施設では60〜80％の成功率がある。
- これらの手技の詳細については進歩が速いため本章では割愛する。
- **忍容性の乏しい心房細動患者を心臓電気生理学の専門医にコンサルトすることは必須である。**

■ **血栓塞栓症のリスク**
- 理論的には洞調律に復帰すれば抗凝固療法は不要になるが，薬物によって洞調律を維持していても心房内血栓による脳卒中のリスクは変わらないことがいくつかの研究で示されている[4,5]。
- しかし抗凝固療法にはリスクが伴うことから，ワルファリンによる抗凝固療法が適正である高リスク群を同定する試みがなされている。
- いくつかの血栓塞栓症の危険因子が知られている。一般的に，高齢，うっ血性心不全，脳卒中の既往，糖尿病，高血圧は，心房細動に関連する脳卒中のリスクを高める[4]。
- 48時間以上続く心房細動の患者に除細動を行う場合，**事前に**左房内血栓がないことを確認する必要がある。そのためには経胸壁心エコー法では不十分であり，経食道心エコー法で左心耳を観察する。また，除細動前に最低3〜4週間の抗凝固療法を行う[4]。
- 重要なことだが，塞栓症のリスクは除細動後の数週間が最も高い。たとえ除細動が成功し電気的活動が正常化しても，機能的回復には数週間かかるためである。したがって，除細動後少なくとも4週間はワルファリンによる抗凝固療法を続ける必要がある。
- 心房細動は慢性再発性の疾患であることを強調したい。したがって，(a)抗凝固療法の禁忌がある，(b)塞栓症のリスクが明らかに低い，という場合を除き永続的な抗凝固療法が必要になると考えられる。

■ **心房細動と早期興奮（Wolff-Parkinson-White症候群）**
- 房室副伝導路をもつ患者の心房細動は特有のリスクがある。通常は心房細動が生じても最大心室レートは房室結節の減衰伝導により制限される。副伝導路を経由する場合，心室レートは心房細動の拍動数(400〜700/min)に匹敵し，心室細動や心血管虚脱をもたらす可能性がある。
- 早期興奮による心房細動の心電図では，**不規則なリズムを呈し，さまざまな形の幅広いQRS波を認める。**
- 治療としては，プロカインアミド，アミオダロン，DCCVがある。房室伝導を抑制するアデノシン，カルシウム拮抗薬，β遮断薬，ジゴキシンは，副伝導路の伝導を促進してしまうので，使用を避ける必要がある。根治的治療や副伝導路のアブレーションを行う場合は，専門医へのコンサルトが必要である。

■ **周術期の心房細動**
- 術後，特に心臓手術，それも弁膜症手術の術後に心房細動が認められることが多い。ほとんどが自然軽快するが，それまでの間は他の心房細動と同じリスクがある。抗凝固療法による合併症の可能性があるので，心房細動が始まってから48時間以内のDCCVが推奨される。
- 周術期にβ遮断薬を使用することで，心房細動を起こすリスクを軽減できる[8]。
- アミオダロンは予防的治療として，または心房細動を発症した患者に対してよく用いられる[8]。
- 慢性心房細動と異なり，術後数カ月経過した段階で循環器科医により継続的

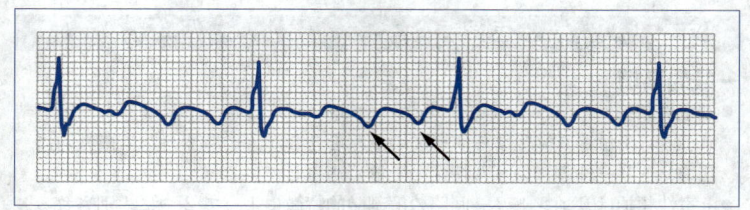

図 7-3 心房粗動
3：1 伝導の心房粗動。鋸歯状波（矢印）を認める。

治療の必要性が再評価されることが必要となる。

心房粗動

一般的事項
- 心房粗動 atrial flutter は心房内の持続性リエントリー性不整脈であり，心房内に速い振動を引き起こした状態である。
- 心房細動よりも電気的に収束された状態であるが，心房の血液輸送能は正常よりも低下するため，心房粗動も同様に血栓塞栓症のリスクがある。
- 心房細動を起こす原因の多くが心房粗動にも関わっている。患者が心房細動と心房粗動を合併していることもあり，また一方から他方へ移行することも珍しくない。

診断
- 心電図では鋸歯状の粗動波を呈する（図 7-3）。通常型心房粗動の場合，鋸歯状波は下壁誘導で最も明瞭である。通常型以外のものではさまざまな形の粗動波が出現する。
- 粗動波は，典型的には 240〜340/min，古典的には 300/min とされている。
- 心室へは 2：1 あるいは 3：1，4：1 で伝導する。心室レートは房室伝導がさまざまに抑制されるために不規則になることもあるが，たいていは一定の伝導比で規則的となっている。

治療
- 心房粗動に対する薬物療法は，本質的に心房細動と同じである。すなわち，心室レートのコントロール，抗凝固療法による脳卒中リスクの管理，そして可能であれば，洞調律の維持である。
- 通常型心房粗動は約 90％の成功率でカテーテルアブレーションによる停止が可能である。しかし，多くの患者ではその後心房細動に移行する。

リエントリー性上室性頻拍

一般的事項
- 上室性頻拍 supraventricular tachycardia(SVT)という用語は本来,房室結節よりも上位から発生するすべての調律を含むが,循環器科医は慣習的に,リエントリー性調律のうち特定の一群に適用している[9,10]。
- 上室性頻拍はリエントリー回路の解剖学的特徴によって2つに大別される。
  - **房室結節リエントリー性頻拍** atrioventricular nodal reentrant tachycardia(AVNRT)　リエントリー回路全体が房室結節内または,近傍の周囲組織に含まれるもの。
  - **房室リエントリー性頻拍** atrioventricular reentrant tachycardia(AVRT)　リエントリー回路が心房組織,房室結節,心室組織,副伝導路を含んでいるもの。
- リエントリー回路は,一方の枝路では伝導速度が速く(長い不応期をもつ)が,もう一方の枝路では伝導速度が遅い(短い不応期をもつ)という共通の特徴がある。この解剖学的特徴において,適度なタイミングで期外刺激がトリガーとなり,回路内で持続的に旋回する電気的興奮が出現する。
- AVRT と AVNRT は順行性刺激(前方,すなわち心房から心室へ)が速伝導路か遅伝導路のどちらを通るかによってさらに分類される。逆行性刺激(後方,すなわち心室から心房へ)はもう一方の伝導路を通る。
- 上室性頻拍では,心房が逆行性シグナルによって刺激され,逆行性 P 波が出現する。そのため上室性頻拍は(逆行性)P 波が QRS 波の後に明瞭に認められ,逆行性伝導が遅伝導路を介している "long RP" と(逆行性)P 波が QRS 波の直後に出現する "short RP" とに分けられる。
- 典型的には,AVRT と AVNRT は基礎心疾患のない患者に出現する。

診断
- 臨床症状として動悸,呼吸困難,失神,基礎心疾患のある患者では狭心痛やうっ血性心不全がみられる。
- リエントリー性頻拍は,必ずではないが多くの場合,心電図で正確に診断することが可能である。
- 通常,リエントリー性頻拍は洞頻脈や心房細動とは異なり,突然始まり突然停止する。発作時の心拍数は 150〜250/min となる。
- すべてのリエントリー性上室性頻拍では II, III, aVF 誘導で下向きの逆行性 P 波を認める。これは,心房での興奮が下方から上方へ逆行性に伝導していることを示している。
- 上室性頻拍のうち 70%は AVNRT であり,残りは AVRT である[1]。
- 上室性頻拍の典型的な波形を図 7-4 に示す。

typical AVNRT(AVNRT の 50〜90%)
- 順行性伝導は遅伝導路を通り,逆行性伝導は速伝導路を通る。
- 結果として,逆行性 P 波は QRS 波の 100 msec 以内に出現するため,"short RP" となる。実際には,RP 間隔はとても短いため P 波は QRS 波に隠れて

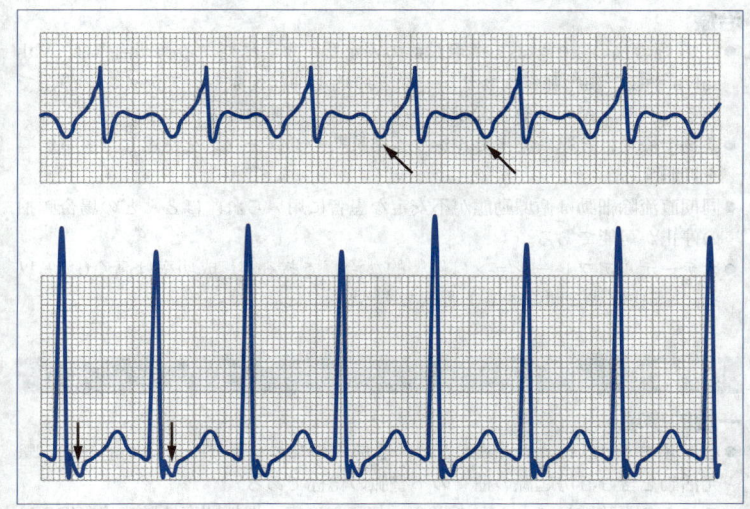

図 7-4　上室性頻拍
上：long RP 頻拍。II 誘導で逆行性 P 波(矢印)を認める。
下：short RP 頻拍。II 誘導で逆行性 P 波(矢印)を認める。

しまい識別困難となったり，V_1 誘導での偽性 R 波あるいは II・III 誘導での偽性 S 波として確認できたりする。

atypical AVNRT
- 順行性伝導が速伝導路を通り，逆行性伝導が遅伝導路を通る。
- 結果として，QRS 波の間に，長い RP 間隔をもつ逆行性 P 波が確認される。

orthodromic AVRT（AVRT の 95%）
- 順行性伝導は房室結節を経由し，逆行性伝導は副伝導路を経由する。
- ほとんどの場合は，副伝導路の伝導がかなり速いため短い RP 間隔となる。しかし副伝導路の伝導が遅い場合もあり，そのときは long RP 頻拍となる。

antidromic AVRT
- antidromic AVRT は QRS 幅の広い頻拍であるが，orthodromic AVRT との比較のためここで扱う。
- 順行性伝導が副伝導路を介するために，結果として QRS 幅が広くなる。
- AVNRT は房室結節内のリエントリーであるため，心室期外収縮，上室性期外収縮，脚ブロックといった心房や心室のイベントとは無関係に頻拍が持続する。AVRT では心房や心室がリエントリー回路の一部であるため，心房や心室のイベントは頻拍に影響する。
- AVRT では副伝導路の存在が必要である。副伝導路には非発作時の心電図で早期興奮を示すデルタ波(Wolff-Parkinson-White 型)が認められる「顕性」と，順行性伝導がなく逆行性伝導のみ可能である「潜在性」とがある。顕性伝導路では orthodromic，antidromic いずれの AVRT も出現する可能性があり，一方，潜在性伝導路では orthodromic AVRT のみ出現する。

治療
- QRS幅の狭い頻拍のある循環動態の安定した患者に対する初期治療は，Valsalva手技，頸動脈洞マッサージなどの迷走神経刺激や，アデノシン静注である(前述)。AVRTやAVNRTの場合，通常は頻拍は停止する。
- 薬物治療ではβ遮断薬，カルシウム拮抗薬やジゴキシンを使用して房室伝導を抑制する。
- 同期直流除細動は循環動態が不安定な患者に用いられ，ほとんどの場合頻拍の停止が可能である。
- カテーテルアブレーションは侵襲的な治療であるが，成功率は高く(95%以上)，薬物療法と同等に第1選択である[9]。

心房頻拍

一般的事項
- 心房頻拍 atrial tachycardia とは，心房内のリエントリー，自動能亢進，撃発活動を含む心房起源の種々の不整脈の総称である。
- これらの不整脈はほとんどの場合，基礎心疾患，慢性閉塞性肺疾患(COPD)，電解質異常，ジギタリス中毒などと関連している[1]。

診断
- 心房頻拍の心電図上の特徴は以下のとおりである。
  - P波の軸や形が洞調律のときとは**異なる**。
  - 心拍リズムは通常規則正しい。
  - QRS波は通常，洞調律のときと同じである。
  - 心房性不整脈の特徴を解明するためには，通常，電気生理学的検査が必要である。

治療
- 薬物療法は，基礎にある疾患や病態に焦点を当てる。
- 臨床的に有意な心房頻拍の場合，高周波カテーテルアブレーションが治療の選択肢となることが多い。

多源性心房頻拍

一般的事項
- 多源性心房頻拍 multifocal atrial tachycardia(MAT)はほとんどの場合，COPDか慢性心不全に関連している[11]。
- 自動能亢進や撃発活動といった電気生理学的機序が背景にある。

診断
多源性心房頻拍の心電図の特徴は以下のとおりである。
- 3つまたはそれ以上の形の異なるP波が，異なるPR間隔で出現する(図

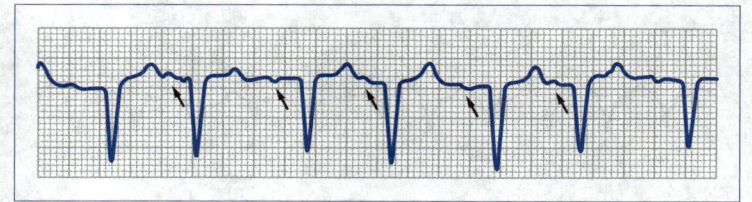

図 7-5　多源性心房頻拍
脈は不整であり，P 波の形と PR 間隔(矢印)はさまざまである。

7-5)。
- 心房レートは通常 100〜130/min である。

治療
- 基礎疾患に対する治療が中心となり，抗不整脈薬の役割は乏しい。
- 多源性心房頻拍に対する治療が必要な場合，カルシウム拮抗薬とアミオダロンが，ある程度有効である。

QRS 幅の広い頻拍

- QRS 幅の広い頻拍 wide-complex tachycardia(WCT)は，His-Purkinje 系を介さない心筋内での電気的活動あるいは遅延し乱れた His-Purkinje 系の伝導を反映している。
- 結果として，QRS 幅は電気シグナルの伝導遅延のため広くなる。QRS 幅の広い頻拍は数種類にすぎない。
  - 心室性リズム，すなわち心室頻拍 ventricular tachycardia(VT)
  - 変行伝導を伴う上室性頻拍，すなわち左脚ブロックや右脚ブロックといった心室内伝導遅延
  - 副伝導路を介する上室性頻拍
  - 高カリウム血症や薬物中毒といった代謝性の異常も WCT を呈する。

QRS 幅の広い頻拍に対する初期アプローチ

- QRS 幅の狭い頻拍の場合と同様に，最優先事項は患者の全身状態の評価と，不安定な患者に対する ACLS プロトコルの実行である。
- WCT を認めたときにまず考えるべきことは，その不整脈が心室起源であるか，それとも変行伝導もしくは早期興奮を伴った上室性のものであるか，ということである。
- 心室頻拍と上室性頻拍の鑑別のほかに，WCT の原因として代謝性の異常，とりわけ中毒と高カリウム血症に注意を向けることも重要である。
- 心室頻拍と変行伝導を伴う上室性頻拍の鑑別は難しく，いつでも容易にできるわけではない。しかし，いくつかのアルゴリズムが鑑別に有用となっている[12]。

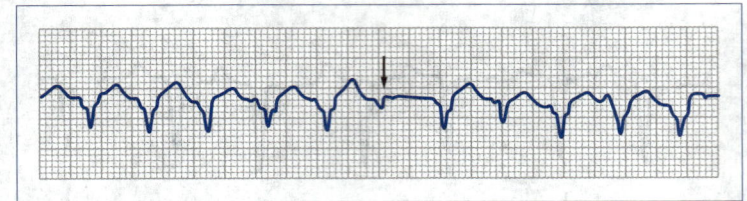

図 7-6　心室頻拍
融合収縮(矢印)を認める。

表 7-1　QRS 幅の広い頻拍に対する Brugada 基準

・前胸部誘導のいずれかに RS 波があるか？
　→ RS 波がなければ，心室頻拍である
・前胸部誘導に RS 波があれば，QRS 波の開始から S 波の終末までを計測する
　→ 100 msec 以上ならば，心室頻拍である
・房室解離の証拠(P 波の存在，融合収縮，心室捕捉)はあるか？
　→証拠があれば，心室頻拍である
・典型的な心室頻拍波形がないかどうか，V_1，V_2，V_6 誘導の QRS 波の形を評価する
　→右脚ブロック型(V_1，V_2 誘導で QRS 波が陽性)
　　V_1，V_2 誘導で R 波または qR 波があれば，心室頻拍である
　　R>R′である RSR′の形をとる心室頻拍
　　V_6 誘導で rS 波(R 波が S 波より小さい)があれば，心室頻拍である
　→左脚ブロック型(V_1，V_2 誘導で QRS 波が陰性)
　　V_1，V_2 誘導で R 波が 40 msec 以上であれば，心室頻拍である

出典：Brugada P, Brugada J, Mont L, et al. A new approach to the differential diagnosis of a regular tachycardia with a wide QRS complex. Circulation 1991;83:1649-1659 より改変。

心室頻拍の特徴

- 心室頻拍を示唆する所見は以下のとおりである。
  - 極端な右軸偏位(−90°〜180°)。
  - ほとんど前兆なく不整脈が始まる。
  - 右脚ブロック型の頻拍で QRS 幅が 140 msec 以上，または左脚ブロック型の頻拍で QRS 幅が 160 msec 以上。
  - 前胸部誘導において，QRS 波が単形性ですべて陽性または陰性になっている。
  - 融合収縮(通常の QRS 波と期外刺激が重なること)，心室捕捉(頻脈の中に通常の QRS 波が間欠的に出現すること)は房室解離を示唆し，これより心室頻拍が示唆される(図 7-6)。
- 段階的アルゴリズムに沿って心室頻拍と上室性頻拍を鑑別することができる。
- 最もよく使われる基準は Brugada らが発表したもので[13]，概略を表 7-1 に示した。各々の段階で頻拍が心室頻拍かどうかを鑑別し，そうでなければ次

の段階に進む。
- ■これらの基準は正確であるが,煩雑であるため使用するには熟練が必要である。Brugadaらの報告では感度99%,特異度96.5%とされているが,実際にこの基準を用いた結果は感度79〜92%,特異度44〜56%であったと報告されている[14]。
- すべてのWCTは,そうでないと証明されるまでは**心室頻拍と考える**,という有用な経験則がある。これは,心疾患におけるWCTの80%以上が心室頻拍であるという事実からすれば,妥当な考え方である。
- この考え方は,上室性頻拍に対する薬物療法(アデノシン,カルシウム拮抗薬)の多くが心室頻拍から心室細動への移行をもたらす可能性をもっていること,心室頻拍に対する治療(アミオダロン,プロカインアミド)は上室性頻拍に対しても効果的で安全であることからも支持される。したがって,その不整脈がどちらであるかはっきりしない場合には,心室頻拍として治療を行うことが好ましい。
- まとめると,**WCTは心室頻拍と考えるべきである**。患者の状態が安定したら,診断と治療方針確定のために専門医にコンサルトする必要がある。

心室性不整脈

- 心室性不整脈 ventricular arrhythmia には,単発心室期外収縮,2連発・3連発(心室期外収縮が2つまたは3つ続いたもの)から,心室頻拍,心室細動まで含まれる。
- 心室頻拍は,持続性 sustained(定義はさまざまであるが,典型的には30秒以上続くものか,緊急電気的除細動を必要とするような血行動態の破綻をきたすもの),または非持続性 nonsustained(3発以上の心室期外収縮が連続するが,持続時間が30秒未満のもの)に分けられる。上室性頻拍(SVT)と非持続性心室頻拍(NSVT)は,略語は似ているが,まったく異なる不整脈である。したがって,持続性心室頻拍をSVTと略してはいけない。
- 心室頻拍は,**単形性** monomorphic(すべてのQRS波の形が同じ)か**多形性** polymorphic かに分けることもできる。多形性心室頻拍は,その機序も治療も単形性心室頻拍より心室細動に近い。
- 心室頻拍の管理は,基礎心疾患の有無に依存する。
- 治療できる心室頻拍の原因として,コカイン中毒,ジギタリス中毒,低カリウム血症,低マグネシウム血症,急性虚血性心疾患がある。

器質的心疾患に伴う心室性不整脈

- 心室頻拍は,虚血性心筋症,非虚血性心筋症,アミロイドーシスやサルコイドーシスなどの浸潤性疾患,修復されたまたは修復されていない先天性心疾患,筋ジストロフィといったさまざまな心疾患を背景として起きる。
- 多くの研究では虚血性心疾患,最近では非虚血性拡張型心筋症に焦点が当てられている。しかし心室性不整脈における一般的アプローチは他の心筋症に

も適用されている。

心室期外収縮

- 器質的心疾患をもつ患者で心室期外収縮 premature ventricular contraction(PVC)が起きると，心臓突然死のリスクが高くなる。
- 薬物療法は，心室期外収縮の発生頻度を下げることには有効であるが，死亡率における有益性は示されていない。実際に虚血性心疾患の患者におけるⅠ群抗不整脈薬の使用は死亡率を上昇させる[15,16]。
- これを踏まえると，無症候性の心室期外収縮に対する治療は不要である。症状のある心室期外収縮にはβ遮断薬や他の抗不整脈薬が適応となりうる。

非持続性心室頻拍

- 器質的心疾患をもつ患者で非持続性心室頻拍が起きた場合も，心臓突然死のリスクが高くなる。心室期外収縮と同様に，薬物療法単独では心臓突然死の発生率を低下させることはできない。
- 駆出率が中等度以下(通常，35％以下)に低下している患者にとって，後述するように心臓突然死の一次予防として植込み型除細動器 implantable cardiac defibrillator(ICD)は必要であり，非持続性心室頻拍の有無は大きな問題ではない。

持続性心室頻拍

- 持続性心室頻拍は直ちに治療を要する。状態が不安定な患者では，速やかな除細動が必要となる。
- 安定した患者では，アミオダロンかリドカインの投与を考慮する。
- 電解質異常などの一過性で可逆性の原因によるものでない限り，通常はICDの適応となる。
- 持続性心室頻拍は専門医へのコンサルテーションを必要とする。

多形性心室頻拍

- 虚血性心疾患を背景にする場合，多形性心室頻拍は単形性心室頻拍よりも予後が悪い。可能な限り虚血性心疾患に対する治療に焦点を当てる。
- これに対して，その他の多形性心室頻拍では別の治療が議論されている。

心室頻拍の治療

- 心室頻拍の急性期治療の後，長期的な治療にはいくつかの選択肢がある。
- 第1選択の治療はICD植込みであり，複数の研究では薬物療法と比較し死亡率の低下が示されている[17~19]。
- 薬物療法は，心室頻拍の発生頻度を低下させるが，心臓突然死の死亡率を下げることは示されていない。したがって薬物療法の役割は，(a)ICD植込みが禁忌である患者，(b)ICDの電気ショックが頻回でその回数を減らす必要のある患者に限られる。第1選択薬はアミオダロンとソタロールである。
- 治療抵抗性心室頻拍の場合，カテーテルアブレーションや外科的アブレー

ションが適応となりうる。これらの手技は，心筋内に限局した瘢痕組織をもつ患者において最も成功率が高い。
- きわめて難治性の心室性不整脈の場合，心臓移植も考慮される。

急性心筋虚血に伴う心室頻拍

- 急性心筋虚血または急性心筋梗塞に併発する心室頻拍の重症度は，心室頻拍の発症する時期に依存する。
- 急性心筋梗塞後まもなく発症した心室細動は院内死亡率の点で予後不良因子であるが，長期的予後への影響についてはよくわかっていない。一方，遅発性の心室頻拍は，将来の悪性不整脈を予想させる。
- 虚血による不整脈の特殊型として，**促進心室固有調律 accelerated idioventricular rhythm (AIVR)** は特記すべきである。これは QRS 幅が広く，心拍数は 50〜120/min で，しばしば心筋再灌流と関係する。AIVR は治療を必要としない良性の不整脈で，長期的な予後に影響しない。

心臓突然死の一次予防

- 致死的な心室性不整脈に対する ICD の使用が増加したことにより，心臓突然死のリスクが最も高い患者群を同定することに，さらなる注意が向けられるようになった[20]。
- 心臓突然死のリスクが高い患者への ICD 植込みは一次予防と呼ばれ，突然死を起こしかけた患者あるいは持続性心室頻拍や心室細動を起こした患者への ICD 植込みは二次予防と呼ばれる。
- 心臓突然死のリスクが最も高い患者群を特定するのには今なお限界があり，ICD が植込まれた高リスク患者のうち 30％しか突然死を防ぐことができず，一方で突然死の 50％はリスクが高くないと考えられた患者に発生している[21]。
- 現時点では，一般集団を対象とした心臓突然死の危険因子のスクリーニングとして，心血管疾患の標準的なスクリーニングを行う以外，推奨される方法はない。
- ICD 植込みの基準を表 7-2 に要約した。簡単に言うと，一次予防として ICD 植込みが必要なのは以下のような患者である。
  - 駆出率が 35％未満で NYHA II〜III の症状がある虚血性あるいは非虚血性心筋症の患者。
  - 駆出率が 35％以上で非持続性心室頻拍が認められ，電気生理学的検査で心室頻拍が誘発される患者。

器質的心疾患とは関連しない特発性心室頻拍

- 明らかな器質的心疾患がないのに心室性不整脈が生じる患者が少数ながら存在する。しかし，この病態についての研究が進むにつれて，これらの患者における潜在的な分子学的・細胞学的異常がしばしば見出されるようになった。
- 特発性心室頻拍も，単形性心室頻拍と多形性心室頻拍に分類される。

表 7-2 自動植込み型除細動器の適応

Class I
- 治療可能な原因によらない心室細動または心室頻拍を背景とした心停止
- 器質的心疾患に伴う特発性持続性心室頻拍
- 原因不明の失神があり,電気生理学的検査によって血行動態の破綻する持続性心室頻拍が誘発され,薬物療法に反応しない
- 冠動脈疾患,心筋梗塞既往,左室機能不全に伴う非持続性心室頻拍があり,電気生理学的検査によって心室頻拍または心室細動が誘発される

Class IIa
- 左室駆出率が 30％未満で,心筋梗塞発症後 1 カ月以上,あるいは冠動脈バイパス術後 3 カ月以上経過

Class IIb
- 肥大型心筋症,QT 延長症候群,Brugada 症候群,不整脈源性右室異形成(催不整脈性右室心筋症)といった,致死的心室性不整脈のリスクが高い家族性または先天性の病態

Class III
- 原因不明の失神があり,頻脈性不整脈の続発や器質的心疾患を認めない
- 手術やカテーテルアブレーションが有効な不整脈を原因とする心室細動または心室頻拍
- 治療可能な原因(急性心筋梗塞,電解質異常,薬物中毒,外傷)による心室頻拍
- 医療機関のフォローアップの得られない重度の精神疾患
- 余命 6 カ月以内の終末期
- 心臓移植の適応ではない薬物抵抗性である NYHA IV のうっ血性心不全

Class I：ICD 植込みが有益で効果的であるというエビデンスまたは一般的な同意がある。
Class IIa：相反するエビデンスあるいは意見の相違があるが,有効であるというエビデンスが多い。
Class IIb：相反するエビデンスあるいは意見の相違があるが,有効性があまり認められていない。
Class III：ICD 植込みは効果的ではない,あるいは危険であるというエビデンスまたは一般的な同意がある。
出典：Epstein AE, DiMarco JP, Ellenbogen KA, et al. ACC/AHA/HRS 2008 guidelines for device-based therapy of cardiac rhythm abnormalities. Circulation 2008; 117:e350-e408 より改変。

- 反復性単形性心室頻拍,右室流出路起源心室頻拍,特発性左室起源心室頻拍などの単形性心室頻拍は予後良好である。一方,家族性カテコールアミン誘発性心室頻拍のような多形性心室頻拍は,予後不良の経過をたどる。これらの病態の詳細は本章の範囲を超えており,いかなる心室頻拍も心臓電気生理学専門医への紹介が必要である。

torsades de pointes

一般的事項

- torsades de pointes(TdP)(基線のねじれ twisting of the points の意)は多形性心室頻拍の 1 つであり,QT 延長に関連して発生する。
- 先天的な TdP は遺伝性 QT 延長症候群に併発する(後述)。

表7-3 QT延長を引き起こす薬物

抗不整脈薬
- キニジン
- プロカインアミド
- ジソピラミド
- アミオダロン
- ソタロール
- dofetilide/ibutilide

向精神薬
- チオリダジン
- フェノチアジン
- 三環系抗うつ薬
- ハロペリドール
- リスペリドン
- methadone

抗ヒスタミン薬
- terfenadine
- astemizole

抗菌薬
- エリスロマイシン
- クラリスロマイシン
- テリスロマイシン
- アジスロマイシン

その他
- cisapride
- ドンペリドン
- ドロペリドール
- ranolazine
- HIVプロテアーゼ阻害薬
- 有機リン酸系殺虫剤
- コカイン
- 三酸化ヒ素
- 塩化セシウム
- 一部の漢方薬

- ほとんどは後天的なQT延長の結果として発症し，その原因として薬物，電解質異常(低カリウム血症，低マグネシウム血症，低カルシウム血症)，甲状腺機能低下症，脳血管障害，心筋虚血，重症うっ血性心不全が挙げられる[22]。
- 徐脈(相対的QT延長をきたす)はTdPを増悪させることがある。ただし通常は別の誘因があって増悪する。
- 常にTdPを発症するわけではないが，さまざまな薬物がQT延長を引き起こす(表7-3)。
- QT延長やTdPに関連する薬物の一覧はwww.qtdrugs.orgから入手可能である。

診断
- 心電図上TdPは，波打つように持続性に軸を変える幅の広いQRS波を呈する(図7-7)。
- 電解質，甲状腺機能，心筋虚血について精査する。

治療
- 不安定な患者には直ちに同期直流除細動を行う。
- 安定したTdPにはマグネシウム静注が有効であることが多い。
- QT延長を引き起こす可能性のある薬物の使用を避けることが重要である。

心室細動

心室細動ventricular fibrillationでは心拍出がなくなり，**直ちに除細動を行わ**

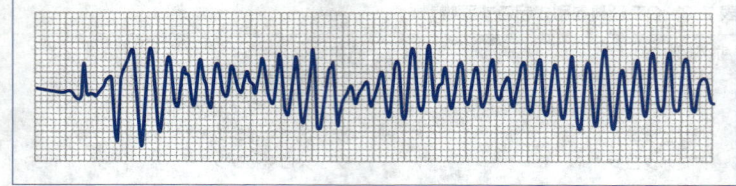

図 7-7 torsades de pointes

ないと，すぐに致死的不整脈となるため，ACLS プロトコルに則って対応する。

Wolff-Parkinson-White 症候群と早期興奮

一般的事項
- 心房→房室結節→ His 束→ Purkinje 線維という正常伝導路の迂回路として，さまざまな異常伝導路が存在する。
- 最も一般的で臨床的に重要な副伝導路は Kent 束であり，これは心房と心室を直接つなぐ副伝導路で，Wolff-Parkinson-White（WPW）症候群に対応する。
- 他の副伝導路が存在する場合もあるが，不整脈におけるそれらの役割はより複雑であり，Kent 束は不整脈の分類を説明するのに役立っている[1]。
- これらの副伝導路の臨床的重要性は 2 つある。第 1 に，房室リエントリー性頻拍（AVRT）を生成する基質となることである（前述）。第 2 に，房室結節での伝導遅延を迂回することにより心房細動のような心房性不整脈を危険なほどに速いレートで心室に伝導させる潜在力があることである。
- 一般的に早期興奮は他の基礎心疾患とは無関係である。心臓突然死の徴候や家族歴がないのであれば，悪性不整脈の発生は非常に稀である。

診断
- WPW 症候群の心電図上の特徴は以下のとおりである。
  - PR 間隔が 120 msec 未満と短い。
  - QRS 幅が 110～120 msec 以上と長く，いくつかの誘導で，QRS の立ち上がりが滑らかに上昇している（デルタ波の存在）。
  - ST-T 部分が QRS のベクトルとは反対方向となる。
- WPW 症候群は上室性頻拍（すなわち AVRT）の出現に加えて上記の心電図基準を有している。

治療
■ 急性期治療
- リエントリー性頻拍や速い心室応答を伴う心房細動のある患者では急性期治療を要する。
- 状態が不安定な患者には直ちに同期直流除細動を行う。
- 房室伝導を抑制する薬物（アデノシン，カルシウム拮抗薬，β遮断薬）は，副

伝導路を介した頻拍を助長してしまうため，早期興奮を合併した心房細動では避けることが必要である。
- プロカインアミドやアミオダロンの静注は安全に行うことができる。

■ 長期的管理
- 無症状で心臓突然死のリスクの少ない患者では，治療の必要はない可能性がある。
- 薬物療法では，アミオダロン，ソタロール，フレカイニド，プロパフェノンが用いられる。
- 高周波アブレーションは副伝導路を 85～98％の有効率で消失させることができる。

徐脈性不整脈

- 心拍数が 60/min 未満(50/min 未満とする意見もある)の場合を徐脈という。
- 健康な人であっても心拍数にはかなりの個人差がある。特に，鍛え抜かれた運動選手では安静時の心拍数が 40/min 程度の場合がよくあり，洞停止や房室ブロックを合併することもある。また，就寝中には心拍数が約 24/min に減少する[23]。
- これらを踏まえると，心拍数だけで治療が必要かどうかを判断するのは難しく，徐脈に関連した症状や徐脈を起こす機序を考慮しなくてはならない。
- 徐脈性不整脈 bradyarrhythmia は，失神，立ちくらみ，脱力感，倦怠感，めまい，あるいは心不全症状を引き起こす可能性がある。
- 大まかにいえば，病的な徐脈性不整脈は洞結節でのインパルス生成障害あるいはインパルス伝搬障害(すなわち房室伝導ブロック)のいずれかに起因する。

洞機能不全

一般的事項
- **洞不全症候群** sick sinus syndrome は，種々の洞機能不全を含む広義の用語である。
- 洞不全症候群の中の特殊型の 1 つとして，**徐脈頻脈症候群** tachycardia-bradycardia syndrome がある。ほぼすべての頻脈と徐脈の組み合わせが生じる可能性があるが，よくみられるのは頻脈停止後に洞停止をきたすものである。
- 洞不全症候群は洞結節線維化といった内因性要素，あるいは薬物，甲状腺機能低下症，低体温，頭蓋内圧亢進，電解質異常，迷走神経トーヌス亢進，虚血，外科的侵襲などの外因性要素により生じる。

診断
- 洞不全症候群ではさまざまな心電図所見を呈し，不適切な洞徐脈，洞停止，心房頻拍，運動に対する不適切な心拍応答などが認められる。
- 血液検査では甲状腺機能や電解質を調べるべきである。

表 7-4 永久的ペースメーカ植込みの適応

Class I
・症状を伴う徐脈または房室ブロック
・3度房室ブロックで以下の状態がある
　　3秒以上の心停止，または補充調律＜40/min
　　房室ブロックを伴う神経筋疾患
・慢性二束ないし三束ブロックで以下の状態がある
　　間欠的な3度房室ブロック
　　Mobitz II 型2度房室ブロック
・先天性3度房室ブロック

Class II
・補充調律 40/min 以上で，症状を伴わない3度房室ブロック
・症状を伴わない Mobitz II 型2度房室ブロック
・電気生理学的検査で偶発的に認めた His 束以下のブロック

Class III
・症状を伴わない洞徐脈または洞停止
・症状を伴わない1度房室ブロック
・症状の伴わない Mobitz I 型(Wenckebach 型)2度房室ブロック
・治療可能な房室ブロック

Class I：ペースメーカが有益で効果的であるというエビデンスまたは一般的な同意がある。
Class II：相反するエビデンスあるいは意見の相違がある。
Class III：ペースメーカは効果的ではない，あるいは危険であるというエビデンスまたは一般的な同意がある。
出典：Epstein AE, DiMarco JP, Ellenbogen KA, et al. ACC/AHA/HRS 2008 Guidelines for Device-Based Therapy of Cardiac Rhythm Abnormalities. Circulation 2008; 117:e350-e408 より改変。

治療

- ペースメーカ植込みを検討する前に，治療可能な原因や薬物の関与を調べるべきである。しかし，原因となっている薬物が治療に必要な場合は(例えば，冠動脈疾患の患者に対する β 遮断薬)，薬物継続のためのペースメーカ植込みを考慮する。
- ペースメーカの適応を表 7-4 に要約した。適応となるのは，一般的には次のいずれかの徐脈である。
  - 徐脈が持続あるいは再発する可能性があり，かつ症状を引き起こす場合
  - 重篤な徐脈あるいは心静止へ進行する場合

房室伝導異常

一般的事項

- 正常刺激伝導は洞結節で発生し心房内を伝搬して房室結節に至る。ここで短い潜時を経た後に His-Purkinje 系を介して心室筋を刺激する。
- 房室における電気的伝導が欠如することを房室ブロック atrioventricular

block といい，ブロックの部位や機序によって分類される。
- 房室ブロックの原因は洞不全症候群と同様で，加齢による刺激伝導系の線維化，薬物，甲状腺疾患，浸潤性疾患，迷走神経トーヌス亢進，虚血，外科的侵襲が挙げられる。

診断

- 頻脈性不整脈と同様に徐脈と臨床症状の関連性が重要であり，移動型モニターの使用が必要となる場合がある。しかし徐脈性不整脈はしばしば持続性であり，無症状あるいは症状が軽微でも12誘導心電図で容易に検出される。
- 血液検査では甲状腺機能や電解質を調べるべきである。
- 房室ブロックの心電図の特徴を表7-5に要約した。
- 房室ブロックには以下の2つの特殊な場合が存在する。
  - 2：1房室ブロックでは一連の連続するP波がないために，MobitzⅠ型かⅡ型かを判断するのは不可能である。ブロックの解剖学的部位を推測しなければならない。
  - 高度ブロックとは，伝導不可能なP波が多数出現している房室ブロックを指す。このブロックが迷走神経活動の亢進によらないのであれば，ブロックの解剖学的部位はたいてい房室結節以下にある。

治療

- ペースメーカ植込みを検討する前に，治療可能な原因や薬物の関与を調べる。しかし，原因となっている薬物が必要な場合は(例えば，冠動脈疾患の患者に対するβ遮断薬)，薬物継続のためのペースメーカ植込みを考慮する。
- ペースメーカ植込みの適応は表7-4に示した[24]。

遺伝性不整脈

遺伝性不整脈の管理は複雑であるが，急速に発展している分野である。遺伝性不整脈の疑われる患者は経験豊富な専門医による評価が必要である。

Brugada症候群

- Brugada症候群はナトリウムチャネルの遺伝子変異が原因であるが，その遺伝形式は複雑であり，完全には理解されていない[25]。
- 診断基準は発展し続けているが，V_1～V_3誘導での典型的なST上昇，心室頻拍や心室細動の自然発症との関連性，家族内発症の様式については同様である。
- 発症率は女性よりも男性に多く，特にアジア系男性に多い。
- 薬物療法も考慮されるが(通常はアミオダロンかキニジン)，たいていの患者は心臓突然死の予防のためにICD植込みが必要となる。

表7-5 房室伝導異常の特徴

伝導異常	心電図上の特徴	典型的なブロックが起きている解剖学的位置	例
1度房室ブロック	PR間隔>120 msec。しかし房室伝導は保たれている(1:1伝導)	心房内や房室結節での伝導遅延	
Mobitz I型2度房室ブロック (Wenkebach型)	間欠的に房室伝導が途絶する(A:V>1:1) 徐々にPR間隔が長くなり、(典型的には)QRS波が脱落するまでRR間隔が短くなる ブロックされた拍動の次のPR間隔は直前のPR間隔よりも長くなる	高位房室結節	
Mobitz II型2度房室ブロック	間欠的に房室伝導が途絶するが、PR間隔は一定である(A:V>1:1)	His-Purkinje系(房室結節より下位)	QRS波を伴わないP波(矢印)がT波と重なっていることに注目する
3度房室ブロック	房室解離	房室結節	

QT 延長症候群

- 先天性 QT 延長を引き起こす遺伝子変異は現在までに 7 つ同定されている。これらの遺伝子変異の間には，臨床的特徴や心電図所見に関して微妙な違いがある。
- 症状としては動悸，失神，心臓突然死，torsades de pointes がある。
- 管理は複雑で，患者の遺伝子型に依存する面もある。QT 延長症候群の患者は，心臓電気生理学の専門医に紹介する必要がある[26]。

QT 短縮症候群

- QT 短縮症候群は遺伝疾患であることが最近わかってきた。現在までに QT 短縮症候群に関連した 3 つの異なるカリウムチャネルの遺伝子変異が明らかにされている[27]。
- 臨床的特徴は，QT 短縮(典型的には補正 QT 時間＜330 msec)，心房細動を発症しやすいこと，心臓突然死のリスクがあることである。
- 至適薬物療法は現在のところ明らかではない。突然死を起こしかけたことがある患者や突然死の家族歴のある患者には ICD 植込みが必要である。

不整脈源性右室異形成（催不整脈性右室心筋症）

- 不整脈源性右室異形成 arrhythmogenic right ventricular dysplasia (ARVD)〔催不整脈性右室心筋症 arrhythmogenic right ventricular cardiomyopathy (ARVC)〕は，右室心筋への線維脂肪組織の浸潤を特徴とし(ときに左室も同様に侵される)，心室壁の菲薄化をもたらす[28]。
- 家族性発症の様式をとる場合，デスモプラキン，プラコグロビン，デスモグレイン，プラコフィリン 2，デスモコリン(これらはすべて細胞接着に関わる)における遺伝子変異が起こっている。ほかにもいくつかの遺伝子変異が関わっているうえ，いまだ同定されていない遺伝子変異も ARVD に関わっている。
- Naxos 病は ARVD のうち常染色体劣性遺伝形式をとるもので，手掌・足底の角質化と，羊毛のような縮れた髪を特徴とする。
- ARVD の臨床的特徴として不整脈(右室流出路起源心室頻拍が最も多い)，失神，動悸，心臓突然死がある。右室が侵されるにもかかわらず，右室不全は比較的稀である。
- ソタロールやアミオダロンが心室性不整脈を抑制するが，心臓突然死のリスクを軽減できるのは ICD 植込みのみである。

家族性多形性心室頻拍（カテコールアミン誘発性心室頻拍）

- torsades de pointes とは対照的に，家族性多形性心室頻拍は QT 延長を伴わない。他の特発性心室頻拍と異なり，かなりの心臓突然死のリスクがある。

- この病態は明らかな心疾患がなく,典型的には失神や突然死として出現する。多形性心室頻拍や心室細動がストレスや運動負荷により誘発される。
- 2つの遺伝子異常が同定されている。1つはリアノジン受容体遺伝子の異常(常染色体優性遺伝),もう1つはカルセケストリン2遺伝子の異常(常染色体劣性遺伝)である。どちらの蛋白質も,筋小胞体のカルシウム取り込みに関連する[29]。
- カテコールアミン依存性不整脈であることから,治療にはβ遮断薬を用いる。しかし,薬物治療を行っていても心臓突然死のリスクは高く,通常はICD植込みが必要となる。

失神

一般的事項

- 失神 syncope や眼前暗黒感 presyncope は心原性,神経原性,代謝性といったさまざまな機序で生じる。本項では心原性,特に不整脈が原因の失神について取り扱う。
- 複数の報告では,失神の約15%は不整脈によるとされている。さらに,失神の30~50%は原因を特定できないことも念頭に置くべきである。したがって診断的アプローチとしては,問診によって確定診断を得ることよりも,将来失神を起こしうる高リスク群を同定することに注意を向けるべきである。
- 失神を起こす心血管系の原因としては,神経心原性(血管迷走神経性失神として知られている),弁膜症,肥大型心筋症,徐脈性不整脈,頻脈性不整脈が挙げられる。
- 神経心原性失神は,カテコールアミンの急激な放出による奇異的な徐脈および低血圧反応が原因と考えられている。
- 病歴や身体診察で特に感度や特異度の高い所見はないが,不整脈を原因とする失神は突然,あるいはわずかの前駆症状を伴って発生する傾向がある。一方,神経心原性失神では,潮紅感やめまい感を伴うことが多い。

診断

- 失神の循環器的評価では心エコー法や心電図検査が必須となる。症状の出現頻度によっては,原因となる不整脈の同定にHolter心電図かイベントレコーダーを考慮する。
- チルトテーブル試験の意義については議論がある。この検査は仰向けになった患者の角度を徐々に垂直にしていくことで徐脈や低血圧を誘発させて神経心原性失神を診断するものである。この検査の感度は70%程度と報告されているが,健常人の45~65%でも陽性反応を示すため,特異度はかなり低い[30]。また,ごく稀ながら心停止や死亡のリスクがある。
- 通常,神経心原性失神の診断は,チルトテーブル試験を行わなくても問診や他の原因の除外診断により可能である。

治療

- 症候性の頻脈性不整脈・徐脈性不整脈の管理については，本章のそれぞれの項に記載した。
- 神経心原性失神の管理はときに難渋する。ペースメーカ植込みは魅力的な治療に思えるが，低血圧反応は血管拡張によるものであり徐脈が原因ではない。したがって，患者は徐脈のコントロールができてもしばしば失神を繰り返す。失神が徐脈のみに起因する場合，ペースメーカが奏効する可能性がある。
- 神経心原性失神のコントロールには行動変容，すなわち失神を誘発する環境因子や体液減少を避けるよう患者に指導することが，重要な役割を果たす。服用中の薬物を再検討し，血管拡張作用のある薬物は中止することが必要である。
- 一部の患者では，塩分と水分の摂取量を増やすことで起立性失神，神経心原性失神の頻度を減らすことができる。
- 一般的に，薬物療法は神経心原性失神に対しては無効と考えられている[31]。
  - 臨床試験データは相反しているが，β遮断薬(内因性交感神経刺激作用のあるもの)が用いられてきた。
  - α刺激薬のミドドリンは血管拡張を抑えるが，高血圧のリスクもある。
  - パロキセチンなどの選択的セロトニン再取り込み阻害薬(SSRI)や，venlafaxine といったセロトニン・ノルアドレナリン再取り込阻害薬(SNRI)が効果的という報告もある。

不整脈治療のための植込み型デバイス

ペースメーカと植込み型除細動器の普及に伴い，内科医がこれらのデバイスについて精通していることが重要である[32]。

ペースメーカ

- ペースメーカは1本または複数の電極リードと，バッテリーや処理装置を内蔵するジェネレータとで構成される。
- ペースメーカには心内膜式と心外膜式があり，心内膜式が一般的である。心内膜式プログラムでは，経皮的アプローチにより鎖骨下静脈から電極リードを挿入し，ジェネレータを鎖骨近傍の皮下ポケット内に植込む。心外膜式では外科的アプローチにより電極リードを心外膜表面に留置し，ジェネレータを上腹部か鎖骨近傍に植込む。
- ペースメーカの一般的原理は，最も正確に正常な心臓の電気的活動を再現する方式で自己心拍をトリガーして電気的刺激を与えることである。
- 最新のペースメーカに使われているアルゴリズムを完全に整理することは，本章の任ではない。しかし，ペースメーカ機能の一般的な原理をいくつか以下に示す(DDD モードは，心房細動以外の患者にとって最も一般的な作動モードである)。
  - 心房の電気的活動が正常であればペースメーカはそれを感知し，(必要が

あれば)心房性P波に応答して心室に電気刺激を与える。
- ■心房の電気的活動はないが刺激伝導系が正常であれば，ペースメーカは心房へ電気刺激を与えてP波を発生させ，P波は心室へ伝導しQRS波が生成される。もしQRS波が設定時間内に出現しなければ，ペースメーカは心室へ電気刺激を与える。
- ■心房の電気的活動がなく刺激伝導系も正常でなければ，ペースメーカは典型的なP波とQRS出現のタイミングを模倣するような時間差で心房と心室の双方に電気刺激を与える。
- ●ペースメーカは電極リードの本数によって分類される。
  - ■**デュアルチャンバー型**　最も一般的な構成である。電極リードは右房と右室に留置される。この型はペーシング様式において最も多くの適応性を提供する。
  - ■**シングルチャンバー型**　右室に1本の電極リードを置くものである。この様式は慢性心房細動のように，心房を電気刺激することができない患者に対して利用される。右房リードのみとするのは刺激伝導系が正常である患者にとっては選択肢の1つであるが，しばしば病態の進行のため心室リードが必要となり，結果的には不都合となる可能性がある。
  - ■**両心室ペースメーカ**　右房・右室リードに加えて，左室を単独で電気刺激するために3本目のリードを冠静脈洞に留置する。これは重症うっ血性心不全を呈し機能的同期性を喪失している患者に対して利用される。このデバイスが有益な患者の選別についてはまだ研究の余地が残っており，本章では触れない。
- ●電極リードの構成のほかに，ペースメーカや除細動器は作動モードによっても分類される。5文字のコード(多くは最初の3文字または4文字だけが使われる)によってデバイスのセンシングおよびペーシング様式を表しており，その概略を表7-6に示した。
- ●一般的なペースメーカのモードとして以下のものがある。
  - ■**AAIとVVI**：シンプルなモードであり，ペースメーカは設定された心拍数で心房か心室でセンシングとペーシングをするが，自己心拍があればペーシングは抑制される。
  - ■**DDDR**：複雑なモードで，ペースメーカは正常な心臓の電気的活動を再現するような様式で心房と心室の両方でセンシングとペーシングを行う。また，身体活動を感知すると心拍数が増加する。
  - ■**VOO**：自己心拍とは関連なく，設定された心拍数で心室を電気刺激する。この作動モードはR on Tにより心室性不整脈を起こす理論上のリスクがあるが，電気的干渉のためにペースメーカが適切にペーシングできなくなるような手術や処置の際に用いられる。

ペースメーカの管理
- ●ペースメーカを植込まれた患者は，心臓電気生理学の専門医あるいはペースメーカに精通した循環器科医による定期的なフォローアップを受ける必要がある。しかし，電話回線を利用した遠隔モニタリングの普及により外来受診

表7-6 植込み型デバイスの作動モード

	1番目の文字	2番目の文字	3番目の文字	4番目の文字	5番目の文字
意味	ペーシング部位	センシング部位	センシング時の応答様式	プログラミング機能と心拍応答機能	抗頻拍機能
文字	O=機能なし A=心房 V=心室 D=両方(心房+心室)	O=機能なし A=心房 V=心室 D=両方(心房+心室)	O=機能なし T=同期 I=抑制 D=両方(同期+抑制)	O=機能なし P=プログラマブル M=マルチプログラマブル C=テレメトリー機能 R=心拍応答機能	O=機能なし P=抗頻拍ペーシング機能 S=除細動機能 D=両方(抗頻拍ペーシング機能+除細動機能)

の必要性は減ってきている。インターネットを利用した，より高性能な在宅モニタリングシステムも導入されている。ペースメーカのバッテリーは，デバイスの機能や作動状況にもよるが，おおよそ3～7年で交換する必要がある。
- 強い磁気を発する機器は，どのペースメーカでも非同期モード(VOOモード)にしてしまうので，ペースメーカから遠ざける必要がある。非同期モードになると，ペースメーカはセンシングした心拍を無視して，あらかじめ設定された心拍数で電気刺激を与えてしまう。

ペースメーカの合併症と機能不全
デバイス感染
- デバイス感染は深刻な合併症であり，植込み後まもなく起こることもあれば，長期間経過した後に起こることもある。
- 菌血症やペースメーカ植込み部位での局所感染の徴候がみられたら，必ず心内膜炎やデバイス感染の可能性を考慮しなければいけない。根治的治療にはペースメーカの摘出がしばしば必要となる。
- 局所感染の徴候がみられても，切開排膿はデバイスポケットに感染を波及させる可能性があるので避けるべきである。一般的に，デバイス感染の可能性のある患者は，この分野の経験が豊富な施設へ入院させるべきである。

ペースメーカ症候群
- 心室ペーシングにより，頸部や腹部の拍動，動悸，疲労感，呼吸困難，眼前暗黒感といった症状をきたすことがある。これは，至適な房室同期性が喪失した結果，心拍出量が低下し房室弁での逆流が増加するためである。
- この症状を軽減するための最適なアプローチは，心室のみのペーシングを避けることである。

ペースメーカ起因性頻拍
- 防止プログラムが利用されているにもかかわらず，ペースメーカを回路の一部とするさまざまなリエントリー性不整脈が起きることがある。この場合，ペースメーカに磁石を置くこと(前述)で回路を遮断し頻脈を止めることができる。
- この頻脈を再出現させないよう再プログラムを行う必要がある。

ペーシング不全
- ペースメーカが心収縮を起こせなくなることは，特にペースメーカに依存している患者にとっては重大な問題である。この場合，もし必要であれば経皮的または経静脈的一時ペーシングを行い，患者を安定させることが第一である。
- さらに，電解質異常や急性心筋梗塞によってペースメーカの刺激閾値が上昇した可能性がないかを評価する。インテロゲーション(専用機器によるプログラムの呼び出し)をすることで，デバイスや電極リードが機能的にどういう状態にあるか，より多くの情報を得ることができる。

センシング不全とオーバーセンシング
- 自己の心臓の電気的活動を感知(センシング)することができないと，適切な

自己リズムがあるにもかかわらずペースメーカ由来の心拍が発生する。直ちに問題を起こすことは稀だが，デバイスのインテロゲーションを行い，専門医にコンサルトする。
- より深刻な事態は，非心原性刺激(横隔膜電位，筋電位，外部からの刺激)が誤って心臓由来と判断されることで，オーバーセンシングによってペースメーカの活動が抑制されてしまうことである。この場合，原因が特定されるまでは磁石を当てて非同期ペーシングにしておく。

植込み型除細動器

- 植込み型除細動器 implantable cardiac defibrillator(ICD)(自動植込み型除細動器ともいう)の役割は，心リズムを持続的にモニターして致死的な心室性不整脈を止めることである[20]。
- ICD 植込みが考慮される患者は 2 群に分かれる。心室頻拍や心室細動の既往および心肺蘇生の既往のある患者は二次予防として ICD の適応となる。加えて，心臓突然死のリスクが高い患者に一次予防として ICD を植むことが標準的医療になってきている。しかしながら，リスクの高い患者の正確な同定法については発展途上にある[24]。現在のガイドラインを表7-2 に示した。
- ペースメーカと同様に，一般的な心内膜式と，外科的な心外膜式の 2 つの植込み方法がある。
- すべての ICD が，バックアップペーシング機能をもっている。ペースメーカと ICD のどちらにも適応がある患者には，十分なペースメーカ機能と ICD 機能の両方を兼ね合わせた，より包括的なデバイスを用いる。
- 心室性不整脈を止めるために，ICD では 2 つの手法が使用される。
  - 抗頻拍機能：頻拍よりもわずかに速いレートで連続ペーシング刺激を与える。高頻度でリエントリー性不整脈は干渉を受け停止する。
  - ショック機能：外部からの非同期除細動と同様の除細動ショックを与えることができる。
- ICD が心房性不整脈から心室頻拍や心室細動を識別するアルゴリズムは複雑で，まだ完璧ではない。心室性不整脈を同定する基準として心拍数は今なお最も重要である。心房性頻脈に対する不適切ショックは ICD 治療のリスクである。

ICD の管理

- ICD を植込んだ患者は，デバイスの植込みおよび管理を行う心臓電気生理学の専門医による定期的なフォローアップを受ける必要がある。
- 遠隔モニタリングが普及するようになり，外来受診の頻度は減ってきている。
- ICD による電気ショックは患者にとって不快で，憂慮すべき体験である。しかし，これが ICD の役割であることは患者に覚えていてもらうべきである。
- 1 回だけのショックは直ちに評価する必要はないが，かかりつけの循環器科医や最寄りの病院の心臓電気生理学専門医に連絡をとる必要がある。複数回

のショックや，失神・胸痛・息切れといった症状を伴うショックの場合は，すぐに救急外来を受診する必要がある。

■ 磁気の影響

- ICD に強い磁石を当てると，**抗頻拍機能が作動しなくなる**。また，**バックアップペーシング機能は働かなくなる**(前述のペースメーカに対する磁気の効果と対照的である)。
- これは ICD が不適切ショックを与えているときに使用される。ICD 植込みが普及し，結果的にその機能不全に遭遇する頻度も増加しているため，ACLS 設備をもつ施設ではこのような場合の処置として磁石を利用できるようにする必要がある。
- 適切な磁石は ICD を製造する会社から入手することができる。

ICD の合併症と機能不全

■ デバイス感染

ペースメーカと同様に ICD の感染は重大な問題で，前述のような管理が必要となる。

■ 不適切作動

- 現在 ICD に使われている心室頻拍や心室細動と上室性頻拍とを識別するアルゴリズムは完璧なものではなく，上室性リズムに対して不適切ショックを起こすことがある。
- この状況での急性管理には，心電図モニタリングを行い，ショックが不適切なものであれば磁石を ICD に当てることが挙げられる。ICD が作動していない場合は，蘇生処置に備えて直ちに人員と機材を集める必要がある。
- 専門医にコンサルトして，不適切な治療を行った原因を検索する。

■ 心室頻拍・心室細動の治療の失敗

デバイスによる心室頻拍や心室細動の治療ができなかった場合には，ICD の再プログラムが可能であるので専門医にコンサルトする。その間は入院によるモニター監視が必要である。

植込み型デバイスに関するその他の注意点

周術期の管理

- 手術時のペースメーカや ICD の動作に関して，いくつか懸念される点がある。振動，圧力，電気メスによる電気信号が正常なペースメーカ機能に影響する可能性があることである。
- 一般的には，ペースメーカの作動モードを DOO か VOO にプログラムし直すことや，心拍応答機能をオフにすることで，これらの合併症は防ぐことができる。手術が終了したら，デバイスに損傷がないことを確認するためにインテロゲーションすることが必要である。
- 胸部手術の後は，胸部 X 線撮影を行い電極リードの位置が変わっていないか確かめる必要がある。

MRI 検査
- MRI の磁場によってデバイスが再プログラムされる可能性があるだけでなく，デバイス本体が発熱したりねじれがかかる可能性もあるので，MRI 検査はペースメーカや ICD の患者には禁忌である。
- MRI 検査が可能なデバイスの開発や MRI プロトコルの修正が進められているが，現時点においては，デバイスを植込んでいる患者では循環器科医や放射線科医に相談することなく MRI 検査を行うべきではない。

放射線治療
- 放射線が直接ジェネレータに当たったりその近くを通過しなければ，直ちにデバイスに影響が出ることはほとんどない。しかし，照射量が累積すればデバイスは損傷する可能性があり，デバイスの定期的なインテロゲーションが必要となる。
- 加えて，デバイスによる遮蔽のため放射線治療の効果が減弱するおそれがある。かかりつけの循環器科医やデバイスの取り扱い業者に相談することが望ましい。

カルディオバージョン，除細動
- 体外からの除細動やカルディオバージョンはデバイスを損傷させる可能性がある。パッドは植込んだデバイスから離して装着させ，患者の状態が安定したらデバイス機能が保たれているか確認する必要がある。
- ただしこの配慮が，不安定な患者に対する適切な ACLS 治療をする際の妨げとなってはならない。

環境からの電磁干渉
- 電磁干渉 electromagnetic interference(EMI)は，現代社会ではどこでも起こりうる。身近な例では携帯電話，防犯装置，金属探知機，電子レンジ，高圧電線などがある。しかし，これらが重大な障害を与えたという報告はわずかである。
- 携帯電話をデバイスに接する胸ポケットに入れないようにし，会話中はデバイスから遠い側の耳を使用すること，防犯装置や金属探知機から離れるようにすること，などの注意をすることで干渉を制限することができる。
- 最近の電子レンジは初期のものとは異なり，もはや多大な配慮は必要ない。
- 工業機器から大量の電磁波を浴びた患者は，循環器科医に相談するべきである。

運転と身体活動
- 身体活動とデバイスとの関連に触れているはっきりとしたガイドラインはほとんどないが，不整脈のリスクのある患者がデバイスを損傷するリスクのあるコンタクトスポーツや競技を避けることは妥当である。
- 自動車の運転に関して，内科医は地域の法規に通じているべきである[1,2]。
- 心室頻拍や心室細動に対する ICD ショックが 6 カ月間ないことが確定され

表 7-7 抗不整脈薬

薬物	機序	適応	副作用	その他
Ia 群	0 相の再分極抑制, ナトリウム・カリウムチャネル阻害		催不整脈作用, torsades de pointes	QRS, QT, PR を延長させる
キニジン		心房細動, 心房粗動, 心室性不整脈	下痢, 悪心, 嘔吐, 発疹, 低血圧, 発熱, 耳鳴, 頭痛, 霧視, 血小板減少, ルーパス様症状	房室伝導を促進する可能性あり。ジゴキシンの血中濃度とワルファリンの効果を増強させる。アミオダロンはキニジンの血中濃度を上昇させる。治療域 2～6 mg/L
プロカインアミド(Pronestyl, Procan, アミサリン®)		心室性不整脈(labeled), 心房性不整脈(unlabeled)	薬物性 SLE, 消化管症状, 低血圧, 発疹, 不眠, 肝炎, ミオパチー, 無顆粒球症, ブロック/心静止	50～85%で抗核抗体陽性。30～50% SLE 発症。腎機能障害では用量を調節。治療域 4～10 mg/L (NAPA<20 mg/L)
ジソピラミド(ノルペース®)		心室性不整脈(labeled), 心房性不整脈(unlabeled)	抗コリン作用, 悪心, 嘔吐, 低血圧, 低血糖, 不安感	強力な陰性変力性作用がある。腎不全, 肝疾患, うっ血性心不全, 高齢者では用量を調節。房室伝導を促進。治療域 2～6 mg/L
Ib 群	0 相の脱分極抑制, 心筋内伝導抑制		中枢神経症状, 痙攣, 昏睡, 精神障害, 振戦	心電図変化なし
リドカイン(キシロカイン®)		心室不整脈に対する急性期治療	心機能低下, 徐脈/心静止	24 時間以上の投与では血中濃度を測定。肝血流に依存。治療域 1.5～5 mg/L
メキシレチン(メキシチール®)		心室性不整脈	悪心, 嘔吐, 血小板減少, 房室ブロック	食物と一緒に服用。肝機能障害, うっ血性心不全, クレアチニンクリアランス>10 では減量。治療域 0.5～2 mg/L

群			徐脈、ブロック、催不整脈作用	器質的心疾患では投与は避ける。PR・QRS 延長
Ic 群	0 相の脱分極抑制、著明な心筋内伝導抑制			
フレカイニド(タンボコール®)		発作性心房細動、心房粗動、発作性上室性頻拍(AVNRT)、心室性不整脈	強力な陰性変力作用、霧視、頭痛、消化管症状、好中球減少	うっ血性心不全では投与は避ける。除細動閾値を上げる可能性がある。肝機能障害、腎不全、うっ血性心不全では減量、治療域 0.2～1 mg/L
プロパフェノン(Rythmol、ソビラール®、プロノン® など)		心室性不整脈(labeled)、上室性頻拍(unlabeled)	金属様の苦い味、頭痛、消化管逆流、胆汁うっ滞性黄疸	閉塞性肺疾患を増悪させる可能性あり。肝機能障害では減量
II 群	β受容体遮断	高血圧、上室性頻拍のレートコントロール、心室期外収縮、狭心症/冠動脈疾患	徐脈、気管支攣縮(過敏性のある患者)、疲労感、うっ血性心不全の増悪、低血圧、性機能障害、めまい	禁忌：徐脈、ブロック、心原性ショック、急性うっ血性心不全、重度の気管支攣縮性肺疾患。低血糖症状を引き起こす可能性あり
メトプロロール(ロプレソール®、セロケン®) カルベジロール(Coreg、アーチスト®) アテノロール(テノーミン®) エスモロール(ブレビブロック®) など				
III 群	カリウムチャネル阻害		催不整脈作用、torsades de pointes	
アミオダロン(Cordarone、アンカロン® など)	複数のイオンチャネルに対する複合作用	心室性不整脈(labeled)、心房性不整脈(unlabeled)	甲状腺機能亢進/低下症、薬物性肝炎、肺線維症、徐脈、ブロック/徐脈、光線過敏症	心電図変化：洞徐脈、PR・QRS・QT 延長

表 7-7 抗不整脈薬（つづき）

薬物	機序	適応	副作用	その他
dofetilide (Tikosyn)		心房細動への除細動後の洞調律維持	致死的心室性不整脈を起こす可能性あり	心電図変化：QTc 延長。投与開始後 72 時間は入院のうえ投与ごとに QTc を計測　循環器専門医のみが処方可能（米国）
ソタロール (Betapace, ソタコール®)	β受容体遮断作用＋カリウムチャネル阻害作用	心室性不整脈 (labeled)、心房細動 (unlabeled)	torsades de pointes を含め催不整脈作用	心電図変化：洞徐脈、QT・PR 延長。腎機能障害では減量
IV 群	カルシウムチャネル遮断			
ジルチアゼム (Cardizem、ヘルベッサー® など)		心房性不整脈の心拍数コントロール	陰性変力作用、頭痛、めまい、浮腫、徐脈、房室ブロック、低血圧	
ベラパミル (ワソラン® など)		心房性不整脈の心拍数コントロール	陰性変力作用、便秘、徐脈、房室ブロック	
その他				
アデノシン (Adenocard など)‡	α₁受容体作動薬として房室伝導を抑制	リエントリー性上室性頻拍の停止	潮紅、呼吸困難、胸部圧迫感、悪心、気管支攣縮、ブロック	一時的な心静止を起こす可能性あり
ジゴキシン (Lanoxin、ラニラピッド®、ジゴシン®)	迷走神経トーヌスを強め、房室結節の不応期を延長させる	心房細動・心房粗動、上室性頻拍の心拍数コントロール	徐脈、房室ブロック、食欲不振、悪心、下痢、黄緑色の光量出現、霧視、錯乱、催不整脈作用	心電図変化：PR 延長、ST 低下。中毒ではブロックを伴う心室性不整脈を起こす。治療域でも中毒症状を呈する可能性あり。中毒時は電解質補正と Digibind にて治療する。治療域 1〜2ng/mL

labeled：米国で承認済み．unlabeled：米国で適応外使用．NAPA：N-アセチルプロカインアミド．QTc：補正 QT 時間
‡ 訳注：わが国で使用可能であるのは ATP（アデノシン三リン酸）（アデホス®、トリノシン®）であり、アデノシンではない。

るまでは，患者は運転を避けることが推奨されている。

抗不整脈薬

よく使われる抗不整脈薬の一般名，商品名，一般的な適応，副作用を表 7-7 にまとめた。

（平林 正男，臼井 達也）

文 献

1. Ellis K, Dresing T. Tachyarrhythmias. In: Griffin BP, Topol EJ, eds. Manual of Cardiovascular Medicine. Philadelphia, PA: Lippincott Williams and Wilkins, 2004:283-313.
2. Yusuf S, Camm, AJ. The sinus tachycardias. *Nat Clin Pract Cardiovasc Med* 2005;2:44-52.
3. Falk RH. Atrial fibrillation. *N Engl J Med* 2001;344:1067-1078.
4. Lip GY, Tse HF. Management of atrial fibrillation. *Lancet* 2007;370:604-618.
5. Wyse DG, Waldo AL, DiMarco JP, et al. A comparison of rate control and rhythm control in patients with atrial fibrillation. *N Engl J Med* 2002;347:1825-1833.
6. Hall MC, Todd DM. Modern management of arrhythmias. *Postgrad Med J* 2006;82:117-125.
7. Zimetbaum P. Amiodarone for atrial fibrillation. *N Engl J Med* 2007;356:935-941.
8. Mayson SE, Greenspon AJ, Adams S, et al. The changing face of postoperative atrial fibrillation prevention: a review of current medical therapy. *Cardiol Rev* 2007;15:231-241.
9. Ganz LI, Friedman PL. Supraventricular tachycardia. *N Engl J Med* 1995;332:162-173.
10. Delacretaz E. Clinical practice. Supraventricular tachycardia. *N Engl J Med* 2006;354:1039-1051.
11. McCord J, Borzak, S. Multifocal atrial tachycardia. *Chest* 1998;113:203-209.
12. Eckardt L, Breithardt G, Kirchhof P. Approach to wide complex tachycardias in patients without structural heart disease. *Heart* 2006;92:704-711.
13. Brugada P, Brugada J, Mont L, et al. A new approach to the differential diagnosis of a regular tachycardia with a wide QRS complex. *Circulation* 1991;83:1649-1659.
14. Isenhour JL, Craig S, Gibbs M, et al. Wide-complex tachycardia: continued evaluation of diagnostic criteria. *Acad Emerg Med* 2000;7:769-773.
15. Echt DS, Liebson PR, Mitchell LB, et al. Mortality and morbidity in patients receiving encainide, flecainide, or placebo. The Cardiac Arrhythmia Suppression trial. *N Engl J Med* 1991;324:781-788.
16. Waldo AL, Camm AJ, deRuyter H, et al. Effect of d-sotalol on mortality in patients with left ventricular dysfunction after recent and remote myocardial infarction. The SWORD Investigators. Survival With Oral d-Sotalol. *Lancet* 1996;348:7-12.
17. Bardy GH, Lee KL, Mark DB, et al. Amiodarone or an implantable cardioverter-defibrillator for congestive heart failure. *N Engl J Med* 2005;352:225-237.
18. Moss AJ, Zareba W, Hall WJ, et al. Prophylactic implantation of a defibrillator in patients with myocardial infarction and reduced ejection fraction. *N Engl J Med* 2002;346:877-883.
19. Moss AJ, Hall WJ, Cannom DS, et al. Improved survival with an implanted defibrillator in patients with coronary disease at high risk for ventricular arrhythmia. Multicenter Automatic Defibrillator Implantation Trial Investigators. *N Engl J Med* 1996;335:1933-1940.
20. DiMarco JP. Implantable cardioverter-defibrillators. *N Engl J Med* 2003;349:1836-1847.
21. Zipes DP, Camm AJ, Borggrefe M, et al. ACC/AHA/ESC 2006 guidelines for management of patients with ventricular arrhythmias and the prevention of sudden cardiac death: a report of the American College of Cardiology/American Heart Association Task Force and the European Society of Cardiology Committee for Practice Guidelines (Writing Committee to Develop Guidelines for Management of Patients With Ventricular Arrhythmias and the Prevention of Sudden Cardiac Death): developed in collaboration with the European Heart Rhythm Association and the Heart Rhythm Society. *Circulation* 2006;114:e385-e484.

---

†2 訳注：日本では警察庁が制限事項を定めている。

22. Yap YG, Camm AJ. Drug induced QT prolongation and torsades de pointes. *Heart* 2003;89:1363-1372.
23. Mangrum JM, DiMarco JP. The evaluation and management of bradycardia. *N Engl J Med* 2000;342:703-709.
24. Epstein AE, DiMarco JP, Ellenbogen KA, et al. ACC/AHA/HRS 2008 guidelines for devicebased therapy of cardiac rhythm abnormalities: a report of the American College of Cardiology/American Heart Association Task Force on Practice Guidelines (Writing Committee to Revise the ACC/AHA/NASPE 2002 Guideline Update for Implantation of Cardiac Pacemakers and Antiarrhythmia Devices): developed in collaboration with the American Association for Thoracic Surgery and Society of Thoracic Surgeons. *Circulation* 2008;117:e350-e408.
25. Rossenbacker T, Priori SG. The Brugada syndrome. *Curr Opin Cardiol* 2007;22:163-170.
26. Schwartz PJ. Management of long QT syndrome. *Nat Clin Pract Cardiovasc Med* 2005;2:346-351.
27. Brugada R, Hong K, Cordeiro JM, Dumaine R. Short QT syndrome. *CMAJ* 2005;173:1349-1354.
28. Kies P, Bootsma M, Bax J, et al. Arrhythmogenic right ventricular dysplasia/cardiomyopathy: screening, diagnosis, and treatment. *Heart Rhythm* 2006;3:225-234.
29. Francis J, Sankar V, Nair VK, Priori SG. Catecholaminergic polymorphic ventricular tachycardia. *Heart Rhythm* 2005;2:550-554.
30. Kapoor WN, Brant N. Evaluation of syncope by upright tilt testing with isoproterenol. A nonspecific test. *Ann Intern Med* 1992;116:358-363.
31. Chen LY, Shen WK. Neurocardiogenic syncope: latest pharmacological therapies. *Expert Opin Pharmacother* 2006;7:1151-1162.
32. Schoenfeld MH. Contemporary pacemaker and defibrillator device therapy: challenges confronting the general cardiologist. *Circulation* 2007;115:638-653.

脂質異常症 8

Anne C. Goldberg, Katherine E. Henderson

一般的事項

- 脂質はコレステロール，脂肪酸，これらの誘導体を含む難溶解性の分子である。
- 血漿の脂質は，アポリポ蛋白，リン脂質，コレステロールエステル，トリグリセリドといった蛋白から構成されるリポ蛋白によって運搬される。
- ヒトの血漿リポ蛋白は比重によって5つの大きなクラスに分けられる。
  - カイロミクロン（最も比重が小さい）
  - 超低比重リポ蛋白(VLDL)
  - 中間比重リポ蛋白(IDL)[1]
  - 低比重リポ蛋白(LDL)
  - 高比重リポ蛋白(HDL)
  - 第6のクラスとして，リポ蛋白(a)〔Lp(a)。LDLと構成成分は似ているが，比重がIDLからHDL相当分まで幅のあるもの〕
- 血漿リポ蛋白の性状は表8-1にまとめた。

アテローム性動脈硬化とリポ蛋白

冠動脈疾患の患者のおおよそ90％が何らかの形で脂質異常症を合併している。LDL，リポ蛋白レムナント，Lp(a)の増加とHDLの低下は潜在的な弁膜疾患のリスクの増加に関係する[2~3]。

表8-1 血漿リポ蛋白[a]

リポ蛋白	組成	由来	アポリポ蛋白
カイロミクロン	TG 90%, Chol 3%	腸	B-48, C-I, C-II, C-III, E
VLDL	TG 55%, Chol 20%	肝	B-100, C-I, C-II, C-III, E
IDL	TG 30%, Chol 35%	VLDLの代謝産物	B-100, C-I, C-II, C-III, E
LDL	TG 10%, Chol 50%	IDLの代謝産物	B-100
HDL	TG 5%, Chol 20%	肝，腸	A-I, A-II, A-IV；C-I, C-II, C-III, E
Lp(a)	TG 10%, Chol 50%	肝	B-100, Apo(a)

Chol：コレステロール，HDL：高比重リポ蛋白，IDL：中間比重リポ蛋白，LDL：低比重リポ蛋白，Lp(a)：リポ蛋白(a)，TG：トリグリセリド(中性脂肪)，VLDL：超低比重リポ蛋白
[a] Balance of particle composition: protein and phospholipid.

表 8-2 主な脂質異常の鑑別診断

脂質異常	一次性	二次性
高コレステロール血症	多遺伝子性，家族性高コレステロール血症，家族性アポリポ蛋白 B-100 欠損症	甲状腺機能低下症，ネフローゼ症候群
高トリグリセリド血症	リポ蛋白リパーゼ欠損，アポリポ蛋白 C-II 欠損，家族性高トリグリセリド血症	糖尿病，肥満，メタボリックシンドローム，アルコール，経口エストロゲン製剤
混合型高脂血症	家族性混合型高脂血症，III 型高リポ蛋白血症	糖尿病，肥満，メタボリックシンドローム，甲状腺機能低下症，ネフローゼ症候群
低 HDL 血症	家族性αリポ蛋白血症，Tangier 病，家族性 HDL 欠損症，レシチン，コレステロールアシルトランスフェラーゼ欠損症	糖尿病，メタボリックシンドローム，高トリグリセリド血症，喫煙

脂質異常症の臨床的な特徴

- ほとんどの脂質異常症は多因子的であり，遺伝的影響とはいえない食生活，活動，喫煙，アルコール，肥満や糖尿病といった併存疾患の影響を反映している。
- 主な脂質異常の鑑別診断を表 8-2 にまとめた。
- 主な遺伝性脂質異常症を表 8-3 にまとめた[4~6]。

高脂血症に対する標準的治療

- LDL コレステロールを減らす治療，特に HMG-CoA レダクターゼ阻害薬は高コレステロール血症のある患者において既知の冠動脈疾患の有無(一次予防[7~10]もしくは二次予防[10~14])に関わらず冠動脈疾患関連死，死亡率，血管再開通を改善することができる。
- 米国コレステロール教育プログラム National Cholesterol Education Program(NCEP)による成人コレステロール管理の第 3 次報告〔成人治療プログラム III, Adult Treatment Panel III(ATP III)〕では，高 LDL コレステロール血症の発見と管理が初期目標とされている[15]。
- ATP III の要約と全報告は www.nhlbi.nih.gov/guidelines/cholesterol/ でオンラインで見ることができる。

診断

スクリーニング

- 高コレステロール血症のスクリーニングは **20 歳以上のすべての成人**で行う。
- スクリーニングは 12 時間絶食後の脂質の組成(総コレステロール，LDL コレステロール，HDL コレステロール，トリグリセリド)を調べるのがベストである。

表 8-3 主な遺伝性脂質異常症

遺伝性脂質異常症	典型的な脂質組成	遺伝形式	表現型	その他
家族性高コレステロール血症（FH）[4]	・総Chol>300 mg/dL、LDL>250 mg/dL ・ホモ型（稀）では、総Chol>600 mg/dL、LDL>550 mg/dL	常染色体優性	・若年発症の冠動脈疾患 ・腱黄色腫 ・眼瞼黄色腫 ・角膜輪	LDLの取り込みと分解の働きをもつLDL受容体の変異のため
家族性混合型高脂質血症（FCH）	・VLDL、LDLの血中濃度が高い ・LDLアポB-100>130 mg/dL	常染色体優性	・若年発症の冠動脈疾患 ・腱黄色腫は認めない	遺伝性、代謝異常は認められていない
家族性アポリポ蛋白B-100欠損症[5]	FHに似る	常染色体優性	FHに似る	・たいていの場合、アポB-100の3,500番目のアミノ酸のアルギニンがグルタミンに変異している
III型高リポ蛋白血症（家族性異常βリポ蛋白血症）[6]	・コレステロールとトリグリセリドがともに均等に上昇（300〜500 mg/dL） ・VLDLのトリグリセリドに対する比率が上昇する（>0.3）	常染色体劣性	・若年発症の冠動脈疾患 ・結節性／発疹様の黄色腫 ・手掌に生じる平面上の黄色腫は特徴的である	多くのホモ型では正常な脂質代謝であり、高脂血症を呈するのは、糖尿病や甲状腺機能低下症、肥満といった二次性の代謝因子が加わった場合である
カイロミクロン血症症候群	・たいてい、トリグリセリドは150〜500 mg/dLの範囲である ・臨床所見が現れるのはトリグリセリド>1,500 mg/dLのときである	・思春期前の発病か、リポ蛋白リパーゼ欠損か、アポC-II欠損を示し、どちらも常染色体劣性である 家族性高トリグリセリド血症は常染色体優性であり、成人になってVLDL、トリグリセリドの過剰産生がみられる	・発疹性の黄色腫 ・網膜脂血症 ・膵炎 ・肝脾腫	家族性高トリグリセリド血症やFCHの患者は、肥満、アルコール、糖尿病といった二次性の因子によってカイロミクロン血症候群となる可能性がある

Chol：コレステロール、LDL：低比重リポ蛋白、VLDL：超低比重リポ蛋白

- 空腹時の脂質が測定できなければ，総コレステロールと HDL コレステロールを測定する。
- 総コレステロールが 200 mg/dL 以上，HDL コレステロールが 40 mg/dL 以下であれば，空腹時脂質値を測定する必要がある。
- 脂質値に異常がなく，冠動脈疾患の主要な危険因子(表 8-4)がなければ，スクリーニングは 5 年ごととする[15]。
- 急性冠動脈疾患や冠動脈形成術を施行する目的の入院患者で脂質レベルがわからない場合，入院 24 時間以内に脂質を測定する。
- 高脂血症を有する患者において，**二次性高脂血症の原因**として，甲状腺機能低下症，糖尿病，閉塞性肝疾患，慢性腎障害，ネフローゼ症候群，薬物性(エストロゲン，プロゲスチン，蛋白同化ステロイド，副腎皮質ステロイド)が隠れている場合がある。

リスク評価

- ATP III の革命的な点として，冠動脈疾患のリスク評価についての一定の方法を示していることが挙げられる。ATP III では**冠動脈疾患のリスク**を，超高リスク / 高リスク / 比較的高リスク / 中等度リスク / 低リスクの**5 つのカテゴリー**に分けている。この冠動脈疾患のリスクについて表 8-5 に示した。
- 糖尿病，冠動脈以外のアテローム性動脈硬化症の存在(症状のある脳血管性病変，末梢性動脈疾患，腹部動脈瘤など)，10 年以内に冠動脈疾患発症のリスクが 20%を超えてしまう多くの危険因子は，**ATP III の冠動脈疾患リスク群**とみなす[16]。
- 既知の冠動脈疾患がない，または冠動脈疾患リスク群にあてはまらない患者のリスク管理として，まず表 8-4 にまとめた 5 つの危険因子を検討する[15]。
- LDL コレステロール以外の危険因子を 2 つかそれ以上もつすべての人に対し，Framingham スコアの評価をする。男性用 / 女性用の **Framingham スコア**は表 8-6 にまとめた[15〜17]。
- LDL コレステロール以外の冠動脈疾患の危険因子を多くもつ患者は，**10 年以内に冠動脈疾患発症のリスクが，20%以上，10〜20%，10%未満に分けられる**。
- 現在のところ，新しい危険因子(例えば，肥満，運動不足，血液凝固，炎症，コントロール不良の空腹時血糖など)はリスク管理に影響を与えないが，治療方針の決定に影響するかもしれない。

治療

生活習慣の改善

- **生活習慣の改善** therapeutic lifestyle change(TLC，食事と運動)と**脂質降下薬**によってコレステロールを下げる治療を開始するに当たり，ATP III が掲げる基準を表 8-7 にまとめた[16]。
  - コレステロール治療を必要とするすべての患者は，食事に制限を加え，総脂肪酸・飽和脂肪酸の摂取量を ATP III の推奨(表 8-8)に沿うものにす

表 8-4 LDL 目標値に影響する主要な危険因子

喫煙
高血圧（血圧≧140/90 mmHg か，降圧薬内服治療中）
低 HDL コレステロール（<40 mg/dL）[a]
若年発症の冠動脈疾患の家族歴（男性：第1度近親，55歳未満，女性：第1度近親，65歳未満）
年齢（男性：45歳以上，女性：55歳以上）

a HDL コレステロール≧60 mg/dL は"負"の危険因子である。
出典：Expert Panel on Detection, Evaluation, and Treatment of High Blood Cholesterol in Adults. Executive summary of the third report of the National Cholesterol Education Program(NCEP) Expert Panel on Detection, Evaluation,and Treatment of High Blood Cholesterol in Adults (Adult Treatment Panel III) JAMA 2001;285: 2486-2497 より改変。

表 8-5 ATP III における冠動脈疾患リスク分類

カテゴリー	定義
超高リスク	冠動脈疾患＋ ・多危険因子（特に糖尿病） ・重度またはコントロールの悪い危険因子（特に喫煙中） ・メタボリックシンドロームの多危険因子をもつ ・急性冠動脈疾患
高リスク	冠動脈疾患またはそれに相当するリスク
比較的高リスク	危険因子を2つ以上もち，10年以内の冠動脈疾患のリスクが10〜20%のもの
中等度リスク	危険因子を2つ以上もつが，10年以内の冠動脈疾患のリスクが10%未満のもの
低リスク	危険因子が0〜1個のもの

ATP III：Adult Treatment Panel III
出典：Grundy SM,Cleeman C,Merz NB, et al. Implications of recent clinical trials for the National Cholesterol Education Program Adult Treatment Panel III Guidelines. Circulation 2004;110:227-239 より改変。

る[15]。
- 適切な運動と減量も推奨される。
- 管理栄養士の助言は，飽和脂肪酸の制限や体重減量を目的とした食事を開始するのに有用である。

治療目標
■ 超高リスク群/高リスク群
- 超高リスク群に当てはまる冠動脈疾患患者は，LDL コレステロール<70 mg/dL にする[16]。

表 8-6 Framingham スコア

10 年後のリスク(男性)					
	年齢	ポイント			
	20～34	−9			
	35～39	−4			
	40～44	0			
	45～49	3			
	50～54	6			
	55～59	8			
	60～64	10			
	65～69	11			
	70～74	12			
	75～79	13			

総コレステロール	ポイント				
	20～39歳	40～49歳	50～59歳	60～69歳	70～79歳
<160	0	0	0	0	0
160～199	4	3	2	1	0
200～239	7	5	3	1	0
240～279	9	6	4	2	1
≧280	11	8	5	3	1

	ポイント				
	20～39歳	40～49歳	50～59歳	60～69歳	70～79歳
非喫煙者	0	0	0	0	0
喫煙者	8	5	3	1	1

HDL (mg/dL)	ポイント	収縮期血圧 (mmHg)	未治療時 ポイント	治療時 ポイント
≧60	−1	<120	0	0
50～59	0	120～129	0	1
40～49	1	130～139	1	2
<40	2	140～159	1	2
		≧160	2	3

総ポイント	10年後の リスク(%)	総ポイント	10年後の リスク(%)
<0	<1	9	5
0	1	10	6
1	1	11	8
2	1	12	10
3	1	13	12
4	1	14	16
5	2	15	20
6	2	16	25
7	3	≧17	≧30
8	4		

表 8-6 Framingham スコア（つづき）

10 年後のリスク（女性）

年齢	ポイント
20～34	−7
35～39	−3
40～44	0
45～49	3
50～54	6
55～59	8
60～64	10
65～69	12
70～74	14
75～79	16

総コレステロール	ポイント				
	20～39歳	40～49歳	50～59歳	60～69歳	70～79歳
<160	0	0	0	0	0
160～199	4	3	2	1	1
200～239	8	6	4	2	1
240～279	11	8	5	3	2
≧280	13	10	7	4	2

	ポイント				
	20～39歳	40～49歳	50～59歳	60～69歳	70～79歳
非喫煙者	0	0	0	0	0
喫煙者	9	7	4	2	1

HDL (mg/dL)	ポイント	収縮期血圧 (mmHg)	未治療時ポイント	治療時ポイント
≧60	−1	<120	0	0
50～59	0	120～129	1	3
40～49	1	130～139	2	4
<40	2	140～159	3	5
		≧160	4	6

総ポイント	10年後のリスク(%)	総ポイント	10年後のリスク(%)
<9	<1	17	5
9	1	18	6
10	1	19	8
11	1	20	11
12	1	21	14
13	2	22	17
14	2	23	22
15	3	24	27
16	4	≧25	≧30

HDL：高比重リポ蛋白
出典：Expert Panel on Detection, Evaluation, and Treatment of High Blood Cholesterol in Adults. Executive summary of the third report of the National Cholesterol Education Program(NCEP) Expert Panel on Detection, Evaluation, and Treatment of High Blood Cholesterol in Adults(Adult Treatment Panel III).JAMA 2001;285: 2486-2497 より許可を得て引用。

表 8-7 ATP III　LDL-C の目標値および TLC・薬物療法導入の基準

カテゴリー	LDL-C の目標値	TLC 開始	薬物療法開始
超高リスク	<70 mg/dL	どの値でも	LDL-C≧70 mg/dL
高リスク	<100 mg/dL	≧100 mg/dL	≧100 mg/dL (LDL-C<100 mg/dL であれば考慮する)
比較的高リスク	<130 mg/dL (随時<100 mg/dL)	≧130 mg/dL	≧130 mg/dL (LDL-C 100〜129 mg/dL の場合，随時開始する)
中等度リスク	<130 mg/dL	≧130 mg/dL	≧160 mg/dL
低リスク	<160 mg/dL	≧160 mg/dL	≧190 mg/dL (LDL-C 160〜189 mg/dL の場合，随時開始する)

ATP III：Adult Treatment Panel III．LDL-C：低比重リポ蛋白コレステロール
出典：Grundy SM, Cleeman C, Merz NB, et al. Implications of recent clinical trials for the National Cholesterol Education Program Adult Treatment Panel III Guidelines. Circulation 2004;110:227-239 より改変。

表 8-8　TLC のための栄養成分

栄養素	推奨摂取量
飽和脂肪酸[a]	全カロリー中　<7%
多価不飽和脂肪酸	全カロリー中　10%まで
一価不飽和脂肪酸	全カロリー中　20%まで
脂肪分	全カロリー中　25〜35%
炭水化物[b]	全カロリー中　50〜60%
食物繊維	20〜30 g/日
蛋白質	全カロリー中　約 15%
コレステロール	<200 mg/日
全カロリー（エネルギー）[c]	エネルギー摂取と，望ましい体重維持と体重増加を防ぐための消費とのバランスをとる

a トランス脂肪酸も低比重リポ蛋白を増加させるため摂取量を少なくする。
b 炭水化物は，穀物（特に全粒穀類）や果物，野菜を含んだ複合炭水化物の豊富な食事からとるべきである。
c 日々のエネルギー消費量は，少なくとも平均的な身体的活動分（それより約 +200 kcal 分）はあるべきである。

出典：Expert Panel on Detection, Evaluation, and Treatment of High Blood Cholesterol in Adults. Executive summary of the third report of the National Cholesterol Education Program(NCEP) Expert Panel on Detection, Evaluation, and Treatment of High Blood Cholesterol in Adults(Adult Treatment Panel III). JAMA 2001;285: 2486-2497 より許可を得て転載。

- ATP Ⅲ では，**高リスク群**の患者全員に LDL コレステロール＜100 mg/dL を目標としている[15]。
- TLC に脂質異常症治療薬を併用する基準は，LDL コレステロール≧100 mg/dL と現時点では考えられている[16]。
- Heart Protection Study の結果によると，冠動脈疾患患者は LDL コレステロール＜100 mg/dL の場合でも脂質降下薬の適応となりうる[10]。
- 高リスク群の患者にトリグリセリド高値や HDL コレステロール低値を認めた場合，フィブラート製剤，ニコチン酸（ナイアシン）をコレステロール降下薬に併用する[16]。

■ 比較的高リスク群/中等度リスク群

- 2 つかそれ以上の LDL コレステロール以外の危険因子をもち，Framingham スコアで冠動脈疾患発症のリスクが 10～20％とされた患者は，**比較的高リスク群**とされる。
- LDL コレステロール≧130 mg/dL であれば薬物治療を開始する。
- ATP Ⅲ では，このグループでは LDL コレステロールの目標値は随時＜100 mg/dL とし，薬物治療にて LDL コレステロール値が 100～129 mg/dL となるようにする。
- 2 つかそれ以上の LDL コレステロール以外の危険因子をもつが，Framingham スコアで冠動脈疾患発症のリスクが 10％未満とされる患者（**中等度リスク群**）は，TLC を行っているにも関わらず LDL コレステロール値が 160 mg/dL 以上となったときに薬物治療を考慮する[16]。

■ 低リスク群

- リスクが 0 または 1 つの**低リスク群**の患者は，特に 3 カ月以上 TLC を行ったにも関わらず LDL コレステロール値≧190 mg/dL の場合に薬物治療を考慮する。
- LDL コレステロール値≧190 mg/dL を示す患者はしばしば家族性脂質異常症であることがあり，多種類の脂質異常症治療薬を必要とする。これらの患者は内分泌代謝専門医に紹介し，家族も空腹時脂質をスクリーニングする。
- LDL コレステロール値が 160～189 mg/dL であった場合，薬物治療が必要かどうかはその患者が心血管病変の重要な危険因子（喫煙歴，コントロール不良の高血圧，若年発症の冠動脈疾患の家族歴，HDL コレステロール低値）を有するかどうかで判断する[16]。

治療効果の評価

- 治療効果を **6 週後に評価**し，LDL コレステロール値が目標に達していない場合は，薬物の用量を調節する。
- 初期用量は，LDL コレステロール値の 30～40％減少を達成できるような量にしなければならない。
- 12 週後も目標とした LDL コレステロール値に達しない場合は，増量したり他の高脂血症治療薬を加えたりして現在の治療を強化するか，専門医へ紹介する。
- 目標に達した患者も 4～6 カ月ごとに確認する。

表8-9 ATP III によるメタボリックシンドロームの診断基準

危険因子	ATP III[a] の定義
糖代謝	空腹時血糖≧110 mg/dL （>100 mg/dL を代用することも）
肥満[b]	ウエスト　男性>40 インチ(約 100 cm) 　　　　　女性>35 インチ(約 90 cm)
脂質異常	トリグリセリド≧150 mg/dL HDL コレステロール　男性<40 mg/dL 　　　　　　　　　　女性<50 mg/dL
高血圧	血圧≧130/85 mmHg

a ATP III の基準でメタボリックシンドロームを診断をする場合，5つの基準（高血糖，腹部肥満，高トリグリセリド血症，低 HDL コレステロール血症，高血圧）のうち3つを満たす必要がある．
b アジア系人種と南アジア系人種については，ウエスト周径は別の基準が必要であろう．
出典：Expert Panel on Detection, Evaluation, and Treatment of High Blood Cholesterol in Adults. Executive summary of the third report of the National Cholesterol Education Program(NCEP) Expert Panel on Detection, Evaluation, and Treatment of High Blood Cholesterol in Adults (Adult Treatment Panel III). JAMA 2001;285: 2486-2497 より改変．

メタボリックシンドローム

- 肥満，高血圧，耐糖能異常，動脈硬化を起こす脂質組成（高トリグリセリド血症，低 HDL コレステロール，small dense LDL コレステロール）といった状態は，**メタボリックシンドローム**と呼ばれている．ATP III のメタボリックシンドロームの診断基準を表8-9 に示す[15,18]．
- ATP III の基準によれば，おおよそ22％の米国人がメタボリックシンドロームの診断に当てはまる．有病率は，高齢者，女性，ヒスパニック系，アフリカ系米国人で増加している[19]．
- 多くの研究で，心臓血管病変によるイベント発生率/死亡率とメタボリックシンドロームでの死亡率との間に相関があることが示されている[20]．
- ATP III では，メタボリックシンドロームは LDL コレステロール値をコントロールできた後の**第2の治療目標**である，としている[15]．
- 体重を減らそうとしたり，有酸素運動をしたり，生活習慣を変えたにも関わらず持続する心血管イベントのリスク（例：高血圧）を管理することで，メタボリックシンドロームの背景にある原因（過体重・肥満，運動不足）を治療することを勧めている[15]．

高トリグリセリド血症

- 近年，高トリグリセリド血症は**独立した心血管イベントのリスク**であると報告されている[21,22]．
- 高トリグリセリド血症はしばしばメタボリックシンドロームに併存し，多くの潜在的な原因がある．例えば，肥満，糖尿病，腎不全，遺伝性の脂質異常

表 8-10　冠動脈疾患のリスク別の LDL-C と non-HDL-C の目標値

カテゴリー	LDL-C の目標値(mg/dL)	non-HDL-C の目標値(mg/dL)
超高リスク	<70	<100
高リスク	<100	<130
比較的高リスク	<130	<160
中等度リスク	<130	<160
低リスク	<160	<190

HDL-C：高比重リポ蛋白コレステロール，LDL-C：低比重リポ蛋白コレステロール
出典：Grundy SM, Cleeman C, Merz NB, et al. Implications of recent clinical trials for the National Cholesterol Education Program Adult Treatment Panel III Guidelines. Circulation 2004;110:227-239 より改変。

症，経口エストロゲン製剤・グルココルチコイド・β遮断薬を用いた治療などがある。
- ATP III では血清トリグリセリドの値を次のように分類している[15]。
  - 正常　　：<150 mg/dL
  - 境界型：150〜199 mg/dL
  - 高値　　：200〜499 mg/dL
  - 超高値：≧500 mg/dL
- 高トリグリセリド血症の治療は，その重症度による。
  - トリグリセリドが非常に高値であれば，低脂肪食(カロリーの 15% 以下)，運動，体重減少，薬物(フィブラート系，ナイアシン)を用いてトリグリセリドを減らすことが，急性膵炎を防ぐ第 1 の目標である。
  - **比較的軽度の高トリグリセリド血症であれば，LDL コレステロール値をコントロールすることが初期治療の目標である。** TLC がトリグリセリドの値を下げる最初の治療であることを強調したい[15]。

non-HDL コレステロール

- non-HDL コレステロールは 2 次治療対象である。
- 患者の non-HDL コレステロール値は，総コレステロールから HDL コレステロールを引くことで計算できる。
- non-HDL コレステロール値の目標は，LDL コレステロール値のそれより 30 mg/dL 高い。
- 心血管イベントのリスクに対する LDL コレステロール値と non-HDL コレステロール値の目標を表 8-10 にまとめた[15, 16]。

低 HDL コレステロール血症

- ATP II からの変更の 1 つに，低 HDL コレステロール血症が HDL<40 mg/dL と再定義された点が挙げられる。
- 低 HDL コレステロールは**独立した冠動脈疾患の危険因子**であり，non-LDL コレステロール性のリスクと認められ，Framingham スコアの構成要素で

- ある[23]。
- 低 HDL コレステロール血症の原因として，運動不足，肥満，耐糖能異常，糖尿病，高トリグリセリド血症，喫煙，炭水化物の比率の高い食事（カロリーの 60%以上を占める），薬物（β遮断薬，蛋白同化ステロイド，プロゲスチン）などがある。
- 低 HDL コレステロール血症に対する治療は効果が限定的であることから，ATP III では**低 HDL コレステロール血症の患者の治療目標として LDL コレステロール値を用いることとしている。**
- 低 HDL コレステロール血症は，しばしば高トリグリセリド血症やメタボリックシンドロームを背景にして起こる。これらの状態を管理することで，HDL コレステロールの改善を試みる。
- 有酸素運動，体重減少，禁煙，閉経後のエストロゲン補充療法，ナイアシンやフィブラート系による治療が，HDL コレステロール値上昇に有用である[15]。

治療と年齢
- 致死的にせよ非致死的にせよ心血管イベントのリスクは年齢とともに上昇し，心血管イベントが起こりやすくなるのは 65 歳を超えてからである。
- HMG-CoA レダクターゼ阻害薬を用いた二次予防の臨床試験では，65〜75 歳の患者において臨床的な改善が得られた。
- Heart Protection Study では，シンバスタチンの一次予防および二次予防の閾値となる年齢は示されなかった。試験に参加した 75〜80 歳の患者では，主要な血管イベントのリスクが約 30%低下した[10]。
- 高齢者におけるプラバスタチンの臨床試験 PROspective Study of Pravastatin in the Elderly at Risk(PROSPER)では，プラバスタチンで治療されている弁膜疾患や冠動脈疾患のリスクをもつ 70〜82 歳の患者において，冠動脈イベントのリスクを有意に低下させることが示された[24]。
- **ATP III では，**高齢者における高コレステロール血症の治療において**年齢制限を設けていない。**
- ATP III では LDL コレステロール値が 130 mg/dL 以上の若年者（男性：20〜35 歳，女性：20〜45 歳）に TLC を進めている。薬物治療は以下の高リスク群に対して考慮される。
    - 喫煙し，LDL コレステロール値が 160〜189 mg/dL と高い男性
    - LDL コレステロール値が 190 mg/dL 以上のすべての若年者
    - 遺伝性脂質異常症の患者[15]

高 LDL コレステロール血症の治療
■ HMG-CoA レダクターゼ阻害薬（スタチン）
- スタチン（表 8-11）は，上昇する LDL コレステロール値に対する治療法の 1 つである[15,25〜28]。
- スタチンの脂質降下作用は，最初の 1 週間で現れ，使用後約 4 週間で安定した効果となる。

表 8-11 現在使用可能なスタチン

名前	アトルバスタチン	フルバスタチン	lovastatin	プラバスタチン	ロスバスタチン	シンバスタチン
用量 (mg/日 経口)	10～80	20～80	10～80	10～80	5～40	10～80
トリグリセリドに対する効果 (%)	↓ 13～32	↓ 5～35	↓ 2～13	↓ 3～15	↓ 10～35	↓ 12～36
LDL に対する効果 (%)	↓ 38～54	↓ 17～36	↓ 29～48	↓ 19～34	↓ 41～65	↓ 28～46
HDL に対する効果 (%)	↑ 4.8～5.5	↑ 0.9～12	↑ 4.6～8	↑ 3～9.9	↑ 10～14	↑ 5.2～10

↑：上昇，↓：降下

- よくある副作用(患者の5〜10%に起こる)として，胃腸症状(例えば，腹痛，下痢，腹部膨満感，便秘)やクレアチンキナーゼ上昇を伴わない筋痛や筋力低下がある。そのほか，倦怠感，疲労感，頭痛，発疹がある[25〜28]。
- トランスアミナーゼが正常上限の2〜3倍まで上昇することがあるが，それは用量依存性であり，薬物を止めることで改善しうるものである。
  - 治療を開始する前に肝酵素を測定する。治療開始後8〜12週後に測定し，その後6カ月ごとに測定する。
  - トランスアミナーゼが正常上限の3倍以上上昇する場合は休薬する[27]。
- スタチンにはシトクロム P450 系によって代謝されるものがあり，この系で代謝される他の薬物との組み合わせによって**横紋筋融解症**のリスクを高めてしまう[25, 27]。
  - 具体的には，フィブラート系(特に gemfibrozil)，イトラコナゾール，ケトコナゾール，エリスロマイシン，クラリスロマイシン，シクロスポリン，nefazodone，プロテアーゼ阻害薬などがある。
  - グレープフルーツジュースを大量に飲むとスタチンの筋障害のリスクが上がることがあるが，この相互作用の正確な機序はわかっていない。
  - シンバスタチンはワルファリンやジギタリス製剤の血中濃度を上昇させる。ロスバスタチンもまたワルファリンの血中濃度を上昇させる。

■ 胆汁酸排泄促進薬(レジン)

- 現在利用可能な胆汁酸排泄促進薬を以下に示す。
  - **コレスチラミン**　食前に4〜24 g/日を分割して服用する。
  - **コレスチポール**　錠剤では2〜16 g/日，顆粒では5〜30 g/日を分割して食前に服用する。
  - **colesevelam**　625 mg 錠を，3錠1日2回，または6錠1日1回食事とともに服用する(最大量は7錠/日)。
- 胆汁酸排泄促進薬は典型的には LDL コレステロール値を15〜30%下げることができ，それにより冠動脈疾患の発生を下げる[25, 28]。これらの薬物は，トリグリセリドを上昇させてしまうためトリグリセリド>250 mg/dL の患者に対して単独で使用してはならない。ニコチン酸やスタチンと一緒に使う。
- よく知られた副作用として，便秘，腹痛，腹部膨満，悪心がある。
- 胆汁酸排泄促進薬は多くの他の薬物の吸収率を下げてしまう。影響を受けやすい薬物にワルファリン，ジギタリス製剤，甲状腺ホルモン，サイアザイド系利尿薬，アミオダロン，glipizide，スタチン系がある。
  - colesevelam は古い世代のレジンよりも相互作用が少ないとされる。
  - 他の薬物はレジンを使用する1時間前，あるいは4時間後に内服する。

■ ニコチン酸(ナイアシン)

- ナイアシンは LDL コレステロール値を15%以上下げ，トリグリセリドを20〜50%下げ，HDL コレステロール値を35%ほど上昇させることができる[21, 29]。
- 結晶性ナイアシン1〜3 g/日を2, 3回に分けて食事とともに服用する。追加のナイアシンは夜間に投与する。初期量は500 mg 経口とし，月に500 mg ずつ最大量 2,000 mg まで増量可能である(ミルクやクラッカーと一緒に

- よく知られたナイアシンの副作用は,紅潮,瘙痒感,頭痛,悪心,腹部膨満感である。また,トランスアミナーゼ上昇や高尿酸血症,高血糖を引き起こすこともある。
  - 紅潮は内服初期にアスピリンを食前 30 分に服用することで軽減できることがある。
  - ナイアシンの肝毒性は用量依存性で,市販の徐放製剤[†1]でより認められる。
- 痛風,肝疾患,活動性の消化管潰瘍,コントロール不良の糖尿病の患者への使用は避ける。
  - ナイアシンはコントロール良好な糖尿病患者(HbA1c≦7.0%)にも用いうる。
  - 血清トランスアミナーゼ,血糖,尿酸は 6〜8 週間ごとにモニターし,以後 4 カ月ごとにモニターする。

■ エゼチミブ

- エゼチミブは,現在唯一利用できるコレステロール吸収阻害薬である。
- エゼチミブは小腸の刷子縁に働き,コレステロールの吸収を阻害する。
- 推奨用量は,経口 1 日 1 回 10 mg である。投与量は腎不全,中等度の肝不全,高齢者によって調節する必要はない。
- エゼチミブはスタチンと同時に使用することで LDL コレステロール値を約 25%減少させ,単独では約 18%減らすことができる[30〜33]。
- 中等度〜重度の肝不全患者に使用することは推奨されない。
- エゼチミブの副作用はほとんどないと考えられている。
  - 臨床試験では,スタチンやプラセボと比較して横紋筋融解症やミオパチーを起こす頻度が増加しなかった。
  - プラセボと比較して下痢や腹痛の発生率が低かった。単剤使用では肝酵素に重要な影響を与えることがないため肝機能をモニターする必要はない。
  - スタチンと一緒に使用する場合には肝酵素をモニターする。併用することで肝酵素上昇の発生率が高まるためである。
- エゼチミブの長期臨床試験が施行中である。2 つの短期試験の結果から,頸動脈内膜・中膜複合体肥厚度(IMT)を改善させる付加的効果はないと考えられている[34,35]。これらの結果の臨床的有用性は疑問が残り,現在も解決されていない。

高トリグリセリド血症の治療
■ 非薬物治療
- 非薬物治療が高トリグリセリド血症の治療には重要である。
- 以下のアプローチを行う。
  - 経口エストロゲン製剤をエストロゲン貼付剤に変更する。
  - アルコール摂取量を控えめにする。
  - 体重を減らし,運動をする。

[†1] 訳注:わが国には市販の徐放製剤はない。

- ■糖尿病患者においては，高血糖のコントロールをする。
- ■単糖類や炭水化物の多い食事を避ける。

■ 薬物治療

- 高トリグリセリド血症単独の薬物治療は，フィブラート系薬物とナイアシンからなる。
- スタチンは，軽度〜中等度の高トリグリセリド血症の患者や，LDL コレステロール上昇を伴う患者に有効である[36]。

フィブラート系薬物

- 現在使用できるフィブラート系薬物は以下のとおりである。
  - ■gemfibrozil：食前に 600 mg 1 日 2 回内服
  - ■フェノフィブラート：通常は 48〜145 mg/日を内服
- フィブラート系はトリグリセリドを 30〜50％下げ，HDL コレステロール値を 10〜35％上昇させる。トリグリセリド値が正常の患者において，LDL コレステロール値を 5〜25％低下させるが，実際はトリグリセリド値の高い患者においては LDL コレステロール値を上昇させてしまう。
- 主な副作用は，消化不良，腹痛，胆石症，発疹，瘙痒感である。フィブラート系はワルファリンの効果を増強させることもある。
- gemfibrozil をスタチンと併用することで，横紋筋融解症のリスクが上昇するかもしれない[27,37〜40]。

n-3（ω3）脂肪酸

- 魚油から精製した，高用量の n-3 脂肪酸はトリグリセリド値を下げることができる。
- その有効成分はエイコサペンタエン酸（EPA）とドコサヘキサエン酸（DHA）である。
- トリグリセリド値を下げるためには毎日 1〜6 g の EPA と DHA が必要である。
- 主な副作用は，吃逆，腹部膨満感，下痢である。
- トリグリセリド＞500 mg/dL となると n-3 脂肪酸の処方が可能であり，n-3 脂肪酸エチルエステル 3.6 g を含む 4 錠を使用できる。これによりトリグリセリドを 30％ほど減少させることができる。
- 経験的に，n-3 脂肪酸は中等度のトリグリセリド高値の患者において，スタチンやその他の補助薬として用いることができる。
- n-3 脂肪酸とスタチンの組み合わせは，スタチンとフィブラート系の組み合わせよりも，ミオパチーのリスクを避けることができるという利点がある[43,44]。

低 HDL コレステロール血症の治療

- 低 HDL コレステロール血症は，高トリグリセリド血症やメタボリックシンドロームの背景として認める。HDL コレステロール値を改善することで，合併する高 LDL コレステロール血症，高トリグリセリド血症，メタボリックシンドロームの管理につながる[45]。
- 低 HDL コレステロール値を上げることに焦点をおいた治療は，心血管イベ

ントのリスクを減らす[46]。
- 以下の非薬物治療が中心となる。
  - 禁煙
  - 運動
  - 体重減量
- 加えて，β遮断薬，プロゲスチン，アンドロゲン誘導体といった，HDLコレステロール値を下げることが知られている薬物は避ける。
- ナイアシンは HDL コレステロール値を上げる最も効果的な薬物である[42]。

（平林 正男）

文 献

1. Krauss RM, Lingren RT, Williams PT, et al. Intermediate-density lipoproteins and progression of coronary artery disease in hypercholesterolemic men. *Lancet* 1987;2:62-66.
2. Genest JJ, Martin-Munley SS, McNamara JR, et al. Familial lipoprotein disorders in patients with premature coronary artery disease. *J Am Coll Cardiol* 1992;19:792-802.
3. Kugiyama K, Doi H, Motoyama T, et al. Association of remnant lipoprotein levels with impairment of endothelium-dependent vasomotor function in human coronary arteries. *Circulation* 1998;97:2519-2526.
4. Stone NJ, Levy RI, Fredrickson DS, et al. Coronary artery disease in 116 kindred with familial type II hyperlipoproteinemia. *Circulation* 1974;49:476-488.
5. Innerarity TL, Mahley RW, Weisgraber KH, et al. Familial defective apolipoprotein B-100: a mutation of apolipoprotein B that causes hypercholesterolemia. *J Lipid Res* 1990;31: 1337-1349.
6. Feussner G, Wagner A, Kohl B, et al. Clinical features of type III hyperlipoproteinemia: analysis of 64 patients. *Clin Invest* 1993;71:362-366.
7. Randomised trial of cholesterol lowering in 4444 patients with coronary heart disease: the Scandinavian Simvastatin Survival Study (4S). *Lancet* 1994;344:1383-1389.
8. Sachs FM, Pfeffer MA, Moye LA, et al. The effect of pravastatin on coronary events after myocardial infarction in patients with average cholesterol levels. Cholesterol and Recurrent Events Trial investigators. *N Engl J Med* 1996;335:1001-1009.
9. Prevention of cardiovascular events and death with pravastatin in patients with coronary heart disease and a broad range of initial cholesterol levels. The Long-Term Intervention with Pravastatin in Ischemic Disease (LIPID) Study Group. *N Engl J Med* 1998;339: 1349-1357.
10. Heart Protection Study Collaborative Group. MRC/BHF Heart Protection Study of cholesterol lowering with simvastatin in 20,536 high-risk individuals: a randomised placebocontrolled trial. *Lancet* 2002;360:7-22.
11. Shepherd J, Cobbe SM, Ford I, et al. Prevention of coronary heart disease with pravastatin in men with hypercholesterolemia. West of Scotland Coronary Prevention Study Group. *N Engl J Med* 1995;333:1301-1307.
12. Downs JR, Clearfield M, Weis S, et al. Primary prevention of acute coronary events with lovastatin in men and women with average cholesterol levels: results of AFCAPS/TexCAPS. Air Force/Texas Coronary Atherosclerosis Prevention Study. *JAMA* 1998;279:1615-1622.
13. Sever PS, Dahlöf B, Poulter NR, et al. ASCOT investigators. Prevention of coronary and stroke events with atorvastatin in hypertensive patients who have average or lower-thanaverage cholesterol concentrations, in the Anglo-Scandinavian Cardiac Outcomes Trial—Lipid Lowering Arm (ASCOT-LLA): a multicentre randomised controlled trial. *Lancet* 2003;361:1149-1158.
14. Colhoun HM, Betteridge DJ, Durrington PN, et al. CARDS investigators. Primary prevention of cardiovascular disease with atorvastatin in type 2 diabetes in the Collaborative Atorvastatin Diabetes Study (CARDS): multicentre randomised placebo-controlled trial. *Lancet* 2004;364:685-696.
15. Expert Panel on Detection, Evaluation, and Treatment of High Blood Cholesterol in Adults. Executive summary of the third report of the National Cholesterol Education Program (NCEP) Expert Panel on Detection, Evaluation, and Treatment of High Blood Cholesterol in Adults (Adult Treatment Panel

III). *JAMA* 2001;285:2486-2497.
16. Grundy SM, Cleeman C, Merz NB, et al. Implications of recent clinical trials for the National Cholesterol Education Program Adult Treatment Panel III Guidelines. *Circulation* 2004;110:227-239.
17. Wilson PW, D'Agostino RB, Levy D, et al. Prediction of coronary heart disease using risk factor categories. *Circulation* 1998;97:1837-1847.
18. IDF Worldwide Definition of the Metabolic Syndrome. Available at: http://www.idf.org/home/index.cfm?node 1429. Last accessed August 18, 2009.
19. Ford ES, Giles WH, Dietz WH. Prevalence of metabolic syndrome among US adults: findings from the Third National Health and Nutrition Examination Survey. *JAMA* 2002; 287:356-359.
20. Galassi A, Reynolds K, He J. Metabolic syndrome and risk of cardiovascular disease: a metaanalysis. *Am J Med* 2006;119:812-819.
21. Sarwar N, Danesh J, Eiriksdottir G, et al. Triglycerides and the risk of coronary heart disease: 10,158 incident cases among 262,525 participants in 29 Western prospective studies. *Circulation* 2007;115:450-458.
22. Tirosh A, Rudich A, Shochat T, et al. Changes in triglyceride levels and risk for coronary heart disease in young men. *Ann Intern Med* 2007;147:377-385.
23. Castelli WP, Garrison RJ, Wilson PW, et al. Incidence of coronary heart disease and lipoprotein cholesterol levels: the Framingham Study. *JAMA* 1986;256:2835-2838.
24. Shepherd J, Blauw GJ, Murphy MB, et al. PROSPER study group. PROspective Study of Pravastatin in the Elderly at Risk. Pravastatin in elderly individuals at risk of vascular disease (PROSPER): a randomised controlled trial. *Lancet* 2002;360:1623-1630.
25. Knopp RH. Drug treatment of lipid disorders. N Engl J Med 1999;341:498-511.
26. Chong PH. Lack of therapeutic interchangeability of HMG-CoA reductase inhibitors. *Ann Pharmacother* 2002;36:1907-1917.
27. Pasternak RC, Smith SC Jr, Bairey-Merz CN, et al. American College of Cardiology; American Heart Association; National Heart, Lung and Blood Institute. ACC/AHA/NHLBI Clinical Advisory on the Use and Safety of Statins. *Circulation* 2002;106:1024-1028.
28. The Lipid Research Clinics Coronary Primary Prevention Trial results. I. Reduction in incidence of coronary heart disease. *JAMA* 1984;251:351-364.
29. Illingworth DR, Stein EA, Mitchel YB, et al. Comparative effects of lovastatin and niacin in primary hypercholesterolemia. A prospective trial. *Arch Intern Med* 1994;154:1586-1595.
30. Dujovne CA, Ettinger MP, McNeer JF, et al. Efficacy and safety of a potent new selective cholesterol absorption inhibitor, ezetimibe, in patients with primary hypercholesterolemia. *Am J Cardiol* 2002;90:1092-1097.
31. Knopp RH, Gitter H, Truitt T, et al. Effects of ezetimibe, a new cholesterol absorption inhibitor, on plasma lipids in patients with primary hypercholesterolemia. *Eur Heart J* 2003;24:729-741.
32. Gagne C, Bays HE, Weiss SR, et al. Efficacy and safety of ezetimibe added to ongoing statin therapy for treatment of patients with primary hypercholesterolemia. *Am J Cardiol* 2002; 90:1084-1091.
33. Goldberg AC, Sapre A, Liu J, et al. Efficacy and safety of ezetimibe coadministered with simvastatin in patients with primary hypercholesterolemia: a randomized, double-blind, placebo-controlled trial. *Mayo Clin Proc* 2004;79:620-629.
34. Kastelein JJ, Akdim F, Stroes ES, et al. Simvastatin with or without ezetimibe in familial hypercholesterolemia. *N Engl J Med* 2008;358:1431-1443.
35. Taylor AJ, Villines TC, Stanek EJ, et al. Extended-release niacin or ezetimibe and carotid intima-media thickness. N Engl J Med 2009 Nov 15. [Epub ahead of print]
36. Brunzell JD. Clinical practice. Hypertriglyceridemia. *N Engl J Med* 2007;357:1009-1017.
37. Rosenson RS. Current overview of statin-induced myopathy. *Am J Med* 2004;116: 408-416.
38. Alsheikh-Ali AA, Kuvin JT, Karas RH. Risk of adverse events with fibrates. *Am J Cardiol* 2004;94:935-938.
39. Jones PH, Davidson MH. Reporting rate of rhabdomyolysis with fenofibrate +F statin versus gemfibrozil +F any statin. *Am J Cardiol* 2005;95:120-122.
40. Keech A, Simes RJ, Barter P, et al. FIELD study investigators. Effects of long-term fenofibrate therapy on cardiovascular events in 9795 people with type 2 diabetes mellitus (the FIELD study): randomised controlled trial. *Lancet* 2005;366:1849-1861.

41. Nestel PJ, Connor WE, Reardon MF, et al. Suppression by diets rich in fish oil of very low density lipoprotein production in man. *J Clin Invest* 1984;74:82-89.
42. Harris WS, Connor WE, Illingworth DR, et al. Effects of fish oil on VLDL triglyceride kinetics in humans. *J Lipid Res* 1990;31:1549-1558.
43. Maki KC, McKenney JM, Reeves MS, et al. Effects of adding prescription omega-3 acid ethyl esters to simvastatin (20 mg/day) on lipids and lipoprotein particles in men and women with mixed dyslipidemia. *Am J Cardiol* 2008;102:429-433.
44. Barter P, Ginsberg HN. Effectiveness of combined statin plus omega-3 fatty acid therapy for mixed dyslipidemia. *Am J Cardiol* 2008;102:1040-1045.
45. Ballantyne CM, Olsson AG, Cook TJ, et al. Influence of low high-density lipoprotein cholesterol and elevated triglyceride on coronary heart disease events and response to simvastatin therapy in 4S. *Circulation* 2001;104:3046-3051.
46. Singh IM, Shishehbor MD, Ansell BJ. Ligh-density lipoprotein as a therapeutic target: a systematic review. *JAMA* 2007;298:786-798.

9 止血凝固異常

Charles S. Eby

概要

一般的事項

- 正常な止血とは,血小板凝集(一次止血)と持続的な血管シールを生成するための凝固因子の活性化(二次止血)を引き起こす,複雑な一連の相互反応である。
- **一次止血**とは,血管損傷に対する即時的であるが一時的な反応である。血小板と von Willebrand 因子(vWF)が相互作用して一次血栓を形成する。
- **二次止血**(凝固)の結果としてフィブリン塊が形成される(図9-1)。損傷により血管外組織因子が血液に曝露されることにより,第Ⅶ因子,第Ⅹ因子,プロトロンビンの活性化が引き起こされて凝固が始まる。引き続く他の因子の活性化によりトロンビンの生成,フィブリノーゲンからフィブリンへの変換,持続的な血塊の形成がなされる[1]。

診断

臨床所見
■病歴
- 詳細な病歴聴取により出血の重症度,先天性または後天性の病態,一次または二次止血の異常を評価することができる。
- 抜歯,割礼,月経,分娩出血,外傷,手術などの後に遷延する出血は出血異常があることを示唆している。
- 家族歴で遺伝性出血性疾患がわかることがある。

■身体診察
- 一次止血の異常は粘膜出血と打撲傷過多から疑われる。
  - **点状出血** 径2mm未満の皮下出血で,圧迫で退色せず,通常は静水圧の増加しやすい部位に現れる。下肢や眼窩周囲(特に咳や嘔吐の後)。
  - **斑状出血** 径3mm以上の青黒い(または青紫色の)斑で,外傷による小血管の破綻によるもの。
- 二次止血の異常は血腫(限局した凝血/非凝血塊),関節内出血,外傷または手術後の遷延する出血を引き起こす。

診断的検査
■臨床検査
病歴と身体診察によって検査を選択する。最初に調べるべきものとして血小板数,プロトロンビン時間 prothrombin time(PT),活性化部分トロンボプラスチン時間 activated partial thromboplastin time(aPTT),末梢血塗抹標本が

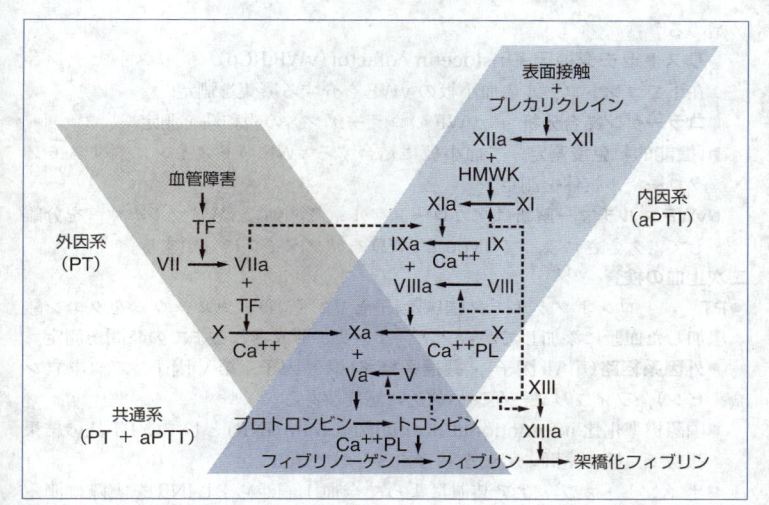

図 9-1 凝固カスケード

実線は活性化を示しており，点線は第 VIIa 因子とトロンビンによって活性化された補助基質を示している。
aPTT：活性化部分トロンボプラスチン時間，HMWK：高分子キニノーゲン，PL：リン脂質，PT：プロトロンビン時間，TF：組織因子

ある。

一次止血の検査

- **血小板数低値**の場合には血小板凝集アーチファクト（血小板の糖蛋白 IIb/IIIa 受容体阻害薬である EDTA 添加による），巨大血小板，他の細胞の誤分類を除外するために血液塗抹標本の再検が必要である。
- **出血時間** bleeding time（BT）は標準化された皮膚切開をしてから出血が止まるまでの時間を測定するものであるが，周術期の出血リスクを定量化するものではない[2]。多くの要素によって BT が延長しうる。血小板減少，von Willebrand 病（vWD），毛細血管または皮膚の異常，抗血小板療法，尿毒症，肝不全，貧血，不適切な手技。
- **PFA-100**（Dade Behring 社，Deerfield，イリノイ州）は，クエン酸塩加の全血を流動させて vWF 依存の血小板活性化を評価するものである。ほとんどの vWD および質的血小板異常の患者は closure time が延長する。貧血（ヘマトクリット<30％）および血小板減少（血小板数<10万/μL）は，closure time 延長の原因になりうる。
- ***in vitro* での血小板凝集試験**は，血小板アゴニスト〔アデノシンニリン酸（ADP），コラーゲン，アラキドン酸，アドレナリンなど〕との反応における血小板の分泌と凝集を測定するものであり，質的血小板異常の診断の補助となる。
- vWD 疑いの検査評価は，**von Willebrand 因子抗原** von Willebrand factor antigen（vWF:Ag）の測定と少なくとも 1 つの **vWF 活性分析**を行うことから

始める。
- **リストセチン補因子 ristocetin cofactor(vWF:RCo)** リストセチン存在下でコントロールの血小板の vWF を介する凝集を測定。
- **コラーゲン結合分析** vWF のコラーゲンへの親和性を測定。
- **「機能的」免疫測定** 血小板に結合する vWF のドメインに対するモノクローナル抗体を測定。
- **vWF マルチマー解析**はアガロースゲル電気泳動で vWF マルチマーを分離して，大きさによって Type 2 vWD をサブタイプに分類する。

二次止血の検査

- **PT** トロンボプラスチン(組織因子とリン脂質)とカルシウムをクエン酸塩加した血漿に添加してからフィブリン塊が形成されるまでの時間を測定。
  - **外因系経路**(第 VII 因子)，**共通系経路**(第 X 因子，第 V 因子，プロトロンビン)，フィブリノーゲンの欠乏に感度がある。
  - 国際標準化比 international normalized ratio(INR)としての PT 比の結果報告で，検査室間の変動を減らすことができる[3]。
  - ポイント・オブ・ケア装置によって全血 1 滴から PT/INR を実際に測定できる。
- **aPTT** カルシウム，リン脂質，陰性荷電粒子を加えてクエン酸塩加した血漿を活性化してからフィブリン塊が形成されるまでの時間を測定。
  - ヘパリンのほかに，内因系経路〔高分子キニノーゲン(HMWK)，プリカリクレイン，第 XII 因子，第 XI 因子，第 IX 因子，第 VIII 因子など〕と共通系経路(第 V 因子，第 X 因子，プロトロンビンなど)の凝固因子やフィブリノーゲンの欠乏およびインヒビターによって aPTT が延長する。
- **トロンビン時間** トロンビンをクエン酸塩加した血漿に添加してからフィブリン塊が形成されるまでの時間を測定。フィブリノーゲンの量的および質的な欠乏，フィブリン分解産物，ヘパリン，直接的抗トロンビン薬 direct thrombin inhibitor(DTI)でトロンビン時間が延長する。
- **フィブリノーゲン** トロンビンを希釈した血漿に添加して凝固時間を測定することでフィブリノーゲンの値を決定する。低フィブリノーゲンおよび潜在的な出血を引き起こす病態として肝合成の減少，大量出血，播種性血管内凝固 disseminated intravascular coagulation(DIC)がある。
- **D ダイマー**はプラスミンによるフィブリンの分解から生じる。D ダイマー濃度の上昇は，急性静脈血栓塞栓症，DIC，外傷，悪性疾患などさまざまな病態で起こる。
- **混合試験**によって，ある因子の欠乏またはインヒビターが PT または aPTT を延長させているかを決定する。患者の血漿とプールされた正常な血漿(すべての因子の活性＝100％)を 1：1 で混合して欠乏した因子を十分に補充することで，正常または正常に近い PT または aPTT にする(表 9-1)。混合しても延長した PT または aPTT が修正されなければ，ある凝固因子の特異的インヒビター，非特異的インヒビター(ループスアンチコアグラントなど)，ヘパリン，DTI 抗凝固薬が延長の原因である可能性がある。

表9-1 プロトロンビン時間(PT)や活性化部分トロンボプラスチン時間(aPTT)の延長が50:50混合で補正された場合の凝固因子欠乏

異常値	疑われる凝固因子欠乏
aPTT	XII, XI, IX, VIII
PT	VII
PTおよびaPTT	II, V, X, フィブリノーゲン

血小板異常

血小板減少症

- 血小板減少症は血小板数<14万/μLと定義される(Barnes-Jewish病院の場合)。**質的血小板異常や血管損傷がない場合,血小板数>3万/μLであれば誘因のない出血は起こりにくい。**
- 血小板減少症は血小板の産生低下,破壊亢進,血球捕捉によって生じる(表9-2)。多くの感染症は血小板減少と関連があるが,その機序は複雑であまり解明されていない[4]。

免疫性血小板減少性紫斑病

■一般的事項

- 免疫性血小板減少性紫斑病 immune thrombocytopenic purpura(ITP)は後天的な自己免疫疾患であり,抗血小板抗体が血小板寿命を短縮させ,巨核球形成を抑制することで血小板減少や出血リスクの増加をもたらす。ITPの分類として,特発性(原発性)および併存する病態に関連するもの(続発性)がある。
- 成人の原発性ITPの有病率は100万人当たり32人である[5]。続発性ITPの頻度はより少ない。
- ITPでは自己抗体が血小板表面抗原に結合することで細網内皮系によって早期に除去され,免疫系を介して血小板産生が抑制される。続発性ITPは全身性エリテマトーデス,抗リン脂質抗体症候群,HIV,C型肝炎ウイルス,*Helicobacter pylori*,リンパ増殖性疾患に伴って生じる[4]。
- **薬物依存性免疫性血小板減少症は,抗体結合を刺激する薬物−血小板相互作用によって起こる**[6]。血小板減少に関連する薬物を表9-3に挙げる[7]。

■診断

- ITPは典型的には軽度の粘膜出血や点状出血として現れたり,偶発的に血小板減少が発見されたりする。
- 原発性ITPでは,原因となりうるような疾患や薬物のない血小板減少のみの経過であることが多い。**臨床検査では原発性ITPの存在は確認できないが,続発性の原因を除外するのに役立つ。**
- 抗血小板抗体の血清検査は,感度と陰性適中率が低いためITPの診断に役立たない[8]。
- ITPの診断には通常は**骨髄生検および吸引は必要ないが**,60歳以上や免疫

表 9-2 血小板減少症の分類

血小板産生の減少	血小板消費の増加
骨髄不全症候群	免疫的機序
先天性	免疫性血小板減少性紫斑病
後天性：再生不良性貧血,	血栓性血小板減少性紫斑病
発作性夜間血色素尿症	輸血後紫斑病
血液悪性疾患	ヘパリン起因性血小板減少症
骨髄浸潤	非免疫的機序
癌	DIC
肉芽腫	局所的消費(大動脈瘤)
線維症	急性出血
原発性	
続発性	
栄養	
ビタミン B_{12} 欠乏	
葉酸欠乏	血小板減少に関連する感染症
物理的損傷	HIV
放射線	HHV-6
エタノール	エールリヒア症
化学療法	*Rickettsia* 属
脾臓血球捕捉の増加	マラリア
門脈圧亢進	C 型肝炎
Felty 症候群	サイトメガロウイルス
リソソーム蓄積症	Epstein-Barr ウイルス
浸潤性血液悪性疾患	*Helicobacter pylori*
髄外造血	*Escherichia coli* O157:H7

抑制療法に反応しないような限られた患者においては, 他の原因を除外するのに役立つ[9]。
- 疑わしい薬物を中断することで血小板数が正常化したり, 再投与によって血小板減少が再発することが確認されれば, 薬物誘発性血小板減少症の診断を裏付けるものである。

■ 治療
- 原発性 ITP の治療は, 血小板減少の重症度と出血のリスクによって決定する。
- 続発性 ITP の管理は, 基礎疾患の治療と原発性 ITP の治療からなる。
- **治療の必要がある場合, 初期療法はグルココルチコイドである**(通常はプレドニゾン 1 mg/kg/日)。
- 不応性または活動性の出血がある患者には静注免疫グロブリン(IVIG)(1 g/kg を 2 日間), または Rh 陽性であれば抗 D 免疫グロブリン(WinRho)も投与する(脾摘後無効例)。
- **ほとんどの患者は治療に反応し, 1〜3 週間で血小板減少は改善する。**
- 治療に反応せず, かつステロイド漸減中に再発した患者の 30〜40％は慢性 ITP となる。難治性および再発性 ITP 患者の治療目標は安全な血小板数(3

表9-3 免疫性血小板減少症に影響を与える薬物

抗菌薬
- セファロスポリン系
  - cefotetan
  - セファロチン
- ゲンタマイシン
- リネゾリド
- ペニシリン系
  - ペニシリン
  - アンピシリン
  - methicillin
- リファンピシン
- スルホンアミド
- トリメトプリム
- バンコマイシン

抗炎症薬
- アスピリン
- ジクロフェナク
- イブプロフェン
- インドメタシン
- ナプロキセン
- ピロキシカム
- スリンダク
- tolmetin

抗ヒスタミン薬
- クロルフェニラミン
- シメチジン
- ラニチジン

抗不整脈薬
- アミオダロン
- ジゴキシン
- リドカイン
- プロカインアミド
- キニジン

抗凝固薬
- ヘパリン
- 低分子ヘパリン

血小板抑制薬
- abciximab
- eptifibatide
- tirofiban
- チクロピジン

抗高血圧薬
- αメチルドパ
- アセタゾラミド
- カプトプリル
- クロロチアジド
- フロセミド
- ヒドロクロロチアジド
- スピロノラクトン

抗痙攣薬
- カルバマゼピン
- フェニトイン
- バルプロ酸

その他
- アセトアミノフェン
- alemtuzumab
- コカイン
- フルダラビン
- 金製剤
- ヘロイン
- ヨード造影剤
- キニーネ
- スルホニル尿素
- 三環系抗うつ薬

万～5万/μL)を維持し，治療関連毒性を最小化することである。
- 難治性 ITP 患者の 2/3 は，脾摘後に持続的な完全寛解に達する。脾摘の少なくとも 2 週前には肺炎球菌，髄膜炎菌，インフルエンザ桿菌 b 型のワクチンを投与する。
- 脾摘を希望しない，または施行できない患者や脾摘に失敗した患者の治療選択としてはプレドニゾン単独または IVIG の組み合わせ，ダナゾールによるアンドロゲン療法，他の免疫抑制薬，抗 CD20 モノクローナル抗体(リツキシマブ)がある[9,10]。

- 2008年，FDAは出血リスクの高い難治性ITP患者の治療として2つの低分子トロンボポエチン受容体作動薬を認可した。ロミプロスチム(ロミプレート®, Nplate)週1回皮下投与，エルトロンボパグ(レボレード®, Promacta)1日1回経口投与によって，治療開始から5～7日で難治性ITP患者の多くで持続的に血小板数が改善する。起こりうる合併症として血栓塞栓症と骨髄線維症がある[11]。
- 薬物誘発性血小板減少症では重症の血小板減少に対して血小板輸血で出血リスクを減らしうるが，IVIG，ステロイド，血漿交換の効果は不明である。

血栓性血小板減少性紫斑病，溶血性尿毒症症候群
■ 一般的事項
- 血栓性血小板減少性紫斑病 thrombotic thrombocytopenic purpura (TTP)と溶血性尿毒症症候群 hemolytic uremic syndrome (HUS) は，それぞれ血小板-vWF凝集物，血小板-フィブリン凝集物による**血栓性微小血管障害** thrombotic microangiopathy (TMA) であり，血小板減少，**微小血管障害性溶血性貧血** microangiopathic hemolytic anemia (MAHA)，臓器虚血が生じる。通常，臨床および検査の特徴においてはTTPとHUSは区別されない。
- TMAと関連があるものとしてDIC，HIV感染，悪性高血圧，血管炎，臓器および幹細胞移植関連毒性，薬物の副作用，妊娠中，妊娠高血圧腎症/子癇，HELLP〔**H**emolytic anemia(溶血性貧血)，**E**levated Liver enzyme(肝酵素上昇)，**L**ow **P**latelet count(血小板数低値)〕症候群などがある。
- **散発性TTP**は100万人に約11.3人の発病率で，女性とアフリカ系米国人ではより頻度が高い[12]。HUSは通常は罹患児で大発生する。しかし，成人ではHUSの典型的および非典型的な症状のいずれも呈することがある。
- 血漿のvWF切断酵素(ADAMTS13)が自己抗体を介して減少することで**異常な高重合vWFマルチマー**が増加し，典型的な**散発性TTP**が生じる[13]。異常なvWFマルチマーは血小板に接着しやすく，微小循環を閉塞させるvWF-血小板凝集物を生じ，その結果として微小血管障害となる。second-hit eventとしては内皮の機能障害または損傷が関与している可能性がある。
- HIVと妊娠に関連したいくつかの症例を除いては，重度のADAMTS13欠乏はHUSや他のタイプのTMAの原因とはならない。**典型的HUS**は志賀様毒素を産生する大腸菌(O157:H7)に関連がある。
- **非典型的HUS**は移植，内皮障害薬，妊娠に関連がある[14]。補体活性化の代替経路の調節が遺伝的に欠損していると家族性HUSを生じる[15]。

■ 診断
臨床所見
- TTPの臨床の**五徴**は**消費性血小板減少，MAHA，発熱，腎機能不全，動揺性神経障害**であり，それらが完全に揃うのは症例の30%未満である。
- ほかに鑑別可能な原因がなく，血小板減少とMAHAの所見があるときにはTTPを疑うべきである。
- TTPは妊娠中や分娩後，HIV感染に関連して起こりうる。
- 常染色体劣性遺伝のADAMTS13欠損の患者は再発性TTPを起こす(Up-

shaw-Schulman 症候群)。
- 典型的 HUS では下痢 (しばしば血性) と腹痛が先行し,より顕著な腎機能不全が起こる。

診断的検査
- TMA では血液塗抹標本で**破砕赤血球**と血小板減少がみられる。貧血の所見,網状赤血球数の増加,ハプトグロビンの低値または検出感度以下,LDH の増加は溶血の存在を裏付ける。
- 散発性 TTP では TMA の所見,正常な PT と aPTT,軽度〜中等度の高窒素血症,ADAMTS13 酵素活性の低値または検出感度以下,時に ADAMTS13 抑制抗体がみられる。
- HUS では TMA と急性腎不全がみられる。典型的 HUS では,便培養での大腸菌 O157 のほうが志賀様毒素分析よりも感度が高い。しかし,下痢が改善した後の便検体では両方の検査とも感度が下がる[16]。
- 散発性または家族性 HUS の検査には,参考検査室での補体調節因子 H および I 遺伝子の分子解析を含めるべきである。

■ 治療

血栓性血小板減少性紫斑病
- 治療の要は 1.0〜1.5 血漿量/日の**血漿交換** plasma exchange (PEX) での急速治療である。
- PEX は通常少なくとも 5 日間または血小板数と LDH が正常化してから 2 日間は持続する。
- PEX が施行不能または遅れるようであれば,**新鮮凍結血漿** fresh frozen plasma (FFP) をすぐに注入して ADAMTS13 を補充する。
- グルココルチコイドを投与することが多い。プレドニゾン 1 mg/kg 経口またはメチルプレドニゾロン 1 g 静注/日。
- 貧血の所見や症状があれば赤血球輸血をする。
- **重篤な出血がないならば血小板輸血は相対的禁忌である。なぜなら,さらなる微小血管閉塞の潜在的リスクの原因となるからである。**
- 治療した患者の約 90% は寛解する。寛解後数日〜数年のうちに再発することもある。
- **リツキシマブ**(抗 CD20 モノクローナル抗体)での治療で TTP 再発後に持続的に寛解することができる[17, 18]。
- シクロホスファミド,アザチオプリン,ビンクリスチンでの免疫抑制および脾摘は,難治性または再発性 TTP の治療で成功することがある[19, 20]。

溶血性尿毒症症候群
- 典型的 HUS の治療は支持療法である。
- 家族性 HUS は,しばしば慢性腎不全となる。
- **HUS は通常は PEX では改善しない。**
- 抗菌薬療法では回復を早めたり,感染に関連した HUS での毒性を低減したりすることはない。
- カルシニューリン阻害薬(シクロスポリン,タクロリムス)に関連した非典型的 HUS は薬物の減量や中止に反応する。

ヘパリン起因性血小板減少症

■ 一般的事項

- ヘパリン起因性血小板減少症 heparin-induced thrombocytopenia(HIT)は、ヘパリンを標的とする抗体と血小板を活性化させる血小板第4因子 platelet factor 4(PF4)複合体による後天的な凝固能亢進障害であり、血小板減少を引き起こし、トロンビン生成の増加により凝血塊が形成される[21]。
- HIT は通常は血小板数が曝露前の基準値の少なくとも50%減少することで発症するが、HIT 関連血栓症が血小板数減少に先行して生じることがある。
- 未分画ヘパリン unfractionated heparin(UFH)、頻度は低いが低分子ヘパリン low-molecular-weight heparin(LMWH)、フォンダパリヌクスへの曝露によって HIT が生じる。
- HIT の合併症には静脈および動脈血栓症、注入部位の皮膚壊死、静注ボーラス投与後の急性全身性反応などがある。
- HIT の発症率は臨床環境、抗凝固薬の処方、用量、曝露期間、曝露の既往などによって異なる。予防的および治療的に UFH を投与されている内科および産科の患者では 0.1〜1%であり、全股関節または全膝関節置換術後や心臓・胸部手術後に予防的に UFH を投与されている患者では 1〜5%である[22]。
- LMWH のみに曝露した患者では HIT の発症率は低い[23]。HIT は合成五糖類であるフォンダパリヌクスに関連して起こることも稀にある[24]。

■ 診断

臨床所見

- いかなる投与経路でも、ヘパリンに曝露しているときに血小板数減少が起き、他に血小板減少の原因がなく、ヘパリン投与中止によって血小板数が回復するときには HIT を疑う。
- HIT は通常はヘパリン曝露の5〜14日の間に発症する(通常発症 HIT)。例外として、ヘパリン中止後に生じる遅延発症 HIT、直近にヘパリン曝露があった患者へのヘパリン投与から24時間以内に生じる早期発症 HIT がある[22]。
- HIT は稀に重度の血小板数減少と出血を引き起こすことがある。
- 静脈血栓塞栓症は動脈血栓塞栓症よりも頻度が多く、HIT 患者の30〜75%に生じる。塞栓症が生じるのは血小板減少の認識より前であったり、同時であったり、後であったりする。
- ヘパリン注入部位で静脈血栓を引き起こす HIT では、血小板数減少なしで全層性の皮膚梗塞を生じることがある。
- HIT ではヘパリンのボーラス静注後に全身性アレルギー反応が生じることがあり、発熱、高血圧、呼吸困難、心停止が特徴である。

診断的検査

- HIT 疑いでは PF4 抗体の臨床検査で診断の正確性を改善できる。検査では2種類の HIT 分析を使用する。機能的分析(血小板凝集法または患者の血清とヘパリンの存在下でコントロールの血小板の活性を検出するセロトニン放出分析)と、PF4 抗体を検出する血清学的酵素免疫法(PF4 EIA)。

- 比較すると，機能的分析のほうが特異度が高く，血清学的検査のほうが感度が高い。
- HIT の事前確率は低いため，機能的検査は PF4 EIA 陽性結果を確かにする。
- 臨床的に HIT が強く疑われるなら，最初の PF4 EIA が陰性でも繰り返し検査すべきである[25]。

■ 治療
- PF4 抗体検査がすぐに利用できるのは稀であり，臨床評価によって初期治療を決定する。
- "4T" に基づいたスコアリングシステムで診断の正確性を改善できる。血小板数減少(thrombocytopenia)，発症時期(timing)，血栓症(thrombosis)，血小板数減少以外の原因(other explanation for thrombocytopenia)[26]。
- HIT が強く疑われるときには，**すべてのヘパリン曝露を除去する**ことから治療を始める。血栓症およびそのリスクが高い患者には非経口の直接的抗トロンビン薬(DTI)，ヒルジン(lepirudin)，アルガトロバン(10 章参照)などの代替の抗凝固療法が必要である。
- HIT 抗体の交差反応が高頻度であるため **LMWH を UFH の代替**としない。
- 無症候の「孤発性」HIT 患者においても深部静脈血栓を検出するために下肢静脈圧迫超音波検査を行い，血栓症が存在する場合には長期の抗凝固療法が必要である[21]。
- 血小板数が正常化してからワルファリンを始める。最初は低用量で DTI と 5 日間併用し，継続している凝固亢進状態とプロテイン C と S の消耗による四肢壊疽のリスクを減らす。
- DTI は INR を延長させるため，DTI をワルファリンに移行するときには注意深くモニタリングする必要がある(10 章参照)。
- HIT に対する抗凝固療法の推奨期間は臨床経過による。通常は，孤発性 HIT(血栓症なし)には血小板数が回復するまでの期間，HIT 関連血栓症には通常の血栓塞栓症の期間(10 章参照)。

妊娠性血小板減少症
- 妊娠性血小板減少症(血小板数が 7 万 / μL 以上)は良性で軽症の血小板減少症であり，他に合併症のない妊婦の 5〜7％に関連している。
- 妊娠性血小板減少症は妊娠第 3 期に発症する。母体は無症状であり，胎児にも影響はない。
- 妊娠中の血小板減少の他の原因としては ITP，妊娠高血圧腎症，子癇，HELLP 症候群，TTP，DIC などがある。
- 妊娠性血小板減少症の診断的検査としては上記の症候群と鑑別するために溶血，感染症，高血圧，肝機能障害を詳細に評価する。

血小板輸血
■ 血小板製剤
- 血小板製剤は献血された全血から分離されたもの(ランダムドナー血小板)か，アフェレーシスによって集められたもの(単一ドナー血小板)である[†1]。

- 血小板産生異常による血小板減少症の患者では、単一ドナーアフェレーシス1単位[†2]かランダムドナー6単位の輸血によって通常はただちに**約3万/μL増加する**。

■ 血小板への反応

- ランダムドナーの濾過および単一ドナーのアフェレーシスによって白血球を取り除くことで、慢性的に血小板支持療法が必要な患者における発熱反応、同種免疫、血小板輸血への不応のリスクを減らすことができる。
- 血小板は室温保管するが、細菌の増殖を促進する。保管された血小板の出荷前に義務づけられている細菌汚染のスクリーニングによって、重症で致命的な血小板輸血反応を減らす。
- 多人数の血小板ドナーのものを使用しないことやHLA抗体があるものを除外することで、レシピエントの白血球を標的とするドナーHLA抗体による**輸血関連急性肺障害**のリスクを減らしている。

■ 輸血適応の閾値

- 予防的血小板輸血が適切と考えられるのは、無症候性の外来患者では血小板数<2万/μL、無症候性の入院患者では血小板数<1万/μLである。
- 重大な侵襲的な処置を受けている患者では、血小板輸血の閾値は<5万/μLである。高リスク手術では、血小板数>10万/μLを維持するための予防的輸血が認められている。
- 出血があれば血小板輸血の閾値はより高くする。
- 血小板寿命が短縮するのは、敗血症、発熱、活動性出血、脾臓血球捕捉、特定の薬物、複数回輸血された患者における同種抗体生成(血小板よりもHLA抗原に対して特異的に生じやすい)などである。
- 抗体を介する血小板輸血への不応性を評価するには、**輸血の前後60分に血小板数を測定する**。
- 増加が<0.5万/μLであれば、他の機序による血小板寿命短縮よりも抗体を介する不応性が起こっていることを示唆する。
- ABO適合血小板、HLA適合単一ドナー血小板、患者によって生成された同種抗体のないドナーからの血小板を使うことで血小板増加を改善できる[27]。

血小板増加症

一般的事項

- **反応性血小板増加症** reactive thrombocytosis は血小板減少からの回復反応、脾摘後、鉄欠乏、慢性感染症または炎症状態、悪性疾患などで起こる。反応性血小板増加症の患者では**出血や血栓症のリスクが増えることはない**。基礎疾患の改善後には血小板は正常化する。
- **本態性血小板血症** essential thrombocythemia (ET) は慢性骨髄増殖性疾患である。
  - ET 患者の少数において骨髄線維症、急性骨髄性白血病、骨髄異形成症候群に進行することがある[28]。
  - 加齢、血栓症の既往、罹病期間、他の共存症に伴って血栓症のリスクは増

加する[29]。

診断
■ 臨床所見
- ET は偶発的に発見されたり，血栓症状または出血症状で発症することがある。
- 先端紅痛症は微小血管の閉塞性血小板血栓によって生じ，典型的には足を含む四肢の激しい灼熱感やうずきで発症する。通常は寒冷曝露によって症状は軽減する。先端紅痛症の典型的な徴候は，発症した指趾の紅斑と熱感である。
- **出血は通常は血小板数＞100 万/μL で起こり**，高重合 vWF マルチマーの後天的な欠乏が出血性 ET 患者に高頻度に合併している[30]。
- ET 患者の約 50％で**軽度の脾腫**が生じる。

■ 診断的検査
- ET における 2008 年の WHO の改訂診断基準は以下のとおりである。
  - 持続する血小板数＞45 万/μL。
  - 骨髄生検で成熟巨核球が増加しており，赤血球形成・顆粒球形成が増加していない。
  - 慢性骨髄性白血病，真性多血症，原発性骨髄線維症の WHO 基準を満たさない。
  - JAK2 の V617F 変異または他のクローナルマーカーの存在[31]。
  - クローナルマーカーがない場合は反応性血小板増加症の証拠がないこと[32]。

治療
- 血小板減少療法を要する患者は，60 歳以上，血栓症または出血の既往，高血圧，糖尿病，喫煙，高脂血症などである。
- 血栓合併症の多くは緩やかな血小板増加のときに生じる。**治療は一般的には血小板数＜40 万/μL を目標とする。**
- 血小板減少薬には**ハイドロキシウレアと anagrelide**，または妊産婦にはインターフェロンαなどがある[33]。
  - 長期のハイドロキシウレア療法ではきわめて少ないが，白血病誘発性があるという報告もある。
  - anagrelide の副作用には動悸，心房細動，体液貯留，頭痛などがある。
  - ハイドロキシウレアと anagrelide は血小板数のコントロールでは同等であるが，anagrelide のほうが合併症が多い[34]。
- **血小板フェレーシス**で急性動脈血栓症の管理のために急速に血小板数を減らすことができる。

---

†1 訳注：わが国では後者が流通している。
†2 訳注：わが国の 20 単位製剤に相当。

質的血小板異常

一般的事項
- 質的血小板異常は**粘膜皮膚出血および打撲傷過多**にて発症するが，十分な血小板数，正常な PT および aPTT，vWD のスクリーニング検査が陰性である。
- ほとんどの血小板異常で BT あるいは PFA-100 closure time が延長する。しかし，検査結果が正常でも臨床的に強く疑われるならば in vitro で血小板凝集試験をすべきである。
- **血小板機能の遺伝性疾患**には，受容体欠損，異常シグナル伝達，シクロオキシゲナーゼ欠損，分泌異常欠損(例えばストレージプール病)，接着または凝集異常などがある。in vitro での血小板凝集試験で，Bernard-Soulier 症候群〔血小板糖蛋白 Ib IX(vWF 受容体)の欠損〕や Glanzmann 血小板無力症〔糖蛋白 IIb/IIIa(フィブリノーゲン受容体)の欠損〕などの稀な常染色体劣性疾患の特定の欠損に一致したアゴニストの反応のパターンを識別できる。
- **後天性血小板異常**は遺伝性の質的血小板異常よりも多い。
  - **後天性の質的異常に関連する病態**には，骨髄増殖性疾患，骨髄異形成症候群，急性白血病，モノクローナルγグロブリン血症，代謝性疾患(尿毒症，肝不全)，心肺バイパスでの血小板障害などがある。
  - **薬物誘発性血小板機能障害**は高用量のペニシリン，アスピリン，他のNSAID，エタノールなど多くの薬物の副作用として生じる。他の薬物分類では，βラクタム系抗菌薬，β遮断薬，カルシウム拮抗薬，硝酸薬，抗ヒスタミン薬，向精神薬，三環系抗うつ薬，選択的セロトニン再取り込み阻害薬などが in vitro で血小板機能異常の原因となるが，出血を引き起こすことは稀である。
  - **アスピリン**はシクロオキシゲナーゼ1および2を不可逆的に阻害する。新たに血小板が産生されていくため，その効果は7〜10日で徐々に消えていく。
  - **他の NSAID** はシクロオキシゲナーゼ1および2を可逆的に阻害するため，その効果は数日しか続かない。シクロオキシゲナーゼ2阻害薬は高用量で抗血小板活性をもつが，治療量では血小板への効果は最小限しかない。
  - **チエノピリジン系薬物**(クロピドグレル，prasugrel)は血小板 ADP 受容体 P2Y12 を不可逆的にブロックすることで血小板凝集を阻害する。
  - **ジピリダモール**は単独またはアスピリンとの組み合わせで使用され，細胞内のサイクリックアデノシン一リン酸を増加させることで血小板機能を阻害する。
  - **abciximab, eptifibatide, tirofiban** は急性冠症候群の管理中に血小板 IIb/IIIa 依存凝集を阻害する。
- 特定の**食品やサプリメント**は血小板機能に影響を与えることがあり，n-3(ω3)脂肪酸，ニンニク・タマネギ抽出物，ショウガ，イチョウ，薬用ニンジン，キクラゲなどが含まれる[35]。大手術の少なくとも2週前までにはハーブ薬やサプリメントの使用を中止する[36]。

治療

- 遺伝性血小板異常の患者の保存的管理では，大出血エピソードのための輸血を用意しておく。
- 遺伝子組換え第Ⅶa因子で出血の管理に成功したとの症例報告もある。
- **尿毒症の血小板機能異常**の治療には以下のものがある。
  - 透析で尿毒症を改善する。
  - 輸血またはエリスロポエチンでヘマトクリット≧30%に増加させる。
  - **デスモプレシン**〔diamino-8-D-arginine vasopressin(DDAVP)，0.3μg/kg 静注〕で内皮細胞からの vWF 放出を刺激する。
  - 抱合エストロゲン(0.6 mg/kg 静注を5日間)で2週間まで血小板機能を改善できる。
  - 活動性出血患者に血小板輸血をしても，すぐに尿毒症異常になる。
- 薬物誘発性血小板機能異常に対しては**血小板輸血**で補正する。ただし tirofiban と eptifibatide 療法直後は除く。
- 待機的侵襲的処置の7〜10日前には抗血小板薬を中止する。

遺伝性出血異常

血友病 A

一般的事項

- 血友病 A hemophilia A は第Ⅷ因子の遺伝子コードの変異による X 連鎖劣性の凝固障害であり，出生男児の約5,000人に1人が罹患する。
- 症例の約40%は血友病の既往歴がない家系に生じており，第Ⅷ因子遺伝子において生殖細胞系の突然変異が高頻度であることを反映している[37]。
- 第Ⅷ因子活性によって出血リスクが決まる。重症(<1%)，中等症(1〜5%)，軽症(>5〜40%)。

■ 診断

臨床所見

- aPTT 異常と出血を呈している男性患者の75%で家族歴がある(母方の家系に出血異常の男性患者がいる)ことを聴取できる。
- 母親での突然変異が原因の場合は出血の家族歴はない。
- 軽症または中等症の血友病患者では，外傷や侵襲的処置(抜歯，手術)を受けたときにのみ出血を呈する。
- 重症の血友病患者では，受傷機転なく関節，筋，消化管の出血を呈する。誘因のない関節血症は特に特徴的である。再発性関節血症によって血友病関節症となることがある。頭蓋内出血は，周産期の，少数の非常に重症な患者で起こることがある。
- 点状出血や粘膜出血は，血小板機能異常においてより典型的であるため血友病では特徴的ではない。

診断的検査

- aPTT は延長するが感度は高くない。軽症患者では PTT は正常である場合もある。

- PT，BT，血小板数は正常である。
- 第Ⅷ因子は低値である。
- 第Ⅷ因子欠乏があるとわかっている患者では，待機手術または侵襲的処置を行う前に第Ⅷ因子インヒビター(混合分析を使用)を常に評価する。

■ 治療
- 第Ⅷ因子欠乏の重症度と出血のタイプによって治療法が決まる。
- 軽症～中等症で小出血のエピソードがある血友病A患者では，**デスモプレシン(DDAVP)**〔$0.3\mu g/kg$を50～100 mLの生理食塩液で溶解して30分以上かけて静注，または$300\mu g$を鼻腔内に12時間ごとに投与(Stimate, 1.5 mg/mL)〕によって第Ⅷ因子活性が3～5倍になり，その半減期は8～12時間である。タキフィラキシー(速成耐性)は数回投与後に起こることがある[38]。
- 軽症～中等症で大出血のエピソードがある，または出血の程度に関わらず重症の血友病A患者には**第Ⅷ因子補充**が必要である。
- 多くの血友病患者は，**凍結乾燥第Ⅷ因子濃縮製剤**を自己注射している。血漿由来第Ⅷ因子濃縮製剤に含まれる病原体の伝播を防ぐために，ドナーはスクリーニングを受け，血漿は病原体の核酸検査を行い，最終製剤はウイルス不活化をしている。**遺伝子組換え第Ⅷ因子濃縮製剤**が次第に使われるようになってきている。
  - ピークの血漿活性30～50％を目標として，第Ⅷ因子濃縮製剤を1～3回投与すれば通常は軽度の出血は止まる。重大な外傷や手術では，第Ⅷ因子活性＞80％を長期間にわたって維持する必要がある。
  - 血漿の第Ⅷ因子活性は，第Ⅷ因子濃縮製剤1単位/kgを投与するごとに約2％増加する。
  - 50単位/kgボーラス静注で第Ⅷ因子活性は基準値の100％を超えることが予測され，その後の追加治療として12時間ごとに25単位/kgボーラス静注を行う。
  - 間欠的投与の他には第Ⅷ因子の持続投与が便利で効果的である[39]。
  - 第Ⅷ因子のピーク値とトラフ値に基づいて用量調整することで，適切な止血を確実にする。
  - 第2選択の補充療法としては，クリオプレシピテートとFFPがある。

血友病B

- 血友病B hemophilia Bは，第Ⅸ因子の遺伝子コードの変異によるX連鎖劣性の凝固障害である。出生男児の約30,000人に1人が罹患する。
- 血友病Bは**臨床的には血友病Aと区別できない**が，その治療は血漿由来第Ⅸ因子か遺伝子組換え第Ⅸ因子を用いた**第Ⅸ因子補充**であるため，その違いは重要である。
- **デスモプレシン(DDAVP)は第Ⅸ因子値を増加させない**。
- 投与後のピーク目標値，補充期間，血友病B関連の出血エピソードの治療のための検査モニタリングは血友病Aと同様のガイドラインがある。

- 1単位/kgの第IX因子補充で通常は血漿第IX因子活性は1%増加する。第IX因子の半減期は18〜24時間である。

血友病治療の合併症

- 第VIII因子または第IX因子への同種抗体(インヒビター)が補充療法に対する反応で生じ，その頻度は重症の血友病AとBでそれぞれ約20%と12%である。これらの同種抗体は，**投与された第VIII因子または第IX因子を中和して凝固障害の補正を妨げる**。
- ベセスダ単位Bethesda unit(BU)でインヒビターの強さを表す検査分析を用いて第VIII因子または第IX因子インヒビターの力価を測定し，その反応を予測して治療法を決める。
- 第VIII因子または第IX因子インヒビターをもつ血友病患者に対する**治療選択**は以下のとおりである。
  - 止血するまで**遺伝子組換え第VIIa因子**を2時間ごとに90μg/kg投与する[40]。
  - **活性型プロトロンビン複合体**濃縮製剤には，活性化ビタミンK依存凝固因子であるIX，X，VII，トロンビンが含まれている。血栓症のリスクが増えるため使用は限定する。
  - **高用量の第VIII因子または第IX因子**濃縮製剤でインヒビターが弱い(BU<5)血友病患者においては出血を減らせることがある。

von Willebrand病

■一般的事項

- von Willebrand病(vWD)は**最も頻度の高い遺伝性出血異常**であり，米国では人口の0.1%が罹患していると推定される。
- vWDは遺伝性の**vWFの量的または質的な異常**によって発症する。多くのvWDは浸透度が不定の常染色体優性遺伝形式であるが，常染色体劣性遺伝形式(Type 2Nと3)もある。
- vWFはさまざまな大きさのマルチマー(多量体)として循環しており，損傷した血管壁に血小板が接着するのを促進し，血漿で第VIII因子を安定化している。
- vWDは主に3つの病型に分類される(表9-4)[41]。
  - **Type 1**はvWF抗原(vWF:Ag)と活性が量的に欠乏しているもので，症例の70〜80%を占める。
  - **Type 2**には4つのサブタイプがある。2Aは高分子マルチマーが選択的に欠損し，血小板接着が低下している。2Bは血小板GPⅠbへの親和性が増加したことによる中間または高分子マルチマーの欠損，2Mは高分子マルチマーの欠損なく血小板接着が低下している。2Nは第VIII因子への結合親和性が低下している。
  - **Type 3**ではvWFが検出感度以下で完全に欠乏している[42]。

表 9-4 von Willebrand 病における止血試験のパターン

	Type 1	Type 2A	Type 2B	Type 2M	Type 2N	Type 3
PFA-100 closure time	↑/nl	↑	↑	↑	nl	↑
aPTT	↑/nl	↑/nl	nl/↑	nl/↑	↑/nl	↑
vWF 抗原	↓	↓/nl	↓/nl	↓/nl	正常	なし
vWF 活性	↓	↓↓	↓↓	↓↓	正常	なし
第Ⅷ因子活性	↓/nl	↓/nl	↓/nl	↓/nl	↓	↓↓
RIPA	低下	低下	亢進	低下	正常	なし
マルチマーパターン	正常	高分子マルチマーなし	高分子マルチマーなし	正常	正常	検出感度以下
遺伝性	優性	優性	優性	優性	劣性	劣性

nl：正常，RIPA：リストセチン惹起血小板凝集

■ 診断

臨床所見
- 特徴的な臨床像として，粘膜皮膚出血（鼻出血，月経過多，消化管出血）と打撲傷ができやすいことがある。
- 重症患者では外傷，手術，抜歯によって生命を脅かす出血が起こることがある。
- 軽症の vWD 表現型患者は，成人になるまで未診断のままのこともある[42]。

診断的検査
- 個人または家族の出血歴があれば，遺伝性一次止血異常または出血異常の妥当な検査前確率を裏付けるものであり，vWD のスクリーニングとして vWF 抗原と活性，第Ⅷ因子活性を測定すべきである（表 9-4）。
- **vWF:Ag** 検査は循環している vWF 蛋白を免疫分析によって測定している。Type 1 と 3 では vWF:Ag が欠乏しており，Type 2 では低値または正常値である。
- **vWF:RCo** は，リストセチンの存在下でコントロールの血小板の vWF 関連凝集を測定している。vWF の欠乏（Type 1 と 3），高分子マルチマーの選択的欠損の原因となる vWF 変異（Type 2A と 2B），正常なマルチマーパターンにも関わらず血小板結合の異常（Type 2M）があると血小板凝集が低下する。
- vWF および Ag/RCo 活性が低値で，vWF:Ag/RCo 比＞0.7 であれば量的 vWF 異常（Type 1）を疑う。
- vWF の量的異常（Type 1 と 3）または vWF への第Ⅷ因子の結合を減弱させる vWF 変異（Type 2N）では，第Ⅷ因子活性が減少する。
- 第Ⅷ因子への vWF 結合親和性を測定する酵素免疫分析で，Type 2N を確

定診断できる。
- vWF:Ag/RCo 活性比＜0.7 であれば Type 2 を疑う。ゲル電気泳動による vWF マルチマー解析で，vWF 高分子マルチマーが存在する(Type 2M)か存在しない(Type 2A と 2B)かを評価し，リストセチン惹起血小板凝集検査(患者の血漿と血小板にリストセチンを添加)での血小板凝集反応で Type 2A と 2M(減弱)，Type 2B(亢進)を識別できる。

■治療
- vWD の管理は，vWF:RCo と第 VIII 因子活性を増加させて適切な止血を確保することである。
- **Type 1 での微小出血は，通常はデスモプレシン(DDAVP)に反応する。**
  - 試験投与によって，臨床的に許容できる vWF:RCo と第 VIII 因子の増加を確認すべきである。
  - **vWF:RCo 活性＞50％であれば，ほとんどの出血はコントロールできる。**
  - 軽度の侵襲的処置に対する推奨としては，手術の 1 時間前に DDAVP を投与し，術後は 12〜24 時間ごとの投与を 2〜3 日間続ける。経口の抗線維素溶解薬である**アミノカプロン酸**を併用することもある。
- DDAVP は一部の Type 2A，2M，2N およびすべての Type 3 患者には無効である。投与後に血小板減少のリスクがあるため，Type 2B 患者には DDAVP を投与してはいけない。
- vWD 患者の大出血や大手術には **vWF マルチマー，利用可能な 2 種類の第 VIII 因子濃縮製剤(Alphanate または Humate-P)，クリオプレシピテートを 12〜24 時間ごとに投与して vWF:RCo 活性を 100％近くまで増加させ，十分な創傷修復(通常 5〜10 日)まで 50〜100％を維持する。**

後天性凝固障害

ビタミン K 欠乏

- 肝細胞は凝固因子(X，IX，VII，プロトロンビン)，および抗凝固因子であるプロテイン C と S の合成(γカルボキシル化)にビタミン K を必要とする。
- **ビタミン K 欠乏は，栄養不良状態または摂食不足に抗菌薬による腸内細菌叢の減少が組み合わさって起こる。リスクのある患者において PT が延長し，それがプールされた正常な血漿と 1：1 で混合すると正常化するときにはビタミン K 不足を疑う。**
- ビタミン K 補充は，経口または経静脈にて投与される。
  - ビタミン K は皮下投与では特に浮腫患者において吸収が不定であり，経静脈でのビタミン K はアナフィラキシーのリスクがある[43]。
  - 適切な補充療法であれば，PT は 12 時間以内に正常化し始め，24〜48 時間には完全に正常化する。
- FFP は，ビタミン K 欠乏に続発する後天性凝固障害を一時的(4〜6 時間)にではあるが急速に補正する。**緊急の侵襲的処置が必要，または活動性出血がある凝固障害の患者には FFP を投与する。**
  - 通常の初回量は 2〜3 U(400〜600 mL)であり，輸注後には PT と aPTT

を測定して追加療法が必要かを決める。著明な PT 延長を伴った大出血には，10〜15 mL/kg まで必要となることがある。
  - 第 VII 因子の半減期は 6 時間であるため，適正に凝固因子が産生されるまでは PT は再び延長して追加の FFP が必要となる。
  - ビタミン K 補充は，FFP と併用して始めるべきである。
- ワルファリンによるさまざまな程度の INR 延長に対する推奨は，10 章の表 10-5 に示されている。

肝疾患

- 肝臓は vWF を除いた凝固因子を産生しているため，肝疾患では重度に止血が障害される。
- 肝合成能の急速な悪化または普通ではない食事をしない限り，肝疾患に関連した止血異常は通常は安定している。
- 肝疾患の他の止血合併症には，線溶亢進，脾臓血球捕捉による血小板減少，DIC，特発性細菌性腹膜炎，消化管出血，胆汁うっ滞（ビタミン K 吸収を障害する）などがある。
- 肝不全において**ビタミン K 補充**は PT を短縮する助けとなる。
- **出血している，または侵襲的処置を必要とする患者で凝固系検査値が異常（PT または aPTT がコントロールの 1.5 倍以上）であれば FFP が必要である。**
- **クリオプレシピテート**は濃縮されたフィブリノーゲンを含んでおり，体重 10 kg あたり 1.5 U を投与することで，出血または侵襲的処置の状況における重度の低フィブリノーゲン血症（<100 mg/dL）を補正する。定期的なフィブリノーゲン値の測定で投与の必要性を決める[†3]。
- 血小板減少患者の活動性出血や肝生検などの侵襲的処置の前には，血小板輸血を用意しておく。

播種性血管内凝固症候群（DIC）

- DIC は敗血症，外傷，熱傷，ショック，産科合併症，悪性疾患（特に急性前骨髄球性白血病）などのさまざまな全身性疾患で生じる。
- 組織因子が循環に曝露されることで過剰なトロンビンが生成され，その結果として次のようなことが起こる。凝固因子（フィブリノーゲンを含む）と調節因子（プロテイン C，プロテイン S，アンチトロンビン）の消費，血小板の活性化，フィブリンの生成，全身性の微小血栓，反応性の線溶。
- DIC の結果として出血，微小血管の血栓と梗塞に続発する臓器不全，頻度は低いが大動脈や静脈の血栓症などが起こる[44]。
- 1 つの検査で DIC の確定診断はできないが，**PT と aPTT の延長，血小板減少，フィブリノーゲン低値，フィブリン分解産物の増加，D ダイマー陽性**などが通常はみられる。
- DIC の治療は支持療法からなる。可能であれば基礎疾患の改善を図る。低フィブリノーゲン血症と血小板減少症に対して必要であれば FFP，クリオ

プレシピテート，血小板の投与。
- DICでの血栓症を防ぐためにヘパリンを使用することについては議論のあるところだが，大血管の血栓症には調節した量のヘパリンで治療すべきである。
- 遺伝子組換え活性化プロテインC(drotrecogin alpha)は重症敗血症とDIC患者の死亡率を減らせるが，大出血の原因ともなる[45]。

後天性凝固因子インヒビター

- 後天性凝固因子インヒビターは *de novo*(**自己抗体**)で生じるか，血友病患者(**同種抗体**)への第Ⅷ因子または第Ⅸ因子の投与後に生じる。
- 最も頻度の高い後天性の特異的インヒビターは，第Ⅷ因子に対するものである。
- 凝固因子インヒビターをもつ患者は突然発症し，出血，1：1混合後も補正されないaPTT延長，著明な第Ⅷ因子活性の低下，PT正常などを呈する。
- 第Ⅷ因子インヒビター(自己抗体)をもった患者の出血合併症は，第Ⅷ因子への同種抗体をもった血友病患者と同様の方法で管理する(「遺伝性出血異常」参照)。
- **長期療法としてはシクロホスファミド，プレドニゾロン，リツキシマブ，ビンクリスチンによる免疫抑制で自己抗体の産生を減少させることである**[46]。

(桐原 健彦)

文献

1. Lippi G, Favaloro EJ, Franchini M, Guidi GC. Milestones and perspectives in coagulation and hemostasis. *Semin Thromb Hemost* 2009;35:9-22.
2. Gewirtz AS, Miller ML, Keys TF. The clinical usefulness of the preoperative bleeding time. *Arch Pathol Lab Med* 1996;120:353-356.
3. Kirkwood TB. Calibration of reference thromboplastins and standardisation of the prothrombin time ratio. *Thromb Haemost* 1983;49:238-244.
4. Cines DB, Bussel JB, Liebman HA, Luning Prak ET. The ITP syndrome: pathogenic and clinical diversity. *Blood* 2009;113:6511-6521.
5. Frederiksen H, Schmidt K. The incidence of idiopathic thrombocytopenic purpura in adults increases with age. *Blood* 1999;94:909-913.
6. Aster RH, Bougie DW. Drug-induced immune thrombocytopenia. *N Engl J Med* 2007; 357:580-587.
7. Li X, Hunt L, Vesely SK. Drug-induced thrombocytopenia: an updated systematic review. *Ann Intern Med* 2005;142:474-475.
8. Davoren A, Bussel J, Curtis BR, et al. Prospective evaluation of a new platelet glycoprotein (GP)-specific assay (PakAuto) in the diagnosis of autoimmune thrombocytopenia (AITP). *Am J Hematol* 2005;78:193-197.
9. George JN, Woolf SH, Raskob GE, et al. Idiopathic thrombocytopenic purpura: a practice guideline developed by explicit methods for the American Society of Hematology. *Blood* 1996; 88:3-40.
10. Stasi R, Pagano A, Stipa E, Amadori S. Rituximab chimeric anti-CD20 monoclonal antibody treatment for adults with chronic idiopathic thrombocytopenic purpura. *Blood* 2001;98:952-957.
11. Nurden AT, Viallard JF, Nurden P. New-generation drugs that stimulate platelet production in chronic immune thrombocytopenic purpura. *Lancet* 2009;373:1562-1569.

---

†3 訳注：わが国では保険適用がない。

12. Terrell DR, Williams LA, Vesely SK, et al. The incidence of thrombotic thrombocytopenic purpura-hemolytic uremic syndrome: all patients, idiopathic patients, and patients with severe ADAMTS-13 deficiency. *J Thromb Haemost* 2005;3:1432-1436.
13. Furlan M, Robles R, Galbusera M, et al. von Willebrand factor-cleaving protease in thrombotic thrombocytopenic purpura and the hemolytic-uremic syndrome. *N Engl J Med* 1998;339:1578-1584.
14. George JN. The thrombotic thrombocytopenic purpura and hemolytic uremic syndromes: overview of pathogenesis (Experience of The Oklahoma TTP-HUS Registry, 1989-2007). *Kidney Int Suppl* 2009;(112):S8-S10.
15. Atkinson JP, Goodship TH. Complement factor H and the hemolytic uremic syndrome. *J Exp Med* 2007;204:1245-1248.
16. Tarr PI. Shiga toxin-associated hemolytic uremic syndrome and thrombotic thrombocytopenic purpura: distinct mechanisms of pathogenesis. *Kidney Int Suppl* 2009;(112): S29-S32.
17. Zheng X, Pallera AM, Goodnough LT, et al. Remission of chronic thrombotic thrombocytopenic purpura after treatment with cyclophosphamide and rituximab. *Ann Intern Med* 2003;138:105-108.
18. Bresin E, Gastoldi S, Daina E, et al. Rituximab as pre-emptive treatment in patients with thrombotic thrombocytopenic purpura and evidence of anti-ADAMTS13 autoantibodies. *Thromb Haemost* 2009;101:233-238.
19. Ferrara F, Annunziata M, Pollio F, et al. Vincristine as treatment for recurrent episodes of thrombotic thrombocytopenic purpura. *Ann Hematol* 2002;81:7-10.
20. George JN. How I treat patients with thrombotic thrombocytopenic purpura-hemolytic uremic syndrome. *Blood* 2000;96:1223-1229.
21. Alving BM. How I treat heparin-induced thrombocytopenia and thrombosis. *Blood* 2003; 101:31-37.
22. Warkentin TE, Greinacher A, Koster A, et al. American College of Chest Physicians. Treatment and prevention of heparin-induced thrombocytopenia: American College of Chest Physicians Evidence-Based Clinical Practice Guidelines (8th Edition). *Chest* 2008;133:340S-380S.
23. Ban-Hoefen M, Francis C. Heparin induced thrombocytopenia and thrombosis in a tertiary care hospital. *Thromb Res* 2009;124:189-192.
24. Warkentin TE, Maurer BT, Aster RH. Heparin-induced thrombocytopenia associated with fondaparinux. *N Engl J Med* 2007;356:2653-2655.
25. Chan M, Malynn E, Shaz B, Uhl L. Utility of consecutive repeat HIT ELISA testing for heparin-induced thrombocytopenia. *Am J Hematol* 2008;83:212-217.
26. Lo GK, Juhl D, Warkentin TE, et al. Evaluation of pretest clinical score (4 T's) for the diagnosis of heparin-induced thrombocytopenia in two clinical settings. *J Thromb Haemost* 2006;4:759-765.
27. Hod E, Schwartz J. Platelet transfusion refractoriness. *Br J Haematol* 2008;142:348-360.
28. Harrison CN. Essential thrombocythaemia: challenges and evidence-based management. *Br J Haematol* 2005;130:153-165.
29. Harrison CN, Gale RE, Machin SJ, Linch DC. A large proportion of patients with a diagnosis of essential thrombocythemia do not have a clonal disorder and may be at lower risk of thrombotic complications. *Blood* 1999;93:417-424.
30. Budde U, Scharf RE, Franke P, et al. Elevated platelet count as a cause of abnormal von Willebrand factor multimer distribution in plasma. *Blood* 1993;82:1749-1757.
31. Baxter EJ, Scott LM, Campbell PJ, et al. Cancer Genome Project. Acquired mutation of the tyrosine kinase JAK2 in human myeloproliferative disorders. *Lancet* 2005;365:1054-1061.
32. Tefferi A, Vardiman JW. Classification and diagnosis of myeloproliferative neoplasms: the 2008 World Health Organization criteria and point-of-care diagnostic algorithms. *Leukemia* 2008;22:14-22.
33. Storen EC, Tefferi A. Long-term use of anagrelide in young patients with essential thrombocythemia. *Blood* 2001;97:863-866.
34. Harrison CN, Campbell PJ, Buck G, et al. United Kingdom Medical Research Council Primary Thrombocythemia 1 Study. Hydroxyurea compared with anagrelide in high-risk essential thrombocythemia. *N Engl J Med* 2005;353:33-45.
35. Basila D, Yuan CS. Effects of dietary supplements on coagulation and platelet function. *Thromb Res* 2005;117:49-53.
36. Hodges PJ, Kam PC. The peri-operative implications of herbal medicines. *Anaesthesia* 2002;57:889-899.

37. Mannucci PM, Tuddenham EG. The hemophilias—from royal genes to gene therapy. *N Engl J Med* 2001;344:1773-1779.
38. Mannucci PM. Desmopressin (DDAVP) in the treatment of bleeding disorders: the first 20 years. *Blood* 1997;90:2515-2521.
39. DiMichele D, Neufeld EJ. Hemophilia. A new approach to an old disease. *Hematol Oncol Clin North Am* 1998;12:1315-1344.
40. Hedner U. Recombinant factor VIIa (Novoseven) as a hemostatic agent. *Semin Hematol* 2001;38:43-47.
41. Sadler JE, Budde U, Eikenboom JC, et al. Working Party on von Willebrand Disease Classification. Update on the pathophysiology and classification of von Willebrand disease: a report of the Subcommittee on von Willebrand Factor. *J Thromb Haemost* 2006;4:2103-1214.
42. Mannucci PM. How I treat patients with von Willebrand disease. *Blood* 2001;97:1915-1919.
43. Crowther MA, Douketis JD, Schnurr T, et al. Oral vitamin K lowers the international normalized ratio more rapidly than subcutaneous vitamin K in the treatment of warfarinassociated coagulopathy. A randomized, controlled trial. *Ann Intern Med* 2002;137:251-254.
44. Levi M,Ten Cate H.Disseminated intravascular coagulation. *N Engl J Med* 1999;341:586-592.
45. Dhainaut JF, Yan SB, Joyce DE, et al. Treatment effects of drotrecogin alfa (activated) in patients with severe sepsis with or without overt disseminated intravascular coagulation. *J Thromb Haemost* 2004;2:1924-1933.
46. Wiestner A, Cho HJ, Asch AS, et al. Rituximab in the treatment of acquired factor VIII inhibitors. *Blood* 2002;100:3426-3428

10 静脈血栓塞栓症および抗凝固療法

Roger D. Yusen, Brian F. Gage

一般的事項

定義
- **静脈血栓塞栓症** venous thromboembolism(**VTE**)とは**深部静脈血栓症** deep vein thrombosis(**DVT**),あるいは**肺塞栓症** pulmonary embolism(**PE**)の存在を指す。
- **表在性血栓性静脈炎**はどこの末梢静脈にも起こりうる。
- **抗リン脂質抗体症候群**の診断は下記の少なくとも1つの症候と1つの検査所見を要する[1]。
  - **臨床所見** a)組織,臓器における動脈あるいは静脈の塞栓症,b)妊娠に関連した疾患(原因不明の後期胎児死亡,子癇による早産,妊娠高血圧腎症,胎盤機能不全,3回以上連続した流産の既往)
  - **検査所見** 陰性荷電したリン脂質と反応する自己抗体〔ループスアンチコアグラント(LA),抗カルジオリピン抗体,β_2グリコプロテイン1抗体〕が12週間以上あけて繰り返し検出される。
  - 抗リン脂質抗体症候群は,血小板減少症,心臓弁膜症,網状斑,神経学的異常,腎障害など他の症候を伴うことがある。

解剖
- DVTの発生場所,PEの発症は予後と治療適応に関係する。
- 血栓塞栓症は**深部**と**表在**,**遠位**と**近位**に分類される。
  - 静脈が深部にあることを強調するのは,**大腿静脈**が浅大腿静脈のことを表すからである。
  - 下肢**近位**のDVTは膝窩静脈(あるいは脛骨静脈,腓骨静脈)を含め,より中枢側に発生するものであり,**遠位**DVTは膝窩静脈(あるいは脛骨静脈,腓骨静脈)より末梢に発生するものである。
- 肺動脈内塞栓症では,主肺動脈,葉肺動脈,区域肺動脈までを**中枢**とし,以外を**末梢**としている。

背景,病態生理
- 症状を有するDVTはたいてい下肢に発生する。
- 治療しない腓骨静脈血栓症は近位へ進展する可能性がある。
- **治療しなければ,下肢近位のDVTの約50%はPEに進展する。**
- 下肢近位および骨盤内のDVTはほとんどPEを発症する。
- カテーテル留置による二次的なものが多いが,上肢に発生するDVTもPEの原因となる。
- DVTは表在の血栓静脈炎の原因にもなる。

- **表在性血栓性静脈炎**は静脈瘤，外傷，感染，凝固が亢進する病態に関連して発症する。
- ほかにも，鎌状赤血球症などの局所血栓，骨髄脂肪塞栓，羊水塞栓，肺動脈肉腫，線維性縦隔炎によって肺動脈閉塞をきたす。

危険因子

- 静脈血栓塞栓症は，**血液の停滞状態や凝固亢進状態**，あるいは**静脈血管内皮細胞障害**の存在下で起こる。
  - 外傷や外科手術，重症疾患による寡動が急性 DVT の原因となる。
  - 凝固亢進状態は先天性あるいは後天的に副次的に引き起こされる。
    - **後天性の病態**は悪性新生物，ネフローゼ症候群，エストロゲンの使用や妊娠などによって引き起こされる。
    - **ヘパリン起因性血小板減少症**(9 章参照)，**抗リン脂質抗体症候群**(28 章参照)はともに，動脈あるいは静脈に血栓ができる。SLE 患者の少なくとも 10%にはループスアンチコアグラントがみられるといわれるが，ループスアンチコアグラントをもつ患者の大多数は SLE ではない。
- 50 歳未満での誘因のない VTE の既往，繰り返す VTE の既往，解剖学的に発生しにくい部分に起きる血栓症，胎児死亡を繰り返す病歴などでは**先天性の血栓異常症**が疑われる。
  - 2 つの**遺伝子多型**(**第 V 因子 Leiden 変異，プロトロンビン遺伝子 G20210A 変異**)，抗凝固因子である**プロテイン C，プロテイン S の欠乏，アンチトロンビン欠乏，フィブリノーゲン機能不全，高ホモシステイン血症**などが VTE の遺伝素因とされる。
  - **ホモシスチン尿症**はシスタチオニンβシンターゼの欠乏によって起こり，血清中でホモシステインが非常に高濃度となり，動脈性，あるいは静脈性の血栓塞栓症を小児期に発症する疾患である。中等度のホモシステイン濃度の上昇は，ホモシステイン代謝に関係する遺伝子変異や異常な葉酸消費などで起きる[2]。
- 海綿状洞血栓，腸間膜静脈血栓，門脈血栓など，通常みられない血栓症では発作性夜間血色素尿症や骨髄増殖性疾患なども考えなければならない。
- 遺伝性の血小板増加や，自己抗体のみられない場合のいわゆる**特発性の血栓症**は将来，塞栓症を起こす素因となる。

予防

予防は高リスク患者を認識し，予防策をとり，VTE での死亡率と発病率を減らすことである。最初の VTE の後，短期間あるいは長期間にわたる再血栓の予防策が恒久的な予防策となる。

診断

臨床所見

- DVT には特徴的な，あるいは感度が高い症状や徴候はないといえる。しかし，

DVT を否定したりあるいは診断確定のため,さらなる造影検査を行うべきかの判断には超音波や D ダイマーあるいは両者を行うことが役立つ[3]。
- ■DVT は患肢に疼痛や浮腫を伴うことがある。
- ●表在性血栓性静脈炎は,疼痛があり,熱感があり,紅斑を伴い,塞栓した静脈をふれることが多い。他の症状を認めることもある。
- ●PE には特徴的なあるいは,特異的な症状,徴候はない。
  - ■PE では息切れ,胸痛(胸膜痛),低酸素血症,血痰,胸膜摩擦音,右心不全徴候,頻脈がみられる[4]。
  - ■救急外来受診患者における PE の**臨床的危険因子**として確立したものを列挙すると,DVT の症状や DVT の徴候の存在,PE が疑わしい臨床状況,頻脈,4 週間以内の寡動の既往,VTE の既往,進行癌の存在,血痰,がある[5]。
  - ■臨床的に DVT や PE を疑うときは客観的検査を行う。

鑑別診断

- ●片側下肢に腫脹,疼痛といった DVT の症状がある場合の鑑別診断は,Baker 嚢胞,血腫,静脈機能不全,静脈炎後症候群,リンパ浮腫,肉腫,動脈瘤,筋炎,蜂窩織炎,腓腹筋の中間側頭の破裂,膿瘍である。
- ●両側下肢の浮腫は心原性,腎性,肝不全によることが多い。
- ●下肢の疼痛を訴える場合は,筋骨格系や動静脈の障害を考える。
- ●PE の症状や徴候を示す場合の鑑別診断は解離性大動脈瘤,心筋虚血,心不全,肺炎,急性気管支炎,気管原性悪性腫瘍,心膜胸性疾患,肋骨肋軟骨炎である。

診断的検査
■ 検体検査
D ダイマー

- ●共有結合したフィブリンの分解産物である **D ダイマー**は,VTE の急性期で増加する。
- ●D ダイマーは測定法ごとに正確性が異なる。
- ●DVT や PE における D ダイマー測定は陽性適中率や特異度が低いので,**D ダイマー高値の患者ではさらなる検索が必要である。**
- ●高感度定量の D ダイマー測定の陰性適中率は高く,臨床的に可能性が低い,もしくは非侵襲的検査が陰性である際に DVT を高い確率で否定できる[6,7]。
- ●D ダイマーが低く,臨床的に否定的であれば,ほぼ PE は否定できる[8]。
- ●検査前確率が中〜高い場合(例えば,担癌患者など)は,D ダイマーが陰性であっても陰性適中率は高いとは言えず,**DVT や PE は否定できない**[9,10]。

凝固系検査

- ●抗リン脂質抗体症候群の症状,徴候があれば検査を行う。(表 10-1)
  - ■血清検査(IgG 型,IgM 型,β_2 グリコプロテイン 1 抗体や IgG 型,IgM 型のカルジオリピン抗体など)あるいは凝固系検査(ループスアンチコアグラント)は抗リン脂質抗体症候群の診断となる。

表 10-1　血栓症の検査項目

遺伝性血栓症	検査項目
プロトロンビン遺伝子変異 G20210A	G20210A 変異
プロテイン C 部分欠損	プロテイン C 活性
プロテイン S 部分欠損	フリープロテイン S 抗原，プロテイン S 活性
アンチトロンビン部分欠損	アンチトロンビンヘパリンコファクター活性
第 V 因子 Leiden	活性化プロテイン C 抵抗性，陽性であれば第 V 因子 Leiden PCR
高ホモシステイン血症	空腹時血清ホモシステイン値
後天性血栓症	**検査項目**
抗リン脂質抗体症候群	抗カルジオリピン抗体，β_2 グリコプロテイン 1，ループスアンチコアグラント
発作性夜間血色素尿症	RBC か WBC のフローサイトメトリーで CD55 欠損，CD59 欠損
骨髄増殖性疾患	JAK-2 変異

RBC：赤血球，WBC：白血球

- 血清および凝固系検査をともに行うことで診断感度を高められる。
- ループスアンチコアグラントは出血傾向をきたさないかわりに aPTT や PT-INR を延長させる。
- 非典型的な静脈血栓症では**発作性夜間血色素尿症**を鑑別するためにフローサイトメトリーを行い，赤血球や白血球上の抗原が欠損していないか確認すべきである。

■ 画像検査

DVT に特異的な検査

- 症状のある急性 DVT を診断するためにまず**非侵襲的検査**，たいていは**圧迫超音波検査**を行う(Doppler 超音波と併用する手法を **duplex 法**という)[11]。
  - 圧迫超音波は**腓静脈血栓**においては感度が悪く，また大腿静脈深部や上肢，骨盤内静脈では描出できないことがある。
  - また，超音波検査は**陳旧性の血栓**の存在下では新規病変を指摘しづらい。
  - **無症候性**の DVT 患者では非侵襲的検査では診断できない。
  - 鼠径部の大腿静脈，膝窩静脈(腓静脈の 3 分岐より末梢部)の**単純圧迫超音波検査**は下肢近位静脈造影検査よりは診断感度は低い。
- 10 日以内に超音波検査を繰り返すことで診断感度が上昇する。
- 非侵襲的検査が信頼できない場合は，さらなる非侵襲的検査や血管造影を行う。
- **経時的検査**は診断性が増す。臨床的に下肢 DVT が疑われるが，初回の超音波検査では否定的な場合，抗凝固療法を行わず，3～14 日後に再検査をする。
- 下肢静脈の圧迫超音波検査は，臨床的に PE がかなり疑われるが，換気血流シンチグラフィや CT でも診断に至らない場合においては有用な情報を

もたらす。近位静脈の DVT の存在は PE を示唆する所見となりうる。そのような経過ではさらなる肺血管の造影検査は不要であろう。(「PE に特異的な検査」参照)
- 加えて超音波や MR 静脈造影，CT 静脈造影で DVT を評価することで，他の病変をみつけられるかもしれない(「鑑別診断」参照)。
- **静脈造影**は，DVT 診断のゴールドスタンダードであるが，経静脈カテーテルを必要とし，造影剤の投与が必要であり，放射線曝露も伴う。
  - DVT が疑われる患者にはまず非侵襲的な検査を行う。
  - 静脈造影の禁忌は，腎障害と致死的造影剤アレルギーである。
- **MRI** は，症状のある DVT 患者の急性期には有用であることが小規模研究で示されている。
- DVT 診断のための **CT 静脈造影**は，PE 診断のための造影 CT とともに行われる[12, 13]。
  - CT 静脈造影は，腹部，骨盤内，下肢近位まで確認することができる。
- PE プロトコルでの CT では PE の診断はよいが，DVT の診断における精度は劣る[12, 13]。

PE に特異的な検査
- 心電図(I 誘導での S 波，Ⅲ 誘導での Q 波および T 波の陰転化などの右心負荷所見)，トロポニン，B 型ナトリウム利尿ペプチド(BNP)，血液ガス，胸部 X 線のような**非確定的な検査**は，PE を疑い，鑑別診断をたて，心肺循環量を評価するのには役立つが，PE の診断確定や除外はできない。
- **D ダイマーなどが陰性でも臨床的に PE が疑われるならば精査が必要である。**
- **造影 CT**
  - PE プロトコルの胸部 CT は，ヨード造影剤の使用と放射線の曝露を要する。
  - PE プロトコルでの胸部 CT の禁忌は，腎機能障害と致死的造影剤アレルギーである。
  - PE が疑われる患者の評価においては，**多列検出器 CT(MDCT)** は単列 CT よりも優れている。
  - スパイラル CT は大きな(近位部の)PE の確認には優れているが，小さい(遠位部の)塞栓症の診断には感度が低いとされる[12]。
  - D ダイマー陰性で胸部多列検出器 CT などで PE を除外した場合でも，下肢の静脈エコーはさらなる情報を得るのに有用である[14]。
  - **臨床情報と検査所見が一致しない場合はさらなる検査を要する**(例えば，PE が疑わしいが CT では異常なし，CT では PE が疑わしいが臨床的には疑えないなど)。
  - 換気血流シンチよりも CT が優れている点は，陽性か陰性かの診断結果がわかりやすいことであり，あいまいな結果が少なく，不適切に検査が行われることも少ないので，他疾患(解離性大動脈瘤，肺炎，悪性腫瘍など)の診断にも役立つとされる。
- **換気血流シンチグラフィ**
  - 換気血流シンチは放射性物質の吸入および静脈内投与を必要とする。

- ■換気血流シンチの結果は，正常，あるいは診断に至らない(つまり，可能性が，きわめて低い～低い～中等度)，かなり PE の可能性が高い，と分類される。
- ■胸部 X 線写真で異常がある場合，換気血流シンチは有用でない。胸部 X 線写真で異常があれば換気血流シンチで PE の診断をつけられない。
- ■臨床的な疑わしさはシンチの正診率を上昇させる。すなわち検査前に PE が疑わしい場合，シンチ結果が正常あるいはかなり疑わしければ陽性適中率は 96% にもなるといわれている[15]。

● MR 血管造影
- ■MRI は非ヨード系造影剤(ガドリニウムなど)の静脈内投与を要する。
- ■大規模試験は行われていないが，MRI は急性の PE の描出力に優れているとされる。PIOPED Ⅲ試験は MRI の正確さを評価する試験である。

● 肺血管造影
- ■肺血管造影は肺動脈カテーテルの留置，造影剤の投与，放射線の曝露を要する。
- ■静脈造影は PE プロトコルにおける CT 同様に，腎機能障害および致死的造影剤アレルギーの既往のある患者では禁忌である。
- ■最近では，より非侵襲的な検査が行われるようになってきている。

● 心エコー検査は，PE 患者の心肺予備能および終末臓器障害(右室機能不全)を評価するために行われるが，また血栓溶解療法の適否を検討する役割もある。

● ほかの検査所見，例えば BNP やトロポニンは予後評価に使われる。PE の診断や除外には役立たない[16]。

治療

- ● 静脈血栓塞栓症(VTE)の治療の目的は再発，それによる続発症〔静脈炎後症候群(疼痛，浮腫，潰瘍化)，肺高血圧，死亡〕の予防であり，治療合併症(出血，ヘパリン起因性血小板減少症)の予防である。
- ● 抗凝固療法を始める前には CBC，PT，aPTT などの基本的な血液検査は行っておく。
- ● 禁忌がなければ，VTE の初期治療としては非経口の投薬をすべきである。未分画ヘパリン(UFH)の経静脈あるいは経皮下投与，あるいは低分子ヘパリン(LMWH)の皮下投与，あるいはペンタサッカライド(フォンダパリヌクス)の皮下投与などである。

抗凝固療法
■ ワルファリン

- ● ワルファリンは経口の抗凝固薬である。活性化ビタミン K を阻害し，それによりビタミン K 依存性の凝固因子 Ⅱ，Ⅶ，Ⅸ，Ⅹ やプロテイン C，プロテイン S の消費を引き起こす(9 章の図 9-1 参照)。
- ● ワルファリンの腸管からの吸収率はよいが，本来の抗凝固効果発現までには

表 10-2 ワルファリンノモグラム

日数	INR(国際標準化比)	投与量(mg)
2	<1.5	5
	1.5〜1.9	2.5
	2〜2.5	1〜2.5
	>2.5	0
3	<1.5	5〜10
	1.5〜1.9	2.5〜5
	2〜3	0〜2.5
	>3	0
4	<1.5	10
	1.5〜1.9	5
	2〜3	3
	>3	0
5	<1.5	10
	1.5〜1.9	7.5〜10
	2〜3	5
	>3	0

第1日目, 経口5mg/日から開始する
出典:Crowther MA,Harrison L,Hirsh J.Reply:warfarin:less may be better.Ann Intern Med 1997;127:333 より改変.

4〜5日を要する.
- 初期のINR延長は,ワルファリンによる第VII因子の欠乏を反映する.第II因子の欠乏はその長い半減期のため数日を要する.
- プロテインCが急速に減少し,抗凝固作用は緩徐に発現するので,非経口薬の併用がなければワルファリンを開始して数日間は凝固亢進状態になることがある[17].
- 典型的なワルファリンの**開始量**は5mg経口投与であるが,年齢や習慣によって調整する(高齢者や小児は約3mgから,健康な成人では約7mgくらい).CYP450 2C9やビタミンKエポキシドレダクターゼなどの遺伝子多型をもった患者は初期投与量に注意すべきである(http://www.WafarinDosing.org).INR値は投与量の調整に使用される(表10-2)[18].
- **ワルファリンによるDVT/PEの治療は,非経口的抗凝固療法との併用を必要とする.**ワルファリンと併用して非経口抗凝固薬(UFH,LMWH,ペンタサッカライド)を**INRが少なくとも2.0以上になり2日間経過する初めの4〜5日間は投薬する**[19].
- ワルファリンは**INR 2.5**を目標とし,2〜3を**治療域**とする.
- **機械弁**をもつ患者はさらに高い治療域を求められる(INR目標2.5〜3.5)(表10-3).
- **ノモグラムに基づくワルファリン投薬のほうが,非標準的に投薬するよりはよりうまくいく**(表10-2).

表 10-3　人工弁患者の抗凝固療法

素材	タイプ／部位	目標 INR
生体弁	いずれの部位でも	3 カ月間は 2.5 以降 ASA 325 mg を終生
機械弁[a]	St.Jude 大動脈弁	2.5
	St.Jude 僧帽弁	3
	籠型弁（ボール，ディスク）	3

ASA：アセチルサリチル酸，INR：国際標準化比
a 籠型弁では ASA を加えることは，冠血管疾患や，脳血管障害，僧帽弁修復が必要となることが知られている。

- INR モニタリングは，はじめの 1 カ月間は頻回に行う（例えば，はじめの 1〜2 週間は週 2 回，それから 2 週間は週 1 回，それ以降は頻度を減らす）。
  - 投与量が安定した患者は INR 測定は月 1 回でよいが，不安定な患者では（週 1 回など）頻回に INR を確認する。
  - ワルファリンの増減すべき状況，特に抗真菌薬や抗菌薬使用時はより頻回に INR を確認すべきである。
- INR が安定しない患者やループスアンチコアグラントをもつ患者，基本の INR が高値であり INR モニタリングができない患者では，**長期間の低分子ヘパリンやペンタサッカライドの皮下注射**が有効であることが証明されている。

■ 未分画ヘパリン

- 未分画ヘパリン（UFH）は豚の腸管粘膜に由来する。
- UFH は，アンチトロンビンによるトロンビンおよび第Ⅹa 因子の不活性化を触媒する。
- 通常量では UFH はトロンビン時間および aPTT を延長させ，PT/INR にはあまり影響しない。
- UFH の抗凝固効果は中止後数時間で消失し，また硫酸プロタミンはより早く抗凝固効果を消失させるので，UFH は出血傾向のある患者では選択肢の 1 つとなる。
- 通常は，腎機能異常は UFH 投薬量に影響しない。
- **DVT 予防**のためには，通常は 5,000 U 皮下注射を 8〜12 時間ごとに行う。出血の危険性は少なく，通常は aPTT を延長させないので予防的 UFH 投薬時には aPTT のモニタリングは必要ない。
- **治療的投薬**の場合，UFH は通常は静脈注射の後に維持投与といった形で静脈内投与される。
  - 体重に基づいたノモグラムを用いたほうが，表を用いないよりも早く，かつ確実に aPTT を延長させ治療域に入ることが証明されている[20]。
  - 出血のリスクに関して，異なるタイプの患者には異なる強度のノモグラムを使用する。具体的には，アスピリンや他の出血傾向を悪化させる薬物を併用している不安定狭心症患者に対する投与量よりも，VTE の患者はより多くの静脈注射量を要し，開始投薬量も多い。

表 10-4 静脈血栓塞栓症治療における低分子ヘパリンとペンタサッカライド

薬物	投与量
エノキサパリン	外来患者：1 mg/kg 皮下注を 12 時間ごと 入院患者：1 mg/kg 皮下注を 12 時間ごとか 1.5 mg/kg 皮下注を 24 時間ごと
tinzaparin	175 IU/kg 皮下注を連日[a]
ダルテパリン	200 IU/kg 皮下注を連日[b]
フォンダパリヌクス	5 mg 皮下注を連日（体重＜50 kg）， 7.5 mg 皮下注を連日（体重 50〜100 kg）， 10 mg 皮下注を連日（体重＞100 kg）

IU：抗 Xa 因子活性．エノキサパリンについては，1 mg＝100 IU
a FDA は DVT がない PE 患者でのみ承認．
b FDA 未承認．担癌であり低分子ヘパリン治療を継続する患者では 200 IU/kg/日 皮下注，1 カ月間ののち 150 IU/kg/日 皮下注を 2〜6 カ月．
注意：妊婦，肥満者，腎障害患者，（C_{Cr}＜30 mL/min）へのフォンダパリヌクス，tinzaparin, ダルテパリン，エノキサパリンの使用は注意すべきであり，抗 Xa 抗体測定が勧められている．

- ■治療としての UFH は皮下投与されることもある．開始量は 333 U/kg 皮下注射，維持量として 250 U/kg を 12 時間ごとに投薬される[21]．

■ 低分子ヘパリン

- 低分子ヘパリン（LMWH）は UFH から化学的に分離される．
- LMWH はトロンビン活性よりも第 Xa 因子を不活性化するので，LMWH は aPTT をほとんど延長させない．
- 臨床試験では VTE に対する，体重で投与量を調節した LMWH の皮下注射の効果と安全性が確認されている．
- 用量依存的に効果は得られるため，LMWH は通常は活性化第 X 因子のモニタリングは必要としない．
  - ■腎障害のある患者，肥満，妊娠などでは慎重に投薬するために Xa モニタリングをすべきである．
  - ■治療的抗凝固療法では，ピークの Xa は，皮下注射後 4 時間で測定し，12 時間ごとに投与量を 0.6〜1.0 IU/mL で調整し，24 時間ごとに 1.0〜2.0 IU/mL で調整する[22]．
- 種々の LMWH ではそれぞれ設定投与量がある（表 10-4）．
- **腎臓で LMWH は排泄されるので，一般的に C_{Cr}＜10 mL/min では投与禁忌になり，C_{Cr}＜30 mL/min では投与量調整が必要である**（例えば，エノキサパリンは 1 mg/kg を 1 日 2 回でなく 1 日 1 回投与する）．投与量調整は，悪液質，病的肥満，妊娠者では必要となる．
- 通常，LMWH とワルファリンの併用療法は，長期間の治療ではワルファリンの経口投薬へ変更されるが，癌患者では長期間 LMWH を投薬したほうが，ワルファリン経口投与よりも静脈血栓症を減らしうるであろう[23]．
- プロタミンは LMWH を部分的にしか失効させない．

- 投与方法が皮下注射であるので，LMWH は外来での VTE 治療を容易にする。
- 外来での DVT 治療を検討する場合は以下を考慮する。(VTE の合併症など) 入院すべきほかの理由がないこと，VTE 再発のリスクおよび出血のリスクが低いこと，心肺予備能があること，再発や出血徴候を理解できていること，連絡と搬送方法がはっきりしていること，注射手技が可能であるか対応できる人がいる，検査や合併症評価が可能な施設において適切な外来経過観察ができることが条件である[24]。
- 妊婦の(心臓人工弁がない)VTE 患者は，**長期間の LMWH の皮下注射**による抗凝固療法の適応となる。この場合 Xa のモニタリングをする。
- **経口抗凝固薬で治療が上手くいかない患者**(INR が有効域だが新規に VTE を発症するなど)では，ビタミン K 拮抗薬の代わりに長期間の LMWH を考慮する。
- 担癌患者では，LMWH は(dalteparin 200 IU/kg，1 日 1 回投与を 1 カ月間，その後は 150 IU/kg で 5 カ月間投薬)標準的なクマリン治療(INR 2～3)よりも VTE の再発率を低下させる[23]。

■ フォンダパリヌクス

- フォンダパリヌクスは，**合成ペンタサッカライドであり，構造はヘパリン分子と似ているが，アンチトロンビンと結合し**，Xa の選択的阻害薬として機能する。
- フォンダパリヌクスは Xa を阻害し，トロンビンを阻害しないので aPTT を延長させない。
- 大規模臨床試験で，体重で投与量調整されたフォンダパリヌクスの皮下注射の効果と安全性について確認されている。
- LMWH と同様に，進行した腎機能障害患者以外ではフォンダパリヌクスは **Xa のモニタリングは必要としない。**
- フォンダパリヌクスは VTE の外来治療に用いられる。
- フォンダパリヌクスは体重により 5～10 mg の連日，皮下注射にて投与する(表 10-4)[25, 26]。

他の治療法

- **下肢挙上**は DVT に関連した浮腫を軽減する。
- DVT 患者では，急性期は激しく下肢を動かすことは避けるべきだが，特に浮腫や疼痛が改善した後では**歩行**は奨励される。
- **弾性ストッキング**は，下肢 DVT 患者においての静脈炎後症候群を減少させる。
- 末梢点滴による**表在性血栓性静脈炎**は，抗凝固療法を必要とはせず，対症療法として経口 NSAID を用いる。
  - 特発性の表在性血栓性静脈炎は，進行性でなければ，抗凝固療法が必要かどうかはっきりしていない。低用量の LMWH(例えば，エノキサパリン 40 mg 皮下注 1 日 1 回)の 8～12 日間の投与は，深部および表在性の VTE 発症を低下させるとされる[27]。
  - 進展性の血栓性静脈炎では少なくとも 4 週間は抗凝固療法を行う[28]。

- ■再発性の表在性血栓性静脈炎では，抗凝固療法か静脈抜去術を検討する[29]。

抗凝固療法の期間
- **抗凝固療法の期間**は，抗凝固療法を中止することによるVTE再発の危険性と，抗凝固療法を継続することによる出血合併症の危険性とを比較し，患者ごとに判断することが望ましい[30]。
- **可逆性の危険因子**(外科手術，外傷など)**による初発の VTE** では再発リスクは低いので(年6%未満)，ガイドラインでは3カ月間の抗凝固療法を勧めている[28]。
- 長期間の旅行，経口避妊薬/ホルモン補充療法あるいは軽度の外傷のような，**一時的に誘発された初発のVTE患者**では，ガイドラインでは最低でも3カ月の抗凝固療法を推奨している[28]。
- 特に誘因のない下肢近位部のDVTあるいはPE患者では，特に出血の危険性が低く，抗凝固療法のモニタリングが至適となっている場合は，ガイドラインは長期間の抗凝固療法を検討するよう勧めている。
- 頻回のINRモニタリングができない場合は，ガイドラインでは，治療終了までは低頻度でモニタリングをしながら，緩い基準(INR範囲1.5〜2.0)での治療を勧めている[28]。
- 癌に併発したVTE患者では，癌が改善するか，禁忌になるまでは抗凝固療法を継続する。凝固を亢進させる遺伝的素因のある患者での初発のVTEでは，ガイドラインでは**血栓形成傾向**の種類によって長期間の抗凝固療法を推奨している。
    - ■第Ⅴ因子Leiden変異やプロトロンビンG 20210A遺伝子異常では再発のオッズ比はそれぞれ1.6と1.4であり，抗凝固療法は必要ない。
    - ■プロテインS，プロテインC，アンチトロンビンⅢ(ATⅢ)の欠乏では，第Ⅴ因子Leiden変異やプロトロンビンG 20210A遺伝子異常に比べて非常に大きな危険因子となるので，長期間の治療期間が必要である[31]。
- 抗リン脂質抗体症候群や2種類の遺伝的な危険因子のある患者の初回のVTEではより長期間(約12カ月)の抗凝固療法を要し，無期限の治療も検討する。
- ガイドラインでは**腓腹筋静脈のみのDVT**や**上肢のDVT**では，より短期間(約3カ月程度)の抗凝固療法が勧められている。
- **原因不明の再発性DVT**では禁忌となるか，あるいは中止が必要な状況になるまでは無期限に抗凝固療法をする。
- VTEの既往があって危険因子が存在している患者では，例えば外科手術，外傷，寡動，長時間の航空機搭乗，入院，産褥期などVTEの**危険性が増加する期間**は，可能な限り予防的に抗凝固療法をする(低用量LMWH皮下注など)。

特別な治療法
- **下大静脈(IVC)フィルター**は，活動性出血，重篤な血小板減少症や外科手術後などの**抗凝固療法の絶対禁忌**がある場合，および**抗凝固療法でも血栓塞栓**

症を繰り返す場合での急性の DVT が主な適応である。
- 急性の DVT/PE 患者における予防的 IVC フィルターは PE の再発の危険性を減らすが、**全生存期間における死亡率を低下させるかははっきりしておらず、また明らかに DVT の再発を増加させる**[32]。
- IVC フィルターの相対的適応は、DVT/PE によって心肺予備能が限られている場合や、原発性・転移性中枢神経悪性腫瘍である。
- **一時的な抗凝固療法が禁忌で IVC フィルターを留置された患者でも、抗凝固療法はフィルター関連血栓症のリスクを減らすため、安全性が担保できるならば行う。**
- 抜去可能な IVC フィルターも数種類あり、下肢静脈血栓からの塞栓症に対する一時的な身体的防御効果は証明されている。しかし DVT の再発率も増加させる。フィルターの抜去は二次的な処置である。

● **カテーテル血栓除去術**はしばしば局所の血栓溶解療法と併用されるが、急性の巨大な PE と DVT を適応とする。

危機管理と合併症

● 出血は抗凝固療法の重大な合併症である。
- VTE の治療のために短期間の UFH、LMWH、ペンタサッカライドを投薬された患者のうち、約 2% 程度は重篤な出血を起こす。
- INR 2〜3 のコントロールで、慢性的に経口クマリン製剤を投薬されている患者では、実際の大量出血は約 1〜3% で生じるとされている。
- 抗血小板薬の併用は、出血の危険性を増加させる。

● **急性期の VTE 患者においての重篤な出血においては、抗凝固療法の中止と IVC フィルターの留置を検討する。抗凝固療法の再開は、出血の合併症が完全に回復してからにする。**

● ワルファリン使用中に無症候的に INR が上昇している場合
- 無症候で 5 未満程度の INR 上昇は経過をみるか、INR が改善するまでワルファリンを減量し、その後、少量から再投薬する(表 10-5)。
- 5≦INR<9 の中等度の延長ではワルファリン投薬は控える。その状況では、経口ビタミン K_1 を 1〜5 mg の投与では(ワルファリン中止単独と比較して)おそらく出血のリスクは低下しないとされるが、INR は低くなる[33]。
- 9<INR の高度の延長では、INR が適正になるまでビタミン K(例えば、経口ビタミン K_1 2〜10 mg)による治療をする[34]。

● ワルファリン使用中の出血(表 10-6)[35]
- 重篤な出血ではビタミン K(10 mg)を緩徐に静脈内投与し、新鮮凍結血漿(FFP)を投与する。ワルファリンの半減期は長いため(遺伝的素因によるが約 36 時間)、ビタミン K を 8〜12 時間ごとに繰り返し投与し、INR の再延長を防ぐ。
- 高価であり、血栓形成の可能性があるが、遺伝子組換え活性化第VII因子は致死的な出血を止めることができるかもしれない[36]。

● 非経口的抗凝固療法の場合
- 薬物の中止により、たいていは凝固能を正常化できる。

表 10-5　INR＞5 の際の治療（すべての抗凝固療法を中止する）

出血の有無	INR	対処法
なし	5〜9	投与量や検査値に影響する食事や薬物相互作用などを確認する 4 日以内に INR を再検する INR 増加傾向あるいは出血のリスクがあればビタミン K 1〜2.5 mg を経口投与する
	＞9	投与量や検査値に影響する食事や薬物相互作用などを確認する 12〜24 時間以内に INR 再検し，48 時間以内にビタミン K 2〜10 mg を経口投与。必要あればビタミン K は繰り返し投与する
小出血	数値によらず	ビタミン K 1〜5 mg 経口あるいは静脈内投与する 8〜24 時間ごとに INR 再検，必要あればビタミン K を再投与する 24 時間以内に出血が止まらなければ，大出血として対応する
大出血	数値によらず	ビタミン K 10 mg を 10〜20 分以上かけて静脈内投与する FFP（2〜3 単位），あるいは第 VII 因子 6〜12 時間ごとに INR 再検し，INR 値が正常化し止血するまでビタミン K と FFP の投与を継続する 外科的止血術考慮

FFP：新鮮凍結血漿，INR：国際標準化比

- 中等度以上の出血に対しては，**FFP を投与する**。
- UFH を投与されている患者が大出血した場合（例えば頭蓋内出血，硬膜外血腫，網膜出血），抗凝固療法の効果と危険性を量るような状況では，ヘパリンの効果は**プロタミンの静脈内投与**によって完全に消失させることはできる。
- 静脈内投薬後，その短い半減期のため UFH の血中濃度は急速に減少する。プロタミンの投与量は時間経過とともに減量される。
- **約 1 mg のプロタミンの投薬では UFH 100 単位を中和させることができ，250 mg まで増量できる。LMWH での重篤な出血では，**プロタミンは UFH に対する効果の 60％しか中和できない[37]。プロタミンはペンタサッカライド（フォンダパリヌクス）を中和できない。
- **フォンダパリヌクスを投薬されている患者での重篤な出血時は**，活性化第 VII 因子を注意深く投与する。
- **脳脊髄腔への侵襲的な検査，処置**（髄液検査，硬膜外麻酔，脊髄麻酔，硬膜外カテーテル抜去など）の際には可能であれば**抗凝固療法は避けるべきである。硬膜外血腫やそれに続く脊髄圧迫，麻痺のリスクを増悪させる**[37]。
- 潜在性の消化管出血や泌尿生殖器からの出血では抗凝固療法は相対禁忌ではあるが，絶対禁忌ではない。抗凝固療法の開始前や治療中には基礎疾患の評

表 10-6　HEMORR₂HAGES スコア

危険因子[a]	定義
H：肝疾患あるいは腎疾患	アルブミン値<3.6，C_Cr<30 mL/min
E：アルコール依存	
M：悪性腫瘍	
O：高齢者	>75 歳
R：血小板減少，機能低下	Plt<7.5 万，ASA あるいはクロピドグレル内服中
R：再出血	大出血は 2 点，小出血 1 点
H：高血圧	SBP>160 mmHg
A：貧血	HCT<30%
G：遺伝的素因	VKORC1，CYP2C9　SNP
E：転倒傾向	
S：脳卒中	虚血性出血

HEMORR₂HAGES スコア	100 患者年における出血率ワルファリン(95%CI)
0	1.9(0.6〜4.4)
1	2.5(1.3〜4.3)
2	5.3(3.4〜8.1)
3	8.4(4.9〜13.6)
4	10.4(5.1〜18.9)
>5	12.3(5.8〜23.1)

ASA：アセチルサリチル酸，CI：信頼区間，C_Cr：クレアチニンクリアランス，HCT：ヘマトクリット，Plt：血小板数，SBP：収縮期血圧，SNP：一塩基多型
a 各出血危険因子はそれぞれ 1 点であるが，大出血は 2 点。
出典：Gage BF, Yan Y, Milligan PE, et al. Clinical classification schemes for predicting hemorrhage:results from the National Registry of Atrial Fibrillation(NRAF). Am Heart J;2006;151:713-719 より改変。

価が必要である。
- 急速なプロテイン C の喪失に関連する**ワルファリン誘発皮膚壊死**が，ワルファリン治療開始初期に起こりうる。
    - 壊死は胸部など脂肪の多い組織に発生しやすく，生命を脅かすこともある。
    - UFH や LMWH などの治療的抗凝固療法を併用し，それとともに，あるいはワルファリンの急速飽和を避けることにより，ワルファリン誘発皮膚壊死は起きがたくなる。
- 催奇形性のリスクがあるので，**ワルファリンは妊娠初期(第 1 三半期)は絶対禁忌**である。胎児や妊婦への投薬は安全とされているが，しばしば**胎児出血の危険性**から妊娠全期間で避けられる。
- 長期間のヘパリン，ないしワルファリン投与により**骨粗鬆症**をきたしうる[38]。

特記事項

- 周術期での抗凝固療法は，手術日程や，出血を回避することと血栓症の予防，それに対する治療の変更などについて手術部門(2 章参照)との綿密な相談を

要する。
- **侵襲的な手技**ではワルファリンの中止が望ましい。
  - 術前には INR＜1.5 が望ましく，ワルファリンは手技の 4～5 日前に中止する。
  - 抗凝固療法の中断を必要最低限にする場合では，約 3 日ワルファリンの効果が続くが，INR が有効域下限となったときには非経口的抗凝固療法を開始すべきである。しかし薬物の半減期によるが，手技の 6～24 時間前には中止する。
  - 特定の状況では，静脈的 UFH の投与がブリッジ療法として好まれる（例えば，機械弁をもった妊婦における手技施行時）。
  - INR が 1.7 前後であれば手技可能である。ワルファリン効果は 4 日で半減する[39]。
  - 手技の後，止血が確認され出血の危険性が減れば，以前の量でワルファリンを，そして，あるいは非経口的抗凝固療法を再開し，大体は術後 24 時間以内から再開する。

フォローアップ

臨床的に疑われる場合，**内因性凝固亢進のリスクを評価するのは，患者の状態が安定し抗凝固療法が終了してからとするのが望ましい**。偽陽性を避けるために少なくとも 2 週間はあける。
- 凝固亢進の危険因子のスクリーニングをする必要があるときは，血中の活性化プロテイン C 抵抗性 / 第 V 因子 Leiden とループスアンチコアグラントを測定する。プロテイン C，プロテイン S，アンチトロンビンの測定は，抗凝固療法の開始前に行う。プロテイン C，プロテイン S，アンチトロンビンが正常であれば，先天性異常は否定できる。低値であれば，再検査が必要である。1 回の測定では急性血栓症における一過性の機能低下の可能性がある。
- 下肢の DVT が疑われる患者では，初回の超音波では診断できなくともほかに説明できるものがなければ，3～14 日以内では**繰り返し超音波検査を行う**ことによって診断率は上がる。
- もし腓骨静脈の **DVT** 患者で，禁忌があって抗凝固療法を控えなければならないときは，注意深く**超音波検査をくりかえし**，近位部へ進展がないかを評価する。
- DVT 患者で PE の検査，PE 患者で DVT の検査をすれば，多くの陽性所見を得る。それらは治療にはあまり影響しないが，ベースラインとして評価しておくことは，患者が再度 VTE の症状を訴えた際に比較することができ，有用である。
- **標準の期間，抗凝固療法を行った後に圧迫超音波**で血栓残存が確認された患者に対して抗凝固療法期間を延長させると，VTE の発症を抑制するが，出血を起こすこともある[40]。

（降籏　兼行）

文 献

1. Miyakis S, Lockshin MD, Atsumi T, et al. International consensus statement on an update of the classification criteria for definite antiphospholipid syndrome (APS). *J Thromb Haemost* 2006;4:295-306.
2. Seligsohn U, Lubetsky A. Genetic susceptibility to venous thrombosis. *N Engl J Med* 2001;344:1222-1231.
3. Wells PS, Anderson DR, Bormanis J, et al. Value of assessment of pretest probability of deep-vein thrombosis in clinical management. *Lancet* 1997;350:1795-1798.
4. Wells PS, Ginsberg JS, Anderson DR, et al. Use of a clinical model for safe management of patients with suspected pulmonary embolism. *Ann Intern Med* 1998;129:997-1005.
5. Wells PS, Anderson DR, Rodger M, et al. Excluding pulmonary embolism at the bedside without diagnostic imaging: management of patients with suspected pulmonary embolism presenting to the emergency department by using a simple clinical model and D-dimer. *Ann Intern Med* 2001;135:98-107.
6. Stein PD, Hull RD, Patel KC, et al. D-dimer for the exclusion of acute venous thrombosis and pulmonary embolism: a systematic review. *Ann Intern Med* 2004;140:589-602.
7. Wells PS, Owen C, Doucette S, et al. Does this patient have deep vein thrombosis? *JAMA* 2006;295:199-207.
8. Ginsberg JS, Wells PS, Kearon C, et al. Sensitivity and specificity of a rapid whole-blood assay for D-dimer in the diagnosis of pulmonary embolism. *Ann Intern Med* 1998; 129:1006-1011.
9. Lee AY, Julian JA, Levine MN, et al. Clinical utility of a rapid whole-blood D-dimer assay in patients with cancer who present with suspected acute deep venous thrombosis. *Ann Intern Med* 1999;131:417-423.
10. Goldstein NM, Kollef MH, Ward S, Gage BF. The impact of the introduction of a rapid D-dimer assay on the diagnostic evaluation of suspected pulmonary embolism. *Arch Intern Med* 2001;161:567-571.
11. Tapson VF, Carroll BA, Davidson BL, et al. The diagnostic approach to acute venous thromboembolism. Clinical practice guideline. American Thoracic Society. *Am J Respir Crit Care Med* 1999;160:1043-1066.
12. Stein PD, Fowler SE, Goodman LR, et al; PIOPED II Investigators. Multidetector computed tomography for acute pulmonary embolism. *N Engl J Med* 2006;354:2317-2327.
13. Rathbun SW, Raskob GE, Whitsett TL. Sensitivity and specificity of helical computed tomography in the diagnosis of pulmonary embolism: a systematic review. *Ann Intern Med* 2000;132:227-232.
14. Righini M, Le Gal G, Aujesky D, et al. Diagnosis of pulmonary embolism by multidetector CT alone or combined with venous ultrasonography of the leg: a randomised non-inferiority trial. *Lancet* 2008;371:1343-1352.
15. Value of the ventilation/perfusion scan in acute pulmonary embolism. Results of the prospective investigation of pulmonary embolism diagnosis (PIOPED). The PIOPED Investigators. *JAMA* 1990;263:2753-2759.
16. Lega JC, Lacasse Y, Lakhal L, Provencher S. Natriuretic peptides and troponins in pulmonary embolism: a meta-analysis. *Thorax* 2009;64(10):869-875. Jun 11. [Epub ahead of print]
17. Sallah S, Thomas DP, Roberts HR. Warfarin and heparin-induced skin necrosis and the purple toe syndrome: infrequent complications of anticoagulant treatment. *Thromb Haemost* 1997;78:785-790.
18. Crowther MA, Harrison L, Hirsh J. Reply: warfarin: less may be better. *Ann Intern Med* 1997;127:333.
19. Warkentin TE, Greinacher A, Koster A, Lincoff AM; American College of Chest Physicians. Treatment and prevention of heparin-induced thrombocytopenia: American College of Chest Physicians Evidence-Based Clinical Practice Guidelines (8th Edition). *Chest* 2008;133:340S-380S.
20. Raschke RA, Reilly BM, Guidry JR, et al. The weight-based heparin dosing nomogram compared with a "standard care" nomogram. A randomized controlled trial. *Ann Intern Med* 1993;119:874-881.
21. Kearon C, Ginsberg JS, Julian JA, et al; Fixed-Dose Heparin (FIDO) Investigators. Comparison of fixed-dose weight-adjusted unfractionated heparin and low-molecular-weight heparin for acute treatment of venous thromboembolism. *JAMA* 2006;296:935-942.
22. Hirsh J, Lee AY. How we diagnose and treat deep vein thrombosis. *Blood* 2002;99: 3102-3110.
23. Lee AY, Levine MN, Baker RI, et al; Randomized Comparison of Low-Molecular-Weight Heparin versus Oral Anticoagulant Therapy for the Prevention of Recurrent Venous Thromboembolism in Patients with Cancer (CLOT) Investigators. Low-molecular-weight heparin versus a coumarin for the

prevention of recurrent venous thromboembolism in patients with cancer. *N Engl J Med* 2003;349: 146-153.

24. Yusen RD, Haraden BM, Gage BF, et al. Criteria for outpatient management of proximal lower extremity deep venous thrombosis. *Chest* 1999;115:972-979.

25. Büller HR, Davidson BL, Decousus H, et al; Matisse Investigators. Fondaparinux or enoxaparin for the initial treatment of symptomatic deep venous thrombosis: a randomized trial. *Ann Intern Med* 2004;140:867-873.

26. Büller HR, Davidson BL, Decousus H, et al; Matisse Investigators. Subcutaneous fondaparinux versus intravenous unfractionated heparin in the initial treatment of pulmonary embolism. *N Engl J Med* 2003;349:1695-1702.

27. Superficial Thrombophlebitis Treated By Enoxaparin Study Group. A pilot randomized double-blind comparison of a low-molecular-weight heparin, a nonsteroidal anti-inflammatory agent, and placebo in the treatment of superficial vein thrombosis. *Arch Intern Med* 2003;163:1657-1663.

28. Kearon C, Kahn SR, Agnelli G, et al. American College of Chest Physicians. Antithrombotic therapy for venous thromboembolic disease: American College of Chest Physicians Evidence-Based Clinical Practice Guidelines (8th Edition). *Chest* 2008;133:454S-545S.

29. Mannucci PM, Boyer C, Wolf M, et al. Treatment of congenital antithrombin III deficiency with concentrates. *Br J Haematol* 1982;50:531-535.

30. Kearon C, Ginsberg JS, Kovacs MJ, et al; Extended Low-Intensity Anticoagulation for Thrombo-Embolism Investigators. Comparison of low-intensity warfarin therapy with conventional-intensity warfarin therapy for long-term prevention of recurrent venous thromboembolism. *N Engl J Med* 2003; 349:631-639.

31. Segal JB, Brotman DJ, Necochea AJ, et al. Predictive value of factor V Leiden and prothrombin G20210A in adults with venous thromboembolism and in family members of those with a mutation: a systematic review. *JAMA* 2009;301:2472-2485.

32. PREPIC Study Group. Eight-year follow-up of patients with permanent vena cava filters in the prevention of pulmonary embolism: the PREPIC (Prevention du Risque d'Embolie Pulmonaire par Interruption Cave) randomized study. *Circulation* 2005;112:416-422.

33. Crowther MA, Ageno W, Garcia D, et al. Oral vitamin K versus placebo to correct excessive anticoagulation in patients receiving warfarin: a randomized trial. *Ann Intern Med* 2009;150:293-300.

34. Gunther KE, Conway G, Leibach L, Crowther MA. Low-dose oral vitamin K is safe and effective for outpatient management of patients with an INR >10. *Thromb Res* 2004;113: 205-209.

35. Gage BF, Yan Y, Milligan PE, et al. Clinical classification schemes for predicting hemorrhage: results from the National Registry of Atrial Fibrillation (NRAF). *Am Heart J* 2006;151:713-719.

36. Crowther MA, Berry LR, Monagle PT, Chan AK. Mechanisms responsible for the failure of protamine to inactivate low-molecular-weight heparin. *Br J Haematol* 2002;116:178-186.

37. Horlocker TT, Wedel DJ, Benzon H, et al. Regional anesthesia in the anticoagulated patient: defining the risks (the second ASRA Consensus Conference on Neuraxial Anesthesia and Anticoagulation). *Reg Anesth Pain Med* 2003;28:72-197.

38. Gage BF, Birman-Deych E, Radford MJ, et al. Risk of osteoporotic fracture in elderly patients taking warfarin: results from the National Registry of Atrial Fibrillation 2. *Arch Intern Med* 2006;166:241-246.

39. Marietta M, Bertesi M, Simoni L, et al. A simple and safe nomogram for the management of oral anticoagulation prior to minor surgery. *Clin Lab Haematol* 2003;25:127-130.

40. Prandoni P, Prins MH, Lensing AW, et al; AESOPUS Investigators. Residual thrombosis on ultrasonography to guide the duration of anticoagulation in patients with deep venous thrombosis: a randomized trial. *Ann Intern Med* 2009;150:577-585.

おもな呼吸器症候 11

Peter G. Tuteur

はじめに

肺には呼吸機能とそれ以外の機能がある。
- 呼吸機能
  - 換気：肺構造内外のガスの出入り
  - 分時換気量（V_E）：1分間あたりの呼気量
  - 肺胞換気量（V_A）：1分間あたりの灌流肺胞へのガスの出入り
  - 呼吸（ガス交換）：肺胞レベルでのガスの交換（酸素と二酸化炭素）
- 呼吸以外の機能
  - 酸塩基平衡：V_A の変化は動脈血二酸化炭素分圧（Pa_{CO_2}）に反比例する。Pa_{CO_2} の変化は pH の作用に反比例する。
  - 合成：生理活性物質の活性化や不活化
  - 血液凝固機能
  - 肺の免疫機構
- 肺は効率的な解剖学的構造となっている。単純な模式図で換気装置（気道）とガス交換装置（肺胞と周囲の血管構造）を表すことができる。一般的に，肺の構築が疾患におかされると，機能が低下し症状が出現する。ほとんどの肺の症状は以下のように分類できる。
  - 呼吸困難（運動耐容能の低下，息切れ）
  - 咳
  - 喀出（痰，血液）
  - 喘鳴 wheezing（気道狭窄音 stridor も含む）
  - 胸痛（不快感，疼痛，圧痛）

重点的な肺の診察

- 最初に胸腔外の評価として，副鼻腔の圧痛，咽頭後部組織による潜在的な閉塞，気管切開口（開放ないし閉鎖後），サルコイドーシスや Sjögren 症候群に伴う結膜炎の有無などをみる。
- 胸郭を注視し，呼吸の深さや規則性，対称性を観察する。
- 胸壁の触診によって局在性またはびまん性の圧痛が判明し，肋軟骨炎，不顕性の肋骨骨折，さらに肺塞栓を考慮するきっかけとなる。
- 聴診では呼気相・吸気相の両方を聴く。さらに通常の呼吸時に加え，深吸気に引き続く強制呼気時にも行う必要がある。
- 深呼吸により毎回咳が誘発される場合は，間質性の肺病変が重要な鑑別となる。

肺雑音の聴診所見

- 副雑音として crackles(断続性ラ音)，gurgles(グル音)，wheezes(笛声音) がある。
- 患者に強制呼出させ呼気相を延引かせたときに**笛声音**が聴取された場合は，気道狭窄があるので，さらに精査を進める。
- **ラ音**は断続的な音で，一般的に吸気時に生じる。一番聴取しやすいのは強制呼出させた後である。この音は「肺の開放音」と考えられ，すでに虚脱していた肺の構造物(気道や肺胞)が吸気時に開放されたときに生じる。音の生じるタイミングを知ることが，適切な鑑別診断を行ううえで欠かせない。
  - 吸気の早期に聴かれるラ音は，嚢胞性線維症，気管支拡張症，慢性気管支炎などによって虚脱していた太い気道の開放を示唆する。
  - 吸気の後期に聴かれるラ音は，虚脱していた肺胞や終末細気管支などの遠位の構造の開放を示唆し，しばしば間質性肺炎や閉塞性細気管支炎などで認める。
- **グル音**は，液体(粘液や血液)が気道内に存在し，そこを空気が通過した際に聴かれる。努力性の咳によりグル音の場所や性質が変化することでわかる。

呼吸困難

一般的事項

息切れ shortness of breath や呼吸困難 dyspnea(主観的な息切れ)は，多くの一次性の肺疾患，心疾患，一部の筋骨格系疾患で認められるので，非常に特異度の低い症状である。

病因

- 心原性
  - **肺水腫**　急性発症の心疾患による呼吸困難は，しばしば慢性心不全や心筋梗塞に伴う肺水腫に関係する。
  - **弁膜症**　特に大動脈弁狭窄症や僧帽弁狭窄症などの左室の疾患は呼吸困難の原因となる。
  - **収縮性心膜炎**　労作時呼吸困難および末梢の浮腫の原因となりうる。
- 肺疾患
  - **声帯機能不全**　喘息との鑑別が困難な症状である。吸気時にも呼気時にも生じる中枢性の喘鳴が声帯機能不全の手がかりになる。
  - **気管狭窄症**　気管挿管後の後遺症や，Wegener 肉芽腫症または再発性多発性軟骨炎による炎症により生じる。
  - **喘息**　一時的であったり，漸増・漸減する呼吸困難をきたす。
  - **慢性閉塞性肺疾患(COPD)**　呼吸困難の原因として一般的である。
  - **間質性肺疾患**　呼吸困難および進行性の肺機能障害の原因となる。
  - **胸郭の変形**(例えば脊柱後側弯)　物理的な肺容量の低下，呼吸コンプライアンスの消失，呼吸筋の障害のため呼吸困難の原因となる。
  - **神経筋疾患**　しばしば筋力低下による呼吸困難の原因となる。ポリオの

生還者や急性疾患による呼吸筋麻痺がある患者は，老化に伴い呼吸困難が悪化する可能性がある。
- **胸水**　　しばしば呼吸困難が初発症状となる。
- **肺高血圧症**　　労作時呼吸困難が出現する。
● 肺外の原因
  - 大量腹水
  - 重症貧血では酸素運搬能の低下や心拍出量増加により，著明な呼吸困難をきたすことがある。
  - 不安障害
  - 肥満

診断

臨床所見
■病歴
- 障害の程度を評価する。呼吸困難が安静時にもあるのか，労作時のみか問診する。
- 呼吸困難が持続的なのか，一過性なのか判断する。
- 浮腫，起座呼吸，発作性夜間呼吸困難がないか確認する。
- 狭心症の既往と冠動脈リスク因子を問診する。
- 喫煙歴や職業歴(粉塵の曝露歴)を聴取する。
- 鑑別疾患を挙げるうえで，関連する症状の詳細も重要である。表11-1 が指針になる。

■身体診察
- 脈拍と呼吸回数の増加は非特異的だが器質性疾患を示唆する。
- 姿勢(腕を支えとする前傾姿勢)，補助筋の使用，口すぼめ呼吸は COPD を示唆する。
- 鼻ポリープと膿性鼻汁の有無を確認する。
- 現在または過去に耳もしくは鼻の軟骨の炎症があれば，再発性多発性軟骨炎や Wegener 肉芽腫による気管への影響を示唆する。

診断的検査
■胸部単純写真
- 胸部 X 腺写真は診断評価に最初に行う検査である。
- 胸水，肺水腫，肺気量の増減に注意する。
- 病変の部位も診断に役立つ。
  - 下肺野優位であれば特発性肺線維症，膠原病，石綿肺などの特徴である。
  - 上・中肺野優位ならば肉芽腫や珪肺症などを疑う。

■CT
- 胸部 X 線写真では判明しない特発性肺線維症のうち約 10％を検出する。
- 造影すれば慢性血栓塞栓症も診断できる。

表 11-1 呼吸困難の特徴

特徴	可能性のある原因
仰臥位で悪化	・横隔神経(横隔膜)機能不全 ・左室不全とうっ血性心不全
労作時の悪化	・換気の制限：慢性閉塞性肺疾患，喘息，気管支拡張症，嚢胞性線維症 ・呼吸(ガス交換)の制限：肺塞栓，肺高血圧症，左右シャント ・心不全 ・神経筋萎縮 ・間質性肺病変
急性発症または緩徐な発症	・急性疾患または慢性疾患
発作性	・喘息，胃食道逆流症，副鼻腔炎，誤嚥，気管支拡張症，慢性気管支炎増悪
高地環境	・酸素ガス交換不全 ・貧血 ・高地肺水腫 ・心不全
浮上に関連した呼吸困難：ジャクジー，プール，浴槽	・横隔膜機能不全

■ 心エコー

肺疾患と診断がつかない場合，心エコー検査により左室機能不全や弁膜症を診断できる。

■ 呼吸機能検査

詳細は後述する。

咳嗽

一般的事項

- 咳 cough とは肺内ガスの突発的呼出である。
- 咳反射が生じるための最初の反応は大きな吸気であり，さらに声門の閉鎖に続いて最大の強制呼気動作が起こる。粘液性痰や膿性痰あるいは血液の喀出を伴うこともある。
- 咳は咽頭後壁など上気道からの求心性刺激，太い気道への刺激物の吸入に対する反応，肺胞壁の伸展受容器の活性化，横隔膜の上下からの刺激などにより生じる場合もある。

病因

- 咳の病因を調べることは難しい場合も多い。
- 病因が速やかに判明しない場合は，原因となりうる咳優位型喘息，副鼻腔炎，

表 11-2 咳嗽の原因

咳の誘発部位	関連する病態
胸腔外の上気道	
咽頭後壁	・副鼻腔炎,腫瘍
喉頭蓋	・喉頭蓋(咽頭痛を伴う)
声門	・ポリープ,声帯の酷使
気管	・誤嚥,胃食道逆流症
	・気管切開後(上皮化するまで)
	・気管の圧迫
太い気道	
胸腔内の気管	・狭窄
太い気管支	・気管支炎,気管支拡張症,嚢胞性線維症,喘息
肺胞壁	間質性肺病変
	・尿毒症
	・肺胞蛋白症
	・放射線照射
	・酸素毒性
	・ウイルス感染
	・サルコイドーシス
	・ヘモジデローシス
	・悪性腫瘍または骨髄腫
	・特発性
	・結核
	・真菌感染
	・アレルギーまたはアミロイド
	・膠原病
	・好酸球性肉芽腫
	・薬物,粉塵
横隔膜	・胸水
	・胸膜下肺感染・梗塞
	・横隔膜下病変(膿瘍,腹膜炎)

胃食道逆流症(GERD),非細菌性(真菌性)気管支炎,間質性肺病変などを考慮する。
- 鑑別診断を表 11-2 に示す。

診断

臨床所見
■病歴
- 喀出物の性状や量の情報が診断につながることが多い。
- 乾性咳嗽は,慢性的な刺激因子の存在,あるいは単純なウイルス性肺炎およ

び複雑な肺胞壁の炎症・線維化といった間質性病変を示唆する。
- 粘液性の分泌物がみられた場合は(痰を吐くのはみっともないと, 患者が話さないこともあるが), 炎症性疾患(急性ないし慢性)が疑われ, これは感染に起因していることもある(膿性痰)。

■ 身体診察
- 稀に耳炎が原因で咳が生じるので, 耳内の診察を行う。
- 後鼻漏を示唆し喘息素因となる可能性があるので, 粘性・膿性鼻汁, 副鼻腔の圧痛, 鼻甲介の粘膜異常, ポリープがないか鼻腔内を確認する。
- 後鼻漏では, 扁桃-口蓋弓の敷石状所見を生じることもある。
- 球麻痺の所見がないか, 咽頭も観察する。

診断的検査
- **胸部 X 線**　　異常があれば直接的な検査を考慮する。異常がない場合は, 喀痰の細胞診, 病原菌の染色や培養を行う根拠はなく, 費用対効果も低い。
- **副鼻腔の CT スキャン**　　単純 X 線と比較して良質の画像が得られ, 費用もそれほど高くないが, 予測値について検証がなされていない。感度はおそらく高いが特異度は不明である。
- **呼吸機能検査(PFT)**　　それまでの検索で異常がなく, 症状が持続する場合に行う。

治療

可能であれば治療は診断に基づいて行う。

後鼻漏(上気道咳嗽症候群)
- 感染徴候がない場合は, azatadine maleate(1 mg を 1 日 2 回)など第 1 世代の経口抗ヒスタミン薬と徐放性の消炎薬で治療を開始する。
- 眠くならない(第 2 世代)抗ヒスタミン薬の効果は明らかではない[1]。
- 効果は 1 週間以内に現れることが多く, 診断の確証となる。
- 治療が不成功に終わり, 2 週間以内に症状が改善しない場合は, 副鼻腔 CT を考慮する[2]。

ウイルス感染後遷延性咳嗽
- これは治療に抵抗する傾向があるが, 幸いにも自然軽快する。
- 臭化イプラトロピウム(4〜6 時間ごとに 2 吸入)は, プラセボと比較して効果的である[3]。
- 吸入ステロイド薬や経口ステロイド薬の効果についての根拠は弱いが, イプラトロピウムを投与しても咳が続く場合は使用してもよい。
- 治療抵抗性の咳には鎮咳薬を投与し, 安心させること。

アンジオテンシン変換酵素(ACE)阻害薬
- ACE 阻害薬の服用中止により, 多くは 1 週間以内に症状が軽快し, ほとん

どすべての患者が4週間で改善する[4]。
- ACE阻害薬を変更しても効果的とは言えず，この系統の薬物に共通の症状である。
- 代わりにアンジオテンシン受容体拮抗薬(ARB)を用いることができる。

喀血

一般的事項

- 肺由来の血液を喀出することを喀血 hemoptysis と呼ぶ。吐血や鼻咽頭由来の血液の排出と混同されることもある。気管支動脈由来の血液がほとんどであるが，肺動静脈奇形や結核感染後の空洞内の Rasmussen 動脈瘤や自己免疫機序によるびまん性肺胞出血症候群など肺動脈由来の場合ある。

意義

- 喀血はプライマリ・ケアの受診患者には珍しい症状であるが，患者にとっては大変な心配事である。少量の場合は**肺癌**との関連性が最も大きい。大量の場合は，血液それ自体が患者や医師を驚かせる。

病因

- 一般的に以下のような病態が喀血と関連する。
  - 肺癌
  - 壊死性肺炎
  - 結核
  - 気管支拡張症
  - 遺伝性出血性毛細血管拡張症(Osler-Weber-Rendu 症候群)
  - 嚢胞性線維症
- 注意点として，抗凝固療法や凝固障害と関連した喀血の多くは，基礎疾患として肺病変がある場合に発生する。

診断

臨床所見
■病歴
- 喀血量を推定する。病歴上，急性の喀血量が2オンス(約60 mL)以上と考えられる場合は，患者を速やかに救急施設に搬送する。
- 痰の性状について聴取する。
  - 泡沫状のピンク色の痰はうっ血性心不全や僧帽弁狭窄症を示唆する。
  - 膿性痰に発熱や悪寒が伴う場合は肺炎を示唆する。
  - 慢性的に痰が出ており，線状の血液が混入した場合は気管支炎を示唆する。
  - 慢性的に多量の膿性痰が出ている経過中に，明らかな血液の喀出が認められた場合は気管支拡張症が疑われる。
- 胸痛は肺塞栓症や壁側胸膜浸潤を伴う肺癌，肺炎の合併を示唆する。

- 喫煙歴や職業歴，特にアスベストへの曝露歴を確認する。

■ 身体診察
- 発熱は感染症を示唆する。
- 鼻腔や咽頭を注意深く観察し，上気道由来の出血を除外する。
- 口臭は肺膿瘍の合併を示唆する。
- 聴診で肺胞浸潤(肺炎)，胸膜摩擦音(肺梗塞，肺炎)，または局所性の笛声音(腫瘍による気道閉塞)の徴候を確認する。
- 滑膜炎や発疹は血管炎を示唆する。
- 顔面，口唇，舌，指の毛細血管拡張は，遺伝性出血性毛細血管拡張症と肺合併症(肺動静脈瘻)を示唆する。

診断的検査
■ 検体検査
- 血小板を含む全血球計算(CBC)，プロトロンビン時間，部分トロンボプラスチン時間を評価する。
- 尿検査を行い，血管炎性の肺腎症候群の可能性を示唆する顕微鏡的血尿や赤血球円柱の有無を調べ，血清クレアチニンを測定する。
- 喀痰の Gram 染色，抗酸性染色，培養，細胞診を行う。
- 肺の血管炎が疑われる場合には，抗核抗体(ANA)と抗好中球細胞質抗体(ANCA)を調べる。

■ 画像検査
- 胸部 X 線検査で浸潤影や腫瘤の局在がわかる。肺容積の低下や無気肺は気道の閉塞を示唆する。肺の空洞性病変は肺膿瘍や結核，空洞形成肺癌などで起こりうる。
- 高分解能 CT 造影検査は最も優れた気管支拡張症の診断法である。また，アスペルギローマの診断に優れており，気管支結石や動静脈奇形も発見できる。

■ 気管支鏡
- 気管支ファイバースコープは，肺 X 線検査異常がある場合や大量喀血ではない場合は全例行うべきである。診断の感度は研究ごとに異なり対象集団に依存するが，出血源の特定や診断率はせいぜい 5 割というところである[5,6]。
- 気管支スコープを発症の 48 時間以内に行った場合は，出血源を特定できる確率が 3 倍になる[7]。

治療

- 少量の喀血では原因となった病態を治療対象とする。
- 慢性気管支炎や気管支拡張症に関連した喀血は，抗菌薬や鎮咳薬で治療する。
- 大量喀血は致死的になりうるので，一般的に積極的な精査加療が必要である[8]。
- 喀血を伴うその他の病態の治療についてはこの章では触れない。

非心原性胸痛

一般的事項

- 心疾患以外で生じる胸痛を非心原性胸痛と言う。非典型的な胸痛と呼ばれることが多く，一般的に冠動脈疾患以外で生じるすべての胸痛がこれに含まれる。救急外来では非心原性の胸部不快感はきわめて一般的な訴えである。患者や医師にとって最も重要な関心事は，背景に重篤な心疾患が存在するようにみえることである。

病因

- ここでは冠動脈疾患がすでに精査され除外されていることを前提としている。残る原因として一般的なのは，胸壁，胸膜，食道疾患である。次に胆嚢疾患，膵疾患，大腸および小腸疾患，精神疾患が残りのほとんどを占める。食道の痛みは容易に冠動脈の虚血症状と混同されるが，多くは胃酸の逆流や食道の痙攣に伴うものである。胆嚢の痛みは胸部に放散することもある。

■胸壁疾患

- 神経性の痛みより筋骨格系の痛みのほうが多い。
- 肋軟骨や胸骨軟骨の痛みの多くは，運動や外傷，原因不明の炎症などによる。
- 肋骨骨折は直接的な外傷によって起こる。
- 肋間や胸部の肉離れは運動による。
- 神経痛は帯状疱疹の発疹出現前や神経炎(ウイルス性，特発性)による。

■胸膜疾患

- ウイルス性胸膜炎はコクサッキーBウイルス感染に引き続き生じる。
- 肺炎はしばしば胸膜炎や胸膜痛を合併する。
- 全身性エリテマトーデスではしばしば胸膜炎由来の痛みを伴う。
- 肺塞栓患者で肺梗塞を生じるのは少数であるが，その場合はしばしば痛みを伴う。

診断

臨床所見
■病歴

- 電話で急性の激しい胸痛を告げてきた患者は，冠動脈疾患，大動脈解離，肺塞栓などの短時間に死に至る可能性がある疾患のスクリーニングのために救急外来に紹介する。一般の診察室での精査は適当ではない。
- **筋骨格系の痛み**　持続時間が幅広く，2〜3秒から数日に及ぶ。患者は圧痛を訴える。
- **神経性の痛み**　胸郭の動きにより増悪することはないが，頸や腕や肩を動かすと，神経根の刺激や胸郭出口での圧迫が増悪する場合がある。
- **胸膜の痛み**　一般的には鋭く，吸気や咳嗽で増強するが体動ではそれほど変化しない。例外は心外膜炎を合併した胸膜痛の場合である。
- **食道の痛み**　一般的に制酸薬やH_2受容体拮抗薬で治癒ないし軽減し，痛

みの持続時間は狭心症と比較して通常は長い。しかし,焼けるような痛みではなく,鈍く重い痛みとなる場合や,頸や腕に放散する場合もある。
- **胆嚢の痛み**　たいてい急性発症で悪心や嘔吐を伴い,右上腹部または心窩部に感じられる。ニトログリセリンで改善する可能性がある。
- **膵臓の痛み**　激しい心窩部痛で現れることが多く,背部への放散痛や悪心・嘔吐を伴う。

■ 身体診察
- 診察室を訪れる非心原性胸痛の患者のほとんどは全身状態がよい。
- 頻脈はあらゆる急性疾患に認められるが,肺塞栓や肺梗塞に特徴的である。
- 胸壁を触診して圧痛の有無を診る。圧痛は筋骨格系の痛みに特徴的であるが,膿胸や胸膜痛,稀に肺梗塞でも認める場合がある。
- 打診や聴診により濁音や共鳴亢進を診る。前者は胸水や肺胞浸潤の,後者は気胸の存在を示す。
- 腹部の触診で右上腹部の圧痛や Murphy 徴候の有無を確認する。
- 皮膚を観察し帯状疱疹の発疹がないか診る。
- 頸椎や胸椎の圧痛の有無,頸椎の運動や垂直方向の圧迫により痛みが増強するかを調べる。

診断的検査
- 症状からそれ以上の検査が必要ないと思われる場合でも,安静時の心電図検査は,患者を安心させるための費用対効果は十分ある。
- 外傷に伴うものや全身症状を伴う胸壁の圧痛を認めた場合は,肋骨の X 線検査で骨折や悪性疾患を発見できるかもしれない。
- 神経根性の間断ない痛みの場合は,頸椎や胸椎の MRI 撮影が必要である。
- 症状が胸膜・肺感染を疑わせる場合は胸部 X 線検査を行う。
- 原因不明の非胸膜痛を認めた場合は速やかに消化管の精査を行う。

治療
- 胸痛に対する信頼できる特異的な診断に基づいて治療を行う。
- 筋骨格系の痛みを NSAID で治療する場合は,非特異的な神経痛にも同様に効果が期待できる。

呼吸機能検査

一般的事項
- 上述の症状や徴候を精査するため,客観的な呼吸機能検査 pulmonary function test を行う。
- 呼吸機能検査は,疾患を同定するものでも「障害の重症度」を診断するものでもない。換気と呼吸の障害の程度を定量的に測定しているに過ぎない。
- 一般的に,測定は安静時に行う。しかしとらえにくい障害を評価するためには運動負荷下でも測定する。

- 呼吸機能検査室では呼吸筋の機能の評価もでき，酸素吸入や気管支拡張薬の治療効果の予測もできる。
- 呼吸機能検査としては下記のものがある(表11-3)
  - スパイロメトリー：努力肺活量 forced vital capacity(FVC)，1秒量 forced expiratory volume in 1 second(FEV_1)，1秒率(%FEV_1)，最大呼気流量(ピークフロー)peak expiratory flow(PEF)
  - 肺容量：全肺気量 total lung capacity(TLC)，残気量 residual volume(RV)，機能的残気量 functional residual capacity(FRC)，呼気予備量 expiratory reserve volume(ERV)
  - 肺拡散能 pulmonary carbon monoxide diffusing capacity(D_{LCO})
  - 動脈血ガス分析 arterial blood gas analysis(ABG)
  - 6分間歩行試験および酸素状態の評価
  - 心肺運動負荷試験
  - 気道過敏性試験(メタコリン誘発試験)

解釈

呼吸機能検査の多くは努力依存性である。そのため呼吸機能検査を始める第一歩として，有効な測定値が得られているか確認すべきで，とりわけ，最大限努力して検査に協力してくれるほどの関係を患者と築けたか，と自問してみるとよい。正確に行った2回の測定値の誤差が5%以内であれば，妥当な測定値と見なすことができる。さもなければ，患者は全力を出しておらず，真の最大値より低いにもかかわらず，正確に測定するほど肺機能を低く見積もってしまうことになる。基本的な呼吸機能検査の解釈について表11-4に示した。

予測値

予測値は，年齢，性別，身長，人種に基づいている。正常範囲は一般的に平均予測値の80〜120%である。測定値と予測値の範囲を比較して解釈を進める。

適切な検査をオーダーするために

単に「呼吸機能検査」としてオーダーするのは医療上も法的にも適切でない。どの検査が必要かを指示しておく。呼吸器検査を上手に行うためには，それをオーダーするにいたった臨床上の疑問を忘れないこと。機能障害をスクリーニングするにはスパイロメトリー単独でもよいかもしれないが，進行した疾患がある患者では不十分である。治療上，閉塞性障害の重症度評価が必要な患者もいれば，気管支拡張薬の正確な効果判定が必要である者，空気とらえこみ air trapping の有無や，酸素療法の必要性の評価が必要な患者もいる。心機能異常が運動耐用能に関係しているかどうかをみる場合には，心肺運動試験 cardiopulmonary exercise test が役立つ。対照的に，ガス交換障害の副作用のある薬物のモニタリングでは，安静時と運動時の血液ガスのみで必要な情報がす

表 11-3 呼吸機能検査

試験	画像表現	数字による数値	適応
スパイロメトリー	・フローボリューム曲線 ・量-時間プロット	・FEV₁ ・FEV ・FEV₁/FVC	・障害のスクリーニング ・呼吸機能が変わるような治療介入(化学療法，アミオダロン，吸入インスリン)に先立つベースライン測定 ・治療をおこないに関わらず肺疾患の経過観察 ・術前評価
肺容量	・圧/量 ・フロー/圧	・TLC ・RV ・FRC ・ERV	・拘束性異常の確認 ・空気とらえこみ，および低換気の確認 ・肥満の早期影響の測定
肺拡散能		・D$_{LCO}$ ・補正 D$_{LCO}$ ・D$_{LCO}$/V$_A$	・非侵襲的に評価できるガス交換の指標
血液ガス分析		・PaO_2 ・PaCO_2 ・pH ・A-aDO_2	・動脈血の酸素化の評価 ・肺胞換気の評価 ・酸塩基平衡の評価 ・酸素ガス交換効果の評価

検査	項目	目的
一酸化炭素(CO-Oximetry)	・COHb ・SaO_2	・喫煙などの燃焼物への曝露の評価 ・COHb値とメトヘモグロビン値を評価するために酸素飽和度を直接測定する
酸素状態の評価/6分間歩行	・運動時のSpO_2 ・運動時の血圧 ・運動前後のFEV_1 ・酸素吸入の効果と最適酸素維持量の測定 ・6分間の歩行距離	・酸素供給量を定量化する ・運動によってFEV_1が変化するか ・6分間の歩行距離を定量化する
心肺運動試験	・心電図 ・心拍数 ・酸素消費量(最大$\dot{V}O_2$) ・二酸化炭素産生($\dot{V}CO_2$) ・$\dot{V}_E$	・運動不耐性はどの身体機能障害によるか確認する。 ・運動制限の原因(心原性、換気障害、呼吸因子)の弁別に役立つ
メタコリン誘発試験	・漸増させたメタコリン吸入後のFEV_1変化	・PC_{20}(FEV_1を20%低下させるのに必要なメタコリン濃度) ・気道過敏性の有無の確認

A-aDO$_2$:肺胞気-動脈血酸素分圧較差、COHb:一酸化炭素ヘモグロビン、DLco:肺拡散能、ERV:呼気予備量、FEV_1:1秒量、FRC:機能的残気量、FVC:努力肺活量、PaCO$_2$:動脈血二酸化炭素分圧、PaO$_2$:動脈血酸素分圧、RV:残気量、SaO$_2$:動脈血酸素飽和度、SpO$_2$:酸素飽和度、TLC:全肺気量、VA:肺胞容量、$\dot{V}CO_2$:二酸化炭素産生量、$\dot{V}_E$:分時換気量、$\dot{V}O_2$:酸素消費量

表11-4 呼吸機能検査の解釈

障害の種類	定義	解釈
閉塞性換気障害	FEV₁/FEVの減少 FEV₁の減少	FEV₁が正常でFEV₁/FEVが減少=ごく軽度の閉塞性換気障害 FEV₁ 70〜79%=軽度の閉塞性換気障害 FEV₁ 60〜69%=中等度の閉塞性換気障害 FEV₁ 50〜59%=中等度〜重度の閉塞性換気障害 FEV₁ 35〜49%=重度の閉塞性換気障害 FEV₁≦34%=最重度の閉塞性換気障害
気道反応性	気道抵抗（Raw）の増加 コンダクタンス（Gaw）の減少 気管支拡張薬吸入後のFEV₁の増加 メタコリン誘発試験	ベースラインよりも>12%かつ200 mLの増加で陽性 メタコリン濃度≦8 mg/mLでの>20%のFEV₁の低下
拘束性換気障害	全肺気量の減少 （プレチスモグラフィ） 全肺気量の減少（希釈法）	TLC 65〜79%=軽度の拘束性換気障害 TLC 50〜64%=中等度の拘束性換気障害 TLC≦49%=重度の拘束性換気障害 FVC≦79%は拘束性換気障害を示唆する。TLC測定の精度が下がるので確認を要する 希釈法でのTLC測定。閉塞がある場合は過小評価されるのでプレチスモグラフィでの測定より特異性に欠ける

混合性換気障害	FEV_1, および FEV_1/FVC, TLC の減少	拘束性換気障害下では閉塞性換気障害の重症度は軽くなる 拘束性換気障害の重症度評価は上記と同じ
安静時のガス交換障害	A-aDO₂ の増加	年齢で標準化した A-aDO₂ の上限を求める 年齢調節上限 A-aDO₂ よりも ≦10 mmHg 超過＝軽度のガス交換障害 年齢調節上限 A-aDO₂ よりも 11〜20 mmHg 超過＝中等度のガス交換障害 年齢調節上限 A-aDO₂ よりも >20 mmHg 超過＝重度のガス交換障害
運動時のガス交換障害	A-aDO₂ の増加	運動後ではなく、運動中に安静時のベースライン値より A-aDO₂ が低くなることは正常反応 運動時に A-aDO₂ が増加すれば肺血管床の機能の消失が強く疑われる
酸素の評価	SpO₂	運動時に SpO₂ が ≧3%低下するときはガス交換障害の可能性がある SpO₂ が ≦88%であれば、酸素吸入が必要である
右左シャントの評価	閉鎖式回路で 20 分以上、100%酸素吸入後の PaO₂ 測定	右左シャントでは 100%O₂ 吸入後でも PaO₂≧600 mmHg に達しないことが多い
呼吸筋機能	仰臥位でのスパイロメトリー MIP MEP MVV	横隔膜機能不全では FEV₁ は >20%低下するが、仰臥位での FVC は座位・立位での測定と同様になる 全呼吸筋の機能不全では MVV(MVV=FEV₁×40)が低くなり、MIP と MEP は減少する。

A-aDO₂：肺胞気-動脈血酸素分圧較差，FEV₁：1秒量，FVC：努力肺活量，MEP：最大呼気圧，MIP：最大吸気圧，MVV：最大努力呼吸，PaO₂：動脈血酸素分圧，SpO₂：酸素飽和度，TLC：全肺気量

表 11-5 DLCO に影響を及ぼす因子

DLCO 増加	DLCO 減少
赤血球増加症(ヘモグロビン増加)	貧血
うっ血性心不全(肺尖への血流増加)	間質性肺障害
肥満	ガス交換面積の減少(肺気腫)
喘息(非発作時)	肺内での $\dot{V}/\dot{Q}$ の低い部分の増加
肺高血圧	一酸化炭素ヘモグロビンの増加
	肺容量の減少

DLCO：肺拡散能，$\dot{V}/\dot{Q}$：換気/血流比

表 11-6 呼吸器症状に対する放射線学的検査

検査	放射線被曝量	適応/評価
正面・側面単純 X 線写真	ごくわずか	スクリーニング，変化の経過観察
胸部単純 CT	わずかだが考慮すべき	肺実質の評価には優れている
胸部造影 CT	わずかだが考慮すべき	肺実質の評価および血管構造物との関係の評価にも優れる
肺塞栓プロトコル(PE プロトコル)胸部 CT	少量だが考慮すべき	肺塞栓の同定には最も感度が高い
胸部の高分解能 CT	少量だが考慮すべき	間質性変化の同定には最もよい
胸部 MRI	なし	炎症・悪性腫瘍など，活動性病変の評価
換気血流シンチグラフィ	少量だが考慮すべき	肺塞栓症の同定では，肺塞栓プロトコル胸部 CT よりも感度・特異度とも低い

べて得られる。

肺拡散能(DLCO)

- 一方で拡散能は，例えばアミオダロンを投薬中の患者には役立たないかもしれない。
- うっ血性心不全が十分回復してないときや不整脈があるときにベースライン値を決めると，肺尖の本来拡散しない部分が拡散するため中等度の肺高血圧となり，DLCO は高値となるかもしれない。
- 同様に，不整脈がコントロールされ，心不全が回復した場合には DLCO は低下する。DLCO の低下の原因が，治療薬によって疾患が改善したためなのか薬物の副作用なのか，判断できないこともある。
- DLCO は表 11-5 に示すように多くの因子の影響を受ける。

追加のオーダー

予想された異常が呼吸機能検査で認められ，それをさらに精査するために情報を集めることは有効であろう．例えば，

- FEV_1＜予測値80％であれば，気管支拡張薬吸入後に再度スパイロメトリーを行う．
- Spo_2＜94％であれば，安静時に室内気吸入下で血液ガスを行う．
- FEV_1＜80％であれば，TLC測定を行う．
- 安静時Spo_2＜90％であれば，酸素吸入下での6分間歩行試験を行う．

画像検査

画像検査については本章では扱わない．画像検査についての指針を表11-6に示す．

(降旗 兼行)

文　献

1. Spencer CM, Faulds D, Peters DH. Cetirizine. A reappraisal of its pharmacological properties and therapeutic use in selected allergic disorders. *Drugs* 1993;46:1055-1080.
2. Irwin RS, Baumann MH, Bolser DC, et al. Diagnosis and management of cough executive summary: ACCP evidence-based clinical practice guidelines. *Chest* 2006;129:1S-23S.
3. Braman SS. Postinfectious cough: ACCP evidence-based clinical practice guideline. *Chest* 2006;129:138S-146S.
4. Dicpinigaitis PV. Angiotensin-converting enzyme inhibitor-induced cough: ACCP evidencebased clinical practice guidelines. *Chest* 2006;129:169S-173S.
5. O'Neil KM, Lazarus AA. Hemoptysis. Indications for bronchoscopy. *Arch Intern Med* 1991;151:171-174.
6. McGuinness G, Beacher JR, Harkin TJ, et al. Hemoptysis: prospective high-resolution CT/bronchoscopic correlation. *Chest* 1994;105:1155-1162.
7. McCalley SW. Clinical efficacy of early and delayed fiberoptic bronchoscopy in patients with hemoptysis. *Am Rev Respir Dis* 1982;125:269-270.
8. Jean-Baptiste E. Clinical assessment and management of massive hemoptysis. *Crit Care Med* 2001;28:1642-1647.

12 慢性閉塞性肺疾患と喘息

Warren Isakow

慢性閉塞性肺疾患

一般的事項

定義

慢性閉塞性肺疾患 chronic obstructive pulmonary disease(COPD)は,米国呼吸器学会 American Thoracic Society(ATS)によって「完全には可逆的でない気流制限による病態で,予防可能かつ治療しうる疾患」と定義されている。その気流制限は進行性であり,また有害な浮遊粒子状物質やガス(主にタバコ)に対する異常な炎症性反応と関連がある。COPD は肺を侵しているが,全身に重大な影響を及ぼす[1]。

分類

COPD は慢性気管支炎や肺気腫,さらには喘息の要素が組み合わさった病態である。
- **慢性気管支炎** 臨床的に,大さじ2杯以上の喀痰が毎日連続して3カ月以上持続し,これが2年間に及ぶ慢性咳嗽と定義されている。ただし,喀痰を伴う慢性咳嗽を生じる原因が除外されていること。
- **肺気腫** 病理学的に,肺胞壁が明らかな線維化を伴わずに破壊されるとともに,終末細気管支より末梢の気腔が永続的に拡大した病態と定義されている。
- **喘息** 気流制限が可逆的であるという点で COPD とは異なるが,一部の喘息患者は気流制限がほとんど不可逆的な病態へと悪化することがある。しかし,喘息は病理発生と治療反応性に関して異なる疾患であり,区別するべきである。

疫学と危険因子

- 米国では現在,COPD は罹患率と死亡率の第4位の原因であり,2020年には第3位になると予測されている[2]。
- 米国では,おおよそ成人白人男性の4～6%,成人白人女性の1～3%が COPD に罹患しており,数にして2,000万人と推定される。その大多数は慢性気管支炎に罹患している。
- COPD の危険因子を表12-1 に示す。

診断

臨床所見
- COPD は潜行性に進行する。呼吸困難は通常,1秒量が予測値の60%以下

表 12-1 COPD の危険因子

主要な COPD の危険因子	コメント
喫煙(受動喫煙を含む)	喫煙者の 15～20%は気流閉塞障害を生じる 非喫煙者でも加齢によって 1 秒量は年 20～30 mL 減少するが,喫煙者では 80～100 mL 減少する
α_1 アンチトリプシン欠損症	重症肺疾患はたいていの場合,喫煙者のみに発生する 汎細葉性肺気腫 気管支拡張症 肝症状:肝硬変 皮膚症状:脂肪織炎
大気汚染	都市部と地方の死亡率の違いの原因になりうる 浮遊粒子状物質は光化学汚染物質よりも重要である
職業上の曝露	粉塵曝露は粘液分泌過多の原因である 金鉱労働者,農業従事者,穀物を扱う労働者,セメントを扱う労働者,綿を扱う労働者

になるまで生じない。呼吸困難の原因は複数にわたり,以下のものがある。
- 空気とらえこみ air trapping を伴う呼気の気流閉塞障害[3]
- 胸壁と呼吸筋の機能異常による肺の過膨張[4]
- 粘液分泌過多
- 気道の収縮
- 換気の不均等分布はガス交換の異常を引き起こす
- さまざまな身体調節機能の低下
- 栄養障害と体重減少

■ 病歴

- COPD の重要な症状は以下のとおりである。
  - 呼吸困難
  - 慢性咳嗽
  - 喀痰
  - 胸部圧迫感
  - 喘鳴(ときに)
  - 抗菌薬治療や入院加療を必要とするような症状の増悪
- 体重減少,繰り返す喀血,嗄声といった症状には注意を払うべきであり,これらの症状がみられる場合は悪性腫瘍の併存がないか詳細に検査する。

■ 身体診察

- 病状が進行するまで有意な身体所見を認めることは少ない。具体的には以下のとおりである。
  - 喘鳴
  - 樽状胸郭(肺の過膨張)
  - 口すぼめ呼吸
  - 呼吸補助筋の使用

表12-2 COPDの重症度分類

COPDの重症度	気管支拡張薬投与後の1秒率 (1秒量/努力肺活量)	1秒量 (%1秒量)
軽症	<0.7	>80
中等症	<0.7	50〜80
重症	<0.7	30〜50
最重症	<0.7	<30

出典：Rabe KF, Hurd S, Anzueto A, et al. Global strategy for the diagnosis, management, and prevention of chronic obstructive pulmonary disease: GOLD executive summary. Am J Respir Crit Care Med 2007;176:532-555 より改変。

- ■Hoover徴候（吸気時に下位の肋骨弓が内方へ動くこと）
- ■肺性心に伴う末梢浮腫
- ●ばち指はCOPDの徴候ではないので，これがみられたら別の原因を検索する。

肺機能検査

- ●閉塞性肺疾患を診断するうえで重要な検査は，スパイロメトリーを含む肺機能検査である。
- ●スパイロメトリーはCOPDを診断する際に唯一信頼できる手段であり，また重要なことにCOPDの重症度判定にも有用である[1]。
- ●閉塞性肺疾患の診断にあたって不可欠なことは1秒量と努力肺活量の比，つまり1秒率が低下していることである。
- ●肺機能検査によるCOPDの重症度分類を表12-2に示す。
- ●総合的な肺の評価には他の肺機能の検査も用いられることが多い（表12-3）。このようなさまざまな検査は重症度が増すにつれ特に重要となり，なかでも酸素評価法が重要である。

BODE指標

- ●BODE指標[5]は比較的新しい多元的重症度評価システムであり，以下のパラメータを複合してCOPDの重症度をより的確に評価することができる。
  - ■B：BMI
  - ■O：1秒量
  - ■D：呼吸困難（MRC呼吸困難スケールを用いて評価）（表12-4）
  - ■E：運動能力（6分間の歩行距離）
- ●MRC呼吸困難スケールは，1秒量単独と比較して，死亡する危険性を予測するのによりよい指標である（表12-4）。
- ●10点満点で，点数が低いほど死亡する危険性も低い（表12-5）。

表12-3 COPDにおける肺機能検査

検査	コメント
スパイロメトリー（気管支拡張薬投与前・後）	・診断に有用 ・重症度の分類も可能 ・患者の継続的なフォローに有用 ・気管支拡張薬による著しい反応（1秒量の増加が12%以上かつ200mL以上）は可逆性の気道疾患を疑わせる
肺気量（全身プレチスモグラフィ，ヘリウム希釈法，窒素洗い出し法）	・空気とらえこみ（残気量の増加）や肺の過膨張（全肺気量の増加）を検出するのに有用
D_{LCO}（肺拡散能）	・肺気腫では著明に低下する傾向にあるが，慢性気管支炎ではそれほど著しい低下は認めない
動脈血ガス	・中等症・重症の患者で，安静時の低酸素血症を評価したり，高二酸化炭素血症を見つけたりするのに役立てるべきもの
酸素評価法（6分間歩行試験）	・労作時の低酸素血症を見つけるのに有用 ・安静時と労作時の酸素必要量の評価 ・患者の歩ける距離を定量化できる

表12-4 MRC呼吸困難スケール

グレード	活動度と関連した呼吸困難の程度
1	非常に活発な運動時以外，呼吸困難により支障をきたすことはない
2	平地での急ぎ足や緩い坂を上るときに息切れを感じる
3	息切れのため平地歩行でも同年齢の人より歩くのが遅い，または自分のペースで平地歩行していても息継ぎのために休む
4	約100m歩行した後または数分間の平地歩行の後に息継ぎのために休む
5	息切れが強くて外出できない，または衣服の着脱でも息切れする

MRC：Medical Research Council
出典：Fletcher CM, Elmes PC, Fairbairn MB, et al. The significance of respiratory symptoms and the diagnosis of chronic bronchitis in a working population. BMJ 1959;2:257-266 より。

検体検査，画像検査

- α_1アンチトリプシン値は以下のような問題のある患者で検査すべきである[6]。
  - COPDの若年発症や50歳以前での重症化
  - 肺底部に優位な肺気腫
  - α_1アンチトリプシン欠損の家族歴や肺気腫の早期発症
  - 喫煙歴のない患者での気流閉塞を伴う慢性気管支炎
  - 特発性の気管支拡張症や肝硬変
- α_1アンチトリプシン低値であれば遺伝子型を調べる。

表 12-5 BODE 指標

指標	ポイント			
	0	1	2	3
1 秒量(% 1 秒量)	≧65	50～64	36～49	≦35
6 分間歩行距離(m)	≧350	250～349	150～249	≦149
MRC 呼吸困難スケール	0～1	2	3	4
BMI	>21	≦21		

出典：Celli BR, Cote CG, Marin JM, et al. The body-mass index, airflow obstruction, dyspnea, and exercise capacity index in chronic obstructive pulmonary disease. N Engl J Med 2004;350:1005-1012 より。

I：軽症	II：中等症	III：重症	IV：最重症
・1 秒率＜70% ・% 1 秒量≧80%	・1 秒率＜70% ・50%≦% 1 秒量＜80%	・1 秒率＜70% ・30%≦% 1 秒量＜50%	・1 秒率＜70% ・% 1 秒量＜30%, または% 1 秒量＜50%かつ慢性呼吸不全

危険因子を積極的に排除：インフルエンザワクチン接種 ⟶
加えて，短時間作用型気管支拡張薬（必要に応じて）

加えて，1 種類以上の長時間作用型気管支拡張薬を用いた定期的治療
加えて，呼吸リハビリテーション

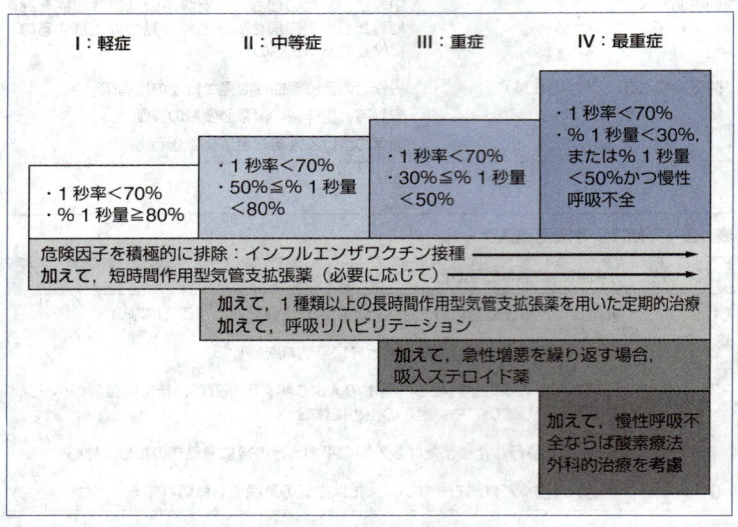

加えて，急性増悪を繰り返す場合，吸入ステロイド薬

加えて，慢性呼吸不全ならば酸素療法外科的治療を考慮

図 12-1 COPD の病期分類(GOLD 分類)ごとの治療法

- 胸部 X 線写真などの画像検査は，肺の過膨張の評価や併存疾患(肺癌など)の除外に役立つ。胸部 CT は COPD 患者に対しルーチンで行う必要はない。

治療

全身管理
- COPD の全身管理の概要を図 12-1 に示す[7,8]。
- COPD の全身管理計画を構成する各要素の詳細は下記に示す。

■ 禁煙
- 禁煙の利点は Lung Health Study で証明されている[9]。喫煙を継続している

人は禁煙者と比べて年ごとの肺機能低下の度合いが大きい。
- したがって，禁煙することで肺機能を保護し症状を軽快させ，死亡率を低下させることができる。ニコチンの常用は依存性を引き起こすため，効果的な禁煙には集学的な方法が必要である[10]。

■患者教育
- 患者が COPD の本態，進行性であること，治療の種類，予後を理解するのは重要なことである。患者教育用の素材は American Lung Association (http://www.ala.org)から入手できる。

■健康維持
- 毎年のインフルエンザワクチン接種が推奨され，5 年ごとの肺炎球菌ワクチン接種も推奨される。胸部 X 線検査も毎年行うべきである。

薬物治療
■短時間作用型気管支拡張薬
- 気管支拡張薬を用いた可逆性試験とは関係なく，β_2 作動薬と抗コリン薬の両方または一方を定量式噴霧器で投与することで，気流閉塞や肺の過膨張の改善，呼吸困難の軽減，急性増悪の予防ができる。COPD で用いられる一般的な吸入薬を表 12-6 に示す。
- これらの吸入薬は COPD の治療の重要な柱であり，患者は 4〜6 時間ごとに 2〜4 回の吸入をしなければならない[11]。
- 両方の薬物を用いた併用療法は，より重症の患者に適している[12]。
- 定量式噴霧器を適切に使用できているか外来受診時に確認すべきで，吸入薬の使用が困難であればスペーサー(吸入補助具)を使用するとよいだろう。また，上手に吸入できない患者にはネブライザー薬を使用することもある。

■長時間作用型気管支拡張薬
- 最近のガイドラインでは，症状や QOL を改善したり，COPD の急性増悪を減少させるために，長時間作用型気管支拡張薬の使用が推奨されており[1]，多くの剤形がある(表 12-6)。
- 長時間作用型β_2作動薬であるサルメテロール，formoterol, arformoterol は 12 時間近い気管支拡張作用をもち，夜間の症状を改善させることが可能である。サルメテロールが急性増悪の頻度を減少させる効果を示したランダム化比較対照試験がある[13]。
- チオトロピウムは 24 時間にわたり気流制限を改善できる長時間作用型抗コリン薬である。臨床試験で，呼吸困難を軽減し，急性増悪の頻度を減少させ，QOL を改善することが示されている[14]。
  - チオトロピウムは経年的な肺機能低下を抑制できるという予備的データがある。
  - 短時間作用型抗コリン薬はチオトロピウムとともに用いるべきではない。
- 重症 COPD の多くの患者は，呼吸困難を軽減させるために短時間作用型気管支拡張薬と長時間作用型気管支拡張薬の併用療法で管理する。

■メチルキサンチン
- テオフィリンはその毒性から，最近は使用されることが減ってきた。しかし，

表 12-6 COPD に一般的に用いられる吸入薬

一般名	商品名	剤形	成人量	コメント
サルブタモール	Proventil ベネトリン® Proventil-HFA Ventolin-HFA Accuneb ProAir HFA	MDI：90μg/1 噴霧 NEB：2.5 mg/3 mL	2 吸入/回，4～6 時間ごとに頓用 2.5 mg/回，4～6 時間ごとに頓用	短時間作用型 β_2 作動薬
levalbuterol	Xopenex Xopenex-HFA	HFA：45μg/1 噴霧 NEB：0.31，0.63，1.25 mg/3 mL	1～2 吸入/回，4～6 時間ごとに頓用 0.63 mg/回，6～8 時間ごとに頓用	短時間作用型 β_2 作動薬
イプラトロピウム	アトロベント® Atrovent-HFA	MDI：17μg/1 噴霧	2 吸入/回，4～6 時間ごとに頓用	短時間作用型抗コリン薬
albuterol/ipratropium bromide	Combivent	MDI：120/21μg/1 噴霧	1～2 吸入/回，6 時間ごとに頓用	短時間作用型 β_2 作動薬と短時間作用型抗コリン薬の合剤
サルメテロール	セレベント®	DPI：50μg/1 ブリスター	1 吸入/回，12 時間ごと	長時間作用型 β_2 作動薬
formoterol	Foradil	DPI：12μg/1 吸入	1 吸入/回，12 時間ごと	長時間作用型 β_2 作動薬
arformoterol tartrate	Brovana	NEB：15μg/2 mL	1 噴霧/回，12 時間ごと	長時間作用型 β_2 作動薬
チオトロピウム	スピリーバ®	DPI：18μg	1 吸入/回，24 時間ごと	長時間作用型抗コリン薬
フルチカゾンプロピオン酸/サルメテロール	アドエア®	DPI：100μg/50μg 250μg/50μg 500μg/50μg	1 吸入/回，12 時間ごと	吸入ステロイドと長時間作用型 β_2 作動薬の合剤

DPI：乾燥粉末吸入器，HFA：アルカンフッ化水素，MDI：定量式噴霧器，NEB：ネブライザー

この長時間作用型の経口気管支拡張薬は、極量の吸入気管支拡張薬を使用しているにもかかわらず呼吸困難が軽快しない患者に対する追加療法として使用することができる[15]。
- テオフィリンは複数の薬物と相互作用があり、薬物濃度を定期的および相互作用が考えられる薬物の追加時に測定する必要がある。治療域は6～12 mg/Lである。
- 副作用として不安感、振戦、悪心、嘔吐がある。
- 毒性は頻脈や痙攣発作として現れてくる。

■ 副腎皮質ステロイド
- 吸入ステロイドは炎症を減弱させるため COPD に有用である(表 12-6)。最近発表された最も大きいランダム化比較対照試験で、3年間の死亡率を改善させることは示されなかった[13]。
- しかし臨床的なデータでは、吸入ステロイドは COPD の急性増悪の頻度を減少させ、QOL を改善することが示されている。
- Global Initiative for Chronic Obstructive Lung Disease(GOLD)のガイドラインでは、吸入ステロイドを重症患者や頻回に急性増悪する患者に使用することを奨励している[7,8]。ATS/ERS(ヨーロッパ呼吸器学会)のガイドラインでは、極量の気管支拡張薬を使用しているにもかかわらず症状が継続する患者に使用することを奨励している[1]。
- TORCH 試験で高い肺炎合併率が示されており、さらなる調査を要する[13]。鵞口瘡や嗄声の予防のために、吸入ステロイド使用後は含嗽をするよう患者に指導する。
- 経口ステロイドの短期使用は、喘鳴、頻回の急性増悪、重度の症状を伴う COPD 患者の 30% 程度に効果があるだろう。1秒量が客観的に改善することから、経口ステロイドでの維持療法が適正であることは明白である。1～2週間は 40 mg/日とし、できるだけ早く漸減する。
- 経口ステロイドに反応すれば、吸入ステロイドに反応する見込みは高くなる。
- 経口ステロイドの慢性的な使用は、骨粗鬆症、高血糖、消化管潰瘍、免疫抑制、白内障といった全身性の副作用があるため推奨されない。

呼吸リハビリテーション
- COPD では呼吸困難によって QOL が著しく低下する。呼吸リハビリテーションは心身両面の機能を改善させることを目的に多元的な方策から構成される。呼吸リハビリテーションは、急性増悪の減少、QOL と日常生活動作能力(ADL)の改善に効果を発揮する[16]。
- 中等症の COPD 患者、特に最大限の薬物治療にもかかわらず呼吸困難が遷延する患者、頻回の増悪で入院する患者、機能状態や QOL が低下している患者では、包括的な呼吸リハビリテーションプログラムを考慮する。
- このプログラムの内容は以下のとおりである。
  - ■ 機能を向上させるための段階的な運動療法
    - 持続した有酸素運動を、30分間を目標にして週3回行う。平地、トレッドミル、自転車での運動をし、上半身に力をつけるために腕の運動負荷や

軽い筋力トレーニングをする。
- 身体活動性を高めるよう努力する。パルスオキシメータで監視し，運動療法中の酸素投与量を決定する。最大心拍数の 80％ に達するまで，あるいは呼吸困難が出現するまで運動負荷を徐々に上げていく。
  - 栄養および心理社会的なサポートとカウンセリング
- 冠動脈疾患のリスクのある患者に対しては，呼吸リハビリテーションを開始する前に酸素量の評価や非侵襲的心臓負荷試験を行うべきである。

酸素療法
- 酸素療法は COPD による低酸素血症の患者の死亡率を低下させ，身体的・精神的な改善を得られることが示されている[17, 18]。
- 動脈血ガスは室内気で呼吸しているときに低酸素血症になっていないか確認するために行う。酸素飽和度の基準値がわかった後にはパルスオキシメータが定期的な評価に役立つ。
- Nocturnal Oxygen Therapy Trial Group (NOTT) による酸素療法の適応は以下のとおりである。
  - $Pao_2<55$ mmHg または安静時 $Spo_2<88\%$
  - $Pao_2<56〜59$ mmHg または $Spo_2<89\%$（肺性 P 波，肺性心，またはヘマトクリット＞55％のとき）
  - 運動時に低酸素血症をきたすとき
  - 睡眠時に低酸素血症をきたすとき
- COPD の患者では睡眠時の低酸素血症は一般的であるので，夜間に酸素量を調整しながらモニタリングすることは必要である。モニタリングできない場合，睡眠時は安静時の酸素投与量より 1 L/min ほど多く設定するよう患者に指導する。
- 多くの場合，COPD の急性増悪時には低酸素血症も重篤になる。その際に増やした酸素量は増悪の治療の後で減らし，フォローアップとして 1〜3 カ月後に酸素量の評価を行う。
- 酸素療法では，投与方法とともに，酸素投与量(L/min)を安静時・運動時・睡眠時とに分けて指示すべきである。
- 酸素投与は主として 3 つの方法がある。
  - **酸素濃縮器** 装置が大きいので，通常は自宅の使用する場所に置いておく。外出時には，以下に示す携帯型装置が別に必要となる。
  - **圧縮酸素** 携帯型ではあるが，そのガス容器のサイズや重さのために持ち歩いたり運んだりするのが困難なこともある。
  - **液体酸素** 最も高価だが，最も運びやすい。
- 酸素は通常，鼻カニューレで持続的に投与する。
- COPD 患者では，リザーバーシステムを用いるような高濃度の酸素投与が必要となることは稀である。
- 吸気時のみに酸素を供給する呼吸同調システムもある。

外科的治療
- **嚢胞切除術**　ブラが片側胸郭の少なくとも50%を占め，正常な肺を圧迫しており，呼吸困難がある患者に行われる。
- **肺容量減少手術**　適応患者は少ないが，スパイロメトリーや肺機能で素晴らしい成績を残している。適応は，重症の肺気腫(1秒率<35%)で，肺尖部に低機能かつ切除可能な部分がある患者である[19]。
- **肺移植**　重大な合併症のない若い患者で，重度の気流閉塞(1秒率<25%)，高二酸化炭素血症，肺高血圧，著しいADL制限がある場合に適応がある[20]。

補充療法
- α_1アンチトリプシン補充療法は，α_1アンチトリプシン欠損症，閉塞性肺疾患，禁煙した患者に適応があり有効である[21]。
- 肝炎ワクチンの予防接種を治療開始前に行うべきである。
- この治療の有効性は観察研究で支持されている。この治療は高価であり，週1回，2週に1回，あるいは月1回経静脈的に投与する。

慢性閉塞性肺疾患の急性増悪の管理

一般的事項

- 急性増悪はCOPD患者では一般的であり，特に喫煙を続けている患者で頻度が高い傾向にある。
- 急性増悪は，もともとの呼吸困難の変化，咳や喀痰量の増加など，治療の変更が必要なほどの変化が特徴である。
- 大気汚染だけでなくウイルスや細菌による呼吸器感染症によってしばしば増悪をきたす。また，頻回の受診，入院，休職により，経済的負担が増してしまう[22]。

診断

- 急性増悪時には，しばしば低酸素血症や高二酸化炭素血症の悪化を認めるので，入院が必要か評価する。
- 診察時には呼吸困難の重症度に焦点を当て，睡眠や食事に支障が出ていないか，自分で身のまわりのことができるか，合併症があるか，などを評価する。
- 精神状態の変化，血行動態の異常，呼吸補助筋の使用(努力呼吸)，重大な合併症があれば，直ちに入院のうえ治療を行う。
- 胸部X線検査も行うべきである。

治療

- 外来であれ，入院のうえであれ，気管支拡張薬の最大限の使用，ステロイドの投与[23](経口プレドニゾン40 mg/日を7～10日間)，そして膿性痰が明らかであれば抗菌薬の投与を行う。

- 患者に院内感染の危険因子がなければ，インフルエンザ桿菌，*Moraxella* 属，あるいは肺炎球菌をカバーする狭いスペクトルの抗菌薬を選択する。
- グラム陰性菌感染は，重症 COPD，併存疾患，再発性の増悪がある患者では珍しくないため，これらの危険因子がある場合はより広範囲をカバーできる抗菌薬を選択する。

喘息

一般的事項

- 喘息 asthma は気道の慢性炎症性障害であり，さまざまな細胞が関与するが，特に肥満細胞，好酸球，Tリンパ球の関与が大きい。
- 炎症により喘鳴，呼吸困難，胸部圧迫感，咳が特に夜間または早朝に繰り返し生じる。これらの症状は通常，広範だが可逆的な気流制限と関連している。この気流制限は治療もしくは自然経過によって，少なくとも部分的には改善しうる[24,25]。
- 炎症はさまざまな刺激因子に対する気道反応性を亢進させる原因にもなる。

診断

臨床所見
■ 病歴

- 病歴は，喘息の可能性が高い患者で診断を確定するうえで，また症状を増悪させる特徴的な誘因を同定するうえで，非常に重要である。喘息は乳児期から成人期まで発症することがあり，その症状は間欠的であることも持続的であることもある[26]。
- 初診時および再診時の問診では以下の項目に焦点を当てる。
  - 咳があり，ときおり黄色の喀痰を伴い，古典的には夜間と早朝に悪化する[27]。
    - 喘鳴
    - 息切れ
    - 胸部圧迫感
    - 夜間覚醒
    - 発作性の症状
    - アレルギー性またはアトピー性疾患の病歴
    - 以前に喘息治療薬に効果があったかどうか
    - 喘息の誘因
      - 運動
      - アレルゲンや環境曝露(冷気，強い悪臭，カビ，埃，花粉)
      - 胃食道逆流症
    - 仕事や学校の病欠
    - 入院や気管挿管の既往歴
    - 喫煙

表 12-7 主な喘息類似疾患

びまん性気道閉塞	喉頭閉塞
・慢性閉塞性肺疾患(COPD)	・声帯機能障害
・α₁アンチトリプシン欠損症	**その他**
・気管支拡張症	・うっ血性心不全
・嚢胞性線維症	・Churg-Strauss 症候群
・閉塞性細気管支炎	・肺塞栓症
・気管気管支軟化症	・サルコイドーシス
局所性気道閉塞	・アレルギー性気管支肺アスペルギルス症
・気管支内腫瘍	
・カルチノイド腫瘍	
・気管支内異物	
・外因性気道圧迫	

- アスピリン過敏性の病歴
- 副鼻腔炎の病歴

■身体診察

- 特記すべき重要な所見として,呼気相の延長,喘鳴,アレルギー性鼻炎(蒼白で浮腫状の鼻粘膜),鼻ポリープが挙げられる。
- 気道閉塞が重度の患者では,頻呼吸,呼吸補助筋の使用が認められ,気流が減弱するために喘鳴が聴取されなくなり,最終的には奇脈を呈する。

鑑別診断

- 気管支拡張薬によって改善しないこと,フローボリューム曲線の所見,病状の経過や発症契機を考慮することによって,表 12-7 に示したさまざまな状況を喘息と鑑別する必要がある。
- ときに検体検査が喘息類似の疾患を同定する助けとなる。

診断的検査

- 喘息の診断は,病歴と臨床経過,肺機能検査,肺機能の連続的なモニタリングに基づいてなされるが,ときには誘発試験が必要になることもある。
- したがって,気道閉塞の客観的な測定が喘息の診断と管理に不可欠である。

■スパイロメトリー

- 喘息患者は,肺機能検査は正常であり,典型的には可逆的な気道閉塞症状を呈する。
- 持続的に喘息をもっている患者は,たいていスパイロメトリーで気道狭窄の徴候が認められ,以下の所見のうち1つ以上を呈する。
  - 1秒率が70%を下回る。
  - 1秒量の減少。この減少の程度は喘息の重症度に依存する。
  - 気管支拡張薬による可逆性。**1秒量または努力肺活量がベースラインから12%以上かつ200 mL以上増加**した場合に可逆性ありと判断される。
- スパイロメトリーが正常ならば,メタコリン吸入誘発試験によって気道過敏

表 12-8 喘息重症度分類

喘息重症度	症状のある日	夜間症状	PEFR または 1 秒量‡	PEFR の変動	初期治療のステップ[a]
重症	持続的	頻回	≤60%	>30%	ステップ 4 または 5
中等症	毎日	≥5 回/月	>60%から<80%	>30%	ステップ 3
軽症	3～6 回/週	3～4 回/月	≥80%	20～30%	ステップ 2
間欠型	≤2 回/週	≤2 回/月	≥80%	<20%	ステップ 1

PEFR：最大呼気流速
a 表 12-9 参照。
‡訳注：予測値に対する PEFR または 1 秒量。
出典：National Asthma Education and Prevention Program Expert Panel Report 3 (EPR3): Guidelines for the Diagnosis and Management of Asthma. Full Report 2007. National Heart, Lung, and Blood Institute, 2007. National Institutes of Health publication 08-4051 より改変。

性のある患者を同定できることもある[28]。この試験は喘息に特異的というわけではないが，結果が陰性であれば喘息の可能性は低い。

■ ピークフローモニタリング
- 最大呼気流速 peak expiratory flow rate (PEFR, ピークフロー) モニタリングは喘息の診断および外来管理の助けになる[29]。
- この検査には大変な努力と技術を要することを理解しておく。患者は自身の最も良好な状態を知り，PEFR が減少しはじめたときの適切な管理について学習することができる。
- 喘息患者では PEFR の顕著な変動が生じるので，それが認められなければ喘息の可能性は低い。

■ 検体検査，画像検査
- **胸部 X 線写真**　晩期発症の喘息，コントロール不良の喘息，あるいは喘息の初期評価で撮影する。
- **CBC**　好酸球の値を調べるために初期評価の段階で行う。
- **アレルギー検査**(皮膚テストや *in vitro* の検査)　IgE が関与する喘息患者ではときとして有用である。**IgE 値**は初期評価と難治喘息患者において測定する。
- **副鼻腔 CT**　副鼻腔症状が顕著な患者で有用である。

治療

重症度分類と喘息治療
- 現行の NIH/NHLBI ガイドライン(2007 年)は，喘息を治療するうえで大変有用である[24,25](表 12-8，9 参照)。
- 喘息治療の主要な目標は以下のとおりである。

表 12-9 成人における喘息管理の段階的なアプローチ

ステップ6	毎日の投薬：下記を併用する ・吸入ステロイド(高用量) ・長時間作用型吸入β₂作動薬 ・経口ステロイド 考慮すべき治療：アレルギーをもつ患者に対するオマリズマブの使用
ステップ5	毎日の投薬：下記を併用する ・吸入ステロイド(高用量) ・長時間作用型吸入β₂作動薬 考慮すべき治療：アレルギーをもつ患者に対するオマリズマブの使用
ステップ4	毎日の投薬：下記を併用する ・吸入ステロイド(中用量) ・長時間作用型吸入β₂作動薬 代替治療：吸入ステロイド(中用量)に加え，ロイコトリエン修飾薬かテオフィリンを併用する
ステップ3	毎日の投薬 ・吸入ステロイド(中用量) または下記を併用する ・吸入ステロイド(低用量) ・長時間作用型吸入β₂作動薬 代替治療：吸入ステロイド(低用量)に加え，ロイコトリエン修飾薬かテオフィリンを併用する
ステップ2	毎日の投薬 ・吸入ステロイド(低用量)が望ましい 代替治療：nedocromil, クロモリン, ロイコトリエン修飾薬, またはテオフィリン徐放製剤
ステップ1	連日の投薬は必要ない
すべての患者	短時間作用型気管支拡張薬による迅速な症状緩和：症状があるときに吸入β₂作動薬(2〜4噴霧)を使用する

出典：National Asthma Education and Prevention Program Expert Panel Report 3 (EPR3): Guidelines for the Diagnosis and Management of Asthma. Full Report 2007. National Heart, Lung, and Blood Institute, 2007. National Institutes of Health publication 08-4051 より改変。

- ■症状から解放されること(夜間症状も含む)
- ■運動を含めた日々の活動が制限されないこと
- ■急性増悪と救急受診を極力減らすこと
- ■呼吸機能を正常化させること
- ■薬物の副作用を最小限に抑え，患者個々の経過に合わせて治療を調整する。
- ●これらの目標を達成するために定期的な通院が必要であり，症状増悪を避けるためには患者とその世話をする人への教育が重要である。
- ●受診の際には症状と薬物(特に短時間作用型気管支拡張薬)の使用状況を確認する。そして肺機能と患者教育について評価する。

一般的アプローチ
- 段階的なアプローチは臨床方針を決定するうえでの目安にはなるが，個々の患者に応じて必要な治療を調整しなければならない。
- 喘息の症状は可能な限り迅速にコントロールしなければならない。積極的な治療(例えば，初期の重症度に応じた治療に経口ステロイドか高用量吸入ステロイドを追加する)から開始するか，または初期の重症度に応じた治療から開始し必要に応じてステップアップする。
- 経口ステロイド(プレドニゾン換算で最大60 mg/日)は，いつでもどの段階でも必要となる可能性がある。
- 治療内容は1～6カ月ごとに再評価し，可能であれば維持療法に必要な最小限の投薬へ徐々に引き下げていく。
- 短時間作用型β_2作動薬の使用量増加は，治療が不適切であることを示唆する。
- 運動誘発性の気管支攣縮を起こす患者は，運動の5～30分前に吸入β_2作動薬を2～4吸入する。
- 長時間作用型気管支拡張薬のみの投与は遷延性の喘息に対して行うべきではない[30]。
- ロイコトリエン修飾薬(ロイコトリエン受容体拮抗薬)(モンテルカスト，ザフィルルカスト，zileuton)は，遷延性の喘息に対して，喘息コントロールを改善し吸入ステロイドを減量する目的で，追加治療として使用される[31]。
- オマリズマブ(組換えヒト化モノクローナル抗IgE抗体)は，コントロール不良の中等症～重症の遷延性喘息患者で，急性増悪の抑制と喘息症状の改善に効果があることが示されている[32]。オマリズマブの適応が考慮されるのは，アレルギー検査で通年性のアレルゲンに感作されていることが判明している患者である。オマリズマブは高価であり，投与量は患者の体重とIgE値に基づいて決定する。
- 喘息治療で一般的に使用される薬物を表12-10にまとめた。

患者教育
- 患者および家族とのパートナーシップを築く。
- 自己管理のための技術を指導する。
- 喘息について下記の内容を含め情報提供する。
  - 喘息の慢性化について
  - 投薬の必要性
  - 短時間作用型β_2作動薬の役割
  - コミュニケーションの重要性
- 吸入器とスペーサー(吸入補助具)の使用法を指導し，話し合う。
- 環境要因をコントロールする方策について話し合う。
- 誤解，不安，経済的懸念に対処する。
- 発作時の対処法を決める。

表 12-10 喘息治療で一般的に使用される薬物

一般名	商品名	剤形	成人の投与量
短時間作用型 β_2 作動薬			
サルブタモール	Proventil ベネトリン® Proventil-HFA Ventolin-HFA Accuneb ProAir HFA ジェネリック	MDI：90μg/1 噴霧 NEB：2.5 mg/3 mL	2 吸入/回，4〜6 時間ごとに頓用 2.5 mg/回，4〜6 時間ごとに頓用
levalbuterol	Xopenex Xopenex-HFA	HFA：45μg/1 噴霧 NEB：0.31, 0.63, 1.25 mg/3 mL	1〜2 吸入/回，4〜6 時間ごとに頓用 0.63 mg/回，6〜8 時間ごとに頓用
pirbuterol	Maxair	MDI：200μg/1 吸入	1〜2 吸入/回，4〜6 時間ごとに頓用
長時間作用型 β_2 作動薬			
サルメテロール	セレベント®	DPI：50μg/1 ブリスター	1 吸入/回，12 時間ごと
formoterol	Foradil	DPI：12μg/1 カプセル	1 吸入/回，12 時間ごと
吸入ステロイドと長時間作用型 β_2 作動薬の合剤			
フルチカゾンプロピオン酸/サルメテロール	アドエア®	DPI：100/50, 250/50, 500/50μg/1 吸入	DPI：1 吸入/回，12 時間ごと
	Advair-HFA アドエアエアゾール®	HFA：45/21, 115/21, 230/21μg/1 吸入	HFA：2 吸入/回，12 時間ごと
ブデソニド/ホルモテロールフマル酸塩水和物	シムビコート®	エアゾール：80/4.5μg/1 吸入，160/4.5μg/1 吸入	2 吸入/回，12 時間ごと

一般名	低用量	中用量	高用量
吸入ステロイド（1 日投与量の比較）			
ベクロメタゾン 　40μg/1 噴霧 　80μg/1 噴霧	160〜480μg 4〜12 吸入/回 2〜6 吸入/回	480〜800μg 12〜20 吸入/回 6〜10 吸入/回	>800μg >20 吸入/回 >10 吸入/回
ブデソニド 　DPI：180μg/1 噴霧	180〜360μg 1〜2 吸入/回	360〜540μg 2〜3 吸入/回	>540μg >3 吸入/回
flunisolide 　250μg/1 噴霧	500〜1,000μg 2〜4 吸入/回	1,000〜2,000μg 4〜8 吸入/回	>2,000μg >8 吸入/回

表 12-10 喘息治療で一般的に使用される薬物（つづき）

一般名	低用量	中用量	高用量
フルチカゾン MDI：44，110，220μg/1噴霧	88〜264μg 44μg：2〜6吸入/回 110μg：2吸入/回	264〜660μg 110μg：2〜6吸入/回	>660μg 110μg：>6吸入/回 220μg：>3吸入/回
トリアムシノロンアセトニド 100μg/1噴霧	400〜1,000μg 4〜10吸入/回	1,000〜2,000μg 10〜20吸入/回	>2,000μg >20吸入/回

薬物	剤形	成人の用量	コメント
ロイコトリエン修飾薬			
モンテルカスト（シングレア®）	10mg錠	10mg/日 内服	ロイコトリエン D_4 を阻害する
ザフィルルカスト（アコレート®）	10mg錠 20mg錠	20mg内服，12時間ごと	食事により生体利用率が減弱 食事の1時間前または2時間後に内服する
zileuton（Zyflo）	600mg錠	600mg内服，6時間ごと	ALT値をモニターする 5-リポキシゲナーゼを阻害する
その他の薬物			
テオフィリン（Bronkodyl，ユニフィル®，Elixophyllin，スロービッド®，Slo-Phyllin，Theo-24，テオドール®，Theolair）	液剤，カプセル，徐放製剤など，さまざまな剤形がある	300〜600mg/日，分2〜3	多くの薬物で相互作用が認められる 治療域が狭い 頻繁に血中濃度を経過観察する必要がある（目標レベルは5〜15μg/mL） ホスホジエステラーゼ阻害作用を有する
クロモグリク酸（インタール®）	MDI：800μg/1噴霧	2吸入/回，1日4回	1回量を，運動前またはアレルゲン曝露前に投与することで，症状を1時間予防する
nedocromil（Tilade）	MDI：1.75mg/1噴霧	2吸入/回，1日4回	1回量を，運動前またはアレルゲン曝露前に投与することで，症状を1時間予防する

DPI：乾燥粉末吸入器，HFA：アルカンフッ化水素，MDI：定量式噴霧器，NEB：ネブライザー

喘息発作時の外来での初期治療

- 喘息発作が重症化した場合はステロイドの全身投与を行う。
- それに加えて、ネブライザーによるβ_2作動薬の吸入(1回量を20分ごとに)が必要になることがある。
- 酸素吸入を行い、酸素飽和度を90％以上に維持する。
- 気管挿管の既往がある患者や初期治療に反応しない患者は、入院治療を考慮する。
- また、12 mmHg以上の奇脈があるときや、PEFRまたは1秒量が予測値の50％未満であるとき、低酸素血症があるとき、頻呼吸にもかかわらず二酸化炭素値が正常であるとき、高二酸化炭素血症($Paco_2 > 42$ mmHg)であるときは、入院させる。
- 喘息発作で入院した患者の管理はここでは述べないが、退院までに患者教育が必要であること、患者の行動計画(アクションプラン)を明記すること、PEFRメーターの使用を確認すること、外来経過観察の計画をすること、以上の必要性を強調しておく[33]。

囊胞性線維症

一般的事項

- 囊胞性線維症 cystic fibrosis(CF)は、米国では3,200人あたり1人の発生率で、白色人種の致死性遺伝性疾患として最も多い[†1]。
- 白色人種以外では頻度は低いが、その他の多様な人種でも本症を考慮する必要がある。通常は小児期に診断されるが、患者の8％は思春期や成人期に診断される。
- 治療法が改善したことで、2005年の時点で生存期間中央値は36.5年に延びた。

病態生理

- CFは、7番染色体上にある囊胞性線維症膜貫通調節蛋白 cystic fibrosis transmembrane conductance regulator(CFTR)の変異によって引き起こされる常染色体劣性遺伝性疾患である[34]。通常CFTR蛋白は上皮細胞膜を介した電解質の輸送を制御したり、チャネルとしても働く[35]。
- 特定の遺伝子変異の結果として生じる症状には非常に多くの表現型がある。7番染色体上のCFTRドメインに、蛋白の合成・プロセシング・調節・輸送の欠陥を招く遺伝子変異が1,500以上も同定されている。
- 主な臨床症候は電解質輸送の異常に関係するが、いまだに十分解明されていない要素もある。
- 気道分泌の異常によって、CF患者は慢性感染症にかかりやすくなり、黄色ブドウ球菌や、緑膿菌のようなグラム陰性菌のムコイド株による細菌叢の形成を招く。慢性感染症の結果、慢性的な気道炎症が生じ、最終的には気管支

---

†1 訳注：日本では数十例程度の発症が確認されているのみで、きわめて稀である。

拡張を起こす。

診断

- CFは病歴と家族歴に基づき，汗の塩化物イオン（Cl⁻）濃度の持続的な上昇（臨床検査で得られる診断根拠としてはこれが主要なもの）や，発症原因となる既知のCF遺伝子変異が2つ以上確認されること，あるいはCFに典型的な鼻腔上皮電位差の上昇と組み合わせて診断される[36]。
- 非典型的な患者では，古典的な症候に欠けたり，汗試験の結果が正常となる。遺伝子型が診断の補助となるが，それ単独ではCFの確定診断も除外診断もできない。

肺症状

- 50％の症例では，肺症状を認めればCFが示唆される。
- 典型的な症状は咳，膿性痰であり，病気が進行するにつれて呼吸困難がみられるようになる。ほとんどすべての患者が最終的には慢性副鼻腔気管支症候群，気管支拡張症，閉塞性肺疾患を生じる。
- 肺症状の急性増悪は，発熱，咳，喀痰の増加と膿性化，倦怠感，体重減少が特徴であり，著しく衰弱し入院につながることもある。
- 気道の細菌叢は若いうちに形成され，時間とともに変化する傾向がある。
  - 黄色ブドウ球菌は若年患者に細菌叢を形成する傾向にあり，高齢患者では緑膿菌のムコイド株に置き換わっていく。
- その他の呼吸器的症状として血痰，気胸，アレルギー性気管支肺アスペルギルス症がある。

肺外症状

- CFの肺外症状として，90％の患者では膵外分泌機能不全を認め，脂肪吸収不良，脂溶性のビタミンA，D，E，Kの欠乏，栄養失調が生じる。
- CFの消化管合併症は重大な問題で，脂肪便，便秘，宿便，遠位腸管閉塞症候群，腸軸捻，腸重積，直腸脱などがある。
- CFは膵内分泌機能にも影響し，糖尿病や膵炎を発症する。顕著な肝胆道系の合併症としては，門脈圧亢進を伴う肝硬変，胆石症，胆嚢炎がある。
- CFの男性患者は輸精管の欠損により不妊になる傾向がある。一方，女性患者は無月経や粘稠な子宮頸部分泌物のため妊孕性の問題を抱えることがある[37]。
- CF患者の多くが，成長遅延，骨減少症，骨粗鬆症に苦しみ，CF関連性の関節症および肥大性骨関節症を発症することがある[38]。有症状の患者ではほぼ全員に小児期から，ばち指が認められる。

鑑別診断

- 成人で原因不明の**気管支拡張症**を認める場合には，未診断のCFの可能性を考慮し，汗試験を行う。

- ●原発性線毛ジスキネジアまたは免疫グロブリン欠損症は，気管支拡張症，副鼻腔炎，不妊につながる可能性があるが，消化器症状はほとんど認めず，汗の電解質異常もない。
- ●**Young 症候群**は男性で気管支拡張症，副鼻腔炎，無精子症を生じるが，呼吸器症状は軽度であることが多く，消化器症状も汗の電解質異常もない。
- ●**Shwachman 症候群**は膵機能不全と周期性好中球減少症を伴う疾患で，肺疾患も引き起こすが，汗の Cl^- 濃度は正常で，好中球減少が鑑別点となる。

診断的検査
■ 汗試験
- ●標準化された定量的ピロカルピンイオン導入試験を行う。CF 診断にはこの検査が依然としてゴールドスタンダードである。
- ●汗の Cl^- 濃度 > 60 mmol/L であれば CF として矛盾しない[39]。
- ●遺伝子検査で典型的な表現型をもつか，または同胞に CF の既往歴がある患者で，別の日に行った 2 回の検査で汗の Cl^- 濃度上昇が確認された場合にのみ診断がなされる。
- ●汗試験の結果が境界値(汗の Cl^- 濃度が 40〜60 mmol/L)であったり，臨床的に強く疑われるにもかかわらず検査結果が陰性のときは，汗試験，鼻腔上皮電位差試験を再度行うか，遺伝子検査を行う。
- ●非 CF 患者(例えば，Addison 病，未治療の甲状腺機能低下症)でも稀に汗の Cl^- 濃度が異常高値となることがある。汗試験は，この検査を行ったことがある施設で，定期的に試験を実施している者が行うべきである。

■ 遺伝子検査
- ●遺伝子検査により 7 番染色体上に 1,200 以上もの CFTR 遺伝子変異が検出されており，最も多いのは $\Delta F508$ の変異である。
- ●ほとんどの市販のプローブは，既知の CFTR 遺伝子変異の一部に対してのみ非常に鋭敏であるが，東欧系ユダヤ人における異常 CFTR 遺伝子の 90%以上を識別することができる。
- ●臨床症状を有する CF 患者では劣性遺伝子のうち 2 つが変異を起こしている。

■ 鼻腔上皮電位差試験
経験を積んだ施設で行われており，CF 特有の鼻粘膜上皮の Cl^- 分泌異常を検知することができる[40]。

■ その他の検査
その他の検査は CF 診断の補助となり，臨床上有用であるが，決して診断を確定するものではない。
- ●**胸部 X 線写真**　　肺の過膨張と，上葉に優位の気管支拡張を呈する。
- ●**肺機能検査**　　典型的には呼気時の気道閉塞と，空気とらえこみと過膨張を伴う。ガス交換の障害も起こり，低酸素血症や高二酸化炭素血症に進展する可能性がある。
- ●**喀痰培養**　　典型的には緑膿菌や黄色ブドウ球菌あるいは両方が同定される。感受性検査は治療方針を決めるのに有用である。
- ●**吸収不良**に関する検査は標準的には行われない。なぜなら，脂肪便，脂溶性

ビタミン(A, D, E)の欠乏，プロトロンビン時間の延長(ビタミンK欠乏)，膵酵素治療に対する明確な反応といった臨床的根拠があれば膵外分泌機能不全を診断するうえで十分と考えられているためである。
- 副鼻腔炎や不妊症(特に男性の無精子症)の検査もCF診断の手がかりとなる。

治療

- CF治療の目標は，ADLの維持とQOLの改善，増悪と入院の回数の減少，治療に関連した合併症の回避，死亡率低下である[41]。治療の主な焦点は気道クリアランスの維持と感染制御である。
- CFに対し包括的な治療を行える中核施設でケアすることが推奨される。こういった施設は，CFでは典型的な多臓器障害に対応できるようになっており，慢性疾患とともに生きる患者を支援するために，看護師，栄養士，ソーシャルワーカーとともに呼吸器専門医が配置されている。
- 消化器科医，内分泌科医，ときには放射線治療医による専門的なコンサルテーションが，個々の患者の治療経過中に必要となる。

非薬物治療

- **気道分泌物のドレナージ，気道クリアランス** さまざまな手技を用いて行うことができる。例えば，胸部の叩打や振動による体位性ドレナージ法があり，これは機械的な装置(flutter valve, 高周波振動ベスト，呼気陽圧訓練器具など)を使用することもある。また，呼吸と咳の訓練も有効である[42]。
- **呼吸リハビリテーション，呼吸訓練** 分泌物の排出と呼吸の状態を改善させる。
- **酸素療法** COPD患者の基準に基づいて，CF患者に対しても適応となる。臨床的に適応があれば，安静時と運動時の酸素需要量の評価を行う。

薬物治療

- **気管支拡張薬** β_2作動薬(表12-6)などが，気道閉塞のうち可逆的な要素を治療するのに用いられ，粘液クリアランスを促進する助けにもなる。多くのCF患者は気管支拡張薬により症状のみならず1秒量も急激に改善する[43]。稀ではあるが，これらの薬物の使用後にかえって気道閉塞が増悪してしまう患者に対しては禁忌である。
- **遺伝子組換えヒトデオキシリボヌクレアーゼ(DNase, dornase alfa, Pulmozyme)** 細胞外DNAを消化して，痰の粘弾性を低下させる。
  - dornase alfaは肺機能を改善し，抗菌薬の静脈内投与が必要になるような気道感染症を減少させる[44]。
  - dornase alfa(Pulmozyme)の推奨投与量は2.5 mg/日で，ジェットネブライザーで吸入する。
  - 副作用として咽頭炎，喉頭炎，皮疹，胸痛，結膜炎を生じることがある。
- **高張生理食塩液** 1日2〜4回の吸入は，すでに気管支拡張薬とdornase alfaを使用している患者に対して追加治療として行われる。臨床試験により，

粘液クリアランスの改善,肺機能のわずかな改善,抗菌薬治療が必要となるような増悪の減少が証明されている[45]。7%生理食塩液が用いられ,生理食塩液による気管支攣縮を相殺するために,先に気管支拡張薬を吸入しておく。これは CF ケアの中では比較的新しい手法で,時間のかかる治療であるため,どのような患者に適しているのかはまだ検討中である。

- **抗菌薬治療**　CF 患者をケアするうえで不可欠である。ほとんどの CF 患者は気道に細菌が定着するようになり,成人患者では緑膿菌と黄色ブドウ球菌が典型的である。
  - **喀痰培養**は,急性増悪の際に定着菌や病原体に対してどの抗菌薬が効果的であるか判断するうえで非常に重要である。
  - **ルーチンの喀痰培養**は,CF 患者の転帰に影響しうる他の定着菌を同定するうえで有用であり,具体的には以下のものがある。
  - *Burkholderia cepacia*
  - *Achromobacter xylosoxidans*
  - *Stenotrophomonas maltophilia*
  - *Aspergillus* 属
  - メチシリン耐性黄色ブドウ球菌(MRSA)
  - 非結核性抗酸菌(*Mycobacterium avium* complex, *Mycobacterium abscessus*)
  - **吸入抗菌薬**は CF 患者にしばしば用いられる。適切な噴霧器と圧縮機を使用し,エアロゾル化トブラマイシンの吸入(300 mg を 1 日 2 回,28 日間吸入し,28 日間休薬する)を行うことで,肺機能の改善,緑膿菌の濃度低下,入院リスクの低下が得られる[46]。多剤耐性緑膿菌をもつ患者はコリスチンの吸入で効果があるかもしれない。
  - **マクロライド系抗菌薬治療**としてアジスロマイシンの週 3 回投与を長期的に行うが,非結核性抗酸菌感染の合併がないか厳密にスクリーニングすることが必要である。この治療によって肺機能が改善し増悪の頻度が減ることが示されており,これはおそらく抗炎症作用によるものと考えられる[47]。
- **ステロイド全身投与**　難治性の肺疾患にのみ適応があり,主観的(呼吸困難の改善)および客観的(気道閉塞の軽減や運動耐容能の改善)な利点が臨床試験で示されている。短期間のグルココルチコイド治療で効果がある患者もいる。耐糖能障害,骨減少症,成長遅延といった副作用を最小限に抑えるために長期間の使用は避けたほうがよい。喘息が合併する場合以外は,CF 患者での吸入ステロイドの使用を支持するデータは非常に少ない。
- **ワクチン接種**　毎年のインフルエンザワクチン接種と,5 年ごとの肺炎球菌ワクチン接種が推奨される。

肺移植

- CF 患者のほとんどは肺疾患で死亡する。
- %1 秒量が 30%未満,肺胞ガス交換の著しい異常(安静時の低酸素血症または高二酸化炭素血症),肺高血圧症の存在,または呼吸器症状増悪の頻度の

増加や重症度によっては,治療選択肢として肺移植を考慮する[48]。
- CFの肺疾患が化膿性であることから,両側の肺移植が必要となる。
- 5年生存率は40〜60%が標準的である。

肺外症状の治療

- **膵酵素補充**は,膵機能不全および吸収不良が確かめられた後に開始するべきである。膵酵素の投与量は,1日に1〜2回の半固形便が排泄されるようになるまで漸増する。膵酵素は食事や間食の直前に内服する。
  - 投与量はリパーゼ500単位/kg/毎食で開始し,2,500単位/kg/毎食を上回らないこと。
  - 高用量投与(リパーゼ6,000単位/kg/毎食)は慢性的な消化管狭窄に関与する。
- 特に脂溶性ビタミンは膵機能不全状態では十分に吸収されないので,**ビタミン補充療法**が推奨される。ビタミンA,D,E,Kは定期的に経口投与することができる。鉄欠乏性貧血では鉄分補給が必要になる。骨減少症は積極的に治療する。
- 副鼻腔炎の治療は通常どおり行う。
- 膵内分泌機能不全,特に糖尿病は通常どおりインスリン治療を行うが,適切な成長と体重維持を促進するため,典型的な糖尿病の食事制限よりは緩和する(脂肪制限のない高カロリー食とする)。

急性増悪

- CFの肺疾患の急性増悪は,呼吸困難,咳の増加,喀痰の増加,スパイロメトリーの悪化を特徴とする。
- ごく軽度の増悪で,定着菌が経口抗菌薬に感受性があれば,経口薬で治療できる。ブドウ球菌属に感受性がある薬物で代表的なものは,dicloxacillin,ST合剤,ドキシサイクリンである。
- しかしながら,急性増悪した患者のほとんどは,抗菌薬の静脈内投与が必要となる。薬物の選択は,可能であれば喀痰培養の感受性試験に応じて決定する。急性増悪時に推奨される典型的な治療は,半合成ペニシリン,第3世代または第4世代セフェム,カルバペネムまたはキノロンと,アミノグリコシドとを組み合わせた併用療法である。
- 専門施設で耐性株の相乗効果試験を行えば,より効果的な抗菌薬が選択できるかもしれないが,このアプローチの有益性はまだ証明されていない。喀痰培養検査でMRSAが認められたら,しばしばバンコマイシンかリネゾリドを追加する必要がある。
- 抗菌薬治療の期間は臨床効果によって決定する。通常は10〜14日間投与する。
- 抗菌薬の多くは投与量をCF患者それぞれに合わせて変える必要がある。なぜなら,CFでは薬物動態と分布容積が患者によって異なるからである。例えばセフェピムは,しばしば2gを8時間ごとに静脈内投与する。
- トブラマイシンの1日1回静脈内投与は,複数回投与のレジメンと同等の

効果があり簡便でもあるが，ピーク値とトラフ値を緊密にモニタリングする必要がある[49]。耳毒性や腎機能障害などの副作用がないかモニタリングする。
- 在宅での抗菌薬静脈内投与もよく行われ，末梢挿入型中心静脈カテーテル，鎖骨下静脈カテーテル，または中心静脈ポート(Port-A-Cath)から投与する。
- 診断および包括的な治療を受けるために，最初から入院することが推奨される。さらにアミノグリコシドの適切な用量を設定しモニタリングも行う。

特記事項

- **セパシア菌群 *B. cepacia* complex**　　この菌の感染は，CF 患者における肺機能の加速度的な低下と生存期間の短縮に関連する。そのうえ，この菌は多剤耐性であるため，一部の施設ではこの菌が定着することは肺移植の禁忌とされている[50]。*Burkholderia* 属が定着してしまった患者は他の CF 患者とは隔離する(受診日を別の日にする，入院フロアも別にする)。
- **アレルギー性気管支肺アスペルギルス症**　　CF 患者に生じることがある[51]。
- **非結核性抗酸菌**　　通常は *Mycobacterium avium/intracellurare*(MAI)，稀に *M. abscessus* が CF 患者の感染源となる。治療法は，症状，X 線像，肺機能に応じて選択する。一般的には，CF ではない気管支拡張症の患者と同じ治療内容が必要とされる。
- **喀血**　　CF 患者によくみられ，特に肺疾患の増悪時には少量の血液がみられる。多量の喀血の場合は通常，抗菌薬静脈内投与，必要なら気道確保と人工呼吸器，出血点を栄養する気管支動脈の透視下塞栓術で治療する。CF 患者では気管支動脈の広範囲に側副血行路が発達しているため，塞栓術が繰り返し必要になることもある。肺部分切除は最後の手段である。
- **気胸**　　CF 患者の気胸は肺機能が悪化するにつれて生じる傾向がある。治療として胸腔ドレナージを行う。エアリークが持続する場合は胸膜癒着術が必要になることもある。
- CF の女性患者が妊娠した場合，関連した肺高血圧症によって肺機能が著しく損なわれない限り，妊娠を継続することができる[52]。肺機能と血糖コントロールの注意深いモニタリングが必要である。

モニタリング

- スパイロメトリーは CF 患者の肺機能を客観的に評価する方法として最も適しており，ルーチンで行うことが推奨される。症状の増悪がなくても，スパイロメトリーの結果が著しく低下したときは治療を強化しなければならない。
- 外来受診の際に喀痰の培養検査と感受性試験を行う。
- 糖尿病患者では HbA1c のモニタリングが勧められる。
- 年 1 回のビタミン値(ビタミン A，E)測定のほか，骨密度測定も推奨される。

(柏木 大輔)

文　献

1. Celli BR, Macnee W, Agusti A, et al. Standards for the diagnosis and treatment of patients with COPD: a summary of the ATS/ERS position paper. *Eur Respir J* 2004;23:932-946.

2. Barnes PJ. Chronic obstructive pulmonary disease. *N Engl J Med* 2000;343:269-280.
3. Hogg JC, Chu F, Utokaparch S, et al. The nature of small-airway obstruction in chronic obstructive pulmonary disease. *N Engl J Med* 2004;350:2645-2653.
4. O'Donnell DE. Ventilatory limitations in chronic obstructive pulmonary disease. *Med Sci Sports Exerc* 2001;33:S647-S655.
5. Celli BR, Cote CG, Marin JM, et al. The body-mass index, airflow obstruction, dyspnea, and exercise capacity index in chronic obstructive pulmonary disease. *N Engl J Med* 2004;350:1005-1012.
6. Stoller JK, Aboussouan LS. Alpha1-antitrypsin deficiency. *Lancet* 2005;365:2225-2236.
7. Fabbri L, Pauwels RA, Hurd S. Global strategy for the diagnosis, management and prevention of chronic obstructive pulmonary disease: GOLD executive summary updated 2003. *COPD* 2004;1:105-141.
8. Rabe KF, Hurd S, Anzueto A, et al. Global strategy for the diagnosis, management, and prevention of chronic obstructive pulmonary disease: GOLD executive summary. *Am J Respir Crit Care Med* 2007;176:532-555.
9. Anthonisen NR, Connett JE, Kiley JP, et al. Effect of smoking intervention and the use of inhaled anticholinergic bronchodilator on the rate of decline of the FEV1. The Lung Health Study. *JAMA* 1994;272:1497-1505.
10. The Tobacco Use and Dependence Clinical Practice Guideline Panel, Staff and Consortium Representatives: a clinical practice guideline for treating tobacco use and dependence. A US Public Health Service report. *JAMA* 2000;283:3244-3254.
11. Ram FS, Sestini P. Regular inhaled short acting beta2 agonists for the management of stable chronic obstructive pulmonary disease: Cochrane systematic review and meta-analysis. *Thorax* 2003;58:580-584.
12. Combivent Inhalation Aerosol Study Group. In chronic obstructive pulmonary disease, a combination of ipratropium and albuterol is more effective than either agent alone: an 85-day multicenter trial. *Chest* 1994;105:1411-1419.
13. Calverley P, Anderson JA, Celli B, et al. Salmeterol and fluticasone propionate and survival in chronic obstructive pulmonary disease. *N Engl J Med* 2007;356:775-789
14. Brusasco V, Hodder R, Miravitlles M, et al. Health outcomes following treatment for six months with once daily tiotropium compared with twice daily salmeterol in patients with COPD. *Thorax* 2003;58:399-404. Erratum in *Thorax* 2005;60:105.
15. Ram FS, Jardin JR, Atallah A, et al. Efficacy of theophylline in people with stable chronic obstructive pulmonary disease: a systematic review and meta-analysis. *Respir Med* 2005;99:135-144.
16. American Thoracic Society. Pulmonary rehabilitation—1999. *Am J Respir Crit Care Med* 1999;159:1666-1682.
17. NOTT Group. Continuous or nocturnal oxygen therapy in hypoxemic COPD. *Ann Intern Med* 1980;93:391-398.
18. Crockett AJ, Cranston JM, Moss JR, et al. Domiciliary oxygen for chronic obstructive pulmonary disease. *Cochrane Database Syst Rev* 2000;CD001744.
19. Fishman A, Martinez F, Naunheim K, et al. A randomized trial comparing lung volume reduction surgery with medical therapy for severe emphysema. *N Engl J Med* 2003;348:2059-2073.
20. Nathan SD. Lung transplantation: disease-specific considerations for referral. *Chest* 2005:127;1006-1016.
21. Stoller JK, Aboussouan LS. Alpha1-antitrypsin deficiency. 5: Intravenous augmentation therapy: current understanding. *Thorax* 2004;59:708-712.
22. Connors AF Jr, Dawson NV, Thomas C, et al. Outcomes following acute exacerbations of severe chronic obstructive lung disease. The SUPPORT investigators. *Am J Respir Crit Care Med* 1996;154:959-967.
23. Niewoehner DE, Erbland ML, Deupree RH, et al. Effect of systemic glucocorticoids on exacerbations of chronic obstructive pulmonary disease. Department of Veterans Affairs Cooperative Study Group. *N Engl J Med* 1999;340:1941-1947.
24. National Asthma Education and Prevention Program Expert Panel Report 3 (EPR-3): Guidelines for the Diagnosis and Management of Asthma. Summary Report 2007. Bethesda, MD: National Heart, Lung, and Blood Institute, 2007. National Institutes of Health publication 08-5846. Available at: http://

www.nhlbi.nih.gov/guidelines/asthma/index.htm. Last accessed: November 24, 2009.
25. National Asthma Education and Prevention Program Expert Panel Report 3 (EPR-3): Guidelines for the Diagnosis and Management of Asthma. Full Report 2007. Bethesda, MD: National Heart, Lung, and Blood Institute, 2007. Publication 08-4051. Available at: http://www.nhlbi.nih.gov/guidelines/asthma/index.htm. Last accessed: November 24, 2009.
26. Yunginger JW, Reed CE, O'Connell EJ, et al. A community-based study of the epidemiology of asthma. Incidence rates, 1964-1983. *Am Rev Respir Dis* 1992;146:888-894.
27. Irwin RS, Curley FJ, French CL. Chronic cough: the spectrum and frequency of causes, key components of the diagnostic evaluation, and outcome of specific therapy. *Am Rev Respir Dis* 1990;141:640-647.
28. Crapo RO, Casaburi R, Coates AL, et al. Guidelines for methacholine and exercise challenge testing—1999. *Am J Respir Crit Care Med* 2000;161:309-329.
29. Cowie RL, Revitt SG, Underwood MF, Field SK. The effect of a peak flow-based action plan in the prevention of exacerbations of asthma. *Chest* 1997;112:1534-1538.
30. Nelson HS, Weiss ST, Bleecker ER, et al. The Salmeterol Multicenter Asthma Research Trial: a comparison of usual pharmacotherapy for asthma or usual pharmacotherapy plus salmeterol. *Chest* 2006;129:15-26.
31. Phipatanakul W, Greene C, Downes SJ, et al. Montelukast improves asthma control in asthmatic children maintained on inhaled corticosteroids. *Ann Allergy Asthma Immunol* 2003;91:49-54.
32. Soler M, Matz J, Townley R, et al. The anti-IgE antibody omalizumab reduces exacerbations and steroid requirement in allergic asthmatics. *Eur Respir J* 2001;18:254-261.
33. Rodrigo GJ, Rodrigo C, Hall JB. Acute asthma in adults: a review. *Chest* 2004;125:1081-1102.
34. Rommens JM, Iannuzzi MC, Kerem B, et al. Identification of the cystic fibrosis gene: chromosome walking and jumping. *Science* 1989;245:1059-1065.
35. Denning GM, Estedgaard LS, Cheng SH, et al. Localization of cystic fibrosis transmembrane conductance regulator in chloride secretory epithelia. *J Clin Invest* 1992;89:339-349.
36. Stern RC. The diagnosis of cystic fibrosis. *N Engl J Med* 1997;336:487-491.
37. Dodge JA. Male fertility in cystic fibrosis. *Lancet* 1995;346:587-588.
38. Haworth CS, Selby PL, Webb AK, et al. Low bone mineral density in adults with cystic fibrosis. *Thorax* 1999;54:961-967.
39. Davis PB, DelRio S, Munts JA, et al. Sweat chloride concentration in adults with pulmonary disease. *Am Rev Respir Dis* 1983;138:34-37.
40. Alton EW, Currie D, Logan-Sincleair R, et al. Nasal potential difference: a clinical diagnostic test for cystic fibrosis. *Eur Respir J* 1990;3:922-926.
41. Yankaskas JR, Marshall BC, Sufian B, et al. Cystic fibrosis adult care: consensus conference report. *Chest* 2004;125:1S-39S.
42. Hardy KA, Anderson BD. Noninvasive clearance of airway secretions. *Respir Care Clin N Am* 1996;2:323-345.
43. Cropp GJ. Effectiveness of bronchodilators in cystic fibrosis. *Am J Med* 1996;100:19S-29S.
44. Fuchs HJ, Borowitz DS, Christiansen DH, et al. Effect of aerosolized recombinant human DNase on exacerbations of respiratory symptoms and on pulmonary function in patients with cystic fibrosis. The Pulmozyme Study Group. *N Engl J Med* 1994;331:637-642.
45. Elkins MR, Robinson M, Rose BR, et al. A controlled trial of long-term inhaled hypertonic saline in patients with cystic fibrosis. *N Engl J Med* 2006;354:229-240.
46. Ramsey BW, Pepe MS, Quan JM, et al. Intermittent administration of inhaled tobramycin in patients with cystic fibrosis. *N Engl J Med* 1999;340:23-30.
47. Saiman L, Marshall BC, Mayer-Hamblett N, et al. Azithromycin in patients with cystic fibrosis chronically infected with Pseudomonas aeruginosa: a randomized controlled trial. *JAMA* 2003;290:1749-1756.
48. Yankaskas JR, Mallory BG Jr. Lung transplantation in cystic fibrosis: consensus conference statement. *Chest* 1998;113:217-226.
49. Smyth A, Tan KH, Hyman-Taylor P, et al. Once versus three times daily regimes of tobramycin treatment for pulmonary exacerbations of cystic fibrosis—the TOPIC study: a randomized controlled trial. *Lancet* 2005;365:573-578.

50. Chaparro C, Maurer J, Gutierrez C, et al. Infection with Burkholderia cepacia in cystic fibrosis: outcome following lung transplantation. *Am J Respir Crit Care Med* 2001;163:43-48.
51. Stevens DA, Moss RB, Kurup VP, et al. Allergic bronchopulmonary aspergillosis in cystic fibrosis-state of the art: Cystic Fibrosis Foundation Consensus Conference. *Clin Infect Dis* 2003;37:S225-S664.
52. Goss CH, Rubenfeld GD, Otto K, Aitjen ML. The effect of pregnancy on survival in women with cystic fibrosis. *Chest* 2003;124:1460-1468.

間質性肺疾患と肺高血圧症 13

Raksha Jain, Murali M. Chakinala

間質性肺疾患

一般的事項

- 間質性肺疾患 interstitial lung disease はびまん性肺疾患としても知られ、細胞成分と非細胞成分の肺野への滲出を特徴とする多様な疾患群である。
- プライマリ・ケア医の役割は間質性肺疾患の症状を認識し、初期の検査を行い、専門家に相談する時期を知り、疾患の経過および治療の種類を知ることにある。
- 間質性肺疾患という用語は厳密には間違っている。間質性肺疾患は肺の間質ばかりでなく肺胞、微小血管、末梢気道を侵す病変である。
- 100を超す間質性肺疾患があるが、統一された分類はない[1]。
- 多くの間質性肺疾患では治療は難しく、常に有効ではないものの免疫抑制薬が用いられる。
- ときには肺移植の適応も考慮される。

疫学

- 間質性肺疾患の有病率は、男性10万人あたり80.9人、女性10万人あたり67.2人と推定される[2]。
- 特発性肺線維症が最もよくみられ、25〜35%を占める[1]。
- 次に多いのは、サルコイドーシス、膠原病肺(結合組織疾患による間質性肺疾患)である。

病態生理

- 疾患の機序は、よくわかっていない。
- 炎症の結果として肺胞上皮が障害され、宿主の異常な免疫反応が線維化を起こすと推論される。
- コラーゲンの沈着が肺を硬くし弾性を低下させ、その結果、拘束性換気障害やガス交換能の低下を招く。
- 間質性肺疾患の晩期合併症として肺高血圧症を生じることがある。

診断

分類

- 間質性肺疾患の統一された分類はないが、病因や症候によって分類される。
- 病理組織所見が疾患の鑑別に役立つが、診断確定の前に臨床像も加味して検討しなくてはならない。
- 臨床像、放射線学的所見、病理組織所見を組み合わせて診断する(表13-1)。

表 13-1 間質性肺疾患の分類

分類	疾患
特発性間質性肺炎	急性間質性肺炎(AIP)/びまん性肺胞障害(DAD), かつて Hamman-Rich 症候群とされていたもの 特発性肺線維症(IPF)/通常型間質性肺炎(UIP) 非特異性間質性肺炎(NSIP) 特発性器質化肺炎(COP)/器質性肺炎を伴う閉塞性細気管支炎(BOOP) 呼吸細気管支炎-間質性肺疾患(RB-ILD) 剥離性間質性肺炎(DIP) リンパ球性間質性肺炎(LIP)
職業あるいは環境曝露	過敏性肺臓炎(HP) 塵肺 重金属肺(例:コバルト肺) ベリリウム肺 アスベスト肺(石綿症) 珪肺症 有害ガス, ヒューム, 蒸気
免疫学的	結合組織疾患関連:全身性エリテマトーデス, 関節リウマチ, 皮膚硬化症/全身性強皮症, 多発性筋炎, 皮膚筋炎 血管炎:Wegener 肉芽腫症, Churg-Strauss 症候群, 顕微鏡的多発血管炎 Goodpasture 症候群
好酸球性間質性肺疾患	急性好酸球性肺炎(AEP) 慢性好酸球性肺炎(CEP)
治療関連	薬物(www.pneumotox.com 参照):アミオダロン, nitrofurantoin 抗癌薬:ブレオマシン 放射線療法
悪性疾患	癌性リンパ管症 肺胞上皮癌 アミロイドーシス
その他	サルコイドーシス リンパ脈管筋腫症(LAM) 肺胞蛋白症(PAP) 肺 Langerhans 組織球症(PLCH)(かつて好酸球性肉芽腫症とされていたもの) 神経線維腫症

- 間質性肺疾患の診断のための一般的なアプローチを図 13-1 に示す[3]。

臨床所見
■病歴
- 病歴は間質性肺疾患の診断のために非常に重要である。

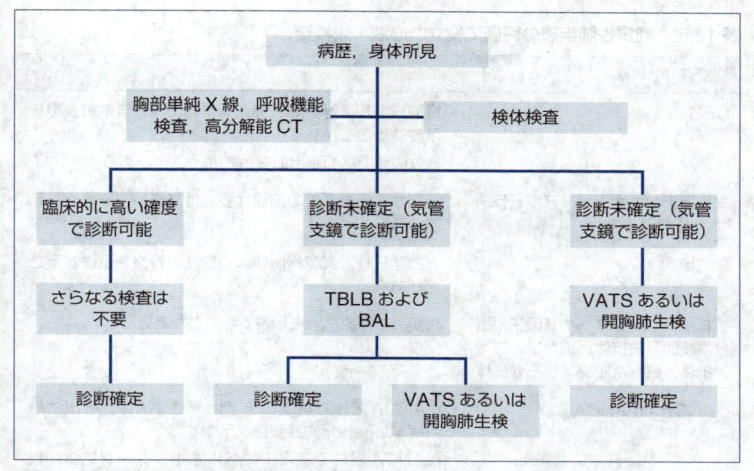

```
                        病歴，身体所見
                              │
        ┌─────────────────────┼─────────────────────┐
  胸部単純X線，呼吸機能                          検体検査
  検査，高分解能CT
        │
  ┌─────┼──────────────────────┬─────────────────────┐
臨床的に高い確度        診断未確定（気管             診断未確定（気管
で診断可能              支鏡で診断可能）             支鏡で診断可能）
   │                        │                        │
さらなる検査は           TBLBおよび               VATSあるいは
  不要                    BAL                       開胸肺生検
   │                  ┌─────┴─────┐                  │
診断確定            診断確定   VATSあるいは       診断確定
                              開胸肺生検
```

図 13-1　間質性肺疾患の診断の流れ
BAL：気管支肺胞洗浄，TBLB：経気管支肺生検，VATS：ビデオ補助下胸腔鏡手術
出典：British Thoracic Society. The diagnosis and treatment of diffuse parenchymal lung disease in adults. Thorax 1999;54:S1-S28 より改変。

- 統計学も有用である(例えば，リンパ脈管筋腫症は若年女性に多い)。
- 発症様式にも注意を要する。例えば急性間質性肺炎，特発性器質化肺炎，急性好酸球性肺炎，肺胞出血などは突然に発症するが(数日～数週間)，一方，特発性肺線維症，非特異性間質性肺炎，過敏性肺臓炎，サルコイドーシスは緩徐に発症する(月～年単位)。
- 最も一般的な症状は労作時の呼吸困難である。咳もよくみられる。嚥下障害，Raynaud現象，筋痛，関節痛などは結合組織疾患を示唆する。
- 発症年齢はさまざまである。
- 喫煙習慣は呼吸細気管支炎-間質性肺疾患，剝離性間質性肺炎，肺Langerhans組織球症と関係する。
- 職業曝露や環境曝露は，過敏性肺臓炎や塵肺を示唆する。
- アミオダロンや抗癌薬といった薬物使用歴，放射線療法などの病歴は診断の一助となる。
- 家族歴も重要である(例えば，家族性特発性肺線維症)。

■ 身体診察
- 間質性肺疾患，特に特発性肺線維症では，乾性の「ベルクロ」ラ音が聴取され，ばち指がみられる。
- 発熱，関節痛，皮疹などの全身所見は結合組織疾患やサルコイドーシスを示唆する。
- 皮膚血管拡張，手指の皮膚硬化，関節炎，筋炎，関節変形を認めることもある。

表13-2 間質性肺疾患の評価に役立つ血液・尿検査

検査	解釈
CBC	好酸球増加は好酸球性肺炎や薬物関連間質性肺疾患を示唆することがある 急性の貧血は肺胞出血を示唆することがある
クレアチンキナーゼ，アルドラーゼ，抗Jo-1抗体	筋痛がある患者での高値は多発性筋炎や皮膚筋炎を示唆する
尿沈渣	赤血球円柱，異型赤血球は全身性血管炎を示唆することがある
抗核抗体，リウマトイド因子，抗リボ核酸蛋白抗体，抗セントロメア抗体，抗トポイソメラーゼ抗体	高値では膠原病肺を示唆することがある
c-ANCA，p-ANCA	c-ANCA陽性で抗プロテイナーゼ3抗体が検出されればWegener肉芽腫症を示唆する p-ANCA陽性で抗ミエロペルオキシダーゼ抗体が検出されれば顕微鏡的多発血管炎あるいはChurg-Strauss症候群を示唆する
抗糸球体基底膜抗体	肺胞出血を伴う患者で陽性であればGoodpasture症候群と診断する
過敏性肺臓炎血清沈降抗体	結果については臨床状況を加味して解釈する。感度と特異度はさまざまである

c-ANCA：細胞質型抗好中球細胞質抗体，p-ANCA：核周辺型抗好中球細胞質抗体
出典：Raghu G, Brown KK. Interstitial lung disease: clinical evaluation and keys to an accurate diagnosis. Clin Chest Med 2004;25:409-419 より改変。

診断的検査
■ 検体検査
- 検査所見は適切な臨床情報をもとに解釈すべきである(表13-2)。
- サルコイドーシスでのACE値は感度，特異度ともに低いので一般的には有用ではない。

■ 呼吸機能検査
- 呼吸機能検査にはスパイロメトリー，肺気量，肺拡散能，運動時酸素飽和度を含み，状況によっては動脈血ガス分析も行う。
- 呼吸機能検査では古典的には拘束性換気障害を示す。具体的には全肺気量の低下，肺活量の低下，強制呼気1秒量(FEV_1)の低下，努力肺活量(FVC)の低下がみられるが，1秒率(FEV_1/FVC)は正常〜高値である[4]。
- ガス交換の異常はしばしば肺拡散能(D_{LCO})の低下と**低酸素血症**として現れ，これは特に**労作時**に顕著となる。
- D_{LCO}高値は肺胞出血でみられる。
- サルコイドーシス，過敏性肺臓炎，肺Langerhans組織球症，リンパ脈管筋腫症などは気道の障害を起こすため閉塞性換気障害もみられる。

■画像検査

胸部単純X線

- 胸部単純X線は間質性肺疾患の診断に有用であるが,診断の確定には至らない。
- 臨床的に有意な間質性肺疾患の10%近くが正常像を示す[5]。
- 間質性肺疾患の画像パターンは以下のとおりである[1,4]。
  - 肺野の縮小:特発性肺線維症,膠原病肺
  - 肺野正常〜拡大:過敏性肺臓炎,リンパ脈管筋腫症,肺Langerhans組織球症,間質性肺疾患を伴う慢性閉塞性肺疾患,神経線維腫症
  - 上肺野優位:サルコイドーシス,珪肺症
  - 下肺野優位:特発性肺線維症
  - 肺野末梢優位:特発性器質化肺炎,慢性好酸球性肺炎
  - 移動する陰影:特発性器質化肺炎,過敏性肺臓炎,好酸球性肺炎

胸部CT

- 高分解能CTは,間質性肺疾患の評価に最も有用な放射線学的検査であり,肺生検や縦隔リンパ節生検の部位の同定にも役立つ。
- 間質性肺疾患の高分解能CTのパターンは以下のとおりである[1,4]。
  - 蜂窩肺を伴う網状影,牽引性気管支拡張像:特発性肺線維症,膠原病肺,アスベスト肺(石綿症),サルコイドーシス
  - 結節影:塵肺,悪性腫瘍,関節リウマチ,Wegener肉芽腫症,過敏性肺臓炎,サルコイドーシス(気管支血管束に沿った結節影はサルコイドーシスではよくみられる)
  - 囊胞性変化:リンパ脈管筋腫症,肺Langerhans組織球症
  - 蜂窩肺:特発性肺線維症,アスベスト肺(石綿症),膠原病肺,慢性過敏性肺臓炎
  - スリガラス陰影:肺胞出血,過敏性肺臓炎,急性間質性肺炎,薬物性肺障害,肺胞蛋白症,非特異性間質性肺炎
  - 多発浸潤影:特発性器質化肺炎あるいは二次性のBOOP(器質性肺炎を伴う閉塞性細気管支炎 bronchiolitis obliterans organizing pneumonia)
  - 肺門,縦隔リンパ節腫大:サルコイドーシス,ベリリウム肺,珪肺症
  - 「不揃いな敷石 crazy paving」像:肺胞蛋白症

■肺生検

- 生検は,治療開始前に診断を確定し,予後を予測し,疾患活動性を評価し,間質性肺疾患様の形態を示す悪性新生物や感染症を除外するために行われる。
- 肺生検には3つの方法がある。すなわち,**気管支鏡**を用いた経気管支肺生検,**胸壁切開**や開胸による生検,**ビデオ補助下胸腔鏡手術** video-assisted thoracoscopic surgery(VATS)による生検である。
- 気管支鏡は間質性肺疾患に関する情報を得るうえで侵襲性の低い方法である。
  - **気管支肺胞洗浄** bronchoalveolar lavage(BAL)は好酸球性肺疾患,肺胞蛋白症,肺胞出血の診断に有用である。
  - **経気管支肺生検** transbronchial lung biopsy(TBLB)は小さな肺組織を採取するが,特にサルコイドーシスや癌性リンパ管症のような気管支血管領

- 域に好発する疾患の診断に有用である。
  - ■ほかに TBLB で診断できるものとしては好酸球性肺疾患，特発性器質化肺炎，急性間質性肺炎，肺 Langerhans 組織球症などがある。
- 開胸あるいは VATS による外科的肺生検は，末梢気道や肺胞構造を評価するためのより大きな組織が採取できるので，間質性肺疾患を診断するうえで感度が高い。その感度は 92％ と推測され，合併症発生率は 2.5％，死亡率は 0.3％ とされる。開胸か VATS かの選択は通常は外科医の判断に基づく。臨床診断によっては外科的肺生検は待機されることもある[2]。
- 間質性肺疾患の病理所見はしばしば均一ではない。それゆえ 1 葉以上から，2 cm 以上の組織を得ることが理想である。線維化や蜂窩肺が進んだところよりも疾患活動性の高いところから採取することが最善である。
- 外科的肺生検の相対的**禁忌**は，画像的に蜂窩肺が進んだいわば肺の終末像を呈す場合や，重症心血管疾患，高齢，高濃度酸素による人工呼吸器管理中，**組織所見によって方針が変わらないとき**などである。

治療

特発性間質性肺炎

- 特発性間質性肺炎は組織病理学的に 6 つに分類される（表 13-3, 4）[2,6]。
- 診断のために外科的肺生検が必要とされる。
- 結合組織疾患，薬物，塵肺などの**既知の病因を除外**すべきである。

■ 特発性肺線維症

- 特発性肺線維症 idiopathic pulmonary fibrosis（IPF）は，最も頻度の高い間

表 13-3 外科的肺生検をしない場合の特発性肺線維症の診断基準（米国胸部疾患学会/ヨーロッパ呼吸器学会）

大項目 （4 項目すべてを満たす）	・薬物，粉塵，結合組織疾患など原疾患の除外 ・呼吸機能検査異常：拘束性換気障害（肺活量減少）およびガス交換異常（D_{LCO} 低下，$A-aDo_2$ 開大，あるいは Pao_2 低下） ・高分解能 CT で両肺底部の微細なスリガラス陰影を伴う網状陰影 ・経気管支肺生検あるいは気管支肺胞洗浄で他の疾患を示唆する所見がないこと
小項目 （4 項目中 3 項目を満たす）	・50 歳以上 ・緩徐に進行する説明できない呼吸困難 ・3 カ月以上の罹病期間 ・両側肺底部の吸気時ラ音（「乾性」あるいは「ベルクロ」ラ音）

出典：American Thoracic Society. Idiopathic pulmonary fibrosis: diagnosis and treatment. International consensus statement. American Thoracic Society (ATS) and the European Respiratory Society (ERS). Am J Respir Crit Care Med 2000;161: 646-664 より改変。

表13-4 特発性間質性肺炎の特徴の要約

	IPF	NSIP	DIP および RB-ILD	COP/BOOP	AIP	LIP
期間	慢性(>12カ月)	亜急性〜慢性(月〜年単位)	亜急性(週〜月単位)	亜急性(<3カ月)	急性(1〜2週)	慢性(>12カ月)
高分解能CT所見	末梢,胸膜下,肺底部優位 網状影 構造改変 牽引性気管支拡張 蜂窩肺 淡いスリガラス陰影 末期の蜂窩肺と隣接する肺野の不均一性	末梢,胸膜下,肺底部,対称性 スリガラス陰影/濃い濃度上昇 下葉の容量減少 ときに胸膜下は保たれる	DIP:中下葉のびまん性のスリガラス陰影 RB-ILD:気管支壁の肥厚,小葉中心性小結節,斑状のスリガラス陰影	胸膜下あるいは傍気管支領域 斑状の濃い濃度上昇 結節	びまん性かつ両側性 スリガラス陰影,しばしば小葉は保たれる	びまん性 小葉中心性小結節 スリガラス陰影 隔壁と気管支血管束の肥厚 薄壁空洞
治療	ステロイドや免疫抑制剤の反応不良	ステロイドあるいは免疫抑制剤へ	禁煙。ステロイドの効果ははっきりしない	ステロイド	ステロイドの効果ははっきりしない	ステロイド
予後	5年死亡率80%,診断後の生存期間中央値2〜3年	細胞型NSIP:5年死亡率<10%(生存期間中央値>10年) 線維化型NSIP:5年死亡率10%(生存期間中央値6〜8年)	DIP:5年死亡率<5% RB-ILD:死亡例の報告なし	5年死亡率<5%(死亡例は稀)	6カ月未満での死亡率60%	データが限られる

AIP:急性間質性肺炎,BOOP:器質性肺炎を伴う閉塞性細気管支炎,COP:特発性器質化肺炎,DIP:剥離性間質性肺炎,IPF:特発性肺線維症,LIP:リンパ(球)性間質性肺炎,NSIP:非特異性間質性肺炎,RB-ILD:呼吸細気管支炎-間質性肺疾患

出典:King TE. Clinical advances in the diagnosis and therapy of the interstitial lung diseases. Am J Respir Crit Care Med 2005;172:268-279 より改変。

質性肺疾患である。
- 50歳以上で好発し，女性よりも男性のほうがはるかに多い。
- 診断は外科的肺生検を行わなくても可能である（表13-3参照）。
- 線維化型の非特異性間質性肺炎とIPFを鑑別することは非常に困難である。
- 副腎皮質ステロイドが第1選択であるが，10〜30％の患者にしか効果がない[5]。ほかの免疫抑制薬の効果ははっきりせず期待できない。
- 禁忌がなければ早期の肺移植を考慮する。

■ 非特異性間質性肺炎
- 非特異性間質性肺炎 nonspecific interstitial pneumonia（NSIP）は，各種の傷害に対する肺の反応パターンの1つである。
- NSIPを呈する疾患としては皮膚硬化症，関節リウマチ，多発性筋炎／皮膚筋炎のような結合組織疾患がある。
- 特発性肺線維症によく似ているが，経過はNSIPのほうが亜急性であり，患者は結合組織疾患の症状を呈することがある。
- 胸部単純X線は他の特発性間質性肺炎と似ており，高分解能CTではさまざまな程度の線維化を伴ったスリガラス陰影がみられる。
- **3つの組織学的亜型がある**。すなわち，細胞型（タイプI），線維化型（タイプII），混合型（タイプIII）である。細胞型NSIPはコラーゲン沈着のないびまん性の炎症細胞浸潤であり，線維化型NSIPは線維芽細胞の増殖やコラーゲン沈着を伴う肺胞隔壁の肥厚である。
- NSIP，特に細胞型と混合型は，免疫抑制療法に反応しやすく，特発性肺線維症よりも予後良好である[7]。

■ 特発性器質化肺炎
- 特発性器質化肺炎 cryptogenic organizing pneumonia（COP）は，組織学的にBOOPと定義され，それは周囲には肺胞の慢性炎症が存在し，肺胞管や末梢気道内に線維性肉芽組織が充満する。
- 古典的には肺炎と似た陰影を呈するが，抗菌薬に反応しない。
- BOOPは薬物や，吸入曝露，感染などで引き起こされる。COPはBOOPを引き起こす原因を除外して診断される。
- 通常はTBLBで診断される。
- 胸部単純X線，高分解能CTでは移動する肺野末梢の斑状浸潤影を呈する。
- ステロイドに反応しやすいが，再発する頻度が高い（50％近い）[5]。

サルコイドーシス
- 間質性肺疾患で2番目に多い。
- 多臓器疾患であるが肺病変が最も多くみられ，**非乾酪壊死性肉芽腫**の存在が特徴である。
- 治療開始前に感染性肉芽腫性疾患を除外すべきである。
- 高分解能CTでの典型像は，**上中葉優位**のリンパに沿った小結節の浸潤影である。
- 縦隔，肺門部リンパ節腫大がみられる。
- ステロイドが第1選択であるが，いつあるいはどのような患者に治療を行

うかが決まっていない。一般的には、慢性間質性肺疾患に対するステロイド治療は、しばらく(例えば12〜18カ月)経過をみて寛解しない場合でなければ行わない。
- ステロイド使用のガイドラインでも代替療法ははっきりしていない。

過敏性肺臓炎
- 過敏性肺臓炎 hypersensitivity pneumonitis(HP)は「**外因性のアレルギー性胞隔炎**」とされる。
- 感作された宿主が刺激となるものを繰り返し吸入曝露することによって引き起こされる炎症である。
- 原因物質の種類や曝露の程度によって、急性、亜急性、慢性の経過をとる。
- 頻度が高いHPとしては、鳥飼病、農夫肺、加湿器肺があるが、ほかにも多数の報告がある。
- 高分解能CT所見はさまざまで、小葉中心性結節、スリガラス陰影、広範な蜂窩肺などがみられる。
- 治療は吸入抗原の回避である。強い症状があればステロイドが使用される。

Wegener 肉芽腫症
- 上気道および下気道の**壊死性肉芽腫性血管炎**であり、急速進行性糸球体腎炎を併発しうる。
- 副鼻腔炎、鼻出血、潰瘍、血痰、呼吸困難を呈する。
- 細胞質型抗好中球細胞質抗体(c-ANCA)陽性であれば特異度は99%であるが、確定診断のためにはプロテイナーゼ3に対する抗体(PR3-ANCA)の測定が必要である。感度は30〜60%である。疾患活動性とc-ANCAとの間には強い相関がある[5]。
- 画像ではさまざまな陰影がみられ、不均一な肺の浸潤影や結節影などを呈する。
- 病理学的には、壊死の部分と肉芽腫性血管炎を伴う炎症性腫瘤がみられる。
- 治療の柱は経口のシクロホスファミドとステロイドである。約75%の患者が寛解に達する。治療しなければ急速に致死的となる[5]。

好酸球性肺疾患
- 好酸球性肺疾患としては、急性および慢性の好酸球性肺炎、アレルギー性気管支肺アスペルギルス症、Churg-Strauss症候群、特発性好酸球増加症候群などがある。
- 急性好酸球性肺炎は典型的には急性発症で重症ではあるが、ステロイドに反応するびまん性浸潤影を呈する病態である。
- 慢性好酸球性肺炎は重篤な呼吸器症状や全身症状を伴うが緩徐に進行する。画像所見では肺野末梢の浸潤影を呈する。BALでの好酸球は50%を超えることが多く、末梢血でも好酸球増加が典型的である。ステロイドには反応するが、約50%が再発する。

肺胞蛋白症

- 肺胞蛋白症 pulmonary alveolar proteinosis(PAP)は，過ヨウ素酸 Schiff 染色陽性のリポ蛋白様物質が肺胞腔内に蓄積する疾患である。
- 病因として顆粒球マクロファージコロニー刺激因子(GM-CSF)の変異あるいは後天的な非活性化抗体が臨床的役割を果たしている。
- 発症は緩徐である。
- 胸部単純 X 線ではびまん性の肺胞充満病変がみられる。
- 高分解能 CT では「不揃いな敷石 crazy paving」と呼ばれるびまん性のスリガラス陰影がみられる。
- BAL 液は大量の蛋白様物質による濃いミルクのような外観を呈する。
- 25％以上が自然軽快する。ステロイドの効果ははっきりしていない[5]。GM-CSF の皮下注射は若干の効果がみられる。重症の呼吸不全では生理食塩液による全肺洗浄が必要である。

リンパ脈管筋腫症

- リンパ脈管筋腫症 lymphangioleiomyomatosis(LAM)は稀な囊胞性疾患で，若年女性に発症し，進行性の気流閉塞を引き起こす。
- 気胸が併発することが多い。
- 高分解能 CT では，均一な多数の薄壁囊胞がみられる。
- 治療選択肢には抗エストロゲン療法，卵巣摘出術が含まれる。

肺 Langerhans 組織球症

- 肺 Langerhans 組織球症 pulmonary Langerhans cell histiocytosis(PLCH)は，Langerhans 巨細胞の活性化と増殖を呈する疾患である。
- 90％以上が喫煙者に発症する[5]。
- 咳や呼吸困難などの症状は通常は潜在性である。
- 胸部単純 X 線はびまん性の小結節影を呈する。
- 高分解能 CT では多数の不規則な囊胞と小葉中心性小結節がみられる。
- 禁煙が有効である。早期にはステロイドが有効であろう。

フォローアップ

- 臨床的，画像的，病理学的に経過を追うことが重要であり，特に治療を行っている患者では有用である。呼吸機能検査，動脈血ガス，高分解能 CT はベースライン時，および寛解や進行を評価するために定期的に行う。
- 骨密度の評価は長期間のステロイド治療が行われている場合には 1～2 年ごとに行うべきであり，特に他のリスクもある患者では重要で，積極的な骨粗鬆症の予防と対策が必要である。
- ツベルクリン皮内反応が陽性の患者では，ステロイドや免疫抑制薬の使用前にイソニアジドの予防投与を検討する。
- 治療されないブドウ膜炎は失明に至るので，サルコイドーシスの患者では全員が定期的に眼科精査を受けるべきである。

- 間質性肺疾患の患者では肺高血圧症の進展がないか評価するために，適宜心エコー検査を行うことを検討する。

肺高血圧症
一般的事項

- 肺高血圧症 pulmonary hypertension は呼吸器疾患や心疾患の評価中に発見されることが多い。
- 肺高血圧症は**急性**の病態(肺塞栓症，肺水腫，急性呼吸促迫症候群など)に伴って発症することがある。**慢性**の肺高血圧症はその原因を検討し治療するために評価を要する。
- 内科医やプライマリ・ケア医は肺の生理学，肺高血圧症の鑑別診断，治療適応の評価法などに習熟すべきである。

肺循環の生理学

- 肺循環の主な役割は，静脈血を右心から運び出し，肺胞網で酸素化を行うことである。
- 肺胞から血液への酸素の拡散は，並走する毛細血管網を通して行われる。
  - 血管床は膨大な表面積と容量をもつ。
  - 肺循環は低圧の回路であり，労作時の著しい血流増加時も含め心全体の拍出量をまかなえる能力がある。
- 血管収縮や血管拡張による細動脈の自動調節能は換気と血流を適合させ，シャント(低換気と高拡散)と死腔(過換気と低拡散)を最小にする。
- 血管抵抗は圧較差と回路内の血流の比である。肺血管抵抗(PVR)は以下のように計算される。

$$肺血管抵抗 = \frac{平均肺動脈圧 - 平均肺動脈楔入圧}{心拍出量}$$

- 薄壁の右室は 50 mmHg 以上の高圧には耐えられないので，肺血管抵抗が低いことで正常に機能できる。
- **正常平均肺動脈圧は 25 mmHg 未満であり，正常肺血管抵抗は 2「Wood unit」未満**(すなわち，150〜250 dyn・sec・cm^{-5} あるいは 15〜25 MPa・sec・m^{-3})である。1 Wood unit(80 dyn・sec・cm^{-5} あるいは 8 MPa・sec・m^{-3})は正常健常人の肺動脈抵抗平均値と同じであり，同様に平均肺動脈圧は 13 mmHg，肺動脈楔入圧は 8 mmHg，心拍出量は 5 L/min([13−8]/5 = 1 mmHg・min/L = 1 Wood unit)である。肺血管抵抗は体表面積(m^2)あたりの値に換算されて用いられる。

用語と病態生理

- 一般的に肺高血圧症は，**安静時で平均肺動脈圧≧25 mmHg，労作時で≧30 mmHg** と定義される。
- 2003 年ヴェニス分類によって 5 つに分類される(表 13-5)[8]。

表 13-5 肺高血圧症の 2003 年ヴェニス分類

I 群：肺動脈性肺高血圧症（PAH）
特発性（IPAH）
家族性（FPAH）
各種疾患に伴う PAH
　膠原病性血管疾患
　先天性体循環-肺循環シャント
　門脈圧亢進症
　薬物，毒物
　HIV 感染
　その他（糖尿病，Gaucher 病，遺伝性出血性毛細血管拡張症，異常ヘモグロビン症，骨髄増殖性疾患，脾摘出）
有意な静脈・毛細血管病変を伴う PAH
　肺静脈閉塞性疾患
　肺毛細血管腫症

II 群：肺静脈高血圧
左室疾患
左房疾患
左心弁膜症

III 群：肺疾患または低酸素血症に伴う肺高血圧症
慢性閉塞性肺疾患
間質性肺疾患
肺胞低換気疾患
睡眠時呼吸障害
慢性の高地曝露

IV 群：慢性血栓性または塞栓性疾患に伴う肺高血圧症
近位または遠位の血栓塞栓性閉塞
非血栓性肺塞栓症：腫瘍，異物，寄生虫

V 群：その他
サルコイドーシス
肺 Langerhans 組織球症
肺血管の圧迫：腫瘍，リンパ節腫脹，線維性縦隔炎

出典：Rubin LJ. Diagnosis and management of pulmonary arterial hypertension: ACCP evidence-based clinical guidelines. Chest 2004;126:7S-10S より改変。

- 肺高血圧症をきたす機序は以下のように分けられる。
  - **I 群**　　重度の血管リモデリングによって発症するとされる（後述）。
  - **II 群**　　左室への流入低下による受動的な肺高血圧症。
  - **III 群**　　肺疾患による肺の荒廃と慢性的な低酸素による血管リモデリングの両方または一方によるもの。
  - **IV 群**　　「外因性」物質によって血管が閉塞したことによるもの。
  - **V 群**　　血管の圧迫，肺の荒廃，血管リモデリングといったさまざまな機序によるもの。

- **肺動脈性肺高血圧症** pulmonary arterial hypertension(PAH)は病態生物学的に**血管収縮，内皮細胞と平滑筋細胞の増殖，微小塞栓**によって生じるものである。
  - 左室圧は正常(肺動脈楔入圧≦15 mmHg)で肺動脈圧が上昇する病態である。
  - 高度の肺動脈圧上昇は最終的には右心不全に至る。
  - 最もよくみられるのは膠原病性血管疾患に合併するものであり，特に，進行性全身性強皮症や皮膚硬化症でみられる。
- **肺静脈高血圧** pulmonary venous hypertension は西洋では最もよくみられる肺高血圧症であり，肺疾患や低酸素血症に伴う肺高血圧症がそれに次いで多い。

診断

臨床所見
- 肺高血圧症の中心的問題は，肺血管の血流(すなわち，心拍出量)とその際の圧力の不均衡である。この関係は肺血管抵抗によって表される(前述)。
- はじめに肺血流圧は肺血管抵抗が増加するにつれて上昇するが，多くの患者は無症状であり，右室は肥大によって代償する。患者は労作時の心拍出量が制限されることにより突然症状を自覚する。
  - よくみられる自覚症状は**呼吸困難**と**運動耐容能低下**である。
  - 患者は労作時の**動悸**(頻脈の自覚)も訴え，労作に見合う心拍出量を必要とする。
  - **嗄声**がみられることがある。これは拡大した肺動脈によって左反回神経が圧迫されることによる(Ortner 症候群と呼ばれる)。
- 肺血管抵抗や右室後負荷が増加すると状態は悪化し，それにつれて最高心拍出量が低下し，安静時の心拍出量さえ低下する。
  - **疲労感，失神**は，**下腿浮腫**，腹水，早期満腹感，肝うっ血による右上腹部痛など明らかな右心不全徴候に先行する。
- 右室の拡大および心室中隔の左室側への偏位は，最終的には左室への血液流入を障害し，心拍出量を低下させる。
- **肺動脈性肺高血圧症患者の死因の第 1 位は右心不全である。**

診断的検査
- 慢性の肺高血圧症の評価では，それを分類し，関与する因子を見つけ，その重症度を判断することを目的とする。
- 肺高血圧症は以下のような状態があれば考慮する。
  - 説明できない呼吸困難や運動耐容能低下
  - 右心不全
  - 肺動脈性肺高血圧症の危険因子(家族歴，全身性強皮症など)
  - 心エコーで偶然に発見
  - 心電図所見

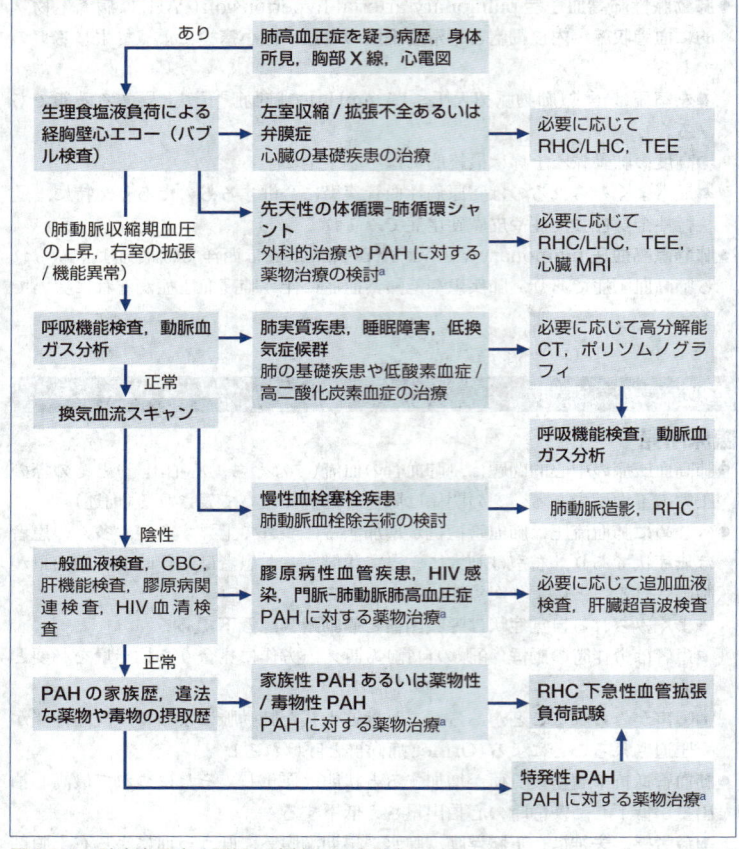

```
                              あり    肺高血圧症を疑う病歴，身体
                              ────→  所見，胸部 X 線，心電図
                              ↑          │
                              │          ▼
  生理食塩液負荷による              左室収縮／拡張不全あるいは      必要に応じて
  経胸壁心エコー（バブ       ──→  弁膜症                   ──→  RHC/LHC, TEE
  ル検査）                         心臓の基礎疾患の治療
       │
       │                          先天性の体循環-肺循環シャ      必要に応じて
  （肺動脈収縮期血圧         ──→  ント                     ──→  RHC/LHC, TEE,
  の上昇，右室の拡張                外科的治療や PAH に対する      心臓 MRI
  ／機能異常）                      薬物治療の検討ª
       │
       ▼                          肺実質疾患，睡眠障害，低換      必要に応じて高分解能
  呼吸機能検査，動脈血       ──→  気症候群                 ──→  CT, ポリソムノグラ
  ガス分析                         肺の基礎疾患や低酸素血症／      フィ
       │                          高二酸化炭素血症の治療            │
       │  正常                                                       ▼
       ▼                                                        呼吸機能検査，動脈血
  換気血流スキャン                                                 ガス分析

                                  慢性血栓塞栓疾患
                            ──→  肺動脈血栓除去術の検討   ──→  肺動脈造影，RHC
       │  陰性
       ▼
  一般血液検査, CBC,              膠原病性血管疾患, HIV 感        必要に応じて追加血液
  肝機能検査，膠原病関       ──→  染，門脈-肺動脈肺高血圧症 ──→  検査，肝臓超音波検査
  連検査, HIV 血清検                PAH に対する薬物治療ª
  査
       │  正常
       ▼
  PAH の家族歴，違法              家族性 PAH あるいは薬物性      RHC 下急性血管拡張
  な薬物や毒物の摂取歴       ──→  ／毒物性 PAH             ──→  負荷試験
                                  PAH に対する薬物治療ª
                              │
                              ▼
                                  特発性 PAH
                                  PAH に対する薬物治療ª
```

図 13-2 肺高血圧症の評価，診断アルゴリズム

LHC：左心カテーテル検査，PAH：肺動脈性肺高血圧症，RHC：右心カテーテル検査，
TEE：経食道心エコー法

a 薬物治療の前に右心カテーテル検査を行い，ベースラインの状態を評価しておく。

- ●右軸偏位
- ●右房拡大（下壁誘導で P 波が 2.5 mm 以上）
- ●右室肥大（V_1/V_2 誘導で R 波の増高，あるいは V_5/V_6 誘導で S 波増高）
- ●右室ストレイン（右前胸部誘導で ST-T 低下と陰性 T 波，あるいは I 誘導
  での S 波および III 誘導での Q 波と陰性 T 波）
●胸部単純 X 線での肺動脈本幹の拡大
●肺高血圧症の評価のアルゴリズムの概略を図 13-2 に示す。心エコー検査で
  肺高血圧症が疑われれば同時にその評価も行う。
●重症の肺高血圧症患者では，心臓や肺の障害の程度も考慮されるが，図

表 13-6　WHO 肺高血圧症機能分類

クラス I	身体活動に制限なし
	通常の身体活動では過度の呼吸困難や疲労，胸痛，失神が起こらない
クラス II	身体活動に軽度の制限がある
	通常の身体活動で過度の呼吸困難や疲労，胸痛，失神が起こる
クラス III	身体活動に著しい制限がある
	通常よりも軽度の身体活動で過度の呼吸困難や疲労，胸痛，失神が起こる
クラス IV	どのような身体活動でも症状が生じる
	安静時にも呼吸困難や疲労がみられ，いかなる身体活動も自覚症状の増悪につながる

出典：Rubin LJ. Diagnosis and management of pulmonary arterial hypertension: ACCP evidence-based clinical guidelines. Chest 2004;126:7S-10S より改変。

13-2 に示した肺高血圧症の他の原因を除外することが必要である。

■ 右心カテーテル検査

肺動脈性肺高血圧症の治療を始める前には，以下の事項を目的に右心カテーテル検査を行う。

- 肺動脈圧上昇と右室圧上昇の確認
- 左心不全の除外(すなわち，正常の肺動脈楔入圧)
- 左右シャントがないことの確認
- 右房圧の増加の程度と心拍出量から予後の推定[9]

■ 血管拡張薬負荷試験

- 重度の右心不全のない肺動脈性肺高血圧症患者では急性血管拡張負荷試験が行われる。
- 平均右房圧 >20 mmHg，または心係数 <1.5 L/min/m^2 であれば行わない。
- 血管拡張薬としては一酸化窒素吸入，エポプロステノール静注，アデノシン静注が選択される。
- 有意な改善は，**平均肺動脈圧が 10 mmHg 以上低下して 40 mmHg 以下になり心拍出量が安定または増加すること**で判断する[10]。

■ 機能的評価

- 肺動脈性肺高血圧症の治療を開始する前に，ベースラインの機能評価を行うべきである。
- WHO 分類を表 13-6 に示す。機能分類 III 群，IV 群は，I, II 群よりも予後が悪い。
- **6 分間歩行試験**：6 分間での歩行距離は特発性の肺動脈性肺高血圧症患者の機能分類と相関する[11]。

治療

肺動脈性肺高血圧症の発症機序は多岐にわたるため，治療戦略は特異的診断(表 13-5)により大きく異なる。

I群の肺動脈性肺高血圧症の治療

■ 一般的治療

- 血管収縮物質(市販の血管収縮薬, ニコチン, コカインなど)を避ける。
- 強いValsalva手技は失神を起こすかもしれないので避ける(重い物を持ち上げない, 排尿・排便時にいきまない, など)。
- 過剰な塩分摂取を避ける(2~3 g/日まで)。
- インフルエンザや肺炎球菌に対する定期的なワクチン接種。
- 妊娠は母体の致死率が高くなると経験的にいわれているので避ける。
- 高地環境(約1,500 m以上)への曝露は, 航空機も含め, 最小限にする。
- 右左シャント(卵円孔開存, 心房中隔欠損など)のある患者では, 全身性の空気塞栓症を防ぐために静注時にフィルターを用いる。

■ 保存的治療

- 体液過剰を管理し, 右室による左心への圧排をとるために, **利尿薬**を用いる。
- 心臓内に右左シャントがなければ, $Sao_2 > 90\%$ を目標とした**酸素療法**を行う。
- ワルファリンは長期投与の禁忌がなければ用いることが推奨される。特発性肺動脈性肺高血圧症患者ではより強く推奨される[10]。全身性強皮症, 肝硬変, 門脈圧亢進症, 先天性の体循環-肺循環シャントのある一部の患者では, 特有の出血傾向があるので注意が必要である。
- ジゴキシンは右室にも多少の陽性変力作用があるが, 頻脈の管理にも有用である。

■ 肺高血圧症治療薬

- カルシウム拮抗薬
  - 肺動脈性肺高血圧症患者のごく少数には効果があるが, **急性血管拡張負荷試験を行ってから使用すべきである**(前述)[10]。
  - 疲労感, 低血圧, 浮腫などの副作用が出現しないか監視しつつ, 最大耐容量まで数週間かけて徐々に増量していく。
- 肺高血圧症治療薬には, **エンドセリン受容体拮抗薬, ホスホジエステラーゼ5阻害薬, プロスタサイクリンアナログ**(プロスタノイド)の3種類があり, 詳細は表13-7に示す。
  - 重症度, 心理社会的背景, 併存症によって初期治療を選択する。
  - 治療アルゴリズムを図13-3に示す[12]。
    - 進行した状態では, プロスタノイドの持続点滴が必要となることが多い。
    - 単剤で期待した効果が得られなければ, 他の種類の薬物との併用を考慮する[12]。

■ 侵襲的治療

心房中隔切開術

- 経皮的に心房中隔に右左シャントを造設する。
- 薬物治療で改善しない重症右心不全が適応となる[6]。
- 酸素運搬能(Do_2)は増加しないので酸素飽和度は低下するが, 心拍出量(CO)は増加する。

$$Do_2 = [(1.34 \times \text{ヘモグロビン値} \times Sao_2) + Pao_2 \times 0.031] \times CO \times 10$$

表 13-7 肺動脈性肺高血圧症の血管拡張薬

種類	薬物	投与方法	適応(WHO機能分類)	投与量	毒性, 副作用
エンドセリン受容体拮抗薬	ボセンタン	経口	クラス III～IV	125 mg, 1日2回	肝毒性, 催奇形性, 浮腫
	アンブリセンタン	経口	クラス II～IV	5～10 mg, 1日1回	肝毒性, 催奇形性, 浮腫
ホスホジエステラーゼ5阻害薬	シルデナフィル	経口	クラス I～IV	20 mg, 1日3回	頭痛, 血圧低下, 消化不良, 鼻出血
プロスタノイド	iloprost	吸入	クラス II～IV	2.5～5μg, 1日6～9回	頭痛, 咳, 血圧低下, 失神
	treprostinil	皮下注, 静注	クラス II～IV	持続投与	四肢痛, 頭痛, 下痢, 穿刺部痛(皮下注), 皮膚膿瘍(皮下注), カテーテル合併症(静注)
	エポプロステノール	静注	クラス III～IV	持続投与	カテーテル合併症, 下顎痛, 下痢, 四肢痛, 皮膚潮紅, 皮疹

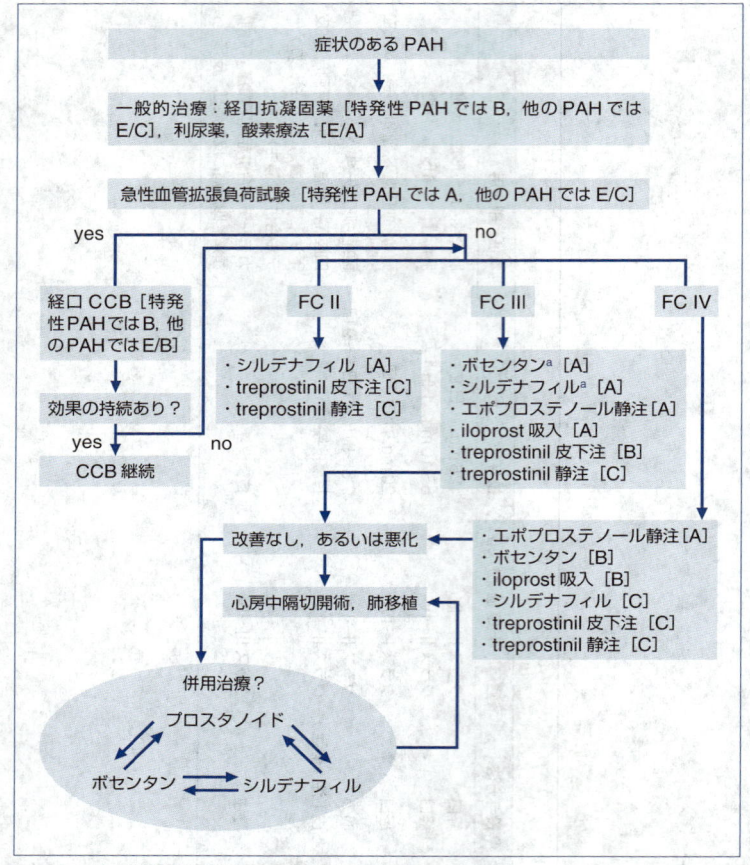

```
症状のあるPAH
  ↓
一般的治療：経口抗凝固薬［特発性PAHではB，他のPAHでは
E/C］，利尿薬，酸素療法［E/A］
  ↓
急性血管拡張負荷試験［特発性PAHではA，他のPAHではE/C］
```

yes → 経口CCB［特発性PAHではB，他のPAHではE/B］ → 効果の持続あり？ yes → CCB継続

no → FC II / FC III / FC IV

FC II
- シルデナフィル［A］
- treprostinil 皮下注［C］
- treprostinil 静注［C］

FC III
- ボセンタン[a]［A］
- シルデナフィル[a]［A］
- エポプロステノール静注［A］
- iloprost 吸入［A］
- treprostinil 皮下注［B］
- treprostinil 静注［C］

FC IV
- エポプロステノール静注［A］
- ボセンタン［B］
- iloprost 吸入［B］
- シルデナフィル［C］
- treprostinil 皮下注［C］
- treprostinil 静注［C］

改善なし，あるいは悪化 → 心房中隔切開術，肺移植

併用治療？
プロスタノイド ⇄ ボセンタン ⇄ シルデナフィル

図13-3 肺動脈性肺高血圧症の治療アルゴリズム

CCB：カルシウム拮抗薬，FC：機能分類（表13-6参照），PAH：肺動脈性肺高血圧症
a 絶対的なものではない。
A：エビデンスレベルと全体的な利益に基づき，強く推奨される。B：エビデンスレベルと全体的な利益に基づき，中等度に推奨される。C：エビデンスレベルと全体的な利益に基づき，やや推奨される。E/A：専門家の意見のみに基づき，強く推奨される。E/B：専門家の意見のみに基づき，中等度に推奨される。E/C：専門家の意見のみに基づき，やや推奨される。
出典：Badesch DB, Abman SH, Simonneau G, et al. Medical therapy for pulmonary arterial hypertension: updated ACCP evidence-based clinical practice guidelines. Chest 2007;131:1917-1928 より許可を得て転載。

SaO_2：全身酸素飽和度，PaO_2：動脈血酸素分圧

体循環-肺循環シャントの閉鎖

- 欠損の型や大きさによって経皮的あるいは外科的に行われる。
- 判断には実際のシャント流量の測定が求められる。

- 一般的に，肺血流と全身血流の比($\dot{Q}p/\dot{Q}s$)が>1.5 であればシャントは閉鎖する。
- 閉鎖前の薬物治療は研究段階である。

肺移植
- 最大限の薬物治療を行っても機能分類上進行した肺動脈性肺高血圧症患者が適応になる[13]。
- 心臓に問題がなければ，片側あるいは両側肺の移植が行われる。
- 心肺移植は，心室中隔欠損を含む心内合併症のある患者が適応となる。
- 右室の収縮機能は移植後 1 カ月以内に回復する。
- 30 日および 1 年生存率は肺動脈性肺高血圧症患者では低いが，長期間(中央値 4.5 年)の結果は他の移植患者と同等である[14]。

II～V 群の肺高血圧症の治療

■ II 群
- 「受動的」肺高血圧症を改善させるために，適切な治療を行って左室充満圧を下げ，左室を最大限に機能させる。
- 基礎にある左室の問題によって治療選択は変わるので，詳細については本項では触れない。
- 過剰な体液を除くために利尿薬を用いる。
- 左室後負荷を軽減するために降圧薬を用いる。
- 充満するための拡張期を延ばすため，脈拍の管理を行う(抗不整脈薬)。
- 左室収縮能を増大させるために強心薬を用いる。
- 侵襲的治療
  - 冠動脈血行再建術
  - 弁置換
  - 洞調律への回復
  - 左室増大術
- 肺高血圧症治療薬の効果は証明されていない。

■ III 群
- III 群は，肺高血圧症を悪化させる肺疾患の治療が必要である。
- 気道疾患には気管支拡張薬を用いる。
- それぞれの間質性肺疾患に適切な免疫調整薬を用いる。
- Sao_2≤89％または Pao_2≤59 mmHg であれば長期の酸素療法を行う。
  - 酸素状態は安静時および労作時で評価すべきである。
  - 日中には基準を満たさない患者では，睡眠中にも評価すべきである。酸素投与は，Sao_2≤88％または Pao_2≤55 mmHg で，特に赤血球増加症の存在下では必要となる。
- 睡眠中の呼吸に異常がある患者(閉塞性睡眠時無呼吸)では中等度の肺高血圧症を呈することがあるので，非侵襲的陽圧換気 noninvasive positive pressure ventilation(NIPPV)など適切な治療を行う。低換気も存在するならば，高二酸化炭素血症は有意な肺高血圧症の原因となる可能性があり，やはり NIPPV で治療するべきである。

- 肺胞低換気症候群の患者では，重度の高二酸化炭素血症と低酸素血症（中枢性低換気，胸郭疾患など）を伴うが，重症の慢性的な肺高血圧症を生じやすく，NIPPV で治療する。
- 肺高血圧症治療薬の有用性は証明されていない。

■ IV・V 群
- IV 群では血管閉塞の部位と範囲の評価が重要で，たいていは静脈血栓塞栓症である。中枢での有意な閉塞では（少なくとも区域枝レベル），肺動脈血栓除去術を検討する[13]。
- V 群の治療は原疾患の状況により異なる。

(降旗 兼行)

文 献

1. Ryu JH, Daniels CE, Hartman TE, et al. Diagnosis of interstitial lung diseases. *Mayo Clin Proc* 2007;82:976-986.
2. King TE. Clinical advances in the diagnosis and therapy of the interstitial lung diseases. *Am J Respir Crit Care Med* 2005;172:268-279.
3. British Thoracic Society. The diagnosis, assessment and treatment of diffuse parenchymal lung disease in adults. *Thorax* 1999;54:S1-S30.
4. Raghu G, Brown KK. Interstitial lung disease: clinical evaluation and keys to an accurate diagnosis. *Clin Chest Med* 2004;25:409-419.
5. George RB, Light RW, Matthay MA, Matthay RA, eds. Diffuse interstitial and alveolar lung diseases. Chest Medicine: Essentials of Pulmonary and Critical Care Medicine. 6th Ed. Philadelphia, PA: Lippincott Williams & Wilkins, 2006:262-313.
6. American Thoracic Society. Idiopathic pulmonary fibrosis: diagnosis and treatment. International consensus statement. American Thoracic Society (ATS) and the European Respiratory Society (ERS). *Am J Respir Crit Care Med* 2000;161:646-664.
7. Kim DS, Collard HR, King TE. Classification and natural history of the idiopathic interstitial pneumonias. *Proc Am Thorac Soc* 2006;3:285-292.
8. Rubin LJ. Diagnosis and management of pulmonary arterial hypertension: ACCP evidence-based clinical guidelines. *Chest* 2004;126:7S-10S.
9. D'Alonzo GE, Barst RJ, Ayres SM, et al. Survival in patients with pulmonary arterial hypertension: results from a national prospective registry. *Ann Intern Med* 1991;115:343-349.
10. Badesch DB, Abman SH, Ahearn GS, et al. Medical therapy for pulmonary arterial hypertension: ACCP evidence-based clinical guidelines. *Chest* 2004;126:35S-62S.
11. Miyamoto S, Nagaya N, Satoh T, et al. Clinical correlates and prognostic significance of sixminute walk test in patients with primary pulmonary hypertension: comparison with cardiopulmonary exercise testing. *Am J Respir Crit Care Med* 2000;161:487-492.
12. Badesch DB, Abman SH, Simonneau G, et al. Medical therapy for pulmonary arterial hypertension: updated ACCP evidence-based clinical practice guidelines. *Chest* 2007;131: 1917-1928.
13. Doyle RL, McCrory D, Channick RN, et al. Surgical treatments/interventions for pulmonary arterial hypertension: ACCP evidence-based clinical practice guidelines. *Chest* 2004;126:63S-71S.
14. Trulock EP, Christie JD, Edwards LB, et al. Registry of the International Society for Heart and Lung Transplantation: twenty-fourth official adult lung and heart-lung transplantation report—2007. *J Heart Lung Transplant* 2007;26:782-795.

睡眠障害 14

Tonya D. Russell

はじめに

プライマリ・ケアにおいて睡眠障害は珍しいことではなく，ある報告によれば，患者の60%には少なくとも1つの睡眠障害の症状がみられるという。このうち23.6%が閉塞性睡眠時無呼吸症候群 obstructive sleep apnea syndrome (OSAS)，32.3%が不眠症，29.3%がむずむず脚症候群である[1]。

閉塞性睡眠時無呼吸症候群

一般的事項

疫学
- 睡眠時無呼吸は無呼吸低呼吸指数 apnea-hypopnea index (AHI)[†1] が5以上と定義され，有病率は男性で24%，女性で9%と推定されている。
- 閉塞性睡眠時無呼吸低呼吸症候群 obstructive sleep apnea-hypopnea syndrome (OSAHS) は AHI が5以上で日中の眠気が強いものと定義され，有病率は男性で4%，女性で2%とされている[2]。

病態生理
- 上気道の軟部組織過剰や構造異常のために睡眠時の呼吸停止・換気量低下が起こり，結果として閉塞性の無呼吸や低呼吸が生じる。
- 閉塞性障害によって，いびきや中途覚醒，低酸素が生じる。

合併症
- 睡眠時無呼吸には高度の眠気が伴いやすい。
- OSAHS 患者は交通事故を起こすリスクが高い[3,4]。
- OSAHS は高血圧のリスクが高く，睡眠時無呼吸の重症度と相関している[5,6]。睡眠時無呼吸の治療により血圧コントロールを改善することができるが，効果を認めるまでには数週間かかるようである[7〜10]。
- 無治療の重症 OSAHS 患者 (AHI が30以上) は，健常者や持続陽圧呼吸療法 (CPAP) で治療されている重症 OSAHS 患者に比べて，致死的なものを含めた心血管イベントのリスクが高い[11]。なお，両群の重症 OSAHS 患者において，CPAP 治療の有無以外に心血管イベントの危険因子に差はみられなかった。
- 睡眠時無呼吸はうっ血性心不全の危険因子である[12]。

[†1] 訳注：無呼吸低呼吸指数 (AHI) とは，一晩の睡眠の中で無呼吸低呼吸 (10秒間以上) が1時間あたり何回あったかを示す指数。

表 14-1 閉塞性睡眠時無呼吸低呼吸症候群（OSAHS）の徴候と症状

肥満
いびき
荒い鼻息とあえぎ呼吸による覚醒
無呼吸が他者によって確認される
日中の過度の眠気
起床時の頭痛
太い首（>40 cm^3）
熟睡感が得られない
コントロール不良の高血圧
頭蓋-顔面形態異常（小顎症，下顎後退，巨大舌）
夜間の低酸素血症
他の病因では説明のつかない高炭酸ガス血症

- 睡眠時無呼吸は，脳卒中やその他の原因による死亡の調整ハザード比が1.97である[13]。
- 肥満が管理されていても，睡眠時無呼吸の患者では耐糖能異常やインスリン抵抗性が悪化する[14, 15]。血糖コントロールは，CPAPによる睡眠時無呼吸の治療により改善することが示されている[16]。

診断

臨床所見
- 睡眠時無呼吸の一般的な徴候と症状を表14-1に示す[17]。
- 甲状腺機能低下症，先端巨大症，Down症候群といった筋緊張低下，体重増加，頭蓋-顔面形態異常をきたす疾患も，睡眠時無呼吸と関連する。
- アルコールや鎮静効果のある薬物は筋緊張の低下や覚醒閾値の上昇を引き起こすため，睡眠時無呼吸を悪化させる可能性がある[†2]。

診断的検査
- 睡眠時無呼吸の診断に用いる標準的な方法は，終夜睡眠ポリグラフ overnight polysomnogram（PSG）検査である。
  - 通常は脳波図，眼球電位図，筋電図をモニタリングして睡眠段階を測定する。
  - さらに，胸腹部のベルトで呼吸運動を，気流計で実際の呼吸量を測定する。
  - 心電図，経皮的酸素飽和度を記録し，低換気が疑われる場合は経皮的動脈血二酸化炭素濃度をモニタリングすることもある。
- ポータブル睡眠ポリグラフ検査では，付添いが不要である（検査技師がベッドサイドにいる必要はない）。
- 終夜ではない睡眠ポリグラフ検査もしばしば行われる。米国睡眠医学会American Academy of Sleep Medicineは，入眠直後の2時間で無呼吸が1時間あたり40回以上ある患者には，CPAPによる治療を開始してもよい

表 14-2 眠気と無呼吸低呼吸指数（AHI）に基づく睡眠時無呼吸の重症度

	眠気の生じる場面	AHI
軽症	座位での活動のみ	5〜15回/hr
中等症	会議，コンサート，プレゼンテーション	15〜30回/hr
重症	運転，会話，食事	>30回/hr

出典：American Academy of Sleep Medicine Task Force. Sleep-related breathing disorders in adults: recommendations for syndrome definition and measurement techniques in clinical research. Sleep 1999;22:667-689 より改変。

としている[18]。
- 睡眠時無呼吸の重症度を表 14-2 に示す[19]。

治療

持続陽圧呼吸療法

- OSAHS の標準的治療は，持続陽圧呼吸療法 continuous positive airway pressure（CPAP）による。一般的には，睡眠医学の専門施設で CPAP 装置を導入した後に在宅で使用する。CPAP は，いびきや閉塞性の無呼吸・低呼吸を緩和する。
- 自動調整型陽圧呼吸療法 autotitrating positive airway pressure（APAP）装置も導入されている[†3]。APAP 装置はいびきや気流の変化を感知し，設定されたアルゴリズムに従って陽圧を調整する。
- OSAHS の治療において，APAP は CPAP と同等の効果があるとする研究結果もある。
  - 治療するのに幅広い圧が必要な患者や，一晩中の陽圧換気に耐えられない（側臥位や non-REM 睡眠時は低圧だが，仰臥位や REM 睡眠時は高圧となる）患者には，APAP のほうが忍容性があると思われる。
  - ただし，著明な合併症のある患者には APAP は推奨されない[20]。
- CPAP 装置の使用を続けることが困難な患者には，BiPAP（二相性陽圧呼吸療法）装置が推奨される。
- CPAP 使用で生じる問題点とその対策を表 14-3 にまとめる。

外科的治療

- OSAHS 患者が手術を希望する場合，耳鼻科医に診察してもらい，上気道閉塞が手術により改善するかどうかを確認する必要がある。
- **気管切開術**は，上気道閉塞部位がバイパスされるため睡眠時無呼吸の治療に有効なことがある。
- **口蓋垂軟口蓋咽頭形成術** uvulopalatopharyngoplasty（UPPP）は，睡眠時無

---

†2 訳註：覚醒閾値が上昇すると中途覚醒しにくくなるが，無呼吸は遷延してしまう。
†3 訳注：わが国では CPAP のみ保険適応となっている。

表 14-3 CPAP 装置による問題点とその対策

問題点	対策
鼻の過度の乾燥や鼻出血	加湿器の使用
鼻の過度の充血	湿度を下げる。ステロイドの使用
口腔の乾燥	加湿器の使用。鼻だけでなく口も覆うマスクの使用
眼の乾燥	マスクのフィッティングをよくして空気漏れを減らす
閉所恐怖症	鼻枕などの低背化マスクの使用
空気嚥下（呑気症）	圧を低くする。APAP 装置の使用
マスクからの空気漏れ	新しいマスクへの交換。顔面の剃毛
肌荒れ	きつすぎないよう適切にマスクを装着する

APAP：自動調整型陽圧呼吸療法，CPAP：持続陽圧呼吸療法

呼吸に対する標準的手術である。手術の効果は成功の定義にもよるが，40～60％である。
- AHI が高値である場合，手術の効果は低い。
- 手術の合併症として，変声，異物感，鼻への逆流が挙げられる[21]。
- **レーザーによる口蓋垂口蓋形成術** laser-assisted uvulopalatoplasty（LAUP）は UPPP と異なり，扁桃および口蓋弓を切除しない。現在のところ，LAUP は**睡眠時無呼吸ではなく，いびきを主訴とする患者にのみ適応がある**[22]。
- いびきや睡眠時無呼吸の治療として手術を考慮する場合は，術前に終夜睡眠ポリグラフ検査で評価を行う。睡眠時無呼吸がある場合は，術後に睡眠ポリグラフ検査を行い OSAHS の治療効果を判定する[23]。

歯科器具による治療
- 睡眠時無呼吸の治療には歯科器具を使用することもある。より重症の睡眠時無呼吸には効果が低いものの，おおむね 50％の患者に有効である。
- 副作用には顎関節痛，歯痛や歯肉炎，吻合異常などがあるが，多くは一時的なものである。
- 歯科器具は睡眠歯科医学の専門家による調整が必要である。
- いびきや睡眠時無呼吸の治療として歯科器具の使用を考慮する場合は，治療前に終夜睡眠ポリグラフ検査で評価を行う。睡眠時無呼吸がある場合は，睡眠ポリグラフ検査を繰り返し行い OSAHS の治療効果を判定する[24]。

内科的治療
- 肥満患者には減量を勧める。
- 基礎疾患に甲状腺機能低下症や先端巨大症などの内分泌疾患があれば治療する。
- アルコール，鎮静薬，オピオイドなど睡眠時無呼吸を悪化させるものは制限する。

表 14-4 日中の過眠の鑑別診断

睡眠呼吸障害（閉塞性または中枢性睡眠時無呼吸）
むずむず脚症候群/周期性四肢運動障害
睡眠不足
環境による睡眠障害
ナルコレプシー
特発性過眠症

表 14-5 不眠症の原因と特徴

原因	特徴
むずむず脚症候群	脚の不快な感覚による入眠困難
疼痛	慢性的な疼痛をきたす基礎疾患
精神疾患	抑うつや不安
適応性睡眠障害	急性のストレス因子による
不適切な睡眠衛生	誤った睡眠習慣（不規則な睡眠時間，過剰なカフェイン・ニコチン・アルコールの摂取，寝室を睡眠以外の目的で使用する）
精神生理性不眠症	頻回の中途覚醒，「頭を空にできない」（原発性不眠症，神経症性不眠症）
特発性不眠症	幼少期から発症
薬物関連の睡眠障害	鎮痛薬，興奮剤，アルコール，鎮静睡眠薬の慢性的使用
概日リズム障害	睡眠相の前進や後退

- 十分な治療を行っても眠気が改善しない場合は，日中の眠気を引き起こす他の原因を考慮する（表 14-4）。
- モダフィニル（モディオダール®）[†4]は覚醒作用があり，CPAP による十分な治療でも日中の眠気が改善せず，ほかに眠気の明らかな原因がない OSAHS 患者に適応となる[25]。

不眠症

一般的事項

- 不眠症 insomnia には通常，入眠障害と睡眠維持困難（中途覚醒，早朝覚醒）がある。
- 全人口の約 1/3 が一生のうちのどこかの時点で不眠症を経験するが，重症の不眠症患者の約 80％は症状が 1 年以上持続する[26]。
- 不眠症の原因と特徴を表 14-5 に示す。

[†4] 訳註：わが国では，モダフィニルはナルコレプシーにのみ適応がある。

表 14-6 不眠症の市販薬とその副作用

薬物	用量	副作用
抗ヒスタミン薬（ジフェンヒドラミン）	25〜75 mg	持ち越し効果，めまい，抗コリン作用（口渇，尿閉，譫妄）
メラトニン	0.3〜5 mg	疲労，頭痛，傾眠，血管収縮の可能性
バレリアンルート（カノコソウの根）	ハーブまたは根：1.5〜3 g エキス：400〜900 mg	めまい，頭痛，易刺激性，肝毒性（合剤）
アルコール	自己調節	認知機能・運動能力の障害，前向性健忘．アルコールははじめは鎮静作用があるが，代謝されるとかえって睡眠を障害する

診断

臨床所見

- 睡眠スケジュール，睡眠衛生，睡眠の障害となる身体疾患や精神疾患の有無，内服薬などをすべて調べる．
- さらに，睡眠環境を把握して環境因子による睡眠障害を評価する．
- 睡眠の継続を妨げる特定の睡眠障害（むずむず脚症候群，周期性四肢運動障害，睡眠時無呼吸症候群など）を示唆する症状を調べる．

診断的検査

- 特定の睡眠障害が疑われる場合は睡眠ポリグラフ検査を行う．
- 睡眠日誌や一緒に寝ている人からの情報も，睡眠障害の診断の一助となる[27]．
- アクティグラフ actigraph は体動を測定できる腕時計型の機器（加速度センサー）で，睡眠を評価する代替的装置である．不眠症の治療効果判定に有用であるが，睡眠ポリグラフよりも睡眠時間を少なく計測する傾向がある[28]．

治療

薬物治療

- 不眠症患者はしばしば市販薬を用いる．主な市販薬とその副作用を表 14-6 に示すが，これらの効用を示す強いエビデンスはない[29]．
- 不眠症治療に認可されている処方薬は，**ベンゾジアゼピン受容体作動薬**と**メラトニン受容体作動薬**である．これらのうち eszopiclone（非ベンゾジアゼピン系睡眠薬[†5]）とラメルテオン（メラトニン作動薬）は，FDA により長期投与が認可されている唯一の薬物である．ベンゾジアゼピン受容体作動薬はコントロールしやすい薬物とされているが，メラトニン受容体作動薬はそうで

[†5] 訳注：ベンゾジアゼピン受容体部分作動薬．

表 14-7 不眠症に用いる処方薬

薬物	種類	用量	半減期	副作用
temazepam	ベンゾジアゼピン系薬	7.5〜30 mg	11 時間	持ち越し効果,前向性健忘,反跳性不眠,離脱症状
eszopiclone	非ベンゾジアゼピン系薬	1〜3 mg	6 時間	持ち越し効果,頭痛,めまい,最高血中濃度時の記憶障害の可能性
ゾルピデム(マイスリー®)	非ベンゾジアゼピン系薬	5〜10 mg	4 時間	持ち越し効果,頭痛,めまい,最高血中濃度時の記憶障害の可能性
ゾルピデム徐放剤	非ベンゾジアゼピン系薬	6.25〜12.5 mg	4 時間	持ち越し効果,頭痛,めまい,最高血中濃度時の記憶障害の可能性
zaleplon	非ベンゾジアゼピン系薬	5〜10 mg	1 時間	持ち越し効果,頭痛,めまい,最高血中濃度時の記憶障害の可能性
ラメルテオン(ロゼレム®)	メラトニン受容体作動薬	8 mg	1〜3 時間	めまい,頭痛,疲労,傾眠
トラゾドン(デジレル®,レスリン®)	抗うつ剤	50〜100 mg	6〜12 時間	頭痛,傾眠,反跳性不眠,持続性勃起
アミトリプチリン(トリプタノール®)	三環系抗うつ薬	25〜100 mg	10〜26 時間	傾眠,めまい,口渇,不整脈
ミルタザピン(リフレックス®)	抗うつ薬	7.5〜45 mg	20〜40 時間	傾眠,口渇,体重増加

表 14-8 不眠症に対する認知行動療法

内容	詳細
睡眠教育	カフェイン，アルコール，ニコチンの過剰摂取を避ける。睡眠環境の最適化
刺激制御療法	毎日同じ時間に起きる。眠れないときはベッドから出る。寝室を睡眠以外の目的に使わない。昼寝をしない
睡眠制限療法	眠らずにベッドにいる時間を最小限にする
自律訓練法	睡眠を妨げる思考を防ぐようなリラックスした状態を作る
筋弛緩療法	筋緊張を和らげる持続的なリラックス

ない[29]。
- 使用を支持するデータはないものの，鎮静作用の強い抗うつ薬もしばしば適応外使用されている。不眠症の処方薬とその副作用を表 14-7 に示す[29]。
- 不眠をもたらす身体・精神疾患を治療する。

非薬物治療
- 認知行動療法 cognitive-behavioral therapy(CBT)には不眠の悪循環を断ち切るためのさまざまな技法がある[30]。不眠症に対する認知行動療法を表 14-8 に示す。
- 認知行動療法には，不眠症による夜間および日中の症状の改善に効果があることがわかっている[31〜33]。

むずむず脚症候群

一般的事項

疫学
- むずむず脚症候群 restless legs syndrome(RLS)の有病率は 2.5〜15% と推定されている。
- 症状の重症度はさまざまである。
- むずむず脚症候群の一部は遺伝性である[34]。

病態生理
- ドパミン作動薬によって症状が改善されうるため，むずむず脚症候群にはドパミンが大きく関与していると考えられている[35]。
- 鉄はドパミン合成の律速段階に必要である。したがって，鉄濃度の低下がドパミン合成を低下させることがある[36]。フェリチン値が $50\,\mu g/L$ 未満の場合はむずむず脚症候群の悪化に関連する可能性があり，鉄剤の内服が推奨される[37]。

表 14-9　むずむず脚症候群の診断基準

- 下肢の不快感のため，下肢を動かしたい欲求に駆られる。
- 体を動かしていないときに，下肢を動かしたい欲求や下肢の不快感が増悪する。
- 動くことにより，下肢を動かしたい欲求や下肢の不快感が一時的に改善あるいは消失する。
- 症状は夕方以降に増悪する。

訳註：上記 4 項目すべてを満たすこと。
出典：Allen RP, Picchietti D, hening WA, et al. Restless legs syndrome: diagnostic criteria, special considerations, and epidemiology. A report from the restless legs syndrome diagnosis and epidemiology workshop at the National Institutes of Health. Sleep Medicine 2003;4:101-119 より改変。

診断

- 表 14-9 に示す 4 項目の診断基準に基づいて診断する[38]。
- 診断に必須ではないが，むずむず脚症候群では周期性四肢運動を睡眠ポリグラフで観察することが多い。
- 妊娠，尿毒症，貧血などもむずむず脚症候群を惹起することがある。
- カフェイン，ニコチン，アルコール，ドパミン拮抗薬，ジフェンヒドラミン，セロトニン再取り込み阻害薬，三環系抗うつ薬などは，むずむず脚症候群を増悪させる場合がある[39]。

治療

- 前述の物質を避けるよう生活習慣を改善する[39]。
- ドパミン作動薬が第 1 選択薬である。
- ガバペンチンを 600 mg から開始し 2,400 mg まで適宜増量することで，大きな副作用を伴うことなく，むずむず脚症候群の症状が改善される[40]。
- ベンゾジアゼピン系薬とオピオイドも治療に効果的である。
- 鉄欠乏の患者には鉄剤を用いる。

(二宮　隆介)

文　献

1. Kushida CA, Nichols DA, Simon RD, et al. Symptom-based prevalence of sleep disorders in an adult primary care population. *Sleep Breath* 2000;4:11-15.
2. Young T, Palta M, Dempsey J, et al. The occurrence of sleep-disordered breathing among middle-aged adults. *N Engl J Med* 1993;328:1230-1235.
3. Young T, Blustein J, Finn L, Palta M. Sleep-disordered breathing and motor vehicle accidents in a population-based sample of employed adults. *Sleep* 1997;20:608-613.
4. Terán-Santos J, Jiménez-Gómez A, Cordero-Guevara J, et al. The association between sleep apnea and the risk of traffic accidents. *N Engl J Med* 1999;340:847-851.
5. Nieto FJ, Young T, Lind BK, et al. Association of sleep-disordered breathing, sleep apnea, and hypertension in a large community-based study. *JAMA* 2000;282:1829-1836.
6. Peppard PE, Young T, Palta M, Skatrud J. Prospective study of the association between sleep-disordered breathing and hypertension. *N Engl J Med* 2000;342:1378-1384.
7. Becker HF, Jerrentrup A, Ploch T, et al. Effect of nasal continuous positive airway pressure treatment

on blood pressure in patients with obstructive sleep apnea. *Circulation* 2003;107:68-73.
8. Logan AG, Tkacova R, Perlikowski SM, et al. Refractory hypertension and sleep apnoea: effect of CPAP on blood pressure and baroreflex. *Eur Respir J* 2003;21:241-247.
9. Robinson GV, Smith DM, Langford BA, et al. Continuous positive airway pressure does not reduce blood pressure in nonsleepy hypertensive OSA patients. *Eur Respir J* 2006;27:1229-1235.
10. Campos-Rodriguez F, Grilo-Reina A, Perez-Ronchel J, et al. Effect of continuous positive airway pressure on ambulatory BP in patients with sleep apnea and hypertension: a placebocontrolled trial. *Chest* 2006;129:1459-1467.
11. Marin JM, Carrizo SJ, Vicente E, Agusti AGN. Long-term cardiovascular outcomes in men with obstructive sleep apnoea-hypopnoea with or without treatment with continuous positive airway pressure: an observational study. *Lancet* 2005;365:1046-1053.
12. Shahar E, Whitney C, Redline S, et al. Sleep-disordered breathing and cardiovascular disease: cross-sectional results of the Sleep Heart Health Study. *Am J Respir Crit Care Med* 2001;163:19-25.
13. Yaggi HK, Concato J, Kernan WN, et al. Obstructive sleep apnea as a risk factor for stroke and death. *N Engl J Med* 2005;353:2034-2041.
14. Ip MSM, Lam B, Ng MTM, et al. Obstructive sleep apnea is independently associated with insulin resistance. *Am J Respir Crit Care Med* 2002;165:670-676.
15. Punjabi NM, Shahar E, Redline S, et al. Sleep-disordered breathing, glucose intolerance, and insulin resistance: the Sleep Heart Health Study. *Am J Epidemiol* 2004;160:521-530.
16. Babu AR, Herdegen J, Fogelfeld L, et al. Type 2 diabetes, glycemic control, and continuous positive airway pressure in obstructive sleep apnea. *Arch Intern Med* 2005;165:447-452.
17. Kushida CA, Efron B, Guilleminault C. A predictive morphometric model for the obstructive sleep apnea syndrome. *Ann Intern Med* 1997;127:581-587.
18. Kushida CA, Littner MR, Morgenthaler T, et al. Practice parameters for the indications for polysomnography and related procedures: an update for 2005. *Sleep* 2005;28:499-521.
19. American Academy of Sleep Medicine Task Force. Sleep-related breathing disorders in adults: recommendations for syndrome definition and measurement techniques in clinical research. *Sleep* 1999;22:667-689.
20. Berry RB, Parish JM, Hartse KM. The use of auto-titrating continuous positive airway pressure for treatment of adult obstructive sleep apnea. *Sleep* 2002;25:148-173.
21. Sher AE, Schechtman KB, Piccirillo JF. The efficacy of surgical modifications of the upper airway in adults with obstructive sleep apnea syndrome. *Sleep* 1996;19:156-177.
22. Littner M, Kushida CA, Hartse K, et al. Practice parameters for the use of laser-assisted uvulopalatoplasty: an update for 2000. *Sleep* 2001;24:603-619.
23. Thorpy M, Chesson A, Derderian S, et al. Practice parameters for the treatment of obstructive sleep apnea in adults: the efficacy of surgical modifications of the upper airway. *Sleep* 1996;19:152-155.
24. Ferguson KA, Cartwright R, Rogers R, Schmidt-Nowara W. Oral appliances for snoring and obstructive sleep apnea: a review. *Sleep* 2006;29:244-262.
25. Morgenthaler TI, Kapen S, Lee-Chiong T, et al. Practice parameters for the medical therapy of obstructive sleep apnea. *Sleep* 2006;29:1031-1035.
26. Sateia MJ, Doghramji K, Hauri PJ, Morin CM. Evaluation of chronic insomnia. *Sleep* 2000;23:243-308.
27. Chesson A, Hartse K, McDowell Anderson W, et al. Practice parameters for the evaluation of chronic insomnia. *Sleep* 2000;23:237-241.
28. Valliés A, Morin CM. Actigraphy in the assessment of insomnia. *Sleep* 2003;26:902-906.
29. Morin AK, Jarvis CI, Lynch AM. Therapeutic options for sleep-maintenance and sleeponset insomnia. *Pharmacotherapy* 2007;27:89-110.
30. Morgenthaler TI, Kramer M, Alessi C, et al. Practice parameters for the psychological and behavioral treatment of insomnia: an update. An American Academy of Sleep Medicine report. *Sleep* 2006;29:1415-1419.
31. Harvey AG, Sharpley AL, Ree MJ, et al. An open trial of cognitive therapy for chronic insomnia. *Behav Res Ther* 2007;45:2491-2501.
32. Edinger JD, Wohlgemuth WK, Radtke RA, et al. Cognitive behavioral therapy for treatment of chronic primary insomnia—a randomized controlled trial. *JAMA* 2001;285:1856-1864.

33. Morin CM, Bootzin RR, Buysse DJ, et al. Psychological and behavioral treatment of insomnia: update of recent evidence (1998-2004). *Sleep* 2006;29:1398-1414.
34. Masood A, Phillips B. Epidemiology of restless legs syndrome. In: Chokroverty S, Hening W, Walters A, eds. Sleep and Movement Disorders. Philadelphia, PA: Elsevier Science, 2003:316-321.
35. Henning WA, Allen RP, Earley CJ, et al. An update on the dopaminergic treatment of restless legs syndrome and periodic limb movement disorder. *Sleep* 2004;27:560-583.
36. Allen RP, Earley CJ. Dopamine and iron in the restless legs syndrome. In: Chokroverty S, Hening W, Walters A, eds. Sleep and Movement Disorders. Philadelphia, PA: Elsevier Science, 2003:333-340.
37. Sun ER, Chen CA, Ho G, et al. Iron and the restless legs syndrome. *Sleep* 1998;21:381-387.
38. Allen RP, Picchietti D, Hening WA, et al. Restless legs syndrome: diagnostic criteria, special considerations, and epidemiology. A report from the restless legs syndrome diagnosis and epidemiology workshop at the National Institutes of Health. *Sleep Med* 2003;4:101-119.
39. Hening WA. Current guidelines and standards of practice for restless legs syndrome. *Am J Med* 2007;120:S22-S27.
40. Garcia-Borreguero D, Larrosa O, de la Llave Y, et al. Treatment of restless legs syndrome with gabapentin: a double-blind, crossover study. *Neurology* 2002;59:1573-1579.

15 胸水と孤立性肺結節

Devin P. Sherman, Martin L. Mayse, Thomas M. De Fer

胸水

一般的事項

定義
- 胸水 pleural effusion とは，胸腔内へ異常に貯留した液体である。
- 胸腔内は通常，X線では見られない程度の少量の液体成分を含んでいる。
- 胸水は漏出性と滲出性の2つに分類される。この違いは検査(後述)によって定義され，肺の表面に直接傷害のない場合(漏出性)と傷害のある場合とに分類できる。2つの胸水の管理がまったく異なるため，特定することは重要である。
  - **漏出性胸水** 静水圧の上昇や膠質浸透圧の低下や胸水の吸収の減少〔平均毛細血管圧の上昇(心不全)や膠質浸透圧の低下(肝硬変やネフローゼ症候群)〕によって生じる。
  - **滲出性胸水** 正常な胸膜や脈管の傷害や破綻(胸腔内の腫瘍，感染症，炎症，外傷など)によって，毛細血管透過性が亢進したりリンパ液の吸収が低下した場合に生じる。
- 漏出性胸水と診断された場合は，潜在的な全身の疾患(うっ血性心不全，肝疾患，腎疾患)を特定し，原疾患を直接治療する。
- 滲出性胸水は，直接胸膜を障害する原因(悪性腫瘍，感染症など)がある場合に頻繁に発生し，胸腔内にしぼってさらなる検査や治療が必要である。

原因
胸水を生じる疾患は幅広い。しかし，**胸水の90%は以下の5つの疾患が原因である**[1]。
- うっ血性心不全(36%)
- 肺炎(22%)
- 悪性腫瘍(14%)
- 肺塞栓症(11%)
- ウイルス感染症(7%)

診断

臨床所見
胸水貯留の原因となる疾患は一般に症状を呈するが，胸水貯留のみでは患者は無症状かもしれない。胸膜の炎症，肺機能の異常，肺胞でのガス交換の低下は，症状や徴候を引き起こす。
- 壁側胸膜の炎症は局所の疼痛(肋間)，関連した部位の疼痛(横隔膜)，放散痛

(肩)を引き起こす。
- 胸水の量にかかわらず呼吸困難を生じることも多い。
- 咳嗽を生じることもある。

■ 病歴と身体診察
- 残念なことに，胸水の解析に基づいて診断確定できるのは全体の半数に満たない。したがって，病歴や身体所見によって胸水の原因を検討することが重要である。
- **病歴とシステムレビュー**　うっ血性心不全や隠れている悪性腫瘍，肺塞栓症，心筋梗塞，手術，外傷，結合組織疾患，その他の潜在的な疾患や最近の感染徴候を特定するために詳細に聴取する。
- **生活歴**　喫煙歴や結核の曝露歴について聴取する。
- **家族歴**　悪性腫瘍や心疾患，結合組織疾患について聴取する。
- **身体所見上の胸水貯留の徴候**　胸壁の振動の減弱，声音振盪の減弱または消失，呼吸音の減弱として現れる。気管の偏位，胸膜摩擦音がみられるかもしれない。胸水貯留を引き起こしうるうっ血性心不全や肺炎のような疾患の徴候も確認する。

診断的検査
侵襲的な検査や胸腔穿刺の前に，胸水の存在や量，性質を確定するために，画像検査を行う。

■ 胸部X線
- 胸水はしばしば胸部X線で最初に発見される。
- 胸水は，肋骨横隔膜角の鈍化や，胸腔の含気量低下(無気肺を示唆する)や気管支透亮像(肺炎を示唆する)を伴わない濃度上昇としてみられる。
- 胸部X線は原因の手がかりとなる腫瘍や浸潤影の発見にもつながる。
- 側臥位のX線は，胸水が被包化していないか，胸腔穿刺が可能かどうかを判断する目的でしばしば用いられる(表15-1，図15-1)。

■ 胸部CT
- 肺塞栓症が疑われる場合は，肺塞栓症プロトコルに基づいた造影CTが推奨される。
- 胸部X線よりも，明瞭な腫瘍影やリンパ節腫脹，異常所見が発見されることがある。
- 肺塞栓症プロトコル(造影剤の血管注入にタイミングを合わせて撮像する)による造影CTは，肺腫瘍影や無気肺と区別するほかに，胸水の厚さや肺結節影を特定するのに役立つ。

■ 胸部超音波
- 胸部超音波検査は，胸水の被包化の評価に最も有用なツールの1つである。
- 超音波は，胸腔穿刺の際にリアルタイムなガイドとなり，合併症や失敗率が低減する。

■ 胸腔穿刺
ひとたび胸水が判明すれば，診断や治療のために，胸腔穿刺 thoracentesis をするかどうかを判断する必要がある。表15-1に胸腔穿刺の適応を示した。原

表 15-1 胸腔穿刺の適応

- 原因不明の胸水
- 発熱を伴う長期間にわたる胸水貯留
- 胸腔内に液面形成を認める場合
- 急激に胸水の量が増加する場合
- 膿胸が進行していると考えられる場合

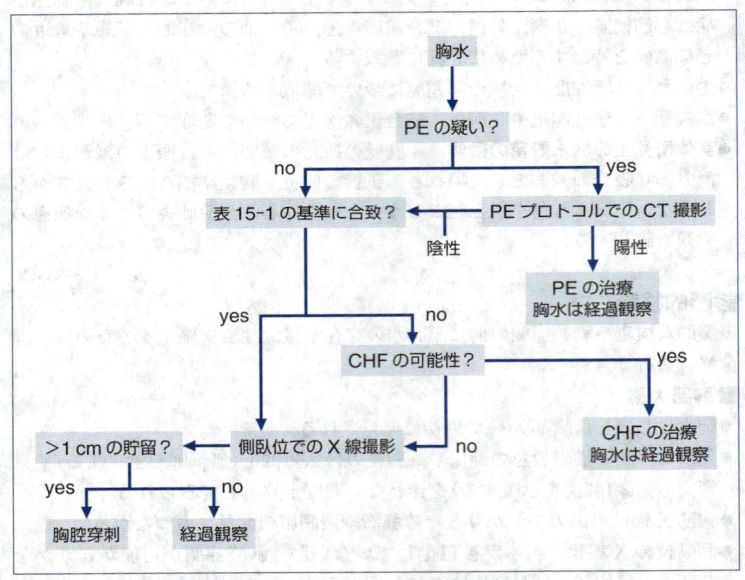

図 15-1 原因不明の胸水の評価
CHF：うっ血性心不全，PE：肺塞栓症

因不明の胸水に対する評価を図 15-1 にまとめた。
- 呼吸困難や咳，疼痛などの症状が著しい場合や，酸素投与が必要な状況では，治療的な胸腔穿刺が妥当である。
- 凝固能が正常で，側臥位の X 線像で胸水が >10 mm の厚さを示す場合は，胸腔穿刺は安全に行える。
- 被包化した胸水は，超音波や CT で限局して見える。
- 胸腔穿刺でよく起こる重大な合併症は，気胸，出血，胸腔内への感染である。
- 適切な技術でエコーガイド下に行えば合併症のリスクは低い。

■ 胸水の性状
- 胸水の性状は，診断や治療を考慮する手助けとなる。
- 赤く染まった胸水や漿液性の胸水は血液の存在を示唆する。これは手技(持続吸引すると赤味が取れるはず)による場合や原疾患(悪性腫瘍，肺塞栓症，

表 15-2　滲出性胸水を定義する Light の基準[1]

滲出性胸水は以下の基準の 1 つ以上を満たす
- 胸水中の蛋白／血清中の蛋白＞0.5
- 胸水中の LDH／血清中の LDH＞0.6
- 胸水中の LDH が＞200 か血清中の LDH の基準値上限の＞2/3

漏出性胸水は，これら 3 つの基準のすべてを満たさない

表 15-3　滲出性胸水を定義する Heffner の基準[2]

滲出性胸水は以下の基準の 1 つ以上を満たす
- 胸水中の蛋白が＞2.9g/dL
- 胸水中の LDH が正常上限の＞0.45 倍
- 胸水中のコレステロールが＞45 g/dL

漏出性胸水は，これら 3 つの基準のすべてを満たさない

外傷など)による場合がある。
- 全体的に血性の胸水の場合，胸水のヘマトクリット(Hct)を測定する。血胸は，胸水の Hct／血液の Hct が＞0.5 である場合と定義され，胸腔ドレナージの適応となる。
- 悪臭のある液体や膿は膿胸を示す。速やかに胸腔ドレナージが必要となる。
- 混濁しているものや乳白色の胸水は，乳糜胸の可能性が高い(後述)。

■ 胸水の初期検査

- 胸水検査の最も重要な目的は，Light の基準(表 15-2)[1,2] や Heffner の基準(表 15-3)[3] を用いて，胸水を漏出性か滲出性に分類することである。
- 臨床的な判断に基づき，以下の胸水の検査項目を調べることが診断の手助けとなる。
- 上記の基準により，滲出性胸水と診断された患者で，臨床的に心臓や肝臓，腎臓の疾患の疑いが強いときは，血清-胸水アルブミン較差を測定すべきである。1.2 g/dL を超える場合は，胸水はうっ血性心不全や肝疾患，腎疾患による可能性がある[4]。

Light の基準
- 胸水が滲出性か漏出性かを鑑別する際に最も頻用される[1]。
- この基準は滲出性胸水と診断できる感度が 97.9％である[5]。
- この基準を用いる際には，胸腔穿刺のときに同時に血清中の LDH や蛋白を測定する必要がある。

Heffner の基準
- Light の基準と同程度の感度(98.4％)である[3]。
- この基準の利点は血液検査が必要ないことである。

■ 他の検査項目

細胞分画
- 細胞数が多ければ一般的には滲出性胸水である(このことは Light の基準に

表 15-4 肺炎随伴性胸水に対する胸腔ドレナージの適応

X線上の適応
- 胸水が被包化している
- 片側胸郭の半分以上の胸水貯留がある
- 液面形成がある

微生物学的な適応
- 膿が胸腔内にある
- Gram 染色陽性
- 胸水の培養が陽性

生化学的な適応
- 胸水の pH が<7.2
- 胸水中のグルコースが<60 mg/dL

は含まれていない)。
- **好中球増加** 細菌感染症を疑い、膿胸を考慮する必要がある[6]。
- **好酸球増加**(全有核細胞数の>10%) 空気や血液の胸腔内への混入を示唆する[7]。そのどちらもない場合は、真菌や寄生虫の感染、薬物性、肺塞栓症、アスベスト関連疾患、Churg-Strauss 症候群を考慮する[8]。
- **リンパ球増加**(全有核細胞数の>50%) 悪性腫瘍や結核を示唆する[6]。
- **中皮細胞**が認められた場合は、結核とは診断されない。
- **形質細胞**が多量に認められた場合は、多発性骨髄腫を示唆する。

ルーチンの Gram 染色と培養、抗酸菌培養
- ルーチンの Gram 染色はすばやく行い、胸水が感染によるものであれば、抗菌薬による治療を開始する(表 15-4)。
- 抗酸菌染色と培養は、臨床的に結核を疑う場合に行う。

■ グルコース
- 胸水中のグルコースが<60 mg/dL の場合は、結核、悪性腫瘍[9]、関節リウマチ[10]、肺炎随伴性胸水[11]を疑う。
- 胸水中のグルコースが<60 mg/dL の肺炎随伴性胸水の場合は、胸腔ドレナージを考慮する(表 15-4)。

■ pH
- 低 pH の胸水はたいてい低グルコース、高 LDH である。しかし低 pH は、検体採取の技術が未熟であった可能性もある(胸水の pH 測定は、嫌気的に、ヘパリン化したシリンジに採取し、冷凍保存するのが望ましい)。
- pH<7.3 は、膿胸、結核、悪性腫瘍、膠原病、食道破裂でみられる。
- pH<7.2 の肺炎随伴性胸水では、胸腔ドレナージを考慮する(表 15-4)[8,12]。

■ 細胞診
- 細胞診は悪性胸水の約 60%で陽性となる[13]。
- 胸水を未分画ヘパリンと一緒にすることで、検出率が上昇する。
- 特筆すべきこととして、細胞診では胸水検体量は解析に影響しない[14]。

■アミラーゼ
- アミラーゼの上昇は，膵疾患や悪性腫瘍，食道破裂を示唆するが，臨床的にそれらを疑う場合以外は，ルーチンで測定する必要はない[15]。
- 悪性腫瘍や食道破裂では，唾液由来のアミラーゼが上昇するが，膵アミラーゼは上昇しない。

■ トリグリセリド(中性脂肪)
- 混濁や乳白色の液体は乳糜胸を示唆する。
- 液体を遠心し，混濁がとれたならば，それは細胞やゴミが浮遊していたためかもしれない。
- 上澄みが透明でなく，乳白色が残っているようであれば，胸水の脂肪をチェックする。
- トリグリセリド値の上昇($>110\,\mathrm{mg/dL}$)は乳糜胸を意味し[2,8]，外傷や手術，悪性腫瘍(特に悪性リンパ腫)による胸管の破綻によるものである。胸水中のカイロミクロンの存在は胸管の破綻を裏付ける。

■ 他の診断的検査
- 特定の疾患が臨床的に疑われた場合は，他の侵襲的な検査が役立つかもしれない。
- **盲目的胸膜針生検**　一般的に，結核の場合を除いては，胸腔穿刺の診断価値を少しだけ上昇させるにすぎない。結核性胸水は，胸水の培養では20〜25％しか陽性にならない。しかし，胸水検査と胸膜生検(肉芽種や抗酸菌の検出)を組み合わせると90％の感度で結核と診断できる。
- **診断的胸腔鏡検査**　盲目的胸膜針生検に取って代わるかもしれない。直視下に生検ができるため，悪性疾患や盲目的胸膜針生検で結核の可能性が高い場合の診断価値が上昇する。

胸水の分類
■ 漏出性胸水
- 漏出性胸水はたいてい低蛋白，低LDHである。通常，グルコース濃度は血清と同程度であり，pHは血清よりも高い。
- たいていの漏出性胸水は，透明で麦わら色，粘り気がなく，無臭である。
- 白血球数はたいてい<100/HPF(強拡大1視野)であり，赤血球数は<10,000/HPFである。
- 漏出性胸水は，心疾患，肝疾患，腎疾患によるものの可能性が高く，それらを治療することとなる。

■ 滲出性胸水
- 滲出性胸水はたいてい高蛋白，高LDHであり，Lightの基準の1つを満たす。
- 胸水の原因の診断は，胸腔穿刺の前に詳細な病歴聴取と身体所見によって行うべきである。
- 滲出性胸水をきたす疾患には幅広い鑑別があるが，いったん診断がつけば原因に対しての治療を行う。

肺炎随伴性胸水と膿胸
- 肺炎随伴性胸水は滲出性胸水であり，呼吸器感染症後に生じる。

- 膿胸は遅滞なく治療する必要があり，肺炎患者にはすぐに診断的な検査を行う。
- 肺炎随伴性胸水と膿胸では，その量，隔壁の存在，胸水の外観，胸水の微生物学的生化学的解析に基づいて，チューブドレナージで管理する(表15-4)[12]。
- 抗菌薬は広域スペクトルのものから開始し，培養結果に従って狭くしていく。
- 胸腔の十分なドレナージのために複数本の胸腔チューブを要することもある。
- 十分かつ迅速な胸腔ドレナージに失敗した場合は，胸水の器質化や胸膜の肥厚を形成し，**胸膜剝離術**という外科的切除が必要となる。

悪性胸水
- 悪性胸水は肺や縦隔への腫瘍の浸潤で発生する。
- 癌患者では，肺塞栓症や閉塞性肺炎，乳糜胸，薬物，放射線治療などによる二次的な胸水貯留のリスクが高い。
- 特に症状のない安定した胸水貯留患者では，さらなる侵襲的な検査を避けて経過観察のみ行う。

治療

治療的胸腔穿刺
- 患者の状態や呼吸苦を緩和する。
- 症状の緩和を目的とする場合や，胸水の再貯留が緩徐であれば，繰り返し胸腔穿刺を行うことは適している。
- 1Lを超える胸水の急速な排出は，再膨張性肺水腫を引き起こすため，禁忌である。
- 残念なことに，悪性胸水の95%は再発し，その中央値は1週間以内である。

胸膜癒着術
- 胸膜癒着術は，初回のドレナージで症状が軽快するものの，早期に再発を繰り返す患者に効果的な治療である。
- 硬化薬を胸腔内に注入し，臓側胸膜と壁側胸膜を接着させる。
- 胸膜癒着術に使用される薬物は，タルク(滑石)，ドキシサイクリン，ミノサイクリン，ブレオマイシン(効果は低く高価)などがある。
- この治療に関連した特殊な不快感を軽減するために，鎮痛薬やリドカインを硬化薬に加えて使用する[16]。
- 胸腔ドレナージからの排液が多い(>100 mL/日)場合には，初回投与から2日以上空けて，2回目の硬化薬を投与する。

カテーテルの長期留置
- この手技は，患者自身が間欠的にドレナージを行えるので症状のコントロールが良好である。
- 胸腔カテーテル留置はドキシサイクリンによる胸膜癒着術より，症状コントロールがよいとされる[17]。
- さらに，ドレナージを繰り返すことにより約50%の患者で胸膜を癒着させ

ることができ，カテーテルを抜去できるとされる。

胸膜切除術・焼灼術
- 胸膜除去や物理的な刺激で胸膜癒着を促進する。
- 他の理由で胸膜癒着術が効果的でない予後のよい患者は，開胸術が必要となる。

化学療法と縦隔放射線療法
反応のよい腫瘍(リンパ腫や肺小細胞癌など)による胸水に対して，コントロール目的に行う。

孤立性肺結節

一般的事項

- 孤立性肺結節 solitary pulmonary nodule(SPN)は，≦3 cm，球状，孤立，限局した，完全に肺に囲まれた病変と定義され，無気肺，肺門部拡大，胸水と関連しない病変である[18,19]。
- 3 cm を超える結節は**肺腫瘤**と呼ばれ，悪性の可能性が高い[18,19]。**8〜10 mm 未満の結節**は，悪性の可能性は低いものとして，区別する専門家もいる[18]。
- 孤立性肺結節のほとんどは，他の理由で胸部 X 線撮影や CT を行った際に偶然に発見される[18]。
- 孤立性肺結節の有病率は，調査対象(例：年齢・喫煙状況)や検査機器(例：X 線，CT)に大きく依存する。胸部 X 線写真の 0.2〜7%，CT の 8〜51%で孤立性肺結節の報告がある[18,20〜22]。胸部 X 線写真で見つかった孤立性肺結節は，偽陽性であることもある。
- 重要なのは，**悪性の孤立性肺結節を切除できた場合は，進行性の肺癌と比較して，劇的に長期生存率がよい**ということである。

病因
孤立性肺結節患者の悪性腫瘍の割合は，調査対象や使用した機器によって大きく異なる。悪性であるリスクを上昇させる項目については後述する。表 15-5 に孤立性肺結節の鑑別診断をまとめた。

診断

臨床所見
- 多くの患者は結節そのものによる症状はないことが多い。高齢者，喫煙歴，胸部以外の癌の既往，原発性肺癌の既往がある場合は，孤立性肺結節が悪性である可能性が高くなる[18,19,23〜26]。
- 発熱，悪寒，発汗，体重減少，食欲不振，衰弱，疲労感，倦怠感などといった，悪性腫瘍や感染症に伴う継続した症状を尋ねる必要がある。
- 身体所見はたいていの患者は正常である。それでもなお，慎重な肺の検査が

表 15-5 孤立性肺結節の鑑別診断

腫瘍性
　悪性
　　原発性肺癌
　　　腺癌(気管支肺胞異形成を含める)
　　　扁平上皮癌
　　　小細胞癌
　　　大細胞癌
　　　カルチノイド
　　転移性肺癌(例:乳癌,結腸癌,胚細胞癌,頭頸部癌,悪性黒色腫,前立腺癌,腎細胞癌)
　　リンパ腫
　良性
　　過誤腫
血管性
　動静脈奇形
　血管腫
　限局性出血
　肺梗塞
炎症性
　サルコイドーシス
　Wegener 肉芽腫
　関節リウマチ

感染症
　肉芽種
　　結核
　　非結核性抗酸菌症
　　ヒストプラスマ症
　　コクシジオイデス症
　　クリプトコッカス症
　　アスペルギルス症
　　ブラストミセス症
　円状肺炎
　肺膿瘍/敗血症性塞栓
　寄生虫(例:回虫症,イヌ糸状虫症,エキノコックス症,肺吸虫症)
その他
　治癒性・非特異性肉芽腫
　非特異的炎症,線維化
　円形無気肺
　気管支囊胞
　肺内リンパ節
　リポイド肺炎
　肺分画症
　アミロイドーシス

必要となる。

診断的検査
■ 胸部 X 線写真

以下に挙げる胸部 X 線写真の所見は悪性を示唆する[18, 20, 23, 24, 27]。

- サイズによって悪性である可能性は高くなる。<1 cm であればたいてい悪性でないが,>2 cm の孤立性肺結節はしばしば悪性である。
- 上葉にある場合,特に右上葉に位置するときは,悪性であることが多い。
- 辺縁が不整である場合や,スピキュラを伴う場合は,悪性の可能性が高くなる。辺縁が平滑な場合は良性であることが多く,ホタテガイ状の場合には,良性と悪性の中間である。
- まだら状,もしくは遠心性の石灰化は悪性を示唆する。薄板状,中心性,濃い石灰化は肉芽腫を示唆し,ポップコーン様は過誤腫を示唆する。明らかな良性の石灰化の場合には,さらなる検査は必要ない。
- 悪性の孤立性肺結節の倍化時間はたいてい 20〜300 日とされるが,多くは 100 日未満である。直径が約 30% 増加すれば結節が倍加したことになる。この計算に基づくと,2 年間大きさに変化がない孤立性肺結節は,悪性の可能性はかなり低い。サイズの変化は重要であり,以前の胸部 X 線写真や胸

部CTがあれば必ず比較する。ゆっくりと成長し，徐々に浸潤していく気管支肺胞癌が存在することが知られている。これはスリガラス陰影として見られ，長期的な経過観察が必要となる[28]。

米国胸部疾患専門医会 American College of Chest Physicians(ACCP)は，**さらなる検査や生検を行う前に孤立性肺結節が悪性である検査前確率を評価すること**を推奨している[18]。これは，妥当なものとして上述した諸事項を実際に用いて行う。いくつかの予測モデルが提唱されている[23, 29, 30]。Swensenらが考案した予測モデルは有効であるとされるが，専門家による評価よりも的確ではない[31]。このモデルでの独立予測因子は以下のとおりである。年齢〔オッズ比(OR) = 1.04，各年ごとに増加〕，以前または現在の喫煙歴(OR = 2.2)，5年以上前に診断された癌の既往，ただし5年以内に診断されたものは除く(OR = 3.8)，結節の径(OR = 1.14，1 mm増加するごとに)，スピキュラ(OR = 2.8)，上葉(OR = 2.2)[23]。

■ 胸部CT

高分解能胸部CTは孤立性肺結節の検出や特徴を知るうえで，感度，特異度ともに高い。**ACCPは，胸部X線で未確定の孤立性肺結節患者すべてに，胸部CTを行うように提唱している**[18]。以前のCTがあれば見返す必要がある。上述したX線写真の特徴に加えてCTにて以下の所見を認める場合は，悪性の可能性が高まる[18-20, 27, 32, 33]。

- 血管の収束
- 結節内の気管支拡張
- 偽空洞化
- ＞15 mmの厚み，不規則な空洞形成
- ＞15 HU(Hounsfield unit)以上の造影効果
- 脂肪による減弱(−40〜−150 HU)は過誤腫や脂肪腫を強く示唆する。転移性腫瘍(例：脂肪肉腫，腎細胞癌)は，時に脂肪を含んでいることがある。

■ PET

孤立性肺結節の診断目的で 18-フルオロデオキシグルコース PET(^{18}F-FDG PET)も使用される[34]。感度は87〜96.8%，特異度は77.8〜83%である[35]。10 mm未満の結節(8〜10 m未満)では感度が下がる。偽陰性となりうることと，医師が強く悪性を疑った場合は生検を行うべきであることが重要である。**ACCPは，悪性の検査前確率が低〜中間群の患者や，CTで性質がはっきりしない(良性と判断できない)8〜10 mmを超える孤立性肺結節の患者には，^{18}F-FDG PETを行うように勧めている**[18]。施設によっては，PETとCTを組み合わせて1回で行うところもある。

■ 精査

いったん臨床的・画像的に判明した孤立性肺結節について，追加の検査・治療の選択はリスクとベネフィットの関係で変わりうる。選択肢としては，定期的な経過観察，生検，手術がある。それぞれ長所・短所があるが，悪性の可能性があるかどうかで決まってくる。

- **経過観察**　悪性の可能性が非常に低い場合(＜5%)に適している。3カ月，6カ月，12カ月，24カ月時に定期的な高分解能CTでフォローアップする。

増大を示す所見は悪性の根拠となる．2年後も病変に変化がなければ，悪性の可能性は非常に低い[18]．
- CTによる経過観察は，8〜10 mmを超える孤立性肺結節で以下の場合に適している．(1)悪性の可能性が低く(＜30〜40％)，[18]F-FDG PETで偽陰性，もしくは造影CTで＜15 HUの場合．(2)生検で診断に至らず[18]F-FDG PETが陰性の場合．(3)患者が積極的な検査を好まない場合[18]．
- **生検**　手術で根治が見込める8〜10 mmを超える孤立性肺結節患者で，以下の場合に適応がある．(1)臨床的に悪性の可能性が高いが，画像検査と一致しない場合(例：悪性が強く疑われるが，[18]F-FDG PET 陰性など)．(2)良性疾患で特別な治療法がある場合(例：真菌感染)．(3)患者が手術の前に生検を希望している場合(手術の危険性が高い場合に有用)[18]．
  - **末梢の病変に対する生検**は，たいてい**CTガイド下針生検**が好ましい．感度，特異度は病変の大きさ，放射線科医の技量，施設の細胞病理検査の利用状況，針の大きさ，検体の個数によって異なる[18, 19, 27, 32, 36〜38]．気胸の報告は約12〜44％と幅がある．たいていはドレナージの必要はない．気胸の原因となる因子は，病変の深さ，孤立性肺結節が小さい，肺気腫，針の胸膜への刺入角が小さい場合，側面で実施する場合，病変が胸膜に近い場合である[18, 39〜44]．
  - **気管支鏡下肺生検**　特殊な状況(例：中枢にある，気管支に隣接している，病変内に気管支含気像 air bronchogram があるなど)で行われ，専門的技術が必要となる[18]．ナビゲーションシステムを用いた気管支鏡下肺生検は，末梢病変に対する技術として発展しつつある[45]．
- **外科的切除**　不確定の8〜10 mmを超える孤立性肺結節に推奨され，(1)臨床的に中間〜高度に悪性が疑われる場合，(2)[18]F-FDG PETが陽性の場合，(3)患者が確定診断を希望する場合に適応となる．通常は以下の2つの方法がある．
  - **開胸術**　最も確実な到達法であり，特に他の方法では到達できない中枢にある孤立性肺結節に対して行われる．
  - **ビデオ補助下胸腔鏡手術** video-assisted thoracoscopic surgery(VATS)　死亡率が低く，低侵襲の検査である．肺の末梢の孤立性肺結節がよい適応となる．

(小林　秀樹)

文献

1. Light RW, Macgregor MI, Luchsinger PC, et al. Pleural effusions: the diagnostic separation of transudates and exudates. *Ann Intern Med* 1972;77:507-513.
2. Light RW. Pleural Diseases. 5th Ed. Philadelphia, PA: Lippincott Williams & Wilkins, 2007.
3. Heffner JE, Brown LK, Barbieri CA. Diagnostic value of tests that discriminate between exudative and transudative pleural effusions. Primary Study Investigators. *Chest* 1997;111:970-980.
4. Roth BJ, O'Meara TF, Cragun WH. The serum-effusion albumin gradient in the evaluation of pleural effusions. *Chest* 1990;98:546-549.
5. Romero S, Candela A, Martin D, et al. Evaluation of different criteria for the separation of pleural transudates from exudates. *Chest* 1993;104:399-404.
6. Light RW, Erozan YS, Ball WC Jr. Cells in pleural fluid. Their values in differential diagnosis. *Arch*

Intern Med 1973;132:854-860.
7. Spriggs AI, Boddington MM. The Cytology of Effusions: Pleural, Pericardial, and Peritoneal and of Cerebrospinal Fluid. 2nd Ed. New York: Grune & Stratton, 1968.
8. Light RW. Clinical practice. Pleural effusions. *N Engl J Med* 2002;346:1971-1977.
9. Balbir-Gurman A, Yigla M, Nahir AM, et al. Rheumatoid pleural effusion. *Semin Arthritis Rheum* 2006;35:368-373.
10. Rodriguez-Panadero F, Lopez Mejias J. Low glucose and pH levels in malignant pleural effusions. Diagnostic significance and prognostic value in respect to pleurodesis. *Am Rev Respir Dis* 1989;139:663-667.
11. Heffner JE, Brown LK, Barbieri C, et al. Pleural fluid chemical analysis in parapneumonic effusions. A meta-analysis. *Am J Respir Crit Care Med* 1995;151:1700-1708.
12. Colice GL, Curtis A, Deslauriers J, et al. Medical and surgical treatment of parapneumonic effusions: an evidence-based guideline. *Chest* 2000;118:1158-1171.
13. Prakash UB, Reiman HM. Comparison of needle biopsy with cytologic analysis for the evaluation of pleural effusion: analysis of 414 cases. *Mayo Clin Proc* 1985;60:158-164.
14. Sallich SM, Sallach JA, Vazquez E, et al. Volume of pleural fluid required for diagnosis of pleural malignancy. *Chest* 2002;122:1913-1917.
15. Branca P, Rodriguez RM, Rogers JT, et al. Routine measurement of pleural fluid amylase is not indicated. *Arch Intern Med* 2001;161:228-232.
16. Walker-Renard PB, Vaughn LM, Sahn SA. Chemical pleurodesis for malignant pleural effusions. *Ann Intern Med* 1994;120:56-64.
17. Putman JB, Light RW, Rodriguez RM, et al. A randomized comparison of indwelling pleural catheter and doxycycline pleurodesis in the management of malignant pleural effusion. *Cancer* 1999;86:1992-1999.
18. Gould MK, Fletcher J, Iannettoni MD, et al. Evaluation of patients with pulmonary nodules: when is it lung cancer? ACCP evidence-based clinical practice guidelines (2nd edition). *Chest* 2007;132:108S-130S.
19. Ost D, Fein AM, Feinsilver SH. Clinical practice. The solitary pulmonary nodule. *N Engl J Med* 2003;348:2535-2542.
20. Wahidi MM, Govert JA, Goudar RK, et al. Evidence for the treatment of patients with pulmonary nodules: when is it lung cancer?: ACCP evidence-based clinical practice guidelines(2nd edition). *Chest* 2007;132:94S-107S.
21. Henschke CI, McCauley DI, Yankelevitz DF, et al. Early Lung Cancer Action Project: overall design and findings from baseline screening. *Lancet* 1999;354:99-105.
22. Holin SN, Dwork RE, Glaser S, et al. Solitary pulmonary nodules found in a communitywide chest roentgenographic survey. *Am Tuberc Pulm Dis* 1959;79:427-439.
23. Swensen SJ, Silverstein MD, Ilstrup DM, et al. The probability of malignancy in solitary pulmonary nodules. Application to small radiologically indeterminate nodules. *Arch Intern Med* 1997;157:849-855.
24. Gould MK, Ananth L, Barnett PG. A clinical model to estimate the pretest probability of lung cancer in patient with solitary pulmonary nodules. *Chest* 2007;131:383-388.
25. Schultz EM, Sanders GD, Trotter PR, et al. Validation of two models to estimate the probability of malignancy in patients with solitary pulmonary nodules. *Thorax* 2008;63:335-341.
26. Mery CM, Pappas AN, Bueno R, et al. Relationship between a history of antecedent cancer and the probability of malignancy for a solitary pulmonary nodule. *Chest* 2004;125:2175-2181.
27. Winer-Muram HT. The solitary pulmonary nodule. *Radiology* 2006;239:34-49.
28. Aoki T, Nakata H, Watanabe H, et al. Evolution of peripheral lung adenocarcinomas: CT findings correlated with histology and tumor doubling time. *AJR Am J Roentgenol* 2000;174:763-768.
29. Gurney JW. Determining the likelihood of malignancy in solitary pulmonary nodules with Bayesian analysis. Part I. Theory. *Radiology* 1993;186:405-413.
30. Gurney JW, Lyddon DM, McKay JA. Determining the likelihood of malignancy in solitary pulmonary nodules with Bayesian analysis. Part II. Application. *Radiology* 1993;186:415-422.
31. Swensen SJ, Silverstein MD, Edell ES, et al. Solitary pulmonary nodules: clinical prediction model versus physicians. *Mayo Clin Proc* 1999;74:319-329.

32. Jeong YJ, Yi CA, Lee KS. Solitary pulmonary nodules: detection, characterization, and guidance for further diagnostic workup and treatment. *AJR Am J Roentgenol* 2007;188:57-68.
33. Swensen SJ, Viggiano RW, Midthun DE, et al. Lung nodule enhancement at CT: multicenter study. *Radiology* 2000;214:73-80.
34. Herder GJ, van Tinteren H, Golding RP, et al. Clinical prediction model to characterize pulmonary nodules: validation and added value of 18F-fluorodeoxyglucose positron emission tomography. *Chest* 2005;128:2490-2496.
35. Gould MK, Maclean CC, Kuschner WG, et al. Accuracy of positron emission tomography for diagnosis of pulmonary nodules and mass lesions: a meta-analysis. *JAMA* 2001;285:914-924.
36. Lacasse Y, Wong E, Guyatt GH, et al. Transthoracic needle aspiration biopsy for the diagnosis of localized pulmonary lesions: a meta-analysis. *Thorax* 1999;54:884-893.
37. Wallace MJ, Krishnamurthy S, Broemeling LD, et al. CT-guided percutaneous fine-needle aspiration biopsy of small (≤1 cm) pulmonary lesions. *Radiology* 2002;225:823-828.
38. Ohno Y, Hatabu H, Takenaka D, et al. CT-guided transthoracic needle aspiration biopsy of small (<20 mm) solitary pulmonary nodules. *AJR Am J Roentgenol* 2003;180:1665-1669.
39. Kazerooni EA, Lim FT, Mikhail A, et al. Risk of pneumothorax in CT-guided transthoracic needle aspiration biopsy of the lung. *Radiology* 1996;198:317-375.
40. Cox JE, Chiles C, McManus CM, et al. Transthoracic needle aspiration biopsy: variable that affect risk of pneumothorax. *Radiology* 1999;212:165-168.
41. Yeow KM, See LC, Lui KW, et al. Risk factors for pneumothorax and bleeding after CTguided percutaneous coaxial cutting needle biopsy of lung lesions. *J Vasc Interv Radiol* 2001;12:1305-1312.
42. KO JP, Shepard JO, Drucker EA, et al. Factors influencing pneumothorax rate at lung biopsy: are dwell time and angle of pleural puncture contributing factors? *Radiology* 2001;218:491-496.
43. Saji H, Nakamura H, Tsuchida T, et al. The incidence and the risk of pneumothorax and chest tube placement after percutaneous CT-guided lung biopsy: the angle of the needle trajectory is a novel predictor. *Chest* 2002;121:1521-1526.
44. Yeow KM, Su IH, Pan KT, et al. Risk factors of pneumothorax and bleeding: multivariate analysis of 660 CT-guided coaxial cutting needle lung biopsies. *Chest* 2004;126:748-754.
45. Eberhardt R, Anantham D, Herth F, et al. Electromagnetic navigation diagnostic bronchoscopy in peripheral lung lesions. *Chest* 2007;131:1800-1805.

糖尿病　16

Rashmi S. Mullur, Ernesto Bernal-Mizrachi

一般的事項

- 糖尿病 diabetes mellitus(DM)は，インスリン分泌，インスリン作用，または両者の障害から起こる高血糖を特徴とする疾患である。
- 慢性的な高血糖状態によりさまざまな臓器障害や血管障害が生じる。特に，眼，腎臓，神経，心臓にみられる。
- 糖尿病は慢性疾患であり，厳密な血糖コントロール，血圧の調節，高脂血症の改善などの治療，または予防，患者教育が必要である。
- 糖尿病性ケトアシドーシスや非ケトン性高浸透圧性症候群といった緊急事態に対するマネジメントについては，本書では扱わない。

分類
■1型糖尿病
- 1型糖尿病は膵β細胞の破壊による絶対的インスリン欠乏を特徴とする[1]。
- 1型糖尿病は全糖尿病患者の中でも5〜10%ほどである。
- **膵β細胞の細胞性自己免疫性破壊**により生じる。
- 免疫マーカーとしては現在，膵島細胞抗体(ICA)，インスリン自己抗体(IAA)，グルタミン酸脱炭素酵素抗体(抗GAD抗体)，チロシンホスファターゼIA-2とIA-2βに対する自己抗体が特定されている。
- これらの自己抗体は85〜90%の患者で陽性となり，HLAと強く関連する。
- 自己免疫性の糖尿病は，一般的には幼少期から青年期の間に発症するが，どの年齢でも起こりうる。成人では遅発性自己免疫性糖尿病として知られている。
    - ■膵β細胞の破壊速度はさまざまであり，β細胞がすべて破壊されるまで何年もかかることもある。
- これらの患者では，**生存のためのインスリン投与が必要であり，糖尿病性ケトアシドーシスを防ぐことが重要である。**
- 診断時に肥満であることは稀であるが，肥満があっても本疾患を鑑別診断から除外してはならない。
- 自己免疫性1型糖尿病を診断した際には，他の自己免疫疾患〔Graves病(Basedow病)，橋本病，Addison病，白斑，セリアックスプルー，自己免疫性肝炎，重症筋無力症，悪性貧血など〕の存在についても留意する必要がある。

■2型糖尿病
- 2型糖尿病は**糖尿病の中でも最も頻度が高く**，全糖尿病患者の90%以上に及ぶ。
- インスリン抵抗性や相対的インスリン欠乏を特徴とする。

- ほとんどの患者は生存のためのインスリン療法は不要であり，経口糖尿病薬により管理できる。しかしながら，長期間，2型糖尿病に罹患することで膵β細胞のインスリン分泌能が低下し，インスリン療法が必要となることが指摘されてきている[2]。
- 多くの患者が肥満であるか内臓脂肪が増加しており，インスリン抵抗性を増悪させる。
- 糖尿病性ケトアシドーシスを生じることは稀であるが，他の疾患や感染症のもとで生じることもある。
- 診断に至るまでに何年もかかり，その間の慢性的な高血糖状態の継続から，大血管や細小血管に合併症をきたすリスクが上昇することが度々である。
- 2型糖尿病のリスクとしては高齢，肥満，運動不足，妊娠糖尿病の既往が挙げられる。
- 罹患率は人種や民族により異なる。**遺伝的要素については強い関連性が指摘されているが**，はっきり証明されていない。

■ 他の種類の糖尿病

膵β細胞の遺伝的欠損

このタイプの糖尿病は幼少時の高血糖が特徴であり，若年性成人発症糖尿病と呼ばれている[3]。

- これらの糖尿病ではインスリン分泌能は完全に失われるものの，インスリン作用の欠損は認められない。
- 遺伝形式は常染色体優性遺伝である。

膵外分泌疾患

- 膵損傷により誰にでも生じる。
- 外傷，膵切除術，膵炎，感染症，膵癌などが原因でインスリン欠乏となりうる。
- 嚢胞性線維症やヘモクロマトーシスなどの遺伝性疾患でも膵β細胞破壊を生じ，インスリン分泌障害をきたしうる。

薬物性糖尿病

- 有害物質，経静脈的ペンタミジンの投与などにより膵β細胞の破壊をきたしうる[4]。
- インターフェロンα投与中の患者で，島細胞に対する自己抗体関連の糖尿病が生じることが報告されている[5]。

内分泌疾患

Cushing病や先端巨大症といった内分泌疾患においては，インスリン拮抗作用のあるホルモン分泌により，または，糖毒性やインスリン抵抗性により糖尿病をきたす。

妊娠糖尿病

- 全妊娠の約4%に合併する。
- 妊娠糖尿病患者では将来，2型糖尿病を発症する危険性が高く，妊娠糖尿病の既往がある人では，糖尿病が発症していないか，毎年評価すべきである。

表 16-1 糖尿病の危険因子

- 運動不足
- 第 1 度近親の糖尿病
- 高リスク民族（アフリカ系，ラテン系，アメリカ先住民，アジア系，太平洋諸島人）
- 9 ポンド（約 4,000 g）以上の乳児を出産した女性，または妊娠糖尿病の既往がある女性
- 高血圧（＞140/90 mmHg または内服治療中）
- HDL コレステロール＞35 mg/dL（0.90 mmol/L）あるいはトリグリセリド＞250 mg/dL（2.82 mmol/L）
- 多嚢胞性卵巣症候群のある女性
- 耐糖能異常，空腹時高血糖
- インスリン抵抗性関連の病態（高度肥満，黒色表皮腫など）
- 脳血管障害の既往

診断

- 糖尿病の診断やスクリーニングにおいて，検査ごとの優劣はない。
- 無症候性の場合は，下記のガイドラインに従う。
  - BMI＞25 kg/m^2 以上の肥満で他の危険因子を有する成人症例（表 16-1）。
  - 基準を満たさない場合でも，糖尿病の検査を 45 歳から開始すべきである。
  - 結果が陰性であっても，臨床的に疑われれば最低でも 3 年ごとに再検査する。
- 診断時に，初期評価として下記を含む詳細な病歴をとる。
  - 糖尿病病型
  - 糖尿病に伴う合併症
  - 前治療の評価
  - 血糖，脂質，心血管，栄養に及ぶ管理目標をたてる。

糖尿病の新たな診断基準

- 長年にわたり，HbA1c は慢性的な高血糖，糖尿病合併症のリスクに対する精密で正確な指標とされてきた。
- 現在，HbA1c は糖尿病診断のための検査となっている[6]。
- HbA1c＞6.5％を糖尿病と診断する。
  - 確定診断をするにあたり，HbA1c の再測定を行う。
  - 症候性で随時血糖値＞200 mg/dL の際には再検査は不要である。
  - HbA1c の評価ができない際には，空腹時血糖値，75 g 経口ブドウ糖負荷試験〔75g oral glucose tolerance test（OGTT）〕を用いた評価が推奨される。
- かつて用いられていた「前糖尿病」「空腹時高血糖」「耐糖能異常」といった語は，もはや臨床的に適切ではない。これらは高血糖の慢性的リスクを認識していないためである。
- HbA1c が診断基準を満たさない場合でも，HbA1c＞6.0％の患者では栄養状態や生活習慣の改善，運動の促進などを助言する。

- 下記のような糖尿病の超高リスク群では，生活習慣の改善に加え，メトホルミンの投与を考慮する[7]。
  - 空腹時高血糖とインスリン抵抗性の既往がある。
  - HbA1c＞6.0%
  - 高血圧
  - 低 HDL コレステロール血症，または高トリグリセリド血症
  - 第1度近親に糖尿病の家族歴がある。
  - 60歳未満で肥満

古典的な糖尿病診断基準
- 下記のいずれかを満たせば糖尿病と診断する。
  - **空腹時血糖＞126 mg/dL**(7.0 mmol/L)
    - 空腹時とは最終食事摂取から8時間以上後と定義する。
  - **糖尿病の症状を認め，かつ随時血糖値＞200 mg/dL**(11.1 mmol/L)
    - 症状としては多尿，多飲，原因不明な体重減少など。
  - **75 g OGTT 2時間値＞200 mg/dL**(11.1 mmol/L)
    - 力価75gのブドウ糖を溶解した水を飲みブドウ糖負荷を受ける。

1 型糖尿病
- 1型糖尿病では典型的には症状は早期に出現し，著明に血糖値の上昇を認める。症状出現後に早期に診断に至る。
- 膵島自己抗体は，将来的な1型糖尿病のリスクの有無を評価する指標となる。
  - 無症候性の多数の患者に対して検査することは推奨されない。
  - 臨床研究では高リスク群への検査が適切となることもある。具体的には次のとおりである。
    - 一過性の高血糖の既往がある患者
    - 1型糖尿病の家族歴のある人

妊娠糖尿病
- 女性では，初回の妊婦健診時に，妊娠糖尿病のリスクを評価する[8](表16-2)。
- 妊娠糖尿病の高リスク群では妊娠が確定し次第，糖尿病について精査を行う。
- 低リスク群では精査の必要はない。
- 低リスク群でない場合は，妊娠24〜28週で糖尿病の精査を行う。
- 妊娠糖尿病の既往歴のある患者では2型糖尿病に移行するリスクも高いため，産後6〜12週でOGTTを用いて精査する。
- 24〜28週で，妊娠糖尿病の精査として下記2つの方法のいずれかを用いる。

■2段階アプローチ
- まず初期評価として，50gのブドウ糖を飲用させて1時間後の血糖値を測定する〔50 g glucose challenge test(GCT)〕。
- 50 g GCT 後の血糖値＞140 mg/dL であれば，妊娠糖尿病の感度は約80%である。さらに血糖値＞130 mg/dL での感度は約90%である。
- 50 g GCT で陽性の患者は後日 100 g OGTT を行い，確定診断を行う。

表 16-2 妊娠糖尿病のリスク評価

高リスク群
- 高度肥満
- 妊娠糖尿病の既往，または週数に比較して巨大児を出産した
- 尿糖陽性
- 多嚢胞性卵巣症候群（PCOS）
- 2型糖尿病の強い家族歴

低リスク群
- 25歳未満
- 妊娠前の体重が正常範囲である
- 糖尿病の有病率が低い民族
- 第1度近親に糖尿病がいない
- 耐糖能異常がない
- 産科的異常の既往がない

■1段階アプローチ

- すべての患者で24〜28週に100g OGTTを施行する。
- 試験は，夕食後8時間以上経過した早朝に行う。
- 妊娠糖尿病と診断するために，下記のうち少なくとも2回血糖値を測定する。
  - 空腹時：>95 mg/dL
  - 1時間後：>180 mg/dL
  - 2時間後：>155 mg/dL
  - 3時間後：>140 mg/dL

治療

- 治療には医師主導のチームで対応する。医師に限らず，糖尿病認定看護師，管理栄養士，薬剤師，メンタルヘルス職など糖尿病診療への経験と強い関心をもった専門職を含める。
- 患者教育を行い，すべての治療において患者自身が自主的に治療の一員となることを強調する。
  - 管理プランを検討する際には，年齢，学校や職場のスケジュール，活動性，食生活，社会的地位，個人的・文化的要因や病状への考慮が必要である。

血糖目標値

- 血糖目標値は，末梢血血糖値 capillary blood glucose（CBG）やHbA1c値により評価する。
- 血糖目標値は，1型または2型糖尿病において慢性合併症のリスクを下げるエビデンスのある値が目標値として定められている[9,10]。
  - 食前CBGは90〜130 mg/dLの範囲を目標とする。
  - 食後CBGは180 mg/dLを目標とする。
  - HbA1c<7%，または低血糖にならない範囲で正常値に近づくように。

- 妊娠糖尿病に関しては，最近のガイドラインでは以下のように目標を定めている[11]。
  - 食前 CBG＜95 mg/dL
    で，かつ
  - 食後 1 時間 CBG＜140 mg/dL
    または
  - 食後 2 時間 CBG＜120 mg/dL
- 目標値は個別化すべきである。次のような要素による。
  - 糖尿病罹患期間
  - 年齢や生命予後
  - 併存疾患の状態
  - 心血管疾患または進行した細小血管合併症
  - 無症候性低血糖
  - 各個人の病態

末梢血血糖値(CBG)の自己モニタリング
- 非インスリン療法や食事療法を行っている患者，あるいはインスリンの使用回数が少ない患者では，血糖自己測定は少なくとも 1 日に 1 回は行う。
- 頻回インスリン療法やインスリンポンプ療法(CSII)の患者では，血糖自己測定は最低でも 1 日 3 回は行う。
- 主治医は診療ごとに血糖自己測定の結果をチェックし，それを踏まえて内服量などを調節する。
- 強化インスリン療法で治療する 1 型糖尿病患者では，血糖持続モニタリングの有用性が指摘されている。無症候性の低血糖や頻回に低血糖を起こす 1 型糖尿病患者では特に推奨される[12]。

ヘモグロビン(Hb)A1c
- 低血糖がなく，血糖コントロールが安定している患者では，HbA1c は最低でも半年ごとに評価する。
- 治療法を変更した患者や，血糖値が目標値に達しない患者では 3 カ月ごとに評価する。
- HbA1c を評価し，必要に応じて適宜，治療法を変更する[13]。
- HbA1c 評価の頻度は個々の患者の病状や臨床医の判断による。
- HbA1c 測定の限界
  - HbA1c の評価は，下記の際には不正確になる。
    - 赤血球の寿命に影響する病態
    - 変異ヘモグロビン
    - 最近の輸血
  - 血糖変動や低血糖などの指標とはならない。
- フルクトサミンなどの他の長期的な血糖指標値測定も有用であるが，現在，平均血糖や予後との関連について明確でない。

食事療法
- 糖尿病と境界型症例の全患者において，管理栄養士の指示のもとに食事療法を行う[14]。
- 肥満でインスリン抵抗性のある人では，**適度な減量はインスリン抵抗性を改善させる**[15]。
  - 低炭水化物，低脂肪食による食事療法は1年間は有効であろう[16]。
  - 低炭水化物食を摂取している患者では，脂質や腎機能や蛋白質摂取量を評価し，必要であれば低血糖の治療をする。
- **飽和脂肪酸は全カロリー量のうち7％未満に抑え，トランス脂肪酸の摂取は制限する。**
- 炭水化物摂取について
  - 血糖コントロールでは，炭水化物量の計算，交換，評価を通してその摂取を監視すること（カーボカウント）が重要である。
  - **食事における炭水化物摂取は1日130 mgが推奨される。**この量は，中枢神経機能に必要な血糖量（蛋白質や脂質から作られる糖を除いたもの）に基づいている。
- 甘味料と糖アルコール
  - FDAが推奨する甘味料にはアセスルファムカリウム，アスパルターム，ネオターム，サッカリン，スクラロースがある。
  - 上記のものはすべての糖尿病患者，妊婦にも安全である。
  - FDAが認可した糖アルコールにはエリスリトール，イソマルト，ラクチトール，マルチロール，マンニトール，ソルビトール，キシリトール，タガトース，でんぷん加水分解物がある。
  - 糖アルコールは，特に小児に下痢を引き起こす。
- ビタミン，サプリメント
  - 抗酸化物質（ビタミンE，ビタミンC，カロテン）を含むサプリメントを習慣的に摂取することは推奨しない。
  - クロム入りのサプリメントの効果についてはまだ，結論が出ておらず，現時点では推奨されない。

肥満者に対する手術
- BMI>35 kg/m^{2}で，生活習慣の改善や薬物治療でも血糖コントロールが不良な2型糖尿病の成人が対象となる[17]。
  - BMI<35 kg/m^{2}の患者は調査対象外となっており，現時点では十分なエビデンスはない。
  - 体重とは独立して，血糖値は腸管バイパス術に際して影響を及ぼす可能性があるかもしれない。
- ビタミンやミネラル欠乏，骨粗鬆症，インスリン過剰分泌による低血糖といった点が稀ではあるが長期合併症として挙げられる。

運動療法
- 日常的な運動は体重減少のみでなく，血糖値や心血管障害のリスクの改善に

- 運動規則にのっとった運動では，2型糖尿病でBMIの変化と独立して，HbA1c値の改善がみられた[18]。
- **糖尿病患者では150 min/週以上の運動をすべきである。**
- 運動療法に先立ち，冠血管系の危険因子について評価をする必要がある。現在，無症候の糖尿病患者についてのスクリーニングは明確ではなく，患者ごとに臨床的な判断をする必要がある。
- 炭水化物の摂取量や薬物の調節は，特にインスリンやインスリン分泌促進薬を使用している患者の低血糖を避けるために必要である。
- 硝子体出血や網膜剝離の危険性があるため，増殖性糖尿病性網膜症や高度な非増殖性網膜症患者では積極的な有酸素運動や抵抗性運動は禁忌となる[19]。
- 高度な末梢性ニューロパチーのある患者では，体重負荷が軽い運動，例えば水泳や自転車，腕を使用した運動などが一般的に耐容性がよい。

予防接種

- 糖尿病患者では，インフルエンザや肺炎と死亡率や罹患率は高い相関がある。
- 糖尿病患者では肺炎球菌による菌血症，院内感染による菌血症のリスクが上昇する[20]。
- 米国疾病予防管理センター(CDC)予防接種諮問委員会は，**糖尿病患者全例に対するインフルエンザと肺炎球菌の予防接種**を推奨している[21]。
  - インフルエンザワクチンは毎年接種することが推奨される。
  - 肺炎球菌ワクチンについては2歳以上の全糖尿病患者で推奨される。
  - ワクチン接種を受けたのが5年以上前で，かつそのときの年齢が65歳未満である患者は再接種が推奨される。
  - ほかに，ネフローゼ症候群，慢性腎不全，免疫力低下状態もワクチン再接種の適応となる。

低血糖

- 炭水化物にはたくさんの種類があるが，**低血糖では，ブドウ糖15〜20 g摂取**を行う。
- 脂質は，早期に血糖上昇反応を遅延させるため避ける必要がある[22]。
- ブドウ糖摂取から15分後に再び血糖値を測定する。
  - 低血糖が遷延していたら，再度ブドウ糖の摂取を行う。
  - 血糖値が正常まで改善していたら，再度低血糖になることを防ぐため，食事や軽食を摂る。
- 重度の低血糖では，自ら糖の経口摂取もできず，意識障害も出現するので，他人の助けが必要である。
- **重度の低血糖の既往がある患者ではグルカゴンを処方する。**さらに介護者や家族に適切な管理を指導する。
- 低血糖を繰り返している患者は，低血糖を防ぐ正常なホルモン分泌や自律的な調節を欠き，**低血糖に気付きにくくなる。**
- 低血糖の自覚症状に乏しい患者では，血糖の目標値を高めに設定し，低血

に対する反応の改善，将来の低血糖のイベントを防ぐ[23]。

心理社会的アセスメント
- 個々人の心理的・社会的な問題が患者の糖尿病治療へのアドヒアランスを妨げることがある[24]。
- 自己管理のみでは，病気に対する態度，個人的な期待，気分や感情，QOL，精神疾患，経済事情などによってしばしば限界がある。
- 以下の場合は，糖尿病管理に詳しいメンタルヘルスの専門家への紹介の適応である。
  - 治療内容を遵守できない。
  - 自傷の可能性のあるうつ病
  - 消耗性の不安症(独居，うつ病の併存など)
  - 摂食障害
  - 判断に著しい障害がみられる認知機能状態
- アドヒアランスの阻害因子に合わせて治療を調整することで，全体的な治療の質を改善しうる。

高血糖の管理
- 2型糖尿病では病状の進行を変化させる環境因子がいくつか存在する。
- 肥満，座りがちの生活習慣，栄養など，これらの改善は高血糖に対してよい結果をもたらす。
- さらに上記の要素に加え，早期であれば，以下の内服治療も有効である。

■ 経口糖尿病薬
- それぞれの経口糖尿病薬の一次目標や効果についてまとめた。
- 2型糖尿病の進行につれて，個々人の血糖値目標に合わせた実に多くの内服薬の組み合わせがある。

メトホルミン
- 臨床で使用される唯一のビグアナイド薬である[†1]。
- 肝の糖放出を抑制し，空腹時血糖を低下させる。
- **単剤での治療で，HbA1cを約1.5%改善するとされる[25]。**
- 内服に対する忍容性は良好であるが，副作用として胃腸症状が出現することがある。しかし，これらは少量の投与量から開始することで避けることができる。
  - メトホルミンは腎機能障害のある患者では，乳酸アシドーシスのリスクから禁忌とされる。
  - 他の乳酸アシドーシスの危険因子は，血液量減少，重症感染症，低酸素血症，アルコール症，篤な心肺疾患などが挙げられる。
  - 最近の報告では，GFR<30 mL/min でなければ安全に使用できるとされる[26]。

---

†1 訳注：わが国ではブホルミンもある。

スルホニル尿素系
- スルホニル尿素系薬物(SU薬)は内因性のインスリン分泌を増やす。
- 効果はメトホルミンと同様で、HbA1cを約1.5%低下させる。
- **最も重要な副作用は低血糖であり**、ときに重症となり、遷延する。特に高齢者や肝機能障害または腎機能障害のある患者でみられる。食事を抜く習慣がある者では低血糖のリスクが高まることから、SU薬を使用すべきでない。
- 第1世代のグリベンクラミドは他のSUと比較して低血糖のリスクが高く、もはや第1選択の薬物としては推奨されていない。
- 第2世代のSU薬(グリクラジド、グリメピリド、glipizide その他類似薬)がより優先される。
- 体重増加は内服開始後によくみられる副作用である。
- 低血糖は早期にみられるにも関わらず、臨床試験ではSU薬はチアゾリジン系薬物(TZD)、またはメトホルミン単独と比較して効果が劣るとされる[27]。

グリニド系
- これらの内服薬は同様に内因性のインスリン分泌を増加させるが、SU受容体の異なる部位に結合して効果を示す。
- SU薬と比較して半減期が短く、より頻回に投与される。
  - 半減期が短いために、**低血糖が遷延しにくい**。
  - 食事のタイミングがまばらであったり、食事を抜くことが多い人ではSU薬は忍容性が低く、そのような患者にはグリニドが推奨される。
- 臨床的に用いられているのは、レパグリニドとナテグリニドである[†2]。
- レパグリニドはHbA1cの低下効果はメトホルミンまたはSU薬とほぼ同様で、約1.5%である。ナテグリニドはそれらと比較すると幾分劣るとされる[28]。
- SU薬と同様に、体重増加の副作用がある。

α-グルコシダーゼ阻害薬
- α-グルコシダーゼ阻害薬は小腸における多糖類の消化、吸収を抑制する。
- 低血糖のリスクも少なく、食後血糖値の上昇を抑える効果がある。しかし、HbA1c低下についてはメトホルミンやSU薬には劣る。
- 最もよくみられる副作用は吸収不良、または体重減少である。
- 腸内ガスによる腹部膨満や胃腸症状を認めることが多く、そのせいで患者が内服を中断する場合がある。

チアゾリジン系(TZD)
- TZDはPPARγ作動薬である。
- 米国では現在rosiglitazone、ピオグリタゾンの2種類が上市されている。
- 筋肉や脂肪組織、肝臓のインスリン感受性を増強する。
- **単剤で使用する際、HbA1cは約0.5〜1.4%低下するとされる。**
- 最も多い副作用は体重増加と体液貯留である。そのため、うっ血性心不全のリスクが倍増する[29]。
- いくつかのメタ分析では、rosiglitazoneで心筋梗塞のリスクが増加すると報告している[30]。一方、ピオグリタゾンに関しては、心血管イベントについて重大な影響を及ぼさなかったと報告されている[31]。心血管イベントのリスク

についてはメタ分析も含めてまだ結論が出ていないが，医師は心疾患の既往のある患者に用いる際には慎重に判断する必要がある。
- その他，特に更年期の女性において，骨密度の低下により骨折のリスクが上昇するとされる[32]。
- 現在，TZD は単剤，またはメトホルミンや SU 薬，グリニドまたはインスリンと併用される[†3]。

ジペプチジルペプチダーゼ 4(DPP-4)阻害薬
- 消化管で分泌されるインスリン親和性のホルモンである**インクレチン**は，グルカゴン様ペプチド 1(GLP-1)そして，グルコース依存性インスリン分泌刺激ペプチド(GIP)を含む[33]。
- これらのホルモンは即座に DPP-4 酵素によって分解される。
- DPP-4 阻害薬は GLP-1 や GIP の分解を防ぐことにより効果を示し，インスリンの分泌量を増加させ，グルカゴンの分泌を抑制する。
- 現在，**シタグリプチン**が米国で唯一使用されているが，欧州では**ビルダグリプチン**も販売され，その他についても開発中である。
- **HbA1c を約 0.6〜0.9%低下させる効果がある。**
- 内服に対する忍容性は良好で，副作用も少ない。
- 単剤で，もしくはメトホルミンや TZD などと併用される。

■ その他の非インスリン治療薬

アミリン作動薬
- pramlintide(β 細胞より分泌されるホルモンの合成類似体)は，グルカゴンの分泌を抑えながら消化を穏やかにし，食後の高血糖を抑制する。
- 食前に皮下注で投与する。
- **HbA1c は平均 0.5〜0.7%改善する。**
- エキセナチド同様，主な副作用は胃腸症状である。特に悪心であるが，これは時間とともに改善する。**体重減少**は治療により生じ，2 番目に多い副作用である。
- pramlintide はインスリン(速効型，超速効型)の補助療法としてのみ用いられる。

グルカゴン様ペプチド 1(GLP-1)作動薬
- GLP-1 は小腸で生成されるペプチドであり，食事によりインスリン分泌を刺激する[35]。
- エキセナチド(GLP-1 合成アゴニスト)は，膵 β 細胞の GLP 受容体に結合する。GLP-1 作動薬として使用可能な唯一の薬物である[†4]。
- 1 日 2 回皮下注で投与される。
- **HbA1c を 0.5〜1.0%低下させる。**
- 他の作用としてはグルカゴンの抑制，消化管蠕動運動低下がある。

[†2] 訳注：わが国ではミチグリニドがある。
[†3] 訳注：海外で実施した糖尿病患者を対象とした疫学研究において，ピオグリタゾンを投与した患者で膀胱癌の発生リスクが増加するおそれがあり，また，投与期間が長くなるとリスクが増える傾向が認められている。
[†4] 訳注：現在はリラグルチドも認可され，使用可能。

- 副作用としては特に悪心，嘔吐，下痢などの消化器症状が多い。しかし，多くは時間の経過とともに改善する。他に，胃腸症状によると思われる**体重減少**も生じる。
- 最近の報告によると，膵炎のリスクが上昇するとされる。しかし，現時点では少数の報告のみである。これは薬物の直接作用によるものかは不明であり，今後調査が必要である。
- エキセナチドは，SU薬，メトホルミン，TZDとの併用のみ認められている。

■ インスリン療法

- **インスリン療法は最も効果のある治療法である。**
- 基本的なインスリン製剤は，中間型，速効型の2種類に分類される。
  - **中間型**（NPH）では，1日1〜2回投与することで，肝糖新生を抑制することにより，基礎インスリン量を上昇させる。6〜8時間でピークに達するため，基礎インスリンの代わりとして投与された場合は低血糖をきたす可能性がある。
  - **速効型**（regular）では，3〜4時間でピークに達するため，食事に対する作用として中間型と併用する。
- 一般的に，シンプルなインスリン療法では，1回投与法，速効型と中間型の2回投与，速効型と中間型の混合剤を定められた投与量で投与する。
- 強化インスリン療法では，基礎投与量に追加して，3，4回速効型を投与する。

1型糖尿病

- インスリンは1型糖尿病では治療の中心となり，内分泌科医と協力しながら管理する。
- **多くの1型糖尿病患者では，1日に数回インスリン注射をする強化インスリン療法を行う。**
- 超速効型や持効型のインスリンが登場したため，厳密な血糖コントロールを行っても，低血糖が遷延する頻度は高くない[36]。
- **インスリン グラルギン，デテミル**はどちらも持効型インスリンであり，ピークは穏やかに訪れる。1型糖尿病患者の**基礎インスリン分泌の代替として理想的である。**
  - インスリン グラルギンは典型的には1日1回であるが，場合によっては1日で2回投与することもある。
  - インスリン デテミルは1日2回投与する必要がある。
- 超速効型インスリンは**インスリン リスプロ，アスパルト，グルリジン**が使用される[37]。
  - 3種類とも5〜15分以内で作用し，ピークは30〜90分で，作用は2〜4時間継続する。
  - **食後の高血糖を抑える効果がある。**
  - 低血糖の頻度も少ないとされる。
  - 超速効型インスリンは**食直前に投与**する必要があり，ほとんどの1型糖尿病患者で，血糖値や炭水化物摂取量に合わせて投与量を速やかに調節する。
- 新しく診断された1型糖尿病では 0.2〜0.4 U/kg/日から開始する。しかし

ながら，最終的には 0.6〜0.7 U/kg/日必要となる。
- **複数回投与**レジメンは内分泌科医，糖尿病指導士，管理栄養士と協力して，個々に決める。
- 経験的に，約半分は基礎インスリン分泌量として，残りの半分は**速効型または超速効型インスリン**として食前に投与する。

2 型糖尿病
- 経口糖尿病薬を使用しても高血糖が継続する患者ではインスリン療法を追加したり，インスリン療法単独に変更したりする必要がある。
- 経口糖尿病薬とインスリンの併用では，インスリンは肝での糖新生を抑制し，経口糖尿病薬の効果を改善し，インスリン欠乏状態を改善する作用がある[38]。
- 寝る前に使用する基礎インスリンは，経口糖尿病薬の補足として一般に用いられる。
  - NPH または**持効型のインスリン グラルギン**などが用いられる。デテミルでは 2 回投与しなければならないので，この投与法では適当ではない。
  - 一般的に，**10 U または 0.2 U/kg で開始すれば安全である**。
  - 空腹時血糖が 90〜130 mg/dL となるまで適宜増加する。
  - NPH を就寝前に使用し，夜間低血糖，または症候的な低血糖が生じた際には投与量を減量したり，インスリン グラルギンに変更したりする。
- 多くの 2 型糖尿病において，経口糖尿病薬を使用し，補足として基礎インスリンを使用すると目標値に達することが多い。
- 経口糖尿病薬にもはや反応を示さない患者は，内分泌科医の補助のもと，インスリン単独の治療に変更すべきである。

糖尿病の合併症に対する予防，管理

■ 心血管疾患
- 糖尿病患者では，心血管疾患(CVD)の合併が罹患率や死亡率を上昇させる最多原因である。
- 糖尿病は心血管イベントの危険因子であり，2 型糖尿病では高血圧や脂質異常症などの付随する危険因子もっていることが多い。

高血圧症
- 糖尿病患者の高血圧症は，心血管系，細小血管系の合併症いずれの危険因子でもある。
- 典型的には 1 型糖尿病では，高血圧症は先行する腎症から生じることが多いが，2 型糖尿病では肥満，生活習慣，他の代謝要素から高血圧症は生じる。
- 糖尿病患者では高血圧症の診断基準が低く設定されている。これは心血管に対する高血圧，高血糖値の相乗効果によるものである。**糖尿病患者では血圧 >130/80 mmHg が基準となる**。
- 血圧<130/80 mmHg で管理されていれば，冠動脈イベント，脳卒中，ニューロパチーの進行などのリスクは有意に低下することが報告されている[39,40]。
- 糖尿病患者の高血圧症に対して無治療群と，治療群では有意差がはっきりした報告はないが，治療と同時に下記の対策が推奨される。

- ■ 食塩摂取を控える。
- ■ 肥満を是正する。
- ■ 野菜や果物，低脂質の食品の摂取を増やす。
- ■ 過度な飲酒は控える。
- ■ 活動レベルを上げる。
- 薬物による降圧治療は，高血圧管理と心血管イベントの低下の両方に効果がある。
- **レニン-アンジオテンシン系阻害薬は糖尿病患者の高血圧治療に特に有用で，第1選択薬となる**[41]。
  - ■ ACE阻害薬，ARBではCVDを減少させる効果がある。
  - ■ 2型糖尿病患者で重度の腎症がある場合，心不全に対してはARBはカルシウム拮抗薬より優れている。
- 糖尿病で高血圧症を伴う患者の多くは，目標血圧に達するためには多剤を要する。
- 妊娠中の患者の収縮期血圧の目標は110～129 mmHgであり，拡張期血圧は65～79 mmHgを目標とする[42]。
  - ■ ACE阻害薬，ARBは禁忌となる。
  - ■ 妊娠中に安全とされる薬物には，メチルドパ，ラベタロール，ジルチアゼム，クロニジン，プラゾシンがある。

脂質異常症

- 多くの臨床試験で，薬物療法が冠動脈疾患(CAD)に対する一次予防と転帰のどちらにも効果があると報告されている。
- 糖尿病患者で最もよくみられる脂質異常症は，低HDLコレステロール血症と，高トリグリセリド血症である。
- 生活習慣の改善，食事療法，活動レベルの上昇，体重減少，禁煙などにより，目標とする脂質のレベルに到達できる。
  - ■ 栄養指導では飽和脂肪酸，コレステロール，トランス脂肪酸の摂取を減らす点を強調する。
  - ■ 血糖コントロールが良好になれば，高トリグリセリド血症が改善する可能性もある。
- **糖尿病では多くの場合，LDLコレステロール<100 mg/dL (2.60 mmol/L)が目標となる。**
  - ■ LDLコレステロールの改善にはスタチン系薬物が有用であることが多くの臨床試験で示されている[43]。
- **急性冠症候群や心血管イベントの既往がある高リスク群では，高用量スタチン投与でLDL<70 mg/dL以下にコントロールした結果，心血管イベントも有意に減少したとする研究がある**[44]。
- HDLコレステロール<40 mg/dLの際には，ナイアシンの投与を行う。しかし高用量では，血糖値も急上昇してしまう。
- 米国糖尿病学会(ADA)と米国心臓病学会(ACC)は糖尿病患者のアポリポ蛋白B(apoB)使用について2008年コンセンサス会議で議論した[45]。
  - ■ CADや糖尿病のリスクが高い患者(LDL<70 mg/dLが目標)ではapoBを

測定すべきであり，その目標値は＜80 mg/dL である。
- LDL 目標値が＜100 mg/dL で，スタチン投与されている患者では，apo B の目標は＜90 mg/dL である。

抗血小板療法
- 糖尿病では，心血管イベントの一次・二次予防にアスピリンが推奨される。
- 以前の臨床試験では，投与量については 75〜325 mg まで非常に多様であった。
- 米国予防医療専門委員会 United States Preventive Services Task Force (USPSTF)は，5 年 CVD リスクが＞3％の際にはアスピリン投与を推奨している。具体的には，40 歳以上の男性，閉経後の女性，糖尿病などの CVD リスクのある若年患者である[46]。
- 糖尿病があり，アスピリン不応性や，アスピリン補助療法を行っている患者では，クロピドグレルによる二次性の CVD イベントの予防効果が示されている[47]。

禁煙
- 糖尿病患者では CVD のリスクが高いと報告されているが，喫煙者ではより若年で死に至ることもある。
- 喫煙は細小血管合併症の進行を促進させる。
- 医師はルーチンで，喫煙状況を評価し，禁煙を促す。

スクリーニングと中断
- 糖尿病では，CAD について非典型的な症状であることが多く，糖尿病患者で CAD のスクリーニングをすべきか議論がある。
- 危険因子をもとにアプローチしていく方法では，無症候性の虚血に気付かない可能性が指摘されている[48]。
- 最近の研究によると，糖尿病患者では，積極的な治療介入は血行再建術と同等の意義をもつ。無症候性の糖尿病患者をスクリーニングの対象にするかは議論がある[49]。
- 心電図所見が正常な無症候性の 2 型糖尿病では，ルーチンのスクリーニングは価値がないと指摘している報告が多い。
- 現在，心血管危険因子は毎年すべての患者で評価して，それに応じて治療することが推奨されている。危険因子は以下のとおりである。
  - 脂質異常症
  - 高血圧症
  - 喫煙
  - 若年での冠疾患の家族歴
  - 微量，または顕性アルブミン尿

■ 腎症
- 糖尿病性腎症は末期腎不全 end-stage renal disease(ESRD)を引き起こす原因の 1 つである。
- 微量アルブミン尿(尿中蛋白 30〜299 mg/24 hr)は，1 型・2 型両者の初期にみられる腎症の所見である。
  - CVD の危険因子の 1 つでもある。

- ■ 蛋白尿が顕著になる患者では，末期腎不全にまで発達しやすい。
- ● 血糖値の積極的なコントロールは，微量アルブミン尿の発症を遅らせるのみではなく，微量アルブミン尿から蛋白尿への進行も遅らせる効果がある[50]。
- ● さらに，ACE 阻害薬や ARB で収縮期血圧の降圧に成功した症例では，腎症の進行を予防する効果があるとしている[51,52]。
  - ■ レニン-アンジオテンシン-アルドステロン阻害系の薬物を組み合わせることで，アルブミン尿の改善が可能だが，長期に及ぶ効果については調査中である。
- ● ACE 阻害薬，ARB による良好な血糖，血圧コントロールにも関わらず腎症の進行がある際には，腎臓内科医に相談して評価し，食事制限(蛋白質の制限)などを行う必要がある。
- ● **微量アルブミン尿の望ましい検出法は随時尿検査であり，同時に，アルブミン／クレアチニン比も確認する。**
  - ■ アルブミン尿と診断するには，3～6 カ月間の 3 検体中 2 検体で基準値を超えている必要がある。
  - ■ 運動，感染，発熱，心不全，高血糖，高血圧を合併している際は基準値より高い尿中アルブミンを検出することがある。
- ● 糖尿病患者では，蛋白尿の程度に関わらず，**血清クレアチニンは少なくとも 1 年に 1 回は評価する。**クレアチニンが観察された場合は，GFR を評価し，CKD ステージを決める際に用いる。

■ 網膜症

- ● 糖尿病性網膜症 diabetic retinopathy の有病率は，糖尿病の期間と相関する。
- ● 盲をきたすことも多い。他の緑内障や白内障などの眼疾患も，比較的早期に生じ，また，頻度も高くなる。
- ● 積極的な血糖コントロールが網膜症の発症・進行予防に有効である。
- ● 積極的な早期発見を目指すのは光凝固療法による利点があるためである。失明に対する予防効果は高いが，現存する視力障害を回復させることはできない。
- ● 網膜症は高血糖を認めたのち，少なくとも 5 年後に生じるとされる[53]。
  - ■ 1 型糖尿病患者は，糖尿病の発症から 5 年以内に，最初の包括的で詳細な眼検査をする。
  - ■ 2 型糖尿病と診断された際には，早期に詳細な眼底検査を行う。
- ● 眼底検査で異常所見がない場合でも，1 型・2 型糖尿病の両者で毎年の検査を推奨する。網膜症が進行している場合は，さらに頻回に検査をする必要がある。

■ ニューロパチー

糖尿病患者ではさまざまな神経症状が出現するが，最も予防すべきは慢性感覚運動障害性の糖尿病性多発ニューロパチー diabetic polyneuropathy，そして自律神経性ニューロパチー autonomic neuropathy である。

フットケア

- ● 糖尿病性ニューロパチーにおいては足潰瘍，肢切断が最も重要な合併症である。

表 16-3 足潰瘍・肢切断の危険因子

- 切断の既往
- 足の潰瘍の既往
- 末梢性ニューロパチー
- 足趾の変形
- 末梢血管障害
- 視力障害
- 糖尿病性腎症（特に透析患者）
- 血糖値コントロール不良例
- 喫煙

- 足潰瘍，肢切断についての危険因子は表 16-3 のとおりである。
- **糖尿病患者全例で，包括的な足の評価を毎年行う必要がある。**
  - 主治医は潰瘍の既往歴，切断の既往歴，神経障害，末梢循環障害の症状の有無，視野障害，喫煙歴，フットケアについてカルテに記録する。
  - 評価点は以下のとおりである。
    - 皮膚の一般視診，筋骨格系の変形
    - 足背動脈などの脈拍の触れと，間欠性跛行の既往について
    - 10 g モノフィラメントを使用し，防御知覚障害がないか確認する。
- **末梢循環障害の症状がある患者では，足関節上腕血圧比 ankle-brachial index (ABI) を測定する**[54]。
  - 50 歳以上では ABI によるスクリーニングをする。
  - 50 歳以下でも末梢循環障害の危険因子（喫煙歴，高血圧，脂質異常症，糖尿病の 10 年以上の既往歴）がある際には考慮する。
- **全例にフットケアの重要性を説明し，適切な履物，知覚障害に対しての注意を払う。**
  - 防御知覚障害がある患者では，毎日自身の足について視覚的に点検をするように指導する。
- 爪のケア，胼胝の除去は，医療フットケア専門家にしてもらう必要がある。
- 足の潰瘍や創は足病学，整形外科，血管外科などの専門家が評価し，リハビリテーションの専門家が管理法を指導する。

末梢性ニューロパチー

- 上述のとおり，糖尿病患者では ABI，ピンプリックテスト，振動感覚検査（128 Hz の音叉を使用）をもとに，末梢性ニューロパチーについてスクリーニングをする必要がある。10 g モノフィラメント圧試験は遠位足底，指と中足骨の関節について評価する。
- **モノフィラメント触覚障害，振動覚障害を認める患者では，足部潰瘍をきたす可能性が高い**[55]。
- 糖尿病性ニューロパチーの予防には積極的な血糖コントロールが必要となる。
- 糖尿病性多発ニューロパチーで疼痛症状がある患者は，三環系薬，抗痙攣薬などの薬物療法により軽快する。

表 16-4 糖尿病患者における自律神経性ニューロパチーの臨床症状

- 安静時の頻脈(>100)
- 運動耐容能の低下
- 起立性低血圧(起立時の収縮期血圧の>20 mmHg の低下)
- 便秘症,腸管運動障害
- 勃起障害
- 低血糖時の自律神経症状の欠落

自律神経性ニューロパチー

- 詳細な病歴聴取,身体診察は自律神経性ニューロパチーを診断するうえで最も重要である。
- 一般的な自律神経症状は表 16-4 にあるとおりである。
- 腸管運動麻痺は血糖コントロール不良例や,他に原因となる疾患のない上部消化管症状がある患者に疑われる。治療法としては食生活の改善や消化管運動改善薬などが挙げられる。
- 勃起障害(ED)の治療は,ホスホジエステラーゼ 5 阻害薬を使用する。さらに侵襲的な治療法としては,解剖学的・尿道内のプロスタグランジン療法,吸引器具,陰茎人工器具などが用いられるが,ED の専門家による共同管理が必要である。

(山本 学)

文 献

1. American Diabetes Association. Diagnosis and classification of diabetes mellitus. *Diabetes Care* 2009;32:S62-S67.
2. Butler AE, Janson J, Bonner-Weir S, et al. Beta-cell deficit and increased beta-cell apoptosis in humans with type 2 diabetes. *Diabetes* 2003;52:102-110.
3. Fajans SS, Bell GI, Bowden DW, et al. Maturity onset diabetes of the young (MODY). *Diabet Med* 1996;13:S90-S95.
4. Bouchard P, Sai P, Reach G, et al. Diabetes mellitus following pentamidine-induced hypoglycemia in humans. *Diabetes* 1982;31:40-45.
5. Fabris P, Betterle C, Floreani A, et al. Development of type 1 diabetes mellitus during interferon alfa therapy for chronic HCV hepatitis. *Lancet* 1992;340:548.
6. ADA position statement: International Expert Committee report on the role of the A1c assay in the diagnosis of diabetes. *Diabetes Care* 2009;32:1327-1334.
7. Knowler WC, Barrett-Connor E, Fowler SE, et al. Reduction in the incidence of type 2 diabetes with lifestyle intervention or metformin. *N Engl J Med* 2002;346:393-403.
8. American Diabetes Association: Gestational diabetes mellitus (Position Statement). *Diabetes Care* 2004;27:S88-S90.
9. The effect of intensive treatment of diabetes on the development and progression of longterm complications in insulin-dependent diabetes mellitus. The Diabetes Control and Complications Trial Research Group. *N Engl J Med* 1993;329:977-986.
10. Effect of intensive blood-glucose control with metformin on complications in overweight patients with type 2 diabetes (UKPDS 34). UK Prospective Diabetes Study (UKPDS) Group. *Lancet* 1998;352:854-865.
11. Metzger BE, Buchanan TA, Coustan DR, et al. Summary and recommendations of the Fifth International Workshop-Conference on Gestational Diabetes Mellitus. *Diabetes Care* 2007;30:S251-S260.

12. The Juvenile Diabetes Research Foundation Continuous Glucose Monitoring Study Group. Continuous glucose monitoring and intensive treatment of type 1 diabetes. *N Engl J Med* 2008;359:1464-1476.
13. Miller CD, Barnes CS, Phillips LS, et al. Rapid A1c availability improves clinical decisionmaking in an urban primary care clinic. *Diabetes Care* 2003;26:1158-1163.
14. Franz MJ, Bantle JP, Beebe CA, et al. Evidence-based nutrition principles and recommendations for the treatment and prevention of diabetes and related complications. *Diabetes Care* 2002;25:148-198.
15. Klein S, Sheard NF, Pi-Sunyer X, et al. Weight management through lifestyle modification for the prevention and management of type 2 diabetes: rationale and strategies: a statement of the American Diabetes Association, the North American Association for the Study of Obesity, and the American Society for Clinical Nutrition. *Diabetes Care* 2004;27: 2067-2073.
16. Stern L, Iqbal N, Seshadri P, et al. The effects of low-carbohydrate versus conventional weight loss diets in severely obese adults: one-year follow-up of a randomized trial. *Ann Intern Med* 2004;140:778-785.
17. Buchwald H, Estok R, Fahrbach K, et al. Weight and type 2 diabetes after bariatric surgery: systematic review and meta-analysis. *Am J Med* 2009;122:248-256.
18. Boulé NG, Kenny GP, Haddad E, et al. Meta-analysis of the effect of structured exercise training on cardiorespiratory fitness in Type 2 diabetes mellitus. *Diabetologia* 2003;46: 1071-1081.
19. Aiello LP, Wong J, Cavallerano J, et al. Retinopathy. In: Ruderman N, Devlin JT, Kriska A, eds. Handbook of Exercise in Diabetes. 2nd Ed. Alexandria, VA: American Diabetes Association, 2002:401-413.
20. Smith SA, Poland GA. Use of influenza and pneumococcal vaccines in people with diabetes. *Diabetes Care* 2000;23:95-108.
21. Available at: http://www.cdc.gov/vaccines/recs/. Last accessed: July 21, 2009.
22. Gannon MC, Nuttall FQ. Protein and diabetes. In: Franz MJ, Bantle JP, eds. American Diabetes Association Guide to Medical Nutrition Therapy for Diabetes. Alexandria, VA: American Diabetes Association, 1999:107-125.
23. Cryer PE, Davis SN, Shamoon H. Hypoglycemia in diabetes. *Diabetes Care* 2003;26: 1902-1912.
24. Young-Hyman D. Psychosocial factors affecting adherence, quality of life, and well-being: helping patients cope. In: Bode B, ed. Medical Management of Type 1 Diabetes. 4th Ed. Alexandria, VA: American Diabetes Association, 2004:162-182.
25. DeFronzo R, Goodman A. The Multicenter Metformin Study Group: Efficacy of metformin in patients with non-insulin-dependent diabetes mellitus. *N Engl J Med* 1995;333: 541-549.
26. Shaw JS, Wilmot RL, Kilpatrick ES. Establishing pragmatic estimated GFR thresholds to guide metformin prescribing. *Diabet Med* 2007;24:1160-1163.
27. Kahn SE, Haffner SM, Heise MA, et al. Glycemic durability of rosiglitazone, metformin, or glyburide monotherapy. *N Engl J Med* 2006;355:2427-2443.
28. Rosenstock J, Hassman DR, Madder RD, et al. Repaglinide versus nateglinide monotherapy: a randomized, multicenter study. *Diabetes Care* 2004;27:1265-1270.
29. Singh S, Loke YK, Furberg CD. Thiazolidinediones and heart failure: a teleoanalysis. *Diabetes Care* 2007;30:2248-2254.
30. Nissen SE, Wolski K. Effect of rosiglitazone on the risk of myocardial infarction and death from cardiovascular causes. *N Engl J Med* 2007;356:2457-2471.
31. Dormandy JA, Charbonnel B, Eckland DJA, et al. Secondary prevention of macrovascular events in patients with type 2 diabetes in the PROactive Study (PROspective pioglitAzone Clinical Trial in macroVascular Events): a randomized controlled trial. *Lancet* 2005;366: 1279-1289.
32. Meier C, Kraenzlin ME, Bodmer M, et al. Use of thiazolidinediones and fracture risk. *Arc Intern Med* 2008;168:820-825.
33. Raz I, Hanefeld M, Xu L, et al. Efficacy and safety of the dipeptidyl peptidase-4 inhibitor sitagliptin as monotherapy in patients with type 2 diabetes mellitus. *Diabetologia* 2006;49: 2564-2571.
34. Riddle M, Frias J, Zhang B, et al. Pramlintide improved glycemic control and reduced weight in patients with type 2 diabetes using basal insulin. *Diabetes Care* 2007;30:2794-2799.
35. Kendall DM, Riddle MC, Rosenstock J, et al. Effects of exenatide (exendin-4) on glycemic control and weight over 30 weeks in patients with type 2 diabetes treated with metformin and a sulfonylurea. *Diabetes Care* 2005;28:1083-1091.

36. Ratner RE, Hirsch IB, Neifing JL, et al. Less hypoglycemia with insulin glargine in intensive insulin therapy for type 1 diabetes. U.S. Study Group of Insulin Glargine in Type 1 Diabetes. *Diabetes Care* 2000;23:639-643.
37. Hirsch IB. Insulin analogues. *N Engl J Med* 2005;352:174-183.
38. Riddle MC, Rosenstock J, Gerich J. The treat-to-target trial: randomized addition of glargine or human NPH insulin to oral therapy of type 2 diabetic patients. *Diabetes Care* 2003;26:3080-3086.
39. Tight blood pressure control and risk of macrovascular and microvascular complications in type 2 diabetes: UKPDS 38: UK Prospective Diabetes Study Group. *BMJ* 1998;317:703-713.
40. Adler AI, Stratton IM, Neil HA, et al. Association of systolic blood pressure with macrovascular and microvascular complications of type 2 diabetes (UKPDS 36): prospective observational study. *BMJ* 2000;321:412-419.
41. Major outcomes in high-risk hypertensive patients randomized to angiotensin converting enzyme inhibitor or calcium channel blocker vs diuretic: the Antihypertensive and Lipid-Lowering Treatment to Prevent Heart Attack Trial (ALLHAT). *JAMA* 2002;288:2981-2997.
42. Sibai BM. Treatment of hypertension in pregnant women. *N Engl J Med* 1996;335: 257-265.
43. Heart Protection Study Collaborative Group: MRC/BHF Heart Protection Study of cholesterol-lowering with simvastatin in 5963 people with diabetes: a randomised placebocontrolled trial. *Lancet* 2003;361:2005-2016.
44. Nissen SE, Tuzcu EM, Schoenhagen P, et al. Effect of intensive compared with moderate lipid-lowering therapy on progression of coronary atherosclerosis: a randomized controlled trial. *JAMA* 2004;291:1071-1080.
45. Brunzell JD, Davidson M, Furberg CD, et al. Consensus statement from the American Diabetes Association and the American College of Cardiology Foundation. *Diabetes Care* 2008;31:811-822.
46. US Preventive Services Task Force. Aspirin for the primary prevention of cardiovascular events: recommendation and rationale. *Ann Intern Med* 2002;136:157-160.
47. Bhatt DL, Marso SP, Hirsch AT, et al. Amplified benefit of clopidogrel versus aspirin in patients with diabetes mellitus. *Am J Cardiol* 2002;90:625-628.
48. Scognamiglio R, Negut C, Ramondo A, et al. Detection of coronary artery disease in asymptomatic patients with type 2 diabetes mellitus. *J Am Coll Cardiol* 2006;47:65-71.
49. Boden WE, O'Rourke RA, Teo KK, et al. Optimal medical therapy with or without PCI for stable coronary disease. *N Engl J Med* 2007;356:1503-1516.
50. Effect of intensive therapy on the development and progression of diabetic nephropathy in the Diabetes Control and Complications Trial: the Diabetes Control and Complications (DCCT) Research Group. *Kidney Int* 1995;47:1703-1720.
51. Remuzzi G, Macia M, Ruggenenti P. Prevention and treatment of diabetic renal disease in type 2 diabetes: the BENEDICT study. *J Am Soc Nephrol* 2006;17:S90-S97.
52. Brenner BM, Cooper ME, de Zeeuw D, et al. Effects of losartan on renal and cardiovascular outcomes in patients with type 2 diabetes and nephropathy. *N Engl J Med* 2001;345: 861-869.
53. Klein R, Klein BE, Moss SE, et al. The Wisconsin epidemiologic study of diabetic retinopathy. II. Prevalence and risk of diabetic retinopathy when age at diagnosis is _30 years. *Arch Ophthalmol* 1984;102:520-526.
54. American Diabetes Association: Peripheral arterial disease in people with diabetes (Consensus Statement). *Diabetes Care* 2003;26:3333-3341.
55. Boulton AJ, Vinik AI, Arezzo JC, et al. Diabetic neuropathies: a statement by the American Diabetes Association. *Diabetes Care* 2005;28:956-962.

内分泌疾患 17

William E. Clutter

甲状腺機能の評価

甲状腺刺激ホルモン

- 血漿甲状腺刺激ホルモン thyroid-stimulating hormone (TSH) 分析は，甲状腺機能異常を疑うほとんどの患者で最初に行う検査である。
- TSH 値は，軽症の原発性甲状腺機能低下であっても上昇し，潜在性の甲状腺機能亢進症でも<0.1μU/mL まで抑制されている(すなわち，甲状腺ホルモンの過剰が症状を出現させるには少なすぎる)。**TSH 値が正常であれば，甲状腺機能亢進症と原発性甲状腺機能低下症を除外できる。**
- 二次性甲状腺機能低下症では TSH 値は通常基準範囲内にあるため，この稀な甲状腺機能低下症を検出するには有用でない。
- TSH 値の異常は臨床的に重要な甲状腺疾患では非特異的なので，**血漿甲状腺ホルモン測定とともに確認すべきである。**
- 非甲状腺疾患で甲状腺機能正常の患者や，潜在性の甲状腺機能低下症患者の中には TSH が軽度(20μU/mL まで)上昇している人もいる。
- 非甲状腺疾患，潜在性の甲状腺機能亢進症，甲状腺機能正常の高齢者，ドパミンや高用量のグルココルチコイドを投与中の場合には，TSH 値が<0.1μU/mL に抑制されていることがある。
- TSH 値は甲状腺機能亢進症が是正された後でも，しばらくの間 TSH 値が<0.1μU/mL に抑制されたままのことがある。

遊離チロキシン

- 遊離チロキシン(free T_4)の測定により血漿 TSH の上昇と合わせて臨床的甲状腺機能低下症を確定診断し，血漿 TSH 値が 0.1μU/mL 未満の場合に甲状腺機能亢進症の重症度を診断し評価する。
- free T_4 は二次性の甲状腺機能低下症の診断や，下垂体疾患の患者の甲状腺ホルモン療法の調整にも使用される。
- ほとんどの検査室では，いくつかの免疫測定法のうち 1 種を使用して free T_4 を測定している。
- チロキシン結合グロブリン thyroxine-binding globulin (TBG) 値は種々の要因により変動するため，**血漿 T_4 を単独で測定するのは適切ではない。**

非甲状腺疾患の影響

- 真の甲状腺機能異常をきたさないまま甲状腺機能検査の結果に影響する疾患が数多く存在する。誤った診断と治療を避けるよう，これらの変化を解釈しなければならない[1]。
- 飢餓状態，外傷後，外科手術後など，低 T_3 症候群は多くの疾患で生じる。

表 17-1 各種薬物の甲状腺機能検査への影響

影響	薬物
free T_4 と総 T_4 の低下	
実際の甲状腺機能低下(TSH 上昇)	ヨード(アミオダロン,放射線造影剤)
	リチウム
TSH 分泌の抑制	グルココルチコイド
	ドパミン
多くの機序(TSH 正常)	フェニトイン
総 T_4 の低下のみ	
TBG 低下(TSH 正常)	アンドロゲン
T_4 の TBG への結合を抑制(TSH 正常)	フロセミド(高用量)
	サリチル酸塩
free T_4 と総 T_4 の上昇	
真の甲状腺機能亢進症(TSH<0.1μU/mL)	ヨード(アミオダロン,放射線造影剤)
T_4-T_3 転化抑制(TSH 正常)	アミオダロン
free T_4 の上昇のみ	
in vitro で TBG から T_4 を置換(TSH 正常)	未分画ヘパリン,低分子ヘパリン
総 T_4 上昇のみ	
TBG 上昇(TSH 正常)	エストロゲン,タモキシフェン

T_3:トリヨードサイロニン,T_4:チロキシン,TBG:チロキシン結合グロブリン,TSH:甲状腺刺激ホルモン

- ■T_4 から T_3 への変換が減少し,血漿 T_3 値が低下している。
- ■疾病に対する適応反応であり,甲状腺ホルモン療法は有益でないと考えられる。
- ●低 T_4 症候群は重症疾病で生じる。
  - ■TBG 濃度の低下,T_4 の TBG への結合抑制,TSH 分泌抑制によるものと考えられる。
- ●TSH 値は重症の疾病の早期から抑制され,ときに 0.1μL/mL 未満まで抑制される。
- ●回復期には上昇するが,ときに基準範囲よりも高値となることがある(しかし,20μU/mL より高くなることはほとんどない)。

薬物の影響

- ●ヨード含有薬物(アミオダロン,放射線造影剤)に感受性のある患者で,甲状腺機能亢進症もしくは甲状腺機能低下症が誘発される可能性がある。
- ●多くの薬物が実際に甲状腺機能低下を起こすことなく甲状腺機能検査,特に血漿 T_4 に影響を及ぼす(表 17-1)。
- ●一般に,血漿 TSH 濃度は実際に甲状腺機能亢進もしくは甲状腺機能低下があるかどうかを推定するのに信頼できる指標である。

甲状腺機能低下症

一般的事項

- 甲状腺自体の疾患による原発性甲状腺機能低下症 primary hypothyroidism は患者の＞90％を占める[2]。
- 甲状腺機能低下症は治療効果が期待できる疾患であり，特に甲状腺腫の存在や放射性ヨード radioactive iodine (RAI) 療法や甲状腺手術の既往がある場合，矛盾のない症状のある患者すべてで疑うべきである。
- **慢性リンパ球性甲状腺炎 (橋本病) が最も多い原因**であり，Addison 病や他の内分泌疾患との関連があると考えられている[3]。
- 有病率は女性に多く，また加齢とともに増大する。
- 甲状腺切除術や RAI 療法による**医原性甲状腺機能低下症**もまた多い原因である。
- 一過性の甲状腺機能低下症は**産褥後甲状腺炎や亜急性甲状腺炎**で起こり，通常，一定期間の甲状腺機能亢進症の後に起こる。
- 甲状腺機能低下を起こしうる**薬物**には，ヨード，リチウム，インターフェロンα，インターロイキン 2，サリドマイドがある。
- TSH 欠乏による**二次性甲状腺機能低下症**は頻度は低いものの，下垂体や視床下部のどのような異常でも起こりうる。他の下垂体疾患の所見がなくても稀に起こる。

診断

臨床所見

- 甲状腺機能低下症の多くの症状は非特異的で緩徐に進行する。
- 症状には寒冷不耐，易疲労感，傾眠，記銘力低下，便秘，月経過多，筋痛，嗄声がある。
- 徴候には腱反射弛緩相の遅延，徐脈，顔面および眼窩周囲の浮腫，皮膚乾燥，非圧痕性浮腫 (粘液水腫) がある。
- 軽度の体重増加が生じうるが，甲状腺機能低下症では肥満は起こらない。
- 稀な症状として，低換気や，心嚢液，胸水，難聴，手根管症候群が出現することがある。

診断的検査

- 血液検査所見では低ナトリウム血症や，コレステロール値，トリグリセリド (中性脂肪) 値，クレアチンキナーゼ値の上昇を認めることもある。
- 心電図では低電位と T 波異常を認めることがある。
- 超音波検査や RI スキャンなどの甲状腺の画像検査は，甲状腺機能低下症の診断に有用でない。
- **原発性甲状腺機能低下症が疑われる場合，最初に行うべき検査は TSH 値測定である。**
    - 正常値の場合は原発性甲状腺機能低下症は除外され，異常高値 (＞20μU/

mL)のとき診断を確定する。
- 血漿 TSH 値が中等度(5〜20μU/mL)に上昇していたら，血漿 free T_4 を測定する。
- free T_4 低値であれば臨床的に甲状腺機能低下症と診断する。
- **血漿 TSH が高値で free T_4 が完全に正常であるときは潜在性の甲状腺機能低下症が示唆され，その場合甲状腺機能は障害されているが，TSH 分泌の上昇により血漿 free T_4 値は基準範囲内に保たれている。**
  - これらの患者は非特異的な症状を呈し，甲状腺機能低下症と中等度の血清コレステロール値や LDL コレステロール値の上昇は併存することもある。
  - この群では年間 2.5％の割合で臨床的甲状腺機能低下症を発症する。
- 下垂体疾患の根拠があり二次性甲状腺機能低下症が疑われるならば，血漿 free T_4 を測定する。
  - 二次性甲状腺機能低下症の場合，血漿 TSH 値は通常基準範囲内にあり，TSH 値によって診断を確定することはできない。
  - **二次性甲状腺機能低下症の患者では，その他の下垂体ホルモンの欠乏についても評価し，また下垂体や視床下部に腫瘍がないかどうか評価する必要がある。**
- 重篤な非甲状腺疾患では，甲状腺機能低下症の診断は困難である。
  - 血漿総 T_4 と free T_4 は通常の測定では低値になると考えられる。
  - 血漿 TSH はこの場合でも診断のために最良の初期検査である。
  - 有意な血漿 TSH 値の上昇(>20μU/mL)を認めたら原発性甲状腺機能低下症の診断を確定する。
  - TSH 値が正常のときは，下垂体または視床下部疾患の根拠がある場合を除いて，その患者が甲状腺機能正常であるという強力な根拠となる。その場合は，free T_4 も測定する。
  - 中等度の血漿 TSH 値上昇(<20μU/mL)は非甲状腺疾患の患者でも起こりうるし，甲状腺機能低下症に特異的ではない。

治療

甲状腺ホルモン補充

- チロキシンを用いる。
- 平均的な補充用量は 1 日 1 回 1.6μg/kg の経口内服であり，75〜150μg を要する患者が多い。
  - 若年および中年の患者は 1 日 100μg から補充を開始する。
  - 一方，健康な高齢の患者では，初期の用量は 1 日 50μg とする。
  - 心疾患患者では 1 日 25μg から開始し，心症状の悪化を慎重に監視する。
- 生涯にわたる治療の必要性を強調すべきである。
- 食物繊維が吸収を阻害するため，チロキシンは食事 30 分前に内服する。また，吸収に影響するカルシウム剤や鉄剤などと一緒に内服しない。

フォローアップと用量調節
- 原発性甲状腺機能低下症では，治療の目標は血漿 TSH 値を基準値内に維持することにある。
  - 6〜8 週間後に，血漿 TSH 値を測定する。T_4 の用量は TSH 値が正常化するまで 6〜8 週ごとに 12〜25μg ずつ漸増し調整する。
  - その後は，経過観察として年 1 回の TSH 測定が適当である。
  - 血漿 TSH 値が基準値を下回ることで示される**過剰治療は，骨粗鬆症と心房細動のリスクを上昇させるため，回避すべきである**。
- 二次性甲状腺機能低下症では，**血漿 TSH 値は用量調節には使用できない**。
  - 治療の目標は血漿 free T_4 を基準値の中央付近に保つことである。
  - T_4 の用量は目標達成まで 6〜8 週間隔で調整する。
  - その後は経過観察として年 1 回の血漿 free T_4 測定が適当である。
- 甲状腺機能低下症の治療により冠動脈疾患が増悪する可能性がある。狭心症や心不全，不整脈の増悪に十分に注意しながら，投与量をゆっくりと増量する。

甲状腺機能低下症の治療における問題
- 甲状腺機能低下症を治療する場合の障害で最も多いのは，コンプライアンスの悪さである。監視下での治療が必要な場合もある。
- T_4 必要量が増加する他の原因としては以下が挙げられる。
  - 腸管疾患による吸収障害
  - T_4 吸収を阻害する薬物(例：炭酸カルシウム，硫化鉄，コレスチラミン，スクラルファート，水酸化アルミニウム)。
  - T_4 クリアランスを増加させる他の薬物(例：リファンピシン，カルバマゼピン，フェニトイン)または T_4 から T_3 への変換を阻害する薬物(アミオダロン)。
  - 妊娠第 1 三半期に T_4 の需要が高まる。
  - 甲状腺機能亢進症の治療後に残存した内因性の甲状腺機能が徐々に低下する。

潜在性の甲状腺機能低下症
- 潜在性 subclinical の甲状腺機能低下症は，以下のいずれかがみられれば T_4 を指標に治療する[4]。
  - 甲状腺機能低下症として矛盾のない症状
  - 甲状腺腫大
  - 治療を要する高コレステロール血症
  - 血漿 TSH 値 > 10μU/mL
- 治療を行わない患者は年 1 回経過観察を受けるべきで，もし症状が進行したり血漿 TSH 値が > 10μU/mL まで上昇した場合には T_4 を開始する。

妊娠
- チロキシン用量は妊娠の前半期には平均 50% 増量する[5]。

- 原発性甲状腺機能低下症の女性では，妊娠が判明し次第血漿 TSH 値を測定し，その後は妊娠中期まで 1 カ月ごとに測定する。
- チロキシンの用量は血漿 TSH 値が基準範囲内になるように必要に応じて増量する。

緊急治療

- 甲状腺機能低下症で緊急治療が必要になることは稀である。
- 甲状腺機能低下症の患者の，随伴した疾患は通常どおり治療可能である。しかし，**重症患者においては甲状腺機能低下症のために低換気，低血圧，低体温，徐脈，低ナトリウム血症を起こし，致命的になることがある**。このような患者は甲状腺機能低下症と合併症治療のため入院が必要である。
- 重症患者で甲状腺ホルモン治療を開始する前に，血漿 TSH と free T_4 を含む確認検査を行う。
- T_4 50～100 μg を 6～8 時間ごとに 24 時間経静脈投与し，その後は経口摂取が可能になるまで 75～100 μg を 1 日 1 回経静脈投与する。
- **このような急速なホルモン是正は，超重症の患者でのみ許される。**
- 心疾患増悪の症候を早期発見するため，バイタルサインと心拍リズムを注意深くモニタリングする。
- 甲状腺ホルモンの急速な補充療法の際には，急性副腎不全を惹起する可能性があるため，ヒドロコルチゾン 50 mg を 8 時間ごとに経静脈投与することが通常勧められる。

甲状腺機能亢進症

一般的事項

- 甲状腺機能亢進症 hyperthyroidism は患者をひどく消耗させるが，治療効果が期待できる疾患であるため，矛盾のない症状のある患者すべてで疑うべきである。
- **Graves 病**(Basedow 病)は原因の大部分を占め，特に若年者で多い[6]。この自己免疫疾患では，眼球突出 proptosis と前脛骨粘液水腫 pretibial myxedema の 2 つの臨床症状が特徴的で，これらは他の原因による甲状腺機能亢進症ではみられない。
- **中毒性多結節性甲状腺腫** toxic multinodular goiter は高齢者で多い原因である。
- ヨード誘発性の甲状腺機能亢進症は一般的でないが，多くは薬物誘発性(例えば，アミオダロンや造影剤)，甲状腺腫(単結節として認められる)，亜急性甲状腺炎(自発痛，圧痛を伴う甲状腺腫と一過性の甲状腺機能亢進症を呈する)，産後甲状腺炎(圧痛のない甲状腺腫と一過性の甲状腺機能亢進症を呈する)，甲状腺ホルモンの不正使用である。
- TSH 過剰による甲状腺機能亢進症はきわめて稀である。

表 17-2 甲状腺機能亢進症の鑑別診断

診察所見	診断
びまん性の，圧痛を伴わない甲状腺腫	Graves 病（稀に産後の無痛性甲状腺炎）
多発性の甲状腺結節	中毒性多結節性甲状腺腫
単発性の甲状腺結節	甲状腺腺腫
自発痛，圧痛を伴う甲状腺腫	亜急性甲状腺炎
正常甲状腺	Graves 病（稀に産後甲状腺炎または人為的甲状腺機能亢進症）

診断

臨床所見

- 症状としては熱不耐，体重減少，筋力低下，動悸，希発月経，不安がある。
- 徴候としては，腱反射亢進，微細な振戦，近位筋筋力低下，凝視，眼瞼退縮などがある。
- 洞頻脈，心房細動，冠動脈疾患や心不全の増悪など，循環器異常が前面に出ることがある。
- 高齢者では，甲状腺機能亢進症の症状として心房細動，心不全，筋力低下や体重減少しか出現しないことがあるため，診断のためには本疾患の可能性を注意深く疑う必要がある。
- 眼球突出や前脛骨粘液水腫の存在は Graves 病の存在を示唆する（一方で Graves 病の患者ではこれらの症状を欠いていることも多い）。
- 甲状腺の触診でびまん性腫大か，結節性腫大かどうかを鑑別でき，圧痛のないびまん性甲状腺腫大の甲状腺機能亢進症患者は Graves 病であることが多い。
- 最近の妊娠，頸部痛，ヨード摂取のエピソードは Graves 病以外の原因を示唆する。
- 鑑別診断を表 17-2 に示す。

診断的検査

- まず血漿 TSH 値を調べるのがよい。
  - TSH が $<0.1\,\mu U/mL$ であれば，血漿 free T_4 を測定し甲状腺機能亢進症の重症度を判断し治療開始時のベースラインとする。
  - 血漿 free T_4 が上昇していれば，甲状腺機能亢進症の臨床診断は確定する。
  - TSH が $<0.1\,\mu U/mL$ であるのに free T_4 が正常である場合，血漿 T_3 の上昇のみに起因する甲状腺機能亢進症である可能性がある。このような場合は T_3 の測定も必要である。
  - この組み合わせの検査結果もまた，非甲状腺疾患のため TSH が抑制されていることによるものであることがある。
- 第 3 世代の TSH 測定は $0.01\,\mu U/mL$ の検出感度があり，TSH 抑制と非甲状腺疾患の鑑別に有用である。

- 臨床的な甲状腺亢進症を呈する患者の多くは TSH 測定で<0.01μU/mL であるが，非甲状腺疾患でここまで低下することは稀である。
- **潜在性の甲状腺機能亢進症**では TSH は<0.1μU/mL となりうるが，TSH 抑制のみでは臨床症状が甲状腺機能亢進症によるものかどうか確定できない。
- 潜在性の甲状腺機能亢進症では，血漿 TSH 値が<0.1μU/mL まで抑制されているが，甲状腺機能亢進症による明らかな症状はなく，血漿 T_4，T_3 値は正常である[7]。
- 稀に 24 時間**放射性ヨード摂取率(RAIU)検査**を要する。Graves 病，中毒性多結節性甲状腺腫(RAIU は高値)と，出産後甲状腺炎，ヨード誘発性甲状腺機能亢進症，人為的甲状腺機能亢進症(これらでは RAIU は低下)を鑑別する。

治療

- 甲状腺機能亢進症のうち，一過性のため対症療法のみで十分のものがある(亜急性甲状腺炎や出産後甲状腺炎)。
- 甲状腺機能亢進症の治療法として，放射性ヨード療法，抗甲状腺薬(チオナミド)，甲状腺亜全摘術の 3 つがある。そのどれもが甲状腺機能亢進症状を迅速にコントロールすることはできない。
- 治療期間中は臨床症状と free T_4 の測定を行ってフォローする。**血漿 TSH は治療後に甲状腺機能が正常化するまでは変化しないので，治療の最初の反応を調べるためには有用ではない。**
- どの治療法においても，Graves 病の患者はすべて甲状腺機能亢進症の再燃や甲状腺機能低下症の出現に対して終生のフォローが必要である。

対症療法

- 確実な治療法によって甲状腺機能亢進症がコントロールされるか，一過性甲状腺機能亢進症が軽快するまでの間，動悸，振戦，不安などの症状を軽減させるために β 遮断薬を用いる。
- アテノロールの初回投与量は 25～50 mg/日で，症状と頻脈を緩和する量に調節する。
- β 遮断薬の投与量は甲状腺機能亢進症がコントロールされるに従って漸減，中止とする。
- β 遮断薬が禁忌の患者で頻脈をコントロールするにはベラパミル(初回投与量 40～80 mg 1 日 3 回 経口)を用いる。

抗甲状腺薬(チオナミド)

- チアマゾールとプロピルチオウラシル(PTU)は甲状腺ホルモンの合成を阻害する[8]。
- PTU は甲状腺外での T_4-T_3 転換も阻害する。
- 数週間～1 カ月後に，蓄積されていた甲状腺ホルモンが枯渇すれば，T_4 濃度は低下する。

- これらの薬物は甲状腺機能に永続的な影響を及ぼさない。
- Graves病患者の多くは，治療を中断して6カ月以内に甲状腺機能亢進症を再発する。
  - 抗甲状腺薬治療を行っているGraves病患者の約1/3は自然寛解し，これらの患者には他の治療は不要である。甲状腺機能亢進症の程度が軽度で，発症後間もない患者で寛解することが多い。
- 治療開始
  - 開始前に，あらかじめ副作用と諸注意について説明しておく。
  - 通常投与量は，PTUは1回100〜200 mg，1日3回経口投与，チアマゾールは10〜40 mg 1日1回経口投与である。重症の場合には，より大量に投与することもある。
- フォローアップ
  - 甲状腺機能が正常になるまで数カ月を要する。
  - 4週ごとに臨床症状の評価と血漿free T_4測定を行う。
  - 4〜8週後に血漿free T_4濃度が低下していなければ，投与量を増量する。
  - PTUでは1回300 mg 1日4回経口投与，チアマゾールでは60 mg 1日1回経口投与が必要なこともある。
  - 血漿free T_4が正常範囲まで低下した後の投与量は，free T_4を正常範囲に維持するのに必要なだけに減量する。
  - 至適治療期間についてコンセンサスはないが，通常は6カ月〜2年間行われることが多い。治療期間中は言うまでもなく投薬中止後も甲状腺機能亢進症の再発を注意深く経過観察することが大切である。
- 副作用は治療開始後最初の数カ月に起こりやすい。
  - 軽度の副作用としては，皮疹，じんま疹，発熱，関節痛，一過性白血球減少がある。
  - **無顆粒球症**は抗甲状腺薬治療患者の約0.3%に起こる。
  - その他の生命に危険のある副作用としては，**肝炎，血管炎，薬物誘発性ループス**がある。
  - これらは通常，直ちに投薬を中止すれば改善する。
  - 患者には，黄疸や無顆粒球症の症状(例：発熱，悪寒，咽頭痛)が起こったらすぐに服薬中止して医師に連絡するように，最初に注意しておかなければならない。
  - 無顆粒球症は突然起こることが多いので，ルーチンの白血球数測定は無顆粒球症の発見にはあまり有用ではない。

放射性ヨード(RAI)療法
- 1回のみの投与で約90%の患者の甲状腺機能亢進症をコントロールでき，必要があれば再投与する。
- 妊娠可能な女性の場合には，治療前に妊娠反応検査を行う。
- 通常，投与前に24時間RAIUを測定して，必要な線量を計算する。
- 抗甲状腺薬は放射性ヨード療法を阻害するので，少なくとも治療3日前には中止する。

- ヨードが投与されている場合は，放射性ヨード療法の少なくとも2週間前には中止する。
- Graves病では約8～10 mCiで有効であることが多いが，中毒性多結節性甲状腺腫ではさらに大量投与が必要である。
- フォローアップ
  - 甲状腺機能が正常化するまで，通常は数カ月を要する。
  - 4～6週間ごとに臨床症状を評価し，free T_4 を測定する。
  - 甲状腺機能が正常化した場合には，フォローアップの間隔は徐々に延長して年1回とする。
  - 甲状腺機能低下症の症状が出現した場合，T_4 投与を開始する。
  - 軽度の甲状腺機能低下症は放射性ヨード療法後に一過性に起こることがあるので，無症状の場合は自然軽快するかどうか，さらに4～6週間経過観察してもよい。
  - 治療6カ月後にも症候性の甲状腺機能亢進症が持続している場合には，2回目の放射性ヨード療法を行う。
- 副作用
  - **治療後1年以内に，半数以上の患者で甲状腺機能低下症が起こり**，その後も年に約3％の割合で甲状腺機能低下症が起こる。
  - 貯留していた甲状腺ホルモンが放出されるため，治療後最初の2週間で，血漿 T_4 値が軽度上昇することがある。これは重症心疾患の患者では心疾患を増悪させることがあるので重要である。これらの患者では，放射性ヨード療法の前に抗甲状腺薬を投与して甲状腺機能を正常化させ，甲状腺内の貯留ホルモンを低下させる必要がある。
  - 放射性ヨード療法がGraves病の眼症状の進展に影響を与えるというエビデンスはない。
  - 放射性ヨード療法が悪性腫瘍のリスクを増加させることはない。
  - 放射性ヨード療法を受けた女性の児に先天異常の発生率が増加することはなく，治療による卵巣の被曝は他の多くのX線検査に比較して高くない。放射性ヨード療法による催奇形性に神経質になるあまり，患者に対するアドバイスを誤ってはならない。

甲状腺亜全摘術

- 大部分の患者で甲状腺機能亢進症の長期コントロールが可能である。
- **周術期に甲状腺機能亢進症が増悪する可能性がある**ので，術前準備として以下の2つのうちどちらかを行う。
  - 抗甲状腺薬を投与して，甲状腺ホルモン濃度を正常に近いレベルまで低下させる。ヨウ化カリウム飽和液(SSKI) 40～80 mg (1～2滴) 1日2回経口投与を追加し，その後1～2週間後に手術を予定する。これらの薬物は術後中止する。
  - 手術の1～2週間前からアテノロール 50～100 mg 1日1回の投与とSSKI 1～2滴 1日2回投与を開始する。必要に応じアテノロールを増量し，安静時の心拍数を90回/min以下に減少させる。アテノロールは術後5

〜7日間継続投与するが，SSKIは術後中止する。
- フォローアップ。
  - 術後4〜6週間で臨床症状の評価と，血漿free T_4とTSHの測定を行う。
  - 甲状腺機能が正常であれば，3〜6カ月後に診察し，その後は年1回診察する。
  - 症候性の甲状腺機能低下症が出現した場合は，T_4補充を開始する。
  - 甲状腺亜全摘術後に軽度の甲状腺機能低下症が一過性に起こることがあり，無症状の場合は自然軽快するかどうかさらに4〜6週間経過観察してもよい。
  - 甲状腺機能亢進症が残存または再発する確率は3〜7％である。
- **甲状腺切除術の合併症として甲状腺機能低下症が30〜50％に起こり，副甲状腺機能低下症は約3％に起こる。**
  - 稀な合併症として，反回神経の損傷による永続的な声帯麻痺や手術関連死亡がある。
  - 合併症の頻度は術者の経験の差によると考えられる。

治療法の選択
- Graves病では，放射性ヨード療法はほぼすべての患者に適応となる。これは単純に，非常に有効で，生命に関わる合併症を起こさないためである。
- 放射性ヨード療法は妊娠中には行えない。**妊娠中の甲状腺機能亢進症の治療時にはPTUを用いるが，**抗甲状腺薬によりGraves病の長期のコントロールが得られるのは少数であり，生命に関わる合併症の危険がわずかに存在する。
- 甲状腺切除術は放射性ヨード療法を拒否したり，抗甲状腺薬治療で再発したり，副作用が出現する患者でのみ適応となる。

その他の原因による甲状腺機能亢進症
- 中毒性多結節性甲状腺腫と中毒性腺腫は，妊婦を除いて放射性ヨード療法で治療する。
- 甲状腺炎による一過性の甲状腺機能亢進症では，アテノロールで対症療法が行われる。
- ヨード誘発性の甲状腺機能亢進症では，甲状腺機能が正常化するまで抗甲状腺薬とアテノロールで治療する。
- アミオダロンにより誘発された甲状腺機能亢進症の治療でグルココルチコイド投与が提唱されたこともあったが，ほとんどの患者は抗甲状腺薬治療によく反応する[9]。
- **潜在性の甲状腺機能亢進症は，高齢者において心房細動のリスクを増し，閉経後女性で骨粗鬆症にかかりやすくなるため，このような患者群では治療が必要である。**その他は治療が必要かどうかは明らかでない。

緊急治療
- 甲状腺機能亢進症により心不全や冠動脈疾患が増悪する場合，また重症の甲

状腺機能亢進症で発熱や譫妄が生じている場合に緊急治療が必要である[10]。このような場合は入院治療が必要である。

- 直ちに PTU 300 mg 6 時間ごと経口投与を開始する。
- 甲状腺からの甲状腺ホルモン分泌を迅速に阻害するため,ヨード内服(SSKI 1〜2 滴を 12 時間ごと経口投与)を PTU 初回投与の 2 時間後から開始する。
- 胸心症や心筋梗塞を合併した場合は,プロプラノロール 40 mg 6 時間ごと経口投与(または等力価のβ遮断薬非経口投与)を行い,頻脈を抑制する量に調節する。
- 心不全や著しい頻脈を呈する患者ではプロプラノロールが有用であることがあるが,左室機能を障害する可能性もある。心不全患者においては慎重な左室機能のモニタリングを行いながら投与する。
- 血漿 free T_4 は 3〜4 日ごとに測定し,free T_4 が基準範囲内になればヨード内服治療を中止する。
- 放射性ヨード療法はヨード内服終了 2 週間後に予定する。

妊娠中の甲状腺機能亢進症

- 妊娠中の放射性ヨード療法は禁忌であり,PTU で治療する。
- 投与量は血漿 free T_4 を基準値上限付近になるように調整する。胎児の甲状腺機能低下症を回避するためである。
- 妊娠後期になると必要量は減少することが多い。
- PTU の効果が現れるまでの間,症状緩和のためにアテノロール 25〜50 mg を 1 日 1 回経口投与することもある。
- 胎児,新生児に甲状腺機能亢進症が発症しないか注意深く観察する。

甲状腺機能正常の甲状腺腫

- 甲状腺機能正常の甲状腺腫の診断には,甲状腺の触診所見と甲状腺機能評価が必要である。
- 甲状腺腫を認めたら,びまん性か,多結節性か,孤立性結節かを決定する。**特に女性で,この 3 種類の甲状腺腫がよくみられる。**
- 甲状腺シンチグラフィや超音波検査などの画像検査は,甲状腺腫がびまん性か多結節性か,触診所見以上に有用な情報が得られないので行うべきでない。
  - さらに,人口の 20〜60%に超音波検査で,触診で触れない**甲状腺結節が指摘される。**
  - これらの結節は臨床的にほとんど重要でないのに,**不必要な検査や治療が**行われることもある[11]。

びまん性甲状腺腫

- 米国において,ほとんどすべてのびまん性甲状腺腫 diffuse goiter は慢性リンパ球性甲状腺炎(橋本病)である[4]。
- 橋本病では甲状腺機能低下症を起こすので,**臨床的に甲状腺機能正常であっ**

ても血漿 TSH を測定する。
- 小さなびまん性甲状腺腫は通常，無症状であり，治療は必要ない。甲状腺機能低下症の発症に注意して定期的に観察する。

多結節性甲状腺腫

- 多結節性甲状腺腫 multinodular goiter は，高齢の，特に女性に多い。
- 多くの患者は無症状で治療の必要はない。
- 一部の患者では甲状腺機能亢進症(中毒性多結節性甲状腺腫)を発症する。
- 稀に，甲状腺腫により気管や食道が圧迫され，呼吸困難や嚥下障害を起こすこともあり，その場合は治療が必要である。
  - T_4 治療は不要である。多結節性甲状腺腫が縮小することはほとんどないため適応とならない。
  - 放射性ヨード療法は甲状腺の大きさを縮小させ，ほとんどの患者で症状を緩和する[12]。
  - 甲状腺亜全摘術は圧迫症状を緩和するために行われることがある。
- 多結節性甲状腺腫では悪性の可能性は低く，臨床的に異常のない甲状腺内に偶然発見される甲状腺癌と同じくらいの頻度である。
- 針生検での甲状腺癌の評価は，結節の中で 1 つだけが他と比較して不釣り合いに増大した場合にのみ行う。

孤立性甲状腺結節

- **孤立性甲状腺結節 single thyroid nodule は通常，良性であるが，甲状腺癌のこともたまにある**[13]。
- 癌の可能性のある臨床症状として，頸部リンパ節腫脹，小児期に頭頸部への放射線照射歴があること，髄様甲状腺癌や，多発性内分泌腺腫症 2A 型，2B 型の家族歴などがある。周囲と癒着した硬い結節，最近増大した結節，声帯麻痺による嗄声は悪性を示唆する。しかし，**甲状腺癌の多くの患者はこのような危険因子がないので，孤立性甲状腺結節ではほとんど全例に針生検を行うべきである。**
- 甲状腺癌の患者は内分泌専門医のコンサルテーションを受けて治療する。
- 細胞診で良性のものは，触診で定期的に再検査し，増大した場合は再度生検を行う。
- T_4 投与は，孤立性甲状腺結節に対しては縮小効果がないので適応にならない。
- **画像診断では結節の良悪性を鑑別できないので，触知可能な甲状腺結節の評価には不要である。**
- 触診では触知されず，超音波検査で偶然見つかった甲状腺結節をどう扱うかについては意見の分かれるところである[14]。

副腎機能不全

一般的事項

- 副腎機能不全は，コルチゾールとアルドステロンの欠乏症状を有し，血漿副腎皮質刺激ホルモン adrenocorticotropic hormone（ACTH）の上昇を伴う副腎自体の疾患（原発性副腎不全，すなわち Addison 病など）による場合と，下垂体あるいは視床下部の疾患に伴う ACTH の低下によってコルチゾール単独の欠乏症状を呈するもの（二次性副腎機能不全）による場合がある[15]。
- 副腎機能不全の所見は非特異的であるため，その可能性を常に考えておかなければ，この致死的となりうるが治療可能な疾患は容易に見逃される。
- 副腎機能不全は，低血圧（起立性低血圧を含む），悪心，体重減少，低ナトリウム血症，高カリウム血症があるときに疑う[16]。

原発性副腎機能不全

- 原発性副腎機能不全の多くは自己免疫性副腎炎 autoimmune adrenalitis により起こり，甲状腺機能低下症など他の内分泌障害を伴うことがある[17]。
- 結核やヒストプラスマ症など副腎への感染も副腎機能不全の原因となる。
- 出血性副腎梗塞 hemorrhagic adrenal infarction は術後，凝固障害，凝固亢進状態，敗血症の際に起こることがある（Waterhouse-Friderichsen 症候群）。
  - 副腎出血はしばしば腹痛，側腹痛，発熱の原因となり，腹部 CT スキャンで両側副腎に高濃度腫瘤を認める。
- 副腎白質ジストロフィは若年男性で副腎機能不全の原因となる。
- 後天性免疫不全患者で，播種性のサイトメガロウイルス感染や抗酸菌感染症，真菌感染，または副腎リンパ腫により副腎機能不全が起こり，ケトコナゾールによる治療でもステロイドホルモンの合成が阻害されて副腎機能不全が起こる。

二次性副腎機能不全

- 二次性副腎機能不全は多くは副腎皮質ステロイド治療による副作用である。ACTH の抑制は治療終了後 1 年ほど持続する。
- 下垂体や視床下部のあらゆる疾患で ACTH の低下は起こりうるが，通常これらの疾患による他の症状がみられる。

診断

臨床所見

- 症状としては，食欲不振，悪心，嘔吐，体重減少，筋力低下，易疲労感などがある。
- 起立性低血圧と低ナトリウム血症がよくみられる。
- 通常症状は慢性に経過するが，ときに突然ショックになり，迅速に治療しないと致死的となることがある。この副腎クリーゼは他の疾患や，外傷，手術

が誘因となることが多い。
- 色素沈着(著しい ACTH 過剰による)と高カリウム血症,循環血液量減少(アルドステロン欠乏による)は,原発性副腎機能不全でのみ起こる。

診断的検査
- 迅速コートロシン®(ACTH)負荷試験が診断に用いられる。
  - コートロシン® 250μg を静注か筋注で投与し 30 分後の血漿コルチゾール値を測定する。
  - 血漿コルチゾールが >20μL に上昇すれば正常な反応である。
  - この検査で原発性,二次性の副腎機能不全を診断できるが,数週間以内に発生した下垂体機能不全(例:下垂体手術後)は診断できない。
- 原発性と二次性の鑑別は通常容易である。
  - 高カリウム血症,色素沈着,他の自己免疫性内分泌疾患があれば原発性副腎機能不全を示唆する一方,他の下垂体ホルモン欠乏症状や下垂体腫瘍の症状(例:頭痛,視野欠損),既知の下垂体・視床下部疾患があれば,二次性副腎機能不全を示唆する。
  - 原因が不明な場合,血漿 ACTH 値により原発性(ACTH の著明な上昇)と二次性の鑑別は可能である。
  - 腹部 CT で副腎腫大や石灰化が認められれば,原因は感染か出血である。
  - 二次性副腎機能不全では他の下垂体ホルモン欠乏を検索することと,下垂体もしくは視床下部腫瘍を検索する。

治療

副腎クリーゼ
- 低血圧を伴う副腎クリーゼ adrenal crisis は迅速な治療を要する。
- 治療のために入院し,クリーゼの原因となった基礎疾患を検索する。
- 副腎機能不全の診断が既知の場合,ヒドロコルチゾン 100 mg を 8 時間ごとに経静脈的に投与し,低血圧が是正されるまで 5%ブドウ糖加生理食塩液を急速点滴投与する。
  - ヒドロコルチゾンの投与量は症状に応じ,また原因となった疾患が軽快するに従い数日間で漸減し,経口投与の維持療法に変更する。
  - ヒドロコルチゾンが 100 mg/日未満になるまでミネラルコルチコイドの補充は必要ない。
- 副腎機能不全の診断が未確定の場合は,デキサメタゾン 10 mg を経静脈的に単回投与し,5%ブドウ糖加生理食塩液の急速点滴静注を開始する。
  - コートロシン®負荷試験を行う。
  - デキサメタゾンはコルチゾールの測定結果に影響しないため,これを用いる。
  - 30 分後の血漿コルチゾール測定の後,結果が判明するまでヒドロコルチゾン 100 mg を 8 時間ごとに経静脈的投与する。

外来患者の維持療法

- 副腎機能不全の患者はすべて、プレドニゾンによるコルチゾール補充が必要である。
- 原発性副腎機能不全の患者では、フルドロコルチゾンによるアルドステロンの補充が必要である。
- プレドニゾンの毎朝 5 mg 経口投与を開始する。
  - 治療開始初期は、1〜2 カ月ごとに評価する。
  - プレドニゾンの用量は、コルチゾールの欠乏・過剰症状を起こさない量に調節する。毎朝 4〜5 mg・夕 2.5 mg を要することが大半である。
  - 最終的には、**急性疾患が生じない限り、年1回のフォローアップで十分**である。
  - リファンピシンやフェニトイン、フェノバルビタールを併用している場合は、グルココルチコイドの代謝が促進されるため、必要量が増大する。
- 病気、外傷、周術期などの場合にはプレドニゾンの用量を増やす。
  - **軽症の場合**は3日間投与量を2倍にする。軽快したら、通常量に戻す。**嘔吐したときは直ちに治療が必要**で、経静脈的なグルココルチコイドの投与と点滴を行う。患者にはあらかじめデキサメタゾン 4 mg の充填されたシリンジを携行させ、嘔吐や重病の際、すぐ治療を受けることができない場合には自分で筋肉注射させる。
  - **重病の場合**や外傷の際はヒドロコルチゾン 50 mg を 8 時間ごとに経静脈的に投与し、改善するに従い投与量を漸減する。手術予定患者も同様の方法で投与し、ヒドロコルチゾンの初回投与は術前に行う。通常、合併症がなければ術後 3〜4 日で投与量を維持量に減量できる。
- 原発性副腎機能不全では、フルドロコルチゾン 0.1 mg を 1 日 1 回経口投与し、食塩摂取は制限しない。
  - 経過観察の通院中には、臥位での血圧と立位での血圧、血清カリウム値をみておく。
  - フルドロコルチゾンの投与量は、血圧と血清カリウム値を基準範囲内に保つように調節する。通常必要量は 1 日 0.05〜0.2 mg 経口である。
- 患者に自分の病気を自己管理するように教育し、病中のプレドニゾン投与量調節についても指導する。患者は副腎機能不全であることを示すタグやブレスレットを身につけるようにする。

Cushing 症候群

一般的事項

- Cushing 症候群(副腎皮質ステロイドホルモンの過剰による臨床的影響)の原因として最も多いものは、副腎皮質ステロイド治療による医原性である。
- 内因性の Cushing 症候群のおよそ 80%は、ACTH 産生下垂体腺腫 ACTH-secreting pituitary microadenoma(Cushing 病)による。
- 残りは副腎腫瘍と異所性 ACTH 産生腫瘍による。
- 臨床症状として中心性肥満、満月様顔貌、鎖骨上窩や項部への脂肪沈着、高

血圧，多毛，無月経，うつ病がある。
- さらに特異的な所見として，皮膚の菲薄化，胃出血性，赤色皮膚線条，近位筋優位の筋力低下，骨粗鬆症などがある。
- 糖尿病を発症する患者もいる。
- 色素沈着や低カリウム性アルカローシスは，異所性ACTH産生によるCushing症候群を示唆する。

診断

- コルチゾール分泌の増加と，ACTHとコルチゾールの正常なフィードバックがないことから診断する[18]。
- **スクリーニング検査として，一晩法（オーバーナイト）デキサメタゾン抑制試験を行う。**
  - 前日夜11時にデキサメタゾン1 mgを経口投与し，翌朝8時に血漿コルチゾールを測定する。正常なコルチゾール値は<2μg/dLである。
- この抑制試験で異常を認めたら，24時間尿中コルチゾールを測定する。**24時間尿中コルチゾールもスクリーニング検査として行う。**
- 上記はともに非常に感度の高い検査であるため，**結果に異常がなければCushing症候群は除外できる。**
- 有症状の患者で24時間尿中コルチゾール値が基準値上限の4倍以上であれば，Cushing症候群の診断を確定する。
- 尿中コルチゾールが中等度上昇している場合は，**少量デキサメタゾン抑制試験**を行う。
  - 朝8時からデキサメタゾン0.5 mgを6時間ごとに48時間にわたり内服する。
  - 後半24時間の蓄尿中コルチゾールと，最終内服6時間後の血中コルチゾールを測定する。
  - 血漿コルチゾールが<2μg/dLまで抑制されず，尿中コルチゾールが基準範囲以下であれば，Cushing症候群を診断できる。
- 診断検査は，重症疾患やうつ病のときには偽陽性となりうるため行うべきでない。
- フェニトイン投与中も，デキサメタゾンの代謝が促進されるためデキサメタゾン抑制試験で偽陽性となる可能性がある。
- **随時の血中コルチゾール測定は診断のために有用ではない。** なぜなら正常範囲が広く，Cushing症候群患者の検査値とオーバーラップするためである。
- Cushing症候群の診断が確定したら，原因の検索について内分泌専門医にコンサルトする。

治療

- コルチゾール過剰の治療は原因によって異なり，治療についてすべてを記すのは本章の狙いを超えるので，割愛する。

- 外因性ステロイドの中止は、可能な場合推奨される。
- 他の治療を行うには通常、内分泌専門医や脳神経外科医の援助を要する。

副腎偶発腫瘍

一般的事項

- 腹部の画像診断の際に、副腎腫瘍が偶然発見されることは多い。
- **大部分は良性の副腎皮質腫瘍でありホルモンの過剰分泌をきたさないが、鑑別診断として Cushing 症候群や原発性アルドステロン症の原因となる副腎腺腫、褐色細胞腫、副腎皮質癌、癌の転移がある**[19]。

診断

臨床所見

- Cushing 症候群の症候について評価する。
- 高血圧は、原発性アルドステロン症や褐色細胞腫の可能性を示唆する。
- 頭痛、動悸、発汗のエピソードは褐色細胞腫を示唆する。
- 多毛は副腎皮質癌の可能性を示唆する。

診断的検査

- 画像の特徴から診断がつくことがあるが(例えば良性の副腎皮質結節)、さらなる評価が不要というほど特異的なわけではない[20]。
- 他部位に切除可能な癌がある場合や、副腎への転移を除外しなければならない場合には PET 検査を行う。
- その他の場合は、診断の要点はホルモン分泌過剰や副腎皮質癌の有無である。
- 血清カリウム、メタネフリン分画、デヒドロエピアンドロステロンサルフェート(DHEA-S)を測定し、一晩法デキサメタゾン抑制試験を行う。

治療

- 高血圧と低カリウム血症を合併した患者では、同時に採血した血漿アルドステロン(ng/dL)と血漿レニン活性(ng/mL/hr)の比を測定し原発性アルドステロン症の評価を行う。
    - 採血は外来で可能で、特に準備は必要ない。
    - 比が<20 であれば原発性アルドステロン症の診断は除外され、比が>50 であれば診断は確定的と思われる。
    - その間の値であれば内分泌専門医にコンサルトし、さらに評価する。
- コルチゾールの分泌異常がみられたら、さらに評価を行う。
- 臨床的または検査値で褐色細胞腫が疑われたら、phenoxybenzamine などで適切にα遮断を行ってから腫瘍を切除する。
- 血漿 DHEA-S の上昇や大きな腫瘍は副腎皮質癌を示唆する。
- 直径が>4 cm の副腎腫瘍をすべて切除するという方針により、切除不要の

良性腫瘍手術を最小限にして，大部分の副腎皮質癌を切除できる[21]。
- 多くの偶発副腎腫瘍は直径＜4 cm で，ホルモンを産生せず，治療を要さない。
- 少なくとも 3～6 カ月後に画像検査を再検し，結節が急速に増大していないことを確認する(急速に増大する場合は副腎皮質癌を示唆する)。

高カルシウム血症

一般的事項

- 血清カルシウムの約50％はイオン化(遊離)カルシウムで，残りは主にアルブミンと結合している。
- 血清アルブミンが変化すると，臨床的に重要なイオン価カルシウムには影響せずに総カルシウム濃度が変動するので，アルブミンが異常値の場合の臨床判断は**アルブミン補正カルシウム値かイオン価カルシウム値**によるべきである。
- カルシウムの代謝は副甲状腺ホルモン parathyroid hormone(PTH)とビタミン D 代謝産物により調節されている。
- PTH は骨の再吸収と，腎でのカルシウム再吸収を促進することで血清カルシウムを上昇させ，腎臓におけるビタミン D から活性型代謝産物カルシトリオール〔$1,25(OH)_2D$〕への変換を促す。
  - 血清カルシウムは，ネガティブフィードバック機構により PTH 分泌を調節する。つまり高カルシウム血症では PTH の分泌は抑制される。
- ビタミン D は肝臓で $25(OH)D$ に変換され，腎臓でさらに $1,25(OH)_2D$ に変換される。
  - 後者の代謝産物により腸管でのカルシウム吸収が促進され血清カルシウム値は上昇し骨形成と骨吸収に作用する。
- 血清カルシウム値が上昇する他の要因として，PTH 受容体に作用する PTH 関連ペプチド(PTHrP)と形質細胞やリンパ球により産生されるサイトカインがある[22]。

疫学

- 高カルシウム血症の主な原因を表17-3に示す。
- 95％以上が原発性副甲状腺機能亢進症 hyperparathyroidism か悪性腫瘍による。
- **原発性副甲状腺機能亢進症**
  - 外来患者で軽度の高カルシウム血症の原因として最も多い。
  - 特に高齢の女性でよくみられる。約85％が1腺の腺腫で，15％が4腺すべての腫大，1％が副甲状腺癌である。
  - 原発性副甲状腺機能亢進症を含む家族性の症候群(例えば多発性内分泌腺腫瘍症候群)では4腺の腫大が起こる。
- **悪性腫瘍**ではさらに重度で有症状の高カルシウム血症を起こす。悪性の高カルシウム血症の原因となる一般的なものは以下のとおりである。
  - 乳癌(高カルシウム血症をきたした場合は通常，骨転移がある)

表 17-3　高カルシウム血症の主な原因

一般的なもの
　原発性副甲状腺機能亢進症
　悪性腫瘍

一般的でないもの
　サルコイドーシス，他の肉芽腫性疾患
　薬物
　ビタミン D 中毒
　リチウム
　炭酸カルシウム（ミルク-アルカリ症候群）
　甲状腺機能亢進症

- ■ 肺，頭頸部，食道の扁平上皮癌（骨転移がなくても体液性の高カルシウム血症をきたす）
- ■ 多発性骨髄腫
- ■ 腎，血液，卵巣の癌も高カルシウム血症を起こす。
- ■ **最も悪性の高カルシウム血症は，腫瘍からの PTHrP 分泌によるもので**，腫瘍でも骨髄腫による高カルシウム血症はサイトカインにより惹起されているため除外する。
- ● その他の原因は稀であり，ほぼすべてが病歴や身体診察から想起される[23]。
  - ■ サイアザイド系利尿薬は，軽度の原発性副甲状腺機能亢進症のように骨代謝回転が高い状態では，持続的な高カルシウム血症を起こす。
  - ■ サルコイドーシスや他の肉芽腫性疾患では $1,25(OH)_2D$ の合成が過剰になっており，高カルシウム血症が起こることがある。
  - ■ 家族性の良性低カルシウム尿性高カルシウム血症は稀な常染色体優性遺伝病で，生下時から無症候性の高カルシウム血症を起こす。これは副甲状腺上のカルシウム受容体の遺伝子異常で，無症候性の高カルシウム血症の家族歴があるときに疑われる。

診断

臨床所見

- ● **血清カルシウム値が 12 mg/dL を超えると，ほとんどの高カルシウム血症の症状が出現する。**
- ● 軽度か無症状の高カルシウム血症が偶然発見されることが多い。
- ● 病歴と身体診察では，高カルシウム血症の持続期間（6 カ月以上明らかな原因がなく持続しているなら，原発性副甲状腺機能亢進症はほぼ確実），腎尿路結石の既往，悪性腫瘍の徴候，高カルシウム血症の一般的でない原因（例：カルシウムやビタミン D，リチウムのサプリメント摂取），高カルシウム血症の家族歴あるいは他の多発性内分泌腺腫瘍症候群の可能性の有無に要点を置くべきである。

- 軽度の高カルシウム血症では多尿がみられる。多尿に，悪心・嘔吐を合併すると著明な脱水を起こし，カルシウム排泄を障害し急速に高カルシウム血症を悪化させる。
- 重度の高カルシウム血症では腎不全を起こし，慢性の高カルシウム血症では腎結石を生じることがある(悪性腫瘍に伴う高カルシウム血症ではみられない)。
- 胃腸症状としては食欲不振，悪心，嘔吐，便秘がみられる。

診断的検査
- 慢性副甲状腺機能亢進症により，骨密度の低下(稀に特殊な骨の異常，線維性骨炎)が起こる。
- 神経症状として，筋力低下，易疲労感，錯乱，昏迷，昏睡などがある。
- 心電図所見としては，QT間隔の短縮がみられる。
- 軽度の血清カルシウム値上昇であれば，高カルシウム血症が本当に存在するかどうかを確認するため再検査し，さらに血清アルブミン値での補正値と，イオン価カルシウムを測定する。
- 血清インタクトPTHを測定する。
  - 高カルシウム血症でインタクトPTHが上昇していれば，原発性副甲状腺機能亢進症の診断が確定する。
  - 他のあらゆる原因が否定的でインタクトPTHが基準値以下，あるいは正常低値まで抑制されていれば，家族性良性高カルシウム血症である。
  - PTH値が抑制されていれば，臨床症状と胸部X線検査，骨シンチグラフィ，血清・尿中蛋白電気泳動などを行い，高カルシウム血症の他の原因を検索する。
- 重度の有症状の高カルシウム血症は悪性腫瘍に伴うものであることが多く，その場合，癌は臨床的に判明していることが多い。
- ビタミンD中毒は血清25(OH)D高値であれば診断でき，サルコイドーシスによる高カルシウム血症では血清$1,25(OH)_2D$の上昇が診断を支持する。
- 稀に診断がはっきりしないことはあるが，血清PTHrPによって悪性腫瘍による高カルシウム血症を確認あるいは除外できる。

治療

- 症候性の高カルシウム血症や血清カルシウム値>13 mg/dLの場合は，精査加療目的に入院させる。
- 重度の高カルシウム血症では治療として，カルシウム排泄を増加させる方法と骨のカルシウム吸収を抑制する方法がある。この目的は，高カルシウム血症の原因検索と治療までの間，症状を緩和することである。

細胞外液の補充
- 重症の高カルシウム血症では通常，脱水症があるので治療の第1段階として生理食塩液で細胞外液量を回復させ，糸球体濾過量を改善し，カルシウム

- 排泄を促進する。
- 最初の 24 時間で少なくとも 3〜4 L 投与し，少なくとも 2 L 程度のプラスバランスとする。

塩類利尿
- 細胞外液量が回復したら，カルシウム排泄のため生理食塩液点滴を行う（100〜200 mL/hr）。
- 6〜12 時間ごとに血清電解質，カルシウム，マグネシウム値を測定する。
- 塩類利尿に対して**フロセミドの投与は有効でなく**，細胞外液量の回復を妨げる可能性がある。心不全徴候がなければ投与しない。

ゾレドロン酸
- ゾレドロン酸はビスホスホネートであり骨吸収を阻害する。初期の輸液後も症状が改善しないか，血清カルシウム値が＞12 mg/dL で持続しているときに使用する。
- 4 mg を生理食塩液 100 mL に溶解して，15 分かけて静注する。
- 毎日血清カルシウム値を測定する。
- 高カルシウム血症は数日かけて徐々に正常化し，効果は 1〜2 週間持続する。
- 高カルシウム血症が再燃したときには再投与できる。
- 副作用として無症候性の低カルシウム血症，低マグネシウム血症，低リン血症，一過性の微熱がある。

グルココルチコイド
- **ステロイドは骨髄腫，サルコイドーシス，ビタミン D 中毒による高カルシウム血症に有効である。**
- 初回投与量は，プレドニゾン 1 回 20〜50 mg 1 日 2 回経口投与相当である。
- 血清カルシウム値が低下するのに 5〜10 日かかる。
- 血清カルシウム値が正常化したら，高カルシウム血症の症状がコントロールできる最低量まで投与量を漸減する。

原発性副甲状腺機能亢進症の管理
- 原発性副甲状腺機能亢進症に対する最も有効な治療は副甲状腺摘出術である。
- しかし，無症状の患者の多くは手術適応とならない。
- 無症状の副甲状腺機能亢進症の自然経過はよくわかっていないが，多くの患者では長年にわたり臨床症状も血清カルシウム値も著明な変化はなく，良性の経過をたどる。
- これらの患者で注意すべきことは，進行性に骨量の低下が起こり，骨折の危険性が増す可能性があることである。
- 腎結石がなければ腎機能低下も稀である。現在のところどのような患者が合併症を起こすのかは予測不可能である。
- 副甲状腺摘出術の適応は以下のとおりである。
  - 有症状の高カルシウム血症

表 17-4 高プロラクチン血症の主な原因

妊娠と授乳
プロラクチン分泌性アデノーマ(プロラクチノーマ)
特発性高プロラクチン血症
薬物
ドパミン拮抗薬(フェノチアジン,メトクロプラミド,メチルドパ)
その他(ベラパミル,シメチジン,抗うつ薬のいくつか)
視床下部ドパミンの合成障害,輸送障害
視床下部障害
下垂体マクロアデノーマ
原発性甲状腺機能低下症
慢性腎不全

- ■腎結石
- ■臀部・椎体の骨量が,二重エネルギーX線吸収測定法(DEXA)で男女別の中央値の 2.5SD 未満(T score＜ - 2.5)
- ■血清カルシウムが基準値上限を 1 mg/dL 超えた場合
- ■50 歳未満
- ■長期にわたる経過観察が不可能な場合[24]
- 上記の基準を満たさなくても,経験豊富な術者では成功率は 90〜95％で周術期の合併症も少ない。また副甲状腺機能亢進症が是正されたら骨量は増加し骨折の危険が減少するため,健康な患者では手術を選択してもよい。
- 術前に ^{99m}Tc-MIBI シンチグラフィで副甲状腺腺腫の局在診断を行い,合併症の少ない縮小頸部郭清術を施行する。
- 副甲状腺摘出術の適応基準を満たさない場合や手術を拒否した場合,無症状であれば臨床症状,血清カルシウム,クレアチニン,骨量について 1〜2 年ごとに経過観察してもよい[25]。
- 上記の適応のいずれかを満たすか骨量低下や腎機能低下が進行性であれば,手術を行う。

高プロラクチン血症

一般的事項

- 高プロラクチン血症 hyperprolactinemia の主な原因を表 17-4 に示す。
- 女性では,病的高プロラクチン血症の原因の大部分はプロラクチン分泌性下垂体ミクロアデノーマ(1cm 未満の腺腫)か,特発性高プロラクチン血症である。
- 男性では,原因として最も多いのはプロラクチン分泌性下垂体マクロアデノーマである。
- 他の下垂体ホルモンの欠乏を伴う視床下部や下垂体の疾患でも,下垂体茎の圧迫によって高プロラクチン血症を呈することがある。
- 女性では高プロラクチン血症により無月経や月経不順,不妊の原因となる。

- ■ 高プロラクチン血症の女性で，**乳汁分泌** galactorrhea があるのは約半数である。
- ■ エストロゲン欠乏が持続すると骨粗鬆症のリスクが上昇する。
- ● 男性では，高プロラクチン血症によりアンドロゲン欠乏が起こり，不妊の原因となるが，女性化乳房 gynecomastia はきたさない。
  - ■ 巨大な下垂体腫瘍による圧迫症状(例：頭痛，視野欠損)と下垂体機能低下は，高プロラクチン血症の男性で多い。

診断

臨床所見
- ● 病歴と身体所見として，プロラクチン過剰症状，下垂体の圧迫症状，甲状腺機能低下症状がある。
- ● 内服歴について特に詳細に聴取する。

診断的検査
- ● 若年女性では高プロラクチン血症はよくある疾患なので，無月経がある女性では乳汁漏出の有無に関わらず血漿プロラクチンを測定する。
- ● 軽度の上昇がみられたら，繰り返し測定を行う。
- ● 血漿 TSH 測定と妊娠検査も行う。
- ● **プロラクチン値が＞200 ng/mL となるのはプロラクチノーマのときだけである**。100～200 ng/mL のときはプロラクチノーマを強く疑う。
- ● **プロラクチン値が＜100 ng/mL のときはプロラクチン分泌性マクロアデノーマ以外の原因であり**，大きな下垂体腫瘍があってプロラクチンがこのくらいの値ならプロラクチノーマではない。
- ● マクロアデノーマや視床下部病変がある場合でのみ，下垂体機能低下のための検査として血漿 free T_4 測定，コートロシン® 負荷試験(「副腎機能不全」参照)，男性で血漿テストステロン値の測定を行う。
- ● 高プロラクチン血症では，非機能性下垂体腫瘍や視床下部腫瘍が見つかることがあるので，ほとんどの症例で下垂体 MRI を行う。

治療

ミクロアデノーマと特発性高プロラクチン血症
- ● 不妊症，エストロゲン欠乏予防，骨粗鬆症予防のため治療を行う例がほとんどである。
- ● 女性患者では，特に治療を行わずに定期的にプロラクチン測定と症状を経過観察する場合もある。
- ● ほとんどの場合，高プロラクチン血症は増悪することなく，そのうち正常化する。
- ● ミクロアデノーマが増大することは稀である。
- ● 大部分の女性患者はドパミン作動薬により血漿プロラクチン値が抑制され，

月経は正常化して不妊症が改善する。
- 初回投与量は**ブロモクリプチン**1回1.25〜2.5 mg軽食後経口投与，もしくは**カベルゴリン**0.25 mg週2回投与である。
- 投与量は血漿プロラクチン値を2〜4週ごとに測定し，基準範囲内に抑制するよう調節する。最大投与量は，ブロモクリプチン1回2.5 mg1日3回投与，カベルゴリン1回1.5 mg週2回投与である。
- まず，不妊症はすぐに改善する可能性があるので障壁避妊法を行う。
- 悪心や起立性低血圧などの副作用は，投与量を漸増したり治療を継続することで低減できる。カベルゴリンのほうが副作用は軽度である。
- 挙児希望の女性は，内分泌専門医にコンサルトしつつ管理する。
- 挙児希望のない女性では，6〜12カ月ごとに臨床症状と血漿プロラクチン測定を行い経過観察する。
  - 2年ごとに，ブロモクリプチン投与を数週間中止して血漿プロラクチンを測定し，投与の必要性を判断する。
  - プロラクチン値が明らかに上昇しない限り，フォローアップの画像検査は必要ない。
  - プロラクチン分泌性ミクロアデノーマに対する経蝶形骨下垂体手術 transsphenoidal resection は，ブロモクリプチン不応・不耐例のみが適応となる。通常，プロラクチン値は正常化するが約半数は再燃する。

プロラクチン分泌性マクロアデノーマ

- **ドパミン作動薬で治療する**。通常，90％の患者でプロラクチン値は正常化し，腫瘍サイズは縮小し，視野異常は改善するか消失する。
- 腫瘍の圧迫症状がない場合，投与量は以下のごとく調節する。数週間かけて効果のある最大量まで増量する。
- 開始時に視野異常がある場合，治療開始4〜6週間後に視野検査を再検する。
- 下垂体画像検査は初回治療の3〜4カ月後に再検する。
- 腫瘍が十分に縮小し，視野異常が十分に改善したら，定期的に血漿プロラクチン値を測定しながら同治療を永続的に行う。
- 腫瘍縮小効果が最大に現れるまで，6カ月以上かかることもある。
- 治療にも関わらずプロラクチン値が上昇しない限り，さらなる画像検査は不要である。
- **経蝶形骨手術は**，ドパミン作動薬による治療中にも腫瘍が縮小しないとか視野異常が改善しない場合に，**腫瘍による圧迫症状を解除しさらなる腫瘍の増大を防止する目的で行う**。しかし，マクロアデノーマによる高プロラクチン血症に対し手術で根治する可能性は高くなく，ドパミン作動薬による追加治療を要することが多い。
- プロラクチン分泌性マクロアデノーマの女性では，妊娠中に15〜35％で症候性の腫瘍増大をきたすため，手術で腫瘍を切除しても妊娠は許可しない。ドパミン作動薬での治療中は障壁避妊法が必須である。

男性性腺機能不全

一般的事項

- 精巣にはまったく異なるものの2つの関連した役割がある。
  - 性徴を引き起こし維持するLeydig細胞からのテストステロン分泌(主な男性ホルモン)。
  - 亜・精細管での精子形成。この過程で局所的なテストステロン濃度の上昇が必要である。
- 精巣は下垂体から調節を受けている。下垂体からは性腺刺激ホルモンgonadotropin, 黄体ホルモンluteinizing hormone(LH), 卵胞刺激ホルモンfollicle-stimulating hormone(FSH)が分泌される。
- 性腺刺激ホルモン分泌は, LH放出ホルモンの分泌による視床下部からの支配と, 性腺ホルモンによるネガティブフィードバックを受けている。
- 精巣疾患による性腺機能不全によって, 下垂体へのフィードバックが低下し性腺刺激ホルモンの分泌が増加する。
- 下垂体または視床下部の機能不全による性腺機能不全では, 血清性腺刺激ホルモンは基準範囲内か, 基準範囲以下である。
- 男性の性腺機能不全では男性ホルモン欠乏や精子過少症oligospermiaによる不妊症となることがある。
- 男性ホルモン欠乏では常に不妊症と関連するが, 精子過少症はテストステロン濃度が正常の男性でもよくみられる。

疫学

- 男性性腺機能不全male hypogonadismは精巣の異常による場合と下垂体・視床下部の機能障害による場合がある(表17-5)。
- 肝硬変や慢性腎不全でも性腺刺激ホルモン分泌や精巣機能は障害される。

■ 精巣機能障害

- **Klinefelter症候群**(核型47,XXY)は, 男性の出生500人に1人の割合で生じる。
  - 精細管の発育障害があり, このために精巣は小さく, 精子形成はまったく起こらない。
  - 男性ホルモン欠乏の程度は, 軽度から重度までさまざまである。
  - Klinefelter症候群では通常, 思春期が遅く, 思春期後にも女性化乳房がみられる。
- 成人の**ウイルス性精巣炎** viral orchitis(ムンプスウイルスによるものが多い)により, 精巣の萎縮が起こる。通常不妊症を引き起こすのみだが, 重症例では男性ホルモン欠乏が起こる。
- **飲酒**によって直接的に, または肝硬変症を介して精巣機能障害が起こる。
- 男性ホルモンの合成や作用を障害する**薬物**として, ケトコナゾール, シメチジン, スピロノラクトンがある。
- 男性ホルモン欠乏以外の不妊症は**特発性**であるが, アンドロゲン欠乏を起こしうる軽度の障害や, 小児期に治療されなかった停留精巣によるかもしれな

表 17-5　男性ホルモン欠乏の原因

精巣機能障害
Kleinferter 症候群
精巣炎(ムンプスウイルスなどウイルス性)
外傷
薬物(アルコールを含む)
外分泌性精巣不全
視床下部下垂体機能不全
先天性 LH-RH 分泌不全(Kallmann 症候群)
高プロラクチン血症
Cushing 症候群
他の視床下部・下垂体疾患
慢性疾患
合併した(ホルモン)欠損症
肝硬変
慢性腎臓病

い。
- テストストロン値が正常な場合の無精子症 azoospermia(精液中に精子がまったく存在しない)では輸精管の閉塞や欠損による可能性がある。

■ 視床下部下垂体機能不全
- あらゆる視床下部や下垂体の疾患によって，男性ホルモン欠乏が単独に，もしくは他の下垂体ホルモン欠乏と合併して起こることがある。
- 男性の**高プロラクチン血症**は，プロラクチン分泌性下垂体マクロアデノーマによることが多い。
- **Kallmann 症候群**(LH 放出ホルモンが先天的に欠乏する)では思春期が現れない。他の下垂体ホルモンは通常正常である。ほとんどの場合，嗅覚が欠如する。

診断

臨床所見
- 病歴では思春期，性衝動，性交能力が発現したのが何歳時か，性交渉の頻度，ひげそりの頻度，精巣の外傷・感染，過去の妊孕能，服薬歴，慢性疾患について聴取する。
- 身体所見として，精巣の萎縮(体積にして 15 mL 未満，長径が 4 cm 未満のとき)，顔面・体毛の減少，女性化乳房，嗅覚欠如などがある。
- 正常な性欲がある場合の陰萎(勃起障害)は男性ホルモン欠乏によるというよりも，神経や血管の障害であるか，薬物の影響であることが多い。

診断的検査
- 男性ホルモン欠乏は血清**テストステロン値**を測定することで確定する。

- テストステロンが低値のとき，血清 LH も測定する。
- LH が上昇していたら，男性ホルモン欠乏の原因として精巣性が疑わしい。
- LH が上昇していなかったら，視床下部や下垂体の機能不全が考えられ，血清**プロラクチン値**を測定する。他の下垂体ホルモン分泌を評価し，下垂体と視床下部の画像検査を行う。
- 血清テストステロン値が正常の男性不妊では精液検査を行う。
  - 最も重要な項目は精子の濃度であり，2 億/mL 以上が正常と考えられている。
  - 一般男性における精子数の範囲について，解釈は複雑である。
  - 精子過少症の診断には少なくとも 2 回の精液検査が必要である。

治療

- 男性ホルモン欠乏はテストステロンの注射か外用で治療可能である。
  - **エステル化テストステロン**（エナント酸テストステロン，テストステロンシピオネート）は 1 回 150〜250 mg 筋注を 2 週に 1 回投与する。200 mg で十分なことがほとんどである。
  - **1%テストステロンゲル**が外用療法に適用される。開始時用量は 1 日 1 回 5 g である。
  - 男性ホルモン投与に伴う副作用として痤瘡と女性化乳房がある。
  - 50 歳以上の男性では，通常の前立腺癌のスクリーニングを行う。
  - 6〜12 カ月ごとに経過観察を行い，臨床効果を評価する。
  - 治療による臨床効果が不十分なときのみ，血清テストステロン測定を行う。
- 特発性の精子過少症のような精巣疾患による不妊症では生殖補助技術によってのみ治療可能である。
  - テストステロンと性腺刺激ホルモンが正常の無精子症では，泌尿器科医にコンサルトし輸精管の閉塞について評価が必要である。
  - 下垂体や視床下部の障害による性腺機能不全の患者で，挙児希望の場合は内分泌専門医に治療について紹介する。

多毛症

一般的事項

- 多毛症 hirsutism とは，女性において，黒色の硬毛が男性型パターンで発毛することである。
- よくある愁訴であり，**男性ホルモンの過剰**を示唆する。しかし，正常女性でも発毛の多寡は幅広く，多毛症患者でも男性ホルモンが実際には過剰でないことも多い。
- 女性では，わずかな男性ホルモン上昇でも著明な発毛をきたすことがある。
- さらに重度の男性ホルモン分泌状態では，**男性化** virilization を起こす。
- 多毛症の評価における主要問題として，女性ではごく少数派ではあるが，重大な原因（Cushing 症候群や卵巣，副腎の腫瘍など）による可能性を除外す

疫学

- 男性ホルモン分泌は卵巣や副腎から起こる。外因性の男性ホルモンでも多毛症は起こる。
- **多嚢胞性卵巣症候群が最も一般的な原因**であり，多毛症，不妊症，無月経・月経不順などの症状が他の疾患によらないものである。
  - 多嚢胞性卵巣症候群では周期的排卵がない。
  - 通常，多毛症と月経周期の異常は思春期頃から始まる。
  - この症候群では，軽度では多毛症単独（特発性多毛症といわれることもある）から卵巣腫大による無月経まで，異常は広範囲にわたる。
  - これらの女性たちは**インスリン抵抗性**があり，結果として高インスリン血症から卵巣での男性ホルモン産生細胞腫が促進される。
- 卵巣腫瘍で多毛症が出現するのは稀である。
- 副腎性の多毛症として，Cushing病，先天性副腎過形成があり，稀に副腎皮質癌がある。

診断

臨床所見

- 多毛症，男性化徴候，月経異常，不妊症の出現年齢を聴取する。
- 身体所見として，発毛増加，Cushing症候群や男性化を示す徴候，卵巣腫大の触知がある。
  - 前頭部や側頭部の禿頭傾向，喉頭の増大，声変わり，筋肉量の増加，陰核の肥大などの男性化徴候はよくみられ，重大な原因が潜んでいる可能性がある。

診断的検査

- **血清総テストステロンと遊離テストステロンを測定する。**
- Cushing症候群を示す症候があるとき，Cushing症候群の鑑別のための検査を行う。
- 正常月経かつ多毛症のない女性でも卵巣に嚢胞が多発することはよくあるので，卵巣腫瘍が疑われない限り卵巣の超音波検査は行わない。
- 男性化徴候を認めず，遊離テストステロンの軽度上昇を認める場合は，ほとんどの症例は多嚢胞性卵巣症候群の範囲に含まれることが多い。さらなる精査はせず，多嚢胞性卵巣症候群の治療を受けることになる。
- 男性化徴候があったり血清総テストステロン値が200 ng/dLを超える場合，卵巣腫瘍や副腎腫瘍の可能性があるので内分泌専門医にコンサルトした上でさらに精査が必要である。

治療

- 審美的観点からの脱毛や剃毛が有効な場合,軽度の多毛症は特に治療を要さない。
- **経口避妊薬**で卵巣からの男性ホルモン生成を抑制し,多毛症を改善する。
- 多嚢胞性卵巣症候群の女性では,インスリン抵抗性を改善する薬物で男性ホルモン生成を抑制し,月経異常や不妊症を改善する。
  - 腎機能正常の場合,メトホルミン1回500～1,000 mg 1日2回経口投与が可能である[26]。
  - 最初は1日500 mgから開始し,数週以降に徐々に増量する。
  - 副作用として下痢や悪心,腹部痙攣などがある。
  - 血清クレアチニン値が1.5 mg/dL未満の患者では乳酸アシドーシスはごく稀である。
  - 3～6カ月ごとに経過観察し,多毛傾向と月経異常,血清遊離テストステロンの経過をみる。
- **スピロノラクトン**(1回25～100 mg 1日2回経口投与)はアンドロゲン・アルドステロン拮抗薬であり増毛を抑制できる[27]。
  - 副作用として,月経異常,悪心,乳腺痛がある。
  - 腎機能があるときは高カリウム血症の可能性があるため使用しない。
  - 挙児希望の女性には使用しない。
  - 経口避妊薬との併用療法が最も有効で,正常月経ももたらす。
  - 3～6カ月ごとに経過観察し,発毛状況と月経が正常化しているかの確認と血清カリウム値測定を行う。

(田中 景子)

文献

1. Adler SM, Wartofsky L. The nonthyroidal illness syndrome. *Endocrinol Metab Clin North Am* 2007;36:657-672.
2. Roberts CG, Ladenson PW. Hypothyroidism. *Lancet* 2004;363:793-803.
3. Pearce EN, Farwell AP, Braverman LE. Thyroiditis. *N Engl J Med* 2003;348:2646-2655.
4. Surks MI, Ortiz E, Daniels GH, et al. Subclinical thyroid disease: scientific review and guidelines for diagnosis and management. *JAMA* 2004;291:228-238.
5. Abalovich M, Amino N, Barbour LA. Management of thyroid dysfunction during pregnancy and postpartum: an Endocrine Society Clinical Practice Guideline. *J Clin Endocrinol Metab* 2007;92:S1-S47.
6. Cooper DS. Hyperthyroidism. *Lancet* 2003;362:459-468.
7. Cooper DS. Approach to the patient with subclinical hyperthyroidism. *J Clin Endocrinol Metab* 2007;92:3-9.
8. Cooper DS. Antithyroid drugs. *N Engl J Med* 2005;352:905-917.
9. Osman F, Franklyn JA, Sheppard MC, Gammage MD. Successful treatment of amiodaroneinduced thyrotoxicosis. *Circulation* 2002;105:1275-1277.
10. Nayak B, Burman K. Thyrotoxicosis and thyroid storm. *Endocrinol Metab Clin North Am* 2006;35:663-686.
11. Topliss D. Thyroid incidentaloma: the ignorant in pursuit of the impalpable. *Clin Endocrinol(Oxf)* 2004;60:18-20.
12. Weetman AP. Radioiodine treatment for benign thyroid diseases. *Clin Endocrinol(Oxf)* 2007;66:757-764.

13. Wang SH, Arscott P, Wu P, Baker JR Jr. No apparent damage in the thyroid of transgenic mice expressing antiapoptotic FLIP. *Thyroid* 2006;16:1-33.
14. Ross DS. Nonpalpable thyroid nodules—managing an epidemic. *J Clin Endocrinol Metab* 2002;87: 1938-1940.
15. Arlt W, Allolio B. Adrenal insufficiency. *Lancet* 2003;361:1881-1893.
16. Dorin RI, Qualls CR, Crapo LM. Diagnosis of adrenal insufficiency. *Ann Intern Med* 2003;139:194-204.
17. Ten S, New M, Maclaren N. Clinical review 130: Addison's disease 2001. *J Clin Endocrinol Metab* 2001;86:2909-2922.
18. Newell-Price J, Bertagna X, Grossman AB, Nieman LK. Cushing's syndrome. *Lancet* 2006;367:1605-1617.
19. Young WF Jr. Clinical practice. The incidentally discovered adrenal mass. *N Engl J Med* 2007;356: 601-610.
20. Udelsman R, Fishman EK. Radiology of the adrenal. *Endocrinol Metab Clin North Am* 2000;29:27-42.
21. Young WF Jr. Management approaches to adrenal incidentalomas. A view from Rochester, Minnesota. *Endocrinol Metab Clin North Am* 2000;29:159-185.
22. Strewler GJ. The physiology of parathyroid hormone-related protein. *N Engl J Med* 2000; 342:177-185.
23. Jacobs TP, Bilezikian JP. Clinical review: rare causes of hypercalcemia. *J Clin Endocrinol Metab* 2005;90:6316-6322.
24. Bilezikian JP, Potts JT Jr, Fuleihan Gel-H, et al. Summary statement from a workshop on asymptomatic primary hyperparathyroidism: a perspective for the 21st century. *J Clin Endocrinol Metab* 2002;87:5353-5361.
25. Bilezikian JP, Silverberg SJ. Clinical practice. Asymptomatic primary hyperparathyroidism. *N Engl J Med* 2004;350:1746-1751.
26. Moghetti P, Castello R, Negri C, et al. Metformin effects on clinical features, endocrine and metabolic profiles, and insulin sensitivity in polycystic ovary syndrome: a randomized, double- blind, placebo-controlled 6-month trial, followed by open, long-term clinical evaluation. *J Clin Endocrinol Metab* 2000;85:139-146.
27. Moghetti P, Tosi F, Tosti A, et al. Comparison of spironolactone, flutamide, and finasteride efficacy in the treatment of hirsutism: a randomized, double blind, placebo-controlled trial. *J Clin Endocrinol Metab* 2000;85:89-94.

18 栄養と肥満

Mariko K. Johnson, Shelby A. Sullivan

一般的な定義

多量栄養素
- エネルギーを供給する。
- 蛋白質，炭水化物，脂質からなる。

微量栄養素
- エネルギーを供給しない。
- ビタミン類と無機質からなる。

必須栄養素
体内で合成されず，完全に食事から供給される栄養素。

栄養障害
- 過栄養状態と低栄養状態を指す。
- 本章の目的は低栄養状態について述べることにある。

肥満
多量栄養素の過剰によって起こるにも関わらず，肥満患者では微量栄養素の欠乏が起こりうる。

一般的事項

低栄養状態
- 1種類以上の栄養障害
- 代謝に必要な栄養を充足できないときに起こる。
- 栄養素の摂取不良や吸収障害，代謝亢進状態，効果的でない基質の使用，もしくはそれらが複合したもの。
- 米国における低栄養の頻度は不明であるが，入院患者においては約69%である[1]。
- 結果として骨格筋や心筋の機能低下，免疫能低下，感情鈍麻，抑うつ，長期入院となる。
- 標準体重から2/3まで体重減少した場合，致死的である[2]。
- 低栄養の危険因子として，高齢，慢性身体疾患，薬物-栄養素の相互作用，社会的経済的下層であること，社会の中での孤立が挙げられる。

過栄養状態

- 1種類以上の栄養過剰
- 栄養摂取が栄養消費を上回る際に起こる。
- 一般に,栄養摂取過剰により起こる。
- 多量栄養素が過剰と考えられても,微量栄養素は障害されている可能性がある。

診察時の評価

- 詳細な食事摂取歴,身体診察,そして低栄養と過栄養のスクリーニングなど総合的な病歴聴取を行う。
- 必要に応じてさらなる病歴を明らかにし,補助的な検査を行う。

病歴

- 完全な食事摂取歴
  - 答えが限定されないように質問し(開放型質問),評価的とならない。
  - 食事パターンの調査票に記入させる(例:米国医師会の「食事パターン調査票」[3])。
  - 3〜7日間の食事記録をつけさせる〔例:米国医師会の「食事と運動記録」,米国農務省 United States Department of Agriculture(USDA)からウェブ上で管理できる日誌が開発されており,これも利用可能である[4]〕。
- エネルギーや栄養の摂取,吸収,消費に影響するような身体的・精神科的疾患,ならびに外科的処置についての評価。
- 栄養吸収に影響したり,体重増加をきたしうる薬物療法
- 肥満や糖尿病,高脂血症などの家族歴
- 心理・社会的環境と物質乱用(アルコール症)の評価。これらにより微量栄養素の欠乏が起こりやすくなる。
- 食欲や体重の変化に注意した ROS(review of system)

身体診察

- バイタルサイン:血圧,心拍数,体温,身長,体重,BMI の計算
- **体格指数** body mass index(**BMI**)=体重(kg)/身長$^2(m^2)$
  - 低体重 :BMI<18.5 kg/m^2
  - 標準体重:BMI$=18.5〜25.0$ kg/m^2
  - 過体重 :BMI>25 kg/m^2
  - 肥満 :BMI>30 kg/m^2
  - 病的肥満:BMI>40 kg/m^2
- BMI が正常範囲外のとき合併症の増加と関連がある。
- 脂肪と筋肉量の客観的評価は検者が視覚的に行う。
- 皮膚,毛髪,口腔内から微量栄養素の欠乏に関して補助的な手掛かりを得ることがある。

表 18-1 栄養不良の原因

不十分な栄養摂取	吸収不良	代謝の変化
低所得	膵機能低下	発熱
義歯不適合	限局性腸炎	敗血症
口腔内潰瘍	セリアック病	癌性悪液質
嚥下障害	Whipple 病	AIDS 消耗症候群
胃潰瘍	胃切除後	
低呼吸機能となる肺疾患	腸部分切除	
抑うつ	肥満症手術	
神経性食欲不振症	蛋白漏出性胃腸症	

低栄養のスクリーニング
- 過去 3 カ月で 10%の意図しない体重減少
- BMI＜18.5 kg/m^2

過栄養のスクリーニング
- BMI＞25 kg/m^2

低栄養のさらなる評価
- 低栄養があれば，栄養摂取，吸収，代謝に影響しうる要因について考慮し評価を行う(表 18-1)。
- 栄養不良患者の身体診察では，全身状態，肌，髪，爪，骨格筋，神経系に留意する。
- 栄養失調患者の血液検査では，各微量栄養素および疑われれば全身性疾患の評価を行う(例：甲状腺機能，HIV 感染)。
  - 血清アルブミン値は低値でも栄養不良に特異的ではないため，一般には不要である。水分負荷，急性疾患，慢性肝・腎・心肺疾患でしばしば低下する。

過栄養のさらなる評価
- 肥満があれば，摂取状況と運動療法を行う能力に影響しそうな要因について考慮し，肥満患者は微量栄養素の障害がありうることも念頭におく。
  - 必要な食物の種類と量はどれだけか？
  - その患者のライフスタイルはどのようなものか？
  - 遺伝性症候群，甲状腺機能低下症，インスリノーマ，Cushing 症候群などの二次性肥満の原因があるか？
- 肥満患者の身体診察は，体脂肪の分布と合併症の検索に注意を払う。
  - 体脂肪の分布はウエストヒップ比で評価すべきだが，ほとんどの診察室で日常的には行われておらず，施行者によるばらつきが出やすい。
  - インスリン抵抗性や男性性腺機能低下，多嚢胞性卵巣症候群，心血管疾患，閉塞性睡眠時無呼吸，胆石症，変形性関節症などや，消化管・生殖器腫瘍などの合併症。

- ■ 身体診察は上記に焦点を合わせて行う。
- ● 肥満患者の血液検査は合併症の評価目的に行い，また疑わしければ二次性肥満の原因を鑑別する。
  - ■ 少なくとも，血圧測定に加えて空腹時脂質分画と空腹時血糖を測定する。

食事ガイドライン

食事摂取基準(DRI)
- ● 日々の栄養摂取状況を見積もり，健康のための食事計画と評価に用いる。
- ● 以下の4項目からなる。
  - ■ 推定平均必要量 estimated average requirement (EAR)
  - ■ 1日の推奨栄養所要量 recommended dietary allowance (RDA)
  - ■ 耐容上限量 toleratable upper limit (UL)
  - ■ 目安量 adequate intake (AI)
- ● 最新の食事摂取基準は，USDAのウェブサイトで閲覧できる[4]。

■ 推定平均必要量(EAR)
ある年齢・性別の階級に属する人のうち，50％が必須栄養素の必要量を満たすと推定される摂取量。

■ 1日の推奨栄養所要量(RDA)
- ● ある年齢・性別の階級に属する人のうち，ほとんどの人(97～98％)が1日の必須栄養素の必要量を満たすと推定される1日の摂取量。
- ● これは EAR + 2SD (標準偏差)である。
- ● ある栄養素について十分に科学的なデータに基づいた EAR を設定できなければ，その栄養素についての RDA も設定できない。
- ● RDA を設定できない場合，AI を代わりに用いる。

■ 目安量(AI)
- ● 平均必要量を推定するのに十分なデータがない場合に AI が設定される。
- ● AI は個々の栄養摂取の目標として使用され，その量は推定や経験的な計算に基づいている。

■ 耐容上限量(UL)
- ● ほとんどの人にとって安全な1日あたりの栄養摂取量の上限。
- ● 多くの栄養素についてデータが不足しているため，現在のところ UL が設定されていないが，上限が存在しないという意味ではない。

USDA による米国人のための食事ガイドライン
- ● USDA と米国厚生省 Department of Health and Human Services より作成され，5年ごとに改訂されている。最新版は 2005 年である。
- ● 一般的に米国民に対しさらにカロリー摂取を抑えること，もっと活動的であること，もっと賢明な食品選択をすることが推奨されている。
- ● ガイドラインの中では，特別な配慮を要する群についてエグゼクティブサマリーで記述している。
- ● ガイドラインは食品ガイドピラミッドの基礎となる。

USDA の食品ガイドピラミッド

- USDA の食品ガイドピラミッドは 1992 年の第 1 版の発表後，2005 年に改訂され，以下のことを強調している[5]。
  - 個別化：個別化された 1 日に摂取すべき食品の種類と量が，http://www.mypyramid.gov で閲覧できる。
  - 緩徐な改善：「健康なあなたへの一歩」というスローガンは個人が各自の毎日の食事・生活習慣を向上させるため，小さな一歩を重ねていくことがよい結果につながると示唆している。
  - 身体活動：階段と人がそれを上っている図はわれわれに日々の身体活動の重要性を思い起こさせる。
  - 多様性：ピラミッドの 5 つの食品群と油分は 6 色に色分けされ，帯状に表わされている。
  - 節制：各食品群は下から上に向かうにつれ，狭まっていくように示されている。下部が広くなっているものは，液体の油分や添加された砂糖，カロリーのある甘味料を，ほとんど，もしくはまったく含まないものである。カロリー消費において，この群から最も多くの栄養を摂取するように選ぶとよい。
  - つり合い：それぞれの食品群は異なる幅で示されている。その幅は，食品を選ぶ際に，その群からどれくらいの量を選べばよいかを示している。その幅は大まかな目安であって厳密なものではない。
- USDA のウェブサイトでは「私のピラミッド計画」，「ピラミッド管理ツール」，「より健康的な体重を目指すステップ」などにリンクしており，患者に個別化した食事・運動計画を提示してくれる。「エグゼクティブサマリー」は，特別の配慮を要する人々へのガイドラインを提示している(図 18-1)。

他の食事療法

そのほかにも地中海式，アジア式，Atkins 式といった食事法があるが，本書では割愛する。

エネルギー所要量の計算

■ エネルギー

- 総エネルギー消費＝基礎代謝量(BMR)＋活動エネルギー消費＋食品の熱効果
- 食品の熱効果は総エネルギー消費に比し数パーセントを占めるにすぎず，エネルギー所要量を計算する場合には往々にして無視される。
- **Harris-Benedict の式**：性別，身長，年齢，体重に基づいて BMR を計算する。

  - 男性：$BMR(kcal) = 66.5 + [13.8 \times 体重(kg)] + [5 \times 身長(cm)] - [6.8 \times 年齢(歳)]$
  - 女性：$BMR(kcal) = 655 + [9.6 \times 体重(kg)] + [1.9 \times 身長(cm)] - [4.7 \times 年齢(歳)]$

- エネルギー所要量は，BMR に，さまざまな疾患によるストレスや身体活動

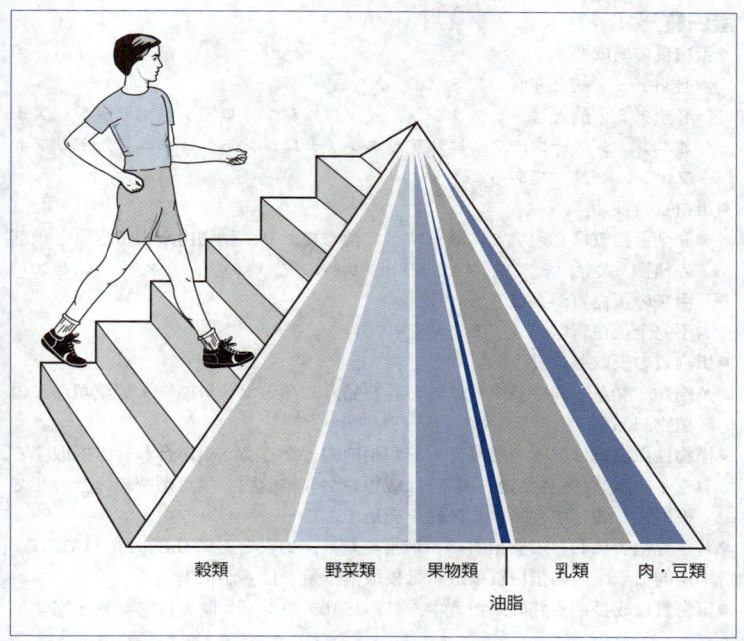

図 18-1 USDA の食品ガイドピラミッド

表 18-2 BMI に基づいたエネルギー所要量

BMI(kg/m²)	エネルギー所要量(kcal/kg/日)
<15	36〜45
15〜19	31〜35
20〜29	26〜30
≧30	15〜25

BMI：体格指数

度に応じた活動係数 0.8〜1.8 を掛けて算出する。
- 表 18-2 は，簡便にエネルギー所要量を決定するのに使用できる。

多量栄養素

- 多量栄養素はエネルギーの供給源であり，脂質，炭水化物(糖質)，蛋白質からなる。
- 多量栄養素に関する食事摂取基準は USDA のウェブサイトで閲覧可能である。

蛋白質
- 蛋白質の構成要素
  - 必須アミノ酸と非必須アミノ酸
    - 必須アミノ酸とは，ヒスチジン，イソロイシン，ロイシン，リジン，メチオニン/シスチン，フェニルアラニン/チロシン，トレオニン，トリプトファン，バリンである。
- 蛋白質の種類
  - 完全蛋白質は必須アミノ酸をすべて含んでおり，動物由来の蛋白質と一部の植物〔大豆，キヌア，スピルリナ，ソバの実，麻の実，アマランス（ヒユ）〕由来の蛋白質から成る。
  - 不完全蛋白質は必須アミノ酸を一部含む。
- 蛋白質の摂取源
  - 肉類，クリームやバター以外の乳製品，穀類・マメ科植物・野菜類などの植物製品
- 植物性蛋白質はアミノ酸パターンが相補的となるよう組み合わせて摂取する。
  - ヴィーガン（完全菜食主義者）は穀類やマメ科植物，葉菜類を組み合わせて摂取することで必須アミノ酸を充足する。
- 若年健常者における蛋白質の摂取推奨量は，男女ともに 0.8 g/kg/日である。平均的な米国人の蛋白質摂取量は摂取推奨量をはるかに上回る。
- 蛋白質は成長期や妊娠，授乳中，リハビリテーション時では必要量が増す。

炭水化物（糖質）
- 炭水化物の構成要素
  - 炭水化物は糖単位からなる。
- 炭水化物の種類
  - 炭水化物の複合体
    - 多糖類
    - 消化可能なでんぷん
    - 消化不可能な食物繊維
  - 糖
  - 単糖類（グルコースやフルクトース），二糖類（スクロース，ラクトース，マルトース），オリゴ糖
    - スクロースとラクトースは最もよく摂取する糖質である。
- 炭水化物の摂取源
  - 炭水化物は主に植物から供給される。
- 炭水化物は1日摂取カロリーの 45〜65％を占める。

食物繊維
- 男性では1日 30〜38 g，女性では 21〜29 g の摂取が推奨される。
- 多くの米国人は推奨される量の繊維を摂取できておらず，サプリメントでの補充が望ましい。

■ 水溶性食物繊維
- 水溶性で，腸内細菌により分解される。
- ペクチン，ガム質，粘質，一部のヘミセルロースなどは水溶性食物繊維。
- 水溶性食物繊維の効用
  - 肥満患者に対する効果としては，胃内滞留時間を延長し，腸管の通過を遅くして，糖の吸収を緩和するなどがある。
  - 糖尿病患者における血糖コントロールの改善
  - 過敏性腸症候群患者で，管腔壁緊張(疼痛や痙攣)の改善や下痢の改善
  - 脂肪酸，コレステロール，胆汁酸と結合し，血清脂質を低下させ動脈硬化を予防する。
- 水溶性食物繊維の摂取源
  - あらゆる植物に含まれている(全粒穀物，マメ科植物，プルーンなどに豊富に含まれる)。
  - オオバコ(Metamucil)やメチルセルロース(Citrucel)などのように市販されているものもある。

■ 不溶性食物繊維
- 水に不溶性で腸内細菌により分解されない。
- セルロース，リグニン，ヘミセルロースの一部が不溶性食物繊維である。
- 不溶性食物繊維の効用
  - 不溶性食物繊維には腸管通過を促進し，便塊のかさを増したり，緩下効果がある。
  - 大腸憩室や大腸新生物の発生リスクを下げる。
- 不溶性食物繊維の摂取源
  - 特定の植物に含まれている〔全粒穀物，亜麻仁，特定の植物(セロリやジャガイモの皮，緑豆)などに豊富に含まれる〕。

脂質
- 脂質の構造
  - グリセリン骨格に，3つの脂肪酸鎖が結合したもの。
- 脂質の分類
  - 脂肪酸鎖の長さ：単鎖，中鎖，長鎖脂肪酸
  - 脂肪酸鎖の不飽和結合の数
    - 多価不飽和脂肪酸(複数の不飽和結合を有する)
    - 一価不飽和脂肪酸(1つの不飽和結合を有する)
    - 飽和脂肪酸(不飽和結合がなく，完全に飽和している)
  - 生体の脂質合成能：必須脂肪酸，非必須脂肪酸
    - 必須脂肪酸は n-3(ω3) α リノール酸と n-6(ω6) リノール酸である。
    - 他の脂肪酸はすべて非必須脂肪酸である。
- 飽和度が高まるにしたがい，冠動脈疾患のリスクが増大する。
- 不飽和脂肪酸は水素化されるとトランス脂肪酸に変化する(下記参照)。
- 多価不飽和脂肪酸は分子構造により n-6 脂肪酸と n-3 脂肪酸に分けられる。
- n-6 脂肪酸/n-3 脂肪酸摂取比が高値であることはアテロームを誘発する。

- 脂肪摂取は1日摂取カロリーの35％未満とする。
- 飽和脂肪酸は1日摂取カロリーの7％未満とする。

■ トランス脂肪酸
- 植物油を水素化脱硫することで作られる。
- 水素化脱硫により油脂は固形化し，それらを含む食品の保存性と風味が増す。
- 血中LDLコレステロールを上昇，HDLコレステロールを低下させ，冠動脈疾患の誘因となる。
- トランス脂肪酸は1日摂取カロリーの1％未満とする。

■ コレステロール
- 食事脂肪とコレステロールは，リポ蛋白と結合し組織に運搬される。
- リポ蛋白はその比重により5群に分類される。
    - LDL(低比重リポ蛋白)
    - HDL(高比重リポ蛋白)
    - VLDL(超低比重リポ蛋白)
    - IDL(中間比重リポ蛋白)
    - カイロミクロン〔トリアシルグリセロール(トリグリセリド)を多く含むリポ蛋白〕
- LDL，VLDL，IDL，カイロミクロンはコレステロールを組織に運搬する。
- HDLはコレステロールを組織から肝臓へ運搬する。
- LDLコレステロールは血清コレステロールの70％を占める。
- HDLコレステロールは血清コレステロールの20〜30％を占め，心疾患リスクと逆相関する。
- 脂質調整薬が開発され，血清脂質コントロールが改善した。これについては8章で詳述する。
- 飽和脂肪酸やトランス脂肪酸，コレステロールなどの摂取減，体重減少，水溶性繊維や植物性ステロール・スタノール，大豆蛋白のような補助食品群の摂取によりLDLコレステロール値が低下する。
- 有酸素運動，体重減少，禁煙，n-3脂肪酸の摂取，飽和脂肪酸・トランス脂肪酸の摂取減，水溶性繊維の摂取増，毎日1〜2単位[†1]の赤ワイン摂取はHDL値上昇と相関する。
- コレステロールの摂取は300 mg/日未満とする(表18-3)。

■ 脂肪とコレステロールの健康に対する影響
- 飽和脂肪酸，トランス脂肪酸，コレステロールの摂取が冠動脈疾患と関連しており，これらの摂取制限が勧められている。
- 一価不飽和脂肪酸は，(飽和脂肪酸から置換した場合)LDLやトリグリセリドを低下させHDLを上昇させるなど血清脂質値に好影響を及ぼす。
- n-6脂肪酸/n-3脂肪酸摂取比が，多価不飽和脂肪酸(飽和脂肪酸から置換した場合)のアテローム生成または抑制という特性に関与する。

他のエネルギー源
■ アルコール
- 炭水化物と構造が似ている。

表18-3 脂質の食事供給源

脂質の種類	供給源	アテローム誘発性
飽和脂肪酸	乳製品, 肉製品	高い
一価飽和脂肪酸	オリーブ油, キャノーラ油, アボカド, ナッツ類	低い
多価飽和脂肪酸 (n-6系)	マーガリン, 植物性油脂	高い
多価飽和脂肪酸 (n-3系)	種子油(亜麻仁油, 菜種油, 大豆油, 胡桃油) ナッツ類, 緑色葉野菜 脂ののった魚類(マグロ, サケ, イワシ, サバ, ニシン)と魚油	低い
トランス脂肪酸	植物性のショートニング, マーガリン, クッキーやスナック菓子	高い
コレステロール	卵黄, 乳製品, 肉製品	高い

- 単位グラムあたり7kcalであるが, 栄養価はない。
- アルコール含量としては蒸留酒1.5オンス(約43mL), ビール12オンス(約340mL), ワイン5オンス(約140mL)がだいたい同量である。
- アルコール性飲料約1杯では, 14〜20gのアルコール(100〜140kcal)と, クリームやソーダ, 果汁などの添加物のカロリーを足したカロリーになる。
- アルコールは血清HDLを増加させることが知られている。つまり適量のアルコール摂取は心保護作用がある。
- アルコールはビタミンB_1の吸収と活性代謝物の合成を妨げる。

代替栄養素

人工甘味料と糖類の代用
- カロリーを減らし, 甘みを付加する。
- 5種類の人工甘味料がFDAで認可されている。サッカリン, アスパルテーム, アセスルファム, スクラロース, neotameである(表18-4)。

脂質の代用
- Olestra[†2]は, 5価, 7価, 8価のスクロースエステルと長鎖脂肪酸の混合物である。
  - 風味は油脂と区別がつかず, その上分子が大きいため吸収できない。
  - ポテトチップスのようなスナック菓子などでよく使われている。
  - 副作用
    - 痙攣, 腹部膨満, 吸収不良に伴う下痢

[†1] 訳注:NIAAAの定義によれば, 飲酒1単位はアルコール12gを指し, 5オンス(約140mL)のワインに相当する。詳しくは43章 p.1030参照。

[†2] 訳注:体内で消化・吸収されない合成油。

表18-4 現在用いられている人工甘味料

一般名	商品名	認可年(限定/完全)	甘味[a]	健康影響	加熱安定性
サッカリン	Sweet'N Low	FDA設立以前	300倍	膀胱癌 FDAは、「動物実験において尿沈渣異常を生じるが人体ではみられない」という結果が示されて2001年まで警告ラベルを義務付けていた	あり
アスパルテーム	NutraSweet Equal Canderel パルスイート®	1981/1996	200倍	脳腫瘍 フェニルケトン尿症の患者では摂取禁、アスパルテームの代謝物がフェニルアラニンのため	なし
アセスルファムK	サネット® Sweet One	1988/2003	200倍	現在なし	あり
スクラロース	Splenda	1998/1999	600倍	現在なし	あり
neotame	None	2002/2002	7,000～13,000倍	現在なし	中間

a スクロースに比して。

- 脂溶性ビタミンの吸収障害。Olestra とともに排出してしまうことによる。

微量栄養素

ビタミン類
- 成長，代謝，健康状態を整えるのに必要な必須の有機化合物。
- 脂溶性のもの(ビタミン A，D，E，K)と水溶性(他のすべてのビタミン)がある(表 18-5)。

ミネラル類
- エネルギーを供給しない無機化合物(表 18-6)。
- 代謝の調節や組織の異化・同化作用に重要。
  - 細胞性調節と体液バランス
  - 補酵素と補因子
  - 骨や歯牙の形成

薬物-栄養素相互作用

- 食品は薬物の効果を増強したり妨げたりする。
- 薬物療法は食品や栄養素の摂取，吸収，代謝，排泄に影響する。
- すべての起こりうる相互作用を列記するのは本章の範囲を超えるが，一般的な相互作用を表 18-7 に示す。

栄養補助食品

- 食事に付加するタバコ以外の製品で，以下に示す栄養成分自体か，1 種類以上の成分を含むものである。ビタミン，ミネラル，ハーブや植物性薬品，アミノ酸，1 日総摂取量を増やすことで食事を補う物質，成分の濃縮物，代謝物，構成物質，化合物(表 18-8)。
- 米国人はサプリメントに年間何十億ドルも費やしている。
- 製品のラベルには成分(成分名，ハーブであれば植物の使用部位，成分それぞれの含有量と力価)，栄養補助食品であることと，栄養価を表示しなければならない。
- **栄養補助食品は FDA の認可を必要としない。**力価や有効性，純度はさまざまである。
  - 有効な成分を含まない製品もある。
  - 農薬，薬物，重金属などの混入が起こる可能性があり，その場合 FDA には製品が安全でないことを示す責任がある。
- 栄養補助食品は，他の栄養補助商品や処方薬と相互作用する場合がある。
- 消化器症状や頭痛，アレルギー反応，薬物相互作用といった非特異的副作用は，あらゆる栄養補助食品で報告されている。
- 長期的な副作用に関しては知られていない。

表 18-5 水溶性ビタミンと脂溶性ビタミン

ビタミン	機能	供給源	欠乏症状	過剰症状
A	視色素 細胞分化 遺伝子調節	レバー、魚類 黄～橙色の野菜類と果物 緑色葉野菜	夜盲症 皮膚角化 眼球乾燥症／失明	皮膚炎 脳圧亢進 骨痛／高カルシウム血症 肝線維化 先天異常（妊娠中）
D	カルシウムの恒常性維持 骨代謝	強化乳 ニシン、サケ、イワシ、レバー	骨軟化症	骨石灰化 腎結石 軟部組織石灰化 高カルシウム血症
E	細胞膜抗酸化物質	植物油 小麦胚芽、米ぬか、ナッツ類、種子類	ニューロパチー ミオパチー	出血
K	血液凝固系 カルシウム代謝	緑色葉野菜 オリーブ油、大豆油	凝固障害 出血傾向	ワルファリン作用減弱 溶血性貧血（静注で）
C	コラーゲンとカルニチンの生合成 薬物やステロイドの代謝	柑橘類 緑色野菜	壊血病（創治癒遅延、出血性要因）	浸透圧性下痢 便潜血偽陽性 シュウ酸結石、尿酸結石（仮説） 鉄過剰患者において鉄吸収促進
B_1（チアミン）	2価ケト酸の酸化的脱炭酸反応とケトール基転移の補酵素	ビール酵母、肉類（特に豚肉） ヒマワリの種子、小麦胚芽、ナッツ類、マメ科植物 強化穀類	脚気：高拍出性うっ血性心不全（湿性）、末梢性ニューロパチー（乾性）、Wernicke脳症	静注・筋注過剰投与時：痙攣、不整脈、アナフィラキシーショック

第18章 ■ 栄養と肥満

B₂(リボフラビン)	脂肪酸の酸化還元反応, TCAサイクルの補酵素	レバー, 肉類 ビール酵母 乳製品, 卵 強化シリアル ブロッコリー, ホウレンソウ, キノコ類	口角症 舌炎 口角炎 角膜内血管新生 貧血 人格変化	特になし
B₃(ナイアシン)	NAD, NADP(酸化還元反応に重要)の前駆体	肉類, 家禽類, 魚類 乳製品, 卵 強化シリアル 強化小麦 トウモロコシ, ジャガイモ 柑橘系以外の果実・果汁	ペラグラ：下痢, 皮膚炎, 錯乱・認知症	ヒスタミンにより喘息・消化性潰瘍の増悪を誘発 肝毒性 血清尿酸値上昇 糖不耐症
B₆(ピリドキシン)	アミノ酸代謝の補酵素 ヘムと神経伝達物質の合成	レバー オートミール バナナ 鶏肉 ジャガイモ 小麦胚芽, 米	皮膚炎 舌炎 末梢性ニューロパチー 痙攣 貧血 人格変化	感覚性ニューロパチー
B₁₂(コバラミン)	プロピオン酸塩, アミノ酸, 単炭素基代謝の補酵素	二枚貝, 牡蠣, カニ, マグロ レバー, 牛肉	巨赤芽球性貧血 抑うつ ニューロパチー 精神病 舌炎	なし

表 18-5 水溶性ビタミンと脂溶性ビタミン(つづき)

ビタミン	機能	供給源	欠乏症状	過剰症状
葉酸	炭素代謝の補酵素	強化シリアル ビール酵母 マメ科植物 緑色葉野菜 柑橘系果実・果汁 肉類、家禽類、魚類	巨赤芽球性貧血 下痢 疲労感 抑うつ 錯乱 舌炎	葉酸欠乏に伴う神経障害を治療せずに B_{12} 欠乏による骨髄機能を正常化した場合
ビオチン	カルボキシル化の補酵素 糖新生と脂肪酸合成	シリアル類 卵黄(卵白にはアビジンが含まれており、アビジンはビオチンと結合してこれを脱活化する) レバー、大豆 ビール酵母 ナッツ類、マメ科植物	食欲不振 感覚異常 抑うつ/幻覚 皮膚炎、脱毛	なし
パントテン酸	脂肪酸代謝の補酵素	肉類、レバー、魚類、家禽類 乳製品＋卵黄 マメ科植物 全粒穀類のシリアル ビール酵母	感覚異常 運動失調 筋痙攣 抑うつ 低血糖	なし

| コリン | アセチルコリンとリン脂質の前駆物質 | 大豆
乳製品+卵黄
ピーナッツ
全粒穀類のシリアル
ジャガイモ、トマト
バナナ、オレンジ | 脂肪肝
肝酵素上昇 | 低血圧
コリン誘発性発汗
下痢
唾液分泌 |

CHF：うっ血性心不全，NAD：ニコチン酸アミドアデニンジヌクレオチド，NADP：ニコチン酸アミドアデニンジヌクレオチドリン酸，TCA：トリカルボン酸

表 18-6 ミネラル類

ミネラル	機能	供給源	欠乏症状	過剰症状
カルシウム	骨や歯牙を構成 シグナル伝達 筋収縮 血液凝固	乳製品 イワシ、二枚貝、牡蠣 カブ、カラシ菜の葉 マメ科植物 ブロッコリー	くる病 骨粗鬆症 テタニー	ミルク-アルカリ症候群 腎結石 鉄吸収障害
リン	骨や歯牙、細胞膜、リン脂質、ATPを構成	肉類、家禽類、魚類 卵 乳製品 マメ科植物 ナッツ類、穀類、チョコレート	くる病 横紋筋融解症 感覚障害/運動障害 溶血 アシドーシス	低カルシウム血症 テタニー
マグネシウム	骨を構成 神経伝導 蛋白合成 酵素の活性化	ナッツ類、マメ科植物 穀類、トウモロコシ エンドウ、ニンジン 魚介類 玄米	抑うつ 筋力低下 テタニー 痙攣 成長障害	浸透圧性下痢 潮紅 複視 構音障害 筋力低下、麻痺 心肺機能不全
カリウム	水・電解質バランス 細胞膜輸送	果物、ジャガイモ 豆類 小麦胚芽 乳製品 卵	筋力低下 アパシー 不整脈 麻痺	不整脈 心停止

	機能	供給源	欠乏症	過剰症
鉄	酸素輸送	内臓肉、貝、牡蠣 糖蜜 ナッツ類、マメ科植物、種子類 緑色葉野菜 強化穀類・シリアル	小球性貧血 無気力、疲労感 認知発達障害	消化器症状 ヘモクロマトーシス
亜鉛	代謝の補因子 蛋白合成 コラーゲン生成 アルコール解毒 味覚と嗅覚	牡蠣 小麦胚芽 牛肉、レバー、家禽類 全粒穀類	成長障害 味覚・嗅覚異常 皮膚・髪・爪の変化	消化器症状 銅欠乏性貧血 (拮抗的吸収) 肺線維症
銅	貯蔵鉄の利用 脂質、コラーゲン、色素、神経伝達物質の合成	レバー、肉類、魚類 甲殻類 全粒穀類 マメ科植物 卵	貧血 成長障害 皮膚／毛髪異常 精神裵退 骨減少症	消化器症状 知的退行 溶血性貧血 肝不全 腎機能障害
セレン	フリーラジカルからの防護	穀類 肉類、家禽類、魚類 乳製品	ミオパチー 心筋症	悪心、嘔吐 ニューロパチー 皮膚炎
クロム	血糖値の調節	キノコ類、プルーン、アスパラガス 内臓肉 全粒穀類・シリアル	糖不耐症 脂質異常症	腎不全 皮膚炎 肺癌

表18-6 ミネラル類（つづき）

ミネラル	機能	供給源	欠乏症状	過剰症状
ヨード	甲状腺ホルモンの合成	ヨード添加卓上塩 海産物 ヒマワリの種 キノコ類 レバー、卵	甲状腺腫 甲状腺機能低下症	甲状腺機能障害 座瘡様疹
マンガン	脳機能、骨機能 コラーゲン	小麦胚芽 マメ科植物 ナッツ類 レタス、ブルーベリー、パイナップル	成長障害 骨格異常 中枢神経機能障害	神経毒性 Parkinson様症状 酸脂症
フッ化モリブデン	プリン体、ピリミジン代謝 骨や歯牙の維持	魚介類、家禽類、肉類 大豆、レンズ豆 ソバの実 オーツ麦、米パン フッ素化飲料水 魚類、肉類 マメ科植物 穀類	神経学的異常 齲歯 骨障害	胎児奇形 慢性毒性：骨、腎、神経、筋の機能障害 斑状歯 急性毒性：アシドーシス、不整脈、死亡

ATP：アデノシン三リン酸

表 18-7 重要な食品／栄養素と薬物の相互作用

食品／栄養素	薬物	相互作用
グレープフルーツジュース	カルバマゼピン カルシウム拮抗薬 シクロスポリン サキナビル astemizole スタチン製剤 シサプリド ブスピロン クロミプラミン ベンゾジアゼピン系 タクロリムス	血中濃度上昇 CYP3A4 酵素 P450 の抑制 24 時間効果持続 代謝前駆体が最も影響を受ける
チラミン含有食品： 熟成チーズ，完熟の果物，腐った食品，発酵／乾燥サラミやレバーセージ，醤油，マーマイトの酵母，ザワークラウト，ソラマメ，バナナの皮，生ビール	MAO 阻害薬 furazolidone イソニアジド プロカルバジン	高血圧クリーゼの原因となる 原因食品と MAO 阻害薬によるノルアドレナリンの放出が誘導される チラミンの推奨摂取上限量は 6 mg/日である
カリウムのサプリメント	スピロノラクトン トリアムテレン amiloride	高カリウム血症を生じる可能性
ビタミン K が豊富な食品： 濃い緑色葉野菜，大豆，キャノーラ油，綿実油，オリーブ油	ワルファリン phenindione	ワルファリンの効果減弱 摂取してもよいが一定量にすべきである

表 18-7 重要な食品/栄養素と薬物の相互作用（つづき）

食品/栄養素	薬物	相互作用
ビタミン B_6	ヒドラジン イソニアジド クロラムフェニコール サイクロセリン	ビタミン B_6 の吸収阻害
脂溶性ビタミン	コレスチラミン colestipol 鉱物油	脂溶性ビタミンの吸収阻害
葉酸	スルファサラジン（サラゾスルファピリジン） フェニトイン プリミドン colestipol コレスチラミン メトトレキサート pyrimethamine nitrofurantoin トリメトプリム	葉酸の吸収阻害
ビタミン B_{12}	H_2 受容体拮抗薬 プロトンポンプ阻害薬 クロラムフェニコール サイクロセリン	ビタミン B_{12} の吸収阻害

表 18-8 一般的な栄養補助食品

機能性食品	構造機能	天然の供給源(栄養補助食品以外のもの)	期待される効能	効能のエビデンス[a]	起こりうる副作用
クレアチン	窒素系有機酸 リン酸からADPへの変化に影響する 筋活動へのエネルギー供給	体内で合成される 食品(肉類、乳、魚類)	運動パフォーマンス向上 高脂血症 心疾患 神経防疾患	C C C C	気管支喘息増悪 肝腎障害 筋痙攣 電解質異常 耐糖能変化 脳卒中 ビタミンA, D, E, Kの機能低下
コエンザイムQ10	ベンゾキノン 電子伝達における補因子 抗酸化物質	食品(魚類、魚油、ナッツ類、肉類)	高血圧 神経変性疾患・筋疾患 心疾患 ミトコンドリア病 癌 片頭痛 HIV 腎不全 糖尿病	B C C C C C C D D	運動中の組織障害 肝障害 甲状腺機能低下 血小板機能低下 低血糖
グルコサミン	アミノ糖 軟骨を構成	体内で合成	変形性関節症 静脈不全症 炎症性腸疾患 関節リウマチ	A# C C C	甲殻類アレルギーなどのアレルギー 高血圧 振戦 白内障 出血傾向 耐糖能変化

表 18-8　一般的な栄養補助食品（つづき）

機能性食品	構造機能	天然の供給源（栄養補助食品以外のもの）	期待される効能	効能のエビデンス[a]	起こりうる副作用
コンドロイチン	グリコサミノグリカン 軟骨を構成	軟骨	変形性関節症 眼科的使用 冠動脈疾患 乾癬 間質性膀胱炎	A# B C C C	脱毛 呼吸困難 高血圧 喘息増悪 出血 浮腫 骨髄抑制
リポ酸	抗酸化物質 糖代謝における補因子	体内で合成 食品（内臓肉，牛肉，イースト類，ブロッコリー，ホウレンソウ）	ニューロパチー 糖利用 神経変性疾患	B ? ?	尿の悪臭 低血糖 ビオチン欠乏
n-3脂肪酸： αリノール酸 エイコサペンタエン酸 ドコサヘキサエン酸	n-3部位に炭素-炭素二重結合のある多価不飽和脂肪酸 抗炎症性物質	食品： 天然の脂ののった魚類（サケ，ニシン，サバ，カタクチイワシ，イワシ） 亜麻仁 イガイ，二枚貝 放し飼いの鶏の卵 キウイ 胡桃	脳血管障害の二次予防 高血圧 高トリグリセリド血症 脳血管障害の一次予防 シクロスポリン毒性の予防 静脈瘤 ADHD 発達障害，学習障害 関節炎	A A A B B C C C C	高用量では出血の危険性 糖尿病患者において血糖コントロール悪化 免疫抑制 LDLコレステロールが上昇することがある

プロバイオティクス:	有益な細菌類、酵母菌類	食品:	慢性回腸嚢炎	B	なし
Lactobacillus 属	抗菌薬毒性や疾患予防目	乳製品、プロバイオティクス	抗菌薬関連下痢	C	
Bifidobacterium 属	的での細菌の過量摂取な	強化食品			
	どが原因となって起こる				
	障害の後の腸内細菌叢再				
	構成				

a National Institutes of Health grade of evidence for benefit
A：使用に際し、強い科学的根拠がある
B：使用に際し、科学的に良いとする根拠がある
C：使用に際し、科学的根拠は明らかでない
D：使用しないようにする根拠は正しい
F：使用しないよう勧める強い科学的根拠がある
#：変形性関節炎におけるグルコサミンとコンドロイチンの最も新しいグレードのエビデンスは GAIT 試験（2006 年の発表前に示されたものである
?：NIH のエビデンスが現時点で入手不可能
ADHD：注意欠陥多動性障害、ADP：アデノシンリン酸、LDL：低比重リポ蛋白
訳注：わが国においては、厚生労働省により 2001 年から栄養機能食品制度が施行されている。栄養機能食品、特定保健用食品の 2 種類である。

補完・代替医療

- 補完・代替医療とは,標準的医療とは現在みなされていない別種の医療やヘルスケアシステム,診療,製品を指す。
- NIH の補完・代替医療センター部門により監視されている。
- 栄養補助食品のみでなく鍼療法,マッサージ,祈祷,瞑想などの療法も含む。
- 補完・代替医療における栄養補助食品で,一般的なものを表 18-9 に示す。

肥満と減量へのアプローチ

肥満
- 60％超の米国人が過体重で,30％が超肥満,約5％は病的肥満であり[6],過去20年でその割合は倍増している。
- 肥満 obesity は糖尿病,高血圧,高脂血症,動脈硬化,痛風,心血管疾患,睡眠時無呼吸症候群など,多くの合併症と関連している。
- 生活習慣の改善(食事と運動)は減量の基本であり,薬物治療や外科的治療は,食事・運動療法が無効な集団で考慮する。

減量へのアプローチ
- 治療としての生活習慣改善と,肥満症手術,薬物治療からなる。
- 生活を変える心がまえ(モチベーション,ストレスレベル,平均アベイラビリティ)と障壁を,個々の患者で検討しながら治療方針を決定する。

生活習慣の改善
- **カロリー摂取の制限**
  - 小さな目標を立てる――患者が納得できる1つか2つの小さな変化から始める。
  - 置き換えを勧める(例えば,揚げたポテトの代わりに焼いたポテトなど)。
  - 肉類やスナック類では,より低カロリーな食品を勧める。
  - 食事を抜かないことを勧める。
  - 好きな食品を否定しない。しかし分量を守ることの重要性を強調する。
  - 食行動のきっかけについて話し合う。
  - 健康的な食品の選択や1人前の食事量を守ることについての情報を与え,栄養士への紹介を考慮する。
- **身体活動を増やす**
  - 持続的な体重減少に役立つ[7]。
  - 運動は運動日誌に記録するとよい。
  - ほぼ毎日続けられるような30～60分の中等度の運動を勧める。
  - 患者が楽しめる運動を勧める。
  - 日常生活に運動を組み込む(例えば,近所の買い物には歩いて行く,自転車通勤をする,犬の散歩,エレベーターの代わりに階段を使うなど)。

表 18-9 ハーブ・植物性の栄養補助食品

学名	一般名	適応症	副作用
Echinacea purpurea *E. angustifolia* *E. pallida*	American or purple coneflower エキナシア	感冒、インフルエンザ、他の感染症、創傷治癒	毒性なし
Valeriana officinalis	valerian, all-heal, garden heliotrope セイヨウカノコソウ	不眠症、不安、頭痛、抑うつ	頭痛、めまい、疲労感
Tanacetum parthenium	feverfew, bachelor's buttons, fetherfew ナツシロギク(ヨモギギク科)	発熱、頭痛、腹痛、歯痛、虫刺症、不妊症、月経異常、分娩異常、片頭痛、関節リウマチ、乾癬、アレルギー、喘息、耳鳴、悪心、めまい	アフタ性潰瘍、粘膜障害、味覚障害、反跳性頭痛、不安、関節痛、子宮収縮、流産
Ginkgo biloba	ginko, fossil tree, maidenhair tree, Japanese silver apricot, kew tree, yinhsing イチョウ葉	喘息、気管支炎、耳鳴、認知症、跛行、性機能低下、多発性硬化症	頭痛、めまい 非加熱の種子を摂取した場合に出血傾向、痙攣・死亡の危険性がある
Hypericum perforatum	St. John's wort, goat weed, Klamath weed, hypericum セイヨウオトギリソウ	抑うつ、不安、睡眠障害	日光過敏、不安、口渇、めまい、頭痛、性機能障害、多くの薬物相互作用
Serenoa repens	saw palmetto, cabbage palm, American dwarf palm tree ノコギリヤシ	前立腺肥大症(良性)、ホルモン平衡異常、膀胱障害、性欲低下、骨盤痛、脱毛	性欲低下、乳房痛
Piper methysticum[1]	kava-kava, awa, kava pepper カヴァ	不安、不眠症、更年期障害	肝障害、ジストニア、多くの薬物相互作用、傾眠、皮膚黄染

表 18-9 ハーブ・植物性の栄養補助食品（つづき）

学名	一般名	適応症	副作用
Panax ginseng	Asian ginseng, ginseng チョウセンニンジン	滋養，強壮，勃起障害，C型肝炎，更年期障害，高血圧，糖尿病	頭痛，不眠，乳房痛，月経不順，高血圧，低血糖
Cimicifuga racemosa	black cohosh, black snake root, macrotys, bugbane, bugwort, rattle root, rattle weed アメリカショウマ	リウマチ，更年期障害，月経不順，陣痛誘発，月経前症候群	頭痛，体重変動，肝炎誘発の可能性，妊婦・乳癌の既往がある女性には安全でない可能性がある
Ephedra‡2 (40種以上)	Chinese ephedra, Ma Huang エフェドラ，麻黄	エネルギー増，減量	脳卒中，心筋梗塞，突然死，高血圧，不眠症，不安，精神病，腎疾患増悪，糖尿病
Pausinystalia yohimbe‡2	yohimbe bark, yohimbine ヨヒンベ	催淫作用，勃起障害	高血圧，不眠，振戦，不安，頭痛，腎不全，相互作用(MAOI, SSRI, TCA)

MAOI：モノアミンオキシダーゼ阻害薬，SSRI：セロトニン再取り込み阻害薬，TCA：三環系抗うつ薬

‡1 訳注：わが国では医薬品成分の扱い．
‡2 訳注：わが国では劇薬指定．

肥満症手術
- 生活習慣の治療的介入に加えて行われるものであり，代替するものではない。
- 適応
  - BMI＞40 kg/m^2 または BMI 35〜40 kg/m^2 で生命に関わる心肺疾患を合併しており，重症の糖尿病があり，生活への支障があり，かつ
  - 他の治療で減量目標に至らない場合である。
- 禁忌
  - 服薬コンプライアンス不良の既往
  - 精神疾患
  - 術中死亡の可能性が高い場合
- 治療チームに，内科，外科，精神科，栄養学の専門家が必要である。
- 近年最も行われている手術としては，腹腔鏡下の胃バンド術，Roux-en-Y 胃空腸吻合がある。他に胆膵路変更術や十二指腸バイパス胆膵路変更術があるが，頻度は低い。
- 患者は手術に伴う多々の合併症や危険性について説明を受ける必要がある。
- 症例数の多い施設のほうが，合併症発生率は低い。

薬物療法
- 適応
  - BMI＞30 kg/m^2 または BMI＞27 kg/m^2 で肥満に関連した危険因子や疾患が合併している場合
  - 生活習慣の改善によっても減量目標に至らない場合
  - 使用するにあたっての禁忌がないこと
- 肥満薬は生活習慣の治療的介入に加えて行われるものであり，代替するものではない。
- 使用して 1〜2 カ月で変化がない場合，内服は中断する。
- 効果がある場合は，投与中止により容易に再度体重増加をきたしうるので，長期間継続(一生でなければ)とする。
- 短期間使用が承認されている薬物(phenthermine, diethylpropion, benzphetamine, phendimetrazine)は，使用継続期間の制限や依存性のために使用は一般的ではなく，ここでは言及しない。

■ sibtramine(Meridia, Reductil)
- 中枢神経系においてノルアドレナリンとセロトニンの再取り込みを抑制し，食欲中枢に抑制的に働くと考えられている。
- sibtramine 投与と生活習慣の改善を行った患者は，生活習慣改善のみの患者に比べ 4％多く体重が減少したとする報告がある[8]。
- 心拍数と血圧の上昇をきたす。
- MAO 阻害薬，トリプタン製剤，オピオイドと併用した場合，セロトニン症候群の危険性がある。
- 禁忌として，コントロール不良の高血圧症，冠動脈疾患，狭心症，不整脈，うっ血性心不全，脳梗塞，一過性脳虚血発作，てんかん，重症の肝腎疾患，MAO 阻害薬との併用が挙げられる。

- 緩やかな効果と心血管系への影響により使用制限がある。
- 米国では規制物質法スケジュールIVに分類されている。
- 治療には，年間約1,600ドルかかる。

■ orlistat(Xenical)
- 膵臓のリパーゼ分泌を抑制し，脂肪吸収に対し抑制的に働く。
- 治療量投与で，脂肪吸収を30%抑制する。
- orlistat投与と生活習慣の改善を行った患者は，生活習慣改善のみの患者に比べ4%多く体重が減少したとする報告がある[8]。
- 吸収不良症候群の患者では禁忌である。
- 副作用として，下痢，便失禁，鼓腸，脂肪便がある。
- 脂溶性ビタミンの吸収障害が生じるので，欠乏予防のためにマルチビタミンのサプリメントを投与する。
- 治療には，年間約2,600ドルかかる。

■ orlistat(Alli)
- Xenicalの半分の強度で，OTC薬品として2007年6月からAlliの名称で購入できるようになった。
- Xenical通常量では30%の脂肪吸収阻害のところ，Alliは25%の脂肪吸収を阻害する。
- 副作用としてはXenicalと同様であるが，用量を減らしても出現する。
- 使用量に応じて，年間約500〜700ドルかかる。

インターネット上で得られる栄養情報[3]

- USDA food pyramid, http://www.mypyramid.gov
- American Medical Association, http://www.ama-assn.org
- National Center for Complementary and Alternative Medicine, http://nccam.nih.gov
- American Botanical Council, http://www.herbalgram.org
- Office of Dietary Supplements, http://dietary-supplements.info.nih.gov
- Food and Nutrition Information Center, http://www.nal.usda.gov/fnic
- FDA, http://www.fda.gov

(田中 景子)

文献

1. Weinsier RL, Hunker EM, Krundieck CL, et al. Hospital malnutrition: a Prospective evaluation of general medical patients during the course of hospitalization. *Am J Clin Nutr* 1979;32:418.
2. Kotler DP, Wang J, Pierson RN. Studies of body composition in patient with the acquired immunodeficiency syndrome. The United Nations University Press: Food and Nutrition Bulletin 1989;11:55-60.
3. Eating Pattern Questionnaire. American Medical Association. 2003. Available at: http:// www.ama-assn.org/ama1/pub/upload/mm/433/weight.pdf. Last accessed December 1, 2009.
4. Dietary Guidance. DRI Tables. National Agricultural Library. United States Department of Agriculture. Available at: http://fnic.nal.usda.gov/nal_display/ index.php?info_center=4&tax_level=3&tax_subject=256&topic_id=1342&level3_id=5140. Last accessed December 1, 2009.
5. http://www.mypyramidtracker.gov/. Last accessed 12/1/09.

6. Ogden CL, Carroll MD, Curtin LR, et al. Prevalence of overweight and obesity in the United States, 1999-2004. *JAMA* 2006;295(13):1549-1555.
7. Pavlou KN, Krey S, Steffee WP. Exercise as an adjunct to weight loss and maintenance in moderately obese subjects. *Am J Clin Nutr* 1989;203(2):1115-1123.
8. Padwal R, Li SK, Lau DC. Long-term pharmacotherapy for overweight and obesity: a systematic review and meta-analysis of randomized controlled trials. *Int J Obes Relat Metab Disord* 2003;27:1437-1446.

---

†3 訳注：わが国における栄養摂取基準について厚生労働省ホームページから閲覧可能。現在 2010年度版が示されている。http://www.mhlw.go.jp/bunya/kenkou/sessyu-kijun.html

19 腎・尿路疾患の検査

Ying Chen, Vikrant Rachakonda, Michelle C.L. Cabellon

尿検査

はじめに
腎・尿路疾患の初期評価は尿検査による。尿検査は2つの要素からなる。
- **肉眼的検査** 肉眼的検査としては尿試験紙検査があり、尿検体の物理化学的特性について情報が得られる。一方で顕微鏡検査は尿中の有形成分を評価するものである。
- **顕微鏡検査** 腎機能異常、血尿・蛋白尿、尿路感染が臨床的に疑われる場合には、尿沈渣の顕微鏡的評価を行う。

検体採取と検査手順
- 尿検体は採取から2時間以内に検査する。なぜなら窒素が分解しアンモニアとなり尿がアルカリ化してしまうからである。この状態では細胞溶解が促進され沈渣分解が進む。
- 早朝の中間尿を検体として採取するのが理想的である。経尿道または膀胱瘻のカテーテル尿でもよい。
- まず尿試験紙検査で比色反応をみる。併せて尿の色と透明度を評価するのが重要である。
- 顕微鏡的評価では、新鮮な尿検体を10〜12 mL採取し1,500〜3,000 rpmで3〜5分間遠心分離にかける。それから、ピペットを使って上清を正確に0.5 mL取り除き、残った上清と沈渣を再度懸濁する。この検体を1〜2滴きれいなスライドガラス上に塗布し、カバーガラスをかける。100〜400倍の位相差顕微鏡で検鏡し尿中物質を検査する。

尿の物理化学的特性
■色
- 正常尿は淡い黄色である。希釈尿は色がより薄く、濃縮尿は琥珀色様である。
- **赤色尿** 血尿、ヘモグロビン尿、ミオグロビン尿でみられる。試験紙法で潜血反応を認めるが鏡検で赤血球がみられない場合、ミオグロビン尿が示唆される。赤色の食物の摂取でも赤色尿が起こりうる。フェニトイン、リファンピシンなどの薬物でも赤色尿になりうる。
- **褐色または黒色尿** 銅中毒やアルカプトン尿でみられる(尿を放置すると黄色から黒色に変わる)。

■透明度
- 正常尿は透明である。
- 混濁尿は尿中の微生物、細胞、尿円柱により生じる。尿路感染ではたいてい混濁尿を認める。

- 血尿，脂肪尿，代謝疾患(シュウ酸尿，尿酸尿)といった他の原因でも混濁することがある。

■ 臭気
- 正常尿は強い臭気はない。
- 悪臭のある尿は尿路感染を考慮する。
- 糖尿病性ケトアシドーシスでは尿に果実臭を，直腸膀胱瘻では糞便臭を伴う。

■ 比重
- 比重は水と比較した尿濃度の相対比である。
- 基準値は 1.005〜1.020 である。
- 比重≧1.020 は濃縮尿であり脱水状態にある。より高い比重は糖尿あるいは別の浸透圧活性物質を示唆する。
- 比重≦1.005 は希釈尿を示唆し，水中毒や尿崩症でみられる。
- 蛋白尿(>7 g/dL)は偽性高比重をきたし，また尿 pH<6.5 では偽性低比重をきたす。

■ 尿 pH
- 正常尿 pH は 4.5〜8.0 である。
- 酸性尿は，代謝性アシドーシス(例：飢餓性ケトーシス，糖尿病性ケトアシドーシス)，脱水症，過大な蛋白負荷と関連している。
- 代償性の代謝性アルカローシスを伴う二酸化炭素蓄積は尿 pH を低下させ，腎外性の炭酸水素塩喪失(例：下痢)は尿の酸性化を促進する。
- アルカリ尿は一般的に尿細管性アシドーシスでみられる。
- 尿素分解細菌(例：*Proteus* 属)は尿 pH を上昇させる。
- 同様に，尿を長い間放置しておくと尿素からアンモニアへの変化が起こり尿 pH は上昇する。

■ 尿糖
- 腎機能が保たれており血糖濃度が基準値内の患者では，一般的に尿糖は検出されない。
- 尿試験紙法では尿糖に関する定性的な情報が得られる。
- しかし定量検査にはより専門的な技術を要する。
- 尿糖は糖尿病や肝臓疾患，膵臓疾患，Fanconi 症候群，Cushing 症候群でみられる。

■ 尿蛋白
- 尿試験紙法が蛋白尿の主なスクリーニング検査である。しかし，蛋白濃度>20 mg/dL(約 300 mg/日に相当する)のときにのみ感受性がある。
- 尿試験紙法は pH に依存する分析で，検出される主な蛋白はアルブミンである。
- 偽陽性は高濃縮尿，アルカリ尿，尿中ペニシリン・セファロスポリン・ヨード造影剤濃度高値により生じる。
- 偽陰性は希釈尿やアルブミン以外の蛋白(免疫グロブリン，アミロイドなど)と関連がある。
- スルホサリチル酸試験は非アルブミン蛋白を確認するのに利用される。

■ 尿中ヘモグロビン
- 尿試験紙法では4個/HPF(強拡大1視野)の赤血球まで検出できる。
- 尿中の遊離ヘモグロビンやミオグロビンは、溶血や横紋筋融解でみられるように、同様な尿試験紙反応を引き起こす。尿試験紙法で潜血陽性だが尿沈渣で赤血球を認めないときはこれを疑う。
- アスコルビン酸(200 mg/日以上のビタミンC過剰摂取)のような物質があると試験紙の酸化反応を阻害し、偽陰性となる。
- 尿試験紙で血尿を検出したら、必ず鏡検で確認する。赤血球形態異常や赤血球円柱(活動性を示唆する尿沈渣)、蛋白尿は糸球体由来の血尿を示唆する。

■ 白血球エステラーゼ
- 白血球エステラーゼは顆粒球からのエステラーゼの放出に起因する。
- エステラーゼ陽性の感度は調査対象によって大きく差がある。
- 偽陽性は、検体採取から検査までに長時間を要した場合にみられ、また膣の細胞が混入しても起こりうる。
- 偽陰性は、糖尿や尿中の高濃度の抗菌薬による顆粒球機能の抑制が原因で起こる。

■ 亜硝酸塩
- 尿試験紙法では亜硝酸を検知している。これは尿中硝酸を細菌が変化させることで出現するものである。
- 多くのグラム陰性桿菌が硝酸を亜硝酸に分解する。しかし *Enterococcus* 属、淋菌、抗酸菌はその能力をもたないため偽陰性となる。
- 膀胱内の尿滞留時間が短い場合、尿中硝酸排泄が少ない場合、細菌による硝酸から亜硝酸への分解が停滞している場合にも偽陰性となる。
- 白血球エステラーゼと亜硝酸塩検査はどちらも、顕微鏡検査や臨床的状況と組み合せて解釈してはじめて尿路感染を正確に診断できる。

尿顕微鏡検査
■ 赤血球
- 3個/HPF以上の赤血球を認める場合を顕微鏡的血尿という。
- **赤血球の形態異常**は糸球体疾患を示唆する。正常赤血球を認めた場合は下部尿生殖器からの出血を示唆する。
- 血尿の詳細は21章で後述する。

■ 白血球
- 尿中白血球は感染か炎症のいずれかが関わっている。
- 膿尿は白血球数≧5個/HPFと定義される。
- 虫垂炎のような尿路外の炎症でも膿尿はみられることがある。
- 尿中**好酸球**はアレルギー性間質性腎炎でみられるが感度・特異度ともに高くはない。尿路の寄生虫感染(住血吸虫症)やコレステロール塞栓、慢性の腎盂腎炎、前立腺炎でもみられる。好酸球尿は尿のHansel染色で確認できる。

■ 上皮細胞
- 顕微鏡検査では各種の上皮細胞がよくみられる。
- **扁平上皮細胞**　中心核をもった大きく平坦な細胞である。遠位尿路に由来

し，ほとんどがコンタミネーションによるものである。
- ●移行上皮細胞　　膀胱や尿管を形成する小型の洋ナシ様の細胞である。膀胱カテーテル手技後や，尿生殖器の悪性腫瘍でもみられることがある。
- ●尿細管上皮細胞　　巨大な核で目立ち，その存在は尿細管障害を示唆する。
- ●卵円形脂肪体　　脂肪変性した尿細管上皮細胞である。偏光顕微鏡で「マルタ十字」像を観察できる。これはネフローゼ症候群を示唆する。

■ 円柱

円柱は，尿細管腔で分泌された蛋白が他の管腔内の残屑(脂質，細胞，細菌)を取り込んでできる。発生場所の尿細管腔を鋳型としたような形をとることが多い。

- ●硝子円柱　　硝子円柱は尿細管の管腔に Tamm-Horsfall 蛋白が尿細管上皮により分泌されることで生じる。Tamm-Horsfall 蛋白が，脱水，酸性尿の状態で円柱状にたまったものである。
- ●顆粒円柱　　これらは Tamm-Horsfall 蛋白と細胞分解産物によって形成される。「焦げ茶色」の顆粒円柱は急性尿細管壊死でみられ，尿細管上皮細胞の破壊産物からなる。
- ●赤血球円柱　　光学顕微鏡では管状の橙赤色の構造物として容易に認識できる。これがあると糸球体血尿を示唆する。
- ●白血球円柱　　白血球と尿細管管腔にうっ滞した管腔蛋白からなる。これらは腎盂腎炎，アレルギー性間質性腎炎，ときには糸球体腎炎でみられる。
- ●蝋様円柱　　他の円柱が変性したものである。偏光下でなくとも平滑でよく整った構造物がみられる。蝋様円柱は主に慢性腎臓病でみられる。
- ●脂肪円柱　　偏光下でみられる「マルタ十字」像が特徴的である。脂肪円柱はエチレングリコール中毒，ネフローゼ症候群でみられる。

■ 微生物

- ●多くの尿検体は無菌状態で採取されないので，細菌尿がしばしばみられる。臨床的状況を踏まえた上で感染の有無を判断する。
- ●一般的な尿路感染の起因菌としては，大腸菌，腐性ブドウ球菌(特に月経中の女性)，腸球菌，B 群レンサ球菌，他のグラム陰性桿菌(例：*Klebsiella* 属，*Citrobacter* 属，*Pseudomonas* 属)が挙げられる。
- ●抗菌薬は尿の Gram 染色，培養，感受性試験の結果をもとに選択する。
- ●外性器からの分泌物によるコンタミネーションや尿道留置カテーテルへの定着によって *Candida* 属がしばしば検出される。

■ 結晶

- ●病的な尿中結晶と腎結石については 21 章で述べる。
- ●しかし，顕微鏡でみられる結晶はしばしば偽所見である。
- ●酸性尿は，シュウ酸カルシウム結晶やさまざまな尿結石の原因となることがある。
- ●アルカリ尿は，三リン酸，炭酸カルシウム，シュウ酸カルシウム結石をきたしやすくする。
- ●薬物や代謝産物が原因で結晶を生じることもある(例：抗レトロウイルス薬，アシクロビル，スルホンアミド)。

腎機能の評価

腎機能マーカーとしてのクレアチニン
- クレアチニンは骨格筋の代謝産物で，糸球体で自由に透過され，尿細管ではほとんど再吸収されない。尿中には少量のみ尿細管から排泄される。その産生量は個体の筋肉量に左右される。
- 当然ながら，老化や体重減少によってクレアチニン産生率は低下する。
- 正常な腎機能をもった患者ではクレアチニン排泄の90%以上が腎糸球体濾過による。腎機能が低下するとクレアチニン排出の50%までは尿細管分泌に依存するようになる。
- 結果的に，**クレアチニン値に基づく腎機能評価は実際の機能を過大評価してしまう**。そして過大評価の程度は腎機能が悪化するほど強まる。
- 血清クレアチニン(S_{Cr})は糸球体濾過量 glomerular filtration rate (GFR) に反比例する。血清クレアチニンの基準値(0.6〜1.2 mg/dL)超過は，GFR低下と腎機能不全の警告である。
- 血清クレアチニンの変化は腎機能の変化を直線的に反映するものではない。例えば，1.0から1.5にクレアチニンが増加したときは，2.0から2.5まで増加したときよりもより高度に腎機能は低下している。

GFRの推定
- S_{Cr}は筋肉量を反映し，年齢，性別，体格によって変動するため，**S_{Cr}のみで腎機能の程度を評価するのはしばしば困難である**。
- 腎機能すなわちGFRを実臨床でより正確に評価するには，クレアチニンクリアランス(C_{Cr})を計算するか測定するのがよい。このGFRの推定は**S_{Cr}が安定しており基準値内にある場合にのみ有効である**。
- 腎疾患が終末期に向けて進行すると，これらの手法は正確さを欠くようになる。障害を受けた近位尿細管でクレアチニン分泌が亢進され，GFRを過大評価してしまう。
- 以下に示す計算式は，薬物投与量の調整，腎機能の迅速な評価に役立つ。ただし健常人では真のGFRよりも少なく見積もられ，高度肥満や超高齢者ではあまり正確でない。その場合は24時間蓄尿でのクレアチニン測定を選択する。

■ Cockcroft-Gault 式[1]
- Cockcroft-Gault 式は，入院中の成人男性患者を対象にした調査から得られたものである。この公式の問題として，除脂肪体重の推計が必要なことや腎機能悪化時の真のGFRの過大評価がある。

$$C_{Cr}(mL/min) = [(140 - 年齢) \times 除脂肪体重(kg) \times (0.85\ 女性の場合)] / (72 \times S_{Cr})$$

- S_{Cr}値からGFRを推計するために，年齢，理想体重，性別が必要である。
- この公式はC_{Cr}(基準値は男性100〜125 mL/min，女性85〜100 mL/min)をmL/min単位で推計するものである。

- 迅速に GFR を推計でき，腎機能悪化時の薬物投与量調整に有用である。

■ Modification of Diet in Renal Disease 式[2]

- Modification of Diet in Renal Disease 式は，慢性腎臓病 chronic kidney disease(CKD)の外来患者を対象に提唱されたもので，GFR<60 mL/min/1.73 m² の患者では正確に腎機能を見積もることができる[†1]。しかし**腎機能が正常の場合には適用できない**。>70 歳の患者や入院患者での有用性は検証されていない[1~4]。

$$\text{GFR} = 186 \times S_{Cr}^{-1.154} \times 年齢^{-0.203} \times (1.210\ 黒人の場合) \times (0.742\ 女性の場合)$$

- 簡略式では，年齢，血清クレアチニン，性別，人種(黒人 vs その他)を用いる[†2]。

■ 24 時間蓄尿による C_{Cr} 計測

- 早朝第 1 尿を破棄してから次の日の早朝第 1 尿までを蓄尿する。
- 検体のクレアチニンの総量をみることで適切な蓄尿が行われたかを判断できる。適切な 24 時間蓄尿ならば女性で 15~20 mg/kg，男性で 20~25 mg/kg のクレアチニンが含まれる。
- 尿検体の採取が不適切であったり，進行期腎臓病のためクレアチニン分泌過剰をきたしていたりすると，不正確な値となる場合がある。

急性腎障害か，慢性腎臓病か

- 数カ月以上かけて徐々に S_{Cr} が増加する場合，CKD を考慮する。
- 急性腎障害 acute kidney injury(AKI)は早急な精査を要する。なぜなら，しばしば可逆性であるからである。高血圧，浮腫，血尿，蛋白尿が突然発症する病歴(発症まで数日から数週間)では AKI を考慮する。
- AKI と CKD の鑑別には尿検査と腎臓超音波検査を行う。エコー像での両側腎の萎縮(<10 cm)は CKD を疑う。例外として，糖尿病性腎症，多発性嚢胞腎，アミロイドーシス，HIV 関連腎症では腎は腫大する。
- 明らかな AKI の患者で腎機能の急速な悪化がみられれば，CKD を合併していないか原因検索を急がねばならない。多くは可逆性である。

蛋白尿

- 腎機能が正常の患者では，24 時間あたりの総蛋白およびアルブミンの排泄量はそれぞれ<150 mg，<30 mg である[5]。
- **尿蛋白>150 mg/日を蛋白尿と定義する**。初期診断はたいてい尿試験紙法で行われ，尿中のアルブミンの存在が判明する。尿試験紙は尿蛋白>20 mg/dL を検出し，300 mg/日におおむね匹敵する。したがって**尿試験紙法で尿**

[†1] 訳注：日本人の場合は係数 0.741 を乗じる。
[†2] 訳注：日本腎臓学会は日本人を対象とした推定 GFR 式を発表している。
$$\text{eGFR} = 194 \times S_{Cr}^{-1.094} \times 年齢^{-0.287} \times (0.739\ 女性の場合)$$

蛋白を認めたら精査を要する。
- 蛋白尿の定量化は重症度分類に有用である。ネフローゼ症候群は，尿蛋白＞3g/日，血中アルブミン＜3.5g/dL，浮腫，高脂血症，脂肪尿の五徴を特徴とする。**ネフローゼ域蛋白尿とは尿蛋白＞3g/日**だが他の所見を伴わない場合を指す。

24時間蓄尿での尿蛋白量測定
- 1日の尿蛋白排泄総量を正確に測定できる。
- 蓄尿の正確性を担保するために，尿中クレアチニン検査も同時に提出する。排泄されるクレアチニンの総量は，体重や摂食量が安定していれば女性で15～20 mg/kg，男性は20～25 mg/kgで比較的一定である。
- 多くの患者にとって24時間蓄尿は非常に困難である。

随時尿での蛋白/クレアチニン比
- 24時間での蛋白排泄量を直ちに推計できる[4]。
- 採取時間を特に定めない随時尿での蛋白(mg/dL)とクレアチニン(mg/dL)濃度を用いて，尿中蛋白/クレアチニン比を算出する。この値からg/1.73 m² 体表面積での1日の蛋白分泌総量を近似的に見積もる。正常比は＜0.15（＜150 mg/日）である。
- この検査は24時間蓄尿よりもはるかに簡便だが，**極度に筋肉質な患者では信頼できない**。また，1日あたりの蛋白尿が変動しやすい病態(体位性蛋白尿，糖尿病性腎症など)が予想される場合は確度が劣る。

診断的アプローチ
- 尿試験紙法で陽性の場合，最低一度は，1週間の間隔をあけて再検する。再検でも陽性ならば，尿蛋白量を定量検査する。
- 発熱，情動性ストレス，過度の労作，急性疾患といった機能性蛋白尿をきたす病態は再検前に除外しておく。
- 機能性蛋白尿はたいてい一過性であり，腎血流の変化を鋭敏に反映したものである。一過性の蛋白尿に対する精査は不要である。

■ 病歴と身体診察
- 高血圧や糖尿病，結合組織疾患といった蛋白尿と関連する病態の症状・所見に注意する。
- 内服薬を確認する。
  - **NSAID**はさまざまな腎疾患と関連しており，蛋白尿の精査に入る前に中止する。
- 悪性腫瘍，特に多発性骨髄腫やリンパ腫の臨床的検索を行う。また実質臓器の悪性腫瘍は糸球体腎炎を併発することがある。
- HIVやヘルペスウイルス，細菌性心内膜炎のような感染症が糸球体疾患を起こすことがあるため，検索しておく。

■ 尿沈査検鏡
- 一度でも蛋白尿が持続して検出(尿試験紙が2回以上陽性)されたら検査す

る。
- 血尿や赤血球円柱，卵円形脂肪体といった糸球体疾患を示唆する所見がないか，注意深く検査する。

■ 検体検査
- CBC，一般生化学，アルブミン，24時間蓄尿尿蛋白検査を行う。腎機能検査の異常や蓄尿での蛋白＞150 mg/日は腎性腎不全を示唆する。
  - ＞30歳の患者では，多発性骨髄腫やアミロイドーシスによるパラプロテイン血症を除外するために血中尿中蛋白電気泳動も行う。
- **起立性蛋白尿**は臥位時の尿蛋白＜75 mgと定義される。
  - この病態の予後は良好で，＞30歳の患者は稀であり随時尿中の蛋白量で診断できる。
  - 総尿中蛋白は必ずしも1.5 g/日を超えるわけではない。

腎臓専門医への紹介

- 専門医紹介の主な適応は次のとおりである。
  - 推定GFR＜60 mL/min/1.73 m^2
  - 推定GFR＞60 mL/min/1.73 m^2 だが，既知の腎疾患(例：多発性囊胞腎など)が存在する，あるいは説明のつかない血清クレアチニンの上昇がある場合など
  - ネフローゼ症候群
  - 腎機能は正常だが持続する非ネフローゼ性の蛋白尿。血尿の有無は問わない。
  - 泌尿器科的精査で異常を認めない肉眼的血尿
  - 持続する顕微鏡的血尿。しばしば蛋白尿を伴う。
  - 悪性高血圧
  - 高カリウム血症
- 報告によれば，CKD患者の多くは疾患が進行してから紹介され，しばしばCKDによる合併症が起こった後である。内シャントや他の血管アクセスを含めた透析に対する早期準備の欠如に加え，代謝内科・血液内科的管理の不備によるものである。
- 早期の専門医への紹介があれば，必要に応じ至適時期での腎生検が行え，治療方針やその後の予後を改善できる。
- 早い段階で専門医に紹介することで，危険因子の是正も可能となる。具体的には厳格な血圧血糖管理，脂質管理，禁煙を指す。アンジオテンシン変換酵素阻害薬といった疾患修飾的治療を早期開始するならば，腎臓内科医の指導の下で行うのが望ましい。

(小川 洋平)

文 献
1. Levey AS, Bosch JP, Lewis JB, et al. A more accurate method to estimate glomerular filtration rate from serum creatinine: a new prediction equation. Modification of Diet in Renal Disease Study Group.

Ann Intern Med 1999;130:461-470.
2. Poggio ED, Wang X, Greene T, et al. Performance of the modification of diet in renal disease and Cockcroft-Gault equations in the estimation of GFR in health and in chronic kidney disease. *J Am Soc Nephrol* 2005;16:459-466.
3. Rule AD, Larson TS, Bergstralh EJ, et al. Using serum creatinine to estimate glomerular filtration rate: accuracy in good health and chronic kidney disease. *Ann Intern Med* 2004;141:929-937.
4. National Kidney Foundation. K/DOQI clinical practice guidelines for chronic kidney disease: evaluation, classification, and stratification. *Am J Kidney Dis* 2002;39(2 suppl 1):S1-S266.
5. Wingo CS, Clapp WL. Proteinuria: potential causes and approach to evaluation. *Am J Med Sci* 2000;320:188-194.

急性腎障害，糸球体障害，慢性腎臓病 20

Ying Chen, Vikrant Rachakonda, Michelle C.L. Cabellon

急性腎障害

一般的事項

- 急性腎障害 acute kidney injury (AKI) は，突然の糸球体濾過量 glomerular filtration rate (GFR) の低下 (数日から数週での) により窒素老廃物 (尿素，クレアチニン) や他の尿毒素の排泄が減少する臨床的症候群である[1]。
- 臨床的に AKI は乏尿性 (<500 mL/日) と非乏尿性 (>500 mL/日) に大別されることが多い[2]。
- AKI は全入院患者の 5％，ICU 患者の 30％に併発しているとされる[3]。
- AKI は発症後放置することなく直ちに原因を特定する必要がある。

原因と病態生理

AKI の原因は解剖学的部位に基づいて，腎前性・腎性・腎後性の 3 群に大別される。

腎前性高窒素血症

- 腎前性高窒素血症 prerenal azotemia は，腎組織循環が障害されて毛細血管濾過圧が低下すると起こる。腎実質機能は概して保たれている。
- 腎組織循環が減少する最もよくある病態は**有効な細胞外負荷**の減少によるもので，低ナトリウム (<10 mmol/L) 性濃縮尿，そして濃縮尿 (>500 mOsm/kg) をきたす。具体的には，以下の病態がある。
  - 循環血液量減少
  - 心拍出量の減少
    - 重度な心疾患がある状態での AKI の存在は**心腎症候群** cardiorenal syndrome と名付けられている。
    - しばしば，アンジオテンシン変換酵素 (ACE) 阻害薬や利尿薬の使用により増悪している。
  - 肝硬変
- しかし，以下のような病態では，正常〜高血圧であっても**選択的腎血管収縮**によって腎前性高窒素血症を引き起こすことがある。
  - NSAID
  - ACE 阻害薬，アンジオテンシン受容体拮抗薬 (ARB)
  - カルシニューリン阻害薬 (シクロスポリン，タクロリムス)
- **造影剤**
  - 背景に腎障害のある患者が影響を受けるのが典型的である。
  - その他の危険因子を列記する[4]。
    - 糖尿病性腎障害

表 20-1 急性尿細管壊死の主な原因

外因性	内因性
薬物(ゲンタマイシン,アムホテシリンB,アシクロビル)	ヘモグロビン,ミオグロビン
違法薬物〔コカイン,フェンシクリジン(PCP),アンフェタミン〕	尿酸
造影剤	免疫グロブリン軽鎖
毒物(エチレングリコール,四塩化炭素)	
生物毒(蛇毒)	

出典:Agha IA. Acute Renal Failure. Agha IA, Green GB(eds). Washington Manual Nephrology Subsepciality Consult. Philadelphia, PA: Lippincott Williams & Wilkins, 2004:37-55 より許可を得て転載。

- 高齢(>75歳)
- うっ血性心不全
- 循環血液量減少
- 造影剤の過量投与または反復投与
- 高浸透圧性の造影剤
- エンドトキシン産生性細菌感染症もまた腎前性の AKI をきたす。

腎性急性腎障害

- 最も頻度の高い腎性急性腎障害(AKI)の原因は,急性尿細管壊死 acute tubular necrosis である。
  - 急性尿細管壊死の主な原因を表20-1に示した。
  - 急性尿細管壊死はたいてい虚血または腎毒性の障害によると考えられている[5,6]。
  - 急性尿細管壊死を引き起こす最も重要な毒性物質は薬物である[7]。
- しかし,腎糸球体疾患,急性の間質性腎炎,小血管障害(血管炎,腎アテローム塞栓症など)でも AKI をきたすことがある。

腎後性腎不全

- 尿路閉塞(結石,腫瘍,血塊,腎乳頭脱落,外部からの圧迫など)
- 膀胱下尿道閉塞(前立腺肥大,神経因性膀胱,癌,尿道狭窄など)

診断

臨床所見
■病歴
- 過去の尿検査
  - 尿量や最近の経過を明らかにする。
  - 血尿・蛋白尿・排尿障害・膿尿の病歴をつまびらかにする。
  - 頻尿,切迫尿,尿滴下,失禁の病歴があれば,特に高齢の男性では前立腺

肥大症を考慮する。
- **服薬歴**
  - NSAID，ACE 阻害薬，ARB，アミノグリコシド，造影剤のような腎毒性のある薬物の投与歴を確認する。
  - 市販薬，ハーブ，違法薬物も確認する。
- **循環血液量**
  - 口渇や起立性めまいは血管内脱水を示唆する。
  - 体重増加，足関節の腫脹，起座呼吸，発作性夜間呼吸困難は体液貯留を意味する。
  - **体液喪失**の原因を検索する。
  - 消化管：下痢，嘔吐，経鼻ドレナージの長期化
  - 腎臓：利尿薬，高血糖による浸透圧利尿
  - 皮膚：熱傷，著明な発汗
  - 血管外漏出：急性膵炎，腹水，骨格筋の外傷
- **感染を除外する。**
- 他に可能性のある原因としては，
  - 慢性肝疾患は**肝腎症候群** hepatorenal syndrome をきたす。
  - 紫斑を伴った C 型肝炎はクリオグロブリン血症を示唆する。
  - 関節痛，発疹，口腔内潰瘍は結合組織疾患を示唆する。
  - 副鼻腔炎，咳，喀血があれば，Wegener 肉芽腫症や Goodpasture 症候群の可能性を考慮する。
  - 最近の咽頭痛や重篤な皮膚感染の病歴はレンサ球菌感染後急性糸球体腎炎を示唆する。
  - 腰痛や貧血は多発性骨髄腫を示唆する。

■ 身体診察
- 起立試験，粘膜湿潤や皮膚ツルゴール，頸静脈診察により循環血液量を評価する。仰臥位にして仙骨部の浮腫を検索することも重要である。
- S_3，肺性ラ音，圧痕浮腫があれば容量過負荷を示唆する。
- 腹部血管雑音があれば腎血管疾患を示唆する。
- 腎後性閉塞の原因検索のため直腸診や女性の骨盤診察を行う。
- 水腎症や多発性嚢胞腎では，腎臓を触知できることがある。

診断的検査
■ 検体検査
検尿と尿沈渣
- ルーチンの尿試験紙検査と尿検鏡は必ず行う。しばしば AKI の原因検索に有用である。
  - 腎前性 AKI：硝子円柱
  - 急性尿細管壊死：焦げ茶色の顆粒円柱，上皮細胞，円柱上皮細胞
  - 糸球体腎炎：異型赤血球と赤血球円柱
  - 急性間質性腎炎：好酸球，他の白血球，白血球円柱
- 尿所見は腎前性 AKI や単純な腎後性 AKI では通常は正常であるが，異常な

表 20-2 臨床検査による乏尿性腎前性高窒素血症と乏尿性急性尿細管壊死の鑑別

診断	U/P$_{Cr}$	U$_{Na}$	FE$_{Na}$(%)	U$_{osm}$ (mOsm/kg)	血漿 BUN/Cr
腎前性高窒素血症	>40	<20	<1	>500	>20
乏尿性急性尿細管壊死	<20	>40	>1	<350	<10~15

FE$_{Na}$:ナトリウム排泄率,Cr:クレアチニン,U$_{Na}$:尿中ナトリウム濃度,U$_{osm}$:尿浸透圧,U/P$_{Cr}$:尿クレアチニン/血漿クレアチニン

尿検査所見や明らかな沈渣があれば腎性の病態を示唆する。

腎機能の評価

- 腎前性腎不全の状態では,腎臓は積極的にナトリウムを保持するため通常は尿中ナトリウム濃度は低く,**ナトリウム排泄率** fractional excretion of sodium (**FE$_{Na}$**)<1%である。FE$_{Na}$は特に乏尿性 AKI の鑑別に有用である(表 20-2)。

$$FE_{Na} = [(U_{Na} \times P_{Cr})/(P_{Na} \times U_{Cr})] \times 100$$
U=尿,P=血漿,Na=ナトリウム,Cr=クレアチニン

- ループ利尿薬はナトリウム排泄増加を促進するので,このような薬物を内服中の患者では FE$_{Na}$ 計算は誤解を招く。**尿素排泄率** fractional excretion of urea(**FE$_{urea}$**)<30%は腎前性の高窒素血症を示唆する(表 20-2)。

$$FE_{urea} = [(U_{urea} \times P_{Cr})/(BUN \times U_{Cr})] \times 100$$
U$_{urea}$=尿中尿素,BUN=血液尿素窒素(mg/dL)

■ 画像検査

超音波検査

- 超音波検査は尿路閉塞検出の感度は高い(90~98%)が特異度は低い(65~84%)[5]。
- エコー像(高輝度なエコー像はより慢性の障害を示唆する)と腎臓のサイズ(著明な違いは腎血管疾患を示唆する)も評価材料となる。

CT 検査

腎臓超音波検査と比較して,CT は尿路閉塞の部位の把握や後腹膜線維化と腫瘍の鑑別に長けているため,閉塞の評価にはより有用である。

■ 診断手技

腎生検は腎性 AKI の原因がはっきりしない患者では適応となる。したがって腎臓内科への紹介が必要である。

治療

非透析療法

- **補液** 有効循環容量を迅速かつ十分量に回復させることが腎前性 AKI 管理の鍵である。
- **腎毒性物質の回避**

- ■ 造影剤は慎重に使用する
- ■ ACE阻害薬やARB，NSAIDは中止する。

● **電解質管理**
- ■ AKIの合併症の中でも**高カリウム血症**は致死的になりうる。
- ● 血清電解質を再検して偽性高カリウム血症を除外する。駆血帯の使用や掌握なしで改めて採血する。
- ● 血小板増加や著しい白血球増加を伴っているならば，ヘパリン加試験管で採血するとよい。
- ● すぐに心電図と血液ガス(アシドーシスを懸念するなら)をとる。
- ● 投薬一覧を見直して，すべての外因性のカリウムや原因となりうる薬物は中止する。
- ● **急性期治療**を行う。
  - **10%グルコン酸カルシウム**　10 mLを2〜3分かけて静注する。心臓膜電位の興奮を減弱させ，効果は数分で現れるが30〜60分しか持続しない。心電図が変化しないなら，5〜10分後に繰り返す。ジゴキシン使用中の患者では慎重に投与する。
  - **インスリン**　10〜20単位を静注する。10〜30分かけてカリウムの細胞内への移動を促し，効果は数時間持続する。低血糖を防ぐためにグルコース50〜100 g静注(50%ブドウ糖液1〜2アンプル)を併用する。
  - **炭酸水素**　1アンプル静注でも同様にカリウムを細胞内へ移行させ，効果は数時間持続する。重症の高カリウム血症や代謝性アシドーシスの患者にのみ適応となる。末期腎不全ではめったに反応しないうえ，ナトリウム負荷に耐容できない。
  - **β_2作動薬**　カリウムの細胞内移行を生じる。
  - **利尿薬**(フロセミド40〜120 mg静注)　腎機能が保たれていればカリウム排泄を促進する。
  - **陽イオン交換樹脂**(ポリスチレンスルホン酸ナトリウム，ケイキサレート)　腸管からのカリウム排泄を促進する。ケイキサレートは経口(100〜200 mLの20%ソルビトール溶液に20〜50 gを入れて)あるいは注腸(20%ソルビトール液200 mLに50 g)で投与する。効果は数時間しないと現れないが4〜6時間持続する。必要なら4〜6時間おきに繰り返し投与する。
  - **透析**　腎不全の患者で他の手段で改善しない重症の高カリウム血症に必要となる。
- ■ 高リン酸血症や低カルシウム血症もまたAKIではよくみられる。

● **酸塩基平衡異常**　代謝性アシドーシスはAKIの一般的な合併症である。重症例では補正が必要である。
- ■ 重症のアシドーシス(pH<7.20)は非経口での炭酸水素投与が必要だろう。急速投与は非常に重症なアシドーシスでのみ適応となる。
- ■ 炭酸水素塩の不足量は以下の式で計算する。

$$[HCO_3^-]不足量(mEq/L) = [0.5 \times 体重(kg)] - (24 - 測定値[HCO_3^-])$$

- ■アルカローシスを避けるため過度の補正は行わない。
- ■炭酸水素投与は高ナトリウム血症や容量負荷をきたす。
- ■血清電解質の推移を頻回に追う。
- **栄養サポート**　　保存的治療で最も重要である。
- AKI の基礎病態を治療する。
  - ■糸球体腎炎や血管炎への免疫抑制薬
  - ■腎動静脈血栓への抗凝固療法
  - ■溶血性尿毒症症候群・血栓性血小板減少性紫斑病に対しての血漿交換

急性腎不全への透析治療

- 急性腎不全での透析開始の適応を次に示す。
  - ■重度の高カリウム血症，代謝性アシドーシス，治療抵抗性の容量過負荷
  - ■尿毒症症候群
    - ●尿毒症性心膜炎
    - ●脳障害
    - ●神経障害
    - ●出血
    - ●中心静脈栄養を要する場合(補液量・電解質の調整)
  - ■過量服薬・薬物中毒
  - ■治療抵抗性の高カルシウム血症
  - ■治療抵抗性の高尿酸血症

糸球体障害

一般的事項

- 多くの炎症性・非炎症性疾患が糸球体に影響し，糸球体透過性や選択性を変化させる。結果として蛋白尿やときに血尿をきたすことになる。
- 糸球体は主に全身性疾患の一部分症として影響を受け障害される。最も頻度が高いのは全身性エリテマトーデス(SLE)や血管炎である。

診断

臨床所見
■ **無症候性**

単独蛋白尿

- 24 時間蓄尿での測定で，1 日あたり尿中蛋白 150 mg～3 g の場合を指す。
- **微量アルブミン尿**は 1 日あたり 30～300 mg のアルブミンの排泄と定義される。糖尿病性腎症の発症リスクや，例えば高血圧の患者の心血管リスクを評価するのに用いられる。

単独血尿

- 血尿は顕微鏡的血尿〔塗抹標本で赤血球≧3 細胞 /HPF(強拡大 1 視野)〕と肉眼的血尿(無痛性の肉眼で確認できる茶 / 赤色尿)に大別される。

- 腎糸球体性血尿は異型赤血球や沈渣で赤血球円柱を認めることで診断できる。

■ 腎炎症候群

- **蛋白尿＜3g/日，浮腫，赤血球円柱を伴った血尿**，腎不全のある臨床的症候群である。乏尿や高血圧の有無は問わない。
- 腎炎症候群をきたす糸球体疾患を以下に示す。
  - レンサ球菌感染後糸球体腎炎(PSGN)
  - 他の感染後(心内膜炎，膿瘍，シャント)
  - IgA 腎症
  - ループス腎炎
  - 巣状分節性糸球体硬化症(FSGS)
  - 膜性増殖性糸球体腎炎(MPGN)(I 型，II 型)

■ ネフローゼ症候群

- **蛋白尿＞3g/日，低アルブミン血症＜3.5g/dL，高脂血症，脂肪尿，浮腫**をきたす。
- 糸球体疾患に特徴的である。
- ネフローゼ症候群の主な原因を以下に示す。
  - 微小変化群(MCD)
  - FSGS
  - 膜性腎症(MN)
  - MPGN(I 型，II 型)
  - クリオグロブリン血症性膜性増殖性糸球体腎炎
  - アミロイドーシス
  - 糖尿病性腎症
- ネフローゼ症候群は動脈硬化症，血栓塞栓症，感染症合併の危険因子でもある。
  - 凝固亢進は，プロテイン C と S，アンチトロンビン III を含めたアンチトロンビン蛋白の分泌による。動脈塞栓症よりも静脈血栓塞栓症が起こりやすい。
  - 感染リスクの増大は免疫グロブリンの排泄による。

■ 急速進行性糸球体腎炎

- 急速進行性糸球体腎炎 rapidly progressive glomerulonephritis(RPGN)は**数日から数週間で末期腎臓病へ進行する**急性経過を辿る糸球体腎炎である。
- 病理学的診断では糸球体の半分以上を占める広範な管外の半月体形成が鍵となる。**半月体性糸球体腎炎**とも呼ばれる。
- 病理学的・免疫学的特徴に基づいて3つに分類される。
  - 抗好中球細胞質抗体 anti-neutropil cytoplasmic antibody(ANCA)関連/pauci-immune 型
    - Wegener 肉芽腫症(c-ANCA)
    - 顕微鏡的多発血管炎(p-ANCA)
    - pauci-immune 型半月体形成性糸球体腎炎(p-ANCA)
  - 抗糸球体基底膜抗体関連
    - Goodpasture 症候群

- ■ 免疫複合体関連
  - ● ループス腎炎
  - ● レンサ球菌感染後糸球体腎炎
  - ● IgA 腎症・Henoch-Schönlein 性紫斑病

慢性糸球体腎炎
- 慢性糸球体腎炎はゆっくりと**数カ月から数年かけて末期腎臓病へと進行する**糸球体疾患である。
- 高血圧や蛋白尿（>3 g/日），慢性腎不全，小型で萎縮した辺縁整な腎臓を認めたら本疾患を疑う。

病歴
- 圧痕浮腫，眼窩周囲浮腫，泡立ちの強い尿，血尿について問診する。
- 糸球体腎炎の原因の中には Alport 症候群（聴力障害と腎不全）のような家族性の要因がある。非典型的だが，IgA 腎症，FSGS，溶血性尿毒症症候群の遺伝的病型もある。
- 一部の薬物や毒物は糸球体疾患をきたす。
  - ■ NSAID──微小変化群（MCD）
  - ■ ペニシラミン，NSAID，水銀──膜性腎症（MN）
  - ■ ヘロイン──FGS
  - ■ シクロスポリン，タクロリムス，マイトマイシン C──溶血性尿毒症症候群
- システムレビューとして，高血圧や糖尿病，SLE，アミロイドーシス，血管炎のような糸球体疾患と関連のある全身性疾患について問診する。
- 感染の遷延や最近の既往（特にレンサ球菌感染後や感染性心内膜炎）があれば，他の糸球体疾患も考慮する。
- さまざまな悪性腫瘍もまた，糸球体疾患を続発する。

身体診察
- ネフローゼ患者で特徴的な徴候は早朝の眼窩周囲の浮腫である。心疾患や肝硬変を伴った患者では臥位をとれないため，顔面浮腫はほとんどみられない。
- 高脂血症のため黄色板症を認めることがある。
- 低アルブミン血症のため Muehrcke 線（爪半月に水平な指の爪の白線）を認めることがある。
- クリオグロブリン血症，血管炎，SLE では触知可能な紫斑を認めることがある。

鑑別診断
微小変化群
- ネフローゼ症候群，光学顕微鏡での正常糸球体，電子顕微鏡での糸球体上皮細胞の足突起癒合を認めれば，微小変化群 minimal change disease（MCD）と診断する。
- 好発年齢は 2〜7 歳だが，どの年齢にも起こりうる。
- 多くの症例は特発性だが，続発性には以下のような基礎疾患がある。
  - ■ NSAID によって誘発された過敏性反応

- ■リチウム治療
- ■非 Hodgkin リンパ腫
- ●尿沈渣はたいてい大きな異常を認めず,補体価は正常である。診断には腎生検が必要で,特に成人例では重要である。
- ●微小変化群の合併症として感染,腹水を伴う腹膜炎,塞栓症があり,特に循環血液量が減少した状態では急性腎不全を認める[8]。

■ 巣状分節性糸球体硬化症

- ●巣状分節性糸球体硬化症 focal segmental glomerulosclerosis(FSGS)は病理組織学的に,複数の糸球体の一部分にのみ分節状の硬化をきたすものと定義される。足突起の癒合と間質の線維化が一般的で,ある程度の予後不良因子である[9]。
- ●特発性 FGFS
  - ■成人での特発性ネフローゼ症候群の最も一般的な原因である。アフリカ系米国人で著しくよくみられ,平均発症年齢は 20 歳である。
  - ■FGFS はネフローゼ症候群として発症することが最も多いが,永続性の非ネフローゼ域の蛋白尿,高血圧,顕微鏡的血尿もよくみられ,また発症時 20〜30%に腎不全をきたしている。
  - ■末期腎臓病にまで進行しやすい(10 年で 50%)。
  - ■診断には腎生検が必要である。
- ●治療はいまだ議論がある。標準的には高用量の副腎皮質ステロイドで開始する。ステロイド抵抗例に対する他の免疫抑制物質の使用は賛否がある。
- ●続発性 FGFS
  - ■HIV 関連腎炎
    - ●患者の 95%までがアフリカ系米国人である。
    - ●腎臓超音波ではエコー輝度の上昇を伴う腫大した腎臓像を認める。
    - ●FSGS の進行は顕著に HIV と関連している。
  - ■腎容積の減少(片側腎の無発育,腎切除,腎同種移植)
  - ■鎌状赤血球症
  - ■ヘロイン関連腎炎
  - ■慢性の膀胱尿管逆流症
  - ■病的肥満
  - ■先天性チアノーゼ性心疾患

■ 膜性腎症

- ●膜性腎症 membranous nephropathy(MN)は,糸球体基底膜に沿って上皮下に IgG と補体が免疫沈着する特徴をもつ糸球体疾患である。糸球体の蛋白透過性の著しい増加と関連があり,つまり臨床的にはネフローゼ症候群として発症する[10]。
- ●膜性腎症は 60 歳以上の成人では特発性ネフローゼ症候群の最も一般的な原因で,全年齢層の成人では 2 番目に多い原因である(1 番は FSGS)。
- ●多くの症例が特発性だが,膜性腎症はさまざまな病態と関係する。
  - ■自己免疫疾患:SLE,1 型糖尿病
  - ■B 型肝炎,C 型肝炎,HIV

- 悪性疾患：肺・胃・乳房・大腸・前立腺癌，非 Hodgkin リンパ腫，白血病
- 薬物：NSAID，金，ペニシラミン
- 膜性腎症の患者の 80％がネフローゼ症候群を発症し，他の 20％は非ネフローゼ性蛋白尿をきたす。顕微鏡的血尿は成人の 50％までみられる。血清補体価は特発性の膜性腎症では正常である。
- 深部静脈血栓症，特に腎静脈塞栓はネフローゼ症候群の中でも膜性腎症により多く合併しやすい。
- 確定診断には腎生検が必要である。

膜性増殖性糸球体腎炎
- 膜性増殖性糸球体腎炎 membranoproliferative glomerulonephritis(MPGN) は，びまん性のメサンギウム増殖，毛細血管の肥厚，内皮下の免疫沈着，細胞過形成を特徴とする。多くの症例で血中免疫複合体，低補体血症を認める。
- 組織学的パターンに基づいて，MPGN は 3 種類に分類される。
  - 1 型：メサンギウムや内皮細胞下への不連続な免疫沈着[11]
  - 2 型：糸球体，尿細管，Bowman 嚢の基底膜に沿って連続した細くて長いリボン状の沈着[12]
  - 3 型：上皮下の沈着は著明で糸球体基底膜の離開複合がある。それはタイプ 1 のように，免疫関連でもある[13]。
- 1 型 MPGN を発症した成人は，基礎疾患に C 型肝炎があることが多い[11]。
- C 型肝炎関連 MPGN は以下のような特徴がある。
  - しばしばクリオグロブリン血症を伴う。
  - 関節炎
  - C3 または C4 の低補体血症
  - リウマトイド因子低値
  - 皮膚の白血球破壊性血管炎

IgA 腎症・Henoch-Schönlein 紫斑病
- IgA 腎症は，IgA のびまん性のメサンギウムへの沈着を特徴とするメサンギウム増殖性糸球体腎炎である
- **IgA 腎症は特発性糸球体腎炎の原因として世界で最も頻度が高い。**
- 臨床的には程度は幅広く，蛋白尿を伴った無症候性の顕微鏡的血尿や間欠的な肉眼的血尿にとどまる例もあれば，稀ながら急速進行性糸球体腎炎に進展する例もある。血尿は上気道感染から 1〜2 日以内に続発する。IgA 腎症では血尿が 2〜3 週まで遷延するため，鑑別点となる。
- 25〜30％の患者が診断から 20 年以内に末期腎不全へと進行する[14]。
- 患者の半数で血清 IgA 値が上昇するが，値は疾患の活動性とは対応しない。
- Henoch-Schönlein 紫斑病はメサンギウムおよび腎外の血管への IgA 沈着による全身性の微小血管炎で，関節痛，紫斑，腹痛，消化管出血をきたす。大部分は小児に発症する。病理学的には IgA 腎症と関連する[15]。

全身性疾患による糸球体腎炎
全身性エリテマトーデス(SLE)関連腎疾患
- ループス腎炎は免疫複合体を介在した SLE の合併症で，WHO 分類(表 20-3

表 20-3　ループス腎炎の WHO 分類

クラス	定義
I	正常あるいは微小変化
II	メサンギウム増殖腎炎
III	巣状分節性増殖性糸球体腎炎（全糸球体の 50%未満）
IV	びまん性増殖性糸球体腎炎（全糸球体の 50%以上）
V	膜性ループス腎炎

参照）によって組織学的に分類されている。
- 腎生検は，初発時はもちろんのこと再燃時にほぼ全例で適応となる。再検査によって組織分類が変化することがあり，治療変更につながる可能性がある。
- ループス腎炎の WHO 分類
  - クラス I・II の患者は予後良好で，臨床的症候はほとんど認めない。
  - クラス III〜V の患者はいずれもネフローゼ域蛋白尿や血尿を伴うことが多く，ときに急激な腎機能が低下を認める。
- ループス腎炎は初期診断と治療の進歩にも関わらず，SLE 症例中の罹患率は高く，死因の多くを占めている。
- 古典的経路の活性化のため，血清補体価はたいてい低値である。

レンサ球菌感染後糸球体腎炎
- レンサ球菌感染後糸球体腎炎 poststreptococcal glomerulonephritis（PSGN）は，上皮下沈着物（hump）に補体 C3 と IgG の沈着を認める免疫複合体由来の糸球体腎炎である。A 群やときに C 群溶血性レンサ球菌の感染後に血清補体 C3，CH50 の低下を伴い，腎炎に進展することがある[16]。
- レンサ球菌感染後糸球体腎炎は主として咽頭炎や膿痂疹の 1〜3 週後に発症し，主に小児が罹患する。
- 臨床症状は暗色尿と浮腫で，しばしば高血圧を伴い，また乏尿をきたすこともある。
- レンサ球菌抗原への抗体〔抗ストレプトリジン O（ASO），抗 DNase B〕陽性や低補体血症が典型的な検査所見である。

Wegener 肉芽腫症
- 壊死性小血管炎のある肉芽腫で，上気道・下気道・腎臓に影響を及ぼす。
- 臨床的な特徴は巣状壊死性半月体糸球体腎炎，副鼻腔炎，鼻咽頭粘膜潰瘍，喀血，紫斑，腎障害である。
- c-ANCA は，活動性で全身性の Wegener 肉芽腫症患者の 65〜90% で陽性になる。血清補体価は正常である。

Goodpasture 症候群
- 臨床的には肺腎症候群で，喀血，肺浸潤，そして急速進行性糸球体腎炎（RPGN）からなる肺出血と糸球体腎炎を同時に呈する。
- 血中の抗糸球体基底膜抗体と糸球体基底膜に沿った IgG の直線状の沈着に

表 20-4 糸球体腎炎での血清学的検査

糸球体疾患	血清学的検査
ループス腎炎	ANA,抗 dsDNA 抗体
クリオグロブリン血症	クリオグロブリン,リウマトイド因子
Goodpasture 症候群	抗 GBM 抗体
血管炎	ANCA
レンサ球菌感染後糸球体腎炎	ASO 抗体
肝炎関連 MPGN	B 型・C 型肝炎検査
HIV 腎症	HIV 抗体
アミロイドーシス,軽鎖沈着症	血清,尿蛋白電気泳動

ANA:抗核抗体,ANCA:抗好中球細胞質抗体,GBM:糸球体基底膜,HIV:ヒト免疫不全ウイルス,MPGN:膜増殖性糸球体腎炎

よる局所的な壊死性半月体形成性糸球体腎炎を特徴とする。
- Goodpasture 症候群の患者の約 30% が p-ANCA 陽性である

アミロイドーシス
- アミロイドーシス amyloidosis は,組織や臓器の細胞外にさまざまな小線維物質が沈着するのを特徴とする。腎アミロイドーシスは免疫グロブリン軽鎖(AL)と全身性の続発性(AA)アミロイドーシスによる。
- AL 型は全身性の特発性アミロイドーシスや多発性骨髄腫の患者に最もよくみられる。
- 臨床的には顕微鏡的血尿,腎不全の有無を問わず蛋白尿を認め,単クローン性の軽鎖が血清・尿電気泳動で検出される。
- 生検検体に AL アミロイドの沈着があれば,コンゴレッド染色でアップルグリーンの複屈折光を残す。

診断的検査
■ 検体検査
- ルーチン検査として,腎機能評価(BUN,血清クレアチニン),検尿と尿沈渣の顕微鏡的検査を行う。
- 尿蛋白の総量を測定する。ほとんどの患者で,随時尿の蛋白/クレアチニン比から 24 時間あたりの尿蛋白量を正確に評価できる。
- 赤血球円柱,異型赤血球の有無が診断の一助となる。
- 血清学的検査を考慮する(表 20-4)。
- C3,C4,CH50 の測定は鑑別疾患を絞るのに役立つことがある(表 20-5 参照)。

■ 画像検査
腎臓超音波は糸球体腎症の精密検査に非常に重要である。
- 腎臓が 2 つあるか確認する。
- 閉塞や解剖学的異常を除外する。
- 腎臓の大きさを評価する。萎縮した腎臓(<9 cm)は慢性腎臓病を示唆し,

表 20-5　糸球体腎炎での補体検査

補体経路	補体価	糸球体疾患
古典的経路	C3↓, C4↓, CH50↓	ループス腎炎 混合型クリオグロブリン血症 MPGN 1型
代替経路	C3↓, C4正常, CH50↓	レンサ球菌感染後糸球体腎炎 その他の感染後の糸球体腎炎 溶血性尿毒素症候群 MGPN 2型

MPGN：膜性増殖性糸球体腎炎
出典：Feehally J, Floege J, JohnsonRJ. Comprehensive Clinical Nephrology. 3rd ed. Philadelphia, PA: Mosby, 2007 より改変。

腎生検や免疫抑制療法をなるべく行わない。
- 腫大した腎臓（>14 cm）は糖尿病や，アミロイド，HIV関連ネフローゼ症候群でみられる。

■ 診断手技

多くの糸球体疾患では，診断と治療の決定に腎生検がたいてい必要とされる。腎臓専門医への紹介が必要である。

治療

- 糸球体疾患の一般的治療は，蛋白尿，浮腫，高血圧，高脂血症の管理である。
- 蛋白尿のある症例では蛋白尿<1 g/日を目指して，**アンジオテンシン変換酵素（ACE）阻害薬**または**アンジオテンシン受容体拮抗薬（ARB）**で加療する。副作用には高カリウム血症，血清クレアチニン値上昇（30％以内の変動は許容できる）がある。
- **積極的な血圧管理**が糸球体疾患の患者には必要である。血圧目標は130/80 mmHg未満で，達成には利尿薬と上記薬物の併用を要することもある。
- 浮腫は食事の**塩分制限**や**適度な利尿薬の使用**でコントロールする。
- 高脂血症の治療は**スタチン**を用いる。
- 各種の糸球体疾患の特異的治療は複雑であり，腎臓専門医への相談が必要である。
  - 副腎皮質ステロイドは微小変化群（MCD）治療のかなめである。
  - 原疾患の治療が巣状分節性糸球体硬化症（FSGS）に対する第1選択である。続発性FSGSはしばしば治療抵抗性である。
  - 膜性腎症（MN）に対する疾患特異的治療は定まっていないが，標準的には隔日の高用量の副腎皮質ステロイド投与と連日のシクロホスファミドのような化学療法薬を用いる。
  - 膜性増殖性糸球体腎炎（MPGN）の治療では副腎皮質ステロイドの役割は限定的で，成人では臨床試験は行われていない。

- IgA 腎症の治療選択は血尿，蛋白尿，GFR，組織所見の重症度に基づく。難治性の蛋白尿が続く患者では免疫抑制薬を用いる[8]。
- レンサ球菌感染後糸球体腎炎の治療は通常は対症療法のみで，感染がすでに軽快していても，抗原量を減らすためにペニシリンでの加療は行うべきである。
- ループス腎炎の治療は病型と重症度に大きく左右される。I 型と II 型は一般的に特異的治療を要さない。III～V 型への治療は確定していないものの一般的には副腎皮質ステロイドと免疫抑制物質を用いる。
- Wegener 肉芽腫症と Goodpasture 症候群ではステロイド薬と化学療法薬が用いられる。Goodpasture 症候群への初期治療は連日の血漿交換で，血中の抗糸球体基底膜抗体を減らすことを目標としている。

慢性腎臓病

一般的事項

- 現在，約 620 万人の米国成人が慢性腎臓病 chronic kidney disease(CKD)に罹患していると推定されている。CKD と末期腎臓病の最も一般的な原因は糖尿病と高血圧である。
- CKD の危険因子として，年齢，低所得・低学歴，アフリカ系，アメリカ先住民，ヒスパニック，アジア系，太平洋諸島人，CKD の家族歴，糖尿病，高血圧，自己免疫疾患，全身感染症，尿路感染・閉塞・結石，悪性腫瘍，AKI の既往，腎臓容量の減少，特定の薬物や毒物への曝露が挙げられる[17]。
- 死亡率，入院加療，心血管イベントの増加と関連するので，早期に CKD と診断し治療することが非常に重要である
- CKD 患者の多くは，経過とともに確実・着実に GFR が低下していく。しかし，中には安定し改善する患者もいる。
- GFR の低下率を個々の症例で予測するのは幾分困難だが，疾患の種類によることが知られている。GFR 低下を早める危険因子として，他にはアフリカ系米国人，ベースラインの腎機能が悪い，男性，加齢，がある[17]。
- GFR の急激な低下は CKD の経過で珍しくはない。循環血液量の減少，造影剤，NSAID，抗菌薬(例：アミノグリコシド，アムホテリシン B)，ACE 阻害薬や ARB，シクロスポリン，タクロリムス，尿路閉塞といった原因で引き起こされる。
- CKD と心血管疾患との間には強い関係がある。改善できる危険因子(例：高血圧，高脂血症，糖尿病，喫煙)はしっかりと加療する。

定義

- 2003 年の米国腎臓財団 National Kidney Foundation のガイドラインによれば，CKD は少なくとも 3 カ月間続く腎障害または GFR の低下として定義される[17]。
- 腎障害のマーカーとして蛋白尿，画像検査での尿路異常，異常な尿沈渣物や尿検査がある。

表20-6 慢性腎臓病の病期分類

ステージ	説明	GFR(mL/min/1.73 m²)	方針
1	GFR 正常	>90	診断と治療，緩徐進行
2	GFR 軽度低下	60〜89	進行度を推測する
3	GFR 中等度低下	30〜59	合併症の評価と治療
4	GFR 高度低下	15〜29	腎代替療法の準備
5	腎不全	<15 または透析	腎代替療法

GFR：糸球体濾過量
出典：National Kidney Foundation. K/DOQI clinical practice guidelines for chronic kidney disease: evaluation, classification, and stratification. Am J kidney Dis. 2002;39((2 sppl 1); S1-S266 より改変。

分類

- 米国腎臓財団の CKD 病期分類を表20-6 にまとめた[17]。
- ステージ1，2の CKD の管理目標は，疾患の進行を防ぐことと腎障害の背景因子を加療することである。
- ステージ3の CKD の管理目標は，この段階で現れてくる合併症の加療である。
- ステージ4の CKD の管理目標は，CKD の合併症の治療と腎代替療法の導入の計画である。
- 19章で述べたように，GFR は Modification of Diet in Renal Disease 式によって推計できる。

$$\mathrm{GFR} = 186 \times S_{Cr}^{-1.154} \times 年齢^{-0.203} \times (1.210\ 黒人の場合) \times (0.742\ 女性の場合)$$

診断

- 基本的な診断的評価は 19 章ならびに本章の前項で詳しく述べた。
- 明確な病型を認識することで治療と予後予測が必然的に定まる。
- 疾患のステージを決定するために腎機能を評価する。腎機能の低下率は血清クレアチニンの継続的な測定で評価できる（時間軸に対して血清クレアチニンの逆数をプロットする）。低下率から腎不全の発症までの時間を予測できる[17]。
- 腎機能の低下を速める要素を認識し，可能ならば治療あるいは除去する（例：糖尿病，高血圧。下記参照）。
- 糖尿病患者では糖尿病性腎症を毎年スクリーニングする。
- スクリーニング検査として，随時尿のアルブミン / クレアチニン比と血清クレアチニン値，GFR を評価する。
- **微量アルブミン尿** microalbuminuria は，アルブミン / クレアチニン比が

30〜300 mg/g と定義される[18]。
- **アルブミン尿** macroalbuminuria は，アルブミン/クレアチニン比>300 ng/g と定義される。
- 腎不全の合併症の症状と所見を確認しておくこと。
  - 管理されていない高血圧は糸球体内圧を上昇させ，腎機能低下を悪化させうる。さらには不適切なナトリウム貯留によって CKD 患者の高血圧が悪化する。高血圧の予防，発見，診断および治療に関する米国合同委員会第7次報告 The Seventh Report of the Joint National Committee on Prevention, Detection, Evaluation, and Treatment of High Blood Pressure(JNC 7)は，130/80 mmHg 未満を目標として推奨している[19]。
  - CKD に伴う**貧血**はエリスロポエチンの産生の減少によるもので，GFR<30 mL/min/1.73 m^2 になるとたいてい生じてくる。貧血は CKD の予後不良因子である[20]。
  - **二次性副甲状腺機能亢進症**は，(1) GFR 低下によるリン貯留と，(2) 1α(OH)$_2$D$_3$ の活性化反応の低下による低カルシウム血症への適応として生じる。副甲状腺ホルモン(PTH)の亢進は結果として骨代謝を増加させ，骨折の危険因子となる。CKD と GFR<60 mL/min/1.73 m^2 の全症例で，血清カルシウムやリン値と血漿中インタクト PTH を測定する。二重エネルギー X 線吸収測定法 dual energy X-ray absorptiometry を骨折患者や骨粗鬆症患者に対して行う[21]。
  - **代謝性アシドーシス** metabolic acidosis が進行することもある。GER が低下するに伴い，酸負荷を排泄する腎臓の機能が低下するためである。推定 GFR が 30 mL/min/1.73 m^2 を下回ると，ほとんどの症例でアシドーシスが出現する。代謝性アシドーシスによって骨脱灰，インスリン抵抗性，蛋白異化亢進をきたす。血清炭酸水素塩がアシドーシスの代替指標となるため，CKD の進行に伴い測定回数を増やしていく。
- CKD と心血管疾患の間には強い関係があるので，是正できる危険因子(高血圧，脂質異常症，糖尿病，喫煙など)を確認する。
  - 脂質異常症は CKD ではよくみられ，**年1回空腹時脂質検査**を行いスクリーニングする[22]。
  - 高脂血症を認めた場合，ネフローゼや甲状腺機能低下症，過度のアルコール摂取，慢性肝疾患や内服薬といった原因検索を行う。

治療

- CKD の治療は以下のように多岐にわたる。
  - 腎臓病の背景に対する特異的治療(上述)
  - 腎機能の低下を遅らせる治療
  - 腎機能の喪失に伴う合併症の治療
  - 心血管疾患とその危険因子の予防と治療(詳細は各当該章を参照のこと)
  - 腎代替療法への準備
  - 腎代替療法(本章では扱わない)

高血圧
- 生活様式の改善のみでは CKD での適正血圧管理には不十分であり，血圧を目標値に到達させるには降圧薬の併用がしばしば必要となる。
- 糖尿病患者では，高血圧の管理は特に重要である。
- 降圧薬は **ACE 阻害薬**や **ARB** を選択する[23,24]。糸球体内圧を低下させ，さらなる腎不全の進行を遅らせることが期待される。
  - ACE 阻害薬や ARB の開始後 1〜2 週間以内に血清カリウムやクレアチニン値を再検する。内服開始後のカリウム値の増加は 30% までは許容できる。
  - 投与量増加の後は繰り返し再検する。
- 血圧管理では**利尿薬**がしばしば効果的な補助薬となる[23,24]。
  - GFR が 30 mL/min/1.73 m^2 未満になるとサイアザイド系利尿薬は効果なく，一方でループ利尿薬をより高用量で用いると降圧が得られる。
  - 妥当な開始用量はフロセミド 40 mg 経口を 1 日 2 回，あるいはブメタニド 1 mg 経口を 1 日 2 回である。

糖尿病
- 1 型・2 型の糖尿病患者では，ヘモグロビン(Hb)A1c レベルを適正な 7.0% まで下げることで微量アルブミン尿の発症を減らすことができる[18]。
- HbA1c を適切な 7.0% まで低下させることで GFR の低下率も改善できる。
- 糖尿病治療の詳細は 16 章を参照のこと。

脂質異常症
- CKD での脂質異常症の治療は米国コレステロール教育プログラム National Cholesterol Education Program(NCEP)の成人治療部門 Adult Treatment Panel(ATP)Ⅲ で定められたガイドラインにのっとる[22,25]。
- 末期腎不全は冠動脈疾患と同等であると多くの専門家が考えている。
- 脂質異常症の治療の詳細は 8 章を参照のこと。

貧血
- **赤血球造血刺激因子製剤** erythropoiesis-stimulating agent(ESA)での治療は，通常は Hb<10 g/dL になったら開始する。
  - 初回治療はエポエチンアルファ 50〜100 単位/kg 皮下注を週 3 回，あるいはダルベポエチンアルファ 0.45 μg/kg を 1〜2 週間に 1 回皮下注する。その後の投与は Hb レベルの改善度によって決める。
  - Hb の改善度は投与量によるが，たいてい 1 g/週未満である。
- ESA による治療中は Hb が目標値に沿うよう少なくとも月に一度は採血する。
- Hb の目標は 11〜12 g/dL である。最近の研究では，CKD 患者で Hb>13 g/dL は心筋虚血や脳卒中，血液凝固，死亡のリスクを上昇させる結果となった[20,26]。
- **鉄貯蔵**は ESA 治療を始める前に飽和させておくべきで，ESA 治療中は減少

表 20-7 慢性腎臓病での目標 PTH 値

CKD ステージ	インタクト PTH 目標値	未治療例での PTH 測定頻度
3	35〜70 pg/mL	年1回
4	70〜110 pg/mL	3カ月ごと

出典：National Kidney Foundation. K/DOQI clinical practice guidelines for bone metabolism and disease in chronic kidney disease. Am J Kidney Dis 2003;42(4 suppl 3): S1-S201 より改変。

するため定期的(3カ月ごと)に評価する。
- 目標値は非透析患者でフェリチン>200 ng/mL, かつトランスフェリン飽和度>20%である[20]。
- 鉄補充は経口か静注による。硫酸鉄 325 mg 経口を1日2〜3回を試みる。経口鉄剤は空腹時の胃の酸性環境が最も吸収されやすい。このため, 逆流症治療中の患者では増量を要する場合がある。副作用出現時や吸収不良時には静注での鉄投与がしばしば必要となる。
- 仮に経口での鉄投与の反応が不十分であったり患者が経口投与に忍容性が保てない場合は, デキストラン鉄の経静脈投与を考慮する。通常は腎臓専門医のもとで処方し, 最初は有害事象を監視するため, 25 mg の試験投与をまず行う。忍容性を確認できれば 500〜1,000 mg の経静脈投与を開始する。他の鉄スクロースやナトリウム・グルコン酸第二鉄のような経静脈製剤も使用されるが, 数日かけてより低量から始め総計鉄 1 g まで必要となる。

二次性副甲状腺機能亢進症

- 二次性副甲状腺機能亢進症 secondary hyperparathyroidism の治療は, (1) リン摂取を減らす, (2) ビタミン D 値を回復させる, (3) ビタミン D 類似体による治療, と段階を踏んで行う。PTH の目標値は表 20-7 のとおりである。
- リン摂取は食事制限かリン吸着薬で減少させる[21]。
  - 食事からの摂取は 800〜1,000 mg/日までに制限する。
  - 仮に食事でのリン制限が不十分なら, カルシウム含有吸着剤を用いる。
  - カルシウム含有吸着剤によるカルシウムの総投与量が 1,500 mg/日を超えないようにする。
- ビタミン D 欠乏を補正する[21]。
  - ステージ 3 や 4 の CKD では, 仮に血漿インタクト PTH が目標範囲(表 20-7)を超えている場合, 血清 25-ヒドロキシビタミン D を測定する。
  - 血清レベルが 30 ng/mL 未満であればエルゴカルシフェロールの補充を始める。
  - ビタミン D 欠乏(16〜30 ng/mL)の治療として, エルゴカルシフェロール 50,000 単位/月を 6 カ月間経口投与する。
  - 軽度の欠乏(5〜15 ng/mL)は, 50,000 単位/週を 4 週間経口投与し, それから 5 カ月間 50,000 単位/月で治療する。

- 重度の欠乏(＜5 ng/mL)は,エルゴカルシフェロール 50,000 単位/週を 12 週間経口で,その後 3 カ月間,50,000 単位/月で治療する。
- ビタミン D 値を評価してから治療を終了する。
- ビタミン D 欠乏が改善してもマルチビタミン補充は継続する。
- 補正総カルシウム値が 10.2 mg/dL を超えたらあらゆる形態のビタミン D 治療を中止する。
● ビタミン D が飽和したステージ 3 や 4 の CKD 患者で PTH 値が目標値(表 20-7)を上回り続ける場合,**活性型ビタミン D 治療**が PTH レベルの低下に有用である[21]。
- 血清 25-ヒドロキシビタミン D 値＞30 ng/mL で血漿インタクト PTH 値が CKD ステージの目標域(表 20-7)を上回っているとき,活性型経口ビタミン D ステロール(例:カルシトリオール)治療を開始する。カルシトリオールの典型的な開始量は 0.25 μg/日の経口投与である。
- ビタミン D ステロールは,血清総カルシウム＜9.5 mg/dL,リン＜4.6 mg/dL の患者にのみ使用する。
- 治療中は血清カルシウムとリンを最低でも導入後最初の 3 カ月間は毎月検査すべきで,その後は 3 カ月ごとに再検する。血漿 PTH は<u>最低でも</u> 6 カ月間は 3 カ月ごとに検査し,その後は 3 カ月ごとに再検する。仮に PTH が目標域に到達せず,カルシウム＞9.5 mg/dL あるいはリン＞4.6 mg/dL であれば活性化ビタミン D 治療を続ける。
- ビタミン D ステロール治療はまた,PTH＞300 ng/mL の透析患者にも必要である。インタクト PTH,イオン化カルシウム,リンを適宜測定する。無形成骨症を起こす可能性があるため,インタクト PTH は是が非でも正常域を目指すべきではない。

代謝性アシドーシス
● ステージ 3〜5 の CKD 患者では目標 HCO_3^- ≧22 mEq/L である[21]。
● HCO_3^- ＜20 mEq/L のとき,炭酸水素 650〜1,300 mg の 1 日 2〜3 回内服を開始する。

栄養
● ステージ 3〜4 の CKD 患者にとって栄養相談も改善の一助となる。
● 栄養管理目標を表 20-8 にまとめたが,個々の患者に沿った指導をするのが最も望ましい。
● 現在は尿素産生を最小限にするため食事からの蛋白摂取を減らすことが推奨されているが,一方,CKD 患者では低栄養の危険が増す。低アルブミン血症は末期腎不全患者での死亡率上昇の指標であり,血清アルブミン低値は腹膜透析の禁忌である。最新のガイドラインでは,アルブミン値を 1〜3 カ月ごとに検査することが推奨されている[27]。

表 20-8 ステージ 3,4 の慢性腎臓病での栄養管理目標

栄養素	目標
ナトリウム	2 g/日
蛋白	0.6〜0.75 g/kg/日
総カロリー	35 kcal/kg/日
リン	800〜1,000 mg/日
カリウム	2〜3 g/日

出典：Clinical practice guidelines for nutrition in chronic renal failure. K/DOQI, National Kidney Foundation. Am J Kidney Dis 2000; 35 (6 suppl 2): S1-S140 より改変。

専門医への紹介

- GFR が 30 mL/min/1.73 m^2 未満になったら腎臓専門医へ患者を紹介するタイミングである。なお，ステージ 3 の CKD 患者でさらなる GFR 低下が予期される場合も同様である。
- 腎臓専門医への紹介が遅れると予後の悪化が懸念され，医療費増大にもつながる。
- ステージ 4 の CKD 患者は，血液透析をより早期から始められるようブラッドアクセスを準備するために紹介する。
  - 自己血管による内シャント〔動静脈瘻 arteriovenous fistula (AVF)〕は感染のリスクや機能不全に陥る可能性が低く，人工血管 arteriovenous graft (AVG) よりも高い流量が得られるので血液透析に際してよく用いられる。内シャントは形成術後に発達するまで平均 3〜4 カ月かかる。
  - AVG は留置カテーテルよりは望ましく，感染のリスクが低くより流量が得られる。発達するのにおよそ 3〜6 週間かかる。
- 腎臓専門医への紹介は腎代替療法の開始の決定を左右する手助けになる。
  - 糖尿病性 CKD では，GFR＜15 mL/min/1.73 m^2 となったら透析が勧められる。
  - 非糖尿病性 CKD では GFR＜10 mL/min/1.73 m^2 となったら透析が勧められる。
  - 尿毒症や高血圧，容量過負荷の症候・症状があれば，GFR が導入基準以上であっても透析が勧められる。
  - 透析導入基準より GFR が高くても，低栄養であれば初期からの透析導入を選択する。

(小川 洋平)

文 献

1. Feehally J, Floege J, Johnson RJ. Comprehensive Clinical Nephrology. 3rd Ed. Philadelphia, PA: Mosby, 2007:755.
2. Feehally J, Floege J, Johnson RJ. Comprehensive Clinical Nephrology. 3rd Ed. Philadelphia, PA:

Mosby, 2007:771.
3. Hou SH, Bushinsky DA, Wish JB, et al. Hospital-acquired renal insufficiency: a prospective study. *Am J Med* 1983;74:243.
4. Lin J, Bonventre JV. Prevention of radiocontrast nephropathy. *Curr Opin Nephrol Hypertens* 2005;14: 105-110.
5. Schrier RW, Wang W, Poole B, Mitra A. Acute renal failure: definitions, diagnosis, pathogenesis, and therapy. *J Clin Invest* 2004;114:5-14.
6. Bonventre JV, Weinberg JM. Recent advances in the pathophysiology of ischemic acute renal failure. *J Am Soc Nephrol* 2003;14:2199-2210.
7. Agha IA. Acute Renal Failure. In: Agha IA, Green GB (eds). Washington Manual Nephrology Subspecialty Consult. Philadelphia, PA: Lippincott Williams & Wilkins, 2004:37-55.
8. Feinstein EI, Chesney RW, Zelikovic I. Peritonitis in childhood renal disease. *Am J Nephrol* 1988;8: 247-265.
9. Chun MJ, Korbet SM, Schwatz MM, Lewis EJ. FSGS in nephrotic adults: presentation, prognosis, and response to therapy of the histologic variants. *J Am Soc Nephrol* 2004;15:2169-2177.
10. Cattran DC. Idiopathic membranous glomerulonephritis. *Kidney Int* 2001;59:1983-1994.
11. Johnson RJ, Gretch DR, Yamabe H, et al. Membranoproliferative glomerulonephritis associated with hepatitis C virus infection. *N Engl J Med* 1993;328:465-470.
12. Smith RJ, Alexander J, Barlow PN, et al. New approaches to the treatment of dense deposit disease. *J Am Soc Nephrol* 2007;18:2447-2456.
13. Strife CF, Lackson EC, McAdams AJ. Type III membranoproliferative glomerulonephritis: long-term clinical and morphologic evaluation. *Clin Nephrol* 1984;21:323-334.
14. Barratt J, Feehally J. Treatment of IgA nephropathy. *Kidney Int* 2006;69:1934-1938.
15. Rai A, Nast C, Adler S. Henoch-Schönlein purpura nephritis. *J Am Soc Nephrol* 1999;10: 2637-2644.
16. Balter S, Benin A, Pinto SW, et al: Epidemic nephritis in Nova Serrana, Brazil. *Lancet* 2000; 355: 1776-1780.
17. KDOQI, National Kidney Foundation. KDOQI clinical practice guidelines for chronic kidney disease: evaluation, classification, and stratification. *Am J Kidney Dis* 2002;39(2 suppl 1):S1-S266.
18. KDOQI, National Kidney Foundation. KDOQI clinical practice guidelines and clinical practice recommendations for diabetes and chronic kidney disease. *Am J Kidney Dis* 2007;49(2 suppl 2):S12-S154.
19. Chobanian AV, Bakris GL, Black HR, et al. The seventh report of the joint national committee on prevention, detection, evaluation, and treatment of high blood pressure: the JNC 7 Report. *JAMA* 2003; 289:2560-2572.
20. KDOQI, National Kidney Foundation. KDOQI clinical practice guideline and clinical practice recommendations for anemia in chronic kidney disease: 2007 update of hemoglobin target. *Am J Kidney Dis* 2007;50:471-530.
21. KDOQI, National Kidney Foundation. KDOQI clinical practice guidelines for bone metabolism and disease in chronic kidney disease. *Am J Kidney Dis* 2003;42(4 suppl 3):S1-S201.
22. KDOQI, National Kidney Foundation. KDOQI clinical practice guidelines for management of dyslipidemias in patients with kidney disease. *Am J Kidney Dis* 2003;41(4 suppl 3):S1-S91.
23. KDOQI, National Kidney Foundation. KDOQI clinical practice guidelines on hypertension and antihypertensive agents in chronic kidney disease. *Am J Kidney Dis* 2004;43(5 suppl 1):S1-S290.
24. Toto RD. Treatment of hypertension in chronic kidney disease. *Semin Nephrol* 2005;25:435-439.
25. Expert Panel on Detection, Evaluation, and Treatment of High Blood Cholesterol in Adults. Executive summary of the third report of the National Cholesterol Education Program(NCEP) expert panel on detection, evaluation, and treatment of high blood cholesterol in adults (Adult Treatment Panel III). *JAMA* 2001;285:2486-2497.
26. Singh AK, Szczech L, Tang KL, et al. Correction of anemia with epoetin alfa in chronic kidney disease. *N Engl J Med* 2006;355:2085-2098.
27. KDOQI, National Kidney Foundation. KDOQI clinical practice guidelines for nutrition in chronic renal failure. *Am J Kidney Dis* 2000;35(6 suppl 2):S1-S140.

21 血尿と腎結石

Ying Chen, Jawad Munir, Vikrant Rachakonda, Steven Cheng

血尿

一般的事項

- 血尿 hematuria, すなわち尿中への血液混入は尿生殖器のどの部位でも起こりうる。重大な基礎疾患が関わっている可能性があり, 精査が必要である。
- 血尿は**肉眼的血尿**と**顕微鏡的血尿**に分けられる。
  - 肉眼的血尿は赤, ピンク, コーラ色の尿として視診できる。
  - 顕微鏡的血尿は米国泌尿器科学会 American Urological Association (AUA) により, 強拡大1視野 high power field(HPF)あたり3個以上の赤血球を認めるものと定義されている。重篤な泌尿器疾患のリスクが低い患者の2/3, 重大な泌尿器科的病態の危険因子をもつ患者の1/3にみられる(表21-1)[1,2]。
  - 顕微鏡的血尿の有病率は集団によって0.19〜21%と幅があるが[1,3], 高齢男性で最もよくみられる[4]。
- 血尿の原因は典型的には糸球体か非糸球体に分けられる(表21-2)。前者は尿中に異型赤血球や赤血球円柱がみられ, 著明な尿蛋白を伴うこともあり, 後者との鑑別点となる。
- 特に原因のない顕微鏡的血尿は少なくとも8〜10%の患者でみられる[2]。
- 米国予防医療専門委員会 U.S. Preventive Services Task Force は膀胱癌のスクリーニングのために, 無症候の患者に対して顕微鏡的血尿の検査(尿試験紙, 鏡検)あるいは尿細胞診を推奨している。

表21-1 顕微鏡的血尿を認める患者での重大な泌尿器科的病態の危険因子

年齢>40歳
喫煙歴
肉眼的血尿の既往
泌尿器疾患の既往
ベンゼンや芳香族アミンの職業的曝露歴
繰り返す尿路感染症
排尿時違和感
シクロホスファミド大量療法の治療歴
骨盤部放射線照射の既往
鎮痛薬乱用

出典: Grossfeld GD, Litwin MS, Wolf JS Jr, et al. Evaluation of asymptomatic microscopic hematuria in adults: the American Urological Association best practice policy — part II: patient evaluation, cytology, voided markers, imaging, cystoscopy, nephrology evaluation, and follow-up. Urology 2001;57:604-610 より改変。

表 21-2 顕微鏡的血尿の原因

責任部位		原因
非糸球体	上部尿路（腎臓，血管，尿管）	腎盂腎炎
		尿路結石
		腎細胞癌
		多発性嚢胞腎
		高カルシウム尿症，高尿酸尿症
		腎盂癌 / 尿管移行上皮癌
		腎外傷
		間質性腎炎
		腎梗塞，腎静脈血栓症，動静脈奇形
		乳頭壊死
		腎結核
		水腎症をきたす尿管狭窄
		鎌状赤血球症
	下部尿路（膀胱，前立腺，尿道）	膀胱炎
		前立腺炎
		尿道炎
		膀胱癌
		前立腺癌
		良性膀胱・尿道ポリープ
		尿道の狭窄
		外傷
		吸虫症
糸球体		IgA 腎症
		菲薄基底膜症候群
		原発性・続発性糸球体腎炎
その他		行軍性血尿
		説明のつかない「良性」の再発性顕微鏡的血尿

出典：Cohen RA, Brown RS. Clinical practice. Microscopic hematuria. N Engl J Med 2003;348:2330-2338 より改変。

診断

臨床所見
■病歴

- **非糸球体性**血尿の鑑別診断は多岐にわたる。患者は血尿以外まったく無症状であることも，診断の鍵となる症状を呈することもある。
  - 鼠径部に放散する肋骨脊柱角あるいは側腹部の疝痛は尿路結石を示唆する。
  - 排尿痛や頻尿の既往は尿路感染を示唆し，たいてい尿中の白血球や細菌を伴う。
  - 排尿困難，尿失禁，尿流の減弱は，結石や前立腺肥大，腫瘍による膀胱出口の閉塞に起因する。

- ■ 結石が考えられるときは，腎結石の家族歴や炎症性腸疾患や腸切除(高シュウ酸尿症)の既往についても問診する。
- ■ 過度の身体活動が一過性(48 時間未満)の顕微鏡的血尿の原因となることがある。
- ■ 多発性囊胞腎の患者はしばしば家族性に発症する。
- ■ 鎌状赤血球症や鎌状赤血球素因はアフリカ系人種の家系にみられる。鎌状赤血球は特に腎髄質で赤血球の管外遊出を引き起こす。
- ■ 重大な泌尿器科的病態の危険因子として，肉眼的血尿や職業被曝，喫煙歴，シクロホスファミド大量療法の治療歴がある(表 21-1)。
- ■ 住血吸虫症の診断には旅行歴が重要である。
- 病歴から**糸球体疾患**が示唆される場合は腎臓専門医へ紹介する。
  - ■ 咽頭炎後あるいは皮膚感染後 1〜2 週間で出現した血尿は，レンサ球菌感染後糸球体腎炎を示唆する。
  - ■ 感染性心内膜炎，敗血症，膿瘍，心室心房シャントのような体内留置異物の感染は増殖性糸球体腎炎を引き起こしうる。肝炎ウイルス(B 型肝炎，C 型肝炎)，梅毒といったその他の感染でもさまざまな糸球体障害をきたす。
  - ■ IgA 腎症では上気道感染後に一時的な肉眼的血尿をみることがある。
  - ■ 全身性エリテマトーデスや全身性血管炎といった免疫複合体関連糸球体疾患は，関節炎や関節痛，発熱，皮疹を併発する。
  - ■ 難聴や腎疾患の家族歴は遺伝性の腎炎や Alport 症候群の特徴である。
  - ■ これら糸球体疾患の多くは**急性腎障害**と関連があり特定の治療を必要とするので，糸球体性血尿を生じている患者の管理に際しては腎臓専門医に早期から介入してもらう。
- 抗凝固療法中の患者に血尿を認めた場合には，結石や腫瘍，感染のようなさらなる精査が必要な非糸球体性の障害が背景にあるものと考える[3,5]。
- シクロホスファミドへの曝露は治療の中止後でさえ，出血性膀胱炎を引き起こす場合があり，頻度は高くないが膀胱癌を起こす可能性もある。

■ 身体診察

- まず血圧を測定し，循環血漿量を評価する。浮腫や高血圧があれば糸球体由来の血尿を強く疑う。
- 発熱，肋骨脊柱角の叩打痛，下腹部触診での圧痛は感染を示唆する。
- 膀胱腫大や多発性囊胞腎を腫瘤として触知することもある。
- 皮疹，関節炎，心雑音は全身性の血管炎や自己免疫性糸球体腎炎，感染性心内膜炎関連糸球体腎炎でしばしばみられる。
- 直腸診は消化管出血，前立腺腫瘍，前立腺部の圧痛を評価するために行う。
- 膣からの出血を除外するため女性では内診を行う。

診断的検査
■ 検体検査

- **検尿**によって血尿が糸球体性か非糸球体性かを判断する。
- 異型赤血球や赤血球円柱(尿沈渣での著しい異常)，蛋白尿を伴っている場合

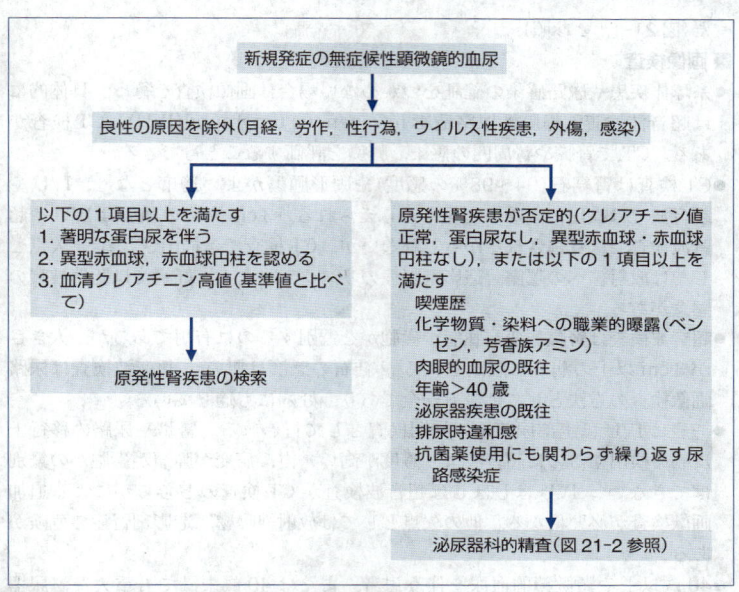

```
                    新規発症の無症候性顕微鏡的血尿
                                │
                                ▼
        良性の原因を除外(月経,労作,性行為,ウイルス性疾患,外傷,感染)
                                │
            ┌───────────────────┴───────────────────┐
            ▼                                       ▼
 以下の1項目以上を満たす                   原発性腎疾患が否定的(クレアチニン値
 1. 著明な蛋白尿を伴う                    正常,蛋白尿なし,異型赤血球・赤血球
 2. 異型赤血球,赤血球円柱を認める          円柱なし),または以下の1項目以上を
 3. 血清クレアチニン高値(基準値と比べ      満たす
    て)                                    喫煙歴
                                          化学物質・染料への職業的曝露(ベン
                                            ゼン,芳香族アミン)
            ▼                              肉眼的血尿の既往
                                          年齢>40歳
     原発性腎疾患の検索                     泌尿器疾患の既往
                                          排尿時違和感
                                          抗菌薬使用にも関わらず繰り返す尿
                                            路感染症
                                                │
                                                ▼
                                       泌尿器科的精査(図21-2参照)
```

図21-1 無症候性顕微鏡的血尿の初期評価

出典:Grossfeld GD, Wolf JS, Litwin MS, Hricak H, Shuler CL, Agerter DC, Carroll P. Evaluation of asymptomatic microscopic hematuria in adults: the American Urological Association best practice policy—Part II: patient evaluation, cytology, voided markers, imaging, cystoscopy, nephrology evaluation, and follow-up. Urology 2001;57(4)より許可を得て転載。

は血液が腎糸球体由来であることを示唆する。
- 血清クレアチニン値で腎機能を評価する。血尿を伴う状態での血清クレアチニン高値は腎疾患の緊急の精査を要する。
- ヘモグロビン電気泳動はもともと,鎌状赤血球症や鎌状赤血球症素因の診断がついていない血尿を伴うアフリカ系患者に対して行う。
- 膿尿や細菌尿があれば,感染検索のため尿培養を行う。尿培養が陽性であれば,血尿の原因解明のため適切な抗菌薬治療後6週間は検尿を繰り返す。
- 尿試験紙法で蛋白尿を認めたら尿蛋白定量の適応である(19章参照)。尿中蛋白/クレアチニン比>0.3 あるいは 24 時間尿蛋白分泌>300 mg は腎臓からの漏出を示唆する。腎臓専門医へ紹介する。
- 膀胱癌に対し,尿細胞診は膀胱鏡検査よりも感度は低いが特異度は高い[3]。
- 糸球体性血尿の精査項目としては,HIV検査,血清肝炎ウイルス検査,急速血漿レアギン試験,抗核抗体,抗好中球細胞質抗体,抗糸球体基底膜抗体,補体価,クリオグロブリンがある。
- 膀胱,尿管の悪性腫瘍の可能性がある患者では,尿細胞診を行う。細胞診で悪性腫瘍を疑わせる細胞がみられれば膀胱鏡検査を行う。
- 2001年にAUAは無症候性顕微鏡的血尿評価のためアルゴリズムを提案し

た(図 21-1, 2 参照)[2,6]。

■ 画像検査

- 糸球体疾患や尿路感染の確証をつかめない場合は画像検査を行う。具体的には超音波検査,静脈性尿路造影 intravenous urography(IVU),CT 検査がある。CT で腎臓や腎周囲の感染,膿瘍を評価することもできる。
- CT 検査は腎結石(94〜98%の感度)や固形腫瘍がよい適応となり,IVU や超音波では検出できない所見もとらえられる。3 cm 未満の腫瘍は IVU や超音波検査では見逃されるかもしれないが,CT 検査では描出される[2]。欠点としては放射線への曝露,造影剤腎症のリスク,コスト,妊婦では胎児被曝の懸念がある。
- 超音波検査は腎臓病変が腫瘤か嚢胞かを鑑別するのに有用であるが,大きさが 3 cm 以上の病変に限定される[3]。結石の感度は悪い[2]。超音波検査は尿路画像検査の方法としては最も安全であり,妊婦にも適している[3]。
- 一般に IVU は上部尿路系の初期検査として行われる。腎臓や尿路の移行上皮癌を検出するのに超音波より感度が高い一方,病変が腫瘤か嚢胞かの鑑別はできない[2]。IVU はしばしば超音波検査か CT 検査のどちらかによる追加画像検査が必要になる。他の欠点としては放射線曝露,造影剤腎症の危険がある。
- 40 歳以上や顕微鏡的血尿を伴う患者,または 40 歳未満でも重大な泌尿器疾患の危険因子のある患者は膀胱鏡検査が推奨される[2]。さらに尿細胞診で悪性が疑われる患者では膀胱鏡検査を行う。
- 膀胱鏡検査で片方の尿管口からのみの出血が明らかな患者では,血尿は動静脈瘻,血管腫,腎臓や尿管の静脈瘤のような片側の血管性病変が原因の可能性がある。この場合,適応があれば腎血管造影によって病変を診断できるだろう。

治療

- 血尿の治療は総じて原疾患によって異なる。
- 腎結石の治療は次項で述べる。
- 糸球体腎炎の治療は 20 章で述べた。
- 前述のとおり,少なくとも 8〜10%の患者において顕微鏡的血尿の原因は初期評価では診断できない。このような患者に必要なフォローアップは未確定である。危険因子(表 21-1)を伴う患者ではフォローアップがより重要である。AUA ではリスクのより高い患者に対して,6, 12, 24, 36 カ月での検尿,尿細胞診,血圧測定を推奨している[2]。もちろん,症状が進行していればどの時点でも精査をする。

腎結石

一般的事項

- 腎結石 nephrolithiasis は男性が女性の 2 倍多く罹患する一般的な疾患であ

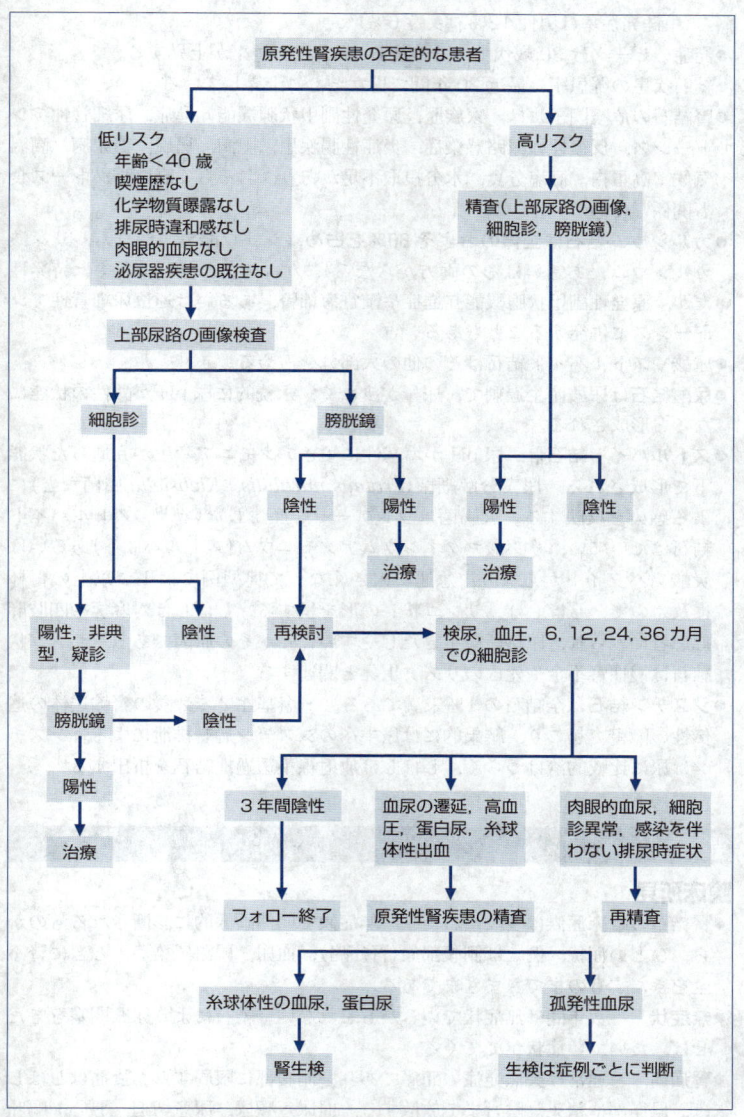

```
                    原発性腎疾患の否定的な患者
                              │
              ┌───────────────┴───────────────┐
        低リスク                                高リスク
          年齢＜40歳
          喫煙歴なし
          化学物質曝露なし                    精査（上部尿路の画像，
          排尿時違和感なし                      細胞診，膀胱鏡）
          肉眼的血尿なし
          泌尿器疾患の既往なし
              │
        上部尿路の画像検査
              │
      ┌───────┴───────┐
    細胞診           膀胱鏡
              ┌───────┴───┐        ┌───────┴───┐
            陰性         陽性     陽性         陰性
                          │        │
                         治療     治療
```

┌──────┬──────┐
陽性，非典 陰性
型，疑診
  │
膀胱鏡 ─── 陰性 → 再検討 → 検尿，血圧，6, 12, 24, 36 カ月
  │   での細胞診
陽性
  │
治療

        ┌────────────┬────────────┐
    3年間陰性   血尿の遷延，高血 肉眼的血尿，細胞
                 圧，蛋白尿，糸球 診異常，感染を伴
                 体性出血   わない排尿時症状
        │   │   │
    フォロー終了 原発性腎疾患の精査   再精査
                 ┌──────┴──────┐
            糸球体性の血尿，蛋白尿   孤発性血尿
                    │   │
                  腎生検   生検は症例ごとに判断

図 21-2 無症候性顕微鏡的血尿の泌尿器科的評価

出典：Grossfeld GD, Wolf JS, Litwin MS, Hricak H, Shuler CL, Agerter DC, Carroll P. Evaluation of asymptomatic microscopic hematuria in adults: the American Urological Association best practice policy — Part II: patient evaluation, cytology, voided markers, imaging, cystoscopy, nephrology evaluation, and follow-up. Urology 2001;57(4)より許可を得て転載。

る（生涯発症率は男性 12％，女性 6％）[7]。
- 発症のピークは 30 歳代で，その後 60 歳まで有病率が上昇する。
- 結石疾患の罹患率は最近 20 年間で男女ともに上昇している。
- 腎結石の危険因子には，家族歴，原発性副甲状腺機能亢進症，尿細管性アシドーシス，反復性の尿路感染症，炎症性腸疾患，肥満，痛風，糖尿病，高温気候，高蛋白，高塩分食，水分摂取不足があり，おそらく高フルクトース食も関係している[7,8]。
- **カルシウム結石は全体のおよそ 80％を占め**，シュウ酸カルシウム，リン酸カルシウム，あるいはその両方からなる[9]。カルシウム結石は多くは特発性だが，原発性副甲状腺機能亢進症や髄質海綿腎，あるいは遠位尿細管性アシドーシスに併発することもある。
- 尿酸やストルバイト結石はその他の大部分を占める。
- **尿酸結石**は尿酸産生過剰で，尿量が少なく，永続的に尿 pH が酸性の状態になると形成される。
- **ストルバイト結石**は，尿 pH が塩基性に傾きアンモニア産生が亢進した状態下で形成される。尿素分解細菌（*Proteus mirabilis*，*Klebsiella* 属菌など）による感染を反映する。大腸菌はウレアーゼを産生しない[9,10]。ストルバイト結石はたいてい，リン酸マグネシウムアンモニウム（ストルバイト）あるいは炭酸アパタイトからなり，急速に大きくなって典型例では 1 つ以上の腎杯に及ぶので，しばしば「サンゴ状」の形を呈する。しばしば対麻痺や四肢麻痺患者にみられ，尿路感染をきたしやすいことがその原因である。サンゴ状結石は慢性腎不全や死亡のリスク上昇と関連する。
- **シスチン結石**は全結石の 1％未満である。二塩基性アミノ酸の腎輸送体の遺伝性の障害で起こり，結果的には尿中へのシスチン過剰排泄による。シスチンは尿に比較的溶けづらく，しばしば放射線不透過性結石を析出する[11]。

診断

臨床所見
- 腎結石の臨床症候は多岐にわたり，無症候で偶然画像的に診断されるものから，ひどい症状，例えば側腹部痛（腎疝痛），血尿，尿路感染症，ときに腎不全をきたすものまでさまざまである。
- **無症状**　数年間は無症状でいるかもしれない。結石により尿路閉塞をきたせば，たいてい症状がでてくる。
- **腎疝痛**　通常は突然発作の疝痛であり，側腹部に限局する。疼痛はしばしば，鼠径部や精巣，陰唇まで放散する。血尿，頻尿，尿意切迫，悪心，嘔吐は頻度の高い随伴症状である。サンゴ状結石は一般的にはこの様式に従わない[10]。
- **血尿**　結石の移動による尿路の外傷に起因する。肉眼的，顕微鏡的血尿のいずれも生じる可能性があり，無症候性患者でも認めることがある。
- **腎不全**　両側尿管の閉塞や，機能している単腎の閉塞をきたした場合には，急性腎不全を発症することがある。

- サンゴ状結石の患者では無症候性のこともあるが，再発性の尿路感染症，肉眼的血尿，腹痛，発熱，尿路性敗血症をきたすこともある[10]。
- 急性の腎疝痛のような典型的な症状の場合でさえも，急性虫垂炎，腸閉塞，子宮外妊娠，胆嚢炎といった症状の似た他の病態を除外することが重要である。

診断的検査

■ 検体検査
- 血清クレアチニン値やカルシウムを含めた電解質濃度といった腎機能評価を行う。
- 検尿は必須である。
- シスチン結石では，尿の顕微鏡検査で六角形の結晶を認める[11]。

■ 画像検査
- **単純 X 線写真**は X 線不透過結石を指摘できるが，X 線透過結石を検出したり尿路に関して追加の情報を得ようとすることは当然ながら困難である。
- IVU はより感度が高いが，腎毒性物質の造影剤の投与を必要とする。
- これらの検査は広く**スパイラル CT 検査**（単純撮影）に取って代わられていて，現在は腎結石を診断するための標準的検査となっている[2]。
- 妊婦など放射線検査を受けられない患者には，明らかな水腎症を除外するのに超音波検査が有用である。しかし，微小な結石は指摘できず閉塞の正確な部位を明確に描出できない。

■ 腎結石の代謝性評価
- 腎結石を伴う患者すべてに対し**血清カルシウム値，結石の組成，食事内容**の評価をする。
- 再発性のカルシウム結石や単発性の非カルシウム結石の患者ではさらなる精査が必要で，少なくとも 2 回の **24 時間蓄尿検査**を行い，尿量，pH，カルシウム，尿酸塩，シュウ酸塩，クエン酸塩，クレアチニン，ナトリウムを評価する。
- これらの尿検査は，急性の腎結石のエピソードや尿路感染罹患後の 3〜4 週間以内は行うべきではない。
- **特発性カルシウム結石**の患者での尿所見には高カルシウム尿，高尿酸尿，高シュウ酸尿，低クエン酸尿がある。
  - 高カルシウム尿はカルシウム結石患者の約 50％でみられる。
  - カルシウム結石はまた，高カルシウム尿がなくとも高尿酸尿症の患者で尿が酸性域の状態では生じやすい。
- 結石の組成がわからない場合は，シスチン測定のために 24 時間蓄尿検査を行う。

治療

急性期管理
- 急性の腎疝痛治療は鎮痛，閉塞機転解除，感染があればその管理，からなる。

- 尿を濾過し，分析用に結石を取り出す。
- 自然に排石される率は結石の大きさ（および場所）による。結石が5mm未満なら，結石の80〜90%が自然に流れるので保存的治療が適切である[12,13]。
- 5〜7mmの結石は50%しか自然排石されず，7mmを超える場合はめったに自然には排出されない。
- 7mm未満では閉塞や感染はなく，疼痛が経口鎮痛薬でコントロールできるなら保存的治療とする。
- 排石を促すためにだいたい尿2L/日の排泄があるように補液する。
- ニフェジピンやα遮断薬は結石の排石率を上げる（「排石促進療法」といわれる）[14]。
- 水腎症や多発性の結石を示唆する所見があれば，スパイラルCTのような詳細な評価をするための画像検査の適応である[14]。
- 完全閉塞，尿路感染，尿路性敗血症，コントロール不良の疼痛は結石除去を速やかに行う適応である。
  - このような状況では泌尿器科へ紹介する。
  - 治療の選択肢には体外衝撃波胆石破砕法，経皮的腎結石摘出術，尿管鏡での除去，外科手術，結石溶解療法がある[14]。

食生活の是正

- さらなる結石形成を避けるために，腎結石患者**すべて**に栄養相談の機会を設ける。
- **飲水量**を増やし，尿流速を上げることで尿中の溶質濃度を下げる。目標尿量＞2L/日を提案する意見もあり，これを達成するには少なくとも2.5L/日の飲水が必要となることが多い。
- **食事中のカルシウム摂取**は正常範囲（800〜1,000 mg/日）内に維持する。カルシウム制限は結果的に骨石灰化を障害し，実際にシュウ酸塩の吸収および尿からの排泄を増加させ**腎結石のリスクを高める**[9,15]。
- 尿中カルシウムを減らすために**減塩食**（100 mEqすなわち2.3g/日）を続ける[9]。
- **低シュウ酸食**は尿中シュウ酸を減らす[9]。シュウ酸は赤カブやルバーブ，ホウレンソウ，青物野菜，オクラ，お茶，チョコレート，ココア，ナッツに含まれる。
- **低蛋白食**は尿pHを上昇させ，尿酸分泌を減らし，尿中カルシウム排泄も減らす[9]。

特定の結石
■ カルシウム結石
24時間蓄尿検査で尿異常が明らかになったら，次のように治療する。

- **高カルシウム尿**（＞4mg/kg/日）は腸管からのカルシウム吸収の増加によることが最も多いが，原発性副甲状腺機能亢進症のように尿細管のカルシウム再吸収や過度な骨吸収が原因となる場合もある。
  - 患者には正常範囲のカルシウム摂取（800〜1,000 mg/日）を維持させる。

- ■ 適切な飲水量を確保して、塩分摂取は 2,300 mg/日まで制限する。
- ■ サイアザイド系利尿薬(例えば、ヒドロクロロチアジド 25～50 mg/日の経口投与)は腎臓でのカルシウム再吸収を亢進するため、このような病態ではしばしば使用される[9,16]。
- **高尿酸尿**(男性＞0.75 g/24 時間、女性＞0.7g/24 時間)はカルシウム結石をも生じさせる。尿酸結晶はシュウ酸カルシウムやリン酸カルシウム結石の核になるからである。
  - ■ アロプリノール 300 mg/日の内服によって、高尿酸尿によるカルシウム結石の形成が減少することが示されている[9]。
- **高シュウ酸尿**(＞40 mg/日)にはしばしば食事制限が奏効する。
  - ■ 内因性疾患(例えば、炎症性腸疾患)や空腸回腸バイパスによる小腸吸収障害のある患者では過度にシュウ酸吸収が起こり、結果的に腸管性高シュウ酸尿症をきたす。
  - ■ シュウ酸の食事制限とクエン酸カルシウムやコレスチラミンのようなシュウ酸吸着物質の内服が有効である。
  - ■ 24 時間蓄尿は高カルシウム尿を評価するために、サプリメントでの食事カルシウム療法を開始して 2～4 週間以内に行う。
  - ■ 原発性高シュウ酸尿症は、過剰なシュウ酸が形成されるアミノ酸代謝での遺伝的な酵素欠損による。食事制限には反応しない。
- **低クエン酸尿**(男性＜250 mg/24 時間、女性＜300 mg/24 時間)はしばしばみられる。
  - ■ クエン酸塩はシュウ酸カルシウムの析出を強力に阻害する。
  - ■ クエン酸カリウム 20 mEq を 1 日 3 回経口で投与開始することにより、クエン酸分泌が亢進する[9]。
  - ■ レモンジュースは安価で忍容性に優れたクエン酸補充法で、尿中クエン酸分泌を亢進させる。1 日あたり 2 L の水にレモンジュース 4 オンス(約 100 mL)が、境界域の低クエン酸尿患者で有用である。しかし最近のエビデンスによると、レモネードは尿中クエン酸量を増加させたり pH を下げるのには不十分である[8]。

■ 尿酸結石

- 保存的治療には飲水による尿量＞2 L/日の確保、食事からの蛋白/プリン体制限(食用獣肉、魚、鶏肉)、クエン酸カリウムのような経口アルカリ製剤による pH6.5～7.0 のアルカリ尿の維持がある。
- 効果が不十分であれば、アロプリノール 1 日 1 回経口 300 mg を処方する[17]。
- 尿酸やカルシウム結石のリスクが増大するので、プロベネシドや他の尿酸排泄促進薬は避ける。

■ シスチン結石

- 一般的にシスチン結石の患者は腎臓専門医が管理する。
- これら結石は結石破砕法に抵抗性であり、しばしば外科的な結石除去が必要となる。
- 結石を溶解させるには、過量な水分摂取(3～4 L/日)や確実な尿のアルカリ化(pH＞7.5、クエン酸カリウム、クエン酸ナトリウム、炭酸水素ナトリウ

ム)が有効であるが,これを成し遂げるのは困難である。
- シスチンやメチオニンの食事制限は非現実的である。
- シスチン結合薬(ペニシラミン,チオプロニン,そしておそらくカプトプリル)を要することもある[11]。

■ ストルバイト結石

- 効果的な抗菌薬治療のために,感染した結石は外科的,経皮的,あるいは体外衝撃波胆石破砕法で取り除かねばならない。
- 外科的適応が困難な患者では溶解療法を選択するが,その有効性は疑問である[10]。

(小川 洋平)

文献

1. Grossfeld GD, Litwin MS, Wolf JS, et al. Evaluation of asymptomatic microscopic hematuria in adults: the American Urological Association best practice policy—part I: definition, detection, prevalence, and etiology. *Urology* 2001;57:599-603.
2. Grossfeld GD, Litwin MS, Wolf JS Jr, et al. Evaluation of asymptomatic microscopic hematuria in adults: the American Urological Association best practice policy-part II: patient evaluation, cytology, voided markers, imaging, cystoscopy, nephrology evaluation, and follow-up. *Urology* 2001;57:604-610.
3. Cohen RA, Brown RS. Clinical practice. Microscopic hematuria. *New Engl J Med* 2003;348:2330-2338.
4. Mariani AJ, Mariani MC, Macchioni C, et al. The significance of adult hematuria: 1,000 hematuria evaluations including a risk-benefit and cost-effectiveness analysis. *J Urol* 1989;141:350-355.
5. Culclasure TF, Bray VJ, Hasbargen JA. The significance of hematuria in the anticoagulated patient. *Arch Intern Med* 1994;154:649-652.
6. Grossfeld G, Wolf JS, Litwin M, et al. Asymptomatic microscopic hematuria in adults: summary of the AUA best practice policy recommendations. *Am Fam Physician* 2001;63:1145-1154.
7. Curhan GC. Epidemiology of stone disease. *Urol Clin North Am* 2007;34:287-293.
8. Tracy CR, Pearle MS. Update on the medical management of stone disease. *Curr Opin Urol* 2009;19:200-204.
9. Delvecchio FC, Preminger GM. Medical management of stone disease. *Curr Opin Urol* 2003;13:229-233.
10. Healy KA, Ogan K. Pathophysiology and management of infectious staghorn calculi. *Urol Clin North Am* 2007;34:363-374.
11. Mattoo A, Goldfarb DS. Cystinuria. *Semin Nephrol* 2008;28:181-191.
12. Miller OF, Kane CJ. Time to stone passage for observed ureteral calculi: a guide for patient education. *J Urol* 1999;162:688-690.
13. Coll DM, Varanelli MJ, Smith RC. Relationship of spontaneous passage of ureteral calculi to stone size and location as revealed by unenhanced helical CT. *AJR Am J Roentgenol* 2002;178:101-113.
14. Preminger GM, Tiselius HG, Assimos DG, EAU/AUA Nephrolithiasis Guideline Panel. 2007 guideline for the management of ureteral calculi. *J Urol* 2007;178:2418-2434.
15. Borghi L, Schianchi T, Meschi T, et al. Comparison of two diets for the prevention of recurrent stones in idiopathic hypercalciuria. *N Engl J Med* 2002;346:77-84.
16. Escribano J, Balaguer A, Pagone F. Pharmacological interventions for preventing complications in idiopathic hypercalciuria. *Cochrane Database Syst Rev* 2009;(1):CD004754.
17. Cameron MA, Sakhaee K. Uric acid nephrolithiasis. *Urol Clin North Am* 2007;34:335-346.

一般的な感染症 22

F. Matthew Kuhlmann, Thomas C. Bailey

一般的事項

本章ではさまざまな感染症を扱うが，プライマリ・ケアで遭遇する頻度の高い感染症を網羅するものではない。肝炎などいくつかの疾患は他章に譲る。

診断上の留意点

- 感染症の可能性のある主訴をもつ患者の評価で最も難しい問題は，その患者は**本当に感染症に罹患しているのか**，もしそうなら，どの種類の微生物に感染しているのか，を判断することである。
- 感染症は，細菌，ウイルス，真菌，抗酸菌，寄生虫など，起因微生物により大まかに分類される。病歴と身体所見が重要であり，渡航歴，職業的曝露，基礎疾患について問診する。
- 病因を特定することの重要性は，すべての病原体で**薬物耐性による負担が増え続けている**点から強調される。
- 抗微生物薬の薬物耐性は，過剰処方に原因があるとされることが多い[1]。

抗微生物薬の選択

抗微生物薬を処方することを決定したら，以下の要素を考慮する。
- 各種病原体の，地域での疫学
- 地域での感受性パターン
- 薬物相互作用
- 忍容性
- 薬力学と薬物動態
- 費用

フォローアップ

治療に予想通り反応しない場合は，以下の点を考慮する。
- 推定していた病原体は正しいか。
- 薬物の種類と投与量は適切か。
- 患者は薬物を服用したか。
- 膿瘍などの合併症が発生していないか。
- 薬物耐性病原体がいないか。
- 非感染性の合併症が存在しないか。

表 22-1 細菌性とウイルス性副鼻腔炎の鑑別

細菌性	ウイルス性
症状は 10 日を超えて持続する	症状は 7〜10 日で改善する
症状は 5〜7 日後に悪化する	
膿性鼻汁	水様の透明な鼻汁

呼吸器感染症

本項では急性および慢性副鼻腔炎，咽頭炎，気管支炎，インフルエンザ，市中肺炎を扱う。

急性副鼻腔炎

一般的事項

- 分泌物の増加や粘膜の浮腫により，鼻汁の流出と呼吸が妨げられる。
- ウイルス性上気道感染症，アレルギー性鼻炎，歯科疾患，気圧の変化(例えば，飛行機)，水泳，鼻ポリープなどの正常な鼻腔解剖に影響を与える病態，を背景とする。
- 急性副鼻腔炎 acute sinusitis は**一般的に上気道のウイルス感染**による。稀に(上気道感染症の 0.5〜2%)ウイルス性上気道感染症から抗菌薬治療を要する急性細菌性副鼻腔炎へと進展する[2]。
- 細菌性副鼻腔炎の主な起因菌は肺炎球菌，*Moraxella catarrhalis*，無莢膜インフルエンザ桿菌である。黄色ブドウ球菌の頻度は低い。

診断

- ウイルス性と細菌性を鑑別するのは困難である。その理由として病歴や身体所見に明確な差がないことが挙げられる(表 22-1)。
- ウイルス性もしくは細菌性副鼻腔炎の患者は，鼻閉，膿性鼻汁，嗅覚脱失，顔面痛，頭痛，発熱，前屈時の圧迫感を訴えることがある。
- 身体所見として，鼻甲介の浮腫，副鼻腔の圧痛，鼻腔や後咽頭の膿性鼻汁がみられ，透光検査で硬口蓋の透光性が低下している。
  - 透光検査は施行が困難であり，施行者間で再現性に乏しく，有用性が低い。
  - 鼻中隔の圧痛は，篩骨洞の疾患を示唆する。
- 外来診療では，超音波検査，X 線写真，CT の有用性は低い[3]。これらは合併症や重症の副鼻腔炎の診断に有用である。
- 副鼻腔の穿刺吸引は，合併症のない副鼻腔炎には適応とならない。
- 前頭洞や蝶形骨洞の疾患，紅斑，眼窩周囲の腫脹，精神状態の変化を伴う場合は，より積極的な治療と監視を要する。
- 急性副鼻腔炎の合併症として，骨髄炎(Pott's puffy tumor)，眼窩の拡張，海綿静脈洞血栓症，髄膜炎や膿瘍形成による中枢神経浸潤が挙げられる。

- これらの合併症の頻度は低く，10,000 例に 1 例程度である。
- 糖尿病およびアシドーシスのある患者ではムーコル症を考慮すべきである。

治療
- 加湿や鼻腔洗浄などの非薬物治療は，臨床試験で有効性はほとんどないことが示されている。
- うっ血除去薬は有効なことが多く，これ以外の治療が不要な場合もある。
  - フェニレフリン，オキシメタゾリンなどの経鼻スプレーは，症状再燃の原因となりうるため 5 日を超えて使用すべきではない。
- 急性副鼻腔炎の原因はウイルスが最多であるため，**抗菌薬は過剰投与となることが多いうえに利益が少なく**，副作用のリスクも高くなる。
  - 抗菌薬を使用する判断は，患者の経過と臨床判断に基づくべきである。狭域で低価格の薬物が好ましい。
- **抗菌薬の適応となる場合は，第 1 選択薬を 7〜10 日間継続することが適切である。** 具体的には以下のとおりである。
  - アモキシシリン 500〜875 mg を 8 時間ごと
  - ドキシサイクリン 100 mg を 12 時間ごと(初日)，以降 50 mg を 12 時間ごと
  - ST 合剤(800 mg/160 mg) 1 錠を 12 時間ごと経口投与
  - アジスロマイシン 500 mg を 1 日 1 回，3〜5 日間継続する方法もあるが，このほうが費用は高い。
- 重症例[2]
  - アモキシシリン・クラブラン酸(500/125 mg を 8 時間ごと，もしくは 2,000/125 mg を 12 時間ごと)
  - 第 4 世代キノロン(例えば，モキシフロキサシン 400 mg を 1 日 1 回)
  - セフトリアキソン 1 g 静注を 1 日 1 回
- 手術は，接合菌による副鼻腔炎の患者で適応となる。

慢性副鼻腔炎

一般的事項
- 欧州アレルギー・臨床免疫学会 European Academy of Allergology and Clinical Immunology(EAACI)の定義によれば慢性副鼻腔炎 chronic sinusitis とは，典型的な副鼻腔炎の症候を呈し，画像所見があり，症状が 12 週間を超えて持続するものを指す[4]。
- 慢性副鼻腔炎は，難治性の副鼻腔閉塞によって引き起こされる。
- 基礎疾患に喘息やアレルギーがあると，本症の明確な危険因子となる。このことは，慢性副鼻腔炎が感染性の場合と非感染性の場合とでサイトカインプロフィールが異なることにより裏づけられている。
- 微生物学的には，緑膿菌などのグラム陰性菌や嫌気性菌を原因とすることが多い。
- 慢性アレルギー性鼻副鼻腔炎では，黒色真菌と *Aspergillus* 属が関与すると

されている[5]。

診断

- 主として臨床所見と内視鏡所見に基づいて診断される。
- 鼻ポリープをもつ患者が多い。
- 好酸球数>500/μLが参考となる。
- CRPやESRなどの慢性炎症の指標も役立つ。
- 副鼻腔内容物の培養検査が適応となることは稀である。
- 合併症のない慢性副鼻腔炎に画像検査が適応となることは稀である。
- 専門医への紹介が必要となる注意すべき症候として，片側性の所見(例えば，鼻ポリープ，腫瘤)，出血，複視，上顎感覚異常，眼窩腫脹，免疫不全状態，が挙げられる[6]。

治療

- **局所ステロイド投与**が治療の柱であり，ランダム化試験によって有効性が示されている。
- アレルギーをもつ患者では，アレルゲンを避けることが有効と考えられる。
- **抗菌薬治療を積極的に推奨する根拠は不十分である**，とEAACIは指摘している[4]。
- 抗菌薬を投与する場合は，嫌気性菌をカバーするものを選択し，標準的には4〜6週間投与する。通常はアモキシシリン・クラブラン酸が第1選択薬である。

咽頭炎

一般的事項

- 咽頭痛は頻度の高い訴えであり，最も注意を要する疾患は**A群レンサ球菌による咽頭炎** pharyngitis である。この疾患は，急性リウマチ熱に関連し，化膿性合併症の原因となりうるため注意を要する[7]。本項ではA群レンサ球菌による感染症に焦点を絞るが，以下の病態も考慮する必要がある。
  - **気道のウイルスが原因として最多**であり，とりわけアデノウイルス，パラインフルエンザウイルス，ライノウイルス，RSウイルスが多い。
  - A群レンサ球菌のほか，細菌性咽頭炎の稀な原因としては，淋菌 *Neisseria gonorrhoeae*，*Corynebacterium diphtheriae*，嫌気性菌，*Arcanobacterium haemolyticum*(若年成人で猩紅熱に似た紅斑を起こす細菌)が挙げられる。*Mycoplasma*属，*Chlamydia*属も原因となりうる。
  - A群レンサ球菌は猩紅熱や急性リウマチ熱の原因となる病原体である。これらの続発症の発症頻度は，先進国では過去数十年間に劇的に減少しているが，その理由についてはまだ結論が出ていない。
  - ウイルス性咽頭炎の治療は支持療法である。
- A群レンサ球菌による咽頭炎は，**通常3〜4日で自然軽快する**。

診断
- A群レンサ球菌は冬から春にかけて小児で問題となることが多く,成人では咽頭炎の原因の5〜10%を占めるにすぎない。
  - 典型的には,発熱,咽頭痛,頸部リンパ節腫脹があり,咳はない。
  - 鼻風邪のような症状や,潰瘍性病変,ウイルス性発疹,下痢を伴う場合は別の診断が示唆される。
- A群レンサ球菌への接触による曝露歴があることが多い。
- 身体所見として,発熱,扁桃の発赤(滲出物を伴うこともあれば伴わないこともある),口蓋の点状発赤,猩紅熱様の発疹,口蓋垂の腫脹,前頸部リンパ節の圧痛を伴う腫脹がある。
- 迅速抗原検査と咽頭培養による正確な診断のためには,検体を適切に採取することが重要である。いずれの検査も,急性A群レンサ球菌感染と,ウイルス性咽頭炎に菌の定着が合併した状態とを鑑別することはできない。
- 血清学的検査は過去の感染を示すものであり,急性感染の診断には役立たない。
- **成人では迅速抗原検査が陰性であればレンサ球菌感染を否定するために十分である。**しかし,迅速抗原検査の感度は培養検査のそれに近づいているものの同等ではないため,A群レンサ球菌を目的とした培養検査を考慮してもよい。

治療
- 妥当な病歴と身体所見に加え,培養か迅速抗原検査で陽性の場合に治療適応となる。
  - 多くの場合,緊急の治療は必要とされない。
  - 治療の有益性として,感染拡大の予防,扁桃膿瘍やリウマチ熱などの合併症の回避,症状持続期間がやや短縮することが挙げられる。
- A群レンサ球菌感染の主要な続発症を予防するための治療は,症状の発症後9日目まで有効である。
- リウマチ熱の発症を減少させることが臨床試験で示された唯一の治療は,ベンジルペニシリンベンザチン120万単位の単回筋注である。
- 内服治療としては,ペニシリンV 500 mgを1日2〜3回10日間(もしくは250 mgを1日3〜4回),エリスロマイシン,クリンダマイシン,第1世代セフェム系がある。
- 無症状の接触者の治療やスクリーニングは,リウマチ熱を発症した患者を除き,通常は不要である。
- ペニシリンによる治療開始から24時間経過すると,一般的には感染能は消失する[8]。

急性気管支炎

一般的事項
- 急性気管支炎 acute bronchitis は,咳を伴う気道の炎症のうち,肺炎の診

- 断根拠のないものと定義される[9]。
- **ウイルスが原因となるものが大半**であり，インフルエンザウイルス，アデノウイルス，RSウイルス，パラインフルエンザウイルス，コロナウイルス，ライノウイルス，ヒトメタニューモウイルスなどがある。
- 急性気管支炎における細菌の役割は不明であるが，百日咳菌 *Bordetella pertussis*, *Chlamydia* 属，*Mycoplasma* 属などの関与が示唆されている。
- 百日咳の頻度は，加齢とともに免疫が低下することから，徐々に増加している[10]。
    - 予防接種歴がはっきりしない患者では，破傷風ワクチンの代わりに，破傷風・ジフテリア・百日咳混合ワクチンを接種することが，CDCにより推奨されている。
- 急性気管支炎は，侵入した病原体に反応して気管支内に炎症が起こることで生じる。
- 咳が最も特徴的な症状であり，5〜21日間持続する。
    - 喀痰は気管支上皮の脱落によって産生され，ウイルス性よりも細菌性を示唆する根拠とは必ずしもならない。
    - FEV_1(1秒量)の低下がみられる患者が多いが，長期的な影響は知られていない。
    - 肺の基礎疾患をもつ患者では，呼吸状態が悪化することがある。
    - 急性気管支炎の合併症として顕性肺炎を生じることがある。
- 患者はプライマリ・ケア医を繰り返し受診することが多い。
- 鑑別診断として，肺炎，喘息，気管支拡張症，慢性気管支炎の急性増悪が挙げられる。

診断

- 一般的な臨床像は，咳をしている若年者であり，発熱を伴うこともあれば伴わないこともある。たいてい頻呼吸と頻拍は認められない。
- 若年患者ではラ音やヤギ音を聴取しないことが多い。高齢者では肺炎を合併しうるため，このことは当てはまらない。
- インフルエンザの迅速検査は，地域で流行している際は適応となる。
- 若年者で病歴と身体所見から肺炎が示唆されない場合はX線検査の適応はない。
    - 高齢者では肺炎を除外するためのX線検査を行ってもよい。
- 非定型細菌性気管支炎の患者は一般的に若年であり，亜急性の臨床像を呈し，症状は6週間近く持続することもある。
    - *Mycoplasma* 感染の診断には，寒冷凝集素価の64倍を超える上昇，もしくは発症7日目以降のIgM抗体の上昇が参考となる。
    - 百日咳は，発作性の咳が特徴的であり，咳の後に嘔吐を伴うこともある。予防接種を受けている患者ではwhoop(特徴的な吸気)を認めないのが一般的である。
    - これらの患者では，鼻咽頭培養，PCR法，直接蛍光抗体法が診断に有用である。

治療

- **抗菌薬は一般的に適応とならない**。その理由は，疾患の経過に有意な影響を及ぼさないことがランダム化試験により示されているからであるが，残念なことに**急性気管支炎に抗菌薬が過剰使用される例が非常に多い**。
- 多くの患者では治療は主として支持的なものとなる。
- インフルエンザに対するノイラミニダーゼ阻害薬(後述)，百日咳に対するマクロライド系など，背景の病原体を対象とする治療を行ってもよい。
- 臨床試験に基づくエビデンスはないが，β_2作動薬やステロイドの吸入は，とりわけ肺の基礎疾患をもつ患者では，7日間程度は有効である。
- 慢性気管支炎の急性増悪に関しては12章に記述する。

インフルエンザ

一般的事項

- インフルエンザ influenza は頻度の高いウイルス感染症であり，鳥インフルエンザ(H5N1)に対する懸念に伴い緊迫感が高まっている。歴史的にインフルエンザは毎年のように地域的流行を引き起こしており，介護施設や病院などでの流行が心配される[11]。
- インフルエンザの病原性について，抗原シフト(抗原不連続変異)と抗原ドリフト(抗原連続変異)という2つの重要な概念がある。
  - **抗原シフト** antigenic shift は，ヘマグルチニンもしくはノイラミニダーゼの変異によるウイルスの変化である(例えば，H3N2 から H5N2 へ)。
  - **抗原ドリフト** antigenic drift は，1つのウイルス系統における抗原の微小な変異であり，季節性の変動を反映している。毎年のワクチン接種が必要となるのはこのためである。
  - どのワクチンを接種するかは，流行するウイルスを疫学的データから予測して決められる。
- インフルエンザの流行は，北米では晩秋から冬にかけて発生する。ウイルスはエアロゾル化した小滴によって伝播し，気道上皮へ侵入する。
- 合併症，とりわけブドウ球菌性肺炎や基礎疾患の増悪は，重篤化と死亡の原因として頻度が高い。

診断

- 流行期間中は，診断は主として臨床的に行われる。発熱，筋痛，倦怠感，咳，頭痛といった非特異的な症状が，通常は突然に発症する[12]。
- インフルエンザを診断するうえで最も確実なのはウイルス培養であるが，臨床現場では**迅速抗原検査**の有用性が証明されており，抗菌薬の過剰投与を減少させることができる。

治療

- 症状の出現後すぐに(発症後48時間以内に)治療を開始すると効果的である。
- rimantadine とアマンタジンはA型インフルエンザのみに有効である。

- ■ これらは M2 イオンチャネルをブロックし，細胞核内へのウイルスの侵入と複製を阻害する。
- ■ しばしば精神神経的な副作用がみられ，とりわけ高齢者に多い。
- ■ 耐性が増加したため，現在では **CDC はこれらの使用を推奨していない**[13]。
- ザナミビルとオセルタミビルはノイラミニダーゼを阻害し，A 型および B 型インフルエンザに有効である。
  - ■ 頻度は低いものの耐性が出現する。
  - ■ ザナミビルは吸入薬なので，使用が限られる。
  - ■ オセルタミビルは悪心を引き起こすことがあり，また最近は強い譫妄との関連が指摘されている。
- 有効な治療は予防から始まる。
  - ■ 医療従事者に加え，リスクおよび関心のあるすべての人がインフルエンザワクチンを接種するべきである。
  - ■ CDC は毎年ワクチンが入手できる時期になるとガイドラインを発行している。

市中肺炎

一般的事項

- 本項では，外来での肺炎の診断と管理を中心に述べる。院内肺炎，介護施設での肺炎，医療関連肺炎の管理との間には相違があることに留意されたい[14]。
- ガイドラインは米国感染症学会 Infectious Diseases Society of America (www.idsociety.org)より入手可能である[†1]。
- 重症患者の管理は近年著しく進歩したにもかかわらず，市中肺炎 community-acquired pneumonia は米国での死因の第 8 位であり，死亡率は 55 歳以上で増加する。
- **喫煙は侵襲性肺炎球菌感染症の最も強い独立危険因子である。**
- **外来患者で肺炎の原因として典型的なのは，肺炎球菌，*M. pneumoniae*，*Chlamydophila pneumoniae*，インフルエンザ桿菌(b 型以外)である。**
- 50 歳未満の患者では *M. pneumoniae* の頻度が最も高い。
- その他の非定型肺炎の原因として，*Legionella* 属，黄色ブドウ球菌，肺炎桿菌，緑膿菌が挙げられる。後二者はアルコール嗜癖者でより頻度が高い。
- その他，季節(RS ウイルス，インフルエンザ)，旅行歴(SARS コロナウイルス)，他の曝露歴，バイオテロ(炭疽，ペスト，野兎病)などを考慮すべきである。

診断
■ 病歴

- 市中肺炎の診断は，症状・徴候および胸部 X 線での浸潤影によるところが大きい。
- 典型的には，急な発熱と喀痰を伴う咳がみられる。倦怠感，食欲不振，悪寒，腹部症状も頻度が高い。

- 旅行歴および曝露歴があれば，結核，オウム病，真菌感染，野兎病，非典型的なウイルス感染などをより強く疑う。
  - このような症例では，疑われる病原体に対する治療を行うとともに，市中肺炎のより頻度の高い原因に対する経験的治療も行うべきである。
  - 病原体が特定できたら，その病原体の治療に的を絞る。

■ 身体診察
- 通常はラ音もしくはヤギ音が聴取される。
- 頻呼吸，血圧低下は重症化の徴候であり，より迅速な評価を要する。
- 高齢者では典型的な症候がみられないこともしばしばで，精神状態の変化や低体温などの軽微な所見を呈することもある。

■ 診断的検査
- 血液培養を行うのは，ICU 入院となる場合，初期の抗菌薬治療に失敗した場合，免疫不全状態にある場合，機能的無脾症，口腔内疾患，X 線上の胸水，基礎に肝・肺もしくは血液疾患を有する場合，である。
  - 外来患者でのルーチンの血液培養は，陽性となることは稀であるし，治療費が増加する。ただし，地域の疾病構造の疫学的研究には重要である。
- 喀痰培養と Gram 染色は，適切な検体が採取された場合のみ有用である。
- その他の留意点
  - 肺炎球菌もしくは *Legionella* 属の尿中抗原検査は，ルーチンでは適応とならない。
  - *Legionella* 感染の検査は，流行のある場合か，病歴から強く示唆される場合(例えば，アルコール依存症，重症肺炎，流行地域)に行う。
  - 過去 2 週間にホテルに宿泊もしくは船で旅行した患者は，*Legionella* 感染を疑い喀痰培養を行うべきである。
  - *Legionella* 感染の検査は，高齢者，免疫不全患者，アルコール嗜癖者，低ナトリウム血症もしくは肝機能異常を呈する患者でも行うべきである。

治療
- 初期の経験的抗菌薬治療を決定する際には，**地域の耐性パターンを考慮することが最も重要である。**
- 入院適応の判断は，PORT(Pneumonia Patient Outcomes Research Team)スコアなどの重症度スコア[†2]に基づいてなされるべきである[15]。
  - 肺炎患者の大多数は外来で管理可能である。
  - このようなリスク指標は入院適応の決定に際し単独で用いるべきではなく，担当医の臨床判断が常に優先される。
  - 自己管理ができない，経口抗菌薬に忍容性がない，信頼できるフォローアップ環境がない，といった要因は，患者を入院させる判断に影響を及ぼす。

---

†1 訳注：わが国では日本呼吸器学会から「成人市中肺炎診療ガイドライン」が上梓されている。
†2 訳注：わが国では日本呼吸器学会の A-DROP システムが利用可能である。

■ 抗菌薬治療
- 病原体が特定されている場合は，必ずそれに適した狭域の抗菌薬を用いる。
- 生来健康な患者で，既知の併存疾患がない，もしくは地域の耐性保有率が低い場合は，マクロライド系抗菌薬（アジスロマイシン 500 mg 経口単回投与に引き続き 250 mg 経口 1 日 1 回 5 日間，クラリスロマイシン 500 mg 経口 1 日 2 回，エリスロマイシン 250 mg 経口 6 時間ごと）で適切な治療が可能である。
  - ドキシサイクリン（100 mg 経口 12 時間ごと）が適切な第 2 選択薬である。
  - この状況でフルオロキノロン（ニューキノロン）は推奨されない。
- 心疾患，糖尿病，悪性腫瘍，無脾症，免疫不全症など慢性の基礎疾患がある患者では，ほかの薬物を用いてもよい。
  - 過去 3 カ月間に第 1 選択薬が使用されている場合は，ほかの薬物が必要となる。
- レスピラトリーキノロン（レボフロキサシン 500 mg 経口 1 日 1 回，モキシフロキサシン経口 400 mg 1 日 1 回）の投与が最も単純な治療である。
- β ラクタム系とマクロライド系抗菌薬の組み合わせも適切である。
- β ラクタム系としては，高用量アモキシシリン・クラブラン酸（2 g/125 mg，12 時間ごと）か，アモキシシリン 1 g 1 日 3 回が選択される。
  - 投与期間は最低 5 日間である。解熱が 48〜72 時間続き臨床的に改善していれば，投与を終了してよい。
  - 初期の抗菌薬治療への反応が不良である場合は，失敗の原因を特定するための系統的アプローチを要する。
- 抗菌薬治療時に注意することとして，膿胸，器質性肺炎を伴う閉塞性細気管支炎，肺外病変，初期治療でカバーされていない耐性もしくは非定型病原体，薬物熱，非感染性疾患（肺塞栓症，心疾患，血管炎など）の診断の誤り，が挙げられる。
- フォローアップの胸部 X 線は反応不良の患者で適応となるが，画像所見はたいてい臨床的改善より遅れることに注意が必要である。胸部 X 線を反復することで，病態の悪化や新たな合併症が見つかることがある。
- 13〜64 歳のすべての患者，とりわけ併存疾患のない患者に対して，HIV 検査を受けるよう指導すべきである。
- 重症の侵襲性肺炎球菌感染症を予防するために，65 歳以上のすべての患者でワクチン接種が推奨される。
- 禁煙を強く勧める。

潜在性感染症

- 全身性ウイルス感染症の多くは小児期に感染し，ヒトヘルペスウイルス 6 型（HHV-6），サイトメガロウイルス，水痘帯状疱疹ウイルスなどがある。これらのウイルスは成人期に初感染したり反復感染したりすることがある。
- 本項では，Epstein-Barr ウイルスと水痘帯状疱疹ウイルスを中心に述べる。これらは成人に感染症と合併症を引き起こす頻度が高い。単純ヘルペスウイ

Epstein-Barr ウイルス（伝染性単核球症）

一般的事項
- 全身性の Epstein-Barr ウイルス(EBV)感染症は通常, 学童期から思春期に起こる。幼児期では一般に無症候性である。
- EBV は唾液を介したヒトとの濃厚接触によって感染するが, 伝染性が特に高いわけではない。性行為により感染することもある。
- ウイルスの放出は, 感染後数カ月にわたり持続しうる。
- 成人期までには人口の大部分が感染し血清陽性となる。

診断
- **伝染性単核球症** infectious mononucleosis は, 発熱, 倦怠感, 咽頭炎, 頸部リンパ節腫脹, 脾腫など広範囲の症候を呈する疾患である。症状は比較的軽度の場合もあれば, 発熱とリンパ節腫脹のみの場合もある。
  - EBV と近縁にあるサイトメガロウイルスの初感染も本症の原因となることが示唆されている。
  - ヒト免疫不全ウイルス(HIV)の初感染も類似の症候を呈する。
- その他の所見として, 脾腫, 皮疹(とりわけアンピシリンやアモキシシリンによる治療開始後にみられるが, その他の薬物でも報告されている)が挙げられ, 稀に神経学的症候(例えば, Guillain-Barré 症候群, 髄膜炎, 脳炎, 神経炎)がみられる。
- 通常, **異型リンパ球を伴ったリンパ球の絶対数の増加**がみられる。
- 肝機能検査は異常値を呈することが多く, 通常は胆汁うっ滞型であり, 自然軽快する。
- **異好性抗体**(モノスポット検査など)は通常, 病初期に陽性となる。

治療
- 治療は通常は支持療法でよい。
  - アシクロビルは EBV に対し一定の活性をもつが, **臨床的有用性はなく, 使用は推奨されない。**
  - 副腎皮質ステロイドは, 自己免疫もしくはリンパ節腫脹による気道狭窄などの重症の合併症を緩和するために用いてもよい。
- 合併症として, 血小板減少, Guillain-Barré 症候群, 脾破裂が挙げられる。
- 長期療養の必要はない。
  - 診断時から最低 3 週間, 脾腫が持続する場合はそれ以上の期間, コンタクトスポーツ(身体接触度の高い運動)は避けるべきである[16]。

水痘帯状疱疹ウイルス

一般的事項
- 水痘帯状疱疹ウイルス varicella-zoster virus(VZV)は，水痘(初感染は通常は小児期)と帯状疱疹(通常は成人期の再活性化)の原因である。
- VZVは稀に，免疫抑制宿主において播種性感染症を呈することがあり，急速進行性で致命的であるが，腹痛などの漠然とした症状で発症する。
- 水痘は成人では稀であり，通常は感染小児への曝露に引き続いて起こる。
  - 古典的な皮疹は「バラの花びらの上の水滴」と表現される。
  - 通常，発熱がみられる。
- 初感染後の潜伏感染は，感覚神経の神経節に起こる。
- 水痘の既往のある成人の約30％は生涯の間に帯状疱疹を発症し，60歳未満に多い[17]。
- 合併症として，脳炎，眼部帯状疱疹，脊髄炎，網膜炎，帯状疱疹後神経痛・瘙痒が挙げられる。

診断
- 帯状疱疹の診断は，臨床判断に基づく部分が大きい。
- 皮膚分節に沿った，著しい疼痛を伴う小水疱性皮疹が特徴的である。
- 三叉神経への感染により**眼部帯状疱疹**を合併すると，失明の危険がある。
  - 鼻の先端(Hutchinson徴候)もしくは眼周囲に病変がある場合は，この病態が強く示唆され，緊急で眼科医に紹介すべきである。
- 診断が不確定である場合は，水疱滲出液の培養またはPCR法により確定される。
- 皮疹は必ずしも出現せず(**非発疹性帯状疱疹** zoster sine herpete と呼ばれる)，通常，皮膚分節に沿った筋力低下に関連する。
- **Ramsay Hunt症候群**(耳帯状疱疹)は膝神経節での再活性化と関連し，顔面神経麻痺と粘膜皮膚病変(耳，および舌の一側)を呈する[18]。

治療
■ 抗ウイルス薬
- 初期の帯状疱疹は，アシクロビル，バラシクロビル，ファムシクロビルで治療することにより，VZV肺炎など重症の合併症を予防することができる。
- 免疫不全宿主およびVZV肺炎の患者は，入院のうえ経静脈的治療を行うべきである。
- 眼部帯状疱疹は一般に初期のうちから経静脈的治療を要する。
- **合併症のない場合，経口薬は48時間以内に開始すべきであるが，発症後72時間までは治療による利益が得られる。**
  - 代表的な治療法として，アシクロビル800 mgを1日5回，バラシクロビル1,000 mgを1日3回，ファムシクロビル500 mgを1日3回(いずれも7日間経口投与)がある。
- 局所療法の有用性は低い。

- ステロイドの使用については議論がある。

■ 疼痛管理

- 疼痛管理は帯状疱疹の治療の最も重要な部分であり、**早期の強力な治療により帯状疱疹後神経痛の発症を減少させることができる。**
  - 三環系抗うつ薬とオピオイドが治療の中心である。
  - ガバペンチンやプレガバリンも考慮される。
- 帯状疱疹後神経痛を発症した場合は、以下の治療が有効である。
  - 三環系抗うつ薬(アミトリプチン、ノルトリプチン、デシプラミンなど)
  - 抗痙攣薬(ガバペンチン、プレガバリン、バルプロ酸など)
  - オピオイド
- 帯状疱疹後神経痛に対しては、局所カプサイシン(0.025%クリームを1日5回)、神経ブロック、局所リドカインが用いられている。
- 疼痛の専門家への紹介を要する場合もある。

■ ワクチン

- 小児に対し弱毒生ワクチン(例えば Varivax)が用いられてきた。
- その結果、成人においてはウイルスに繰り返し曝露されないため免疫が低下することが懸念されるようになった。このことにより、VZV の感染を予防するワクチンの開発に向けた努力がなされるようになった。
- 現在認可されているワクチン(Zostavax)は、小児用ワクチンを高用量にしたもので、弱毒生ワクチンである。
- ワクチン接種は帯状疱疹と帯状疱疹後神経痛の発症を減少させることが示されている[19]。
- 米国予防接種諮問委員会 Advisory Committee on Immunization Practices (ACIP)は、免疫不全状態でない60歳以上の人すべてに、このワクチンを推奨している[20]。

旅行医学

- 近年の外国旅行の増加により旅行医学の研究が進み、ガイドラインも作成されている。プライマリ・ケア医はリスクの低い地域への旅行については助言できるようになるべきであるが、旅行医学に精通した専門家への紹介を要する場合もある[21]。
- 旅行前評価は予防に焦点を当て、種々の疾患への曝露のリスク、外傷の可能性、そしてこれらが患者の健康状態に及ぼす影響について、詳細な評価を行う。
- この旅行前評価は、成人に推奨されているワクチンを最新のものとする機会ともなる。
- 具体的に話し合うテーマとして、旅行者下痢症の管理、マラリアの予防と虫刺症の回避、目的地ごとの特異的な問題と絡む個人の安全が挙げられる。
- 個人の安全に関するテーマは本書の範囲外であるが、性的リスク、交通安全、日光と熱への曝露、海外旅行保険、高山病などが挙げられる。
- 旅行に関する助言内容は目的地によって異なる。米国人旅行者に対する目的

地ごとの注意事項は，CDC のウェブサイト（http://wwwn.cdc.gov/travel/default.aspx）に掲載されている。目的地に関するさらなる情報は，米国国務省のウェブサイト（www.travel.state.gov）で入手できる[†3]。

マラリア

- マラリア malaria の病原体として，*Plasmodium falciparum* と *P. vivax* の頻度が高く，前者はより重症化し，後者は反復性の症状の原因となる。*P. ovale* と *P. malariae* もマラリアの原因となる。
- マラリアの症状は非特異的であり，高熱，悪寒，頭痛，悪心，嘔吐，筋痛を呈する。
  - *P. falciparum* の感染は緊急を要する。血液塗抹標本で原虫を認めることで診断される。
- **マラリア予防の最も重要な点は，蚊刺症を避けることである。**
  - その方法として，虫よけ剤や蚊帳の使用，長袖長ズボンの着用，媒介蚊（ハマダラカ属）の摂食時間帯（日没から日の出まで）の屋外での活動を避けることが挙げられる。
- マラリアは，帰国後の旅行者に発症する最も高頻度の予防可能な感染症であり，薬物による不適切な予防が発症原因として最も多い。
- 予防薬の選択は，患者のリスク，旅行地の薬物耐性，種々のレジメンの副作用に基づいて行われる。
  - 地域の耐性パターンに関する情報は，CDC のウェブサイトやマラリアホットラインで入手できる。
- **chloroquine** 500 mg（塩として）/ 週の経口投与を渡航 1 週間前に開始し帰国後も 4 週間継続することが，低価格で副作用が少なく，妊婦への安全性の面から予防薬の第 1 選択となる[†4]。ただし薬物耐性の頻度の高さから，その使用は限定される。
- **primaquine** による予防は，高リスク地域への長期旅行者を除き，適応となることは稀である[†4]。primaquine は，患者がグルコース-6-リン酸デヒドロゲナーゼ（G6PD）欠損症ではないことを確認せずに処方してはならない。
- 考慮すべきその他の薬物を表 22-2 に示す。
- 重症の場合は入院のうえ専門家へのコンサルテーションを行い，直ちに治療を開始すべきである。
  - 治療に関する情報も CDC のマラリアホットラインで入手できる。
  - 重症度の指標として，精神状態の変化，血行動態の不安定化，出血，黄疸，腎不全，播種性血管内凝固，アシドーシス，ヘモグロビン尿，5% 以上のマラリア血症である[22]。
- 活動性のマラリアに対する治療法は本章の範囲を超えるが，通常は入院治療を要する。

表 22-2 米国を出発する旅行者に対し高頻度に用いられるマラリア予防薬

薬物	用量	注意
chloroquine	500 mg（塩として）/週，経口 開始：渡航 1～2 週前 終了：帰国 4 週後	瘙痒感，苦味，網膜もしくは視野障害
atovaquone/proguanil	250/100 mg/日，経口 開始：渡航 1～2 日前 終了：帰国 1 週後	胃腸症状
メフロキン	250 mg/週，経口 開始：渡航 1 週前 終了：帰国 4 週後	夜驚症 痙攣，精神症状，うつ状態，心筋伝導障害に注意
ドキシサイクリン	100 mg/日，経口 開始：渡航 1～2 日前 終了：帰国 4 週後	光線過敏症 小児・妊婦では禁忌

旅行者下痢症

一般的事項

- 旅行者下痢症 traveler's diarrhea は，通常は 3～5 日で自然軽快する良性疾患であるが，旅行中の突然発症は大きな問題となりうる．旅行者下痢症は**旅行者にみられる疾患としては格段に頻度が高い．**
- 予防が最も重要である[21]．
- 頻度の高い病原体
  - 腸毒素産生性大腸菌 enterotoxigenic *Escherichia coli*（ETEC）
  - *Salmonella* 属
  - *Campylobacter* 属
  - 赤痢菌属 *Shigella*
  - ノロウイルス（旅行関連アウトブレイクとの関連が指摘されている）
- その他の病原体として，寄生虫（ランブル鞭毛虫 *Giardia lamblia* の頻度が最も高い），*Aeromonas* 属，*Vibrio* 属，*Plesiomonas* 属が挙げられる．

診断

- 24 時間以内に 3 回以上の軟便があり，発熱，悪心，嘔吐，腹部疝痛を伴う場合に診断される．
- 感染後の過敏性腸症候群も頻度が高く，正常な腸内細菌叢の撹乱によることが多い．
- 診断のための特異的検査は，重症患者（例えば，循環血液量減少，血性下痢，

---

†3 訳注：わが国では外務省の海外安全ホームページに同様の情報がある．
†4 訳注：chloroquine および primaquine は熱帯病治療薬研究班から供与可能．

発熱，強い腹痛），高齢者，免疫不全患者，最近の抗菌薬投与歴のある患者にのみ必要とされる。
- **便中白血球検査**の有用性は定かでない。
- **便培養**は陰性であることが非常に多いが，血性下痢，炎症性腸疾患，免疫不全患者，および患者が食品を扱う職業についている場合には行うべきであろう。
- **虫卵・虫体検査**もルーチンでは不要であるが，より慢性の症状を呈する場合や，浸淫地域への渡航者，保育所や介護施設などの職員，男性と性交渉をもつ男性，水系感染の場合には考慮する。

治療
- 十分な水分摂取を行う。
  - 水分を摂取できない場合は，直ちに近隣の医療機関を受診するよう助言する。
  - 同様に，発熱や血便のある場合も近隣の医療機関を受診すべきである。
- 発熱，血便のない患者では，下痢への対症療法として**ロペラミド**を用いてもよい。第2選択として bismuth subsalicylate を用いてもよい。
- **抗菌薬**により罹病期間を最大1日短縮することが可能である。
  - このことは短期の旅行者にとっては意義がある。
  - 第1選択薬は**フルオロキノロン**(シプロフロキサシン 500 mg 経口1日2回，1〜3日間)である。
  - とりわけアジアでの *Campylobacter* 属の耐性が増加している。
  - アジスロマイシン 1,000 mg 単回投与は第2選択となる。
  - rifaximin は吸収されにくい抗菌薬であり，研究途上である。

■ 予防
- 汚染された食品と水を避けることにより予防可能である。
  - 水の煮沸や濾過，生ものや不衛生な環境で調理された食品を避けることは，旅行者が食べ物を断ることが失礼とされる状況では困難な場合もある。
  - 十分に火をとおした，もしくは皮をむいたものを食べ，煮沸や濾過された水を飲むことを一般常識として周知することにより，本症の発症頻度は減少するであろう。
- 旅行者下痢症の予防において，**抗菌薬はほとんど，もしくはまったく有用でないとされている**。

旅行者に対する予防接種

- 旅行者に対し，目的地に応じていくつかのワクチンが接種される。情報は www.cdc.gov から入手できる[†5]。
- ワクチンを使用するうえで，その適応と禁忌を熟知することが重要である。一般に，ワクチンにより感染症を発症する頻度は旅行 1,000 回あたり1回未満である[21]。
- 過去と現在の予防接種証明書が重要である。さまざまな地域への渡航に際し，

旅行者はこれが必要となることが多い。
- ワクチンの性質（弱毒生ワクチンかどうかや，ワクチンの成分）および宿主との関係や，同時もしくは連続して複数のワクチンを接種する場合はワクチン同士の相互作用についても，接種前に考慮すべきである。
- **一般原則として，妊婦には生ワクチンは禁忌である。**

ワクチン各論
■ 黄熱
- 入国に際し，黄熱ワクチンが必要となる国が多い。
- 適切な取り扱いが重要であり，認可された予防接種センターでのみ接種可能である。弱毒生ワクチンである。
- ワクチン接種に伴う副反応の頻度は比較的高く，過去に免疫がない，もしくは年齢の高い人で起こりやすい。
    - 最も重篤な副反応として，黄熱関連内臓・神経疾患があり，致死的となることがある。
- 胸腺疾患のある人には禁忌であり，免疫抑制状態は相対的禁忌である。
- 妊娠中の黄熱ワクチンの安全性は確立しておらず，妊婦への接種は浸淫地域への渡航が避けられず曝露リスクが高い場合に限定すべきである。

■ コレラ
個人旅行者の感染リスクは低いとされ，もはや米国ではワクチンは製造されていない。

■ A型肝炎
- A型肝炎は通常は自然軽快する疾患であるが，旅行中に感染すると大きな問題となる。劇症A型肝炎が起こることは稀である。
- 旅行者には一般にA型肝炎ワクチンを接種することが推奨される。時間的制約のため接種を完了できないとしても，一部のみでも接種すべきである。

■ B型肝炎
- 米国ではB型肝炎ワクチンが広く接種されており，多くの旅行者はすでに接種を完了しているであろう。
- 短期間の旅行でB型肝炎に感染するリスクはきわめて低い。

■ 髄膜炎
- 髄膜炎菌ワクチンは，米国では現在多くの住民に対しルーチンで推奨されている。
- ワクチンの接種は，髄膜炎ベルトと呼ばれるサハラ以南アフリカへの旅行者と，メッカ巡礼に向かう人では考慮すべきである。
- ワクチンは比較的安全であるが，Guillain-Barré症候群との関連が複数例で指摘されている。

■ 狂犬病
- 狂犬病ワクチンを接種すべきかは，旅行先によって大きく異なる。
- 感染している可能性のある動物（サル，イヌ）との接触が予測され，緊急医療

---
†5 訳注：わが国では厚生労働省検疫所のサイトを参照。

を受けることが困難な場所へ行くときに考慮される。

■日本脳炎
- 日本脳炎ワクチンは，浸淫地域への長期の旅行者が適応となる。
- 接種時の過敏症が指摘されている。

■チフス
- チフスワクチンは，衛生状態の不良な浸淫地域への旅行者が適応となる。
- ワクチンによる予防効果は不完全であり，旅行者は予防行動を継続する必要がある。

■その他
- ポリオワクチンもしくは追加接種を要する人もいる。
- 麻疹ワクチンの追加接種を受けておらず，かつ妊娠していなければ，**麻疹・ムンプス・風疹**(MMR)ワクチンの追加接種を受けるべきである。
- 破傷風・ジフテリア・百日咳混合ワクチンの追加接種も受けるべきである。
- 結核に曝露されるリスクの高い旅行者では，ツベルクリン皮内反応検査の実施を考慮する。

下痢症

一般的事項
- 急性感染性下痢症は，汚染食品の回収にみられるように，今なお重要な公衆衛生上の問題である。
- CDC によると，*Campylobacter* 属，*Listeria monocytogenes*，赤痢菌属，*Yersinia enterocolitica* による感染症は減少しているが，*Vibrio* 属は増加，*Salmonella* 属は不変である[23]。
- 米国では，国民1人あたりの下痢症の頻度は 1.4 回/年である。
- 近年 *Clostridium difficile* による感染症が重症化するようになり，その院内感染における重要性と，抗菌薬の過剰使用に伴う有害反応としての重要性について，理解が進んでいる[24]。
- 最も一般的と思われる下痢症の定義は，便の液体状変化と回数の増加(1日3回以上)である[25]。
- 急性下痢症の持続期間は 14 日以内であるのに対し，慢性下痢症は 30 日以上持続する。その中間の持続期間は持続性下痢症と定義される。
- 米国では，下痢症と関連した死亡の大部分，およそ 50～75％は高齢者である[26]。

■病因
ウイルス
- **ロタウイルス**　下痢症は 3～5 日間で自然軽快する。診断用アッセイが利用可能である。腸重積のリスクのない新たなワクチンが承認されている。
- **ノロウイルス**(かつてはノーウォークウイルスとして知られていた)　とりわけ船舶で，下痢症のアウトブレイクの原因となる。頻度は比較的高く，冬～春に好発する。

細菌

- **大腸菌** 複数の株が下痢症を起こす。
  - 腸毒素産生性大腸菌は，旅行者下痢症の原因として最も頻度が高い。
  - O157:H7など，志賀毒素産生株は，溶血性尿毒症症候群の原因として重要である。
  - アウトブレイクは調理不十分の肉や加工食品を原因として発生する。
- ***Salmonella* 属** 家禽の肉や卵が原因となることが多いが，さまざまな食物が原因でアウトブレイクが発生する。
  - 爬虫類はこの菌を保持していることが多く，小児での重篤な病態の原因になる。
  - *S. typhi* と *S. paratyphi* は，腸チフスの原因となる。
  - *S. enteritidis* と *S. typhimurium* は，米国では下痢症の原因として頻度が高い。
- **赤痢菌属** ヒト-ヒト感染を起こし，アウトブレイクは爬虫類，保育所・介護施設など，あるいは種々の食物と関連がある。初期には水様下痢，引き続いて粘性の血性下痢を起こす。
- ***Campylobacter jejuni*** 米国では感染性下痢症の原因として最も頻度が高いと思われ，通常は汚染された鶏肉に由来する。*C. coli* や，その他の頻度の低い種も下痢症の原因となり，Guillain-Barré症候群および反応性関節炎と関連がある。
- ***Y. enterocolitica*** 子犬でのアウトブレイクと関連するとされる。患者は腸間膜リンパ節炎を呈することが多い。
- ***L. monocytogenes*** 未殺菌の乳製品，未調理の生肉，メロン，フムス(豆を使ったペースト)の摂食により，重度の感染症を引き起こす。殺菌済みの牛乳でも小規模のアウトブレイクが報告されている。
  - これは0℃近い環境でも増殖することができる。
  - 潜伏期間が長い。
  - 髄膜炎，敗血症などの重篤な病態は，60歳以上の患者や免疫不全患者に多い。
  - 妊婦に感染すると胎児死亡のリスクが高い。
- ***Vibrio* 属** 生の魚介類から感染し(特に *V. parahaemolyticus*)，重症の肝疾患をもつ患者に感染しやすい。
- ***Bacillus cereus*** 汚染された食物を高温で保存することにより細菌が増殖して感染する。
  - **下痢症型**は，肉類や野菜の摂食が原因となり，潜伏期間は8〜16時間である。胞子の摂取により，下痢と腹痛が起こる。
  - **嘔吐型**は，古典的には米の摂食が原因となり，潜伏期間は1〜6時間と短い。熱に安定な毒素により，悪心，嘔吐が起こる。
- ***Aeromonas* 属，*Plesiomonas shigelloides*** 急性下痢症の原因とされる。いずれも慢性下痢症および腸管外症状を引き起こし，免疫不全患者ではより顕著な病態を招く傾向があるようである。
- その他，原因として考慮すべき細菌に，*Clostridium perfringens*(ガス壊疽

菌)とボツリヌス中毒があるが，ここでは詳述しない。

Clostridium difficile 関連疾患

- *C. difficile* 関連疾患は**細胞毒素**の産生によって引き起こされ，結腸内に**偽膜**を形成する。
- *C. difficile* 関連疾患は通常，**抗菌薬の投与歴**と関係するが，近年では，**市中感染型** *C. difficile* 疾患が報告されており，頻度が増加している可能性がある[24]。
  - その他の危険因子は，最近の入院歴，施設入所者である。
- *C. difficile* 関連疾患は通常，適切な診療環境においては，下痢の発症によって気づかれる。
  - 便秘は，**中毒性巨大結腸症**が進行し**穿孔**が差し迫っていることの前兆かもしれず，注意が必要である。
- 重症化・死亡のリスクの高い新しい種が報告されており，フルオロキノロンの使用と関連している。

原虫

- **ランブル鞭毛虫** 感染リスクとして，ハイキングやキャンプ，保育所・介護施設などの利用が挙げられる。感染経路は，汚染された水，糞口感染である。ランブル鞭毛虫は再発性・慢性下痢症の原因となることも少なくない。
- ***Cryptosporidium* 属** 進行したHIV陽性患者に感染するが，健常人においても自然軽快する感染症を引き起こすことがある。
- **赤痢アメーバ *Entamoeba histolytica*** 世界中に分布し，汚染された水に生息する。
  - 米国で検出されることは稀である。糞口感染によって伝播し，旅行者下痢症の原因となる。
  - 重症化する背景として，妊娠，免疫抑制状態，ステロイド使用，悪性腫瘍が挙げられる。
- その他の原虫感染症として以下のものがある。
  - ***Cyclospora cayetanensis*** 米国でのアウトブレイクの原因は，汚染されたラズベリー，レタス，バジル，サヤエンドウであった。国外旅行中に感染することもある。直接のヒト-ヒト感染は起こさないと考えられる。AIDS患者では，*Cryptosporidium* 属や *Isospora belli* 感染に類似した長期の下痢症を引き起こすことがある。
  - ***Isospora belli*** 男性と性交渉をもつHIV陽性男性に最も高頻度に感染する。慢性下痢症，腹痛，吸収不良，体重減少をきたす。
  - **微胞子虫類** 健常人に急性下痢症，ときに慢性下痢症を引き起こすことがある。HIV患者における微胞子虫症の頻度は，高活性抗レトロウイルス療法(HAART)により減少した。

診断

- 過剰な抗菌薬や処置を制限するためには，理論的で注意深いアプローチが重要である。
- 明確な診断をくだすことは，患者個人の利益にはならなくとも公衆衛生的に

表 22-3　便培養を考慮する患者の特徴

年齢≧65 歳	テネスムス	好中球減少
持続時間＞1 日	血便	HIV
最近の抗菌薬使用	粘液便	その他の併存疾患
発熱	便中白血球陽性	施設入所者
脱水		食品を扱う人
保育所・介護施設などの利用（職員と小児・高齢者）		

は重要な意義をもつことがある。
- 病歴として追加すべき情報は，最近の旅行，感染の可能性のある人との接触，生肉・未殺菌の乳製品・魚介類の摂食，湖や川の濾過されていない水の摂取，ペットや家畜への曝露，HIV や過敏性腸疾患などの基礎疾患，性的曝露の可能性，最近の抗菌薬使用などである。
- 下痢症の病因として可能性のあるものを考慮する。それらは以下の3種類に分類される。
  - **市中感染下痢症**　腸毒素産生性大腸菌，旅行者下痢症，赤痢菌属など。
  - **院内感染下痢症**　最近の入院もしくは抗菌薬使用歴のある患者での *C. difficile* 関連疾患が主体である。
  - **持続性下痢症**　寄生虫感染もしくは感染後ラクターゼ欠乏が原因となることが多い。

■ 診断的検査
- 便培養での検出率は約5％と報告されている。血便の病歴のある患者では培養陽性率はより高くなる。
- 診断的検査が必要とされる患者の特徴を表22-3 に示す。
- その他の検査として，CBC と一般生化学検査がある。
- ラクトフェリン検査は有用であることが多く，感度はかなり高い[25,27]。陽性であれば炎症性の下痢が示唆される。
- *C. difficile* 関連疾患は，便中毒素が陽性であれば診断される。
  - 細菌が検出されても疾患の原因でないことがあり，培養は誤診を招くおそれがある。
  - 毒素は疾患が臨床的に改善しても持続することがあり，一般に毒素の再検査は不要である。
  - 活動性の *C. difficile* 関連疾患では，低アルブミン血症と類白血病反応がみられることがある。
- 追加の診断的検査が必要となることは稀である。
  - 症状が7日以上持続する場合は，便の虫卵・虫体検査を考慮する。
  - 追加の検査は特定の危険因子に的を絞り，キャンプをする人ではランブル鞭毛虫や *Cryptosporidium* 属に対する ELISA 法，溶血性尿毒症症候群の所見のある患者では志賀毒素の検査，進行した HIV 患者では血液の抗酸菌培養とサイトメガロウイルス検査を行う。

- 同時に非感染性の病態の検討も始めるべきである。

治療
水分補充
治療のための初期評価は，患者の脱水の評価から始める。
- **水分補充は迅速に行う**。軽度〜中等度の脱水の成人患者の大半は，一般にスープやジュースで十分である。
- **中等度〜高度の脱水**の場合は，ブドウ糖に電解質を加えた経口補水液の摂取が推奨される。
  - WHOとUNICEFによる経口補水液は，NaCl 2.6 g，ブドウ糖13.5 g，KCl 1.5 g，クエン酸三ナトリウム2.9 gを水1 Lに溶解したものである（浸透圧245 mOsm/kg）。
  - 市販の経口補水液にも類似のものがある(Pedialyteなど)。これらはナトリウム，カリウム，糖質を含み，適切な浸透圧に保たれている（約200〜300 mOsm/kg）。
  - ソフトドリンク，フルーツジュース，スポーツドリンク（ゲータレード®など）といった一般的な飲料は浸透圧が高く（主に糖質の影響による），ナトリウムが不足しており，とりわけ重症の下痢・脱水を呈する小児では，経口補水療法は推奨されない。高い浸透圧によって下痢が悪化することもある。スープはナトリウムを過剰に含んでおり高ナトリウム血症を起こしかねないので，重症の下痢・脱水では避けるべきである。
- **経静脈的治療**は静脈ラインのリスクがあるので，意識障害のある患者や経口投与に不耐の患者に限定すべきである。

経験的治療
- 下痢症の多くは1日以内に改善しウイルスが原因なので，抗菌薬は有用でない。
- 抗菌薬の誤った使用により，不要な有害反応が起こる可能性があり，*Salmonella*属の保菌状態の長期化，志賀毒素の産生による溶血性尿毒症症候群の悪化，*C. difficile*腸炎の発症などが挙げられる。
- 旅行者下痢症では，**キノロン系抗菌薬による経験的治療**（シプロフロキサシン500 mg経口1日2回，3〜5日間）が必要である。
- 第2選択としてアジスロマイシン（1 g単回投与）は適切な治療である。
- **ロペラミド**は全身性には吸収されない腸管運動抑制薬である。急性下痢症の症状を抑えることができるが，**侵襲性病原体による下痢であることが確定もしくは疑われる場合（血性下痢）は使用しない**。ロペラミドによる治療は，溶血性尿毒症症候群と中毒性巨大結腸症の悪化を招くことがある。
- 非薬物治療の効果はさまざまである。
  - 病原体に曝露もしくは感染した人は厳密な手洗いをすることが，下痢症の拡大を抑制するために必須である。
  - BRAT食（バナナ・米・アップルソース・トースト）の効果は証明されていない。
  - 乳製品を避けることは，一過性のラクターゼ欠乏の可能性を考慮すると重

表22-4 *Salmonella* 感染の治療適応

年齢＞50歳
癌患者
異常ヘモグロビン症患者
HIV患者
移植患者
人工関節置換術の既往のある患者
血管再建術やバイパス術の既往のある患者
心臓弁膜症患者
ステロイド長期投与患者

要である。

■ 特異的治療

ウイルス

- ロタウイルス，ノロウイルスには支持療法のみが適応となる。
- 抗菌薬は無意味である。

細菌

- **大腸菌**　旅行者下痢症を除き，抗菌薬は一般に適応とならない。抗菌薬により志賀毒素の産生が増加し溶血性尿毒症症候群を悪化させるとの報告もある。
- ***Salmonella* 属**　チフス以外に対する抗菌薬は，保菌状態を長期化させるため一般に適応とならない。
    - 患者によっては播種性感染のリスクがあるため抗菌薬治療を考慮すべきである（表22-4）。ST合剤かフルオロキノロンを5～7日間投与する。
- **赤痢菌属**　一般にフルオロキノロンを用いる（例えば，シプロフロキサシン500 mg経口1日2回，5日間）。ST合剤（800 mg/160 mg経口1日2回，5日間）は第2選択として適切であるが，耐性菌が増加している。
- ***C. jejuni***　通常は比較的軽症で自然軽快するため，抗菌薬は一般に適応とならない。ただし重症化するリスクのある患者（高齢者，妊婦，免疫不全患者）では抗菌薬治療（例えばアジスロマイシン）を考慮する。
- ***Y. enterocolitica***　通常は自然軽快し，抗菌薬を必要としないことが多い。重症の下痢に対し治療が必要と感じた場合は，ドキシサイクリンを用いることができる。複雑性感染症もしくは敗血症を合併した場合は，複数の静注抗菌薬による治療が必要である。
- ***Listeria* 属**　感染が疑われる場合は，アンピシリンとゲンタマイシンの経静脈的治療の適応となる。
- **コレラを除く *Vibrio* 属**　重症感染症の治療にはシプロフロキサシンを用いる。
- ***B. cereus***　この菌に起因する下痢症の治療は不要である。
- ***Aeromonas* 属，*P. shigelloides***　これらによる下痢の多くは自然軽快する。必要であれば，フルオロキノロンかST合剤が合理的な治療である。

Clostridium difficile 関連疾患

- C. difficile 関連疾患の治療には, 可能であれば**問題の抗菌薬を中止する**ことが含まれる。
- 長年にわたりメトロニダゾールが第 1 選択と考えられてきたが, FDA が承認しているのはバンコマイシンの経口投与のみである。
  - 治療薬としては**メトロニダゾールがよく用いられ**, 安価であり, 既知の耐性はなく, バンコマイシン耐性腸球菌の便中への定着を誘導するおそれがない(この危惧については議論がある)[24,27]。
  - メトロニダゾールの投与量は, 500 mg 経口 1 日 3 回である。
  - 経口バンコマイシンは吸収されないが, 投与量は 250 mg 1 日 4 回を超えるべきではない。
  - 重症でない場合の治療期間は 14 日間である。
- C. difficile 関連疾患の治療と予防に**プロバイオティクスの有効性は証明されていない**。プロバイオティクスの使用により菌血症が引き起こされたことがあるので, ルーチンでの使用は推奨されない。
- その他の試験的治療として, 免疫グロブリン投与, 糞便移植, *Saccharomyces boulardii* の利用などがある。
- **再発**の頻度が増加しており, 専門家へのコンサルテーションが必要なこともある。
  - 初回の再発で重症でない場合, メトロニダゾールの再開による治療が適応となる。

原虫

- **ランブル鞭毛虫** メトロニダゾール 500 mg 経口 1 日 3 回, 5 日間投与が有効である。
- ***Cryptosporidium* 属** 有効な抗菌薬はない。HIV 陽性患者の場合は, HAART による免疫再構築を行う。
- **赤痢アメーバ** メトロニダゾール 500〜750 mg 経口 1 日 3 回, 7〜10 日間, 続いて iodoquinol 650 mg 1 日 3 回, 21 日間, もしくは paromomycin 25〜30 mg/kg/日, 7 日間[†6]。前半の治療が侵襲性の栄養型を, 後半が管腔状の嚢子を死滅させる。
- ***C. cayetanensis*, *I. belli*** ST 合剤で治療する。
- **微胞子虫類** 必要であれば**アルベンダゾール**で治療してもよい。

皮膚・軟部組織感染症

- 皮膚・軟部組織感染症の管理は, 健康な患者では容易であるが, 糖尿病や血管疾患など併存疾患をもつ患者や, 人工物(人工関節など)を有する患者では, 初期に強力な治療を適切に行わなければ四肢の予後を脅かす危険性がある。
- また治療者は, コンパートメント症候群, 壊死性筋膜炎などの重篤な病態を疑う姿勢を持ち続ける必要がある。というのも, これらの初期の臨床像は良性であることも多いからである。
- 本項で扱うほかにも種々の病原体が皮膚感染を起こすので, 病歴に基づいて

炭疽，野兎病，ネコ引っかき病，ペスト，帯状疱疹，真菌感染，類丹毒，非結核性抗酸菌などを疑うべきである。

蜂窩織炎，丹毒

一般的事項
- 蜂窩織炎 cellulitis，丹毒 erysipelas とは，膿瘍，敗血症性関節炎，骨髄炎など感染源となるような疾患のない皮膚感染症を指す。
- **丹毒**は真皮の炎症，**蜂窩織炎**はより深い皮下組織に及ぶ病態を指すが，実際の臨床ではこれらを区別する意義は乏しい[28]。
- 丹毒は通常，A群β溶血性レンサ球菌(化膿性レンサ球菌など)によって引き起こされ，C群，G群の関与も示唆されている。B群溶血性レンサ球菌，黄色ブドウ球菌も丹毒の原因となる。
  - 丹毒は古典的には顔面にみられるが，現在では下肢に起こる頻度が最も高いことが知られている。
  - 丹毒は，明瞭で硬い境界が特徴的である。
- 蜂窩織炎は一般的に明確な境界をもたないが，丹毒と同じ菌が原因となる。
- 皮膚の外傷は，高頻度に感染巣となる。
- 糖尿病，末梢血管疾患，肥満，湿疹は，しばしば感染の素因となる。
- 感染の門戸は明らかでないことが多い。

診断
- 診断は臨床像に基づいて行われる。
- 病歴から他の病原体が示唆されることがある。
  - ***Pasteurella* 属**：イヌ・ネコ咬傷(後述)。
  - ***Vibrio vulnificus***：創の魚介類や河口の水への曝露。慢性疾患(とりわけアルコール症)，肝疾患，ヘモクロマトーシスの患者。
  - ***Capnocytophaga carnimorsus***：イヌ・ネコ咬傷，無脾，肝の基礎疾患(後述)。
  - 好気性菌，嫌気性菌の両方を含む混合感染：ヒト咬傷(後述)。
  - 合併症のない患者では，発熱はなく，局所リンパ節腫脹，局所の熱感と圧痛，浮腫(オレンジの皮のような)などの限局した所見を呈する。
  - 小水疱，水疱を形成することもある。
  - 点状出血もしくはその他の全身性の所見(発熱，血圧低下など)がみられる場合，より重症の感染症に罹患している可能性がある。
- 血液培養が陽性となることは稀であり，皮膚のパンチ生検も診断に有用な情報が得られることは少ない。
- 単純X線写真は骨髄炎の，超音波検査は膿瘍の診断に役立つ。
- MRI，CTは，合併症のない感染に適応となることは稀である。
- 好中球減少のある患者では，グラム陰性菌や真菌による皮膚感染が起こりや

---

†6 訳注：paromomycin は熱帯病治療薬研究班から供与可能。

- すくなる。
- 痛風，帯状疱疹，アレルギー性皮膚炎は，典型的な蜂窩織炎と混同されることがある。

治療
- 足白癬や他の皮膚異常などの背景要因は，感染源となるため治療すべきである。日常的な皮膚管理が再発予防につながる。
- 患肢挙上により治癒が促進され，現在も治療の基礎である。
- 合併症がなく薬物耐性の懸念もない場合，dicloxacillin やセファレキシンにより適切な治療が可能であり，5 日間治療と 10 日間治療の効果は同等である[29]。
- その他の病原体(前述)の治療には，別の抗菌薬を選択することが必要な場合もある。
- 副腎皮質ステロイドは，とりわけ抗菌薬を開始した後の一過性の悪化を抑制する効果があることが示されているが，ルーチンでの使用は推奨されない。

市中感染型 MRSA

一般的事項
- 市中感染型メチシリン耐性黄色ブドウ球菌 community-acquired methicillin-resistant *S. aureus*(CA-MRSA)による皮膚感染症は増加傾向にあり[30]，救急外来を受診する皮膚感染の原因として非常に頻度が高い。
- この菌は，典型的には，院内感染の MRSA とは異なる耐性パターンを示し，通常は ST 合剤，クリンダマイシン，ドキシサイクリン，キノロン系に感受性がある。
  - 好中球機能に影響を及ぼすと考えられている Panton-Valentine ロイコシジンとの関連が示唆されている[31]。
- 危険因子として，MRSA 感染の既往，家庭内の MRSA 感染者との接触，男性と性交渉をもつ男性，兵士，アメリカ先住民，太平洋諸島の住民，静注薬物使用者，小児，格闘技選手，肥満，皮膚外傷，剃毛などがある。

診断
- 市中感染型 MRSA 感染症の臨床像は，蜂窩織炎から膿瘍，壊死性筋膜炎まで多彩である。
- 患者はクモや昆虫に刺されたことを自覚していることがあり，実際にこれが初感染であったと考えられる症例もある。
- 市中感染型 MRSA は，壊死性肺炎，骨髄炎，心内膜炎，敗血症の原因ともなる。

治療
- 膿痂疹の治療には局所療法を用いてもよいが(後述)，ムピロシン耐性が問題となる。

- 経口薬の第1選択として，クリンダマイシン300 mg 1日3回，もしくはST合剤かドキシサイクリン200 mg 1日2回，がある。
  - ST合剤の倍力価錠はトリメトプリム160 mgを含むが，10 mg/kg/日のトリメトプリムを分割投与する(例えば体重70 kgの患者では，倍力価錠を2錠で十分である。投与量は倍力価錠2錠1日3回を超えるべきではない)。
  - **ST合剤はレンサ球菌属には無効である。**
  - 市中感染型MRSAのクリンダマイシン耐性が広がりつつある。
- 重症感染症には経静脈的治療が必要である。
- 定期的な入浴，衣類・寝具・タオルの洗濯など，個人衛生の改善により再発を防ぐことができる。
- MRSA保菌者の除菌療法については議論がある。

膿瘍

- 皮膚膿瘍は，皮膚もしくは皮下の膿の集合であり，通常は複数の菌の混合感染である。病変部は圧痛と可動性があり，周囲に紅斑を伴う。
- 関連する病変として，癤，癰がある。これらは毛囊に形成される膿瘍である。癰は癤の癒合したものである。
- 小型の病変の治療は湿潤と温熱で十分であり，抗菌薬は不要である。これより大きい病変は**切開排膿**を要するが，5 cm未満の病変では抗菌薬は不要である。
- 大型の病変や再発性の場合は，切開排膿に加え抗菌薬が適応となる。
- 市中感染型MRSAの増加に伴い，クリンダマイシン300 mgの1日3回経口投与が行われることが多くなっている。

膿痂疹

- 膿痂疹 impetigo は，世界中でみられる表在性の皮膚感染症で，通常は夏季にみられ，小児に好発する。
- **β溶血性レンサ球菌，黄色ブドウ球菌**による表在性感染症である。
- 衛生状態が不良であると発症しやすい。
- 身体のすべての部位に発生しうるが，外傷の多い顔面と四肢に好発する。
- 病変は水疱を形成するものとしないものがあり，また単発・多発いずれもあり，典型的には滲出液は褐色～黄色透明である。
- **ムピロシンによる局所療法は経口投与と同様に有効であるが，ムピロシンに対する耐性に注意すべきである。**
- **経口薬の適応がある場合は，クリンダマイシンが第1選択である。**
- 膿痂疹の合併症は稀であるが，溶血性レンサ球菌感染後糸球体腎炎の報告もある。
- 合併症としてリウマチ性心疾患の報告はないが，その理由は不明である。

壊死性筋膜炎

- 壊死性筋膜炎 necrotizing fasciitis は比較的稀な感染症であるが，死亡および重篤化のおそれがある。
- 病態生理学的には，微小外傷後に感染巣が形成され，筋膜に沿って広がっていく。その広がり方は速く，下層の組織，とりわけ感染した組織の周囲は硬く触知する。
- **全身所見と，初期の抗菌薬治療に反応しないことが診断の鍵となる。**点状出血と，身体所見に釣り合わない痛みもよくみられる。
- **臨床的に疑うことがきわめて重要であるが，診断は外科的所見に基づく。**壊死性筋膜炎が疑われた場合は直ちに外科にコンサルトすることが必須である。
- 壊死性筋膜炎は複雑で長期の入院管理を要するので，治療の全体は本章の範囲を超える。

咬傷

イヌ・ネコ咬傷

- イヌ・ネコによる咬傷は感染症の原因となる。感染の危険因子として，咬傷後8時間以上の経過と穿刺創が深いことが挙げられる。
- 合併症として，膿瘍形成，敗血症性関節炎，骨髄炎，腱鞘炎があり，これらは穿刺創が原因で起こることが多い。
- **典型的な病原体**として，黄色ブドウ球菌，レンサ球菌属，*Pasteurella multocida*，*Eikenella corrodens*，嫌気性菌が挙げられる。
  - *Capnocytophaga* 属は，主として免疫抑制患者において重症化の原因となる。
- 創の洗浄とデブリドマンによる初期の管理は不可欠であり，より深部の外傷の検索が重要である[32]。
  - 創の一次閉鎖は一般に禁忌である。
  - ただし，顔面の創に関連する瘢痕や外観を損う傷は，一次閉鎖を要する場合がある。
- アモキシシリン・クラブラン酸 875 mg 経口1日2回が第1選択の治療である。
  - 治療は経験的に7〜10日間継続する。これは，適切な初期治療の後も**創の85%に病原体が潜伏している**ためである。
  - より重症の創に対しては，入院のうえアンピシリン・スルバクタムの静脈内投与を行う。第2選択としてシプロフロキサシンとクリンダマイシンの併用療法がある。
- 破傷風の予防接種を行うべきである。
- **狂犬病のおそれがある場合は，**狂犬病免疫グロブリンとワクチンの接種が不可欠である。地域の公衆衛生の専門家に相談すれば，管理について助言が得られるであろう。

コウモリ咬傷
- コウモリに咬まれた患者は一般に，狂犬病免疫グロブリンとワクチンによる狂犬病予防が必要である。
- 侵淫地域では，人が眠っている部屋でコウモリが発見された場合，咬まれた記憶も創もないことが多いので，狂犬病免疫グロブリンとワクチンを接種すべきである。
- コウモリ咬傷では一般に，経験的な抗菌薬の予防投与は不要である。

クモ咬傷
- クモ咬傷は過剰診断されることが多いが，局所の紅斑の鑑別診断に挙げるべきである[33]。
- カリフォルニア州ではクロゴケグモ(*Latrodectus mactans* と *L. hesperus*)が，米国南東部および中南部ではドクイトグモ(*Loxosceles reclusa*)が多くみられ，いずれも顕著な病変を形成しうる。
- **クロゴケグモ**　腹部の赤もしくは橙色の模様で見分けられる。
  - 重症の場合，ショック，痙攣，呼吸不全，筋攣縮を呈することがある。腹部の圧痛を伴わない硬直がみられることもある。
  - 治療は支持療法であり，破傷風の予防接種を行うべきである。
- **ドクイトグモ**　背部のバイオリン型の模様で見分けられる。
  - 咬傷部は典型的には痛みが強く，中央に明帯をもつ。
  - *Loxosceles* 属による感染症では，発熱，悪心，嘔吐，血小板減少，溶血がみられることがある。
  - 重症の組織壊死を合併すると外科的介入が必要となる。治療は主に支持療法であるが，抗ヒスタミン薬を用いてもよい。

ヒト咬傷
- ヒト咬傷の一般的な管理は，イヌ・ネコ咬傷と同様である。
- 握り拳上の創は，腱鞘炎を起こすことが多い。
- *E. corrodens* はヒト咬傷で頻度がより高いが，通常は口腔内細菌叢が主な原因である。
- ヒト咬傷後には経験的治療を行うべきであり，**アモキシシリン・クラブラン酸**が第1選択となる。
- 咬んだ時点で加害者の口腔内に出血を伴う創や病変があれば，B型肝炎，C型肝炎，梅毒，HIVの感染を考慮する。この状況でHIVの曝露後予防が適応となることは稀である。

真菌感染症

表在性真菌感染症

- 表在性真菌感染症のうち最も頻度の高いものは，*Malassezia* 属による**癜風**であり，角質層にみられる[34]。
- 皮膚擦過標本をKOHにより処理し検鏡することで診断が得られる。鑑別診

- **局所療法**には,硫化セレンを用いる(2.5%を7日間,以降は毎月1～3日ずつ計6カ月間)。もしくはケトコナゾール(2%)などの**抗真菌薬**が用いられ,最も安全な治療である。
  - 経口イトラコナゾール(1日200 mg,5～7日間)もしくはフルコナゾール(400 mg単回)が必要となることもあるが,副作用に留意すべきである。
- **砂毛症**は,*Piedraia hortae*(黒砂毛)もしくは*Trichosporon*属(白砂毛)による毛幹の感染症である。
  - 毛髪に軟らかい結節を形成する。
  - この病変に対する最良の治療は,感染部位の剃毛である。剃毛できない場合は抗真菌薬による局所療法が有効である。

白癬と爪真菌症

- 白癬 tinea と爪真菌症 onychomycosis は,皮膚の真菌感染症として最も頻度が高く,原因としては**皮膚糸状菌**(*Trichophyton*属)が多い。この真菌は単独では重症化することは稀であるが,重症化する際の中心的な病巣となることがある。
- 白癬は,部位により名前がつけられており,足白癬(athlete's foot),股部白癬(jock itch),頭部白癬(scalp ringworm),体部白癬(ringworm),顔面白癬,白癬性毛瘡,爪白癬などがある。
  - 症状として,疼痛と瘙痒感を伴う軽度の炎症を呈する。
  - 病変の境界が最も炎症が強く,中心部に病変がみられないことも多い。
  - 足白癬は通常,趾間部から始まり,足背や足の側面に広がることもある。皮膚は裂け目を生じ,柔らかくなる。
  - **爪白癬**は,よくみられる爪の皮膚糸状菌感染症である。爪は厚くなり変色する(白色,黄色,褐色)。
- 一般に,皮膚擦過標本を鏡検して真菌が確認できれば診断される。
  - 感染した毛髪の同定に,紫外線ランプが有用なことがある。
  - 真菌培養も有用なことがある。
- 白癬,爪真菌症の治療については39章に詳述する。

スポロトリクス症

- スポロトリクス症 sporotrichosis は,*Sporothrix schenckii*によって引き起こされる皮下の感染症で,結節性,膿疱性の皮膚病変を呈する。
- この真菌は腐敗する植物に存在し,感染は園芸と関連することが多い。
- 潰瘍は有痛性と無痛性の場合がある。リンパ管に沿って線状に広がる局所リンパ節腫脹と二次性潰瘍を形成する。
- 肺病変は稀である。
- 皮膚生検と培養により診断される。
- 病変が致死的となることは稀であるが,通常は治療適応となる。

- 経口イトラコナゾール(200 mg 内用液を1日1回，3～6カ月間)が，ヨウ化カリウム(1～2錠を1日3回，3～6カ月間)に取って代わるようになった。
- 肺病変は進行性であり，より強力に治療すべきである。

カンジダ症

- 通常，*Candida* 属は消化管内に存在し，膀胱カテーテル，喀痰，皮膚，女性生殖器から頻繁に検出される。
- その分離は必ずしも真の感染を意味しない。
- *Candida* 属による感染症は，皮膚感染から重症の全身性感染まで多岐にわたる。
- 以下，外来で高頻度に遭遇する感染症に焦点を絞って述べる。

カンジダ尿
- カンジダ尿は高頻度にみられるが，**臨床的に意義のあることは稀である。**
- 以前の抗菌薬投与歴，泌尿器科的操作がカンジダ尿の危険因子である。
- **治療は困難な場合もあり，特定の適応がある場合にのみ行うべきである。** 無治療であっても健康な患者ではカンジダ尿は一般に自然消失する。
- 治療対象となるのは，症候性の患者(例えば排尿困難)，好中球減少時，移植患者，泌尿器科的操作を受けている患者である。
- カンジダ尿は，より重症の患者では播種性感染の前兆となることに留意する[35]。
- フルコナゾール 200 mg を1日1回，7～14日間投与することにより，カンジダ尿の期間が短縮する。**アムホテリシン B が必要となる場合もある。**
- **エキノキャンディン系抗真菌薬は泌尿器へ移行せず，使用すべきでない。**

口腔カンジダ症
- 鵞口瘡は免疫不全患者，糖尿病患者，抗菌薬や吸入ステロイドを投与されている患者，および小児に高頻度にみられる。
- 鵞口瘡は，舌と頬粘膜に白苔状の斑点を呈し，剥がすと出血性の発赤を残すことがある。
- 食道カンジダ症は口腔カンジダ症と独立して発症することもあり，強い嚥下痛を呈する。
- 培養が必要となることもあるが，誤って解釈されやすく，一般には臨床診断で十分である。
- **クロトリマゾール**トローチ(10 mg 1日5回)や**ナイスタチン**(10万単位/mL を4～6 mL，1日4回)による局所療法が一般に有効である。
- 再発性の場合は経口**フルコナゾール**(100 mg 1日1回，7～14日間)が必要になることがあり，食道カンジダ症にはより高用量(200～400 mg 1日1回)が適応となる。

カンジダ腟炎
- カンジダ腟炎は，糖尿病患者，最近の抗菌薬投与歴のある患者，および妊婦で高頻度にみられる。
- 経口避妊薬もこの真菌の定着のリスクを増大させ，再発性の場合は経口避妊薬の中止を要する場合もある。
- 症状として，排尿痛，腟分泌物，外陰部発赤を呈する。
- 腟分泌液の鏡検で酵母様真菌が認められれば診断の補助となる。
- 合併症のない場合は**局所療法**(例えば，ナイスタチン，ミコナゾール，クロトリマゾール，テルコナゾール)で十分である。
- **フルコナゾール** 150 mg 単回投与も適応となる。より高価であるが，多くの患者にとってこのほうが簡便である。

ヒストプラスマ症

一般的事項
- ヒストプラスマ症 histoplasmosis は *Histoplasma capsulatum* によって引き起こされる。世界中にみられ，米国では主としてオハイオ川とミシシッピ川渓谷でみられる[36]。
- 急性感染症は通常は1カ月以内に収束し，肺に石灰化した結節を残して治癒する。
- 急性感染症は播種性となることがあり，縦隔の線維化，関節炎・関節痛，肝合併症，結節性紅斑などの合併症を起こしうる。
- 臨床的改善は細胞性免疫によると考えられる。

診断
- 病理組織学的所見，培養，もしくは補体結合法による抗体価の上昇によって診断される。
- 播種性感染症および AIDS 患者では尿中抗原が有用である。

治療
- 軽症〜中等症の場合，通常は治療は不要である。
- 症状が持続する場合は治療を要する。**イトラコナゾール**内用液 200 mg を1日3回，3日間投与し，以降は1日1回，6〜12週間投与する。
- 重症の場合は**アムホテリシン B** による初期治療を要する。
- 慢性の空洞性病変に対してはイトラコナゾールによる長期治療が必要で，その際は薬物濃度をモニタリングする。

ブラストミセス症

一般的事項
- ブラストミセス症 blastomycosis は，二形性真菌の *Blastomyces dermatitidis* によって引き起こされる[37]。

- 米国では南東部，中南部のほか，五大湖地方，セントローレンス川流域でよくみられる。
- 環境中の分生子の吸入により感染が成立する。
- 急性感染の症状はインフルエンザや肺炎に類似する。
- 無症候性の場合もあり，腫瘍性病変を形成することから，結核や悪性腫瘍と紛らわしいこともある。
- 肺外では骨，皮膚，尿生殖器に症状がみられることがある。
- 皮膚病変が唯一の感染所見である場合もあり，上肢や顔面の疣状隆起を呈する。

診断
- 診断は生検標本からの原因真菌の分離による。
- 病理組織学的所見から推定可能であり，古典的な**基底の広い発芽性の酵母様真菌**がみられる。
- 血清学的検査は不確実であり，補助的な役割にとどまる。

治療
- ブラストミセス症の死亡率は，治療により90％以上から10％未満まで減少した。
- 軽症〜中等症の場合は**イトラコナゾール**（200〜400 mg/日を最低2カ月間）により治療可能である。ほとんどの患者は6カ月以上の治療が必要である。
- 重症の場合は**アムホテリシンB**による長期治療が必要であるが，軽快後はイトラコナゾールへ変更してもよい。
- イトラコナゾールは吸収されにくいので，薬物濃度のモニタリングを考慮する。
- 錠剤よりも内用液のほうが吸収に優れているが，食物と同時もしくは酸性飲料を飲んだ後に服用する必要がある。

コクシジオイデス症

一般的事項
- コクシジオイデス症 coccidioidomycosis は，渓谷熱 valley fever として知られ，*Coccidioides immitis* や *C. posadasii* によって引き起こされる。
- 米国南西部の風土病であるが，世界各地にもみられる[38]。
- 曝露の1〜3週間後，細菌性肺炎との鑑別が困難な症状で急性発症し自然軽快するが，より長期の倦怠感を訴える患者もいる。
- 急性の自然軽快する病態を呈する患者は，上気道感染によく似た症状を訴えることもある。
- 一部の患者では慢性化したり肺結節を形成することがある。
- 合併症として中枢神経，皮膚，骨への播種がある。多形紅斑や結節性紅斑に類似した皮疹を呈することもある。
- 免疫抑制患者では潜伏感染と再活性化が起こる可能性がある。

診断
- 非浸淫地域の患者では渡航歴が診断の助けとなる。
- 診断は肺由来の検体の**培養**で病原体を検出することによる。
- コクシジオイデス症の病原体は CDC による「指定物質 select agent」の 1 つなので，本症が疑われる患者で培養をしてから治療を始める場合には，微生物検査室にその旨を通知すべきである。
- **血清学的検査**も診断に非常に役立ち，他の真菌感染症の場合よりも結果の信頼性が高い。
- 胸部 X 線写真で，多発性の結節と肺門のリンパ節腫脹が認められる。

治療
- 健康な人の急性感染は，必ずしも治療が必要とは限らない。
- 免疫抑制患者，糖尿病患者，基礎に心肺疾患がある患者は，治療が必要である。
  - **イトラコナゾールかフルコナゾール 200〜400 mg/日**を 3〜6 ヵ月間投与する。
  - 重症例や妊婦では，**アムホテリシン B** を選択する。

クリプトコックス症

一般的事項
- クリプトコックス症 cryptococcosis は，世界中の土壌に存在する酵母様真菌である *Cryptococcus neoformans* によって引き起こされる[39]。
- *Cryptococcus* 属にはほかにも複数の種があるが，ヒトに感染するものは稀である。
- 芽胞を吸入することにより感染する。
- 肺感染では，咳，発熱，呼吸困難，肺の多発性結節性陰影を呈する。
- 妊婦では肺病変を伴って複雑な経過をたどることがある。
- *C. neoformans* は中枢神経系に拡散する傾向がある。
- 髄膜炎を起こすことが多いので，肺病変を呈する患者のすべてに腰椎穿刺を行い中枢神経系の評価を行う。
- 中枢神経系が障害されると多彩な症状を呈するが，一般的にすべての患者は強い頭痛を訴える。
- 免疫抑制状態は播種の重要な危険因子である。

診断
- 血清か脳脊髄液の**培養**もしくは**クリプトコックス抗原**陽性で診断される。
- 最近ではこれらの検査に代わって，墨汁検査で真菌細胞の莢膜を同定することで診断されることが多い。
- 腰椎穿刺をする場合，頭蓋内圧低下を避けるために初圧が 50％以上低下しないようにする。

治療

- 肺病変に対しては**フルコナゾール** 200〜400 mg/日を 6〜12 カ月間投与する。第 2 選択薬はイトラコナゾールである。
- 播種性クリプトコックス症の治療は感染症専門医と協力して行う。
  - **アムホテリシン B とフルシトシン**が第 1 選択薬で，引き続いてフルコナゾールによる長期治療を要する。

結核

活動性結核

一般的事項

- 多剤耐性結核菌(MDR-TB)の拡大と超多剤耐性結核菌(XDR-TB)の出現を背景に，あらためて結核対策に対する関心が高まっている。
- 結核 tuberculosis は，結核菌 *Mycobacterium tuberculosis* によって引き起こされる全身性の感染症である。
- 臨床像として肺結核の頻度が最も高いが，リンパ節炎，尿生殖器結核，骨髄炎，髄膜炎，腹膜炎，心内膜炎，粟粒結核もみられる。
- 結核は衰弱した患者や免疫不全患者(アルコール症，AIDS など)に，より多く発症する。
- 結核の有病率は，アジア，アフリカ，太平洋諸島，ラテンアメリカからの移民で最も高い。

診断

- 確定診断は，喀痰，無菌部位からの体液，尿，組織の **PCR 法**もしくは**培養**によってなされる。
- 培養陰性の場合，治療に対する反応が診断根拠となる。
- 培養陽性の場合，全例で感受性検査を行う。
- 検体用の喀痰は，日をかえて 3 回，早朝に採取する。
- 痰の喀出が困難な小児では胃液の吸引でもよい。
- 抗酸菌塗抹染色が陽性であれば結核が示唆されるが，PCR 法もしくは培養により確定すべきである。
- 入院患者は，結核の可能性が否定されるまで，陰圧個室に収容する。
- 活動性結核の評価目的での入院は，患者が信頼でき，家庭環境が整っており，N95 マスク装着の指示を守っていれば，不要である。

治療

- 治療は専門家の助言を得て行い，治療開始時には入院，患者教育，陰圧隔離を行う。
- 治療ガイドラインは，米国胸部学会(www.thoracic.org)と米国感染症学会(www.idsociety.org)から入手できる。
- 結核症例はすべて地域の保健所に報告し，接触者の特定と，直接監視下治療 directly observed therapy(DOT)を施行できるようにする。

- 薬物耐性の出現を考慮すれば**初期の多剤併用療法は治療の基本**であり，抗酸菌の1世代の長さ(20時間以上)のため，拡大治療が必要である。
- 初期治療には，**イソニアジド**5 mg/kg/日(最大300 mg/日)，**リファンピシン**10 mg/kg/日(最大600 mg/日)，**ピラジナミド**15〜20 mg/kg/日(最大2 g/日)，**エタンブトール**15〜20 mg/kg/日，を用いる。
  - 毒性を最小限に抑えるため，ピリドキシン(10〜50 mg/日)を併用すべきである。2〜8週間の初期治療後は，間欠的治療も可能である。
  - 感受性検査の結果が確認され，8週間の初期治療を終了した後は，薬物耐性がなければイソニアジドとリファンピシンのみへ縮小可能である。
  - すべての患者に対してDOTが強く推奨され，間欠的治療はDOTなしに行うべきではない。
  - 治療効果判定として，喀痰検査を2週間ごとに行い，培養が陰性化するまで継続する。
  - 標準的な治療期間は6カ月である。空洞性病変を伴い，治療開始2カ月後の時点で培養陽性の患者は，治療を9カ月間継続する。
- 多剤耐性および超多剤耐性結核菌の治療には専門家が必要である。
- 肺外結核は一般的には肺結核と同じようにして治療可能であるが，結核性髄膜炎と骨結核は1年間の治療が必要である。
- 髄膜炎，心内膜炎などの致死的な合併症に対しては，副腎皮質ステロイド治療が必要になることがある。
- 免疫抑制患者は同様のレジメンで治療可能であるが，より長い治療期間が必要となる場合がある。
  - HIV陽性患者では，病態と薬物相互作用が複雑であるため，HIVと結核の同時感染の専門家から助言を得て治療する必要がある。

潜在性結核

スクリーニング
- 潜在性結核のスクリーニングは，ツベルクリン皮内反応(PPD, Mantoux testとしても知られる)もしくはインターフェロンγ放出試験により行われる。
- ツベルクリン皮内反応かインターフェロンγが陽性で，かつ活動性結核が否定的である場合は，潜在性結核感染latent tuberculosis infection(LTBI)が示唆される。
- 現在のスクリーニングは，LTBIの最高リスク群もしくは結核のリスクを増加させる臨床的背景のある群に絞ってツベルクリン皮内反応検査を行うことが重要である。
  - これらの集団は年齢にかかわらず治療により利益を受ける。結核の感染リスクの低い群では検査は推奨されない[40]。
- **ツベルクリン皮内反応陽性の基準**を以下に示す[41]。
  - **硬結5 mm**：HIV陽性者，結核患者との接触歴が明らかな者，結核の典型的な胸部X線所見を示す患者，臓器移植患者やその他の免疫抑制患者(プ

レドニゾン 15 mg/日相当以上を 1 カ月以上投与されている患者)。
- **硬結 10 mm**：最近(5 年以内)侵淫地域から移住した者，静注薬物乱用者，高リスクの集団施設の居住者および職員(ホームレス宿泊所，刑務所，老人施設，病院，その他の高齢者もしくは AIDS 患者の長期療養施設)，抗酸菌検査技師，慢性疾患の患者(珪肺，糖尿病，末期腎不全，白血病，悪性リンパ腫，吸収不良，低体重)，4 歳未満の乳幼児，高リスクの成人と接触歴のある小児および若年者。
- **硬結 15 mm**：有病率の高い集団に属さない者(そのため検査は不要とされた者)。

潜在性結核感染の治療

イソニアジド 5 mg/kg/日(最大 300 mg)と**ピリドキシン**(10〜50 mg/日)を **9 カ月間**投与する。年齢にかかわらず以下の患者が対象となる。

- 前回は陰性であったツベルクリン皮内反応の，2 年以内の陽性化(10 mm 以上の増大)
- ツベルクリン皮内反応陽性で，かつ以下に示すような活動性結核を発症するリスクの高い者
  - 最近(5 年以内)有病率の高い地域から移住した者
  - 静注薬物乱用者
  - 珪肺，糖尿病，HIV・AIDS，末期腎不全の患者
  - 血液，リンパ網内系，頭頸部，肺の悪性腫瘍患者
  - 急速な体重減少や慢性の低栄養を伴う病態
  - プレドニゾン 15 mg/日相当以上の長期の免疫抑制療法を受けている患者
  - ツベルクリン皮内反応 5 mm 以上で，活動性結核の患者が家族もしくは濃厚接触のある者の中にいる
- 結核の高リスク群と接触があるがツベルクリン皮内反応陰性の場合(特に小児)は治療すべきであるが，10 週後に再検査して陰性であれば治療は終了してよい。
- ツベルクリン皮内反応陰性で治療を受けていない接触者は，10 週後に再検査すべきである。
- 食欲不振や悪心が出現した場合はイソニアジドの内服を中止し受診する必要があることを，すべての患者に説明する。
- 1 回に 1 カ月分を超える治療薬を処方してはならない。
- イソニアジドを処方されているすべての患者に対し，結核の症候について月 1 回の経過観察を行う。
- 肝毒性のリスクのある患者(例えば，肝の基礎疾患，毎日の飲酒，HIV，妊娠中・分娩後，潜在的に肝毒性のある他の薬物の使用)では，トランスアミナーゼ値を月 1 回測定し，症候性であれば基準上限の 3 倍以上，無症候性であれば 5 倍以上でイソニアジドを中止する。
- 代替治療として以下の方法がある。
  - DOT で，イソニアジド 900 mg を週 2 回投与。
  - 薬物相互作用に注意し，リファンピシン 600 mg/日を 4 カ月間投与。

- ■ リファンピシンとピラジナミド併用2カ月間投与は，重度の肝毒性のリスクがあるため現在では推奨されない。
- 多剤耐性もしくは超多剤耐性結核菌への曝露後の潜在性結核の治療は複雑な問題であり，結核の専門家の助言のもとで行うべきである。代替薬による6〜12カ月の治療から，リスクの低い患者での経過観察まで，さまざまな選択肢がある。

ダニ媒介性疾患

- 米国で頻度の高いダニ媒介性疾患として，**エールリヒア症，アナプラズマ症，ライム病，ロッキー山紅斑熱，バベシア症**がある。それぞれの疾患は，ダニの分布によりさまざまな地域で流行がみられる。
- 疾患の分布と患者の侵淫地域への旅行歴を知ることは診断のために重要である。
- 早期に診断されれば合併症は比較的軽度であるが，診断が遅れると深刻な合併症や死亡を招くことがある[42]。
- 米国には，ほかにも以下のようなダニ媒介性疾患がある。
  - ■ **コロラドダニ熱** 木ダニ *Dermacentor andersoni* によって伝播するコルチウイルス感染症である。
  - ■ **ダニ媒介回帰熱** *Omithodoros* 属のダニによって伝播する *Borrelia* 属感染症である。
  - ■ **野兎病** ダニを介して *Francisella tularensis* に感染することで起こるが，ダニはこの微生物が侵入する多くの経路のうちの1つである。米国人はこの経路で感染することが最も多い。
  - ■ **ダニ麻痺** 微生物の感染ではなく，ダニの唾液に含まれる神経毒によって引き起こされ，多くの種のダニが原因になるとされる。
- **Southern tick-associated rash illness** は，ライム病に酷似するものの，ライム病が稀な地域に発生する。証明されてはいないものの，一つ星ダニすなわち *Amblyomma americanum* によって伝播する *Borrelia lonestari* が原因と推測されている。病名と異なり，大西洋沿岸中部や中西部でも発生する。診断的検査は現在のところ存在しない。
- ダニ媒介性疾患は春から秋にかけて好発するが，年間を通じて発生がみられる。

ライム病

一般的事項

- ライム病 Lyme disease は *Borrelia burgdorferi* によって引き起こされる。世界の他の地域では，原因となる微生物がほかにもある。
- ライム病は 1970 年代にコネティカット州で最初に発見され，小規模な感染は**米国北東部と中北部**(主にウィスコンシン州)にみられる。
- ライム病は，ダニの一種 *Ixodes scapularis* によって伝播する。齧歯類と鹿

も病原体を保持している。
- 急性型の頻度が高いが、治療しないと、より慢性の病態が引き起こされることがある。
- ライム病を適切に治療した後の慢性・再発性の主観的な全身症状(疲労感、倦怠感、頭痛、関節痛、筋痛、集中力低下など)を、ライム病後症候群という。これは感染が持続していることを示唆するものではない[43]。

診断
- ライム病急性期の診断は、ダニへの曝露と臨床像が中心となる。
  - 多くの患者はダニに咬まれたことを覚えていない。そのため、既知のダニ咬傷は診断に必須ではない。
- **急性型**は、ダニへの曝露から7〜10日後に発生する**慢性遊走性紅斑** erythema chronicum migrans(ECM)と呼ばれる皮疹が特徴的である。
  - この皮疹には古典的には中央に明帯があるが、必ずみられるわけではない。
  - 慢性遊走性紅斑に加え、発熱、全身症状、リンパ節腫脹を合併することもある。
  - 治療しないと、顔面神経麻痺、心筋浸潤、関節炎などの合併症を生じる。
- **慢性型**(すなわち、過去に治療されていない)は、心ブロック、慢性少数関節炎、亜急性脳症、軸索性多発ニューロパチーなどを呈する。
- ライム病に矛盾しない臨床像を呈する患者ではELISA法が適切な検査となるが、**偽陽性の頻度が高い**。血清学的検査は、適応を考慮せずに「スクリーニング検査」のように用いるべきではない。
  - ELISA法で陽性であった場合、ウェスタンブロット法による確認が必要である。
  - 血清学的検査のみで診断をくだすべきではない。
  - 慢性遊走性紅斑の出現時には多くの患者は血清学的に陰性であり、免疫反応が適切に発現するのは、もっと後の播種早期であることが多い。
  - 早期に抗菌薬を投与することでセロコンバージョンが阻止される場合がある。
- 培養が適応となることは稀である。

治療
- **急性型の治療の第1選択はドキシサイクリン**(100 mg経口1日2回、14日間)である。治療により晩期の症候を予防し早期の回復が可能となる[42]。
- ドキシサイクリンには、*Anaplasma phagocytophilum*(後述)の治療にも有効であるという利点がある。
- 代替薬としてアモキシシリン、セフロキシムが挙げられる。
- 初期にJarisch-Herxheimer反応を呈する患者もいる。
- 髄膜炎や心炎のある患者は、より強力な治療が必要である。
- 未治療の慢性型ライム病に対しては、ドキシサイクリンの28日間投与が適切である。
- ライム病後症候群の管理と治療については大いに議論の余地があるが、抗菌

薬は有効でないと考えられる[43]。

ロッキー山紅斑熱

一般的事項

- ロッキー山紅斑熱 Rocky Mountain spotted fever は **Rickettsia rickettsii** によって引き起こされる。
- R. rickettsii は米国のロッキー山脈北部で最初に分離されたが，ロッキー山紅斑熱は米国の大西洋沿岸および中南部で最も有病率が高い。
- イヌダニ Dermacentor variabilis によって伝播される[42]。
- ダニへの曝露後5〜7日で発症する。

診断

- 診断は臨床症候によるところが大きい。
- 患者は皮疹と発熱を呈する。
  - 皮疹は典型的には，症状出現後3〜5日目に斑状丘疹として(その後，点状となる)四肢に現れてくる。しばしば手掌，足底にも出現し，体幹部に向けて拡大する。
  - 皮疹の出現前に，顕著な全身症状(発熱，疲労感，倦怠感，関節痛，筋痛，頭痛，食欲不振，悪心，嘔吐など)を呈することがある。
  - 特徴的な皮疹を呈さない患者も少数みられる。
- 上記の症状とダニ曝露の病歴があれば治療を開始するのに十分である。
- 治療しないと，髄膜播種，呼吸不全，腎不全などの重篤な病態が生じうる。
- **急性期と回復期の血清学的検査**により診断は確実となる。
- 皮膚病変の直接蛍光抗体法は診断に役立つ。
- その他の異常所見として，トランスアミナーゼ値の上昇，白血球減少，血小板減少がある。いずれもエールリヒア症とアナプラズマ症でも認められるため，鑑別は困難である。
- PCR法は開発途上である。

治療

- 早期に(しばしば皮疹の出現前に)治療を開始することで，全体的な死亡率は低下する。
- 本症を疑った場合は直ちに**ドキシサイクリン**(100 mg 経口1日2回)を開始すべきである。
- 重症の患者は入院を要する。

エールリヒア症，アナプラズマ症

一般的事項

- ヒト顆粒球アナプラズマ症 anaplasmosis は **A. phagocytophilum** によって引き起こされ，Ixodes 属のダニにより伝播される。米国北東部で多くみられ，

エールリヒア症よりは頻度が高い。
- ヒト単球エールリヒア症 ehrlichiosis は ***Ehrlichia chaffeensis*** によって引き起こされ，一つ星ダニすなわち *A. americanum* によって伝播する。米国中南部，南東部，大西洋沿岸中部で発生するが，その他の地域からの報告も数例ある。
- *E. ewingii* による稀なヒト顆粒球エールリヒア症が報告されており，その多くは免疫不全(例えばHIV)患者である。
- 免疫不全患者では，感染はより重度になるようである。
- アナプラズマ症とライム病の同時感染も起こることがある[43]。
- これら2種類の病原体による疾患は比較的類似しており，その違いが詳しくわかってきたのは，つい最近のことである。

診断
- 臨床像は多彩で，無症候性の場合もある。
- 症候性の場合は，ダニへの曝露後に非特異的な発熱性の病態を呈する(疲労感，倦怠感，筋痛，頭痛など)。
- **皮疹の頻度はロッキー山紅斑熱に比べ格段に低い**。特にヒト顆粒球アナプラズマ症では頻度が低い。
- 神経学的症候がみられることもある。
- 重篤な合併症として，痙攣，昏睡，腎不全，呼吸・循環不全のほか，全身性炎症反応症候群に類似した臨床像が挙げられる。
- 検査所見として**血小板減少，白血球減少，トランスアミナーゼ値上昇**を呈することが多い。ただし，いずれもロッキー山紅斑熱でも認められる。
- 診断は**急性期と回復期の血清学的検査**によって確定する。
- **PCR法**も可能であり，抗菌薬投与開始前に行えば，感度・特異度は十分に高い。
- 病原体は典型的にはマクロファージ内にみられるため，末梢血塗抹標本で細胞内に桑実状の構造がみられれば診断の補助となる。

治療
- **ドキシサイクリン 100 mg 経口 1日2回 10日間投与**が治療の柱であり，鑑別診断として頻度の高いロッキー山紅斑熱および併存している可能性のあるライム病に対しても有効である。
- 患者は治療に速やかに反応するはずである。
- より軽症のアナプラズマ症では，代替薬としてリファンピシン(300 mg 経口1日2回)を用いてもよいが，バベシア症やライム病が同時感染している場合には効果がないので注意する[43]。

バベシア症

一般的事項
- バベシア症 babesiosis はマラリアに類似し，赤血球内寄生性原虫である

Babesia microti によって引き起こされ，米国北東部にみられる。*I. scapularis* により伝播する。
- 輸血も感染経路の1つである。
- 症例は米国全土でみられる。興味深いことに，バベシア症はヨーロッパでは無脾患者に起こるのに対し，米国では脾臓に問題のない患者に起こる(米国でも重症例は無脾患者である)[42,43]。
- 免疫正常な感染者の大多数は無症候性である。
- 免疫抑制状態もしくは無脾患者では重症化することがある。
- ライム病やエールリヒア症の同時感染の可能性も検討する。

診断

- 症候性の患者では，ダニへの曝露から1週間後に発熱，倦怠感，頭痛が出現する。
- 重症の溶血性貧血，腎不全，血圧低下を起こす患者もいる。
- 肝脾腫がみられることもある。
- 検査所見として，溶血を反映した所見(貧血，赤血球形態異常，LDH値上昇，ハプトグロビン値低下など)，血小板減少，トランスアミナーゼ高値，ビリルビン高値が挙げられる。
- 血液塗抹標本で輪状の構造物が同定されれば診断できる。
- 血清学的検査も有用である。

治療

- 第1選択はアトバコン(750 mg 経口 12時間ごと)に加えてアジスロマイシン(初回 500〜1,000 mg，以降 250 mg/日経口)もしくはクリンダマイシン(300〜600 mg 8時間ごと)を，7〜10日間投与する[42,43]。
- 重症例ではキニーネにクリンダマイシンを併用する。キニーネ中毒を含む副作用を慎重に観察する必要がある。

不明熱

- 不明熱 fever of unknown origin の古典的定義は，1961年の Petersdorf と Beeson の論文[44] による。
  - 体温が 38.3°C を上回ることが複数回，3週間以上にわたり続き，1週間入院しても診断が確定されないもの，とされる。
  - 医療供給体制の変化を考慮し，入院期間については厳密でなくなっている。
- このような状況で正確な診断をくだすのは困難なこともあるが，**最も重要なことは，過剰な検査や不要な検査，そして経験的抗菌薬治療を避けることである**。これらはいずれも誤った判断の原因となり患者の状態を悪化させる可能性がある。
  - **急性の病態でない限り経験的抗菌薬治療を急ぐ必要はなく**，患者を安心させることが必要である。
- 一連の症例報告によれば 200 を超える原因がある。不明熱のより頻度の高

い原因を評価するための系統的アプローチが重要であり，Mouradらによりアルゴリズムが提唱されている[45]。
- 不明熱の原因は以下の3種類に分類されることが多い。

悪性腫瘍
- 発熱の原因となる悪性腫瘍として最も頻度が高いのは，おそらく悪性リンパ腫である。
- 白血病，腎細胞癌も頻度が高いとされる。
- このため，胸腹部・骨盤部CTが有用と考えられる。
- さらに，骨髄生検も検討する。

結合組織疾患，血管炎
- 種々の自己免疫疾患も不明熱の原因になるとされている。
- 関節リウマチと全身性エリテマトーデスは不明熱の原因として頻度が高く，抗核抗体とリウマトイド因子によるスクリーニング検査が適応となることが多い。
- CT検査により，生検可能な部位について手がかりが得られることがある。

感染症
- 不明熱の原因となる感染症は非常に多い。
- 結核は評価の初期に否定すべきである。
- 亜急性心内膜炎も頻度の高い原因の1つである。
- 血液培養の検体は，抗菌薬治療を開始する前に無菌的手技により複数回採取する。
- 心臓の疣贅の評価には心エコー検査が有用である。

その他
- すでに投与されている薬物が発熱の原因であることも多い。
- 重要でない薬物は中止すべきである。
- 発熱の原因として血栓症も頻度が高く，下肢のDopplerエコー法が有用である。

免疫不全

- HIV感染以外の免疫不全患者における感染症はかなり複雑であり，本項で網羅することはできない。
- 本項では，この集団において頻度の高い感染症の概略と，成人においてどのようなときに免疫不全を疑うべきかを述べる。
- 実質臓器移植もしくは骨髄移植を受けた患者の多くは移植チームの綿密な監視下におかれる。とりわけ極度に衰弱し複雑な時期は監視が重要で，移植後1年間に及ぶこともある。
- 多くの疾患は専門家により，もしくはその助言に基づいて管理される。重篤

な病態は進行が速く,入院治療を要することが多い。

抗 TNF 薬

- 種々の自己免疫学的病態の制御において,免疫調節療法が一般的となっている。
- TNF(腫瘍壊死因子)は,疾患の制御における主要なサイトカインであるが,その異常が炎症性疾患の病態生理に関与していると考えられている。
- TNF は,ナチュラルキラー細胞と CD8 陽性リンパ球を活性化することにより,その効果を発揮すると考えられる。
- 重症感染症を,抗微生物療法もしくは入院管理を要する感染症,と広く定義すれば,抗 TNF 薬を投与されている患者ではプラセボ群と比べ重症感染症が 2 倍起こりやすいことが,Bongartz らにより報告されている[46]。
- 抗 TNF 薬を投与されている患者で最も懸念される感染症は,結核の再活性化である。
    - 抗 TNF 薬の投与を開始する前にツベルクリン皮内反応を調べるべきである。
    - ツベルクリン皮内反応が 5 mm 以上の場合は,抗 TNF 薬の投与を開始する前に,(活動性結核を否定した後)潜在性結核に対する治療を開始するべきである。
    - 潜在性結核の治療を完了するまで抗 TNF 薬の投与を延期する必要はない。

原発性免疫不全症

- 原発性免疫不全症 primary immunodeficiency は,臨床医にとって診断の困難な病態の 1 つである。本症は臨床像が曖昧であることが多く,見逃される頻度が高い。加えて,その複雑さと多様性を完全に理解することは難しい。
- 月 1 回の免疫グロブリン静注療法のような単純な治療により,患者が感染症に罹患する回数を減らせることが多い[47]。

B 細胞機能および抗体産生の異常
- B 細胞機能および抗体産生の異常は比較的頻度が高い。
- 典型的には,副鼻腔・肺感染症の反復を呈する。
- その他の特徴的な臨床像として,サルコイドーシス様の病態,ウイルス性髄膜炎の反復,自己免疫性血球減少,気管支拡張症,慢性腸炎が挙げられる。
- 莢膜を有する病原体(レンサ球菌など)による感染の反復も診断契機となる。
- 原発性 B 細胞機能異常は,ワクチンに対する反応不良の原因となる。
- 成人における原発性免疫不全症として最も重要な疾患は,**分類不能型低 γ グロブリン血症**(分類不能型免疫不全症 common variable immunodeficiency)と考えられる。その病因は種々の B 細胞分化異常と種々の程度の T 細胞機能異常である。

- この疾患群にはほかに，**IgA 欠損症**(比較的頻度が高い)，高 IgM 症候群，Good 症候群，IgG サブクラス欠損症(比較的無症状であることが多い)がある。
- これらの病態を疑う場合は免疫グロブリン値の単純なスクリーニングが有用である。
- もしくは，免疫グロブリンサブセットや特定のワクチンに対する反応を検査することにより，診断の輪郭をはっきりさせることができる。
- 月1回の免疫グロブリン静注療法により，感染症の反復回数を減少させることが可能となる。

補体欠損症

- 補体欠損症は，それほど頻度は高くない。成人期に診断されることもある。
- 患者は反復性または重症の *Neisseria* 感染症，もしくはループス様の臨床像を呈する。
- C1 エステラーゼ欠損症は，遺伝性血管浮腫として知られる。
- マンノース結合レクチン(補体系の構成成分の1つ)欠損症は，HIV 感染，分類不能型低γグロブリン血症，化学療法後など種々の素因に合併する。
- これらの病態のスクリーニングとしては総補体価の測定が有用である。正確な診断のためには，より詳細な検査が必要となることもある。

その他の免疫不全症

- 成人でも，アデノシンデアミナーゼ(ADA)欠損症，Job 症候群(高 IgE 症候群)，慢性肉芽腫症，白血球接着不全症など，通常は小児期に診断される免疫不全症を呈することがある。
- これらの臨床像はきわめて多彩である。
- 化膿性膿瘍の反復が診断契機となることがある。
- HIV 陰性であっても，日和見感染症を起こした場合は追加検査を考慮する。
- リンパ球・好中球機能検査は，サイトカイン産生異常や酸化的破壊を容易に同定し免疫不全症を明らかにすることができるので，必要になる場合がある。
- これらの疾患を除外するうえで，年齢は絶対的な要素ではない。
- 抗酸菌や *Salmonella* 感染の反復は，インターフェロンγの欠損を疑う契機となる。この種の遺伝学的異常はきわめて稀である。

(藤川 祐子)

文 献

1. Avorn J, Solomon DH. Cultural and economic factors that (mis)shape antibiotic use: the nonpharmacologic basis of therapeutics. *Ann Intern Med* 2000;133:128-135.
2. Piccirillo JF. Acute bacterial sinusitis. *N Engl J Med* 2004;351:902-910.
3. Snow V, Mottur-Pilson C, Hickner JM. Principles of appropriate antibiotic use for acute sinusitis in adults. *Ann Intern Med* 2001;134:495-497.
4. Fokkens W, Lund V, Bachert C, et al. EAACI position paper on rhinosinusitis and nasal polyps executive summary. *Allergy* 2005;60:583-601.
5. Hamilos D. Chronic sinusitis. *J Allergy Clin Immunol* 2000;106:213-227.
6. Ah-See KW, Evans AS. Sinusitis and its management. *BMJ* 2007;334:358-361.

7. Bisno AL, Gerber MA, Gwaltney JM Jr, et al. Practice guidelines for the diagnosis and management of group a streptococcal pharyngitis. *Clin Infect Dis* 2002;35:113-125.
8. Pichichero ME. Group A beta-hemolytic streptococcal infections. *Pediatr Rev* 1998;19:291-302.
9. Wenzel RP, Fowler III AA. Acute bronchitis. *N Engl J Med* 2006;355:2125-2130.
10. Centers for Disease Control and Prevention (CDC). Pertussis—United States, 2001-2003. *MMWR Morb Mortal Wkly Rep* 2005;54:1283-1286.
11. Couch RB. Prevention and treatment of influenza. *N Engl J Med* 2000;343:1778-1787.
12. Call SA, Vollenweider MA, Hornung CA, et al. Does this patient have influenza? *JAMA* 2005;293:987-997.
13. Advisory Committee on Immunization Practices, Smith NM, Bresee JS, Shay DK, et al. Prevention and control of influenza: recommendations of the Advisory Committee on Immunization Practices (ACIP). *MMWR Recomm Rep* 2006;55:1-42.
14. Mandell LA, Wunderink RG, Anqueto A, et al. Infectious Diseases Society of America/American Thoracic Society consensus guidelines on the management of community-acquired pneumonia in adults. *Clin Infect Dis* 2007;44:S27-S72.
15. Fine MJ, Auble TE, Yealy DM, et al. A prediction rule to identify low-risk patients with community-acquired pneumonia. *N Engl J Med* 1997;336:243-250.
16. Auwaerter PG. Infectious mononucleosis: return to play. *Clin Sports Med* 2004;23:485-497.
17. Kimberlin DW, Whitley RJ. Varicella-zoster vaccine for the prevention of herpes zoster. *N Engl J Med* 2007;356:1338-1343.
18. Dworkin RH, Johnson RW, Breuer J, et al. Recommendations for the management of herpes zoster. *Clin Infect Dis* 2007;44:S1-S26.
19. Oxman MN, Levin MJ, Johnson GR, et al. Shingles Prevention Study Group. A vaccine to prevent herpes zoster and postherpetic neuralgia in older adults. *N Engl J Med* 2005;352:2271-2284.
20. Harpaz R, Ortega-Sanchez IR, Seward JF. Advisory Committee on Immunization Practices (ACIP) Centers for Disease Control and Prevention (CDC). Prevention of herpes zoster: recommendations of the Advisory Committee on Immunization Practices (ACIP). *MMWR Recomm Rep* 2008;57:1-30.
21. Hill DR, Ericsson CD, Pearson RD, et al. The practice of travel medicine: guidelines by the Infectious Diseases Society of America. *Clin Infect Dis* 2006;43:1499-1539.
22. Griffith KS, Lewis LS, Mali S, Parise ME. Treatment of malaria in the United States. *JAMA* 2007;297;2264-2277.
23. Vugia D, Cronquist A, Hadler J, et al. Preliminary FoodNet data on the incidence of infection with pathogens transmitted commonly through food—10 States, 2006. *MMWR Mob Mortal Wkly Rep* 2007;56:336-339.
24. Bartlett JG. Narrative review: the new epidemic of Clostridium difficile-associated enteric disease. *Ann Intern Med* 2006;145:758-764.
25. Guerrant RL, Van Gilder T, Steiner TS, et al. Practice guidelines for the management of infectious diarrhea. *Clin Infect Dis* 2001;32:331-351.
26. Lew JF, Glass, RI, Gangarosa RE, et al. Diarrheal deaths in the United States, 1979 through 1987: a special problem for the elderly. *JAMA* 1991;265:3280-3284.
27. Thielman NM, Guerrant RL. Acute infectious diarrhea. *N Engl J Med* 2004;350:38-47.
28. Stevens DL, Bisno AL, Chambers HF, et al. Practice guidelines for the diagnosis and management of skin and soft-tissue infections. *Clin Infect Dis* 2005;41:1373-1406.
29. Hepburn MJ, Dooley DP, Skidmore PJ, et al. Comparison of short-course (5 days) and standard (10 days) treatment for uncomplicated cellulitis. *Arch Intern Med* 2004;164:1669-1674.
30. Moran GJ, Krishnadasan A, Gorwitz RJ, et al. Methicillin resistant S. aureus infections among patients in the emergency department. *N Engl J Med* 2006;355:666-674.
31. Daum RS. Skin and soft-tissue infections caused by methicillin-resistant Staphylococcus aureus. *N Engl J Med* 2007;357:380-390.
32. Fleisher GR. The management of bite wounds. *N Engl J Med* 1999;340:138-140.
33. Vetter RS, Bush SP. The diagnosis of brown recluse spider bite is overused for dermonecrotic wounds of uncertain etiology. *Ann Emerg Med* 2002;39:544-546.
34. Schwartz RA. Superficial fungal infections. *Lancet* 2004;364:1173-1182.
35. Pappas PG, Rex JH, Sobel JD, et al. Guidelines for treatment of candidiasis. *Clin Infect Dis*

2004;38:161-189.
36. Wheat LJ, Freifeld AG, Kleiman MB, et al. Clinical practice guidelines for the management of patients with histoplasmosis: 2007 update by the Infectious Diseases Society of America. *Clin Infect Dis* 2007;45:807-825.
37. Chapman SW, Brasher RW Jr, Campbell GD Jr, et al. Practice guidelines for the management of patients with blastomycosis. *Clin Infect Dis* 2000;30:679-683.
38. Galgiani JN, Ampel NM, Blair JE, et al. Coccidioidomycosis. *Clin Infect Dis* 2005;41:1217-1223.
39. Saag MS, Graybill RJ, Larsen RA, et al. Practice guidelines for the management of cryptococcal disease. *Clin Infect Dis* 2000;30:710-718.
40. Blumberg HM, Leonard MK Jr, Jasmer RM. Update on the treatment of tuberculosis and latent tuberculosis infection. *JAMA* 2005;293:2776-2784.
41. Targeted tuberculin testing and treatment of latent tuberculosis infection. American Thoracic Society. *MMWR Recomm Rep* 2000;49:1-51.
42. Spach DH, Liles WC, Campbell GL, et al. Tick-borne diseases in the United States. *N Engl J Med* 1993;329:936-947.
43. Wormser GP, Dattwyler RJ, Shapiro ED, et al. The clinical assessment, treatment, and prevention of Lyme disease, human granulocytic anaplasmosis, and babesiosis: clinical practice guidelines by the Infectious Diseases Society of America. *Clin Infect Dis* 2006;43:1089-1134.
44. Petersdorf RG, Beeson P. Fever of unexplained origin: report on 100 cases. *Medicine* 1961;40:1-30.
45. Mourad O, Palda V, Detsky AS. A comprehensive evidence-based approach to fever of unknown origin. *Arch Intern Med* 2003;163:545-551.
46. Bongartz T, Sutton AJ, Sweeting MJ, et al. Anti-TNF antibody therapy in rheumatoid arthritis and the risk of serious infections and malignancies. *JAMA* 2006;295:2275-2285.
47. Riminton DS, Limaye S. Primary immunodeficiency diseases in adulthood. *Int Med J* 2004;34:348-354.

23 HIV 感染症，性感染症

Hilary E.L. Reno, E. Turner Overton

HIV 感染症と AIDS

一般的事項

- ヒト免疫不全ウイルス 1 型(HIV-1)はレトロウイルスの一種で，CD4 表面抗原を発現する T リンパ球とその他の細胞に感染する。HIV 感染により，リンパ球減少，CD4 リンパ球の減少と機能不全，細胞性免疫応答の障害，新たな抗原に対する B 細胞の応答の障害を伴う多クローン性の活性化が引き起こされる。
- この免疫の撹乱により，後天性免疫不全症候群 acquired immunodeficiency syndrome(AIDS)が引き起こされる。AIDS は，日和見感染症と特異な悪性腫瘍を特徴とする。
- HIV は主として，性的接触または経静脈的に伝播する。
- このため，主なリスク集団として，感染者と性的接触をした人，経静脈的薬物常用者，感染者を母親とする児，が挙げられる。
- HIV 感染者の管理は複雑であり急速に発展している分野であるため，**専門家との密接な協力が望ましい**。本章の内容は専門家によるケアに取って代わるものではなく，HIV 感染症の診療に精通したい医師向けの情報は，aidsinfo.nih.gov および hivinsite.ucsf.edu を参照されたい[†1]。

診断

- HIV 感染症の患者は，急性期(ウイルスのセロコンバージョン前後)もしくは，進行期に AIDS 指標疾患を合併して受診する。
- 患者の初期評価は，免疫不全の程度の評価に焦点を絞り，抗レトロウイルス療法の開始と日和見感染症の予防の必要性に特に注意を払うべきである。

HIV 初感染

- **急性レトロウイルス症候群**は伝染性単核球症様の症状で発症することが多い。最も頻度の高い症状は発熱であり，75％以上の患者でみられる。
- その他の頻度の高い症状として，頭痛，皮疹，倦怠感，リンパ節腫脹がある。
- HIV-1 の初感染では，無菌性髄膜炎，Guillain-Barré 症候群，空胞性脊髄障害，末梢性ニューロパチー，亜急性脳炎などの神経学的症候を呈する頻度は比較的低い。
- HIV 初感染の患者の 90％が，急性レトロウイルス症候群の少なくとも数種類の症状を経験し，これにより早期治療の対象となりうる。
- 急性レトロウイルス症候群は症状が非特異的であるため，プライマリ・ケアの現場では認識されないことが多い。この時期での診断のためには，疑いを

持ち続けることと適切な検査方法を知っておくことが，きわめて重要である。ルーチンで行われる HIV 検査は抗体法であり，感染早期においては，循環血液中のウイルス RNA 量は非常に多量であるにもかかわらず，陰性または反応不良であることが多い。

初期評価
- 慢性感染の患者は，診断時には無症状であることが多い。
- 口腔カンジダ症の反復，リンパ節腫脹，体重減少，発熱，盗汗，慢性下痢を発症することもある。問診と身体診察は，このような合併症に焦点を当てるべきである。
- 血液検査の異常所見として，貧血，血小板減少，白血球減少，トリグリセリド(中性脂肪)高値，HDL コレステロール低値，免疫グロブリン高値が挙げられる。
- 初診時の血液検査で最も重要なのは，**CD4 陽性 T リンパ球数**(成人基準域：600〜1,500/mm^3)と **HIV RNA 量**(ウイルス量)である。
- 伝播された HIV の 20%が薬物耐性をもつので，初診時に HIV 遺伝子型の検査も行い，重要な変異について評価するべきである。
- HIV は性感染症であるため，淋病，クラミジア，梅毒，ウイルス性肝炎など，他の性感染症の評価が重要である。
- 初診時の CBC，尿検査，代謝系パラメータ，脂質の評価も，HIV の合併症と治療薬の毒性のモニタリングのために重要である。
- すべての HIV 感染者は，結核のスクリーニング目的に**ツベルクリン検査**を初診時と年 1 回受けるべきである。

治療

抗レトロウイルス療法
- HIV の治療は，特異的な抗レトロウイルス療法と，日和見感染症の予防・治療からなる[1]。
- **抗レトロウイルス療法を開始すべき患者**は以下のとおりである。
    - AIDS 指標疾患の病歴のある患者は，CD4 陽性 T リンパ球数(以下，CD4 数)やウイルス量にかかわらず対象となる。
    - 症候性の患者は CD4 数にかかわらず対象となる。
    - CD4 数＜200/mm^3 の患者は無症候でも対象となる。
- CD4 数が 201〜350/mm^3 で無症候の患者には，治療を勧めるべきである。
- CD4 数＞350/mm^3 で無症候の患者には治療開始を見送る専門家が多いが，ウイルス量が 100,000 コピーを超える場合は治療を勧めることもある。
- その他の患者では，治療開始を見送り，慎重な経過観察を行う。
- 初診時に 20%の患者が少なくとも 1 種類の治療薬に対し耐性をもっているので，抗レトロウイルス薬の選択のために初診時に遺伝子型検査を行うこと

---
[1] 訳注：わが国でも www.haart-support.jp にて情報提供されている。

表 23-1 典型的な HAART レジメン

下記の NNRTI もしくは PI のうち 1 種類
　エファビレンツ（NNRTI）
　ホスアンプレナビル（PI）＋リトナビル（PI）[a]
　ロピナビル（PI）＋リトナビル（PI）[a]
　アタザナビル（PI）＋リトナビル（PI）[a]

これに加え，下記の NRTI 2 剤の組み合わせのうち 1 種類
　テノホビル＋エムトリシタビン
　アバカビル＋ラミブジン
　ジドブジン＋ラミブジン

HAART：高活性抗レトロウイルス療法，NNRTI：非核酸系逆転写酵素阻害薬，NRTI：核酸系逆転写酵素阻害薬，PI：プロテアーゼ阻害薬
[a] リトナビルは，もう一方のプロテアーゼ阻害薬の血中濃度を上昇させるために追加する。
出典：Panel on Clinical Practices for the Treatment of HIV Infection. Guidelines for the use of antiretroviral agents in HIV-1-infected adults and adolescents. 2006;1-139 より改変。

は必須である。

- 初期治療のための**高活性抗レトロウイルス療法** highly active antiretroviral therapy（**HAART**）**の典型的なレジメン**は，3 種類の薬物の組み合わせからなる。すなわち，非核酸系逆転写酵素阻害薬 nonnucleoside reverse transcriptase inhibitor（NNRTI）かプロテアーゼ阻害薬**に加え**，2 種類の核酸系逆転写酵素阻害薬 nucleoside reverse transcriptase inhibitor（NRTI）を用いる。
- これらの薬物の選択と投与法は本書の範囲を超えるが，HIV 感染症の患者を専門家と連携して治療するプライマリ・ケア医は，これらの薬物の毒性と相互作用に精通すべきである（表 23-1）。

感染症の予防

- HIV 感染者には，主として CD4 数によって，種々の病原体に対する予防治療が推奨されている[2]。
- **ニューモシスチス肺炎**の予防は，CD4 数＜200/mm^3 もしくは CD4 陽性リンパ球がリンパ球全体の 20％未満，または口内炎のある場合は CD4 数にかかわらず，推奨される。適切なレジメンは，ST 合剤の倍力価錠を 1 錠 / 日か，ジアフェニルスルホン（ダプソン）100 mg/日である。
- **トキソプラズマ症**の予防は，ニューモシスチス肺炎に対する ST 合剤が適しており，CD4 数＜100/mm^3 の場合に適応となる。
- CD4 数＜50/mm^3 の患者には，*Mycobacterium avium* complex（MAC）感染の予防目的にアジスロマイシン 1,200 mg/週の投与を行う。
- CD4 数＜50/mm^3 の患者には，**サイトメガロウイルス網膜炎**の評価目的に眼科精査を行うべきである。
- HAART により免疫能が回復して CD4 数＞200/mm^3 が維持されていれば，

ニューモシスチス肺炎,*Mycobacterium avium* complex 感染の予防は終了してよい。
- **予防接種**については,年 1 回のインフルエンザワクチン,肺炎球菌ワクチン,B 型肝炎ウイルス(HBV)抗体陰性の患者に対する HBV ワクチンの接種が推奨されるが,CD4 数＜200/mm^3 の患者では免疫反応が不十分となる可能性がある[3]。
- HIV は性感染症であり,**年 1 回の性感染症スクリーニング**(淋病,クラミジア,梅毒)が CDC によって推奨されている。
- 女性の HIV 感染者は,少なくとも年 1 回,子宮頸部細胞診による**子宮頸癌のスクリーニング**を受けるべきである。
- **結核は HIV 感染の重要な合併症なので,初期評価の時点でスクリーニング**を行う。免疫不全の進行に伴い,しばしばアネルギーになる場合がある。胸部 X 線は代替検査として行う。

合併症

ウイルス感染症
■サイトメガロウイルスの再活性化
- サイトメガロウイルス(CMV)の再活性化は,進行期の AIDS(CD4 数＜100/mm^3)で頻度が高い。
- 症候として,発熱を伴うウイルス血症と全身症状,脈絡網膜炎,食道炎,胃炎,腸炎,膵炎,無石性胆嚢炎,骨髄抑制,壊死性副腎炎,上部・下部呼吸器感染症が挙げられる。
- 末期臓器不全は CD4 数＜50/mm^3 の場合に最も高頻度に認める。
- 脈絡網膜炎と消化器病変に対しては**ガンシクロビル 5 mg/kg 静注やバルガンシクロビル 900 mg の 12 時間ごと経口投与**が有効であるが,著明な血液毒性を伴う[2]。
  - 投与中止後の再発は頻度が高く,通常は免疫能が回復し CD4 数＞100/mm^3 で 6 カ月経過するまで維持療法を要する。
  - 治療中は CBC の経過観察が不可欠であり,重度の好中球減少が発現した際にはジドブジンや他の免疫抑制薬の中止を要する場合もある。
  - ガンシクロビルの骨髄毒性を改善する目的で顆粒球コロニー刺激因子を併用してもよい。
- 網膜炎があり,ガンシクロビルの全身投与に不忍容の患者は,熟練した眼科医による硝子体投与が有効な場合もある。
- ガンシクロビル耐性が確認された CMV 株を有する患者や,ガンシクロビルによる治療が奏功しなかった患者では,ホスカルネットが適応となる。

■その他のヘルペスウイルス属
- **単純ヘルペスウイルス 2 型(HSV-2)**　HSV-1 と異なり,HIV 陰性者よりも陽性者で高頻度に検出される。
  - HSV-2 は,陰部潰瘍という形で HIV に侵入門戸を提供し,生殖器での拡散を増加させることにより,HIV の伝播を容易にする。

- ■ HSV-2 と HIV の共感染により，AIDS への進行が加速することも知られている。
- ● HSV 感染は，食道炎，直腸炎，肺疾患，大型で非定型的な持続性の皮膚潰瘍にも関連する。
  - ■ 通常これらの病態には**アシクロビル静注**が有効であるが，再発頻度は高く，持続的な HSV 抑制が必要となるだろう[2]。
- ● **水痘帯状疱疹ウイルス(VZV)** 皮膚分節に沿った典型的な皮膚病変を形成することもあれば，播種性となることもある。反復性病変，髄膜脳炎，脳神経炎が報告されている。
  - ■ **アシクロビル** 800 mg を 1 日 5 回，または**ファムシクロビル** 500 mg を 1 日 3 回投与する。
- ● **Epstein-Barr ウイルス(EBV)** AIDS 患者で頻度が高く，口腔内毛様白斑(舌の外側に形成される良性病変)が特徴的である。
  - ■ **アシクロビル**の経口投与は有効であるが，その使用は症候性の場合に限定すべきである。
  - ■ EBV は，進行期 AIDS 患者(一般に CD4 数＜50/mm^3)の中枢神経悪性リンパ腫にも関連する。免疫不全状態では，EBV は B 細胞の悪性単クローン性増殖症を誘発する。
  - ■ このような EBV 関連悪性腫瘍には HAART が有効である。

JC ウイルス

- ● JC ウイルスはパポバウイルスの一種であり，**進行性多巣性白質脳症**の原因となる。
- ● 進行性多巣性白質脳症は，精神状態の変化，視力低下，筋力低下，歩行異常など進行性の神経障害を特徴とする。症状は病変の部位によって異なる。
- ● 脳 CT では造影効果のない低吸収域としてみられる。MRI のほうが感度が高く，脳血管の支配領域に一致しない白質の多発脱髄病変がみられる。
- ● 脳脊髄液の PCR 検査で，JC ウイルス陽性となることが多い。
- ● 有効な治療は確立されていないが，HAART により経過は著しく改善する場合がある[2]。

ヒトパピローマウイルス

- ● ヒトパピローマウイルス(HPV)は HIV 感染者において，一過性の感染から**肛門生殖器の疣贅や扁平上皮癌**まで多様な病変の原因となる。
- ● HIV 陽性女性は陰性女性に比べ，**子宮頸部上皮内異形成**の頻度が 5～10%上昇する。より進行した子宮頸癌のリスクは，CD4 数が低下するほど高くなる。
- ● 同様に，肛門上皮内異形成の頻度も HIV 陽性女性のほうが高い。
- ● 無症候性であることが多いが，疼痛や，子宮頸部，膣部，肛門からの点状出血を伴うこともある。
- ● このため HIV 陽性女性では，6 カ月ごとの骨盤内精査と子宮頸部細胞診が推奨される。
- ● HIV 陽性者，とりわけ男性と性交渉をもつ男性 men who have sex with men(MSM)で肛門部の細胞診が有用であるかは，検討がなされているとこ

- 良性のコンジローマは異型を伴う部位を含む可能性があり，HIV 陽性者ではより早期に生検を考慮すべきである。

細菌感染症

AIDS 患者では細菌感染症の頻度は高く，適切な治療にもかかわらず，しばしば再発したり，非定型的または劇症の経過をたどることも多い。

■ 細菌性肺炎
- 細菌性肺炎は高率に発生し，死因として頻度が高い。
- 起因菌は，肺炎球菌，黄色ブドウ球菌，インフルエンザ桿菌であることが多い。
- グラム陰性腸内細菌による肺炎は，進行期の AIDS 患者でみられる。
- 胸部 X 線では典型的な大葉性肺炎像を呈することが多いが，ニューモシスチス肺炎に類似したびまん性間質性浸潤影も報告されている。
- 通常は特異的な抗菌薬治療に反応するが，再発が珍しくない。

■ 梅毒
- 梅毒の自然経過は HIV 感染により修飾されうる。
- 過去に治療された梅毒の再燃，血清学的に陰性の活動性梅毒，無症候性の神経梅毒，標準治療後の再発が報告されている。HIV 感染者での梅毒の最適な管理は，まだ確立されていない。
- **現在のガイドラインにおいては，HIV 感染者では少なくとも年 1 回の梅毒スクリーニングが推奨されている。**
- 腰椎穿刺は，血清学的に HIV 陽性で神経症状のある患者に行うべきである。RPR 法で 32 倍を超える HIV 陽性者に腰椎穿刺を行うことを支持するデータもある。
- HIV 感染者の 20% 近くは，梅毒治療の成功後「血清学的耐性」となる。すなわち，RPR 法か VDRL 法で弱陽性(通常 8 倍未満)が持続する。このことの臨床的意義は明確でないが，「血清学的耐性」の 4 倍に上昇した抗体価は，再感染または再活性化を示唆する。

■ 細菌性腸炎
- *Salmonella*(サルモネラ)，*Campylobacter*(カンピロバクター)，赤痢菌による細菌性腸炎は，HIV 患者とりわけ男性と性交渉をもつ男性において頻度が高い。
- チフス菌以外の *Salmonella* 属(とりわけ *S. typhimurium*)は，侵襲性の高い腸炎の原因となり，適切な抗菌薬投与にもかかわらず再燃または遷延することが多い。
  - 治療として**シプロフロキサシン**を，下痢に対しては 7〜14 日間，菌血症に対しては 4〜6 週間投与する。初期には経静脈的に投与し，感受性検査に基づいて長期の内服治療へ移行すべきであるが，それでも治療中止後まもなく再発する場合もある。
- *Campylobacter* による下痢は，免疫不全患者ではより重症となる。
  - 治療はシプロフロキサシンを用いるが，耐性菌が増加している。

- 赤痢菌は発熱と血性下痢を起こす。
  - 治療はシプロフロキサシンか ST 合剤を用いる。

抗酸菌感染症
■ 結核
- 結核は CD4 数にかかわらず発症するが，CD4 数が低値の患者では肺外病変の頻度が高くなる。
- 発展途上国では，結核は主要な AIDS 指標疾患の一つであり，致命的転帰をとることも多い。
- 先進国では，結核は薬物乱用者，有病率の高い国からの移民，都市部の貧困層で多く診断される。
- 非定型的な画像所見や肺外病変の頻度が高いが，肺尖部の空洞性病変は進行期 AIDS では稀である。
- 結核の治療については 22 章を参照のこと。
- 活動性結核が除外された HIV 感染者では，ツベルクリン反応陽性（>5 mm）であれば，9 カ月間のイソニアジドの予防内服を検討すべきである。2 カ月間のピラジナミドとリファンピシンの内服も選択肢となるが，HIV 治療薬とリファンピシンの間には著明な薬物相互作用がある。

■ *Mycobacterium avium* complex（MAC）
- MAC は，進行期 AIDS 患者では最も頻度の高い日和見感染病原体の一つである。MAC はありふれた病原体であり，播種性病変を引き起こすが，ほとんどの場合 CD4 数<50/mm^3 の患者に感染する。
- 全身の感染症状と消化管病変が最もよくみられる。
- 病原体は，血液，骨髄，消化管組織から培養される。
- クラリスロマイシン，エタンブトール，リファブチンによる治療が有効であることが多い[2]。
- CD4 数<50/mm^3 の患者では，アジスロマイシン 1,200 mg 週 1 回またはクラリスロマイシン 500 mg 1 日 2 回による MAC 予防を行う。

真菌感染症
■ カンジダ症
- 持続する口腔・食道・腟カンジダ症の頻度は高いが，播種性感染は静脈カテーテルなど他の危険因子のない場合は稀である。
- 皮膚粘膜カンジダ症は，免疫機能の低下に伴い重症化し頻度が高くなる。
- **鵞口瘡**に対しては**クロトリマゾール**トローチ 1 日 5 回 14 日間投与による局所治療が有効である[2]。
- **食道炎**は**フルコナゾール**で治療する（200 mg の単回投与後，100 mg 経口 1 日 1 回 14 日間。1 日 400 mg まで増量を要する場合もある）。
- **腟カンジダ症**も**フルコナゾール**が有効である（150 mg 経口 1 日 1 回）。
- 鵞口瘡が再発を繰り返す場合は，フルコナゾール（100 mg 経口 1 日 1 回）で予防する。

■ クリプトコックス症

- *Cryptococcus neoformans* は，AIDS 患者における中枢神経真菌感染症の原因として最も頻度が高い。
- 症状は軽度の場合もあるので，**腰椎穿刺を行う閾値は低くすべきである**。
- 通常の脳脊髄液生化学検査(細胞数，クリプトコックス抗原，培養)に加え，頭蓋内圧の上昇を合併している可能性を評価するため，初圧の測定を行う。
- 腰椎穿刺では，初圧の上昇，リンパ球優位の細胞数増加，糖の低下がみられる。しかし，クリプトコックス髄膜炎を合併した AIDS 患者の 25％は脳脊髄液検査が正常なので，**腰椎穿刺を行った AIDS 患者すべてにおいてクリプトコックス抗原を検査すべきである**。
- 臨床像が悪化した場合は腰椎穿刺を再度行い，頭蓋内圧上昇を緩和する。
- 初期治療は，まず**アムホテリシン B とフルシトシン**の静注を 2 週間行い，その後**フルコナゾール** 1 日 400 mg を 8〜10 週間投与する[2]。
- 急性期治療に引き続き**維持療法**として，CD4 数>200/mm^3 となるまでフルコナゾールを 1 日 200 mg 投与する。
- 治療効果は臨床像でモニターするが，一般に緩徐である。

■ ヒストプラスマ症

- *Histoplasma capsulatum* は，侵淫地域出身の AIDS 患者にとっては重要な病原体であり，播種性感染と敗血症を起こす。この病原体の侵淫地域は，米国ではオハイオ川とミシシッピ川の流域，中南米，南ヨーロッパ・アフリカ・東アジア・オーストラリアの一部を含む広範囲にわたる。
- 診断は，**尿中ヒストプラスマ抗原**の検出によるが，血液や骨髄液の培養で検出されることもある。
- 骨髄浸潤により汎血球減少を起こすことがある。
- 治療は 12 週間の初期治療と，それに続く長期の維持療法からなり，終了まで 1 年間を要する。
- 重症患者では初期治療で積算 1.5〜2.0 g の**アムホテリシン B** を投与する。アムホテリシン B に不忍容の患者には，アムホテリシン B のリポゾーム製剤(アムビゾーム®)も考慮される。より軽症の場合は**イトラコナゾール**も初期治療として有効である。イトラコナゾールは維持療法にも用いられる[2]。
- 治療は患者の免疫能が回復すれば終了してよい。

■ コクシジオイデス症

- *Coccidioides* 属感染症も，侵淫地域である米国南西部とメキシコ北部出身の AIDS 患者に発症する。
- 免疫正常者での典型的な初感染は，急性肺炎の形をとり自然回復する(渓谷熱 valley fever として知られる)。
- 免疫不全により，重症化・播種化のリスクが高まる。
- AIDS 患者では，肺外進展を伴う拡大肺病変の頻度が高い。
- コクシジオイデス髄膜炎，リンパ節浸潤も起こることがある。
- **フルコナゾール** 1 日 400 mg の投与が適切な治療である。アムホテリシン B で代用してもよい[2]。
- コクシジオイデス髄膜炎の治療後は，生涯の経過観察を要する。

■ニューモシスチス肺炎

- *Pneumocystis jiroveci* によるニューモシスチス肺炎は，AIDS 患者では最も頻度の高い日和見感染症であり，主要な死因となる。
- 症状は，進行性の呼吸困難，発熱，咳などである。
  - 初期には，ほとんど症状がなく，胸部 X 線も正常であることが多い。
  - 肺外病変も報告されており，とりわけ予防としてエアロゾル化ペンタミジン吸入を用いている患者に多い。
- 治療は，**ST 合剤**(25 mg/kg・5 mg/kg)の 6～8 時間ごと経口または静注を 21 日間継続する[2]。
  - ST 合剤で治療されている AIDS 患者では貧血や皮疹が出現することがあるが，治療を変更する必要はない[4]。
  - ST 合剤に不忍容の場合，中等症であればダプソン＋トリメトプリムや，クリンダマイシン＋primaquine を使用してもよい[2]。
  - ペンタミジン 4 mg/kg の点滴投与(2 時間かけて)を 21 日間継続する方法もある。
- 確定診断された中等症～重症(室内気吸入下での動脈血酸素飽和度＜75 torr)のニューモシスチス肺炎の患者では，**ステロイド併用**による呼吸不全の予防と生存率の改善が報告されている[5]。
  - プレドニゾン(内服が不可能な場合は同等のメチルプレドニゾロンの静注) 40 mg を 1 日 2 回 5 日間，引き続いて 40 mg を 1 日 1 回 5 日間，以降ニューモシスチス肺炎の治療が続く間は 20 mg 1 日 1 回の経口投与が推奨される。これにより炎症を抑制し成人呼吸促迫症候群(ARDS)の発生を予防する。
- CD4 数＜200/mm^3 の場合や，ニューモシスチス肺炎の既往のある患者では，ST 合剤かダプソンの連日投与による予防が推奨される。

寄生虫感染症
■ トキソプラズマ症

- *Toxoplasma gondii* 感染症は一般に CD4 数＜100/mm^3 の HIV 感染者で発症する。
- 再活性化により脳症を起こし，頭痛，意識障害，発熱，神経学的巣症状を呈する。中枢神経外のトキソプラズマ症も報告されている。
- 脳画像検査では多発中枢神経病変が確認されることがある。
- **sulfadiazine** 25 mg/kg の 6 時間ごと経口投与〔または，ST 合剤(25 mg/kg・5 mg/kg) 6～8 時間ごと経口もしくは静注〕に加え，**pyrimethamine** を初日のみ 100～150 mg，以降 50～75 mg を 1 日 1 回経口投与すると有効であることが多いが[†2]，**再発を予防するためには生涯にわたり投与する必要がある**[2]。
  - 血液毒性を最小限とするために，フォリン酸 5～10 mg/日の経口投与を加えてもよい。
  - スルホンアミド系に不忍容の患者では，クリンダマイシン 600 mg の 1 日 4 回経口投与で代用してもよい。

- ニューモシスチス肺炎に対する ST 合剤の予防投与により,トキソプラズマ症の頻度は減少した。CD4 数<100/mm^3 の患者で ST 合剤が投与されていなければ,トキソプラズマ症の予防を行うべきである。

■ クリプトスポリジウム症
- *Cryptosporidium* 属はヒトの下痢症の原因として世界的に重要であり,AIDS 患者に感染すると重症化したり遷延することがある。
- 顕微鏡検査,免疫抗体法,PCR 法により診断される。
- クリプトスポリジウム症に**有効性**が**証明**された**治療法**はないが,HAART により CD4 数>100/mm^3 に改善すれば一般に下痢は改善する[2]。

■ イソスポラ症
- *Isospora belli* 感染症は,男性と性交渉をもつ男性の HIV 陽性者で最も高頻度にみられる。
- 症状として,下痢,腹痛,吸収不良,体重減少が挙げられる。好酸球増加を伴うこともある。
- 診断には抗酸性染色や他の特異的染色法を要する。
- 治療は ST 合剤(800 mg・160 mg)1 日 4 回 10 日間,引き続き 1 日 2 回 3 週間の経口投与が行われるが,再発頻度は低くない。より短期間の ST 合剤投与と引き続く pyrimethamine-sulfadoxine による予防も有効であろう。

■ サイクロスポラ症
- *Cyclospora cayetanensis* 感染症は,汚染された水と生鮮食品から感染する。米国でのアウトブレイクは,汚染されたラズベリー,レタス,バジル,エンドウ豆が原因であった。国外渡航中に感染することもある。直接のヒト-ヒト感染は起こらないと考えられる。
- AIDS 患者では,クリプトスポリジウム症やイソスポラ症に似た遷延する下痢症の原因となりうる。
- 診断はイソスポラ症と同様である。
- HIV 感染者での治療には,ST 合剤(800 mg・160 mg)1 日 4 回 10 日間,以降は 1 錠を週 3 回,経口投与する。

悪性腫瘍
- AIDS 関連悪性腫瘍として,**非 Hodgkin リンパ腫**と **Kaposi 肉腫**がある。**中枢神経原発悪性リンパ腫**は頻度が高く,多発性となることもある。これらの病態の治療は本書の範囲を超える。
- 女性は年 1 回,**子宮頸癌**のスクリーニングを受けるべきである。また,男女とも肛門部のスクリーニングの必要性を記した文献が増加している。
- 今日の HAART 時代においては,肺癌,上記以外の血液悪性腫瘍,肝細胞癌など,非 AIDS 関連悪性腫瘍の頻度が増加している。

---

†2 訳注:sulfadiazine および pyrimethamine は熱帯病治療薬研究班から供与可能。

性感染症

- 性感染症 sexually transmitted disease(STD)の診断には，完全な病歴を含む，標準的かつ詳細な評価が重要である。
- 問診では，性器からの排膿や分泌物，排尿障害，生殖器やその周囲のびらんや他の病変あるいは疣贅・腫瘤・突出物，皮疹，精巣部の疼痛や不快感，腹部・肛門直腸部・骨盤部の疼痛，口腔・咽頭症状について把握する。
- 性交渉に関する病歴として，同性か異性ないし両方と性交渉をもったか，過去1年間の性的パートナーの人数，曝露された部位(腟，陰茎，口腔，肛門)，コンドームの使用，性感染症が判明している相手との接触，薬物アレルギーのほか，女性では月経歴と妊娠も確認する。
- 避妊法は，バリア法を推奨すべきである。
- 身体診察では全身の診察を行い，特に下腹部，鼠径部の触診によるリンパ節腫脹の確認，外陰部の徹底的な診察，そして女性では骨盤内の適切な診察，男性では尿道の視覚的評価を行うべきである。

尿道炎，子宮頸管炎

男性では一般に，尿道からの膿性分泌物と排尿困難を伴うが，無症状の場合もある。女性では腟分泌物を伴うこともあるが，無症状のことが多い。

淋病
■診断

- 淋病 gonorrhea は典型的には，男性では尿道炎 urethritis，女性では子宮頸管炎 cervicitis を起こす。
- 診断には Gram 染色を行い，尿道，頸管内，肛門部由来の検体で白血球内にグラム陰性双球菌が観察される。尿道，頸管内，肛門部，咽頭由来の検体を培養すると淋菌 *Neisseria gonorrhoeae* が認められる。あるいは，尿道，頸管由来の検体の核酸増幅検査が行われる。
- 咽喉頭には非病原性の *Neisseria* 属が定着しているため，咽頭淋病は培養検査で淋菌が陽性であった場合にのみ診断される。
- 患者の性的パートナーの評価も行うべきである。

■治療

- 淋病の治療には**セフトリアキソン単回投与**(125 mg 筋注)または**セフィキシム単回投与**(400 mg 経口。咽頭感染には推奨されない)が推奨される[6]。
- 耐性菌の増加のため，淋菌の治療に**キノロン系は現在は推奨されない**[7]。
- 代替治療としてスペクチノマイシン 2g 筋注があるが(咽頭感染には推奨されない)，米国では入手できない。
- 淋病に**併発したクラミジアの治療**には，アジスロマイシン単回投与(1g 経口)またはドキシサイクリン(100 mg 経口1日2回7日間)が推奨される。
- 核酸増幅検査の結果がすぐに得られない場合は，淋病とクラミジアに対する経験的治療を行うことが望ましい。

- 播種性淋菌感染症の患者は，入院のうえ抗菌薬静注で治療する。診断のために，血液，粘膜，皮膚病変，関節液の培養を行う。

クラミジア
■診断
- *Chlamydia trachomatis* は，尿道炎，子宮頸管炎の主要な原因である。
- クラミジアは以下の方法によって診断される。すなわち，尿道や頸管由来の検体の核酸増幅検査(Pace2, Gen-Probe)，直接蛍光抗体法で *C. trachomatis* 陽性(Micro Trak)，培養で *C. trachomatis* 陽性(一般的には利用可能でない)，尿または頸管や尿道由来検体の PCR 法やリガーゼ連鎖反応法による DNA 増幅検査，である。

■治療
- 検査結果を確認する前に治療を開始すべきである。
- 治療はアジスロマイシン単回投与(1g 経口)またはドキシサイクリン(100 mg 経口 1 日 2 回 7 日間)である[6]。

非淋菌性尿道炎，粘液膿性子宮頸管炎
- 非淋菌性尿道炎 nongonococcal urethritis(NGU)と粘液膿性子宮頸管炎 mucopurulent cervicitis(MPC)は淋病と類似し，ほとんどの場合 *Chlamydia trachomatis* 陰性である。
- NGU や MPC を起こす他の病原体として，*Mycoplasma genitalium*, *Mycoplasma hominis*, *Ureaplasma urealyticum*, *Trichomonas vaginalis* があり，ときに単純ヘルペスウイルスが原因となることもある。
- 以下のうち 2 項目が該当する場合は，NGU や MPC として治療を開始する。
  - 尿道・頸管分泌物や排尿痛の病歴
  - 診察上，膿性もしくは粘液膿性の分泌物の存在
  - Gram 染色で白血球が強拡大 1 視野あたり男性で>5 個，女性で>25 個
- 治療方針として，*C. trachomatis* をカバーする薬物を選ぶことが推奨され，その治療に反応しない場合は *T. vaginalis* に対する治療を行う。
  - *C. trachomatis* の治療は，アジスロマイシン単回投与(1g 経口)またはドキシサイクリン(100mg 経口 1 日 2 回 7 日間)である。
  - *T. vaginalis* の治療は，メトロニダゾール単回投与(2g 経口)である[6]。
- すべての性的パートナーの評価を行い，適応があれば治療する。

膣炎，膣症
- **細菌性膣症** 悪臭のある，おそらく膿性の膣分泌物を伴う疾患である。その診断と治療は 37 章を参照のこと。
- **トリコモナス症** *Trichomonas vaginalis* という寄生虫による性感染症である。男性では非淋菌性尿道炎，女性では大量の膿性膣分泌物の原因となる。診断と治療の詳細は 37 章を参照のこと。
- **外陰膣カンジダ症**(酵母様真菌感染症) 外陰・膣のひりひりする痛み，性

交疼痛，外陰瘙痒感，排尿痛，粘度の高い(チーズ状の)膣分泌物により示唆される。
- 膣鏡検査により，膣入口部の紅斑や浮腫を伴って膣粘膜に *Candida* の増殖が確認される。
- 細菌性膣症やトリコモナス症と異なり，外陰膣カンジダ症では膣内 pH は通常 4.5 未満である。
- 診断は，典型的な膣病変や，KOH 標本での真菌要素(出芽や偽性菌糸)の観察による。
- 鏡検で真菌要素が確認されなくても，症状があれば通常は治療適応となる。10〜20％の女性は通常でも膣内に酵母菌が存在するため，培養陽性は判断を誤る原因となる可能性がある。
- **治療はフルコナゾール単回投与(150 mg 経口)，またはアゾール系クリームか，クロトリマゾール，ミコナゾールなどの坐剤の膣内投与である。**

陰部潰瘍

梅毒

■一般的事項

- 梅毒 syphilis は，*Treponema pallidum*(梅毒トレポネーマ)によって引き起こされる全身性の感染症である。
- **第1期梅毒**　1〜数個の無痛性の表在性潰瘍(下疳)が特徴的である。これらの病変は，性器，肛門部，咽頭にみられる。
  - 典型的には，下疳は膨隆し境界明瞭，底部は赤色調で平滑で圧痛はなく，わずかな漿液性分泌物を伴う。
  - 局所のリンパ節腫脹がみられる場合がある。
  - 病原体への曝露から下疳の形成までは平均3週間である。
  - 無治療であっても，3〜6週間で病変が徐々に消退することがある。
- **第2期梅毒の皮疹**
  - 斑状〜丘状であり，典型的には手掌，足底，四肢伸側に出現する。
  - 体幹部，肩，腹部，顔面に出現することが多く，粘膜疹を伴う場合もある。
  - 病原体への曝露から第2期の症状出現までは平均6週間である。
- **潜伏期梅毒**　第1期，第2期の症状がない場合に血清学的に診断される。
  - 治療のために，早期(1年未満)と後期(1年以上)に分けられる。
  - 過去1年の血清学的陰性が確認できない場合は，後期潜伏期として治療すべきである。
- **第3期梅毒**　稀である。
  - 粘膜皮膚／骨病変(ゴム腫)，心血管病変(大動脈炎)，神経浸潤(神経梅毒)として現れる。
  - 神経梅毒は一般的には晩期の合併症であるのに対し，梅毒性髄膜炎は感染後数週間以内もしくはそれ以降いつでも発症する可能性がある。

■診断

- 梅毒の古典的診断法として，病変からの滲出物の暗視野鏡検法があるが，施

行できないことが多く，感度もかなり低い。
- **急速血漿レアギン試験(RPR法)や梅毒綿状反応試験(VDRL法)**は，下疳の出現後1〜2週間で反応することが多いが，30％近くは下疳出現時の最初の検査でRPR陰性である。
- また，全身性エリテマトーデスや妊娠など，さまざまな状態で偽陽性となる。
- 蛍光抗体吸収法や *T. pallidum* 粒子凝集法による確認検査が必要である。

■治療
- 成人の梅毒の治療は高度に標準化されている[6,8]。
- 梅毒の全病期において，ペニシリンが第1選択である。
- ペニシリンアレルギーのある妊婦では，ペニシリン皮膚テストと脱感作が推奨される(代替薬は胎児へ作用しないため)。
- **第1期，第2期，早期潜伏期(1年未満)**
  - ベンジルペニシリンの単回投与(240万U筋注)が推奨される。
  - 代替薬として，ドキシサイクリン(100 mg経口1日2回14日間)，テトラサイクリン(500 mg経口1日4回14日間)，エリスロマイシン(500 mg経口14日間。効果は弱い)，セフトリアキソン(250 mg筋注1日1回8〜10日間，効果は弱い)がある。
- **成人の後期潜伏期(1年以上。神経梅毒を除く)**
  - ベンジルペニシリン(240万U筋注を週1回3週間)が推奨される。
  - 代替薬として，テトラサイクリン(500 mg経口1日4回10〜14日間)，ドキシサイクリン(100 mg経口1日2回28日間)がある。
- **神経梅毒**
  - 水性ペニシリン〔1日1,800万〜2,400万U(4時間ごとに300万〜400万U)静注14日間〕，引き続いてベンジルペニシリン単回投与(静注療法終了時に240万U筋注)が推奨される。
  - 代替薬として，procaine penicillin(1日240万U筋注)＋プロベネシド(500 mg経口1日4回10〜14日間)に引き続き，ベンジルペニシリン単回投与(240万U筋注)が推奨される。
  - セフトリアキソン1日1〜2g静注を支持するデータはない。
- すべての患者にフォローアップが推奨される。
  - **早期梅毒**
  - 6カ月後と12カ月後の診察と血清検査が必要である。
  - 治療開始6カ月後に，RPRが1/4以下に減少することを確認する。
  - 症状が持続または再燃する場合や，非トレポネーマ抗原が4倍以上に上昇した場合は，治療が失敗したと考えるべきである。
  - **晩期梅毒**
  - 6，12，24カ月後に血清検査を行う。
  - 非トレポネーマ抗原が4倍以上に上昇した場合や，初回が32倍以上だったのが12〜24カ月以内に1/4分以下に低下しない場合，または神経梅毒の症状が出現した場合は，神経梅毒の評価を行う。
  - **神経梅毒**
  - 3，6，12，24カ月後に血清検査を行う。腰椎穿刺は，細胞数が正常とな

るまで6カ月ごとに行う。
- 6カ月後に細胞数が減少しない，または2年後に脳脊髄液所見がまったく正常化しない場合は，再治療を考慮する。

■HIV 陽性者の梅毒
- 1週間後に診察を行い，3，6，9，12，24カ月後と，その後はRPRが陰性化していても1年ごとに，血清検査を行う。

ヘルペス

■一般的事項
- 単純ヘルペスウイルス(HSV-1, HSV-2)は，典型的には外陰部やその周囲に，**有痛性の集簇性小水疱**を形成する。数日間で病変は浅い潰瘍となり，通常は1～2週間で治癒する。
- HSV-1 と HSV-2 はいずれも性交渉により感染するが，生殖器の感染症の多くは HSV-2 によって引き起こされる。
- ほぼすべての外陰部潰瘍は，臨床像にかかわらず，ヘルペスウイルスが原因の可能性がある。

■診断
臨床所見
- 性器ヘルペスを有する患者の多くは無症状か，軽度あるいは非特異的な症状のみである。
- 性器ヘルペスの初感染による急性期の臨床経過は，HSV-1 と HSV-2 で類似している。HSV-2 のほうが再燃の頻度が高いため，ウイルス学的診断が重要となる。
- 性器ヘルペスの初感染は，HSV-1 感染の既往のある患者のほうが既往のない患者よりも全身症状が軽度で早期に治癒する。
- 臨床的には，集簇した圧痛性の小水疱や膿疱を伴う紅斑を認めることで診断する。リンパ節腫脹，発熱，頭痛，筋痛，尿道炎，子宮頸管炎を伴う場合がある。
- HSV の性器外病変は，性器ヘルペスの初感染の経過の中で発生することが多い。
    - ■病変は臀部，鼠径部，大腿部に発生することがある。
    - ■中枢神経浸潤は，無菌性髄膜炎，横断性脊髄炎，仙骨部神経根障害の原因となりうる。これにより脊髄もしくは髄膜炎症状が何年にもわたり再燃することがある(Mollaret 髄膜炎)。
        - ■これらの合併症は，男性よりも女性で頻度が高い。
- 再燃時は病変はより少なく，全身症状の頻度もより低い。
- HSV-2 感染の再活性化の頻度は，時間経過とともに徐々に低下する。

診断的検査
- 検査診断は，主として **HSV 培養**による。これはすべての陰部潰瘍の診断に際して行うべきである。
- 培養検査の感度は，検体がどのように採取され扱われたかに大きく左右される。

- 小水疱の滲出物はウイルス量が多く，可能な限り検査に提出する。
  - 自壊していない小水疱は，ツベルクリン用の注射針で吸引することができる。
  - あるいは，小水疱をメスにより切開し，滲出物を綿かレーヨン，ダクロンスワブに吸収させてもよい。
  - アルギン酸カルシウムのスワブは，HSVを抑制するため用いるべきでない。
- HSVのPCR法は，より感度が高く，性器病変，脳脊髄液，涙液から採取した検体を使うことができる。

■ 治療
- 性器ヘルペスに有効な治療薬は複数ある[6]。
  - アシクロビル 400 mg 経口 1 日 3 回 7〜10 日間
  - ファムシクロビル 250 mg 経口 1 日 3 回 7〜10 日間
  - バラシクロビル 1 g 経口 1 日 2 回 7〜10 日間
  - 早期治療により有症状期間が短縮し，治癒が早まる可能性がある。
- 症候性の感染を反復する患者では，**抑制療法**が推奨されうる。
  - アシクロビル 400 mg 経口 1 日 2 回
  - ファムシクロビル 250 mg 経口 1 日 2 回
  - バラシクロビル 250〜500 mg 経口 1 日 2 回または 1 g 経口 1 日 1 回
  - 抗ウイルス薬による抑制療法は，4〜6 カ月経過するまで効果が現れない可能性がある。
  - 多くの患者では，抑制療法は有症状期間を 1〜2 日短縮するだけである。
  - 抑制療法は 1 年間継続することが推奨され，その後，治療継続の必要性を評価する。
  - **軽度の症状が再燃する可能性があることと，治療を受けていても感染性は残存することを，患者に伝えておくべきである。**
- すべての性的パートナーに対し，性感染症検査を行うことが推奨される。

軟性下疳
■ 一般的事項
- 軟性下疳 chancroid は *Haemophilus ducreyi* 感染により発症する。
- 軟性下疳は世界中に分布しているが，米国ではニューヨーク市とメキシコ湾岸の州の浸淫地域を除き稀である。これらの地域では，患者の 90％が非白色人種の割礼を受けていない男性である。売春婦との接触例も多い。
- 潜伏期間は通常 5〜7 日である。

■ 診断
- 病変は典型的には**有痛性の硬化していない深い陰部潰瘍で，境界は不明瞭である。**
- 鼠径リンパ節は圧痛性で腫脹することが多い。
- 発熱その他の全身症状は通常みられない。
- 検査診断は，リンパ節吸引物の培養や Gram 染色による。
  - 培養検査の感度は 50〜75％にとどまる。

- ■ 培養陽性であれば確定診断となるが，吸引された膿の Gram 染色で典型的な小型グラム陰性桿菌が検出された場合は推定診断となる。
- ■ 潰瘍滲出物の Gram 染色は診断を誤る原因となり，推奨されない。
- 梅毒，HSV，HIV の同時検索が推奨される。**軟性下疳を疑う場合は梅毒を除外することが不可欠である。**

■ 治療

- 治療としては，**アジスロマイシンの単回投与(1 g 経口)，セフトリアキソンの単回投与(250 mg 筋注)**，シプロフロキサシン(500 mg 経口 1 日 2 回 3 日間)，エリスロマイシン(500 mg 経口 1 日 4 回 7 日間)がある[6]。
- 2〜3 日後に再診し，その後は治癒するまで週 1 回診察する。

鼠径リンパ肉芽腫（性病性リンパ肉芽腫）

■ 一般的事項

- 鼠径リンパ肉芽腫 lymphogranuloma venereum は，*Chlamydia trachomatis* 亜型 L1，L2，L3 によって引き起こされ，これらは主にリンパ組織に感染する。
- この感染症は歴史的には熱帯・亜熱帯の低開発地域に発生し，このため別の名を熱帯性 / 風土性横痃 tropical/climatic bubo という（ほかの呼び名もある）。
- 今日ではヨーロッパと米国でアウトブレイクが発生しており，罹患者のほとんどは男性と性交渉をもつ男性である。
- HIV 陽性は有意な危険因子と思われる。
- 感染は，性器，直腸，稀に咽頭粘膜で成立する。
- 第 1 期には潰瘍を形成し，第 2 期にはリンパ節痛・リンパ節腫脹を呈する。

■ 診断

- 第 1 期の潰瘍の段階では気づかれないことが多い。
- 鼠径部の症状として，圧痛を伴う鼠径リンパ節腫脹を生じ，横痃は自然に破裂することもある。
- 肛門直腸部の症状として，直腸炎と周囲のリンパ組織の炎症を生じる。
- 診断は主に臨床的になされる。
- 血清検査により *Chlamydia* の種を同定することはできないが，病変のスワブもしくは横痃の吸引物の PCR 法による種の同定は CDC で行うことが可能である。
- *Chlamydia* の血清検査は，抗体価が高ければ参考所見となるが，急性期と回復期のペア血清が望ましい。

■ 治療

- **推奨される治療はドキシサイクリン**(100 mg 経口 1 日 2 回 3 週間)またはエリスロマイシン(500 mg 経口 1 日 4 回 3 週間)である[6]。
- アジスロマイシンを 1 日複数回，2〜3 週間投与することも有効かもしれないが，臨床データが不十分である。
- 発症前 30 日間に性的接触のあったパートナーに対し，*Chlamydia* の培養と血清検査を含む性感染症検査を行うべきである。

鼠径部肉芽腫

■一般的事項

- 鼠径部肉芽腫 granuloma inguinale は，Donovan 小体と呼ばれる細胞内封入体が特徴的であり Donovan 症とも呼ばれる。細胞内寄生するグラム陰性菌である *Klebsiella granulomatis*(かつては *Calymmatobacterium granulomatis*, *Donovania granulomatis* として知られていた)によって引き起こされる進行性の潰瘍形成性の病態である。
- 侵淫地域はインド，パプアニューギニア，アフリカ南部，オーストラリア中央部である。米国内では国外渡航に伴う発症が報告されている。

■診断

- **無痛性で生肉のように赤い潰瘍**が特徴的であり，リンパ節腫脹は伴わない。臨床像は多岐にわたる。
- 検査診断は，圧挫標本か生検検体で Donovan 小体を検出することによる。この病原体は標準的な培養では発育しない。

■治療

- 治療は，**ドキシサイクリン**(100 mg 経口 1 日 2 回 3 週間)または **ST 合剤**(800 mg・160 mg 経口 1 日 2 回 3 週間)を用いる[6]。代替療法としてシプロフロキサシン(750 mg 経口 1 日 2 回 3 週間)，アジスロマイシン(1,000 mg 週 1 回 3 週間)，エリスロマイシン(500 mg 経口 1 日 4 回 3 週間)がある。
- 一般的には，すべての病変が完全に治癒するまで治療は継続する。
- 内服治療開始後数日で病変が改善しない場合は，アミノグリコシド(例：ゲンタマイシン 5 mg/kg 静注 1 日 1 回)を追加する。

増殖性隆起病変

ヒトパピローマウイルス

■一般的事項

- ヒトパピローマウイルス(HPV)は，足底の若年性扁平疣贅など，多様な上皮性病変を引き起こす。
- 肛門性器疣贅(尖圭コンジローマ)も HPV によって引き起こされ，子宮頸部・膣・外陰・陰茎・肛門部の上皮内新生物および浸潤性扁平上皮癌と疫学的関連がある。
- 血清型 16 と 18 が，すべての子宮頸癌の約 70％に関与している[9]。そのほかに悪性腫瘍を発症させる可能性の高いサブタイプとして，26，31，33，35，39，45，51，52，53，56，58，59，66，68，73，82 がある[10]。

■診断

- 通常，肛門性器疣贅は視診により診断される。典型的には**肉色のカリフラワー様あるいはいぼ状の塊**としてみられ，外性器，会陰部，肛門周囲に発生する。
- 病変は融合し大型となる。
- 病変は無症候性であることが多いが，瘙痒感などの軽度の症状を伴うこともある。

- 鑑別診断として伝染性軟属腫，扁平コンジローマ(第2期梅毒)がある。
- 皮膚表面の隆起性病変をわかりやすくするために弱酸性の溶液(3～5%)を用いてもよい。溶液が乾燥すると病変は白色となる(粘膜に塗布してはならない)。
- 病変の評価と生検のため，皮膚科にコンサルトしたほうがよい場合もある。
- すべての性的パートナーに性感染症の評価を行うことが推奨され，感染男性の女性パートナーには子宮頸部細胞診を行う。

■ 治療
- 疣贅の治療として通常は，液体窒素，podophyllin，三塩化酢酸を使用する。
- **液体窒素**(冷凍療法)は，10～15秒間スプレーし，それが溶けたらもう一度繰り返す。
- 80～90%**三塩化酢酸**は腐食性が強く，反復使用により病変を物理的に破壊する。妊娠中にも使用可能である。
- podophyllinはベンゾインの10～25%チンキ剤であり，週に1～2回塗布し，そのつど1～4時間後に洗い流す。podophyllotoxinは抗有糸分裂剤である。
- podophyllinやイミキモドによる自家治療を試みてもよい。
- 拡大した病変には，疣贅の**外科的切除**が必要となることもある。
- 現在では，血清型16と18(子宮頸癌の原因の70%)および6と11(肛門性器疣贅の原因の90%)に対し，4価ワクチンによる予防が可能である。
- 現在，ワクチンは13～26歳の女性が適応となっている[†3]。男性への適応や年齢層を広げることについては研究が進行中である。

伝染性軟属腫
■ 一般的事項
- 伝染性軟属腫 molluscum contagiosum は，ポックスウイルスの一種である伝染性軟属腫ウイルスによって引き起こされる良性乳頭状病変であり，ウイルスにはMCV-1からMCV-4までの4種類がある。
- 性的もしくは非性的な密接な接触によって伝播し，小児で頻度が高い。
- HIV陽性は明らかな危険因子である。
- 健康であれば自然治癒する感染症であり，病変は通常は自然に消失する。
- HIV陽性の患者では，病変はより広範で大型となることがある。

■ 診断
- 典型的な病変は，硬くて小さい(径1～5mm)**肉色の丘疹**であり，しばしば**臍窩を形成する**。
- ときに，圧迫により硬くて白い塊(pearl)が圧出され，それに続いて病変からの出血がみられる。
- *Cryptococcus neoformans* や，頻度は低いが *Histoplasma capsulatum* の播種により，酷似した皮膚病変が出現することがある。
- 特異的診断には，標準的な組織検査(軟属腫小体)や電子顕微鏡(ポックスウイルス粒子の確認)が用いられる。

■ 治療
- 病変の治療は，液体窒素や三塩化酢酸を疣贅の場合と同じように使うことで

- 奏効するであろう。
- HIV感染を合併している患者では，より強力な治療と皮膚科医への紹介が適切である。通常，HIV感染の治療と免疫再構築に伴い病変は消退する。

全身性の性感染症

骨盤内炎症性疾患
■一般的事項
- 骨盤内炎症性疾患 pelvic inflammatory disease(PID)は女性に発症し，上行性生殖器感染によって引き起こされる。頻度は非常に高い。
- 淋菌と *Chlamydia trachomatis* が最も頻度の高い原因であるが，複数の病原体による骨盤内膿瘍もよくみられる。
- 重症例では，卵管卵巣膿瘍や肝周囲炎を呈する。
- 月経前後に発症することが多い。
- 危険因子は，性的パートナーが複数(最もリスクが高い)，15〜25歳，PIDの既往，である。

■診断
- PIDの特徴的な症状は，下腹部・骨盤の疼痛，付属器・頸管の可動痛，感染症の全身症候である。
- 患者は性交疼痛，膣分泌物，過多月経，不正子宮出血を訴えることもある。
- 鑑別診断は多岐にわたり，急性虫垂炎，異所性妊娠，感染流産，卵巣捻転などがある。
- PIDの患者すべてに妊娠とHIVの検査を行うべきである。尿検査，便潜血検査，CBCも有用である。
- 淋菌によるPIDでは，細胞内寄生性のグラム陰性双球菌が観察されることもあるが，感度は低い。
- 超音波検査によりPIDの診断を得られることもあるが，これも感度は低い。

■治療
- 一部の患者では，入院のうえ抗菌薬静注と，ときには外科的介入を要する。
- 治療には淋菌と *C. trachomatis* に有効な抗菌薬を用いるが，多くの症例は複数の病原体が原因であり，その中には *Bacteroides* 属のような嫌気性菌も含まれる。
- 外来治療を考慮する前に，入院適応に関するCDCガイドラインを参照すべきである[6]。入院適応は以下のとおりである。
  - 外科的緊急疾患が否定できない
  - 妊婦
  - 外来治療が失敗した
  - 外来治療を遵守もしくは忍容できない
  - 重症で，悪心，嘔吐，高熱を伴う
  - 卵管卵巣膿瘍が強く疑われる

---

†3 訳注：わが国では10歳以上。

- ■免疫不全状態にある
- 入院患者は，抗菌薬の静注か内服あるいは併用により，最低2週間は治療すべきである。
- **外来治療**は，セフトリアキソン単回投与(250 mg 筋注)＋ドキシサイクリン(100 mg 経口1日2回14日間)による。**メトロニダゾール**(500 mg 経口1日2回14日間)を併用する場合もある[6]。
- 耐性菌の増加のため，淋菌の治療に**キノロン系は現在は推奨されない**[7]。
- 患者には，子宮内避妊具があれば除去すること，2週間は性交渉を避けること，疼痛が明らかに改善するまで，あるいは1〜3日間は安静臥床に耐えることを指導する。
- 十分な治療効果が得られているか確認するため，72時間以内のフォローアップが必須である。
- 過去3カ月以内の性的パートナーは全員検査すべきである。

B 型肝炎

- B 型肝炎の詳細については26章を参照されたい。
- B 型肝炎は，性的，非経口的に，もしくは妊娠中に母体から児へ伝播する。
- 疫学的研究によれば，米国では HBV 感染症の 40〜60％が性的に伝播している。
- HBV に感染した患者は，肝炎による非特異的な症状を訴える(倦怠感，発熱，食欲不振，腹痛，悪心，嘔吐，黄疸，尿濃染，関節痛，多関節炎)。しかし 50％近くの患者は無症状である。
- 身体診察では，右上腹部の圧痛，肝腫大，強膜・皮膚の黄染がみられる。
- 診断のために HBs 抗原を含む HBV の血清検査を行う。
- その他の診断に有用な検査として，HAV-IgM，HCV 酵素結合免疫吸着法，CBC，肝機能検査がある。
- **HBV は，90％有効なワクチンが使用可能な唯一の性感染症である。**
- 急性 HBV 感染の治療は支持療法である。十分な水分摂取および，症状の沈静化まで安静臥床と性的接触の回避を促す。
- すべての性的パートナーに対し，HBV の血清検査を含む性感染症の評価を行うことが推奨される。

(藤川 祐子)

文 献

1. Panel on Clinical Practices for the Treatment of HIV Infection. Guidelines for the use of antiretroviral agents in HIV-1-infected adults and adolescents. 2006;1-139.
   http://www.aidsinfo.nih.gov/Guidelines/. Accessed December 9, 2009.
2. Kaplan JE, Benson C, Holmes KH, et al; Centers for Disease Control and Prevention (CDC); National Institutes of Health; HIV Medicine Association of the Infectious Diseases Society of America. Guidelines for prevention and treatment of opportunistic infections in HIV-infected adults and adolescents: recommendations from CDC, the National Institutes of Health, and the HIV Medicine Association of the Infectious Diseases Society of America. *MMWR Recomm Rep* 2009;58:1-207.
3. Overton ET. An overview of vaccinations in HIV. *Curr HIV/AIDS Rep* 2007;4:105-113.
4. Sattler FR, Cowan R, Nielsen DM, Ruskin J. Trimethoprim-sulfamethoxazole compared with pentam-

idine for treatment of Pneumocystis carinii pneumonia in the acquired immunodeficiency syndrome. A prospective, noncrossover study. *Ann Intern Med* 1998;109:280-287.
5. Bozzette SA, Sattler FR, Chiu J, et al. A controlled trial of early adjunctive treatment with corticosteroids for Pneumocystis carinii pneumonia in the acquired immunodeficiency syndrome. California Collaborative Treatment Group. *N Engl J Med* 1990;323:1451-1457.
6. Centers for Disease Control and Prevention, Workowski KA, Berman SM. Sexually transmitted diseases treatment guidelines, 2006. *MMWR Recomm Rep* 2006;55:1-94.
7. Centers for Disease Control and Prevention (CDC). Update to CDC's sexually transmitted diseases treatment guidelines, 2006: fluoroquinolones no longer recommended for treatment of gonococcal infections. *MMWR Morb Mortal Wkly Rep* 2007;56:332-336.
8. Stoner BP. Current controversies in the management of adult syphilis. *Clin Infect Dis* 2007;44:S130-S146.
9. Schiffman M, Castle PE, Jeronimo J, et al. Human papillomavirus and cervical cancer. *Lancet* 2007;370:890-907.
10. Muñoz N, Bosch FX, de Sanjosé S, et al. International Agency for Research on Cancer Multicenter Cervical Cancer Study Group. Epidemiologic classification of human papillomavirus types associated with cervical cancer. *N Engl J Med* 2003;348:518-527.

24 おもな消化器症候

Babac Vahabzadeh, Dayna S. Early

嚥下困難と嚥下痛

一般的事項

- 嚥下器官は，咽頭，輪状咽頭筋（上部食道括約筋），食道，下部食道括約筋からなる。
- 嚥下困難 dysphagia とは，咽頭から胃まで食物が通過できなくなっていることをいう。
  - これは**ヒステリー球** globus（食事と関係なく喉が充満したような主観的な感覚）とは区別される。
- **嚥下痛** odynophagia とは，嚥下困難の有無に関わらず，嚥下時に痛みが存在していることをいう。
- 嚥下困難は口咽頭性と食道性に分類される。これらの分類はさらに，機械的原因と神経筋性原因に分類される。

診断

臨床所見
■ 病歴

発症様式

- 固形物の進行性嚥下困難がみられる一方で液体は簡単に通過する場合，悪性か良性の狭窄症といった機械的な障害となる原因を示唆している。
- 固形物や液体の嚥下困難はアカラシアやびまん性食道狭窄といった食道括約筋機能低下が原因だが，もっと進行した障害でもみられることもある。
- 肉やパンといった固形物で起こる間欠的な嚥下困難は，Schatzki 輪[†1]として知られている下部食道の粘膜異常から生じている[1]。
- 嚥下困難に先立つ嗄声は，たいてい喉頭由来のものである。しかし順序が逆の場合は，癌による嚥下困難の発症に反回神経が巻き込まれたとみなす。

部位

- 下部胸壁に局在した症状は，ほとんど遠位食道の異常による。逆に，嚥下困難の主観的な部位判断はあまり役立たない。
- 吃逆は，横隔膜炎症，空気嚥下症による食道胃拡張によって起こる遠位食道の損傷を反映している。

特徴

- 特にヘビースモーカー，アルコール多飲者，長年にわたる胃酸逆流の人で意図しない体重減少がみられるときは，癌を示唆している可能性がある。
- 気管への誤嚥は気管食道瘻，神経筋疾患，アカラシア，難治性胃食道逆流症が原因の場合がある。

- 嚥下困難を伴う慢性の胸焼けは，たいていは消化管狭窄を起こしている。これらの人は制酸薬を常用しているかもしれない。
- 難治性逆流症に関連して胸痛をきたすことがあり，心臓に由来しない胸痛の半分を占める[2]。
- 嚥下痛はときに，食道感染や薬物性潰瘍と関連している。

■ 身体診察
- 口咽頭を見て，鵞口瘡の証拠や天疱瘡，類天疱瘡の範囲を調べる。
- 頸部所見で甲状腺腫大，脊髄変形，頸部腫瘤といった構造的な欠陥が明らかになるかもしれない。
- 皮膚所見は嚥下困難，蠕動の障害と関連した強皮症，CREST 症候群（皮膚石灰沈着 Calcinosis，Raynaud 現象 Raynaud phenomenon，食道運動機能低下 Esophageal dysmotility，手指硬化 Sclerodactyly，毛細血管拡張 Telangiectasia）といった膠原病を鑑別するのに重要である。

鑑別診断
- 虚弱した者や免疫不全患者の嚥下時痛では，カンジダ，ヘルペスなどのウイルス性食道炎のような感染症を考慮する。
- 嚥下困難を引き起こす鑑別診断を表 24-1 にまとめた。
- 食道炎やテトラサイクリン，カリウム剤，ビスホスホネート製剤，硫酸鉄，キニジン，NSAID による薬物性潰瘍の二次的なものとして急性の**嚥下痛**を生じることがある。

診断的検査
- 食道性嚥下困難が予想されるとき，**内視鏡**は初期検査の1つとなる。疑わしい部位を生検することで直接的に粘膜を調べられる。
- **食道造影**は鎮静リスク，患者の不安，抗凝固療法中といったリスクの高い患者の構造的異常を証明するために使用される。
- 口咽頭の異型症，誤嚥を調べるために，リアルタイムでの嚥下機構を評価する**嚥下造影**もある。
- **喉頭鏡**では口咽頭領域を視診できる。
- **食道内圧測定**は，食道括約筋に関する疾患が想定される場合に適応となる。

治療

- 胃食道逆流症は**プロトンポンプ阻害薬(PPI)** で治療する[4]。
- 食道狭窄は，ブジー（ガイドワイヤーの補助の有無に関わらずダイレーターで拡張する），もしくはバルーン拡張によって経内視鏡的に治療する。
- アカラシアの治療は以下のとおりである。
  - 透視や内視鏡による映像を使用した**空気圧拡張術**
  - **Heller 筋切開術**（高血圧患者の下部食道括約筋の平滑筋を遊離する外科的

---

†1 訳注：下部食道にみられる小さい収縮輪または膜状輪状狭窄。

表24-1 嚥下障害の原因

部位	メカニズム	原因
食道	構造上	消化器疾患による狭窄
		以前の放射線療法による狭窄
		その他の狭窄
		Schatzki 輪
		食道ウェブ[‡1]
		癌
		びらん性食道炎
		外因性の圧迫（縦隔腫瘍，胸部大動脈瘤，左房肥大）
		異物
	神経筋	アカラシア
		びまん性食道痙攣[‡2]
		くるみ割り食道[‡2]
		強皮症
口咽頭部	構造上	咽頭腫瘍
		Zenker 憩室
		術後および放射線療法後の変化
		外部からの圧迫（甲状腺腫，頸部骨棘，頸部食道輪食道ウェブ）
		唾液減少，口腔乾燥症
	神経筋[3]	脳血管性病変
		輪状咽頭アカラシア
		Parkinson 病
		多発性硬化症
		重症筋無力症
		筋萎縮性側索硬化症
		多発性筋炎，皮膚筋腫
		他の神経筋障害

[‡1] 訳注：先天性食道形成不全の一種で，膜様形成物により内腔狭窄をきたす。
[‡2] 訳注：びまん性食道痙攣は非蠕動性の収縮が特徴で，収縮圧が高く持続時間は長い。一方，くるみ割り食道は収縮圧は高いが蠕動性収縮を示す。

な方法）
- ■ **ボツリヌス毒素**注入は他の侵襲的検査ではリスクが高いときに使用される。
- ●嚥下時痛の改善には，オピオイド鎮痛薬やリドカインビスカスを対症的に用いる。
  - ■薬物性潰瘍は，たいてい自然軽快する。
  - ■嚥下痛を引き起こす感染症は，適切な抗菌薬・抗ウイルス薬で治療する。

悪心，嘔吐

一般的事項

- ●悪心 nausea，嘔吐 vomiting は非特異的な症状である。

- 問診では随伴症状に焦点を当て，鑑別診断を絞り込んでいく。

診断

臨床所見
■ 病歴
発症様式
- 初期評価は持続期間と症状の程度による。
- 下痢を伴う場合は，感染性胃腸炎を示唆する。
- 臭覚，味覚，情動性，肉体的なストレス，頭痛，腹痛といったトリガーが関連している。

部位
- 腹痛が主症状であれば，本章の「腹痛」の項を参照されたい。
- 右季肋部痛もしくは心窩部痛を伴う悪心，嘔吐は，胆石，膵炎，胆囊炎，消化性潰瘍，急性ウイルス性肝炎と関連している。
- 臍周囲にはじまり右下腹部に移動する腹痛で悪心，嘔吐を伴っていれば，虫垂炎による可能性がある。
- 嘔吐を伴う左下腹部痛は憩室炎によるものを考慮する。
- 発熱や嘔吐を伴う側腹部痛は腎盂腎炎を示唆する。

特徴
- 食後すぐに起こるときは，胃流出路閉塞によるものである。
- 食後しばらくした後，数時間前に摂取されたものが部分的に消化されて混入した嘔吐は，腸閉塞のほかに胃不全麻痺 gastroparesis（特に糖尿病）を示唆する。
- 未消化物の嘔吐は Zenker 憩室やアカラシアでみられ，いずれもひどい口臭と関連がある。

■ 身体診察
- 持続性の嘔吐は血管内脱水を背景とした起立性低血圧が原因である可能性があり，評価をする。体位変換での収縮期血圧 20 mmHg 以上もしくは拡張期血圧 10 mmHg 以上の変化と定義される。
- 皮膚ツルゴールの低下や粘膜の乾燥は重要な脱水の所見である。
- ひどい口臭は，腸管の障害，胃不全麻痺，胃腸瘻，腸内細菌異常増殖，アカラシア，Zenker 憩室と関連していることがある。
- 口腔内所見では，過食症のような摂食障害で見られる乱れた歯列やエナメル質の侵食がないか確認する。
- 腹部聴診は腸蠕動音の有無を鑑別する。
- 高調性の雑音は小さな腸の障害を示唆する一方，腸液の排出（聴診で聞こえる胃内への胃液の動き）は胃流出路閉塞，胃不全麻痺に特徴的である。
- 触診では圧痛の部位，腫瘤，Murphy 徴候をみる。

鑑別診断
悪心，嘔吐の鑑別診断は広範囲であり，表 24-2 に示した。

表 24-2 悪心, 嘔吐の原因

消化器系	中枢神経系	薬物, 中毒
胃腸炎	頭蓋内圧亢進(どんな原因でも)	化学療法の副作用
毒素関連(黄色ブドウ球菌, *Bacillus cereus*)	癌	NSAID
ウイルス(ロタウイルス, 腸アデノウイルス, ノーウォークウイルス)	出血, 梗塞, 浮腫関連(小脳, 脳幹)	オピオイド鎮痛薬
	脳静脈, 硬膜静脈洞血栓症	コルヒチン
消化管障害(基本的にどんな原因・部位でも)	偽性脳腫瘍	抗菌薬(エリスロマイシン, メトロニダゾール, サルファ薬, テトラサイクリン)
食道ウェブ, 食道輪, アカラシア, 癌	髄膜炎, 脳炎	
胃癌, 胃不全麻痺, 幽門狭窄症, 排出障害	水頭症(先天性やさまざまな原因による)	心血管作動薬(β遮断薬, カルシウム拮抗薬, 利尿薬, ジゴキシン)
消化管腫瘍	片頭痛	
癒着	てんかん発作	中枢神経系作動薬(Parkinson病に対する抗うつ薬・ベンゾジアゼピン系, 抗痙攣薬)
腸重積症	**前庭系障害**	
ヘルニア	乗り物酔い	
腸軸捻転症	前庭神経炎	エストロゲンホルモン補充療法
Zenker憩室(逆流)	急性迷路炎	
胃食道逆流症(逆流)	**内分泌障害**	一般的な麻酔薬
消化性潰瘍	糖尿病性ケトアシドーシス	その他薬物(テオフィリン, 鉄剤, その他)
虫垂炎	副腎不全	
イレウス	高カルシウム血症	エタノール
偽性腸管障害	甲状腺機能亢進	多くの毒性物質
炎症性腸疾患	**機能性**	麻薬離脱
中毒性巨大結腸症	機能性ディスペプシア	**その他**
好酸球性胃腸炎	過敏性腸症候群	妊娠
便秘	周期性嘔吐症	妊娠悪阻
肝炎	**精神障害**	腎盂腎炎
心不全によるうっ血肝	摂食障害	腎石症
胆嚢炎, 総胆管結石	身体化障害	心筋梗塞
膵炎	うつ病	尿毒症
膵癌	不安障害	急性緑内障
腹膜炎	反芻性症候群	放射線療法
腸間膜虚血		急性間欠性ポルフィリン症

出典:Quigley EM, Hasler WL, Parkman HP. AGA technical review on nausea and vomiting. Gastroenterology 2001; 120: 263-286 より改変。

診断的検査
■ 検体検査
- 電解質, ビリルビン, アミラーゼ, リパーゼ, アルカリホスファターゼ(ALP), トランスアミナーゼを評価する。
  - 低ナトリウム血症, 高窒素血症は悪心, 嘔吐をきたしうる。
  - 低ナトリウム血症, 高カリウム血症は副腎不全にみられる。副腎不全が疑

われたら午前中のコルチゾールを調べる。
- CBC で消化管感染を示唆する白血球増加，消化管出血による血液喪失を示唆する貧血を評価する。
- 妊娠年齢の女性では妊娠反応検査を行う。

■ 画像検査
- 悪心，嘔吐が疼痛と関連していたら，obstructive series（立位，仰臥位，側臥位）での X 線写真は腸閉塞，液面形成，腸管ガス像，フリーエアを見つけるのに重要である。
- 上部消化管**内視鏡**は悪心，嘔吐の機能的な原因を見つけうる。所見がなければ小腸追跡造影を考慮する。
- 放射線核種スキャン，**胃排出像**，圧測定法は運動障害を評価できる。
- CT は膵炎，虫垂炎といった腹腔内の評価ができる。
- 頭部 CT，MRI は頭蓋内疾患が疑われる場合に適切なものである。

治療

- 基礎疾患を見つけ，治療する。とはいえ，制吐薬は症状を一時的に緩和できる。
  - プロクロルペラジンは 12 時間おきに 5〜10 mg を分割経口投与（分 3〜4），あるいは 25 mg の坐剤で開始する。
  - プロメタジンはそれぞれ 4〜6 時間おきに，12.5〜25 mg の経口か 25 mg の坐剤で始める。
  - 制吐療法に関しては 32 章に詳述している。
- メトクロプラミドのような消化管運動促進薬は通常の場合，食事 1 時間前，もしくは就寝前に 10 mg の経口，筋注，静注で投与開始する。
  - 消化管運動促進薬を使用する前に，**物理的閉塞**を除外しなければならない。
  - **メトクロプラミドは薬物依存性遅発性ジスキネジアの危険性があるので，特に高齢者では，長期間，高用量を使用すべきではない。**
- オンダンセトロンのようなセロトニン受容体拮抗薬，アプレピタントのようなサブスタンス P / ニューキノロン 1 受容体拮抗薬は，しばしば化学療法関連の悪心，嘔吐に用いられる。
- 入院適応は以下のとおりである。
  - 静脈からの重度の体外喪失が明らかである。
  - 電解質異常があり，注意深く補正する必要がある。
  - 高齢者，ならびに糖尿病や消耗性疾患を併存した患者は，外来診療での対応の範疇を超えることがある。

ディスペプシア

一般的事項

- 持続的で反復する不快感や痛みが上腹部に限局する。
- 膨満，胸やけ，悪心，食物不耐症に付随する。

- 症状は大まかに2つに分けられる。
  - **消化性潰瘍**
  - **機能性ディスペプシア**

診断

臨床所見
■ 病歴
発症様式
- 食前の痛み，食物摂取後数時間後に起こる夜間の痛みは消化性潰瘍を疑う。
- 食物関連の似たような痛みは，十二指腸潰瘍を示唆する。

部位
- 腹側に放散し前屈にて軽減する疼痛は，膵炎，消化性潰瘍穿孔，腹部大動脈瘤破裂に特徴的である。
- 右肩甲骨への放散痛は，胆嚢疾患もしくは横隔膜の痛覚刺激によるものである。
- 便秘，下痢，テネスムス(しぶり腹)，上腹部痛に関連した非特異的な下腹部の不快感は過敏性腸症候群によるものである。

特徴
- 易満腹感は胃酸排出による潰瘍，もしくは癌の浸潤による胃壁コンプライアンスの低下が原因である。
- 腹痛を随伴することによる食事に対する不安恐怖は，腸間膜虚血や腸管アンギナと関連しており，特に心血管疾患や高齢との関連が強い。
- 消化性潰瘍，胃の手術歴，喫煙歴，アルコール飲用の既往歴は消化不良の危険因子の1つである。
- 早い満腹感，持続する嘔吐，明らかな腸管拡張や疼痛のない膨満感は自動能が失われていることを示唆する。
- 空気嚥下症は過剰に呑気した結果として，充満，吃逆，および吃逆を繰り返すことで改善する逆流様症状をきたす。空気嚥下症はたいてい精神的原因がある。

警告徴候
- 嘔吐に関連する以下の症候に注意する。
  - 体重減少
  - 消化管出血
  - 持続する嘔吐
  - 嚥下困難
  - NSAID 使用
  - 悪性新生物(年配者ではより頻度が高まる)

■ 身体診察
- 触診での腹部圧痛は，消化性潰瘍，肝胆管合流異常でみられることがある。
- 触診で増加する右季肋部痛(Murphy 徴候)は胆嚢炎を示唆する。
- 筋性防御，反跳痛(腹膜炎があると腹壁を触診した後で手を放したときに不

快感を生じる)といった腹膜刺激症状の評価をすること。
- 黄疸は肝炎，胆嚢炎を示唆する場合がある。
- 血便の有無を調べる。

診断的検査
■ 検体検査
CBCをみて出血性潰瘍が疑われる場合の貧血，腹腔内感染を示唆する白血球増加がないか判断する。

■ 診断手技
- 上部消化管内視鏡検査は上記の警告症状がある場合，および制酸薬での治療効果が不十分であったときに適応となる[5]。
- *Helicobacter. pylori* 菌検査は消化性潰瘍，びらん性胃炎，十二指腸炎といった粘膜異常があるときに選択しうる[†2]。
- 上部消化管造影検査は内視鏡検査ができない場合に用いる。
- 胃排出シンチグラフィで胃不全麻痺を指摘できるが，たいていは臨床的に診断する。
- 腹部超音波は肝，胆道の異常を評価する際に使用する。

治療

- 消化性潰瘍は制酸薬で治療する。
  - 胃潰瘍は治癒の確認が推奨される[6]。
  - *H. pylori* 陽性なら除菌する。
- 機能性のディスペプシアは特定の治療では効果がないであろうが，制酸薬や三環系抗うつ薬が奏効することもある。
  - 警告症状があれば上部消化管内視鏡を行うのがよい[7]。
- 逆流症の治療は体系的に行う。プロトンポンプ阻害薬の定期的な内服と同時に体重の是正，食事の変更，ベッドの頭側を高くするといったものがある[4]（p.543の25章「生活習慣の改善」参照）。
- 非可動性の消化不良は，メトクロプラミドのような消化管運動促進薬で効果が得られる。メトクロプラミドは，薬物依存性遅発性ジスキネジアのリスクがあるので長期間，高用量を使用しない。

腹痛

一般的事項

- 腹痛の患者を評価する際に，最も適切な診断的手段の1つが病歴である。
- 疼痛の部位と性状は原因（炎症，閉塞，虚血，神経原性），臓器（肝，胆，胃，腸）で違った診断を導くのに有用である。

[†2] 訳注：わが国では，*H. pylori* に対する診療の保険適応は消化性潰瘍，胃MALTリンパ腫，特発性血小板減少性紫斑病，早期胃癌の内視鏡的切除後に限定されている。

診断

臨床所見
■ 病歴

発症様式
- 初期評価は出来事の時系列，症候が急性（表24-3）[8]か，慢性（表24-4）かの鑑別に焦点を当てる．急性の痛みを訴える患者に対する第1選択は，外来で対応できるか救急で対応すべきかを見極めることである．

部位
- 腹痛の原因の中には非常に限局したものもある．壁側腹膜に炎症を及ぼしている場合などである（表24-3）．
- 胸骨下の圧迫感や疼痛は食道の障害を示唆している．首，顎，腕，背部に放散したり狭心症に類似することもある．
- 心窩部不快感は胃，十二指腸，膵臓の影響で生じる．一方，肝被膜の伸展や胆嚢の拡張は右上腹部痛を引き起こす．
- 小腸閉塞，炎症（虫垂炎）では臍周囲に限局し，結腸の疼痛は下腹部に認められるものの，さほど限局しない．
- 横隔膜下の炎症を引き起こす腹部疾患は肩部に関連痛をきたすことがある．
- 消化管以外の腹痛の原因として以下のようなものがある．
    - 排尿障害，血尿が出現する尿路感染症（膀胱炎，腎盂腎炎，閉塞性尿路疾患，腎結石症）
    - 胸膜，肺，心膜疾患は上腹部痛の原因となる．
    - 女性の下腹部痛は婦人科疾患に由来する（表24-3, 4）．

特徴
- 鋭痛，裂けるような，切られるような痛みは急性の経過を示唆する．一方，疝痛，灼熱痛，鈍痛，穿刺痛は慢性の経過である．
- 疝痛とは増高，減衰を伴う一時的な痛みである．
- 体動に伴う腹痛は筋骨格系，神経根圧迫によるもので生じ，仰臥位で増悪するのは膵疾患を示唆する．
- 食後の痛みは胆石，膵炎，胃潰瘍を示唆するのに対して，十二指腸潰瘍は一般的に食事摂取で改善する．
- 腸管アンギナでは腹痛を随伴することによる食事に対する不安恐怖を認め，体重減少に至ることがある．同様の状態が特に腸間膜虚血を伴う年配者でみられることが多い．
- 悪心，嘔吐は非特異的な症状であり，しばしば胃腸関連が原因ではない．
- 吃逆は食道，胃拡張，横隔膜の炎症で生じる．

便通習慣
- 腸運動の変化と便の大きさ，量について問診する．
- 便秘はびまん性の腹部不快感を生じる一方，下痢は急激な腹痛を生じる．
- 下痢と便秘を交互にきたす患者は過敏性腸症候群を考慮する．
- 消化管出血は潰瘍，感染，虚血によって生じる．
    - メレナ（黒色のタール便）はたいてい上部消化管由来であるが，右半結腸や

表 24-3 急性腹症の部位別，一般的な原因

右上腹部痛
- 急性胆囊炎，胆管炎，総胆管炎
- 急性肝炎
- Budd-Chiari 症候群
- 肝うっ血を伴う心不全
- 肝膿瘍
- 肝癌
- 急性鎌状赤血球症クリーゼ
- 横隔膜下膿瘍
- Fits-Hugh-Curtis 症候群
- 心筋梗塞，心膜炎
- 肺炎

右下腹部痛
- 虫垂炎
- 感染性終末回腸炎，腸間膜節炎
- 感染性大腸炎
- 炎症性腸疾患
- 鼠径ヘルニア
- 急性膵炎
- 子宮外妊娠
- 卵巣囊腫破裂
- 卵管炎
- 骨盤内炎症性疾患
- 腎障害
- 右尿管結石
- 腎盂腎炎
- 膀胱拡張
- 精巣捻転
- 化膿性サルコイドーシス

臍周囲痛
- 胃腸炎，胃炎
- 消化性潰瘍，胃食道逆流症
- 腸閉塞
- 腸間膜虚血
- 急性膵炎
- 心筋梗塞，心膜炎
- 大動脈解離，大動脈瘤破裂
- 肺炎

左上腹部痛
- 胃炎，胃潰瘍
- 脾梗塞・破裂・膿瘍
- 脾彎曲部虚血
- 急性膵炎
- 心筋梗塞，心膜炎
- 肺炎

左下腹部痛
- 急性憩室炎
- 急性大腸炎
- 炎症性腸疾患
- 鼠径ヘルニア
- 急性膵炎
- 子宮外妊娠
- 卵巣囊腫破裂
- 卵管炎
- 骨盤内炎症性疾患
- 腎障害
- 左尿管結石
- 腎盂腎炎
- 膀胱拡張
- 精巣捻転
- 化膿性サルコイドーシス

広範囲腹痛
- 穿孔性潰瘍（胃，十二指腸）
- 虫垂炎
- 腸閉塞
- 憩室炎
- 炎症性腸疾患
- 中毒性巨大結腸症
- 腸間膜虚血
- 出血性膵炎
- 急性感染性腹膜炎
- 特発性細菌性腹膜炎
- 糖尿病性ケトアシドーシス
- 急性非感染性腹膜炎
- 家族性地中海熱
- 鎌状赤血球症

出典：Yamada T, Alpers DH, Laine L et al. Textbook of gastroenterology. 3rd ed. New York: Lippincott Williams & Wilkins. 1999:804 より改変．

小腸出血でも起こりうる．
- 血便（排便への鮮紅色の血液混入）はたいてい結腸由来であるが，時には，大量の上部消化管出血でも起こる．

表24-4　慢性的な腹痛の原因

膵胆道系疾患
- Oddi括約筋不全，胆管ジスキネジア
- 慢性膵炎（特に慢性的なアルコール飲用）

炎症性疾患
- 炎症性腸疾患
- セリアック病（しばしば下痢を伴う）
- 家族性地中海熱
- 好酸球性胃腸炎
- 遺伝性血管浮腫/C1インヒビター欠損・機能不全

感染症
- 肝膿瘍
- 住血吸虫症
- ランブル鞭毛虫症
- Whipple病（しばしば下痢を伴う）

運動障害
- 胃不全麻痺
- 便秘

間欠的閉塞性疾患
- 腹壁瘢痕ヘルニア
- Crohn病
- 癒着
- 腸重積

その他の消化管疾患
- 消化性潰瘍
- 胃食道逆流症（GERD）
- 薬物性消化障害

血管疾患
- 腸管虚血（食後）
- 上腸間膜動脈症候群
- 腹腔動脈圧迫症候群（食後）
- 結節性多発動脈炎やその他の血管炎

腫瘍
- 胃癌
- 肝癌
- 膵管胆管合流部腫瘍
- 大腸癌

代謝性疾患
- 乳糖不耐症
- 副腎不全
- 重金属(鉛)中毒
- 急性間欠性ポルフィリン症

神経疾患
- 腹部型片頭痛
- 腹部型てんかん
- 神経根障害（糖尿病，脊髄圧迫/骨折）
- 腹部皮神経絞扼性症候群
- 帯状疱疹後神経痛

筋骨格系
- 腹壁筋膜の痛み（発痛点）
- 有痛性肋骨症候群

機能性腸疾患
- 過敏性腸症候群
- 機能性ディスペプシア

婦人科疾患
- 子宮内膜症（しばしば月経周期と関連あり）
- 月経モリミナ（月経周期と関連あり）
- 月経中間期痛（月経周期と関連あり）
- 子宮線維腫
- 卵巣嚢腫
- 卵巣腫瘍
- 身体化障害

その他の病歴

- 月経周期が不規則で不正出血を伴う際に腹痛を生じ，併存する消化管疾患を増悪させることもある。
  - 炎症性腸疾患，過敏性腸症候群の症候は，はっきりと月経中，月経前後で悪くなる。
  - 月経周期のパターンと合致する痛みは，子宮内膜の痛みと関連しているかもしれない。
- 精神的な原因は臓器的な原因を除外した後，うつや不安を背景とした患者に

考慮する。
警告徴候
以下のような所見や症状は特に注意する。
- 眠りから起こされるほどの痛み
- 発熱
- 数時間以上，遷延する強い痛み
- 持続する嘔吐
- 部位や性状の変化
- 食事，精神状態で大きく変化する。
- 意図的でない体重減少
- 消化管出血

■ 身体診察
- 以下のような全身性疾患の症候の視診，評価を行う。
  - 悪液質
  - 蒼白
  - 症状の重篤度
  - 腹水，腫瘤，外科的処置前，他の腹部疾患の存在
  - 肝疾患の症候として知られる皮膚所見は，肝硬変を示唆しているかもしれない。
- 腸蠕動音が聞こえるか聞こえないかを聴診する。
  - 腸蠕動音の亢進は腸の障害を，腸蠕動音の消失はイレウスや腹膜炎を示唆しているかもしれない。
- 打診
  - 鼓音はガス充満や腸管拡張を示唆する。
  - 濁音は腫瘤，腹水を示唆し，特に側腹部で聞こえる。
  - 左季肋部下の濁音は脾腫を示唆する一方，通常の肝の領域はたいてい右鎖骨中線上 6〜12 cm，胸骨中線 4〜8 cm 上にある。
- 触診
  - 肝脾腫の有無を調べる。
  - 腫瘤もしくは内臓由来を示唆する圧痛を調べる。
  - Murphy 徴候は吸気時に右上腹部に触診上圧痛があり，胆石を示唆する。
- 腸管虚血は身体所見にそぐわない疼痛を示すのが古典的特徴である。
- 手術適応がある腹部の症候を列挙する。
  - 腹膜刺激症状（反跳痛や板状硬）
  - 発熱
  - Murphy 徴候
  - 腸腰筋徴候（右腰部を過伸展することで誘発される腹痛を指し，虫垂炎や回腸終末部の病変を示唆する）
  - 腸蠕動音亢進，消失

診断的検査
■ 検体検査
- CBC では以下に注意する。
    - 白血球増加は急性炎症反応を示唆する。
    - 貧血は消化管出血を反映していることがある。
    - 血小板減少は肝疾患を示唆する。
- 生化学では電解質，ビリルビン，アミラーゼ，リパーゼ，アルカリホスファターゼ，トランスアミナーゼを評価する。
- 尿検査では，脱水の有無，蛋白尿，感染，腎疾患を評価する。

■ 画像検査
- **単純 X 線**は簡便，安価で低リスクである。
    - 閉塞や穿孔(横隔膜下のフリーエア)を発見しうる。
    - しかし，閉塞や穿孔とはっきり確信できるものがなければ診断することはできない。
- **超音波検査**では臓器腫大，腫瘍，胆道系疾患を評価できる。
- **CT** ではさらに腹部内部を細かく見ることができる。

下痢

一般的事項

- 便性状の液状化および排便量の増えた状態をいう。
- 排便量は 24 時間で 200 g を超えていること。
- 2～3 週間以内で消退するものを急性下痢と定義し，それ以上は慢性下痢と呼ばれる。

診断

臨床所見
■ 病歴
発症様式
- 下痢 diarrhea が浸透圧性か分泌性かを決めるのに，食事との関連性は重要である。後者は断食しても改善しない(表24-5)。
- 夜間の下痢は感染，分泌性，炎症性，糖尿病性を含む臓器的な原因によることがある。
- 過敏性腸症候群のような機能性下痢では，睡眠を妨げることはあまりない。

特徴
- 最近の渡航歴，仕事場，家，その他の場所での類似症状のある人との接触歴を確認する。
- 便中の血液，粘液，膿，そして発熱は侵襲性の細菌感染を示唆していることがある。
- 出血，テネスムス，体重減少を伴う下腹部や直腸に限局した疼痛は，炎症性腸疾患に特徴的である。

表24-5 慢性的な下痢の原因

浸透圧性，吸収不良性	分泌性	炎症性
原因		
吸収されない溶質の摂取	ホルモン	Crohn病
乳糖不耐症	VIP腺腫	潰瘍性大腸炎(多因性)
薬物(ソルビトール，制酸薬，緩下薬)	WDHA症候群	好酸球性胃腸炎
消化不良	Zollinger-Ellison症候群	腸管虚血
慢性的な腸管虚血	カルチノイド	
短腸症候群，腸内細菌異常増殖	胆汁酸吸収不良	
胃腸瘻	膵性コレラ	
粘膜輸送欠陥，粘膜病	膠原病	
セリアックスプルー	腸管リンパ腫	
Whipple病		
腸性肢端皮膚炎		
リンパ管障害		
慢性膵炎		
症状と所見		
中等度の排便量	大量の排便	中等量の排便(血液，粘液の付着あり)
断食で改善	断食でわずかに変化	断食でわずかに変化
体重減少	夜間症状	体重減少
栄養不良の所見		腸管外の発症(関節炎，結節性紅斑，眼徴候)
診断		
浸透圧ギャップの増加〔浸透圧測定値>2(便中［K^+］+［Na^+］)+100 mOsm〕	排便量>1L/24時間	大腸内視鏡，粘膜生検
酸性便をきたすこともある	通常はpHは中性	上部消化管内視鏡
脂肪便>24時間で7〜10g	血管作動性腸管ポリペプチド(VIP)	血管造影

WDHA：watery diarrhea-hypokalemia-achlohydia

- ■痛みは潰瘍性大腸炎よりCrohn病に関連している。
- ■非特異的なびまん性の痛みや不快感は過敏性腸症候群でみられる。
- ●テネスムスは疝痛を伴う不十分な排便のことであり，直腸炎や直腸由来の炎症で生じるような排便時の不随意の筋緊張も伴う。
- ●脂肪下痢を伴う患者(脂肪吸収不良)は，しばしば淡色の下痢をしてトイレにこもりがちになる。
  - ■膵外分泌不全では高脂肪食不耐症がみられる。
- ●夜間の視野障害と骨痛は脂溶性ビタミンの吸収不良，特にビタミンA・Dと関連している。
- ●便意を伴う頻回，少量の排便は遠位結腸から直腸の病変を，少数回の大量の排便は小腸から近位結腸の障害を示唆する。

■ 身体診察
- 脱水を評価すること。
  - 起立性低血圧や脈の変化
  - 皮膚ツルゴールの低下
  - 粘膜の乾燥
- 全身性疾患における皮膚の所見は以下のようなものがある。
  - 疱疹状皮膚炎は，セリアック病で伴う頭皮，臀部，伸側表面でみられる著しい瘙痒症である。
  - 腸性肢端皮膚炎は，脱毛を伴う四肢や会陰部の斑丘疹状紅皮症が特徴で，ときに亜鉛や他の無機質の欠乏でみられる。

鑑別診断
- 人工甘味料，ソルビトールを含む砂糖不使用のキャンディ，チューインガム，マンニトール，オレストラは一般的な下痢の原因である。
- 8週間を超える抗菌薬の使用は *Clostridium difficiie* 関連の偽膜性腸炎の誘因となる[9]。
- 急性の下痢はたいてい感染性である。
  - 大人や年長の小児におけるノロウイルス，年少の小児におけるロタウイルスといったようなウイルス
  - 大腸菌(旅行者下痢)，*Bacillus cereus*, *Clostridium perfringens*, 黄色ブドウ球菌のような腸毒素産生菌
  - *Campylobacter*, *Salmonella*, 赤痢菌，ある種の *Yersinia* を含む侵襲性の腸疾患
  - *Giardia* 属を含む原生動物はキャンプや旅行中に湧水から感染する。アメーバ症も同じく旅行者，同性愛の男性の発症が多い。
- 血性の下痢は以下のようなことで二次性に起こる。
  - 特に *Campylobacter* や赤痢のような侵襲性の感染症
  - 24〜48時間以内に血性下痢に移行し発熱を伴う急性の水様性下痢は，O-157によって引き起こされる出血性腸炎を示唆する。
  - 炎症性腸疾患
  - 薬物依存性結腸炎
  - 上腸間膜動静脈に血栓をもつ年配者
  - 低血圧のエピソードがある虚血性腸炎
- 憩室性の下痢は左下腹部の不快感，排便切迫感，排便時痛，テネスムス，発熱を特徴とする。
- 糞便充塞は逆に下痢の原因となる。年配者や疼痛に対しオピオイドを使用している患者において，便塊で充塞した周囲からの少量の液体漏出をきたす。
- 慢性下痢症のさまざまなカテゴリーは浸透圧性，分泌性，吸収不良性，炎症性である(表24-5)。
- ダンピング症候群は食直後の大量の下痢であり，胃切除後によくみられる。数時間以内に筋力低下，立ちくらみ，発熱，インスリン放出による低血糖といった症状が遅れて出現する。

- 過敏性腸症候群は下痢，便秘の繰り返し，腹痛が特徴で，抑うつや不安を共存することも多い。
- 糖尿病性下痢は血糖コントロール不良，もしくは長期罹患の結果として生じ，たいてい末梢性ニューロパチーを示唆する他の症候を伴う。
- 虚偽性の下痢は内密に緩下薬を使用して起こり，水様性の下痢，悪心，嘔吐，体重減少を生じる。
  - 摂食障害のある30歳以下の女性，慢性的な疾患のため各種内服歴をもつ中年女性が大部分である[10]。
- 著しい腸切除，特に100 cm以上回腸を切除すると吸収不良をきたし，胆汁酸を含む下痢が出現する[11]。

診断的検査
■検体検査
- 電解質，BUN，クレアチニンは脱水や代謝性アシドーシスの程度を推測する指標となる。
- CBCで貧血，白血球を評価する。
- 慢性下痢では甲状腺刺激ホルモンを評価する。
- IgA型抗組織トランスグルタミナーゼ抗体は，セリアックスプルーの診断に感度・特異度ともきわめて優れている[12,13]。
  - セリアックスプルーの患者の約10%は選択的にIgAが欠損しているので，総IgA値を調べる。
- 便検査では以下の項目を調べる。
  - 寄生虫および寄生虫卵の培養
  - CD毒素
  - 非特異的だが炎症を示唆する便中白血球
  - 浸透圧ギャップを評価するための便中電解質と便浸透圧
  - 脂肪便評価のためのSudan染色。もし異常なら24時間便検体の脂肪や量を評価する。

■診断手技
- **軟性S状結腸鏡**での観察と生検は，感染性・炎症性腸炎で下痢が1週間以上続く場合に有用である。
  - 有意所見がない場合，もしくは大腸炎を認めた場合は，**全大腸内視鏡**で病変部位を確認する必要がある。
- **上部内視鏡での小腸生検**は，慢性下痢症例でセリアック病を組織学的に診断する場合に考慮する。
  - 代替として血清検査も選択しうる。この場合，陽性例に対してのみ上部内視鏡を行う。

治療
- カフェインやアルコールを含まない飲料での**経口補液**が望ましい。しかし経静脈的補液が必要となることもある。

- **止痢薬**には以下のようなものがある。
  - カオリンとペクチンを主成分とする製剤(Kaopectate)は，便を一塊にして排泄させる。
  - サリチル酸ビスマスは分泌抑制作用，抗菌作用，抗炎症作用がある。
  - ロペラミド(Imodium, ロペミン®†3)は初回4 mg，その後1回2 mgを内服し，1日あたり最大8 mgとする。
  - ジフェノキシレート/アトロピン合剤(Lomotil)は初回5 mg，その後2.5 mgを下痢時頓用で1日あたり最大20 mgとする。
  - オピオイド液剤(0.6 mL 4時間ごと)
  - ベラドンナ/オピオイド合剤(12時間ごと1個挿肛)
  - コデイン(30〜60 mg経口，4時間ごと)
  - **これらはいずれも消化管の運動を抑制するもので，細菌感染では病原体の排出が遅れるため使用を避ける。**
- アトロピンやヒヨスチアミンといった**抗コリン薬**が有効な例もある。特に下痢に疝痛を伴う場合には非常に奏効する。
- シャゼンシ psyllium(オオバコ)やメチルセルロースなどの膨張性物質は機能性下痢を改善しうる。
- **コレスチラミン**は難治性下痢や胆汁関連下痢に有効で，いずれの下痢も遠位小腸病変による。
- **ほとんどの急性感染性下痢では抗菌薬は不要である。**たいていは自然軽快する。
  - 重症の旅行者下痢で赤痢様の血便を伴っていれば，発熱に関係なく抗菌薬の適応である(22章参照)。

便秘

一般的事項

- 便秘 constipation とは主観的なもので，便通困難感や排便回数の減少を指す。
- 排便回数は加齢とともに減少する。
- まったく排便がない場合は obstipation(頑固な便秘)という。

診断

臨床所見
■ 病歴

発症様式
- 基礎疾患なく排便習慣が突然変わった場合は，慎重に器質的原因を検索する。
- 間欠的な便秘は薬物，食生活，機能性腸障害によるものを考慮する。
- 症状が軽快しないときは，腫瘍による二次的閉塞といった重篤な疾患を検索しなければならない。
- 直腸腫瘍をもつ患者は，ときに排便量が漸減していく。

特徴
- 疼痛を伴う便秘は炎症性か閉塞性機転により，以下のようなものがある。
  - 憩室炎(左下腹部痛)
  - 肛門裂肛(肛門直腸部痛)
  - 炎症性腸疾患(びまん性腹痛)
  - 血栓性外痔核(肛門部痛)
  - 腫瘍
- 腹部膨満を伴い排便で改善する腹部疝痛は，器質的疾患がなければ過敏性腸疾患を考慮する。
- 排便刺激をもたらすため，膣もしくは直腸の用手刺激を患者が恒常的に行っている場合がある。

■ 身体診察
- 腹部の診察では膨隆，圧痛，腫瘤の有無をみる。
- 鼓性膨隆ではイレウスやその他の閉塞性機転を考慮する。
- 会陰部と肛門部の診察では，直腸脱や痔核といった変形をみる。
- 直腸診で裂肛，遠位狭窄，腫瘤，便塊を評価するほか，会陰部感覚，肛門括約筋の収縮と弛緩についてもみる。

鑑別診断
- 薬物性としては，オピオイド，カルシウム拮抗薬，抗コリン薬，鉄剤，緩下薬の過剰内服がある。
- 排尿障害を伴う場合，特に閉経後女性では，次のような疾患を考慮する。
  - 骨盤底筋群の弛緩異常
  - 直腸瘤
  - 膀胱瘤
- 不適切な食物繊維，液体物の摂取(毎日コップ6～8杯)
- 結腸無力症
- 便秘が前景に立った過敏性腸症候群
- 大腸悪性腫瘍
- 狭窄(術後，形質，放射線照射)
- 甲状腺機能低下症
- 神経原性／自律神経障害(糖尿病，Parkinson病，Hirschsprung病)

診断的検査
■ 検体検査
- 電解質，特に低カリウム・マグネシウム血症，高・低カルシウム血症は臨床的に重要である。
- 甲状腺機能低下を評価する。
- 高血糖があれば，糖尿病で腸管通過時間が延長している可能性を考慮する。

---
†3 訳注：わが国では1日量1～2mgを1～2回に分けて内服し，最大2mgまでとする。

■ 診断手技

- 新たな発症や進行する便秘症(特に50歳以上)では，**大腸内視鏡**は癌や狭窄病変を評価するために必要となる。
- 過度の緩下薬を使用する患者の大腸内視鏡所見として，遠位結腸で大腸黒皮症や黒色の色素症がよくみられる。
- **注腸造影**は軟性S状結腸鏡と併用すると結腸閉塞の除外に有用である。
- **腹部CT**は閉塞や巨大結腸症(著しい腹部膨満を伴った強い結腸拡張)を評価しうる。
- **直腸鏡**検査は痔核，裂肛，腫瘍といった直腸の病変を拾い上げるのに有用である。
- **肛門直腸圧測定**は肛門直腸の障害を診断するのに有用となりうる。

治療

- 重篤な原因を除外したうえでの治療法を記載する。
- **軽症例**
  - 食物線維や液体物の摂取を増やせば排便量が増加し，腸運動が亢進するので，軽度の便秘や下痢と交互の便秘であれば改善する。
  - 軽度の便秘症のほとんどの患者は，1日20〜30gの線維を摂取することで奏効する[14]。
  - 定期的に排便するように生活習慣を変える。
  - 以下のような膨張性緩下薬を使用する。
    - シャゼンシ(オオバコ)〔例えば，Metamucil液ティースプーン1杯(約5 mL)，あるいは1パックを1日2〜4回服用〕
    - メチルセルロース〔例えば，Citrucelテーブルスプーン1杯(約15 mL)を8オンス(約240 mL)の水で1日1〜3回服用〕
    - ポリサッカライド誘導体(例えば，FiberCon 1gを必要に応じて1日4回。500，625，1,000 mgの錠剤を4〜6杯の水で服用)
  - docusate(100 mg 1日2回経口)のような便を軟らかくするものは，膨張させる療法と一緒に使用する[15]。
- **中等症例**
  - 浸透圧性下剤には以下のようなものがある。
    - ポリエチレングリコール(17g 1日1回経口)は忍溶性があり，最もよく使用されている。
    - ラクツロース(15〜30g経口2〜3時間ごとに頓服)は腹部膨満をきたすことがあり，用量規定因子となる。
  - 緩下薬には以下のものがある。
    - 鉱物油(15〜45 mL経口6〜8時間おきに)は，誤嚥や脂肪性肺炎に注意して使用する。
  - 塩類性下剤には以下のものがある。
    - クエン酸マグネシウム(200 mL経口1日4回)
    - 禁忌でなければ硫酸ナトリウム

- **重症例**
  - ■刺激性の緩下薬には以下のものがある。
  - ●カスターオイル(ひまし油)(15〜60 mL 毎日)
  - ●カスカラ[†4]〔ティースプーン 1 杯(約 5 mL)，経口 1 日 2 回〕
  - ●センナ(ティースプーン 2 杯，経口 1 日 2 回)
  - ●ビサコジル(10〜15 mg 経口 1 日 1 回〜2 回)
  - ●lubiprostone(例えば，Amitiza 24μg 経口 1 日 2 回)
  - ●コルヒチン(0.6 mg 経口 1 日 2 回)。ただし治療域と中毒域の間が狭いことを覚えておく。
  - ■浣腸には以下のものがある。
  - ●生理食塩液浣腸(120〜240 mL)
  - ●水道水浣腸(500〜1,000 mL)
  - ●docusate 入りの綿実油
- **緩下薬を定期的に長期間使用することは避ける**。線維の補給，高浸透圧性の薬物，便軟化薬は比較的安全に使用しうる。
- 直腸の変形，腸閉塞，腫瘍，腸重積の再燃，脱出症，骨盤隔膜の障害に対しては外科的処置を行う。

肛門直腸の症状

一般的事項

- 肛門は，歯状線(粘膜皮膚連結)で肛門(感覚器)と直腸(非感覚器)に分けられている。
- 外来診療では，肛門直腸に対するさまざまな主訴から診断につながる十分な情報が得られることが多い。

診断

臨床所見
■ 病歴
- 肛門の瘙痒感，排便痛，出血，発熱を問診する。
- 便秘，炎症性腸疾患，その他基礎疾患との関連を確認する。
- 排便習慣，便失禁，体位変換による直腸の痛みの変化を問診する

■ 身体診察
- 両側臀部を外排し，裂創，病変，化膿性の囊胞がないか視診する。
- 直腸診では，便塊，肛門括約筋の緊張，出血，裂肛，腫瘤がわかる。
- 外側前方にある裂肛は Crohn 病，直腸炎，白血病，梅毒，結核，癌を示唆する。
- 後側の裂肛はたいてい良性で自己限定性のものである。

[†4] 訳注：クロウメモドキの樹皮。

鑑別診断

- **外痔核**(歯状線より下)は肛門の瘙痒感,ときに痛みがある。外痔核の血栓症ではとても強い痛みや出血が起こる。
- **内痔核**(歯状線より上)は軽度の不快感があるかもしれないが,脱出や嵌頓したときにはとても強い痛みがみられる。
    - 内痔核からの出血はたいてい少量,鮮紅色であり,便の外部やトイレットペーパーに付着している。
- **裂肛**は,肛門管に硬い便がつまった結果として起こる組織や括約筋の線状裂傷であり,しばしば痛みと直腸からの出血を伴っている。
- **直腸周囲の裂創**は慢性的な化膿,直腸からの腐敗臭,会陰部の入口が小さいことが特徴的であり Crohn 病でみられる。
- **直腸周囲膿瘍**は Crohn 病,免疫抑制の可能性を想起すべきである。
- **直腸脱**は排便の際に直腸が出てしまうので患者自身で徒手整復する必要性があるかもしれない。これらは女性によくみられ,尿路症状と関連しているかもしれない。
- **直腸S状結腸重積**は血便,排便時の痛みがある。
- **一過性の肛門周囲痛**は正中線に沿った突然に発症する著しい直腸痛が特徴的で,若い人にみられることがある。症状は典型的には軽症であり,肛門挙筋の痙攣が原因である。
- **便失禁**は直腸が切迫しており,便が垂れ流しになることをいう。
- **肛門瘙痒症**は肛門や周囲の皮膚に痒みを感じることである。
    - 残った便塊,痔,直腸裂傷,肛門裂傷,悪性腫瘍,乾癬,ある種の食物の摂取で生じる。
    - 感染症が原因となることがあり,蟯虫,疥癬,しらみ,ある種の性感染症が挙げられる。

診断的検査

- **肛門鏡検査**は一般的に後方正中線で見られる肛門裂傷の 90% の領域を評価できる。
- **軟性S状結腸鏡,大腸内視鏡**で直接観察することで痔,直腸周囲の裂傷,腸重積,悪性腫瘍,炎症性腸疾患を評価できる。
- **会陰部の感覚障害**は神経伝導検査で評価でき,神経に障害を伴う腰部外傷や椎間板変性疾患の徴候のこともある。
- **超音波内視鏡検査**では括約筋の機械的な破壊を評価できる。

治療

- **食物繊維**を多く摂取すれば便が軟らかくなり,腹部膨満が改善する。加えて**便軟化薬,鎮痛坐剤,半身温浴**を1日2〜3回することで肛門直腸痛を軽減できる[16]。
- **ニトログリセリンの外用やボツリヌス毒素の注入**は,一時的に括約筋を緩めて肛門裂傷を治癒することができる[17]。

- シプロフロキサシンやメトロニダゾールといった抗菌薬は，直腸周囲の裂傷に効果があるかもしれないが，Crohn病に関連している場合は別の治療が有用となる。
- バイオフィードバック法を用いた骨盤底筋群の強化は，適切な患者には有用となりうる。
- 一過性直腸痛がある患者では，安心させたり局所加温やマッサージで対症療法を行うのがよい。
- 肛門瘙痒症は以下のような治療で効果がある。
  - 適応があれば，特定の病原体に対して抗菌薬を使用する。
  - 夜間の症状に対して抗ヒスタミン薬を服用する。
  - 局所に短期間ヒドロコルチゾンクリーム1%(2週間を超えない)か，亜鉛化軟膏を使用する。
- 外科的介入は以下のときに必要である。
  - 症状が遷延する痔核に対する内視鏡的帯状結紮や痔核根治術
  - 括約筋切開が必要な慢性的な肛門裂傷
  - 直腸周囲瘻孔に対する切除，排膿
  - 直腸周囲膿瘍に対する切除，排膿
  - 直腸脱や頻繁な部分的脱出に対する還納
  - 治療に反応しない便失禁

肝機能異常へのアプローチ

一般的事項

- 検体検査の評価は，それのみでは不完全で不十分であり，臨床所見，身体所見と統合しなければならない。肝疾患に対するすべての議論は26章を参照されたい。
- 肝機能異常は一般に次のように分けられる。
  - 肝細胞障害型病変(ビリルビンやALPよりもAST，ALTが上昇する)
  - 胆汁うっ滞型病変(ASTやALTよりもビリルビン，ALPが上昇する)

診断

臨床所見
■病歴
部位
- 右上腹部痛，発熱，黄疸はCharcotの三徴として知られ，胆嚢炎の所見である。
- さらに意識障害，低血圧を伴うのがReynoldsの五徴であり上行性の胆道疾患を示唆している。
- 腹部正中〜背部にかけての痛みは膵炎を表している。

特徴
- 悪心，嘔吐，悪寒，発熱，食欲不振，体重減少といった，非特異的な症状で

評価する。
- 初期肝疾患をもつ多くの患者は，しばしば疲労のみを自覚する。
- 黒色尿は黄疸より早期に多くの患者に出現しウロビリノーゲンの増加が特徴である。
- ウイルスへの曝露に関して，特に肝炎，輸血歴，点滴薬物の使用，性的接触，および肝炎蔓延地域への渡航歴について問診する。
- 3～4週間を超える黄疸を有するほとんどすべての患者は，たいてい瘙痒感がある。
- 急性発症は溶血や胆道閉塞を示唆しているかもしれない。
- 無痛性黄疸は膵胆管合流部異常を疑う。膵頭部腫瘍による肝外胆管閉塞も同様である。
- 腹痛は，肝被膜の伸張や占拠性病変を示唆しているかもしれない。
- うっ血性心不全やうっ血肝は，60歳以上の黄疸を有する全患者の10％に及ぶ[18]。
- 黄疸を有する患者の右上腹部痛，発熱は胆管炎の可能性を高める。
  - 急性発症の激しい右上腹部痛は，総胆管結石を示唆しているかもしれない。

■ 身体診察
- **慢性肝疾患の特徴的所見**を検索する。すなわち唾液腺腫大，くも状血管腫（ほとんどが体幹にみられる），手掌紅斑，Dupuytren拘縮（手掌筋膜の線維性拘縮），女性化乳房，肝腫大や萎縮，脾腫，メデューサの頭，精巣萎縮，腹水である。
- 急性・慢性疾患で**発熱**を認めることがあり，感染症を示唆する。
- 15cm以上の**肝腫大**は受動的うっ血，悪性腫瘍，脂肪浸潤，その他の浸潤性の障害でみられる。
- **脾腫**は門脈圧亢進症，肝硬変の患者でみられ，溶血，さまざまな血液疾患や悪性腫瘍の患者でもみられる。
- **Murphy徴候**（吸気時の右上腹部痛）は，胆嚢炎を示唆しているかもしれない。
- **腹水**はさまざまな原因による肝硬変や心不全，膵炎と同じように腹腔内悪性腫瘍で出現してくるかもしれない。
- 無痛性**胆嚢触知**（Courvoisier徴候）は，たいてい膵管胆道合流部での閉塞を伴う悪性腫瘍で認められる。
- 黄色腫を含む皮膚所見は，原発性胆汁性肝硬変における慢性的な胆汁うっ帯でみられる。
- 灰褐色に変色した皮膚は，肝に併発したヘモクロマトーシスを示唆している。
- じんま疹は急性B型肝炎の症状であることがある。

鑑別診断
肝機能異常の鑑別診断を表24-6にまとめた。

診断的検査
■ 検体検査
溶血の有無を評価する。CBC，末梢血塗抹標本を確認する。網状赤血球高値，

表 24-6 肝機能検査異常の原因

肝細胞障害型	胆汁うっ滞型
薬物/中毒 　アセトアミノフェン(1日4gの少量の使用でも，基礎疾患に肝障害のある人では肝細胞に障害を与える) 　ハーブ 　ビタミンA 　NSAID 　プロピルチオウラシル 　抗うつ薬(デュロキセチン，セルトラリン，phenelzine) 　一般的な麻酔薬 　抗菌薬(サルファ薬，エリスロマイシン，イソニアジド，抗真菌薬) 　抗痙攣薬(フェニトイン，カルバマゼピン) 　その他多くの薬物(特に特異体質性の薬の反応) 　農業従事者の殺虫剤曝露と同じく，多くの産業や有機園芸では，ヒ素など，職業的な化学薬品への曝露によって肝毒性のリスクが生じている。 **アルコール飲用** 　10〜15年にわたる80g/日を超える摂取〔ビールなら72オンス(約2L)，蒸留酒なら9オンス(約250g)，ワインなら30オンス(約850g)〕で男性では肝硬変になりうる。一方，女性なら20〜40g/日と低い摂取量でもなりうる **肝炎** 　ウイルス(A型，B型，C型，D型，E型，Epstein-Barrウイルス，サイトメガロウイルス) **自己免疫性肝炎** **その他** 　ヘモクロマトーシス 　Wilson病 　α_1 アンチトリプシン欠損症 　ショック肝	**肝内の原因** 　ウイルス性肝炎 　アルコール性肝炎 　薬物 　抗菌薬(nitrofurantoin，フロキシン，マクロライド，アモキシシリン-クラブラン酸や，その他のペニシリン系抗菌薬) 　蛋白同化ステロイド 　経口避妊薬 　サルファ薬 　フェノチアジン(クロルプロマジン，プロクロルペラジン) 　肝細胞癌，リンパ腫，その他の悪性腫瘍 　敗血症 　膿瘍 　妊娠 　原発性胆汁性肝硬変 　原発性硬化性胆管炎 　サルコイドーシス 　アミロイドーシス 　完全静脈栄養 **肝外の原因** 　総胆管結石 　肝内胆管癌 　肝炎 　膵癌や仮性囊胞 　乳頭部狭窄 　原発性硬化性胆管炎

LDH上昇，間接ビリルビン増多，そしてハプトグロビンが減少する。

ビリルビン

- 障害されたビリルビンの排出は抱合体として増加する。臨床的に黄疸が出現するのは全ビリルビンが2.5 mg/dLを超えたときである。
- ビリルビンの上昇はそれ自体がアルブミンと結合しているので，急性疾患が

回復しても遅延する。
- トランスアミナーゼが正常で，5 mg/dL を超えない高間接ビリルビン血症であり，溶血でなければ Gilbert 症候群のような良性の家族性疾患かもしれない。高ビリルビン血症は断食，生理的ストレスでも起こりうる。

プロトロンビン時間
- 肝の合成能を測定する。
- 凝固系のビタミン K 依存因子である II, IX, VII, X 因子はこの試験で反映され，肝合成能や腸管のビタミン K の吸収が損なわれると異常値を示す。
- 肝硬変，肝炎，胆汁うっ滞性の症候群では値が延長し，結果として肝硬変の患者の予後判断に役立つ。

アルブミン
- 肝合成能を評価するもう1つの指標である。
- 半減期が20日なので，急性肝炎よりはむしろ慢性肝炎のよりよい指標となる。
- 低栄養の患者でも低値になる。
- 値は常に正確とは限らないので，患者の栄養状態の初期評価として使用すべきではない。
- 蛋白不足も胃腸，腎を通して起こりうる。
- 正常妊娠，急性・慢性炎症といった過負荷では希釈効果を考慮すべきである。

トランスアミナーゼ
- AST は肝，心，骨格筋，腎，脳といった多数の組織から血液に遊離している。
- ALT は肝により特異的であり，血清中濃度は肝細胞が死んだときに上昇する。
- ウイルス性肝炎，肝損傷による毒素，虚血のときに数千までの上昇がみられる。
- AST, ALT(2：1以上)の上昇，γ-GTP 高値，平均赤血球容積(MCV)の上昇は，アルコール性肝疾患がかなり疑われる。
- アルコールによる肝障害では，基準値の10倍を超える上昇になることはめったにない。

アルカリホスファターゼ
- 血清濃度の上昇は肝，骨格系，腸管，胎盤，腎，白血球が影響を受ける過程で生じる。
- γ-GTP の値は，胆道系とその他のアルカリホスファターゼ起源のものと区別される。
- 大きな増加は胆汁うっ滞症候群，肝内肝外集合胆管の障害でみられる。
- 肝疾患に関連しない著しい増加は，ときにうっ血性心不全，骨疾患，Hodgkin リンパ腫でみられる。

その他
- 抗ミトコンドリア抗体は原発性胆汁性肝硬変を示唆する。
- 抗平滑筋抗体，抗核抗体，免疫グロブリンは自己免疫性肝炎を示唆する。
- ヘモクロマトーシス検索に鉄動態の検査を施行する。
- 肝炎ウイルスの検査一式。
- 肝細胞癌におけるαフェトプロテイン(AFP)[20]。

■ 診断手技
- **超音波検査**は，胆道系を早く評価するために最初に行う。
  - 胆石症，急性胆嚢炎，胆管拡張の検出に対する感度は 95％である。
- **CT 検査**では石，腫瘍，狭窄の鑑別や肝実質の評価を行える。
- **ERCP**(内視鏡的逆行性胆管膵管造影)は，総胆管結石，胆管炎，肝内肝外胆管閉塞，膵管の疾患である閉塞性黄疸の診断と治療に最も有用である。
- **MRCP**(核磁気共鳴胆管膵管造影)は診断には有用であるが，治療には用いられない。
- **肝生検**は，非閉塞性で 6 カ月以上の異常な酵素の上昇がある肝疾患の病因を診断するのに役立つ。
- もし腹水があれば**腹水穿刺**を行い，以下のような初期評価を行う。
  - 感染除外のための細胞数測定
  - 腹水アルブミンの勾配(血清と腹水アルブミンの相違)が 1.1 以上のときは門脈圧亢進を示唆する。
  - 悪性腫瘍を評価するための細胞診

治療

治療法は原疾患による。特異的な管理は 26 章を参照のこと。

(曽根原 圭)

文献

1. Jalil S, Castell DO. Schatzki's ring: a benign cause of dysphagia in adults. *J Clin Gastroenterol* 2002;35:295-298.
2. Hewson EG, Sinclair JW, Dalton CB et al. Twenty-four-hour esophageal pH monitoring: The most useful test for evaluating noncardiac chest pain. *Am J Med* 1991;90:576-583.
3. Domenech E, Kelly J. Swallowing Disorders. *Med Clin North Am* 1999;83:97-113.
4. DeVault KR, Castell DO. Updated guidelines for diagnosis and treatment of gastroesophageal reflux disease. *Am J Gastroenterol* 2005;100:190-200.
5. Talley NJ, Vakil NB, Moayyedi P. American Gastroenterological Association technical review on the evaluation of dyspepsia. *Gastroenterology* 2005;129:1756-1780.
6. Cohen J, Safdi MA, Deal SE, et al. ASGE/ACG Taskforce on Quality in Endoscopy. Quality indicators for esophagogastroduodenoscopy. *Am J Gastroenterol* 2006;101:886-891.
7. Fisher RS, Parkman HP. Management of nonulcer dyspepsia. *N Engl J Med* 1998;339: 1376-1381.
8. Yamada T, Alpers DH, Laine L, et al. Textbook of Gastroenterology. 3rd Ed. New York: Lippincott Williams & Wilkins, 1999:804.
9. Hurley BW, Nguyen CC. The spectrum of pseudomembranous enterocolitis and antibioticassociated diarrhea. *Arch Intern Med* 2002;162:2177-2184.
10. Ewe K, Karbach U. Factitious diarrhoea. *Clin Gastroenterol* 1986;15:723-740.
11. Potter GD. Bile acid diarrhea. *Dig Dis* 1998;16:118-124.
12. Carroccio A, Vitale G, Di Prima L, et al. Comparison of anti-transglutaminase ELISAs and an anti-endomysial antibody assay in the diagnosis of celiac disease: a prospective study. *Clin Chem* 2002;48: 1546-1550.
13. Rostom A, Dubé C, Cranney A, et al. The diagnostic accuracy of serologic tests for celiac disease: a systematic review. *Gastroenterology* 2005;128:S38-S46.
14. Soffer EE. Constipation: an approach to diagnosis, treatment, referral. *Cleve Clin J Med* 1999;66 (1):41-46.
15. Schiller LR. Clinical pharmacology and use of laxatives and lavage solutions. *J Clin Gastroenterol*

1999;28(1):11-18.
16. Hager T. Anal fissure. *Ther Umsch* 1997;54:190-192.
17. Dhawan S, Chopra S. Nonsurgical approaches for the treatment of anal fissures. *Am J Gastroenterol* 2007;102:1312-1321.
18. Qureshi WA. Intrahepatic cholestatic syndromes: pathogenesis, clinical features and management. *Dig Dis* 1999;17:49-59.
19. Zimmerman HJ. Update of hepatotoxicity due to classes of drugs in common clinical use: non-steroidal drugs, anti-inflammatory drugs, antibiotics, antihypertensives, and cardiac and psychotropic agents. *Semin Liver Dis* 1990;10(4):322-338.
20. Frank BB. Clinical evaluation of jaundice. A guideline of the Patient Care Committee of the American Gastroenterological Association. *JAMA* 1989;262:3031-3034.

胃食道逆流症（GERD） 25

C. Prakash Gyawali

一般的事項

- 胃食道逆流症 gastroesophageal reflux disease（GERD）とは，胃内容物が食道や食道を越えて逆流して生じる症状や組織障害で特徴付けられる状態である。
- 集団調査によると GERD はありふれた疾患で，母集団の 10～20％ が少なくとも毎週のように症状を自覚している[1,2]。

病態生理

- 胃内容物が食道に逆流しないために，いくつかのバリアーがある[3,4]。
  - 非嚥下運動時は下部食道括約筋（LES）の食道静止圧により，食道胃接合部の閉鎖を維持している。
  - 横隔膜脚は，通常は LES と同調して，吸気時に胸腔内圧が大気圧よりも陰圧になると食道胃接合部を挟み込んで逆流を防いでいる。
  - 食道局所の神経反射によって生じる二次的な蠕動運動により，どんな逆流物でも速やかに胃に戻される。
  - 粘膜に残留した酸性物質は，塩基性の唾液によって中和される。
- これらの仕組みがあるにも関わらず，特に食後はほとんどの人で生理的逆流が生じている。
- 健常人と GERD 患者では，LES の不適切な一過性弛緩は逆流の原因として最も頻度が高い[3,4]。
  - LES は嚥下運動が始まると直ちに弛緩するようにできている。
  - LES の一過性弛緩は，非嚥下運動時に LES が不適切に弛緩することで生じると言われている。
  - 胃内容充満や食道裂孔ヘルニアなど，いくつかの要因が一過性 LES 弛緩を頻繁に誘発し，次々と胃内容物が食道に逆流することになる。
- LES の低緊張が逆流症患者のおよそ 1/4 に認められ，その部分では胃食道逆流に対するバリアーが弱くなっている。
  - LES の極端な低緊張に関連した病態の典型例は，強皮症の食道病変である。食道平滑筋の線維化により LES の緊張がほとんどない状態となり，食道体部の運動能低下や無蠕動に至る。
  - LES 緊張を低下させる薬物と食品を以下に挙げる。
- 抗コリン薬
- 平滑筋弛緩薬
- カフェイン
- テオフィリン
- アルコール

- 脂肪分に富んだ食品
- 食道裂孔ヘルニアは，横隔膜脚が胃食道接合部にぴったりと合っていない結果生じ，胃嚢が横隔膜脚の近位側に脱出するようになる。
  - 典型的な軸方向の食道裂孔ヘルニアは，横隔膜裂孔を滑って上下する。食道裂孔ヘルニアが存在すると，胃食道逆流の生理的バリアーがいくつかの機序により乱される。
    - 第一に，横隔膜脚と閉じた LES が隣り合うことで形成される解剖学的なバリアーが失われる。
    - 胃嚢が横隔膜よりも上方に位置することで胃の(酸性の)分泌物を貯留するよう働き，患者が仰臥位になると容易に逆流を起こす。
    - ついには局所の神経反射は食道裂孔ヘルニアの存在により影響を受け，不適切な LES の弛緩が高頻度に生じるようになる。
  - 食道裂孔ヘルニアが大きければ，逆流も生じやすくなる。
  - しかし，**食道裂孔ヘルニアがある患者がすべて GERD になるわけではなく，GERD の患者すべてに食道裂孔ヘルニアがあるわけではない。**

診断

臨床所見
■ 典型的な症状
胸焼けは最も頻度が高い逆流症状である。患者は，胸骨後方または心窩部の焼けるような感覚として訴える[4]。
- 違和感は首や，肩や，時に背中に向かって上方に放散する。
- 酸の逆流は食後に生じることが多いが，時には夜に生じて睡眠を妨げることもある。
- 制酸薬の摂取・服用は，逆流した酸を中和して症状を速やかに軽減する。
- 胸焼けは，酸の味によって酸っぱくて苦い液体が逆流する感覚を伴うこともある。
- 前屈，仰臥位や，腹部にきつい衣服を着るなどで胸焼けと逆流が同時に誘発されることもある。
- 酸の逆流による食道粘膜の炎症により飲み込みにくさを感じる患者もいるが，胃酸を抑制する治療により改善することもある。
- **胸焼けと逆流は典型的な逆流症状と考えられている。**

■ 非典型的な症状
過去数十年間，いくつかの非典型症状が確認されてきた。典型的な症状がない患者でも非典型的な症状を生じることがあるので，これらを理解しておくことは重要である[5]。
- 同時に合併した心疾患を示唆する可能性がある点で，**胸痛**は最も重要な非典型的症状である。逆に言えば，患者の年齢によっては，胸痛が GERD によると判断する前に，心疾患を慎重に除外する必要がある。年配の患者では，GERD と冠動脈疾患が併発することもある。逆流と胸痛の関連が実証されているにも関わらず，多くの患者は心疾患について心配し続け，非心臓性胸

痛はヘルスケアにかかる歳出の要因となっている。
- 喘鳴や喘息もまた逆流と関連し，特に成人発症のアレルギーが関与しない症状は逆流が原因かもしれない。逆流が喘息を起こすには2つの機序がある。
  - 胃内容物が咽頭まで逆流し，気管に微小誤嚥を起こす。
  - 過敏な患者では，遠位食道に少量の酸が逆流することで，反応性気管支収縮が引き起こされる。
  - 気管支収縮による症状と逆流に相関関係がある場合，GERDの適切な管理をすることでより良い治療成果をあげることができる。咳嗽，肺線維症，誤嚥性肺炎といったその他の呼吸器の症状や異常も逆流と関連する。
- 食道よりも上方に生じうるその他の逆流の徴候として，嗄声，咳払い，歯牙酸蝕症，後咽頭炎が挙げられる。消化不良症状，悪心，背部痛も状況によってはGERDと関連することもある。

鑑別診断
■ 好酸球性食道炎
- 好酸球性食道炎 eosinophilic esophagitis は，食道粘膜と粘膜下層の好酸球浸潤を特徴とする病態で，粘膜の炎症，線維化内腔狭窄を招く[6,7]。
- 若年男性に多い。
- 胸焼け，胸痛，嚥下障害や，食物が繰り返しつかえるなどの閉塞症状などを自覚する。
- 内視鏡検査では，食道内腔は狭くなって襞状で気管のような概観を呈し，線状の溝，びらん，滲出物も認められる。
- 典型的には粘膜生検にて，>20個/HPF（強拡大1視野）の好酸球を認める。
- 現在，**局所ステロイド薬**（例えば，フルチカゾン吸入薬を，1回2噴霧を1日2回，咽頭後壁に噴霧して嚥下）が第1選択と考えられている。モンテルカストとクロモリンの使用も効果をあげている。
- 内視鏡的拡張術は，局所ステロイド薬に抵抗性の嚥下障害に対して考慮する。

■ 感染性食道炎
- **カンジダ食道炎** candida esophagitis は，免疫不全患者で最も頻度が高い食道炎である[8]。
  - 他の危険因子としては，食道の通過障害（狭窄，アカラシア，腫瘍），抗菌薬使用，ステロイド使用，糖尿病，栄養障害がある。
  - 内視鏡検査では食道内に白色の滲出物や斑点を認め，細胞診では菌糸体を認める。
  - 免疫不全患者が食道症状（嚥下障害，嚥下痛）を訴えて口腔咽頭の鵞口瘡を認めた場合，経験的治療として**フルコナゾール**（1日100 mgを14日），または**ナイスタチン**（10万 U/mL，5 mL 1日3回を14〜21日）を用いる。治療抵抗性の症状があるときは，内視鏡再検査を予定する。
- **単純ヘルペス食道炎**は免疫が正常でも免疫不全でも発生しうる[8]。
  - 単純ヘルペスを頻繁に繰り返す病歴がある。
  - 患者は激しい嚥下痛を訴え，嚥下困難となる。
  - 内視鏡検査では集簇する小水疱や潰瘍を認め，生検では細胞内封入体を認

- める。
  - ■治療はアシクロビルを10〜14日間使用する。
- サイトメガロウイルス食道炎 cytomegalovirus esophagitis は免疫不全患者のみに生じる。典型的には臓器移植を受けた後や，進行した AIDS で CD4 が低下している状態が挙げられる[8]。
  - ■内視鏡検査では深い潰瘍を呈し，生検では典型的な核内封入体を認める。

■ 薬物性食道炎
- 薬物性食道炎は食道の停留，狭窄，蠕動運動低下をきたす[9]。
- 症状は胸焼け，胸痛，嚥下痛などがある。
- 頻度が高い部位は，大動脈弓の高さと LES である。
- 原因の多くは，キニジン，テトラサイクリン，ドキシサイクリン，NSAID，アレンドロネートである。

■ 機能性胸焼けと胸痛
- 内臓知覚過敏がある患者が，GERD に似た食道症状を自覚することがある[10]。
- 非びらん性胃食道逆流症 nonerosive reflux disease(NERD)，機能性胸焼け，機能性胸痛の症状はそれぞれ重複する。

診断的検査
■ プロトンポンプ阻害薬の試用
- GERD を診断するうえで最も簡便で費用対効果が高い方法は，治療的検査としてプロトンポンプ阻害薬(PPI)を開始してみることである[11]。
- この方法は，典型的な症状を有する患者にオメプラゾールを1週間投与(40 mg を朝食前に，20 mg を夕食前に投与)して研究された。
- メタ分析によると，症状が改善した場合，感度78％，特異度54％で診断は正しいと予測される[12]。
- 非典型的症状を呈する患者は，2倍量の PPI と，より長期間の治療を必要とする。非典型的胸痛には1カ月，食道よりも上部の症状では3〜6カ月を要する[5]。

■ 内視鏡
- 逆流症状のある患者には，しばしば内視鏡検査の適応がある[13]。
- しかし，典型的な症状の GERD 患者が治療前に内視鏡検査を受けた場合，食道炎の所見は50〜60％に認められるのみで，適切な治療を開始した後では10％以下となる[13,14]。
- 明らかな食道炎所見が発見される頻度は，非典型的症状の患者ではさらに低い(喘息症状例の30％，非典型的胸痛症例の15〜20％，喉頭症状例の15％以下)。
- それゆえ，内視鏡検査の最もよい使い方は合併症の評価と Barrett 食道のスクリーニングである[11,13]。
- 警告症状(嚥下障害，体重減少，貧血，食道癌の家族歴)のある患者，または，長期間(5年以上)の逆流症状，年配の患者(45歳以上)，適切な胃酸分泌抑制治療を行っても治療が失敗する患者には内視鏡検査を勧める。だいたいは PPI を8〜12週間行った後に内視鏡検査を行う。それゆえ，びらん性の食

道炎が持続しているか，他に食道炎の原因がないか（例えば，好酸球性食道炎と感染性食道炎），狭窄がないか，Barrett 食道がないか，食道腫瘍がないか，を評価するのが検査の目的となる。

■ 携帯型 pH モニタリング

- 携帯型 pH モニタリングは，**食道の酸曝露の量的評価としてゴールドスタンダードと考えられている**[11,15]。
  - 検査は GERD の診断には用いず，むしろ，逆流治療手術を紹介された患者，非典型的症状のある患者，適切であろう治療を行っても効果がない患者に対して，逆流の存在を確認する目的で行う。
  - 携帯型 pH モニタリングは，酸曝露の時間を計測できるだけでなく，症状と逆流現象の関係を明かしてくれる。
- pH モニタリングの方法は 2 つある。
  - **カテーテル法**　　1 つ，または 2 つの pH センサーを有する。
  - **ワイヤレスモニタリング**　　カプセル型の pH センサーを一時的に食道壁に取り付け，患者が着用した受信機で受信する。
- 酸曝露を定量化したい場合や，症状と逆流現象の相互関係を確かめたい場合は，逆流の治療を中止したうえで検査を行う（PPI は 1 週間中止，H_2 受容体拮抗薬は 3 日中止，制酸薬は 24 時間中止する）。
- 治療にも関わらず症状が持続する患者に対して治療の妥当性を評価する場合は，1 日 2 回の PPI 投与下で検査を行う。この後者の適応は，以下に述べる食道インピーダンス測定に取って代わりうる。
- 携帯型 pH モニタリングは単に逆流物の酸性成分を測るだけだが，インピーダンスモニタリングは逆流物の pH とは関係なく，すべての逆流成分を評価する[15,16]。
  - インピーダンスは，カテーテル上の対になった電極の間を分時あたりに流れた電流量で計測し，電流が流れる際の抵抗の変化が液状の逆流または空気（例えば，げっぷ）を示す。そして抵抗変化の移動する方向によって嚥下や逆流現象が示される。
  - 一般的なインピーダンスカテーテルは，遠位食道の pH 測定のため pH センサーがある。治療抵抗性の患者にとって，特に逆流が主な症状である場合，インピーダンス-pH モニタリングは興味ある選択肢である。

■ 食道内圧検査

- 食道内圧検査は GERD の診断にはほとんど貢献しないが，食道蠕動運動が障害されたり，LES の静止圧が低下した患者の病態生理を明確にする[11,15,17]。
- この検査は主に**逆流治療の外科手術に先立って**，食道蠕動運動が適切かどうかを評価するために行われ，例えばアカラシアなどの潜在的な交絡を除外する。
- 食道内圧検査は，カテーテル pH 測定またはインピーダンス pH プローブを留置するために LES の場所を確認できる。

■ バリウム食道造影

- バリウム造影の正確な解剖学的情報と，わずかな狭窄や狭小化を描出する。
- バリウム検査は **GERD の初期診断には正確ではないので用いるべきではな**

い[13,18]。

■ その他の診断手技

他に研究の場で用いられる特別な食道検査法として、Bernstein 検査[†1]、バルーン膨張試験、食道面積測定法、高解像度超音波検査、食道通過時間測定がある。

治療

薬物治療

酸性の胃内容物は食道粘膜を腐食するので、薬物治療の基本は胃の酸性度を下げ、逆流物の腐食性を低下させることである。

■ プロトンポンプ阻害薬(PPI)

- **胃酸抑制の標準的治療は PPI である**[11,19]。
- PPI は食事の 30〜60 分前の投与で、食事でプロトンポンプが活性化する前に、薬物が血流を循環できる。
- PPI はプロトンポンプに結合して不活化し、12〜18 時間、胃の酸性度を低下させる。
- 効果を持続させるために、これらの薬物は毎日投与しなければならない。1 日 1 回なら朝食前に、1 日 2 回なら夕食前に追加する。
- PPI はとても安全であり、軽度の副作用として腹痛と下痢がある。長期間の胃酸抑制により胃底腺ポリープが発生する患者もいる[20]。長期間使用した場合は稀な副作用が懸念されるが、副作用の報告は限られており、全体的な安全性を立証するため長期間の研究が継続されている[21]。
- 稀な副作用として、小腸細菌の異常増殖、偽膜性腸炎、ビタミン B_{12} 吸収不良、カルシウム吸収不良による骨量減少と大腿骨頸部骨折がある[22〜24]。
- 一般的に用いられる PPI を表 25-1 に示す。

■ H_2 受容体拮抗薬

- H_2 受容体拮抗薬もまた胃酸分泌を低下させ、間欠的または軽度の症状の患者では効果的かもしれない。
- H_2 受容体拮抗薬は nocturnal breakthrough symptom[†2] がある患者に対して PPI に追加して使用してきた。
- これらの薬物は**速成耐性化**されやすく、効果が持続しなくなる。
- 副作用には薬物相互作用や、稀ではあるが血小板減少と譫妄がある。

■ 機能調整薬

- 今日の医薬品には、GERD の症状を管理するのに適切で効果的な機能調整薬はない[11]。
- メトクロプラミドは胃排泄を促進するために処方されるが、被刺激性や錐体外路症状といった副作用の頻度も高い。この薬物の利点について体系的な立証はされていない。
- シサプリドや 5-HT_4 受容体拮抗薬は食道蠕動運動を増進し、かつては胃酸分泌抑制薬に加えて併用する薬物として評価されていた。しかし、催不整脈作用のために日常診療では使用されなくなり、米国の一般市場からは排除さ

表 25-1　GERD に対する酸分泌抑制薬の標準的用量

薬物	用量
プロトンポンプ阻害薬	
エソメプラゾール(ネキシウム®)	20～40 mg を 1 日 2 回‡
ランソプラゾール(Prevacid/ タケプロン®)	15～30 mg を 1 日 2 回‡
オメプラゾール(Prilosec/ オメプラール®)	20～40 mg を 1 日 2 回‡
オメプラゾールと NaHCO₃ 合剤(Zegerid)	20～40 mg を 1 日 2 回
Pantoprazole(Protonix)	40 mg を 1 日 2 回
ラベプラゾール(Aciphex/ パリエット®)	20 mg を 1 日 2 回‡
H₂ 受容体拮抗薬	
シメチジン(Tagamet/ タガメット®)	200～400 mg を 1 日 2 回
ファモチジン(Pepcid/ ガスター®)	20～40 mg を 1 日 2 回‡
ラニチジン(Zantac/ ザンタック®)	150～300 mg を 1 日 2 回‡

‡訳注：わが国の処方は次のとおり．ネキシウム®は 10～20 mg を 1 日 1 回，タケプロン®は 15～30 mg を 1 日 1 回，オメプラール®は 10～20 mg を 1 日 1 回，パリエット®は 10～20 mg を 1 日 1 回，ガスター®は 20 mg を 1 日 2 回または 40 mg を 1 日 1 回，ザンタック®は 150 mg を 1 日 2 回または 300 mg を 1 日 1 回．

れた．
- バクロフェンは一過性の不適切な LES 弛緩の頻度を抑えるが，鎮静効果など副作用の頻度も高い．バクロフェン類似の作用をもち，副作用が少ない薬物を同定するための努力が継続されている．

生活習慣の改善
- 生活習慣の改善は生理学的には理にかなっているが，有症状の逆流疾患に対して適切な管理法とは考えられていない．むしろ，これらは薬物治療と連動して推奨される[11]．
- 以下のような手段がある．
  - 過食をしない．
  - 就寝前 2～3 時間は何も食べない．
  - LES の圧力を減じるような食事と習慣を避ける(例えばチョコレート，ペパーミント，カフェイン，アルコール)．
  - 患者によっては，症状を悪化させる食物があれば避ける．よくある例として酸性食品，香辛料の入った食品，脂肪の多い食品があるが，患者全員に制限が必要なわけではない．
  - きつい衣服を着ない．
  - 体重を減らす．
  - ベッドの頭側を上げる(枕で頭を上げるよりは，ベッドの脚の下に 4～6

---

†1 訳注：食道内に 0.1N 塩酸を注入して症状の発現をみる．
†2 訳注：PPI の投与中にも関わらず，夜間の胃内 pH が 4.0 以下になる時間が 1 時間以上連続して認められる現象．

個のブロックを置くほうが好ましい)。
- 禁酒，禁煙する。

外科的治療
- 熟達した外科医による逆流症の手術治療は，確定診断された GERD 患者に対して，薬物治療の代用となる[11]。
- 大きな滑脱ヘルニアがある患者，LES 静止圧が低い患者，または逆流が主症状である患者には，この治療法が効果的であると思われる。
- PPI に反応性の患者，特に pH モニタリングで症状と逆流の密接な関係が確認されている場合は，良好な治療結果が予測される。
- 手術治療の費用と，約 10 年間の薬物治療にかかる費用の比較が見積もられている。
- 患者によっては逆流症状が再燃することがある。特に 5〜10 年後に生じ，追加の胃酸分泌抑制治療が必要になることもある。

合併症

粘膜びらん / 狭窄
- 典型的な逆流症状がある患者は，胃酸分泌抑制治療の前段階では約 60% に食道粘膜びらんを認める。
- 10〜15% の患者ではびらんが全周性となり，潰瘍になることもある。
- 潰瘍部位の治癒過程で管腔が狭くなり，狭窄が形成される。

Barrett 食道
- 遺伝的に影響されやすい患者では，酸逆流が引き金となって，遠位食道の粘膜が正常扁平上皮細胞から不完全な腸上皮化生へと変化する。Barrett 食道と呼ばれる[11,25]。
- 視覚的には，全周性または胃食道接合部から近位方向に伸びるわずかな粘膜域として，通常の白色がサーモンピンクに変化する色調の変化が認められ，「舌状」とも呼ばれる。
- 中年白人男性では，肥満で喫煙歴と飲酒歴がある場合，ほとんど全員に Barrett 食道が認められる[26]。
- Barrett 食道の有病率は，GERD 患者のおよそ 5〜15%，一般集団のおよそ 1〜2% と考えられている[26,27]。
- Barrett 食道の重要性は，**高度異型や食道腺癌に進行する，小さいながらも現実的なリスクにある。**
- 食道腺癌の発生率は過去数十年間に上昇しており，白人男性においては食道扁平上皮癌の頻度を上回って，最も頻度の高い食道癌となった。
- Barrett 食道は無症状であるが，びらん性食道炎と腺癌はいずれも嚥下障害や貧血，稀に体重減少を招くので，これらの**警告症状**があれば内視鏡による食道の評価が必要である。

食道以外の合併症
- GERDの食道以外の合併症としては、喉頭炎、気管狭窄症、間質性肺炎、誤嚥性肺炎、歯牙酸蝕症、気管支喘息の増悪、慢性咳嗽が挙げられる。
- 胃内容物の逆流が喉頭癌の一因となるかどうかは、はっきりわかっていない。

合併症への対処
■食道狭窄
- 食道狭窄は、酸逆流による慢性的な食道傷害の結果生じる。
- 嚥下障害が生じたら、食道拡張が頻繁に必要となる[28]。
- 拡張術は内視鏡下のバルーン拡張またはブジーにより行い、盲目的に通過させる(Maloneyダイレーター)か、ガイドワイヤーを用いる(Savaryダイレーター)。
- 継続的にPPIで胃酸を抑制することで、胃酸逆流による食道狭窄の発生を遅らせることができる。
- 短期間に再増悪する難治性の狭窄は、拡張の際に生じた亀裂へのステロイドの局所注射が効果的で、拡張術の施行間隔を延長できる可能性がある。

■Barrett食道
- 扁平上皮から腸型の円柱上皮に分化するという変化で特徴付けられる[25]。
- Barrett食道と確定診断された患者は、1〜3年ごとに定期的な内視鏡検査を受け、悪性腫瘍へと変性しうる異形成変化がないか評価すべきであり、ほとんどの専門家はみな、そうしている[25]。
- どんな程度の異形成でも、ベテランの病理医が確認する必要がある。
- もし**高度異型**が発見されたら、治療的介入が必要である。
  - 食道切断術は依然として選択肢であるが、唯一の治療ではない。
  - 内視鏡的治療としてはレーザー光治療、高周波焼灼術、内視鏡的粘膜切除術、内視鏡的温熱療法または凍結療法が挙げられる。
  - 小結節形成や潰瘍形成なども含め、すべての粘膜不整は、腺癌を除外するために入念な生検と、可能であれば内視鏡的粘膜切除術が必要である。超音波内視鏡検査は、粘膜の結節性変化の特性を明らかにするうえで有用である。
  - 高度異型上皮が孤発性であれば、強力なPPI治療を3カ月行ったうえで再検査することも選択肢である。粘膜の炎症性変化によって、稀に組織病理学的な所見が異形成に類似することもあるからである。高度異型上皮が腺癌に進展する危険性は30％である。
- **軽度異型**は、内視鏡的生検による定期検査をさらに頻繁に行って監視する。通常、最初に6カ月ごとに行った後、進展がなければ12カ月ごとに延長する。
- Barrett食道の患者はすべてPPI治療を継続するが、主な目的はBarrett上皮よりも近位部の食道炎を治癒することである。なぜならBarrett食道は高度酸曝露時間の正確な指標となるからである。

(徳竹 康二郎)

文 献

1. Dent J, El-Serag HB, Wallander MA, Johansson S. Epidemiology of gastroesophageal reflux disease: a systematic review. *Gut* 2005;54:710-717.
2. Locke GR III, Talley NJ, Fett SL, et al. Prevalence and clinical spectrum of gastro-esophageal reflux: a population based study in Olmstead County, Minnesota. *Gastroenterology* 1997;112: 1448-1456.
3. Galmiche JP, Janssens J. The pathophysiology of gastro-oesophageal reflux disease: an overview. *Scand J Gastroenterol Suppl* 1995;211:7-18.
4. Richter JE. Gastroesophageal reflux disease. In: Yamada T, Alpers DH, Kaplowitz N, Laine L, et al. eds. Textbook of Gastroenterology, 4th Ed. Philadelphia, PA: Lippincott Williams & Wilkins, 2003:1196-1224.
5. Richter JE. Extraesophageal presentations of gastroesophageal reflux disease: an overview. *Am J Gastroenterol* 2000;95:S1-S3.
6. Katzka DA. Eosinophilic esophagitis. *Curr Opin Gastroenterol* 2006;22:429-432.
7. Dellon E, Aderogu A, Woosley JT, et al. Variability in diagnostic criteria for eosinophilic esophagitis: a systematic review. *Am J Gastroenterol* 2007;102:2300-2313.
8. Wilcox CM. Esophageal infections and disorders associated with acquired immunodeficiency syndrome. In: Yamada T, Alpers DH, Kaplowitz N, et al., eds. Textbook of Gastroenterology. 4th Ed. Philadelphia, PA: Lippincott Williams &Wilkins 2003:1225-1237.
9. Winstead NS, Bulat R. Pill esophagitis. *Curr Treat Options Gastroenterol*. 2004;7:71-76.
10. Gyawali CP, Clouse RE. Approach to dysphagia, odynophagia and noncardiac chest pain. In: Yamada T, Alpers DH, Kalloo AN, et al., eds. Principles of Clinical Gastroenterology. Hoboken, NJ: Wiley-Blackwell, 2008:62-83.
11. DeVault KR, Castell DO. Updated guidelines for the diagnosis and treatment of gastroesophageal reflux disease. *Am J Gastroenterol* 2005;100:190-200.
12. Numans ME, Lau J, de Wit NJ, et al. Short-term treatment with proton-pump inhibitors as a test for gastroesophageal reflux disease: a meta-analysis of diagnostic test characteristics. *Ann Intern Med* 2004;140:518-527.
13. Lichtenstein DR, Cash BD, Davila R, et al. Role of endoscopy in the management of gastroesophageal reflux disease. *Gastrointest Endosc* 2007;66:219-224.
14. Pilotto A, Franceschi M, Leandro G, et al. Long-term clinical outcome of elderly patients with reflux esophagitis: a six-month to three-year follow-up study. *Am J Ther* 2002;9: 295-300.
15. Hirano I, Richter JE. ACG practice guidelines: Esophageal reflux testing. *Am J Gastroenterol* 2007;102:668-685.
16. Sifrim D, Holloway R, Silny J, et al. Acid, nonacid, and gas reflux in patients with gastroesophageal reflux disease during ambulatory 24-hour pH-impedance recordings. *Gastroenterology* 2001;120: 1588-1598.
17. Kahrilas PJ, Quigley EM. Clinical esophageal pH recording: a technical review for practice guideline development. *Gastroenterology* 1996;110:1982-1996.
18. Johnston BT, Troshinsky MB, Castell JA, et al. Comparison of barium radiology with esophageal pH monitoring in the diagnosis of gastroesophageal reflux disease. *Am J Gastroenterol* 1996;91:1181-1185.
19. Miner P, Katz PO, Chen Y, Sostek M. Gastric acid control with esomeprazole, lansoprazole, omeprazole, pantoprazole, and rabeprazole: a five way crossover study. *Am J Gastroenterol* 2003;98:2616-2620.
20. Jalving M, Koornstra JJ, Wesseling J, et al. Increased risk for fundic gland polyps during long term proton pump inhibitor therapy. *Aliment Pharmacol Ther* 2006;24:1341-1349.
21. Klinkenberg-Knol E, Nelis F, Dent J, et al. Long-term omeprazole treatment in resistant gastroesophageal reflux disease. *Gastroenterology* 2000;118:661-669.
22. Howden CW. Vitamin B12 levels during prolonged treatment with proton pump inhibitors. *J Clin Gastroenterol* 2000;30:29-33.
23. Dial S, Delanye JAC, Barkun AN, Suissa S. Use of gastric acid-suppressive agents and the risk of community acquired Clostridium difficile-associated disease. *JAMA* 2005;294:2989-2995.
24. Yang Y-X, Lewis JD, Epstein S, Metz DC. Long-term proton pump inhibitor therapy and risk of hip fracture. *JAMA* 2006;296:2947-2953.

25. Wang KK, Sampliner RE. Updated guidelines 2008 for the diagnosis, surveillance and therapy of Barrett's esophagus. *Am J Gastroenterol* 2008;103:788-797.
26. Westhoff B, Brotze S, Weston A, et al. The frequency of Barrett's esophagus in high-risk patients with chronic GERD. *Gastrointest Endosc* 2005;61:226-231.
27. Ronkainen J, Aro P, Storskrubb T, et al. Prevalence of Barrett's esophagus in the general population: an endoscopic study. *Gastroenterology* 2005;129:1825-1831.
28. Spechler SJ. AGA technical review on treatment of patients with dysphagia caused by benign disorders of the distal esophagus. *Gastroenterology* 1999;117(1):233-254

26 肝胆道疾患

Amanda Camp, Kevin M. Korenblat

肝疾患の一般的事項

肝機能と血液検査の評価

- 肝機能検査という用語は肝臓に関するどのような血液検査に対しても使われている。このため，肝機能は，いくつかの検査を組み合わせて総合的に判断するものであることを忘れがちである。血清アルブミン，ビリルビン，プロトロンビン時間(PT)の測定などの血液検査は肝臓の現在の代謝状態を表している。一方，アスパラギン酸トランスアミナーゼ(AST)，アラニントランスアミナーゼ(ALT)などは肝細胞の壊死や炎症の状態を示している。
- 肝疾患の患者の評価には2つのステップがある。
  - 肝障害のタイプを評価する
  - 肝障害の程度を評価する
- 血液検査や病歴，身体診察による評価によりこのステップを進めていく。肝疾患が疑われた場合には，次の3つのカテゴリーに分けて考えるとよい。
  - **肝細胞性** 基本的な傷害が肝細胞にある場合
  - **胆汁うっ滞性** 細胆管の機能，ビリルビン代謝，胆汁の十二指腸への排出などに障害がある場合
  - **混合性** 肝細胞傷害と胆汁うっ滞のいずれも認める場合
- 肝疾患の診療の初期に上記の区別を行うことは診断と治療に有用である。疾患の状態が進むと肝疾患の原因に関わらず両者の区別はあいまいになり，病状も重なってくる。
- これらの検査とその意味を表26-1に挙げる[1]。

血清トランスアミナーゼ

- ASTとALTがある。いずれも肝細胞傷害で上昇し，胆汁うっ滞性肝障害でも高度ではないが上昇する。
- ALTは比較的肝疾患に特異度が高い。
- ASTはさまざまな肝疾患で上昇し，肝以外の障害(筋肉，血液細胞，心臓)でも上昇する。

胆汁うっ滞のマーカー

- 血清アルカリホスファターゼ(ALP)は最も確実に使える胆汁うっ滞のマーカーである。しかし，ALPは胆道疾患に特異的ではなく，妊娠，骨疾患，頻度は少ないが腸疾患でも上昇する。
- 5'-ヌクレオチダーゼとγ-グルタミルトランスフェラーゼ(γGT)はこれを補う検査であり，ALPに加えてこれが上昇している場合には肝，あるいは胆道に原因があることを示している。加熱によるALPの分画を行うと肝由

表 26-1 肝機能検査異常の特徴的パターン[a]

検査	肝細胞障害	胆汁うっ滞	肝不全を伴う肝硬変	溶血, Gilbert 症候群	骨疾患
アルブミン	正常, 低値	正常, 低値	低値, 非常に低値	正常	正常
ALT, AST	中等度~高度上昇	正常または軽度~中等度の上昇	正常, 中等度上昇	正常	正常
ビリルビン	総・直接正常~上昇	総・直接上昇, 正常のこともあり	正常, 総・直接上昇	総上昇, 直接正常	正常
ALP	軽度~中等度上昇	中等度~高度上昇	軽度あるいは中等度上昇	正常	上昇
γGT	正常~中等度上昇	中等度~高度上昇	軽度あるいは中等度上昇	正常	正常
プロトロンビン時間	正常~高度延長	正常~高度延長	軽度~高度延長	正常	正常
血小板数	正常	正常	低値	正常	正常

ALP：アルカリホスファターゼ, ALT：アラニントランスアミナーゼ, AST：アスパラギン酸トランスアミナーゼ, γGT：γ-グルタミルトランスフェラーゼ
[a] 有用ではあるが, オーバーラップするためパターンのみで診断することはできない.

来の ALP と骨由来の ALP を区別することができる。γGT はさまざまな代謝状態で上昇することが知られている。しかし，内服薬などを含めていずれの場合も γGT 単独の上昇で ALP の上昇は伴わない。

肝の合成能

- **アルブミン**は肝で合成される糖蛋白である。担体として働き，膠質浸透圧を維持する働きをしている。血清アルブミンは肝疾患で減少するが，蛋白漏出性腸症，ネフローゼ症候群，そして多くの重篤な急性，慢性の疾患で低下する。
- **ビリルビン**は，ヘモグロビン，ミオグロビンなどのヘム蛋白構成成分であるヘムの最終代謝産物である。ビリルビンには異なる2つの形態がある。
  - **非抱合型(間接)ビリルビン**は，肝での処理を受けていないビリルビンである。非抱合型ビリルビン血症はビリルビン代謝産物の増加，ビリルビンクリアランスの低下，あるいはその両者の組み合わさった結果生じる。溶血と無効造血の増加がビリルビン代謝産物増加の原因として最も多い。グルクロノシルトランスフェラーゼ活性の遺伝的障害(例えば Gilbert 症候群，Crigler-Najjar 症候群)も間接ビリルビン上昇の原因となる。
  - **抱合型(直接)ビリルビン**は，肝で処理を受けた結果，水溶性になっている。細胆管に排泄され胆道を通り，近位の十二指腸から腸管にでる。そこからさらに便中に排泄され抱合を解かれて腸管循環に入り，腸内細菌により**ウロビリノーゲン**に変換される。
- **プロトロンビン時間**は，肝胆道疾患でしばしば異常値を示す。次の2つの要因がある。
  - 肝不全による凝固因子産生の異常
  - 重篤な胆汁うっ滞による脂溶性ビタミン(ビタミン K を含む)の欠乏。この場合他の肝疾患がなければ，ビタミン K の服用により凝固障害を改善できる。
- **CBC** も肝疾患の慢性化と自然経過を考える情報を与えてくれる。進行した肝障害では，門脈圧亢進症とそれによる脾機能亢進症がみられる。そのため，白血球減少と血小板減少が生じる。こうした異常は必ずしも肝疾患に特異的ではないが，状況判断の助けになる。

肝硬変症

- 肝硬変症 cirrhosis は組織学的に，bridging fibrosis の伸展と**再生結節**の形成がみられる病態である。
- 肝には予備能があるため，肝硬変患者の肝機能検査は正常であることも多い。
- ひとたび合併症が生じると「非代償性肝硬変」と呼ばれる状態になる。肝硬変症の合併症に対する主な治療は以下に述べる。
- こうした合併症が生じた患者では，肝移植が考慮されることがあるので肝臓専門医と連携をもって診療にあたるべきである。

胃食道静脈瘤
- 胃食道静脈瘤 gastroesophageal varices は門脈圧亢進症の結果生じる。短絡路の血流は静脈圧を上昇させ，静脈を拡張させる(特に下部食道と胃噴門部)。
- 静脈瘤出血の頻度は，少なくとも年率20%以上である。破裂による死亡率は内視鏡的結紮術など近年の治療法の進歩により低下しているが，依然として高いレベルにある。
- 血小板減少は門脈圧亢進症の指標になるため，血小板数が低下している**肝硬変患者では静脈瘤の有無を調べておく**[2]。
- 小さな静脈瘤はすぐに治療が必要ではないが，静脈瘤の増大がないか1～2年ごとに経過観察することが大切である。
- 中等度～高度な静脈瘤の場合，**出血のリスクを低下させるため**プロプラノロール，ナドロールなどの**非選択的β遮断薬**の長期間投与が推奨される。
- 静脈瘤からの出血歴のある患者では，内視鏡的結紮術やシャント形成術などを含めた長期間のマネジメントが必要である。

腹水
- 腹水は腹腔内に液体が貯留した状態で，非代償性の肝疾患により生じることが多い。
- 腹水に対してまず行うべきことは肝機能検査と診断目的の腹水穿刺である。
  - **特発性細菌性腹膜炎**と診断された患者は抗菌薬投与を行い，**診断目的に腹腔穿刺**を行う。入院が必要となることが多い。
  - 細胞数，細胞の種類，Gram染色，培養，アルブミン量などを調べる。
  - LDH，細胞診，グルコースなどの測定が必要となることもある。
  - **血清-腹水アルブミン勾配** serum ascites albumin gradient(SAAG)を計算する。
    - SAAGは血清中のアルブミン濃度(g/dL)から腹水中のアルブミン濃度(g/dL)を引いた値である。
    - 門脈圧亢進症が原因の腹水ではSAAGは1.1 g/dLを超える。
- 塩分制限(2 g/日未満)と利尿薬投与，一般的にはスピロノラクトン(1日100 mg経口で開始し，最高1日400 mgまで)とフロセミド(1日40 mg経口で開始し，最高1日160 mgまで)が初期の腹水コントロールに使用される。**腎障害と電解質異常に注意する**必要がある[3]。
- 利尿薬を投与しても腹水が減少しない場合や利尿薬投与に耐えられなくなった場合，腹水減量は困難と考える。
  - 不応性の腹水には腹水穿刺による排液と経頸静脈性肝内門脈体循環短絡術(TIPS)などを考慮する。
  - 肝移植も考慮する。

門脈体循環性(肝性)脳症
- 門脈体循環性脳症 portosystemic encephalopathy(PSE)は，神経伝達物質や腸管内毒素のクリアランス障害の結果生じる中枢神経障害である。

- 初期症状は潜在性のことがあり，この場合脳波や神経心理学的検査でしか知ることができない．さらに病状が進むと睡眠障害や昏迷が起こる．重症例では無反応になる．
- 痙攣は，肝性脳症においていつも経験する症状ではない．PSE の極期に生じる脳浮腫のため起こるが，他の診断も考える．
- 身体所見としては羽ばたき振戦，腱反射亢進，精神症状がある．静脈瘤や腹水に対してシャント形成を行うと約 20% に脳症の出現と増悪があるとされている．
- PSE の初期治療は，精神状態に影響を与える麻薬や鎮痛薬などの**薬物を中止する**ことである．次にラクツロースを排便回数が 2〜5 回になるように服用する(通常初期投与量は 30 mL 経口 1 日 2 回)．ラクツロースは非吸収性の二糖類で腸内細菌叢を変化させ，アミノ酸やアンモニアを便中に排出する．
- **非吸収性の経口抗菌薬**〔ネオマイシン(フラジオマイシン)500 mg 経口 1 日 2〜4 回，あるいは rifaximin 400 mg 経口 1 日 3 回〕は腸内細菌叢を変化させ，PSE の治療に用いられる．

胆汁うっ滞

- 胆汁うっ滞 cholestasis は肝不全でしばしば起こり，脂溶性ビタミン欠乏，骨疾患，黄疸，皮膚瘙痒症をきたす．
- 肝硬変患者は**脂溶性ビタミン欠乏**になっていないか調べる必要があり，もし欠乏があれば適切な補充を行う．
- 胆汁うっ滞による**皮膚瘙痒症**にはまったくよい治療手段がない．抗ヒスタミン薬，柔軟性のローション，過度の乾燥を防ぐために冷たいシャワーを浴びて軽く乾かすなどの方法がある．さらにコレスチラミン 4 g 経口 1 日 2〜4 回[†1]，ウルソデオキシコール酸 13〜15 mg/kg 1 日 1 回，または naltrexone 50 mg 1 日 1〜2 回の服用などもある．

肝細胞癌

- 肝細胞癌 hepatocellular carcinoma は，慢性肝疾患の頻度の高い合併症で増加傾向にある．2003 年の米国癌統計 United States Cancer Statistics (USCS)では，肝胆道腫瘍は米国の死因の第 9 位に上昇している．
- B 型肝炎，C 型肝炎，ヘモクロマトーシス，アルコール乱用による肝硬変には，肝細胞癌発生の大きなリスクがある．
- 肝細胞癌の症状は非特異的で，肝硬変の症状の増悪を伴う．
- 治療ガイドラインでは，肝細胞癌のリスクのある患者はすべて半年に 1 回の超音波検査を受けるよう推奨している．
- 血清 α フェトプロテイン(AFP)と画像診断(3 相での腹部造影 CT あるいは MRI 検査)も，スクリーニングの手段として用いられる．
- スクリーニングの詳細と現在のガイドラインは，米国肝臓病学会 American Association for the Study of Liver Disease(AASLD)のウェブサイトで見ることができる(http://www.aasld.org，2012 年 3 月 14 日現在)．
- AFP が 200 ng/mL 以上ある肝硬変患者の血管豊富な充実性腫瘍は，ほぼ肝

表 26-2　Child-Pugh 分類

	点数		
	1 点	2 点	3 点
脳症	なし	羽ばたき振戦/反射亢進または治療でコントロール可能	意識鈍麻あるいは昏睡
腹水	なし	治療に反応する	治療に反応しない
ビリルビン値(mg/dL)	1〜2	2.1〜3.0	>3
アルブミン値(g/dL)	>3.4	2.8〜3.4	<2.8
プロトロンビン時間(sec)	<4	4〜6	>6

グレードA：5〜6点，グレードB：7〜9点，グレードC：≧10点

全身麻酔下の手術のリスク		
	非代償に陥るリスク	肝臓関連の死亡率
グレードA	10〜15%	0〜10%
グレードB	20〜50%	4〜30%
グレードC	ほぼ100%	20〜75%

出典：CF Gholson, JM Provenza, BR Bacon, Hepatologic considerations in patients with a parenchymal liver disease undergoing surgery. Am J Gastroenterol 1990; 85: 487 より許可を得て引用。

細胞癌と診断してよい。
- **肝細胞癌**の治療は，個々の患者により異なる。外科手術，高周波焼灼術(RFA)，経カテーテル動脈化学塞栓形成術(TACE)，経皮エタノール注入療法(PEIT)，肝移植，全身化学療法などがある。

リスク評価

- 手術，特に全身麻酔で行う手術は肝硬変患者の死亡率や非代償性症状発現（例えば，腹水，PSE，そして出血）のリスクを高くする。
- 可能ならば，急性肝炎患者の手術は避けるべきである。
- 慢性肝疾患患者のリスク評価は表 26-2 に示す Child-Pugh 分類に基づいている。
- さらに，食道胃静脈瘤，凝固障害，血小板減少は消化管出血のリスクを高める[4]。

■ 終末期肝疾患モデル

- このモデルは最初，TIPS が行われる終末期肝疾患 end-stage liver disease 患者の 3 カ月間の死亡率を評価する目的で作られた。その後さまざまな肝疾患に対して網羅的に使われるようになった。
- 当初のモデルは INR，ビリルビン値，クレアチニンを用いて計算された。
- Model for End-Stage Liver Disease(MELD)の改訂版は現在 United Network for Organ Sharing(UNOS)で肝移植の評価に使用されている。

†1 訳注：わが国では，1日2〜3回。

$$\text{MELD} = 3.8(\text{Ln S}_{\text{Bili}}) + 11.2(\text{Ln INR}) + 9.6(\text{Ln S}_{\text{Cr}}) + 6.4$$

S_{Bili}:血清ビリルビン(mg/dL),INR:国際標準化比,S_{Cr}:血清クレアチニン(mg/dL),Ln:自然対数

- MELD は,肝疾患の重症度を表すスコアシステムとして利用されるようになった。
- MELD スコアの予測能力を検討した初期の研究では,移植待機患者の死亡率はスコア値に直接比例した。
- 死亡率は MELD スコアが 9 未満の場合 1.9%,MELD スコアが 40.5 以上では 71.3%であった[5]。
- MELD スコアは肝移植のほか,以下の肝疾患の臨床的な予後判定に用いられる。
  - アルコール性肝炎
  - 肝腎症候群
  - 急性肝不全
  - 肝硬変患者の敗血症
  - 慢性肝疾患患者の外科手術
  - TIPS
- 現在のモデルと具体的な使い方は,メイヨー・クリニックのウェブサイトで見ることができる(http://www.mayoclinic.org/meld/mayomodel6.html,2012 年 3 月 14 日現在)。

ウイルス性肝疾患

A 型肝炎

一般的事項

- A 型肝炎ウイルス(HAV)は RNA ウイルス(ピコルナウイルス)である。
- 糞口経路で人から人へ感染する。
- 感染した場合,急性肝炎が発症するが,非常に軽い場合から非常に重い場合まである。**A 型肝炎は慢性化しない。**
- 感染した場合の罹患率と死亡率は,発症年齢とともに上昇する。

診断

- A 型肝炎の特徴的な症状は,血清トランスアミナーゼの上昇,発熱,悪心,嘔吐,腹痛そして黄疸である。
- 診断は,A 型肝炎ウイルスのカプシド蛋白に対する IgM 型抗体を証明することによる。この検査は一般的に HAV Ab-IgM と呼ばれる。
- HAV Ab-IgG または総 HAV 抗体が陽性で,急性肝炎の所見がない場合は急性感染症ではなく A 型肝炎ウイルスに対する免疫が示唆される。

治療

- 外来治療として対症的に治療するが,脱水になる可能性がある場合は入院が

必要である。**急性肝不全が進行する場合は緊急肝移植の準備も必要になる。**
- A型肝炎に免疫がなくA型肝炎ウイルスに曝露された場合，A型肝炎に対する免疫グロブリン(0.2 mL/kg)による受動免疫が可能である。免疫グロブリンはウイルス曝露後2週以内に投与する。
- ウイルス曝露後2週間以内のA型肝炎ウイルスワクチン接種による防御は，標準的な免疫グロブリン接種による治療とほぼ同等の効果がある。特定の患者集団に対しては選択できる次の方策となる[6]。
- ワクチン接種は高リスクの集団に対しても推奨される(高リスクの施設の住人や，男性同士の性交渉をもつ人，知的障害者を介護する施設のスタッフやレストラン従業員など)。

B型肝炎

一般的事項
- B型肝炎ウイルス(HBV)はDNAウイルス(ヘパドナウイルス)である。
- 米国では，ウイルスは**薬物注射や性交渉**で感染することが多い。アジアでは垂直感染が引き続き大きな公衆衛生上の問題となっている[7]。
- B型肝炎ウイルスは急性肝炎，慢性肝炎いずれの原因にもなる。
  - **急性肝炎**　多くの場合急性感染は回復し，HBVに対する中和抗体であるB型肝炎表面 hepatitis B surface(HBs)抗体が出現する。稀に，急性感染から急性肝不全を起こすことがある。
  - **慢性肝炎**　慢性感染が肝硬変，肝細胞癌を引き起こす。慢性化は成人での感染の場合5%以下であるが，幼児期や早い小児期に感染した場合，あるいは免疫抑制状態で感染した場合には90%以上の確率で慢性化する。

診断
B型肝炎の診断は，疾患の活動性や免疫応答を示す血清学的マーカーの変化による。これらのマーカーは表26-3に示した。

■HBs抗原
- B型肝炎表面(HBs)抗原 hepatitis B surface antigen(HBsAg)はウイルスのヌクレオカプシドの外殻を形成する蛋白である。
- HBs抗原は通常(しかし，必ずではない)，感染が終息すると消失し，HBs抗体が出現する。感染から6カ月以上持続的に検出された場合，慢性化を考慮することになる。

■HBs抗体
- HBs抗体(anti-HBs)の出現はHBV感染の自然終息を意味する。
- HBs抗体があることは過去のHBVへの曝露やワクチン接種後を意味する。

■HBc抗体
- HBc抗体(anti-HBc)はHBVのヌクレオカプシドのコア蛋白に対する抗体で，IgM型，IgG型がある。この抗体はIgM分画だけあるいはIgM，IgG両方の分画に検出される。
- IgM型HBc抗体陽性は，通常HBVの初感染を意味する。

表 26-3 B型肝炎に関する血液検査

	HBsAg	anti-HBs	anti-HBc(IgM)	総 anti-HBc	HBeAg	anti-HBe	HBV-DNA PCR	ALT/AST
急性感染	陽性	陰性	陽性	陽性	陽性	陰性	陽性	著増
急性感染からの回復期	陰性	陽性	陰性	陽性	陰性	陽性	検出せず	正常
ワクチンによる免疫	陰性	陽性	陰性	陰性	陰性	陰性	検出せず	正常
慢性感染								
HBeAg+	陽性	陰性	陰性	陽性	陽性	陰性	>20,000 IU/mL	中等度上昇あるいは正常
HBeAg−	陽性	陰性	陰性	陽性	陰性	陰性	>2,000 IU/mL	
キャリア状態								
HBeAg+	陽性	陰性	陰性	陽性	陽性	陰性	<20,000 IU/mL	正常
HBeAg−	陽性	陰性	陰性	陽性	陰性	陽性	<2,000 IU/mL	正常

ALT：アラニントランスアミナーゼ，AST：アスパラギン酸トランスアミナーゼ，anti-HBc：B型肝炎コア(HBc)抗体，anti-HBe：B型肝炎 e(HBe)抗体，anti-HBs：B型肝炎表面(HBs)抗体，HBeAg：HBe抗原，HBsAg：HBs抗原，HBV：B型肝炎ウイルス

- IgG型HBc抗体はHBV感染で最も持続するマーカーであり，HBs抗体が検出感度以下に低下しても血清中に存在する。

■ HBe抗原とHBe抗体
- HBe抗原(HBeAg)は，活動的なウイルス増殖を意味する。
- HBe抗原が陽性である患者は，ウイルスの活動的な増殖があって感染性が高いことを示している。
- HBe抗原が消失し，HBe抗体(anti-HBe)が出現してくることは急性感染が終息したか，慢性感染では非活動性のキャリア状態になったことを意味する。
- 慢性B型肝炎患者の一部では，HBe抗原が消失してもウイルス増殖が続いている場合がある。こうした患者ではプレコア領域あるいはコアプロモーターの変異が内在している。

■ B型肝炎ウイルスDNA
- 血清中のHBV-DNAはPCR法で測定される。
- リアルタイムPCR測定法では$5\sim10$ IU/mLから$10^8\sim10^9$ IU/mLまで測定できる。
- HBV-DNA定量はHBV感染評価や抗ウイルス療法に対する反応をみる大切な指標である。

治療
- 慢性B型肝炎の治療法の選択肢には，急速に種類が増加している経口ヌクレオシド，またはヌクレオチド阻害薬や注射のペグインターフェロンが含まれる。
- B型肝炎に対する現在の治療ガイドラインや使用可能な治療選択肢については http://www.aasld.org にまとめられている。

C型肝炎

一般的事項
- C型肝炎はRNAウイルスにより引き起こされ，**主に血液を介して感染する。**
- 主な感染経路は，ウイルススクリーニングが行われるようになった1992年以前の輸血や，不法薬物の静脈内投与，コカイン吸引などである。
- 夫婦間の感染や母子感染の頻度は低いが，HIVの感染者では感染のリスクが高くなる。

診断
- 慢性C型肝炎の診断にはそれを疑う状況がある。原因不明の血清トランスアミナーゼ異常や，肝不全患者などC型肝炎のリスクをもつ患者はC型肝炎ウイルス(HCV)抗体の測定を行うべきである。
- C型肝炎の全身症状には，以下のものがある。
  - 疲労感
  - 筋肉痛
  - 関節痛

- 一部ではクリオグロブリン血症，糸球体腎炎，晩発性皮膚ポルフィリン症，扁平苔癬などの肝臓外の症候を示すことがある[8]。

■ 検体検査
- 最初に行うべき検査は HCV 抗体の測定である。
- HCV 抗体が陽性であれば，PCR 法による HCV-RNA の測定と遺伝子型の判定を行う。稀に HCV 抗体が偽陽性のこともある。
- 以上の検査は，HCV 感染の経過の予測や抗ウイルス療法の成功率を予測することに役立つ。
- 遺伝子型が 1 型，4 型以外であり，ウイルス量が少なく，肝の線維化が乏しい患者は治療成績が良好である[9]。

治療
HCV に対する治療は経過観察と抗ウイルス療法とに分けられる。

■ 経過観察
- **アルコールの中止**　アルコールと HCV の肝障害に対する相互作用はよく知られている。禁酒は疾患の増悪を防ぐ大切な第一歩であることを患者に伝えるべきである。
- **ワクチン接種**　C 型肝炎患者に A 型肝炎，B 型肝炎が合併すると重篤化することがある。患者はこれらに免疫があるかどうか調べ，必要時にはワクチンを接種する。
- **スクリーニング**　C 型肝炎ウイルスによる肝硬変患者には，肝細胞癌のスクリーニングを行う必要がある。現在のガイドラインでは半年に 1 回の超音波検査が必要とされている。

■ ペグインターフェロンとリバビリン
- 現在 C 型肝炎に対する治療はいずれもインターフェロンの皮下注射である。
- インターフェロンは免疫調節作用と抗ウイルス効果をもっている。
- インターフェロン療法はその**副作用**，低い治療効果，治療終了後の高い再発率という問題をもっている[10]。
- インターフェロンの副作用には注射部位の疼痛，発熱，筋肉痛，精神症状の増悪と発現，甲状腺機能障害，骨髄抑制，自己免疫疾患の増悪と発現などがある。
- 現在最も効果的なインターフェロンはペグインターフェロンで，通常，週に 1 回の投与になる。
- インターフェロン療法の禁忌は，非代償期の肝不全，白血球減少，血小板減少，コントロールされていない精神疾患などである。
- リバビリンはインターフェロンと併用することで治療効果を持続させる効果を示す抗ウイルス薬である。
- 慢性 C 型肝炎に対して**リバビリンの単独療法は無効である**[11]。
- リバビリンの副作用には溶血，乾性咳嗽，発疹がある。
- 現在の HCV 感染に対する第 1 選択の治療は週 1 回のペグインターフェロン投与と毎日のリバビリン服用である。

代謝性肝疾患

非アルコール性脂肪性肝障害

一般的事項
- 非アルコール性脂肪性肝障害 nonalcoholic fatty liver disease(NAFLD)は増加しつつある肝の代謝性疾患で,インスリン抵抗性とメタボリックシンドローム,およびそれに伴う動脈硬化性心血管合併症と強く関連している。
- 本疾患は,肝細胞へのトリグリセリドの蓄積(良性の脂肪肝)から肝細胞の壊死性炎症を特徴とする,非アルコール性脂肪性肝炎 nonalcoholic steatohepatitis(NASH)を含む。

診断
- 通常 NAFLD は無症候で,トランスアミナーゼの上昇のみが認められるだけである。**NASH では,肝硬変まで進展していることがある。**
- NAFLD の診断を下す前に,他の肝疾患(特に C 型肝炎,B 型肝炎,Wilson 病,アルコール性肝障害など)を除外しておく必要がある。
- NAFLD の診断には,肥満,高脂血症,糖尿病などのメタボリックシンドロームの症候があるかどうかも確認する必要がある。ただし,これらは不可欠ではない。
- 超音波検査,CT,MRI などの画像診断は脂肪沈着を知ることはできるが,炎症があるかどうかは評価できない。

治療
- 病的な極度の肥満では,肥満に対する手術が NAFLD を改善するとされる。
- NAFLD 治療に対する確立したガイドラインはないが,体重の減量,高脂血症や糖尿病のコントロールが推奨されている。
- アミオダロン,ステロイド,高カロリー輸液などの,NAFLD を引き起こす可能性のある治療を中止することも必要である。

アルコール性肝障害

一般的事項
- アルコール過飲による肝障害の発生は個体差が大きい。慢性的なアルコール過飲者すべてが肝硬変に進展するわけではないことに象徴されている。**わずか 10〜20%が肝硬変に進展するに過ぎない**[12]。
- **アルコール性肝炎**は,肝の脂肪沈着と細胞壊死を伴う炎症性変化が特徴的である。
  - ALT に比べて AST の上昇が目立つのが特徴であるが,診断上絶対的ではない。
  - 重症例では発熱,腹痛,黄疸や肝不全,門脈圧亢進症などの合併症を伴っている。
- **アルコール性肝硬変**は小結節性肝硬変であり,慢性的なアルコール過飲の結

果生じる。

診断
- アルコール性肝障害の診断は病歴と身体診察に基づくが,アルコール摂取量の聴取が不正確であるのは周知のとおりである。
- 他の肝障害の原因を除外する必要もある。アルコールがウイルス肝炎など他の肝障害を悪化させる要因になっていることもある。
- アルコール性肝炎の重症度は,Maddreyの判別関数 Meddrey discriminant function(DF)で推測する[13]。

$$DF = (4.6 \times [測定したPT - コントロールのPT]) + ビリルビン(mg/dL)$$

DF≧32は重篤なアルコール性肝炎と考え,30日以内の死亡率が高いと想定される。

治療
- DFが32未満の患者では,アルコール摂取をやめ,栄養を十分に摂り,補助的な治療を行うことが適切な処置である。
- DFが32以上の重症患者では,**ステロイド投与**やpentoxifyllineの投与も考える。
- アルコール性肝炎に対するステロイド投与の効果は,個別の研究やメタ分析でも一致した報告はない。
  - 現在のところ,アルコール性肝炎でDFが32を超えるか脳症を伴っている場合,プレドニゾン40 mg/日の30日投与を考慮すべきである。
  - 治療を行っても死亡率は最低40%であり,7例中1例しか助けることができないとされている。
  - 消化管出血,感染,膵炎を合併している患者では,ステロイド投与の有効性と安全性は検証されていない。
- **pentoxifylline** 400 mg 1日3回の内服の研究報告では,30日以内の死亡率を低下させたとされている[14]。投与例では肝腎症候群の発生を減少させ,有効であったとしている。

自己免疫性肝疾患

自己免疫性肝炎

一般的事項
- 自己免疫性肝炎 autoimmune hepatitis(AIH)は,免疫を介した肝細胞障害を特徴とする疾患である。
- 2つのタイプがある。**タイプ1**はANA(抗核抗体)あるいはASMA(抗平滑筋抗体)が陽性になり,**タイプ2**はLKM-1抗体(liver/kidney/microsome)あるいはALC-1抗体(liver cytosol antigen)が陽性になる。AIHは男女比1:4で女性に多い。

- いずれのタイプも女性が多く,男性のおよそ4倍である。
- 活動性の炎症があった場合,肝不全への進行の抑制や肝障害の改善のために免疫抑制療法が有効である。
- 無治療の AIH の5年以内の死亡率は50%を超える。

診断
■ 臨床所見
- AIH は疫学的因子,検査所見,肝生検によって診断する。
- **他の肝疾患を除外することが必要である**(特に慢性ウイルス性肝炎)。
- まったく無症状のこともあり,また症状が増悪したり,改善したりすることもある。
- 症状がある場合には,倦怠感,疲労感,食欲不振,腹痛,悪心,小関節の痛みなど体質的/非特異的な症状であることが多い。
- また,急性肝炎としての症状を呈し,時には重篤で診断時に肝不全症状(黄疸,腹水,門脈圧亢進症状)を示すこともある。
- AIH は肝外病変を示すことも稀ではない(例えば,関節炎,自己免疫性溶血性貧血,セリアック病,腎炎,特発性血小板減少性紫斑病,扁平苔癬,甲状腺疾患,潰瘍性大腸炎,ブドウ膜炎など)。

■ 診断的検査
検体検査
- 血清トランスアミナーゼの上昇は特徴的である。
- γグロブリンの上昇がみられる。IgG は正常値の1.5倍以上に上昇する。
- 前述したように,タイプ1は ANA,ASMA が陽性となり,タイプ2では LKM-1抗体,ALC-1抗体が陽性となる。
- ANA,ASMA 陽性の患者は抗ミトコンドリア抗体(AMA)を有していることがある。

診断手技
- **肝生検**所見では piecemeal necrosis がみられ,形質細胞の浸潤が重要な所見である。
- 好酸球や巨細胞もみられる。
- 胆管病変がみられることもある。
- 肝硬変に進展した所見がみられることもある。

治療
- 血清トランスアミナーゼが正常値の10倍以上あるか,あるいは正常値の5倍以上で免疫グロブリン値が2倍以上の場合,あるいは肝生検で bridging necrosis や多小葉性の壊死がある場合に治療を考えることが多い。
- 生化学所見の正常化と組織所見の改善が治療目標である。
- 肝不全症状(黄疸,腹水,門脈圧亢進症)があっても治療による改善が期待されるため,(肝生検や血液検査で)活動性の炎症があれば積極的に治療を行う。
- 治療はステロイド単独か,ステロイド治療を補助する薬物との併用になる。
- **ステロイド治療を補助する薬物はアザチオプリンで,寛解導入後のステロイ

ド減量と寛解の維持に用いられる。
- 現在の AIH に対する推奨事項は AASLD のウェブサイト(http://www.aasld.org)にまとめられている。
- 寛解が得られたら，免疫調節療法を続けることで 10 年生存率は 90％以上になる。診断時に肝硬変であっても治療に反応すればこの生存率を期待できる[15]。

原発性胆汁性肝硬変症

一般的事項

- 原発性胆汁性肝硬変症 primary biliary cirrhosis(PBC)は組織学的に肝内胆管の炎症で特徴付けられる特発性の疾患である。
- 小葉間胆管の進行性の炎症は胆管の消滅をきたす。引き起こされた胆汁うっ滞により徐々に線維化を起こし，肝硬変症あるいは終末期肝疾患を呈するようになる。しかしながら，PBC の経過は非常に多様である。
- この疾患は女性に多い。
- Sjögren 症候群や強皮症，関節リウマチなどの自己免疫疾患を合併することがある。
- 甲状腺機能低下症，高脂血症，骨粗鬆症などが PBC に合併しやすいことも知られている[16]。

診断

- 50～60％の患者が診断時に無症状である。ごく初期では，限られた血液検査の異常がみられるのみである(通常，ALP の上昇など**胆汁うっ滞の所見**)。
- 疾患が進むと，胆汁うっ滞の症状や所見が 2～4 年以内に目立ってくる。この期間の主な自覚症状は，疲労感や瘙痒感である[15]。
- 95％以上の患者で **AMA** が陽性になり，IgM の上昇がみられて PBC を疑うようになる。
- ANA は約 50％の患者で陽性になる。
- 高脂血症もみられる。
- 初期(ステージ 1)の特徴的な組織所見は，著しい**胆管周囲の炎症**である。ステージ 2 では胆管数が減少し，炎症は門脈域を超えて波及するようになる。ステージ 3 では隣接する門脈域へつながる線維化が出現し，ステージ 4 では再生結節を伴う肝硬変になる。

治療

- **ウルソデオキシコール酸**(13～15 mg/kg/日)が臨床的に有用とされる唯一の薬物である。
- ウルソデオキシコール酸は肝機能検査所見と肝組織所見を改善させ，さらに重要なことに，軽症例では病変の進行を遅らせる作用をもつ。
- 現在の治療については，AASLD により http://www.aasld.org にまとめられている。

原発性硬化性胆管炎

一般的事項

- 原発性硬化性胆管炎 primary sclerosing cholangitis(PSC)は，PBC と同様に胆道の炎症を起こす疾患である。PBC と違い，中等度以上の肝内胆管や肝外胆管を侵す。
- 男性に多い(男女比 7：3)。
- PSC 患者の 85％が**炎症性腸疾患を合併する**(通常，潰瘍性大腸炎が多い)。しかし，炎症性腸疾患で PSC を合併するのは 2.5〜7.5％に過ぎない[17]。
- 胆管の炎症は**胆管の狭窄**を起こし，それが最終的な病像を決定する。
- 診断から平均 9〜17 年をかけて**肝硬変**に進展する。
- こうした経過のなかで，**感染性の胆管炎**がしばしば起こる。
- 疾患の経過中に 9〜15％に**胆管細胞癌**が生じる。

診断

■ 臨床所見

- 多くの患者は診断時に無症候である。
- 炎症性腸疾患の患者で ALP の値が上昇している場合，PSC の合併を考える必要がある。
- PSC の進行様式を想定することは困難であるが，多くの場合，潜在性に進行し肝硬変あるいは終末期肝疾患になる。
- PBC と同様に瘙痒感と疲労感がみられることが多いが，これも非特異的な症状である。
- Charcot 三徴(発熱，黄疸，右季肋部痛)があれば胆管炎の合併を考える。
- 胆汁の分泌障害のため，ビタミン欠乏を伴った脂肪便を生じることがある。
- 肝硬変になるとその典型的な症状を伴うことになる(例えば，腹水，静脈瘤，脾腫)。

■ 診断的検査

検体検査

- 肝機能検査では，ALP 値の上昇がトランスアミナーゼの上昇より目立ち，胆汁うっ滞型を示す。
- ビリルビン値は一定せず，持続的な黄疸は疾患の終末期になって現れてくる。
- 肝の合成能は終末期まで保たれることが多い。
- PBC と同様，免疫グロブリンの上昇がみられることがある。
- 特異な自己抗体の出現はないが，自己抗体の出現はしばしばみられる〔例えば，核周辺型抗好中球細胞質抗体(p-ANCA)，ANA，抗平滑筋抗体(ASMA)，リウマトイド因子など〕。
- AMA は通常，陰性である。

画像検査

- 胆管造影〔通常，内視鏡的逆行性胆管膵管造影(ERCP)〕が，ゴールドスタンダードな検査である。肝内胆管あるいは肝外胆管の狭窄と壁不整がみられる。

- 核磁気共鳴胆管膵管造影(MRCP)のような新たな画像診断も有用である。

診断手技
- **肝生検**は疾患を疑うには役立つが,確定診断にはならない。
- 小さな胆管周囲の"onion skinning(玉葱状線維化)"が,最も特徴的な組織所見である。
- 門脈域の線維化と炎症を伴う正常胆管の減少は,PBCと同様に非特異的な所見の1つである。

治療

- 疾患の進行を抑え,経過に変化を与える薬物はない。しかし,最近の成績では,ウルソデオキシコール酸の高用量投与(15〜20 mg/kg)が有望である[17]。
- 炎症性腸疾患の治療(潰瘍性大腸炎患者での結腸切除など)は,PSCの進行を改善しない。
- PSC患者の治療は,胆汁うっ滞に対する保存的治療を行うこと,胆管炎を起こした場合に抗菌薬を投与すること,胆道狭窄に対してERCPによる機械的な胆道拡張を行うことなどである。
- 服薬治療や内視鏡による治療を行っても肝不全症状や高度な胆汁うっ滞があり,たびたび細菌性の胆管炎を起こす患者は肝移植の適応である[18]。PSCは移植肝に生じることもある。
- 潰瘍性大腸炎を合併している患者は,注意深く大腸癌のスクリーニングを行う必要がある。

薬物性肝障害

- 薬物性肝障害の頻度は,1万〜10万例に1例といわれている。通常の薬物モニタリングも十分ではないが,障害発生の報告も欠けているため過小評価になっていると思われる。
- 多くの薬物が,肝毒性を起こす可能性がある(24章の表24-6参照)。
- 一般的な肝障害の定義は以下の通りである。
    - ALT値が正常値の3倍以上に上昇している。
    - ALP値が正常値の2倍以上に上昇している。
    - ALTあるいはALPの上昇があって,総ビリルビン値が正常の2倍以上に上昇している。
- 肝毒性は,**用量依存性**(例えば,アセトアミノフェン)に生じることもあるし,用量や期間と**無関係**に生じることもある。
- 肝機能検査値の上昇(肝細胞性・胆汁うっ滞性)があっても,無症状の場合から重篤な肝障害までその症状は広く及ぶ。
- 薬物性肝障害で黄疸が生じることは,死亡率が10〜50%に高くなることを予想させる。これは肝臓病病理学者Hyman Zimmermanにちなんで,Hy's lawと呼ばれている。
- 治療上肝要なことは,**原因となっている薬物を中止すること**と適応があれば**薬物固有の治療を行うこと**である[19]。

アセトアミノフェンによる肝障害

一般的事項
- アセトアミノフェン(パラセタモールとして知られている)は,4 g/日以下の推奨用量で用いれば安全で効果的な鎮痛解熱剤である。しかし,これは,米国で最も頻度の多い急性肝障害の原因薬物である[20]。
- アセトアミノフェンの毒性は**用量依存性**である。過量投与は小児で 150 mg/kg 以上,成人では 10〜15 g 以上である。中毒は実際のところ 10 g 以下でも起こりうる。
- 中毒は,アセトアミノフェンがシトクロム P450-1A2/2A6/2E1/3A4(2E1 結合が最も重要)により毒性のある N-アセチル-p-ベンゾキノンイミン(NAPQI)に代謝されることにより生じる。通常用量では NAPQI はグルタチオン抱合により速やかに解毒される。
- **アセトアミノフェン中毒におけるアルコールの役割についてはよくわかっていない**。理論的には,常習飲酒家ではグルタチオン貯留が減少し,シトクロム P450-2E1 が誘導されやすい。慢性のアルコール過飲者では,慢性的なアセトアミノフェンによる肝障害が起きている可能性がある。
- P450 の遺伝的多様性は,アセトアミノフェン中毒の多様性に関与していると思われる。
- 基礎に別の肝疾患があると,肝毒性の頻度が増大する。

診断
臨床所見
- 患者は無症状のこともあり,服用後 1〜2 日を過ぎないと中毒症状は発現しない。このことは効果的な治療を遅らせ,重篤で,場合によっては致死的な肝毒性の発現を覆い隠してしまうことになる。
- 初期の症状は非特異的で,食欲不振,倦怠感,悪心,嘔吐などである。その後,右季肋部痛が出現する。
- その後,次第に肝障害が進行し,黄疸,肝性脳症,凝固障害が現れる。このころになると,薬物性の急性尿細管壊死と脱水による腎不全が生じることもある。
- 胃腸炎,総胆管結石/胆嚢炎,膵炎,アルコール性肝炎,ウイルス性肝炎,Reye 症候群,ショック肝,その他の薬物/毒物(マッシュルーム中毒,アフラトキシン,カヴァ,ヒ素)による肝障害は,**鑑別診断**上,重要である。

診断的検査
- 血清トランスアミナーゼは約 12 時間後に急上昇し始める。最高値は,およそ服用後 72 時間後で 3,000 IU/L 以上になることが多い。
- 肝臓の合成能は中毒の進行とともに障害される(例えば,PT 時間延長,高ビリルビン血症,低アルブミン血症,低血糖)。
- 電解質異常,アシドーシス,尿毒症も起こる。
- 低リン酸血症のスクリーニングと治療も必要である。
- **Rumack-Matthew ノモグラム**が血中レベルと服用時間から肝毒性の発現頻

度を推定するのに役立つ[20]。
- 血清中のアセトアミノフェン濃度が，Rumack-Matthew の肝毒性出現の関連領域に入っている場合に治療の適応がある（服用後 4 時間で 150μg と 12 時間で 50μg を結んだ線）。

治療
- 治療には，アセトアミノフェンの毒性代謝産物から肝を守るため **N-アセチルシステイン**（グルタチオン前駆物質）を速やかに服用する[20]。
- 理想的には服用後 8〜10 時間以内に開始することが望ましいが，24 時間を超えても治療の有効性はある。
  N-アセチルシステインは，経口投与あるいは経静脈的に投与する。
  - 経口　　初期投与として 140 mg/kg を服用し，維持量として 4 時間ごとに 70 mg/kg を 72 時間以上にわたり計 17 回投与する。
  - 経静脈的投与　　初期投与として 150 mg/kg を 5％ブドウ糖液に溶解して 15 分以上かけて静注し，維持量として 50 mg/kg を 4 時間以上かけて投与する。その後 100 mg/kg を 16 時間以上かけて投与する。その他の経静脈的投与のレジメンも提唱されている。
- 遅れて（服用後 10 時間以上）治療を開始した場合，上記より治療時間は長い時間をかけたほうがよい。
- 体液量，電解質，酸塩基平衡の測定と是正に十分注意する。
- これらの治療にも関わらず肝障害が進展した場合には，**肝移植を考慮する必要がある**[20]。

金属蓄積による疾患
遺伝性ヘモクロマトーシス

一般的事項
- 遺伝性ヘモクロマトーシス hereditary hemochromatosis（HHC）の病態は，食物から摂取した鉄の過剰吸収である。過剰な鉄が肝，心臓，膵島，下垂体に沈着し機能障害をきたす。
- HHC 患者の 90％が，6 番染色体上の HFE 遺伝子の同種劣性遺伝子変異を有している。疾患は C282Y 変異のホモ接合性あるいは C282Y/H63D 変異のヘテロ接合性と関連している[21]。**浸透度はさまざまである**[22]。
- 劣性遺伝子の保有率は，米国および西ヨーロッパの白色人種では比較的高く，10％である。0.3〜0.5％がホモ接合性である。
- ヘモクロマトーシスにより肝硬変になった患者の肝癌発生率は，著しく増加する。

診断
■ 臨床所見
- 血液検査で HHC の早期検出が可能になったため，肝硬変，皮膚の色素変化，糖尿病の古典的な三徴の出現はきわめて稀になってきている。早期のヘモク

ロマトーシスの患者は通常，無症状である。
- 疾患が進むと，疲労感などの全身症状や，関節炎，心不全，糖尿病，性欲減退，肝不全などのより特異的な症状が現れてくる。
- 皮膚への鉄沈着により皮膚は青銅色になり，特に日光に曝露される部位で著しくなる[22,23]。

■ 診断的検査

検体検査

- マススクリーニングの有効性と経済性はまだ明らかでない[22,24]。
- ヘモクロマトーシス患者の第1度近親に対する扱いについても明確な合意がない。しかし，空腹時のトランスフェリンの鉄飽和度，フェリチン，HFE遺伝子検査を行うことがある。
- 表現型のスクリーニング検査としては，空腹時のトランスフェリン鉄飽和度とフェリチンの測定がある[25]。
  - ■ **トランスフェリン飽和度**　女性で50%以上，男性で60%以上，または男女問わずでは55%以上となる。男女問わずに45%以上とすると感度が上がるとされるが，特異度が低下する。
  - ■ **フェリチン**　炎症がない状態で測定する。女性は200 ng/mL以上，男性は300 ng/mL以上。フェリチンが1,000 ng/mLを超過する場合は肝硬変に進展するリスクが高い[26]。

画像検査

- CTとMRIは肝臓と心臓への鉄沈着の検出に有用である。
- 鉄の肝臓への正確な沈着量の測定は超伝導量子干渉計(SQUID)を用いることになるが，もちろんこれは広く使われる物ではない[27]。

診断手技

- 肝生検の適応は以下のとおりである。
  - ■ 40歳以上
  - ■ フェリチンが1,000 ng/mL以上
  - ■ トランスアミナーゼの上昇
- 肝生検は稀な遺伝子変異を考えた場合にも行う(おそらく患者の10%程度)。肝内の鉄沈着とその分布をみることで，診断をより確かにすることができる[28,29]。

治療

- 治療はフェリチンが50 ng/L以下になるまで，毎週瀉血(500 mL)を行う。
- ヘモグロビン濃度が10 g/dL以下になった場合には，瀉血を隔週に減らす。
- フェリチンの値が目標に達した場合，これを維持するため3〜4カ月ごとに瀉血を行う。
- 患者の第1度近親に対するスクリーニングも推奨されている。
- HHCに対する詳細なガイドラインは，http://www.aasld.org に掲載されている。

Wilson 病

一般的事項
- Wilson 病は，銅の過剰沈着をきたす常染色体性劣性遺伝疾患である。
- 第 13 番染色体上の ATP7B の遺伝子異常により，肝細胞から胆汁中への銅の排出が減少するために生じる。銅が肝に蓄積され肝細胞障害をきたすレベルに達し，血清中にも排出されて全身症状を起こす。
- 障害を受ける臓器は肝，角膜，脳，そして腎である。
- およそ 3 万~10 万人に 1 人の頻度で，急性あるいは慢性の肝不全を起こし，精神神経症状を起こしてくる。

診断
- 臨床症状はきわめて多彩である。
- 多くは 6~20 歳に発症し，肝疾患，神経症状あるいは精神症状など多彩な臨床症状を呈する。
- 偶然，肝機能障害を指摘されて診断されることもある。
- 黄疸，凝固障害，腎障害，Coombs 陰性の溶血性貧血などの重篤な症状を呈する劇症型の発症もある。
- 細隙灯顕微鏡検査では，典型的な Kayser-Fleisher 環を認める。
- トランスアミナーゼは軽度~中等度の上昇がみられるが，これは肝障害の真の重症度を示さない。
- 血清セルロプラスミン値が 20 mg/dL 以下(85%の患者)で，24 時間の尿中銅排泄が 100 μg 以上に上昇する。血清銅の著しい低値(5 mg/mL 以下)は，強く Wilson 病を疑う根拠になる[30]。
- 上記の異常がみられた場合，肝への銅の蓄積量を測定するため肝生検を行って診断を確定する。

治療
- キレート療法が一般的な治療である。
- D-ペニシラミン，triethylene tetramine dihydrochloride，あるいは亜鉛を投与する[30]。
- 劇症型では，肝移植が唯一の治療選択である。
- 現在の治療ガイドラインは，http://www.aasld.org に掲載されている。

外来の膵胆道疾患

胆石症

一般的事項
- 胆石 gallstone には，コレステロール結石とビリルビン結石の 2 つのタイプがある。
- 結石は，胆汁がうっ滞しコレステロール，あるいはビリルビンカルシウム析出の場となる胆嚢の中で形成される。

- 胆泥は胆道症状の原因となる。

■ コレステロール結石
- コレステロール結石は西欧諸国では**胆石の 80%を占める**。
- コレステロール結石の発生しやすい状態は以下の通りである。
  - 女性
  - 肥満
  - 北欧あるいはアメリカ先住民を祖先にもつ人
  - エストロゲン投与を受けた既往のある人
- 胆汁うっ滞を引き起こす状況，例えば長期の絶食，減量，あるいは薬物(オクトレオチドなど)もコレステロール結石を形成しやすくする要素である。

■ ビリルビン結石
- コレステロール結石より頻度は少ないが，ビリルビン結石もしばしば胆道疾患の原因となる。
- 溶血性貧血，特に**鎌状赤血球貧血**でみられる。

診断
- 多くの胆石患者は**無症状**である。しかし，胆道閉塞による合併症の発生は 15～20%に及ぶ。
- **単純な疝痛**が最も多い症状で，右上腹部や心窩部の比較的長い痛みが特徴的である。時に右肩に放散して悪心，嘔吐を伴う。
- さらに重篤な合併症は，胆管炎や胆石膵炎である。
- 胆石症をとらえるには**超音波検査**が最も優れている。しかし，胆泥やごく小さな結石は，常にとらえられるわけではない。超音波内視鏡検査は，さらに感度の高い検査になりうる。
- CTでは多くの胆石は胆汁に近い濃度を示すため，感度は高くない。

治療
- 胆嚢摘除術が，症状の再燃や合併症の発生を抑える選択肢になる。
- たまたま見つかった無症状結石は，特に治療の対象にならない。
- ウルソデオキシコール酸による胆石溶解療法は，わずかな効果しか示さないことが多い[31,32]。

膵癌

一般的事項
- 膵頭部および近傍の腺癌は，悪性胆道閉塞の最も多い原因である。
- 膵癌 pancreatic cancer は米国の癌による死亡の第 4 位である。
- 発生頻度は年間 10 万人あたり 8～10 人である。残念なことに，死亡率も基本的に同じ数字である。
- 45 歳以上，アフリカ系米国人，喫煙，糖尿病，慢性膵炎，BRCA-2 の遺伝子変異が危険因子である。

診断

- 典型的症状は無痛性の黄疸であるが,多くの患者は何らかの腹痛を伴っていることが多い。
- 体重減少も重要な症状である。
- 造影 CT が診断に役立つ。超音波内視鏡検査は,最近使われるようになった検査手段で,組織診断や手術適応の評価に役立つ。

治療

- 90％の患者は,診断時に局所浸潤や遠隔転移を伴っている。
- 高齢者が多く(診断時の平均年齢は 80 歳代),他の疾患を合併していることも多い。
- 頻度は少ないが手術適応がある場合には,根治的治療をあきらめずに,経験ある胆道外科医への紹介が必要である[33]。

慢性膵炎

一般的事項

- 慢性膵炎 chronic pancreatitis は,膵への恒久的な形態的あるいは機能的な障害である。
- 90％以上の膵機能が障害されると,膵の機能不全を呈する。
- 原因は以下のとおりである。
  - **アルコール過飲**　西欧諸国では,60〜70％以上の患者の原因である。一方では,多くのアルコール過飲者は決して慢性膵炎にならない。
  - **囊胞性線維症**　囊胞性線維症の患者の予後が改善したため,多くの患者がこの疾患に苦しんでいる。
  - **慢性／再発性の閉塞**　胆石,腫瘍,外傷など。
  - **自己免疫性**　SLE や Sjögren 症候群,PBC などに伴うもの,あるいは自己免疫性膵炎(IgG4 の上昇を伴う)。
  - **遺伝性**　常染色体優性遺伝で,膵癌と密接に関連する。
  - **特発性**　いくつかの報告では 30〜40％が原因不明である[34]。
  - **熱帯地方の膵炎**　インドやその他の熱帯地方で起こり,慢性膵炎の原因になっているが,機序ははっきりしていない。
- 慢性膵炎の**合併症**には,仮性囊胞,仮性動脈瘤,胆道閉塞,腸閉塞,腹水,脾静脈血栓症などがある。

診断

- 慢性的な腹痛があり,背部や肩甲骨に放散し,食後に増強する。
- 脂肪便を伴う脂質吸収不全は膵外分泌機能の低下の結果生じる。
- 間欠的な疼痛の増悪が特徴であり,時には入院治療を必要とする。
- インスリン分泌障害の結果,耐糖能異常が生じる。
- 診断は主に臨床的な根拠に基づいて行われるが,難しい検査もいくつかある。
- 腹部単純写真では,約 30％の患者に病的な石灰化を認める。

- ERCPが診断に必要な場合もあるが,最近ではMRCPのほうが多く行われている。

治療
- **禁酒**は大変重要である。
- **膵酵素の補充**は基本的な治療であり,脂肪便を改善し,痛みを軽減することもある。
- リパーゼは酸により不活化されやすいため,制酸と腸内で溶けるように作られた膵酵素薬はコストがかかるが有用である。
- 疼痛に対する治療は非常に困難なことがある。
- 仮性囊胞ドレナージや,膵十二指腸吻合術などの内視鏡的治療や外科的治療は,慢性膵炎治療に必要なアプローチになることがある。

(和田 秀一)

文献

1. Kamath P. Clinical approach to the patient with abnormal liver test results. *Mayo Clin Proc* 1996;71:1089-1095.
2. Bosch J, Abraldes J, Groszmann R. Current management of portal hypertension. *J Hepatol* 2003;38:S54-S68.
3. Runyon BA. Treatment of patients with cirrhosis and ascites. *Semin Liver Dis* 1997;17:249-260.
4. Gholson C, Provenza M, Bacon B. Hepatologic considerations in patients with parenchymal liver disease. Undergoing surgery. *Am J Gastroenterol* 1990;85:487-496.
5. Wiesner R, Edwards E, Freeman R, et al. Model for end-stage liver disease (MELD) and allocation of donor livers. *Gastroenterology* 2003;124:91-96.
6. Victor J, Monto A, Surdine T, et al. Hepatitis A vaccine versus immune globulin for postexposure prophylaxis. *N Eng J Med* 2007;357:1685-1694.
7. Margolis H, Alter M, Hadler S. Hepatitis: evolving epidemiology and implications for control. *Semin Liver Dis* 1991;11:84-92.
8. Koff R, Dienstag J. Extrahepatic manifestations of hepatitis C and the association with alcoholic liver disease. *Semin Liver Dis* 1995;15:101-109.
9. Poynard T, Marcellin P, Lee S, et al. Randomized trial of interferon alpha-2b plus ribavirin for 48 weeks or for 24 weeks versus interferon alpha2 b plus placebo for 48 weeks for treatment of chronic infection with hepatitis C virus. *Lancet* 1998;352:1426-1432.
10. Poynard T, Leroy V, Cohard M, et al. Meta-analysis of interferon randomized trials in the treatment of viral hepatitis C: effects of dose and duration. *Hepatology* 1996;24:778-789.
11. McHutchinson J, Gordon S, Schiff E, et al. Interferon alpha-2b alone or in combination with ribavirin as initial treatment for chronic hepatitis C. *N Engl J Med* 1998;339:1485-1499.
12. McCullough A, O'Connor B. Alcoholic liver disease: proposed recommendations for the American College of Gastroenterology. *Am J Gastroenterol* 1998;93:2022-2036.
13. Maddrey W, Boitnott J, Bedine M, et al. Corticosteroid therapy of alcoholic hepatitis. *Gastroenterology* 1978;75:193-199.
14. Akrviasdis E, Butla R, Briggs W, et al. Pentoxifylline improves short-term survival in severe acute alcoholic hepatitis: a double-blind, placebo-controlled trial. *Gastroenterology* 2000; 119:1637-1648.
15. Roberts S, Therneau T, Czaja A. Prognosis of histological cirrhosis in type 1 autoimmune hepatitis. *Gastroenterology* 1996;110:848-857.
16. Kaplan M, Gershwin ME. Primary biliary cirrhosis. *N Eng J Med* 2005;353:1261-1273.
17. Levy C, Lindor K. Current Management of primary biliary cirrhosis and primary sclerosing cholangitis. *J Hepatol* 2003;38:S24-S37.
18. Lee Y, Kaplan M. Primary sclerosing cholangitis. *N Engl J Med* 1995;332:924-933.
19. Navarro V, Senior J. Drug-related hepatotoxicity. *N Engl J Med* 2006;354:731-739.

20. Larson A. Acetaminophen hepatotoxicity. *Clin Liver Dis* 2007;11:525-548.
21. Tavill A. Diagnosis and management of hemochromatosis. *Hepatology* 2001;33:1321-1328.
22. Whitlock EP, Garlitz BA, Harris EL, et al. Screening for hereditary hemochromatosis: a systematic review for the U.S. Preventive Services Task Force. *Ann Intern Med* 2006;145:209-223.
23. Edwards C, Kushner J. Screening for hemochromatosis. *N Engl J Med* 1993;328:1616-1620.
24. Phatak PD, Bonkovsky HL, Kowdley KV. Hereditary hemochromatosis: time for targeted screening. *Ann Intern Med* 2008;149:270-272.
25. Qaseem A, Aronson M, Fitterman N, et al. Clinical Efficacy Assessment Subcommittee of the American College of Physicians. Screening for hereditary hemochromatosis: a clinical practice guideline from the American College of Physicians. *Ann Intern Med* 2005;143:517-521.
26. Morrison ED, Brandhagen DJ, Phatak PD, et al. Serum ferritin level predicts advanced hepatic fibrosis among U.S. patients with phenotypic hemochromatosis. *Ann Intern Med* 2003;138:627-633.
27. Sheth S. SQUID biosusceptometry in the measurement of hepatic iron. *Pediatr Radiol* 2003;33:373-377.
28. Andrews N. Disorders of iron metabolism. *N Engl J Med* 1999;341:1986-1995.
29. Bacon B, Olynyk J, Brunt E, et al. HFE genotype in patients with hemochromatosis and other liver diseases. *Ann Intern Med* 1999;130:953-962.
30. Roberts EA, Schilsky ML; American Association for Study of Liver Diseases (AASLD). Diagnosis and treatment of Wilson disease: an update. *Hepatology* 2008;47:2089-2111.
31. Johnston D, Kaplan M. pathogenesis and treatment of gallstones. *N Engl J Med* 1993;328:412-421.
32. Ransohoff D, Gracie W. Treatment of gallstones. *Ann Intern Med* 1993;119:606-619.
33. Schoeman MN, Huibregtse K. Pancreatic and ampullary carcinoma. *Gastrointest Endosc Clin N Am* 1995;5:217-236.
34. Steer M, Waxman I, Freedman S. Chronic pancreatitis. *N Engl J Med* 1995;332:1482-1490.

炎症性腸疾患 27

Christina Ha, Matthew A. Ciorba

一般的事項

- 潰瘍性大腸炎 ulcerative colitis(UC)と Crohn 病 Crohn's disease(CD)は消化管の慢性炎症性疾患であり，炎症性腸疾患 inflammatory bowel disease(IBD)に分類される。根本的な原因は現在のところわかっていない。遺伝的，環境的，自己免疫的因子が関与していると思われる。
- IBD に特異的な検査はない。病歴と身体診察を，臨床検査，放射線検査，内視鏡検査，病理検査と組み合わせることで IBD の診断を導き出せる[1]。
- IBD の有病率は高く，プライマリ・ケア医の多くが日々の診療で IBD 患者に遭遇する。それゆえ，IBD に関する専門用語，臨床的特徴，基本的管理について理解することが重要である。
  - 患者の症状や徴候が IBD の腸管外症状なのか再燃なのかを確認することはもちろん，疾患の初期症状を認識するうえでプライマリ・ケア医は特に重要な役割を担う。
  - 最終的には，この多面的な疾患をもつ患者が最善の治療を受けるには，優れたプライマリ・ケア医と，この疾患を熟知した消化器専門医の協働が必要である。

疫学

- IBD の発生率は二峰性分布を示す。大多数の診断は 15～30 歳でなされ，2つ目の小さなピークは 50～80 歳である。
- 北欧と北米の白色人種での発生率が高い。
- 北米の有病率は以下のとおりである[†1]。
  - CD：26～199/10,000 人
  - UC：27～246/100,000 人
- **IBD の危険因子**
  - 第 1 度近親に IBD 患者がいると IBD の発症率が高くなる。
  - 習慣的喫煙者は UC の発症率が低くなる。しかし以前喫煙していた人は非喫煙者と比べて UC の発症率が 1.7 倍となる。
  - 喫煙は CD の発症と再発のリスク増加に関連する。
  - 感染症を併発（腸管，腸管外いずれでも）すると IBD は増悪する。

潰瘍性大腸炎

- 潰瘍性大腸炎(UC)は大腸に限局した粘膜の炎症として定義される。
- 炎症性変化の多くは典型的には遠位直腸を傷害し，**周囲のまだ傷害されてい**

[†1] 訳注：わが国の有病率はいずれも約 1/10。

表 27-1 潰瘍性大腸炎における罹病範囲の分類

直腸炎	直腸に限局した炎症
遠位結腸炎または直腸・S状結腸炎	S状結腸の中間あたりに及ぶ炎症
左側結腸炎	S状結腸曲に及ぶ炎症
広範囲結腸炎	炎症の範囲は脾彎曲を超えるが,盲腸には及ばない
全結腸炎	直腸から盲腸まで連続した炎症
backwash ileitis	全結腸炎の炎症が回盲弁を超えて回腸に波及する

ない部分へ向けて近位側に拡大していく。
- UCという名称は,炎症の範囲を述べており,それはUCの治療を決定する上で重要である(表27-1)。
- **便意逼迫(ひっぱく)**や,**テネスムス**〔しぶり腹(完全に排便しきらないという感覚)〕**に伴う血性下痢が,活動性UCの顕著な特徴である**。日頃から便と一緒に粘液や膿が出るという訴えもよくある。
- 疾患の重症度は患者の症状による[1]。
  - **軽症** 排便回数4回未満/日,全身毒性の症候はない。
  - **中等症** 排便回数4〜5回/日,わずかな全身毒性の症候がある。
  - **重症** 排便回数6回以上/日,全身毒性の症候(発熱,頻脈,貧血,ESR上昇)がある。
  - **劇症** 排便回数11回以上/日,持続する出血,腹部の圧痛や膨満,放射線画像では腸管の拡張を認める。
  - UCの臨床症候をCDと比較して表27-2に示した。
- UCの患者は,**中毒性巨大結腸症** toxic megacolon(感染性大腸炎でも発症しうる)に進行する可能性がある。
  - 潜在的な誘発因子としては,電解質異常やオピオイドの使用,その他腸管運動を低下させるような薬物である。
  - 中毒性巨大結腸症の致死的な合併症は,穿孔,出血,敗血症である。

Crohn病

- Crohn病(CD)は**貫壁性**の腸管炎症で特徴付けられ,中咽頭から肛門までの消化管のどこでも障害される。
- 炎症性変化はたいてい,**非対称性かつ非連続性**で,障害された区域の間に正常組織像を呈するスキップエリアが介在する。
- CDは,回腸,結腸,回結腸など,障害される部位に分けられる。または穿通性(瘻孔,膿瘍),狭窄性,炎症性,肛門周囲疾患といった病態によっても分けられる。
- CDは炎症の程度と障害された消化管の区域によって病状が特徴付けられる。
  - 上部消化管病変は,口腔内潰瘍,歯肉痛,嚥下時痛,嚥下障害,または胃排出障害の症状を呈することもある。
  - 小腸と大腸の症状には,下痢,腹痛,体重減少,通過障害,発熱もみられる。

表27-2 Crohn病と潰瘍性大腸炎の比較

	Crohn病	潰瘍性大腸炎
疾患の範囲	すべての消化管，回腸が最も好発する	直腸とその近位側
臨床所見	腹痛や腹部腫瘤，下痢，体重減少，嘔吐，肛門部疾患	直腸出血，下痢，粘液の排出，疝痛，テネスムス
内視鏡所見	直腸が障害されない，skip lesion，アフタ性潰瘍，敷石像，縦走潰瘍	直腸病変，連続性病変，脆弱性，毛細血管の減少
放射線検査所見	小腸および終末回腸病変，区域性，狭窄，瘻孔	結腸の病変，ハウストラの消失，連続性の潰瘍，瘻孔は認めない
組織学的所見	貫壁性，アフタ性潰瘍，非乾酪性肉芽腫	腺窩の異常構造，粘膜表面の炎症
喫煙との関連	罹患リスク，再発率は上昇する，再手術までの期間が短縮する，治療効果は減弱する	喫煙中は疾患のリスクが低下する

出典：Paradowski TJ, Ciorba MA. Inflammatory bowel disease. In: Gyawali CP,ed. The Washington Manual Gastroenterology Subspecialty Cosult. 2nd Ed. Philadelphia, PA: Lippincott Williams & Wilkins, 1999:129-139 より改変。

- ■直腸から多量出血することもあるが，UCと比べると頻度は低く，数パーセントではあるが下痢症状がないCD患者もいる。
- ●CDの重症度評価はUCよりも難しいが，当然ながらその評価は重要である。過敏性腸症候群はCDとは別な病態であるが，しばしば併発することによって，腹痛と下痢の原因になることもある。提案されているCDの重症度分類は以下のとおりである[1]。
  - ■**軽症～中等症** 経口摂食が可能な外来患者で，脱水，腹痛，全身毒性，10%以上の体重減少といった徴候がない患者。
  - ■**中等症～重症** 軽症例に対する治療が失敗した，もしくは腹痛，悪心/嘔吐や発熱，脱水，貧血，10%以上の体重減少といった全身毒性の徴候がある患者。
  - ■**重症～劇症** ステロイド治療に抵抗性の症状がある，または高熱，悪液質，長引く嘔吐，消化管通過障害，急性腹症，膿瘍形成などがある。
  - ■**寛解** 無症状の患者，薬物治療または外科的治療に反応し，遷延/再燃の症候がない患者(ただしステロイドも使用していないこと)。
- ●CDの患者もまた**中毒性巨大結腸症**に進展することがある。

炎症性腸疾患の腸管外合併症

炎症性腸疾患(IBD)は腸管外合併症を呈することもある[2]。これら腸管外症状の多くは，すべてではないが，結腸のIBD活動性と関連して悪化する。

■筋骨格系

- ●**強直性脊椎炎**と**仙腸関節炎**を含む中心性関節症は，UCよりもCDでよく合

併する。これらは IBD の活動性との相関は乏しい傾向がある。
- **末梢性単関節炎**は結腸の炎症とともに悪化する傾向がある。たいていは左右非対称で、大関節(膝関節、股関節、足関節、手関節、肘関節)が障害される。
- **末梢性多発性関節炎**は左右対称性で、小関節(手指、足趾)が障害され、IBD の活動性とは相関しない。
- **骨粗鬆症**は IBD 患者で増加するが、度重なるステロイド使用、吸収不良、低体重、そして疾患活動性に関連した性腺機能低下症が原因であろうと考えられる。ガイドラインでは、閉経後の IBD 患者全員と、長期間または繰り返しステロイドを使用している患者は、二重エネルギー X 線吸収測定法 (DEXA) によるスクリーニングを受けるように提案している。一度でもステロイド治療を行った患者はみなカルシウム 1,000〜1,500 mg/日と、ビタミン D 800 IU/日の補充をする。

■ 皮膚

- **結節性紅斑** erythema nodosum(EN)は痛みが強く境界不明瞭で、結節性病変が両側に出現するが対称性はない。IBD の活動性と密接に相関し、原疾患を治療すると EN の病変も改善する。
- **壊疽性膿皮症** pyoderma gangrenosum(PG)は皮膚が脆弱化し、不整で青赤色の潰瘍を伴い、潰瘍底は膿性かつ壊死性となる。病変はたいてい下肢、臀部、腹部、顔面に出現する。PG は IBD の活動性とは関係なく発生する。
- **口腔アフタ性潰瘍** aphtous ulcer は IBD 患者の 10〜30% に認める。

■ 眼

- **上強膜炎** episcleritis は上強膜の炎症である。視力は影響されず、IBD の再燃と同時に生じる傾向がある。
- **ブドウ膜炎** uveritis は眼球内部の炎症で、視力が影響される。IBD の活動性に必ずしも一致するわけではない。慢性経過する傾向がある。急性増悪は不可逆的な視覚障害を招く恐れがあり、迅速な診断とステロイド治療が重要である。

■ 肝・胆道系

- **胆石** gallstone は回腸での胆汁酸塩の吸収が低下することにより、CD の患者で発生する可能性がある。
- **原発性硬化性胆管炎** primary sclerosing cholangitis(PSC)は CD よりも UC のほうが合併する頻度が高く、胆管に生じる慢性炎症性疾患である(26 章参照)。内視鏡的逆行性胆管膵管造影(ERCP)や核磁気共鳴胆管膵管造影(MRCP)によって肝内・肝外の胆管構造を描出する。PSC 患者は、胆管細胞癌のリスクが高くなる。

■ 血管

- IBD 患者では**血栓塞栓症**が増加し、主な死因の 1 つでもある。

■ 腎臓

- CD 患者が**腎結石症** nephrolithiasis を生じることがある。
- シュウ酸結石と高シュウ酸尿症の頻度は高く、脂肪吸収不良によって結腸内の吸収可能なシュウ酸の量が増加してしまうことが関係している[†2]。

診断

臨床所見
■病歴
- 疾患の重症度診断と同様に，綿密な病歴聴取がIBDの臨床診断の最初の段階である。
- 質問はIBDに関連した特徴，つまり腹部症状，全身毒性の徴候，IBDの家族歴，服薬歴，喫煙歴，腸管外症状に焦点を当てる。
- UCの病歴の特徴は原則として，便意逼迫やテネスムスに伴う血性下痢症状である。患者は粘液や膿が便とともに排泄されると訴えることが多い。たいていこれらの症状は徐々に始まるが，中には急激な症状を呈する患者もいる。
- CDの症状はさらに多彩である。慢性疲労，下痢(しばしば血性)，腹痛，体重減少，発熱が典型的な症状である。

■身体診察
- バイタルサインで発熱，低血圧，頻脈があれば，全身毒性を意味する。
- 注意深い腹部診察は重要である。高音の腸雑音，または腸雑音の消失は，腸閉塞を示唆しているかもしれない。
- 腹膜刺激症状(反跳痛，筋性防御，硬直)があれば消化管穿孔が懸念される。
- CD患者ではときどき，右下腹部に腫瘤が触れる場合があり，回腸の炎症や膿瘍の存在を示唆する。
- 注意深い直腸診，肛門診も重要である。肛門皮膚垂skin tag，痔瘻，裂肛はCDを示唆する。強い炎症や裂肛によって，直腸診は強い痛みを伴うことがしばしばある。炎症期には潜在性または顕性の消化管出血を認める。
- 中毒性巨大結腸症では，横行結腸が典型的には径5〜6 cm以上に拡張し，腹部は拡張して腹痛が強く，圧痛もある。名前が示すように，患者は非常に重篤toxicな状態である(例えば発熱，低血圧，頻脈)。ステロイドはこれらの症候を隠してしまう。
- 眼，皮膚，筋骨格系の診察で，IBDの腸管外合併症が認められることもある。

鑑別診断
IBDの鑑別診断には，感染症，新生物，虚血，さらにIBDと同様の症状を呈するようなその他の炎症性疾患などがあり，広範囲に及ぶ。これらをまず除外しなければならない(表27-3)。

診断的検査
■検体検査
- 現在のところIBDに特異的な検査は存在しないが，IBD患者では核周辺型抗好中球細胞質抗体(p-ANCA)抗体や抗*Saccharomyces cerevisiae*抗体といった，いくつかの自己抗体が特定されている。

---

†2 訳注：腸管内に吸収されない脂肪酸が増えると，脂肪酸がカルシウムと結合して本来シュウ酸と結合すべきカルシウムが減少してしまう。結果，吸収可能なシュウ酸が増えてしまう。

表 27-3 炎症性腸疾患の鑑別疾患

感染性

細菌性	抗酸菌	ウイルス
Salmonella 属	結核菌	サイトメガロウイルス
赤痢菌属	*Mycobacterium avium*	単純ヘルペスウイルス
病原性大腸菌		HIV
Campylobacter 属	寄生虫	真菌
Yersinia 属	赤痢アメーバ	*Histoplasma capsulatum*
Clostridium difficile	*Isospora belli*	カンジダ属
淋菌	鞭虫	アスペルギルス属
Chlamydia trachomatis	鉤虫	
	糞線虫	

非感染性

炎症性疾患	薬物性	新生物
虫垂炎	NSAID	リンパ腫
憩室炎	化学療法	癌(大腸，小腸)
顕微鏡的大腸炎		
虚血性大腸炎		
放射線性腸炎		
Behçet 病		

HIV：ヒト免疫不全ウイルス，IBD：炎症性腸疾患
出典：Paradowski TJ, Ciorba MA. Inflammatory bowel disease. In: Gyawali CP,ed. The Washington Manual Gastroenterology Subspecialty Cosult. 2nd Ed. Philadelphia, PA: Lippincott Williams & Wilkins, 1999:129-139 より改変。

- IBD 症例または IBD 疑い症例の初期評価では，貧血と白血球増加を評価するため必ず CBC を確認する。
- IBD に対する治療を開始する前に，疾患の活動性によって代謝異常をきたしていないか評価するため，一般生化学検査が役立つ。
- ESR や C 反応性蛋白(CRP)の上昇は疾患の活動性を示唆する。
- 感染症による病状が IBD と類似することもあるので，感染症を検索するために便検査(*Clostridium difficile* 毒素，培養検査，虫卵，寄生虫)が重要である。

■ 画像検査
- 全身毒性徴候や腹部症状が顕著な場合は，拡張した腸管ループや中毒性巨大結腸症，フリーエアを発見するために腹部単純写真が役立つことがある。
- 狭窄，膿瘍，瘻孔を検索するため，小腸造影，CT，MRE(magnetic resonance enterography)などの画像検査が頻繁に行われる。

■ 診断手技
- 内視鏡検査の役割は，疾患の局在，範囲，重症度を決定することである。
- 内視鏡所見は UC と CD を鑑別するうえでしばしば役立つ。
- 加えて組織検査のために生検を行う。

- UC の組織像では，粘膜と粘膜下層の表層に限局した炎症像を認める。腺窩構造は歪み，腺窩の基底部にリンパ球凝集や形質細胞を認める。
- CD では炎症は貫壁性であり，腺窩膿瘍と非乾酪性肉芽腫を伴う。炎症所見のない介在領域が認められる。

治療

薬物治療

- CD および UC の薬物治療の一般原則は，寛解導入治療と寛解維持療法である[3,4]。
- 活動性病変の局在と，腸管外合併症の性質を必ず記録し，副作用を最小限にとどめつつ利益を最大にするように治療の的をしぼる。
- 免疫抑制薬や免疫調節薬を使用する前に，感染症の併発は除外しなければならない。
- 中毒性巨大結腸症の治療は，腸管の完全な休息，脱水と電解質異常の是正，腸管運動を抑制する薬物の中止，高用量ステロイドの使用である。薬物治療に抵抗する例，穿孔例や重度の出血がある場合は手術が必要になることもある。

■ 抗菌薬

- **シプロフロキサシン**と**メトロニダゾール**といった抗菌薬が，肛門周囲病変，瘻孔形成，軽症の CD に対してときどき使用される。
- 中毒性巨大結腸症のような劇症状態では bacterial translocation が生じるため，全身毒性の状況においてしばしば抗菌薬を開始する。
- 慢性的なメトロニダゾール治療による長期的な安全性はよくわかっておらず，神経毒性(例えば末梢性ニューロパチー)がないか監視することが重要である。
- どちらの抗菌薬も，とりわけ妊娠の第 1 三半期には慎重に投与する。

■ アミノサリチル酸

- 5-アミノサリチル酸(5-ASA)は，**軽症～中等症の IBD 患者**に対する第 1 選択薬としてしばしば用いられる。
- 5-ASA を配合したさまざまな製剤が利用可能で，一般的に忍容性が認められている。**メサラジン**(例えばアサコール®，ペンタサ®，Aprisio，Lialda)と **balsalazide**(Colazal)が，米国で使用できる製剤である。
- 直腸炎や左側結腸炎のある患者は，5-ASA の坐剤や注腸剤の追加により効果があるかもしれない。
- 副作用は，頭痛，下痢，腹痛がある。これらの薬物は，サリチル酸や**サルファ薬**のアレルギーがある患者には十分注意する必要があるが，妊娠中の使用については安全である。
- スルファサラジン(サラゾスルファピリジン)は 5-ASA のプロドラッグである。
  - この薬物は，特に結腸疾患と末梢性関節障害の患者を治療するうえで効果がある。
  - サルフア基のために用量制限があるが，多くの患者において治療効果があ

り，より安価な選択肢である。

■ 副腎皮質ステロイド薬

- ステロイドは副作用があり**寛解維持効果がないにも関わらず**，中等症～重症のIBDや，5-ASAなどの他の治療に抵抗性である場合に，**寛解導入目的でよく用いられる**。
- 使用頻度の増加や使用期間の長期化は，免疫調節性薬物の導入が必要であることを示唆する(後述)。
- 50％以上の患者はステロイド依存性(用量の減量や中断により症状が再燃する)になるか，またはステロイド抵抗性(高用量ステロイド投与にも関わらず症状が持続する)になる。
- 局所または全身的に治療薬が使用されるが，もし疾患の再燃に対する感染症の関与が除外されていないなら，全身投与は減量のうえ慎重に用いる。
- ステロイド薬は寛解維持療法としては効果がないうえに，代謝性疾患，精神疾患，眼科疾患，消化管疾患，骨疾患を含め，著しい副作用を招く。
- もし治療効果が認められたら，2～3カ月かけてゆっくりと減量して使用中止を試みるべきである。急な減量は再燃を招く。

■ 免疫調節薬

- 6-メルカプトプリム(6-MP)や，そのプロドラッグである**アザチオプリン(AZA)**といった免疫調節薬がIBDの治療に広く使用されている。これらの薬物は**ステロイドを使用しない寛解維持療法**として用いられ，治療効果が得られるには3～6カ月の連続使用を要する。
- これらの薬物は，特に再発例やステロイド離脱が困難になった患者に用いられる
- 6-MPとAZAの副作用には**骨髄抑制**があり，患者のCBCは導入当初は頻回に計測する必要があり，維持用量に達した後でも最低3カ月に1回は検査する必要がある。
- チオプリンメチルトランスフェラーゼの活性を計測し，遺伝情報を調べることで，免疫調節薬の使用前に患者の骨髄抑制リスクを階層化する消化器専門医もいる。
- 6-MPまたはAZA投与中に薬物の投与量が治療域かどうかを評価するため，6-thioguanine(6-TG)のレベルもときどき確認する。
- これらの薬物の特異的な副作用としてよくあるのは，**膵炎**である。膵炎が発生したら直ちに薬物は中止する。6-MPでもAZAでも再投与は禁忌である。
- メトトレキサート(CDに対して)とシクロスポリン(UCに対して)を含む他の免疫抑制薬も，中等症～重症のIBDに対する治療において効果をあげてきた。
- **妊娠**中にこれらの薬物を使用することは，いまだに賛否がある。この問いに対して評価された前向き試験の報告がなく，後向き試験では一定した結果が出ていない。6-MPやAZAの継続よりも，疾患が再燃してしまうほうがより重篤な合併症を招くと一般的には考えられている。中断するか継続するかの最終的な決定は，患者自身とその担当医に委ねるべきである。

■ TNF-α阻害薬
- TNF-α阻害薬は，**中等症～重症またはステロイド抵抗性の疾患**に使用される。
- インフリキシマブ，アダリムマブ，certolizumab pegol は，FDA が認可した CD に対する抗 TNF-α 治療薬である。インフリキシマブは UC の治療薬としても認可されている。
- これらの薬物は寛解導入療法として連続投与された後に，一定期間ごとの維持用量を継続する。
- 潜在性の結核が再活性化する危険があるため，治療を開始する前にツベルクリン反応検査と胸部写真がしばしば行われる。
- 副作用として，急性・遅発性の infusion reaction（注入反応），注射局所の反応，リンパ腫の発生リスク上昇が含まれる。

外科的治療
- 外科的治療の適応は，重篤な消化管出血，中毒性巨大結腸症 / 消化管穿孔，薬物治療への抵抗症例，再発 / 持続性の消化管狭窄，著しい瘻孔形成，または膿瘍である。
- **全結腸切除は，UC に対する根治的な治療となる可能性がある**。CD に対する手術では障害された領域を局所切除する。
- サーベイランス目的の大腸内視鏡で，大腸癌，高度異型，多発性の低異型病変が発見された UC 患者も，全結腸切除のために紹介する。

術後合併症
- 結腸切除後は多くの患者が，永久的人工肛門の代わりに回腸嚢の増設を選択する。50％もの患者で**回腸嚢炎**が生じ，典型的な症状は排便回数の増加，腹痛，便意逼迫，直腸出血，失禁，発熱である。
  - シプロフロキサシンやメトロニダゾールなどの抗菌薬と，ステロイドまたは 5-ASA 注腸 / 坐剤が治療としてよく用いられる。
  - 再発性または治療抵抗性の回腸嚢炎は，CD が誤診されていた可能性を意味するかもしれない。5％の患者で回腸嚢切除が必要になる。
  - cuffitis とは，遺残している直腸粘膜の短い「袖口 cuff」の炎症を意味し，治療にはステロイドや 5-ASA の坐剤が用いられる。
- **術後の CD の再燃はよく起こる**。喫煙によって，術後に再燃するまでの期間が短縮される。

IBD の腸管外合併症に対する治療
- 強直性脊椎炎と仙腸関節炎に対する治療には，鎮痛薬，メトトレキサートまたは重症例に対する抗 TNF 治療などがある（28 章参照）。
- 潜在する大腸炎を治療することで，末梢単関節炎は改善しやすい。
- 末梢性多発性関節炎の臨床経過はより遷延性で，免疫抑制薬が必要になることもときどきある。
- 骨粗鬆症が認められた若年の患者は，ビスホスホネートを開始する前に骨粗

- 鬆症の専門医に紹介したほうがよい(37章参照)。
- 結節性紅斑(EN)の病変は,原疾患の治療で改善する。
- 壊疽性膿皮症(PG)は局所病変の積極的なケアを必要とし,ステロイドの全身投与もしばしば必要となる。
- アフタ性潰瘍は,疾患の寛解とともに軽快する傾向がある。
- 上強膜炎の病勢は,局所ステロイド使用だけでなく原疾患の治療にも一致する。
- ブドウ膜炎に対しても主な治療は局所ステロイドである。
- 原発性硬化性胆管炎(PSC)の治療として,症状の原因となっている胆管狭窄に対して内視鏡的拡張術を行うこともある。重症の患者は,最終的に肝移植が必要になることもある(26章参照)。
- 重篤な出血性疾患がない限り,入院患者はヘパリンを使用して血栓塞栓症の予防を行う。運動不足や留置カテーテル使用の長期化を避け,病勢のコントロールをすることも重要である。

癌のサーベイランス

- IBDの患者は大腸癌発生リスクが高くなる。もし大腸癌の家族歴があれば,さらにリスクは高い。
- 発癌リスクは罹病期間(10年以上),罹病範囲(直腸炎型に比べれば全結腸炎型ははるかにリスクが高い),疾患の重症度(組織診断に基づく)に関連する。
- 現在のところIBDに罹患して8〜10年経過したら,結腸・直腸癌のスクリーニングを開始することが推奨されている。監視目的の大腸内視鏡は1〜2年ごとに行うべきである。
- 大腸の生検で,高度異型病変や多発性の低異型病変が発見された患者は,結腸・直腸外科に紹介する。
- 回腸嚢をもつ患者は軟性S状結腸鏡検査を行い,2年ごとに生検も行う[†3]。

(徳竹 康二郎)

文献

1. Baumgart DC, Sandborn WJ. Inflammatory bowel disease: clinical aspects and established and evolving therapies. *Lancet* 2007;369:1641-1657.
2. Rothfuss KS, Stange EF, Herrlinger KR. Extraintestinal manifestations and complications in inflammatory bowel diseases. *World J Gastroenterol* 2006;12:4819-4831.
3. Lichtenstein GR, Abreu MT, Cohen R, Tremaine W; American Gastroenterological Association. American Gastroenterological Association Institute medical position statement on corticosteroids, immunomodulators, and infliximab in inflammatory bowel disease. *Gastroenterology* 2006;130:935-939.
4. Kornbluth A, Sachar DB. Ulcerative colitis practice guidelines in adults (update): American College of Gastroenterology, Practice Parameters Committee. *Am J Gastroenterol* 2004;99: 1371-1385.

[†3] 訳注:拡大内視鏡をはじめ内視鏡診断が発達したわが国では,スクリーニングでの生検は必須とは言えないだろう。またわが国の実臨床では,回腸嚢の観察でも通常の大腸内視鏡を用いて,症例に併せて適宜,細径内視鏡を併用することが多い。

リウマチ関連疾患 28

J. Chad Byrd, Richard D. Brasington

関節痛の患者へのアプローチ

一般的事項

- 関節痛の患者の**初期評価**は，緊急性のある原因の除外から行う。
- ほとんどの関節炎で早期診断をし治療することは良い結果をもたらすが，化膿性関節炎や心内膜炎など原因が感染性のものは早急な評価と治療が必要である。
- 関節痛の評価における論理的なアプローチは，**単関節炎**か**多関節炎**に分類することである。

診断

単関節炎と多関節炎の診断のアプローチの手順として図 28-1，2 を示す[1]。

臨床所見
■病歴
- 特徴的な**炎症所見**は腫脹，熱感，発赤，朝のこわばり，非活動後のこわばり（いわゆるゲル化現象），ときには発熱などを含む。
- **機械的な症候**は安静時に軽快するような活動時の疼痛や，わずかな朝のこわばり，関節のロッキングまたは「膝崩れ giving out」，腫脹や熱感の欠如などがある。
- 疼痛の**部位**は診断の助けになる。
  - **外傷**の既往は関節の変形性の関節炎を示唆する。また中足趾節(MTP)関節の炎症を伴う足の古典的な所見は痛風を示唆する。
  - 変形性関節症は，第 1 手根中手関節と大関節に生じる傾向がある。
  - 多発性の疼痛とびまん性の圧痛は，線維筋痛症やうつ病などの慢性疼痛症候群を示唆する。

■身体診察
- **歩行**　患者の歩行や，方向転換，後方へ歩かせることは，疼痛の原因となる部位の診断の助けとなる。
- **手**　はじめに患者の手背を見せてもらい，回外して手掌を向けてもらい観察する。注意深くそれぞれの関節を観察し，中手指節(MCP)関節を触診して腫脹や圧痛がないか確認をする。
- **肩**　患者に頭の上に両手をつけさせ，肩甲骨の動きに異常がないかを確認する。両手を頭の後ろに置かせて，そのまま背中へもっていかせる（通常は親指が肩甲骨の一部まで届くはずである）。
- **頸椎**　患者の顎を胸につけさせたり，上を向かせたり，両肩の方向を見る

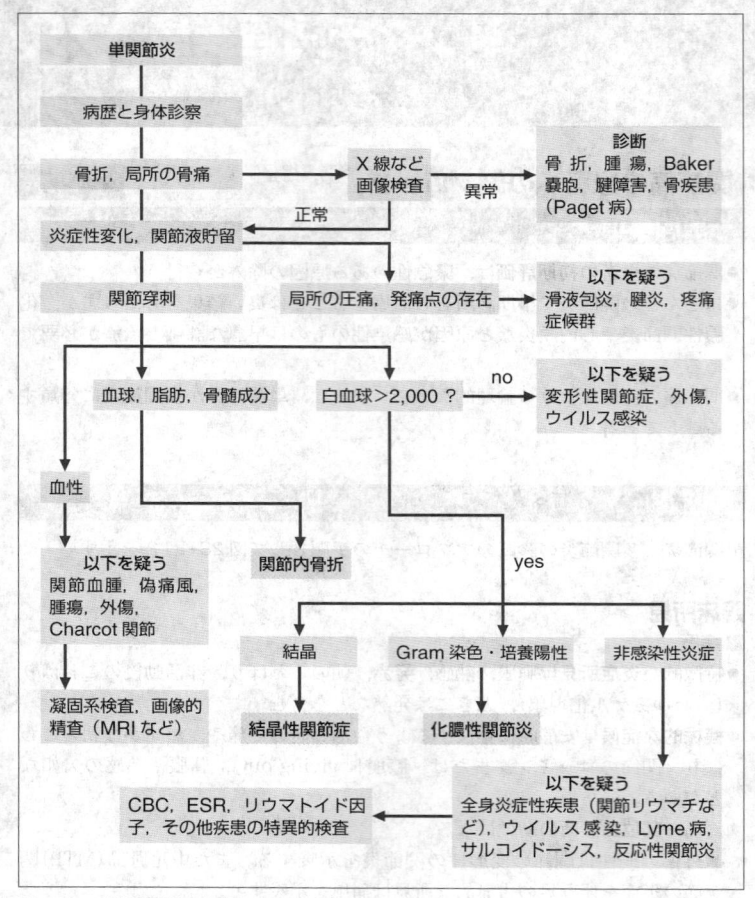

```
                        単関節炎
                           │
                    病歴と身体診察
                           │
              ┌────────────┴────────────┐
          骨折, 局所の骨痛  ─────→  X線など      異常        診断
                                  画像検査  ───────→  骨折, 腫瘍, Baker
                           ┌─────────               嚢胞, 腱障害, 骨疾患
                           │   正常                 (Paget病)
          炎症性変化, 関節液貯留 ←──┘
                  │
              関節穿刺 ────── 局所の圧痛, 発痛点の存在 ──→ 以下を疑う
                  │                                      滑液包炎, 腱炎, 疼痛
                  │                                      症候群
      ┌───────────┼─────────────┐
      │           │             │
  血球, 脂肪,   白血球>2,000?  ── no ──→ 以下を疑う
  骨髄成分         │                    変形性関節症, 外傷,
                   │ yes                ウイルス感染
      │           │
    血性       ┌──┼────────┬──────────┐
      │       │  │        │          │
以下を疑う  関節内骨折  結晶  Gram染色・培養陽性  非感染性炎症
関節血腫, 偽痛風,              │            │            │
腫瘍, 外傷,              結晶性関節症  化膿性関節炎      │
Charcot関節                                              │
      │                                          以下を疑う
凝固系検査, 画像的                               全身炎症性疾患(関節リウマチな
精査(MRIなど)     CBC, ESR, リウマトイド因 ←── ど), ウイルス感染, Lyme病,
                  子, その他疾患の特異的検査      サルコイドーシス, 反応性関節炎
```

図28-1 単関節炎の評価

出典:Guidelines for the initial evaluation of the adult patient with acute musculoskeletal symptoms. American College of Rheumatology Ad Hoc Committee on Clinical Guidelines. Arthritis Rheum 1996;39:1-8より改変。

ように指示する。

- **下位の脊椎** 膝を曲げずに足先まで指をつけさせ,腰椎の動きを観察する(通常は腰椎の屈曲によって可逆的な前彎になるはずである)。
- **股関節** FABER手技(屈曲 flexion, 外転 abduction, 外旋 external rotation)は,患者に踵を対側の膝につけさせ,検者は膝の真ん中を押しつけて股関節を外旋させることによって行う。この検査で大切なことは,疼痛がどこに誘発されたかである。
  - ■鼠径部の痛みは構造的には股関節によるものと思われるが,仙腸関節や股

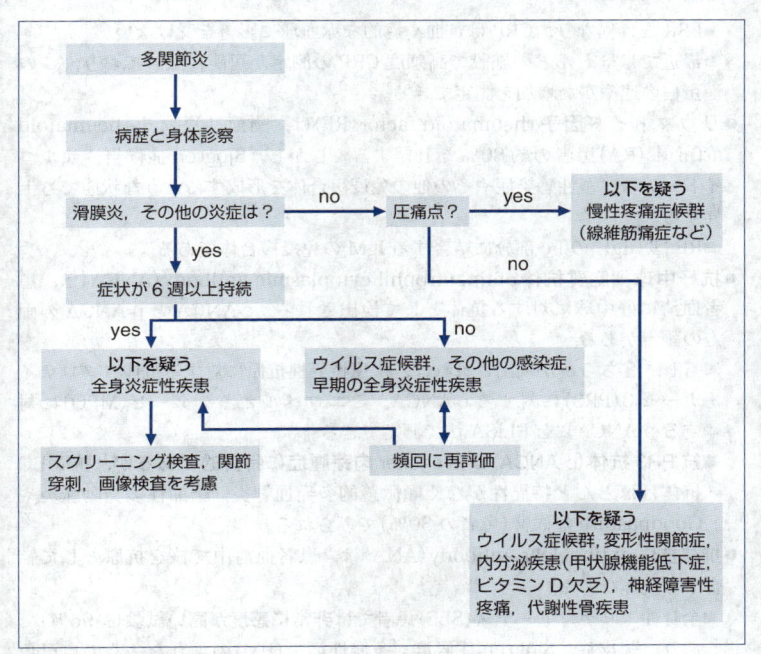

```
                多関節炎
                  │
                  ▼
              病歴と身体診察
                  │
                  ▼
         滑膜炎，その他の炎症は？ ──no──▶ 圧痛点？ ──yes──▶ 以下を疑う
                  │                       │              慢性疼痛症候群
                 yes                      no             （線維筋痛症など）
                  ▼                       │
           症状が6週以上持続 ◀─────────────┘
                  │
         ┌────yes─┴──no────┐
         ▼                 ▼
      以下を疑う      ウイルス症候群，その他の感染症，
    全身炎症性疾患      早期の全身炎症性疾患
         ▲                 │
         │                 ▼
   スクリーニング検査，関節   頻回に再評価
   穿刺，画像検査を考慮
                           │
                           ▼
                      以下を疑う
                 ウイルス症候群，変形性関節症，
                 内分泌疾患（甲状腺機能低下症，
                 ビタミンD欠乏），神経障害性
                 疼痛，代謝性骨疾患
```

図 28-2　多関節炎の評価

出典：Guidelines for the initial evaluation of the adult patient with acute musculoskeletal symptoms. American College of Rheumatology Ad Hoc Committee on Clinical Guidelines. Arthritis Rheum 1996;39:1-8 より改変。

関節の側面にある転子包から引き起こされる痛みもある。
- **膝関節**　患者は膝を真っ直ぐに伸展でき，踵が臀部につくように屈曲できるはずである。対称性か関節液の貯留がないかを確認する。膝蓋は片手で覆えるぐらいの大きさで，通常はそれ以上のことはない。関節液が貯留していると膝蓋関節が浮きあがる（膝蓋跳動試験）。
- **足関節**　屈曲，伸展，内転，外転に制限がないか確認する。

診断的検査
■ 検体検査
- 独立した診断ツールとしてのリウマチの検査はほとんど存在せず，検査の結果も臨床的な背景を含めて解釈しなければならない。
- **赤沈**（ESR）は，非常に非特異的な炎症の指標であり，炎症のある状態では上昇することが多い。
  - 貧血，腎臓病（特に蛋白尿）や加齢では炎症がなくても上昇することが多い。
- **C反応性蛋白**（CRP）は，急性期の反応物質で自然免疫系の構成因子である。炎症と感染症では素早く上昇し，炎症が治まるとすぐに低下する。

- ■ ESR とは異なり，CRP は貧血や病的な赤血球に影響を受けない。
- ■ 最近ではほとんどの施設で高感度 CRP の測定が可能になっており，この蛋白の速やかな増加を測定できる。
- **リウマトイド因子** rheumatoid factor(RF)は，関節リウマチ rheumatoid arthritis(RA)患者の約 80％で上昇する。しかし，Sjögren 症候群，サルコイドーシス，慢性感染症やその他の免疫複合体を形成するような状態でも上昇する。
  - ■ RF は，IgG の Fc 部分に結合する IgM の免疫複合体である。
- **抗好中球細胞質抗体** antineutrophil cytoplasmic antibody(ANCA)は，患者血清に好中球に対する抗体として検出される。c-ANCA と p-ANCA の両方の報告がある。
  - ■ もし，どちらかが検出されれば，疾患特異性抗原に対する抗体〔プロテイナーゼ 3(PR3)に対する c-ANCA，ミエロペルオキシダーゼ(MPO)に対する p-ANCA〕を ELISA 法で測定できる。
  - ■ **抗 PR3 抗体(c-ANCA)は Wegener 肉芽腫症に特異的である**が，抗 MPO 抗体はほとんど特異性がなく顕微鏡的多発血管炎，結節性多発動脈炎や Goodpasture 症候群(患者の 30％)でみられる。
- **抗核抗体** antinuclear antibody(ANA)は，患者血清中で核を抗原として結合する抗体である。
  - ■ 全身性エリテマトーデス(SLE)患者では**非常に感度が高い試験(＞95％)**であり，強皮症，Sjögren 症候群，多発性筋炎(PM)のような多くの自己免疫疾患で異常となる。しかし，ANA の特異度は低く ANA 陽性単独だけでは有用な場合はほとんどない。
- **可溶性核抗原**には，食塩液に可溶性の核抗原である Sm，Ro-SS-A，SS-B，リボ核蛋白(RNP)が含まれる。
- **抗 Scl-70 抗体**は，トポイソメラーゼ I に対する直接の抗体で，全身性強皮症と関連する。
- **抗セントロメア抗体**は，セントロメアとの複合体を構成している 70/13 kDa の蛋白に対する抗体で，限局性強皮症と関連する。
- **抗 Jo-1 抗体**は，ヒスチジル tRNA シンセターゼに対する抗体で，間質性肺炎を伴う筋炎と関節炎とに関連がある[2]。
- 各抗体と疾患の関連を表 28-1 に示す。

■ 滑膜液の評価

- 診断がついていない関節炎，特に単関節炎の患者では関節液が非常に診断に有用である。
- 関節液は細胞数の数(特に多形核白血球)や，粘稠度や色調によって特徴づけられる。
- Gram 染色と培養，および結晶の有無により診断を確定する(表 28-2)。

■ 画像検査

- 関節炎の初期でも X 線上の変化はよくみられる。
- 分布，形状，重症度やその他の X 線上の特徴は鑑別診断を絞るのに役立つ(表 28-3)。

表28-1 自己抗体と疾患の関連

疾患	ANA	パターン	RF	dsDNA	Sm	SS-A/Ro	SS-B/La	Scl-70	セントロメア	Jo-1	RNP
全身性エリテマトーデス	>95%	P, H, S, N	20	50〜70	30	35	15	0	0	0	30〜50
関節リウマチ	15〜35	H	80〜85	<5	0	10	5	0	0	0	10
Sjögren症候群	>90	H, S	75	<5	0	55	40	0	0	0	15
全身性強皮症	>90	S, N, H	25〜33	0	0	5	1	40	<5	0	30
限局性強皮症	>90	S, N, H, C	25〜33	0	0	5	1	<15	60〜80	0	30
多発性筋炎/皮膚筋炎	75〜95		33	0	0	0	0	0	0	20〜30	0
混合性結合組織疾患	>95	S, H		0	0	<5	<5	0	0	0	100

C：centromere, H：homogenous または diffuse, P：peripheral または rim, N：nucleolar, S：speckled
出典：Klippel JH, ed. Primer on the Rheumatic Diseases. 12th Ed. Atlanta, GA: Arthritis Foundation, 2001 より改変.

表 28-2 滑膜液の分類

種類	特徴	白血球 /mm³	患者の状態
正常	透明, 無色, 粘稠	<200	健康な成人
非炎症性	透明, 黄色, 粘稠	200〜2,000	変形性関節症, 外傷
炎症性	混濁, 黄色, 粘稠度の低下	2,000〜100,000	関節リウマチ, 結晶性関節症, 血清反応陰性脊椎関節症など
化膿性	化膿性, 粘稠度の著明な低下	>50,000 (>95% 多形核白血球)	化膿性関節炎

変形性関節症

一般的事項

- 一次性の変形性関節症 osteoarthritis(OA)として含まれる関節は通常, 下位頸椎, 下位腰椎, 第1指の手根中手関節, PIP 関節(Bouchard 結節), DIP 関節(Heberden 結節), 股関節, 膝関節, 第1趾の MTP 関節である。
- 肩関節, 肘, 手首などでは一次性の OA はほとんど認められない。この場合, その他の原因(外傷, 炎症性関節炎など)を考慮しなければならない。

診断

- **病歴**に力学的な痛みが含まれている(例えば, 動くと痛みが増強し, 休むと軽快する)。朝のこわばりがあるかもしれないが, 30〜60 分も続かない。
- **診察**では可動域の減少や軽度の腫脹, 骨の過形成を認める。可動域の診察では関節摩擦音が聴取される。
- 少量〜中等量の関節液が膝関節では認められる。
- **検査所見**では特異的なものはなく, その他の関節炎の原因を除外するために行う。滑膜液中の細胞数は多くの場合<2,000/mm³ である。
- **X 線所見**を表 28-3 に示す。

治療

OA 治療のガイドラインが, 米国リウマチ学会 American College of Rheumatology(ACR)から公表されている[3]。

薬物治療

- アセトアミノフェン 1,000 mg を 1 日 4 回に分けての投与は有用であり, NSAID としては一部の症例には効果がある。**重篤な肝疾患を併存する患者では, 1 日の最大用量は 2,000 mg を超えない。**

表 28-3 疾患ごとの X 線上の変化

	変形性関節症	関節リウマチ	血清反応陰性脊椎関節症	痛風	化膿性関節炎
アライメント	進行すれば不整	進行すれば不整	進行すれば不整	典型的には正常	初期より不整
分布	股関節,膝関節,足関節,手のCMC, PIP, DIP 関節	対称性のMCP, MTP 関節,手関節	SI 関節と下位脊椎	第1趾のMTP関節が典型的,その他でも起こりうる	膝,足首すべての関節で起こりうる
びらん	なし(びらん性 OA は除く)	対称性,辺縁性 患者の50%で2年以内に起こる	辺縁や腱の付着部に起こりうる	"overhanging edges" や "punched out" 像を伴うウスバイト様質びらん	骨線の消失と進行性の破壊
関節周囲の骨粗鬆症	なし	ある	なし	なし	よくある
関節間隙	狭小化	影響を受ければ狭小化	影響受ければ狭小化	保たれる	おそらく狭小化
特徴	骨棘の形成を伴い骨外に過形成が起こる 軟骨膜下の硬化	下肢は上肢よりも影響を先に受ける	石灰化傾向を伴う炎症と靱帯の骨棘形成を伴う脊椎の強直	強固な痛風患者では晩期にびらんを起こす	病態が重いと変化がないかもしれない

CMC 関節:手根中手関節,DIP 関節:遠位指節間関節,MCP 関節:中手指節間関節,MTP 関節:中足趾節関節,OA:変形性関節症,PIP 関節:近位指節間関節,SI 関節:仙腸関節

- 選択的 COX2 阻害薬を含む **NSAID** は一般的に処方され，特に症状を和らげるものとされている。NSAID の中で数種類を試してみて，最も効果のある薬を選ぶ必要がある。主な副作用を下記に示すが，これ以外にも存在する。
  - **胃腸障害**は特に，年齢が 65 歳以上，経口ステロイド/抗凝固薬，潰瘍/胃腸出血の既往など，特定の危険因子がある場合は気をつける。セレコキシブや非選択的 NSAID にプロトンポンプ阻害薬(PPI)を併用することによって著明に胃腸粘膜障害の危険を減少させることができる[4]。
  - **腎毒性**と腎性のナトリウムの再吸収の障害が生じうる。
  - **心血管リスク**　心筋梗塞と選択的 COX2 NSAID に関連する脳卒中のような血栓性の心血管イベントを増加させるリスクがあると，最近の比較対照試験で報告されている。心血管リスクはすべての NSAID に関連がある[5]。
- **グルコサミンとコンドロイチン**は OA の治療として使用されており，有効な症例もある[6]。
- **カプサイシンとリドカイン**の局所塗布は特に，関節に変形がないような患者の場合，症状を改善させる。
- **トラマドール**のような鎮痛薬と麻薬が，ときに使用される。慢性的な麻薬の使用は忍容性も生じていき，徐々に高用量が必要となっていく。

関節注射
関節内ステロイド注射
- OA 治療での関節内へのステロイド注射は 1950 年代から行われており，家庭医もルーチンで行っている。しかし，この手技はよく訓練した者が行うべきである。
- triamcinolone hexacetonide(フッ化)，トリアムシノロンアセトニド(フッ化)，メチルプレドニゾンアセテート(非フッ化)とデキサメタゾンなどのステロイドが使用されている。
- **部位によって用量は異なり**，治療に関しては対照試験は行われていない。一般的な指針は次のとおり。
  - 大関節(膝関節と肩関節)：40〜80 mg(1〜2 mL)
  - 中関節(手関節，足関節，肘関節)：30 mg
  - 小関節(MCP 関節，PIP 関節，腱鞘)：10 mg
- **注意事項**
  - 皮膚に蜂窩織炎，乾癬のある部位では注射しない。
  - **同じ関節に年に 3, 4 回以上は注射してはいけない。**
  - 感染が起こる可能性はあるが，10 万人以上のうち 6 人と頻度は高くない[7]。
  - ステロイドは結晶性関節炎を誘発する。使用するステロイドの中に結晶性のグルココルチコイドが含まれているからである。反応は通常，注射してから 24 時間以内に起こり，痛風に似た症状が 2〜3 日持続する。しかし，化膿性関節炎は注射から 48 時間よりも後に起こる傾向がある。

過粘稠療法
- 過粘稠療法とは，ヒアルロン酸誘導体の関節内注射を指す。現在米国では，hylan G-F 20(2 mL を週に 3 回，または 1 回に 6 mL を関節内に)，もしく

はヒアルロン酸ナトリウム（2 mL を週に 3〜5 回）が使用されている。
- 初期の研究では OA の治療にはナプロキセンと同様の効果があるとされていたが，大規模のいくつかのメタ分析ではほとんど効果がないとされる[8]。一部の患者には有用で，病初期の患者では適応としうる。
- 医原性の関節内感染，注射後の炎症（偽化膿性反応）と，穿刺関連偽痛風を併発することが明らかになっている。

非薬物治療
- 減量
- 杖や歩行器の使用
- 装具，その他の矯正具
- 正式な理学療法の介入，または介入なしでの運動。関節周囲の筋力を増強させることで関節の安定化，疼痛の緩和や関節の変性を防ぐことができる。
- 鍼灸

手術
- 患者が手術を希望する場合は，整形外科に紹介する。
- 手術のタイミングは複雑な決定であるが，第一に患者の症状の重症度に基づいて行う。

関節リウマチ

一般的事項

- 関節リウマチ rheumatoid arthritis（RA）は原型的な炎症性の関節炎で，米国の人口の 1％が罹患し，関節炎患者の罹患率のかなり多くを占めている。
- RA は慢性で多関節にわたる炎症を手足に及ぼし，全身の機能障害を伴う。
- 病因は現在も解明されていないが，RA に関連する炎症反応の生物学的なメディエータが見つかっており，新しい治療へと発展している[9]。

診断

米国リウマチ学会（ACR）は 7 項目からなる分類基準を示し，診断には 4 項目を必要としている（表 28-4）[10]。この診断基準では症状がある場合のアウトラインには有用であるが，病初期にはこれらの症状がない場合がある[†1]。

関節外症状
- 肺：孤発性の肺のリウマトイド結節や，肺への浸潤，あるいは線維化の進行

[†1] 訳注：2010 年に新分類基準が発表され，より早期の診断を目指した改訂がなされた。2010 Rheumatoid arthritis classification criteria: an American College of Rheumatology/European League Against Rheumatism collaborative initiative. Arthritis Rheum：2010;62:2569-81 参照。

表 28-4 米国リウマチ学会(ACR)の関節リウマチの分類基準

少なくとも 7 項目中 4 項目を満たし，その症状が少なくとも 6 週間持続すること
1. 朝のこわばりが少なくとも 1 時間以上持続する
2. 軟部組織の腫脹あるいは浮腫が，同時に 3 領域以上の関節にみられる
3. 手関節，MCP 関節，PIP 関節のうち少なくとも 1 領域の関節の腫脹
4. 対称性の関節炎
5. リウマトイド結節
6. 血清のリウマトイド因子が陽性
7. X 線上で手と指関節の骨びらん，骨萎縮

MCP 関節：中手指節関節，PIP 関節：近位指節間関節
出典：Arnett FC, Edwothy SM, Bloch DA, et al. Arthritis Rheum 1988;31:315-324 より改変。

する間質性肺炎のような肺機能に異常をきたすいくつかの異常を引き起こす。
- **Felty 症候群**：リウマトイド因子陽性の RA 症候群で，好中球減少，脾腫を伴う。通常，症状の重症化が長期に及ぶ患者に起こり，感染のリスクも高く，予後は不良である。
- **眼**：眼病変はさまざまである。疼痛を伴う充血した強膜炎は強膜の菲薄化(強膜軟化症)を引き起こし，難治性であり，全身と局所療法の積極的な治療が必要となる。
- **血管炎**：リウマチの血管炎はどの血管でも起こるが，最も頻度が高い症状は爪郭の梗塞から指先の壊疽に及ぶような末梢の動脈炎である。
- **心血管リスク**：慢性的な炎症はアテローム性動脈硬化の病態生理的原因の一端となる。
  - 慢性的な炎症が存在する患者では，脳卒中や心筋梗塞のような大血管病変を引き起こすリスクが増加すると言われている。
  - 実際に，RA でも同様で，心血管系病変のリスクを減少させるのを目的に，積極的な治療を行うことも RA の管理の大切な側面である[11]。

診断的検査
検査所見の評価
- 前述の RF，ESR と CRP を参考にし，「一般的事項」を参照すること。
- **抗 CCP 抗体** anticyclic citrullinated peptide antibody
  - 抗 CCP 抗体は，RA 患者の滑膜で翻訳後修飾(アルギニンからシトルリンへの置換)をきたした蛋白を抗原として認識する。
  - 現在はルーチンに測定でき，診断に関してはかなり高い特異度がある。関節病変の進行を予測しうる[12]。
- CBC，一般生化学検査，および肝炎ウイルス検査(RF 陽性や関節痛の原因となっている C 型肝炎の除外診断を行い，慢性のウイルス性肝炎の患者では肝障害を引き起こすような薬物の使用を避ける)。

画像検査
- 単純 X 線での古典的な所見は軟部組織の腫脹や関節間隙の狭小化，関節周

囲の骨萎縮とびらん(患者の大多数がそのような画像になる)。
- 肺病変を発症する可能性を考慮し,初診時に胸部X線を撮るのが望ましい。

治療

プライマリ・ケアにおいてのRAの管理は,早期に診断を確立させ,治療前の活動性を記録し,患者教育を行い,NSAIDによる治療を考慮し,理学/作業療法を手配し,3カ月以内に疾患修飾性抗リウマチ薬 disease-modifying antirheumatic drug(DMARD)による治療を開始する〔ステロイド, hydroxychloroquine, スルファサラジン(サラゾスルファピリジン), メトトレキサート(MTX)〕ことにある。治療に対する反応がよくない場合は患者の再評価を行い,リウマチ専門医に紹介するのがよい[13]。**DMARDによる早期治療により疾患の進行を抑制することが期待できる。**

薬物治療
■NSAID
RA患者の大半が,NSAID使用によって症状は緩和されている。しかし,NSAIDは骨や軟骨病変の進行を防ぐことはできない。

■古典的DMARD
グルココルチコイド
- 低用量のグルココルチコイド(特にプレドニゾン)は,RAの症状を速やかに改善するのに非常に効果的であり,以前の状態へと身体機能を回復するのに役立つと考えられている。
- 残念ながら,短期間での経口のグルココルチコイドの内服ではわずかな期間しか効果がなく,症状の維持や病態の進行を防ぐには長期の治療が必要とされる。
- ステロイドは重症例の治療には非常に有用である。またDMARDを漸増中の患者や効果が遅いDMARDの臨床反応を待っている患者でも有用である。
- ステロイドの副作用は多く,高血糖,副腎機能不全,骨粗鬆症,虚血壊死などを引き起こす。プレドニゾン換算で5 mg以上を3カ月以上使用するときには,禁忌でない限り骨量を維持するためにビスホスホネートを使用する[14]。
- **ステロイドの関節内注射**は,単関節または少数の関節でRAの炎症をきたした患者では非常に有用である。

hydroxychloroquine
- hydroxychloroquineは,中等度のRAに適応がある。
- 400 mg/日内服が有効であるが,腎障害,肝障害の患者では禁忌である。
- 黄斑に対する毒性の危険性は,これらの用量ではきわめて稀である。また治療5年以内に稀に発症することもある。しかしながら,治療開始前には眼科医の診察を受け,この治療を行っている患者は年に1度は観察を行う。

サラゾスルファピリジン
- サラゾスルファピリジンは,中等度のリウマチ患者とMTXによる治療に適さない患者に適応がある。

- 500 mg の 1 日 2 回経口から始めて 1,000〜1,500 mg を 1 日 2 回経口まで，徐々に増量していく。
- 胃腸障害の頻度が高い。胃腸粘膜保護薬によって発症頻度を少なくする。
- 肝機能と CBC を観察していく必要がある。

メトトレキサート（MTX）

- MTX は，ほとんどの RA 患者で**選択しうる DMARD** と一般的に考えられている。通常の維持量は，経口で 7.5〜20 mg/週である。
- MTX の効果が少しでもみられるようであれば，他の治療薬と併用して継続する。
- 一般的な副作用は口内炎，悪心，下痢，禿頭化である。また催奇形性がある。
- 葉酸を 1 日 1〜3 mg の経口で補充することで副作用を軽減することができるが，効果もある程度減弱する。
- 重大な副作用として肝障害，肺障害，骨髄抑制がある。
- **MTX はその使用に精通している者が処方すべきであり**，肝機能検査，CBC などの注意深い観察が必要である。

レフルノミド

- レフノルミドはピリミジン合成阻害薬で，RA の治療では MTX と同等の効果があるとされている。MTX 単独では効果が不十分な患者に MTX と併用したり，その他の治療が適応でない患者に使用することもある。
- 頻度の高い副作用は下痢，悪心，脱毛である。また催奇形性がある。
- 肝毒性と骨髄抑制の危険性があるため，肝機能検査と CBC の観察は必要である。**レフルノミドは使用に精通している者が処方する**。

■ 生物学的製剤

- **エタネルセプト（エンブレル®）** は，可溶性 TNF 受容体と IgG の Fc 部分からなる遺伝子組換えのヒト融合蛋白である。
- **インフリキシマブ（レミケード®）** と**アダリムマブ（ヒュミラ®）** は TNF-α に対するモノクローナル抗体（それぞれキメラ蛋白，ヒト蛋白）。
- **anakinra（Kineret）** は IL-1 受容体に競合して結合する組換え型拮抗薬である。
- **アバタセプト（オレンシア®）** は選択的刺激調節因子（阻害薬）であり，CTLA4 分子の細胞外ドメインと IgG1 の Fc 領域からなる融合蛋白である。抗 TNF 療法による治療が無効であった患者に有効であると示されている[15]。
- **リツキシマブ（リツキサン®）** は CD20 に対するキメラモノクローナル抗体であり，B 細胞の破壊に作用する。TNF 阻害薬に対して反応が良くない患者に効果があることが示されており，FDA もこの適応条件で承認している[16]。
- これらすべての生物学的製剤は関節リウマチに使用されている。これらの療法の詳細については本章の範囲を超えるので割愛する。
- 想像されるとおり，重篤な副作用をきたす可能性がある（感染症 / 結核，薬物性ループス，心不全の悪化，脱髄性疾患など）。

■ 併用療法

- 複数の DMARD または DMARD + 生物学的製剤の併用レジメンは，RA では特に効果的である[9]。このような併用療法は，**必ずリウマチ専門医と連携して行う**。

- リウマチ専門医の見解としては，患者に忍容性があればすべての併用療法にMTXを使用すべきである。

■その他の非薬物治療

- **作業療法**は通常，手と手関節に焦点をおき，患者が副子固定，作業の単純化，日常生活における活動や道具の補助をするのに役立っている。
- **理学療法**はストレッチと肩や膝のような大関節のための筋力強化，歩行評価，松葉杖や杖の適合を行っている。
- 中等度の運動はすべての患者に適しており，こわばりを減少させ関節可動域を維持するのに有用である。
- 一般的に，運動終了後に痛みが2時間以上持続するようなプログラムは組むべきでない。

■手術

- 手の変形の矯正と，股関節，膝関節，肩関節のような大関節を置換するような整形外科的手術は，病状が進行した患者では有用な場合がある。
- 膝や股関節を置換するすべての関節形成術は，適切な薬物療法を行っても痛みがコントロールできない場合に考慮する。
- 若年の患者に関節置換術の施行を決断するのは非常に複雑である。人工関節の寿命よりも患者が長生きする場合，再手術が必要になるからである。

化膿性関節炎と化膿性滑液包炎

一般的事項

- 化膿性関節炎 infectious arthritis は，一般的に淋菌性と非淋菌性に分類される。
- 通常の症状は発熱と急性の単関節炎であるが，病原体が血行性に広がり多発関節炎となることもある。
- 成人の**非淋菌性関節炎**は，関節外傷の既往や免疫不全者に発症する傾向がある。
  - 非淋菌性の化膿性関節炎の原因として最も多いのは，黄色ブドウ球菌(60％)とレンサ球菌属である。
  - 経静脈的な薬物乱用，好中球減少，尿路感染症の合併，人工関節の場合を除けば，グラム陰性の細菌は原因としては稀である。
- 20〜30代の患者の単関節炎の原因として，**淋菌性関節炎**は非淋菌性の関節炎よりも頻度が高い[17]。
  - 臨床所見としては，遊走性または別の部位の関節痛が手首，足首または膝の腱滑膜炎または関節炎によってしばしば認められ，非対称性の皮膚炎が四肢や体幹に出現することがある。
- 多くのウイルス感染に伴う**非細菌性の関節炎**も多く，特にB型肝炎，風疹，ムンプス，伝染性単核球症，パルボウイルス，エンテロウイルス，アデノウイルスとHIVが挙げられる。
  - C型肝炎ウイルス感染はクリオグロブリン形成と関連があり，糸状体腎炎，皮膚血管炎，多発性単神経炎を伴う多関節の炎症性関節炎を呈する。

- 化膿性滑液包炎 septic bursitis は肘頭や膝蓋前皮下包を含み，化膿性関節炎とは波動を伴う表面の腫脹，関節を動かしても(特に伸展で)比較的痛みを伴わないことによって区別される。
  - ほとんどの患者が外傷の既往や職業的な疾病要素をもっている(例えば「メイド膝」，「作家の肘」[†2])。
  - 黄色ブドウ球菌が最も多い原因菌である。

診断

- 遠心分離したペレットの Gram 染色と培養を含む**関節液の検査は診断に必須であり，治療方針を規定する要素となる。**
- 関節液の白血球数は診断的に有用であり，穿刺を繰り返し，治療の効果判定をする際の基準となる。
- 血液とその他の可能であるかぎりの関節以外の感染も培養に含める。
- 非淋菌性の化膿性関節炎と比較すると，関節液 Gram 染色，血液培養，関節液培養は陰性であることが多い。

治療

- 確実な薬物治療が必要である患者は入院の適応であり，注意深い臨床反応の観察が必要である。
- 血中と関節液内の抗菌薬濃度を有効域に保つには，経静脈投与が必要である。**抗菌薬の経口投与は初期治療としては不十分**で，関節内注射も有用ではない。
- 関節液の再増加を防ぎ治療効果を評価するために，毎日または必要に応じ関節穿刺を行う。
- 一般的な補助器具である関節の副子は疼痛を緩和するために有用である。しかし，動かない状態を続けることで結果として関節の拘縮を招きうる。

薬物治療

- NSAID または選択的 COX2 阻害薬は疼痛を減少させ，関節の可動域を広げるのに有用であるが，抗菌薬による治療が症状と検査所見の改善によって効果があると示されるまでは使用しない。
- **初期治療は臨床的な状況と十分な Gram 染色に基づいて開始する。**約 50% 程度の患者で病原菌を特定できる[18]。
  - Gram 染色で有意菌を認めれば，抗菌薬のスペクトルを絞ることができる。
  - Gram 染色で診断がつかない場合は，健常人であれば黄色ブドウ球菌とレンサ球菌属と淋菌をカバーし，免疫抑制状態である患者では広域スペクトルの抗菌薬を選択する。
  - 抗菌薬の静脈投与は患者の反応をみながら行い，最低でも 2 週間は投与継続し，続いて 1〜2 週間の経口投与に切り替える。感染症科へのコンサルトが役立つかもしれない。
- 淋菌性の関節炎の治療は，はじめの 1〜3 日間は一般的にセフトリアキソン

1 g を 1 日 1 回，または ceftizoxime 1 g を 8 時間ごとに経静脈投与を選択する。
- 通常，抗菌薬の静脈的投与では治療開始から 24～36 時間以内に反応がある。
- 臨床的に改善がみられたら経口投与に切り替え，7～10 日間治療を継続する。
- シプロフロキサシン 500 mg を 1 日 2 回，またはアモキシシリン/クラブラン酸 500～875 mg 1 日 2 回を用いるが，フルオロキノロン系への耐性菌が増えるので，地域のガイドラインに基づいた治療を参考にして治療を行う[19]。
- ウイルス性の関節炎は一般的に 6 週間以上遷延することはなく，安静と NSAID による保存的治療に良好に反応する。
- 化膿性滑液包炎は穿刺吸引を行い，関節液が増大するようであれば繰り返し行う。
  - 経口抗菌薬と外来治療で通常は問題なく，外科的ドレナージはほとんどの場合，適応がない。

外科的治療

外科的ドレナージもしくは経関節鏡的洗浄・ドレナージの適応は次のとおりである。
- 化膿性の股関節炎で，関節穿刺による操作が困難な場合
- 解剖学的な問題があり，大量の組織片や，小さな膿瘍がある場合で穿刺によるドレナージが困難であるような関節
- 骨髄炎を伴う化膿性関節炎
- 適切な治療を 4～6 日間行っても効果がなく関節穿刺を繰り返し要する場合
- 人工関節の感染

結晶性関節炎

- 関節と関節周囲の組織に微小結晶が沈着し，痛風，偽痛風，塩基性リン酸カルシウム basic calcium phosphate (BCP) 疾患を引き起こす[20]。
- 痛風と偽痛風は，偏光顕微鏡で関節液内に細胞が貪食した結晶を認めることによって診断される。
  - **尿酸結晶**は偏光顕微鏡にて針状で負の複屈折性を有する結晶であり，痛風の診断に有益である。
  - **ピロリン酸カルシウム二水和物結晶**は偽痛風で認められ，多色性で複屈折する。
  - ハイドロキシアパタイト複合物と BPC は電子顕微鏡，質量分光顕微鏡またはアリザリンレッド染色でのみ診断でき，いずれも日常的に検査できるものではない。

---

†2 訳注：「メイド膝」は前膝蓋粘液包炎の俗称，「作家の肘」は肘部管症候群の俗称。

痛風

一般的事項

- 痛風 gout は体内の尿酸が過剰に増加し,溶解度以上に尿酸ナトリウム結晶が蓄積することによって起こる。
- 痛風は異なる4種類の臨床的症候群を呈する。
  - 急性の痛風関節炎
  - 慢性の痛風結節
  - 尿酸腎症
  - 尿酸腎結石
- すべての痛風の合併症は高尿酸結晶が原因である。**痛風患者の90%で尿酸の排泄障害が起こり**,残りは尿酸の過剰産生によって起こる。
- 危険因子は,男性[21],高血圧,高脂血症,肥満,腎機能障害,アルコール,脱水,薬物(低用量サリチル酸,利尿薬,エタンブトール,ピラジナミド,レボドパ,シクロスポリン,タクロリムス)である。

診断

臨床所見

- 急性の痛風関節炎は急性の疼痛,腫脹を伴い,通常は単関節である。
- 通常発症する関節はMTP関節(足部痛風),足関節,膝関節と手関節である。
- 発症は通常,夜間に起こり,急性疾患,術後,脱水,空腹時,大量飲酒に伴う頻度が高い。
- 疼痛は重度であり,疼痛を緩和するための治療が必要である。
- 関節周囲の障害を呈することは稀であるが,長期間罹患している場合は起こりうる。
- 皮膚の落屑を伴う強い関節周囲の炎症は,蜂窩織炎のように見えることもある。

診断的検査

- 偏光顕微鏡で明るく光る滑液の動きや,負の複屈折はみられないが尖った針様の結晶(多形核白血球に多い)などがみられれば,痛風と診断する。
- 滑液吸引での細胞診が通常,炎症性の関節炎と一致する(10/1,000の白血球,主に多形核白血球)。
- 25G針での表在痛風結節の吸引は,診断材料となりうる。

治療

NSAID

- **NSAIDは特に有効で,急性期の治療で使用される。**
- 痛風発作が1度起これば,最大量で使用を開始し,数日かけて漸減していく。
- 一般的なNSAIDの高用量の使用は,インドメタシン50 mgの経口投与1

日4回を改善するまで続け，50 mg 1日3回を2〜3日，1日2回を2日〜3日と漸減した上で，1日1回を数日続け，それから中止する。
- ナプロキセン，イブプロフェン，スリンダク，その他のNSAIDも効果があり高用量のインドメタシンより忍容性がある。

コルヒチン
- 急性期の痛風の治療としては下痢や腹痛が出現するため内服が困難であり，**腎障害や肝障害のある患者では減量が必要である。**
- コルヒチン0.6 mgを1日2回よりも少ない量の内服では，腎機能，肝機能が正常である患者にかぎり安全である。**一度下痢が出現したら投与を中止する。**
- 1時間ごとにコルヒチンを内服するという，従来行われてきた用法は現在は行われなくなっており，用いない。
- コルヒチンの経静脈投与は胃腸障害を避けられるが，**重度の骨髄抑制を引き起こし，腎障害の患者においては死亡例があるため用いてはならない**[22]。

グルココルチコイド
- その他の治療が禁忌である場合，経口ステロイドを用いる。
  - プレドニゾンは60 mg/日で開始して速やかに漸減し，ステロイドの長期使用による副作用を出現させなければ症状改善には適している。
- 関節内穿刺やステロイドの注射は膝や足関節など大きな関節には適している。特にNSAID使用を希望しない患者にはよい適応である。
  - 膝関節では関節液が緊満しており，可能な限りの量を吸引すれば速やかに痛みは消失する。続いて1〜2 mLのステロイドと同様の1%リドカインの注入を行う。足関節には1 mLで十分である。

予防的治療
- 患者が年に複数の痛風発作を繰り返すような場合は，予防的治療が推奨される。
- **コルヒチン**：0.6 mg 1日1〜2回で効果的であり，インドメタシン25 mg 1日2回，またはナプロキセン250 mg 1日2回のような低用量NSAIDとほぼ同等の効果がある。
- **アロプリノール**：キサンチンオキシダーゼ阻害薬で尿酸の産生を減少させ，プロベネシドよりも効果がある。
  - アロプリノールは，コルヒチンやNSAIDでコントロールできない再発性の痛風発作に適応がある。
  - その他のアロプリノールの適応は痛風結節，腎結石，高度な高尿酸血症（>13 mg/dL）である。
  - **無症状の高尿酸結晶はアロプリノールによる治療を行ってはならない。**
  - 1日100〜150 mgの用量で開始し，2〜4週後に300 mg/日まで増量できる。血清尿酸値を6 mg/dL以下に下げるために，より高用量（400〜600 mg/日）が必要なこともある。

- ■ アロプリノールは急性の痛風発作時には使用してはならない。他の関節に高度の炎症を引き起こすことがあるからである。
- ● 尿酸値を低下させるような治療を行う前に予防的なコルヒチンや低用量のNSAIDによる管理を行うことは，痛風発作を予防するかもしれない。しかし，ときにはアロプリノールの併用が必要となる。
- ● アロプリノールを開始後に痛風発作を起こしたとしても，内服は中止する必要はない。
  - ■ この治療は通常は忍容性に問題ないが，肝機能障害や**重症の過敏症候群**を引き起こすことがある。後者は，腎機能障害や利尿薬使用で起こりやすい傾向にある。
- ● **プロベネシド**は尿酸の尿細管の再吸収を抑制し，24時間尿中の尿酸が600 mg以下であれば尿酸の排泄を促進するのに使用できる。
  - ■ 24時間蓄尿中の尿酸が600 mgよりも多い場合は，尿酸排泄を促進すると尿酸塩による腎結石の形成を引き起こす。
  - ■ プロベネシドは1日500 mgの内服から開始し，必要に応じて増量するが3,000 mg分3を超えないようにする[†3]。
  - ■ プロベネシドが有効に機能するには腎機能が正常であることが必要である。
  - ■ サリチル酸はプロベネシドの効果に拮抗するため，低用量のアスピリンの効果も弱まる。
- ● **食事**：730人の痛風患者の12年間の追跡研究によると，肉や魚介類の摂取過多は痛風のリスク増加と関連するが，乳製品はリスクを軽減する。プリン体の多く含まれている野菜や蛋白摂取量は，痛風のリスク増加には関連がない[23]。

偽痛風

- ● 偽痛風 pseudogout は**ピロリン酸カルシウム結晶**の沈着によって起こり，高齢者に多い傾向がある。
- ● 手術が誘因となることがあり，甲状腺機能低下症，副甲状腺機能亢進症，糖尿病やヘモクロマトーシスとも関連する。これらの疾患を考慮する。
- ● 痛風と同様に単関節痛の発作を起こし，**特に膝に多くみられる**。
- ● 手の対称性の病変はRAに類似している。
- ● 関節周囲の炎症は重症化することがあり蜂窩織炎のようにみえることもある。
- ● 偏光顕微鏡での関節液は，**菱形結晶で強い複屈折を示す**。
- ● 画像検査ではカルシウムの沈着(特に膝，手首，恥骨結合)を呈するが，単独では偽痛風と診断にはならない。
- ● 治療は痛風と同様であるが，アロプリノールやプロベネシドは無効である。関節穿刺単独もしくはステロイド注入の併用により，速やかに疼痛が改善することが多い。

アパタイト沈着症

- アパタイト沈着症 apatite deposition disease は関節周囲炎または腱鞘炎を伴うことがあり，特に高齢者や慢性腎不全の患者にみられる。
- 発作的な少数の関節炎が起こり，関節液内に結晶が認められないときにアパタイト沈着症を疑う。
- びらん性関節炎を認める。特に肩でみられる(Milwaukee shoulder 症候群，大関節破壊性関節症，回旋筋腱板の原因と BCP 結晶を関節液で認める)。
- アパタイト沈着症の治療は偽痛風と似通っており，初期治療と関節洗浄は病気の進行を抑制すると最近の知見から示唆されている[24]。
- 整形外科医への紹介を要する。

全身性エリテマトーデス

一般的事項

- 全身性エリテマトーデス systemic lupus erythematosus(SLE)は原因不明の全身性の自己免疫疾患で，出産年齢の女性に好発する。
- SLE の症状は多彩であり，皮膚，心臓，肺，神経系，腎臓，造血系，関節を含む臓器系を障害する。
- アフリカ系米国人とメキシコ系ヒスパニックでは予後がより不良である。
- SLE は高齢で発症することもあるが，そのような場合は通常，症状は軽度である。

診断

臨床所見
- 米国リウマチ学会(ACR)は，11 項目からなる SLE 診断のための基準を提唱している(表 28-5)[25]。
- 疾患経過のどの時期でも，このうちの少なくとも 4 項目を満たせば診断となる。
- これらの診断基準は，SLE 患者の病歴や身体診察を臨床診療で推定するのに有用である。しかし，**SLE の臨床診断は 4 項目を満たすだけでは十分でない**[25]。

診断的検査
- **ANA は感度が高く，実際には SLE 患者のほとんどで陽転する。**
  - よって **ANA が陰性であることは SLE を除外するのに有用である**。しかし ANA 陽性のみではあまり意義は高くない。
  - ANA の抗体価がどれだけ高値であっても，それのみの陽性所見では SLE の診断またはその他の関連疾患の診断にもならない。

---

†3 訳注：わが国では，1 日 1～2 g を 2～4 回に分割投与。

表 28-5 米国リウマチ学会(ACR)の全身性エリテマトーデス分類基準

項目	症状
頬部皮疹	慢性紅斑,平坦,または隆起あり,鼻唇溝には出現しない
円板状皮疹	隆起した紅斑,角化鱗屑,毛嚢塞栓を伴う.萎縮しうる
日光過敏	日光曝露による皮膚紅斑
口腔・鼻咽喉潰瘍	通常は無痛性
関節炎	2 領域以上の末梢関節,非破壊性の炎症
漿膜炎	胸膜炎,心膜炎
腎障害	蛋白尿または細胞円柱の持続
神経障害	痙攣または精神症状
血液異常	溶血性貧血,白血球減少($<4,000/mm^3$),リンパ球減少($<1,500/mm^3$),あるいは血小板減少($<100,000/mm^3$)
免疫異常	抗 dsDNA 抗体陽性,抗 Sm 抗体陽性,抗リン脂質抗体:抗カルジオリピン IgG または IgM 抗体陽性,ループスアンチコアグラント陽性,梅毒反応偽陽性
抗核抗体	陽性

dsDNA:二本鎖 DNA, Sm:Smith 抗体
出典:Tan EM, Cohen AS, Fries JF, et al. Arthritis Rheum 1982;25:1271-1277 より改変.

- **抗 dsDNA 抗体**は,特に抗体価が高値を示したときには,**SLE に非常に特異的**である.
  - これらの抗体を測定するのに,いくつかのテクニックが有用である.最も一般的な方法のうち 2 つは,*Crithidia luciliae* 蛍光アッセイ を用いた間接蛍光抗体法と ELISA 法である.
  - 抗 DNA 抗体価が高値であるのは病勢と関連があり,特にループス腎炎ではそうである.それゆえ抗 DNA 抗体の定量は,ときに病勢や治療の効果をモニタリングするのに有用である.
- **抗 Sm 抗体**は,可溶性核抗原に対する抗体の一部である.しかし SLE に**非常に特異的**であるが,検出される患者は少数である.
- **血清補体価の C3 と C4** は活動性の SLE 患者,特に腎炎がある患者では異常値となることがある.また,疾患の活動性に伴い,上昇したり低下したりすることもある.
- **抗リン脂質抗体は抗リン脂質抗体症候群** antiphospholipid syndrome (APS)の診断に重要であり,APS は流産,動静脈血栓症,中枢神経系合併症,血小板減少症を特徴とする[26].
  - 抗リン脂質抗体症候群は SLE と関連があり,生涯にわたる抗凝固療法が必要である.
  - 抗カルジオリピン抗体は ELISA 法で測定される.IgG 抗体は IgM や IgA 抗体よりもより臨床的なイベントの予測ができる.

- **VDRL(venereal disease research laboratory)法またはRPR(rapid plasma reagin)法の偽陽性**は検査上のアーチファクトである。梅毒の蛍光抗体法は陰性となるはずであるが，ときに，「数珠様」パターンの低抗体価を呈することもある。
- **ループスアンチコアグラント lupus anticoagulant(LAC)**は，SLEに特異的ではなく，凝固系を促進させる。
  - 活性化部分トロンボプラスチン時間(APTT)は延長する。
  - LAC陽性であれば，抗カルジオリピン抗体やVDRLよりも，抗リン脂質抗体による臨床的合併症が予想される。

治療

- SLEの治療は臨床経過に従って行う。積極的な治療のレベルは病気の重症度に合わせて行う。
- 生命や重大な臓器障害による危険がない患者では，軽度の症状に対しては保存的に初期治療を行う。具体的には以下のとおりである。
  - 日光過敏に対して日焼け止めや，日よけを用いる。
  - 皮膚症状だけであれば，ステロイド外用薬を使用する。
  - 適度な水分補給
  - 関節痛や倦怠感にはhydroxychloroquineを使用する。
- さらに重症なSLEの症例には，より積極的な治療が必要である。一般的に，中等量のプレドニゾン(15～30 mg/日まで)，またはより高用量(40～60 mg/日まで)が，中等症～重症のSLEの症状には第1選択である。再燃を繰り返すようであれば，ステロイドとの併用療法が必要である。次のような薬物を用いる。
  - ミコフェノール酸モフェチル
  - アザチオプリン
  - 少量MTXまたはレフルノミド
  - 生命に危険が及ぶような場合にはシクロホスファミド
  - 難治例に対しては抗CD20抗体によってB細胞を破壊するような新しい治療(リツキシマブ)や，幹細胞移植による免疫機能の破壊を行う。

症状ごとの治療

- **関節炎**はNSAIDによく反応するが，腎機能が低下している患者では使用に注意する。プレドニゾンを低用量(5～10 mg/日)で併用するのも必要である。hydroxychloroquineの長期間の使用は関節痛をコントロールするのに有用である(「関節リウマチ」参照)。
- **皮疹**はステロイド外用に反応する(フッ化ステロイド局所塗布は皮下組織の萎縮の危険があるため顔への塗布は避けるべきである)。もし局所療法が有効でなければ，全身へのステロイド投与が必要になる。hydroxychloroquineは長期の皮疹の治療に有用であり，ステロイドの投与量を減少させるのに役立つ。

- **口腔内潰瘍**はベンゾカイン[†4](Orabase B)またはトリアムシノロン(オルテクサー®, Kenalog)などの口腔内用軟膏,または薬局で購入できる鎮痛性含嗽薬(例えば Ulcer Ease)で治療を行う。
- 中等度の**胸膜炎や心膜炎**は NSAID が有効であるが,より重症の症例ではステロイドが必要である。
- **腎障害**の治療は困難である[27]。
  - 最重症例では,月ごとの定期的シクロホスファミドパルス治療が入院で行われる。しかしそれ以上にミコフェノール酸モフェチルが第1選択の治療として頻用されている。
  - 経口・経静脈投与でのステロイドパルス療法は,一般的に急性期の状態に対して使用される。シクロホスファミドやミコフェノール酸モフェチルの効果が十分に出現するのは数週間を要するためである。
- 溶血性貧血,重度の白血球減少,血小板減少のような**血液疾患**では中等量〜高用量のステロイドが必要である。
- **神経精神学的疾患**は評価するのが困難である。特別な検査所見はなく,ループスが中枢神経系に影響を及ぼしているのを診断する所見は決定的なものがないためである。

血清反応陰性脊椎関節症

一般的事項

- 血清反応陰性脊椎関節症 seronegative spondyloarthropathy は,体幹骨格の障害とリウマトイド因子(RF)陰性という特徴をもつ関節疾患の総称である[28]。
- これらの疾患には強直性脊椎炎,反応性関節炎,乾癬性関節炎と炎症性腸疾患と関連する関節炎などがある。

古典的症候群

- **強直性脊椎炎** ankylosing spondylitis は脊椎性関節症のプロトタイプで,女性より男性で一般的には多く診断される。その理由の1つは,女性のほうが症状が軽度のことが多いからである。急性の虹彩炎は重度な眼痛と目のかすみが出現するので眼科医への相談が必要である。
- **反応性関節炎** reactive arthritis は,非淋菌性の尿道炎や *Shigella* 属,*Salmonella* 属または *Yersinia enterocolitica* による感染性下痢の後に出現する。尿道炎,関節炎,結膜炎を合併するものは,以前は Reiter 症候群と呼ばれていた。
- **乾癬性関節炎** psoriatic arthritis は5つの基本的症状を呈する。脊椎優位の障害,多関節で小関節の障害(RFは陰性),少数の非対称性の大関節の障害,DIP 関節優位の障害,指の短縮を伴う稀な破壊性関節炎の症状である。一般的に関節病変の重症度は皮膚病変と相関しない。爪の異常と関連がある DIP パターンは別である。
- **潰瘍性大腸炎**と **Crohn 病**は2種類の炎症性関節炎を伴うことがある。遠位

の関節は腸疾患の活動性と比例する。しかし,脊椎炎の場合は典型的には腸疾患とは独立している。

診断

臨床所見
■ 病歴
- 特徴的な病歴は炎症性の**背部痛**である。5つの特徴的な所見は緩徐な発症,40歳以前の発症,朝のこわばり,軽度の運動で症状の改善を認める,症状の持続が3カ月以上,である。
- **末梢の関節病変**を呈することがあれば,典型的には非対称性,少数の関節,一般的には下肢である。
- 炎症は一般的には腱が骨に付着する部分に起こり(**腱付着部炎**),指と足趾(指炎)の「ソーセージ様指(趾)」,足底筋膜炎,アキレス腱炎を引き起こす。
- アフタ性の胃炎,結膜炎や虹彩炎などの眼の炎症や大動脈解離などの関節外症状も含む。

■ 身体診察
- 膝を伸展させたまま患者に前屈してもらい,床と指先の距離を測ることによって簡単に**脊椎の動き**を評価できる(ハムストリングスの強直化は可動域が狭くなることから認識する)。
- **末梢の関節**では,指のびまん性の紡錘形の腫脹とつま先〔ソーセージ指(趾),または指炎〕と大関節(特に膝関節や足関節)の非対称性の腫脹をチェックする。
- 強直性脊椎炎と反応性関節炎における**眼所見**は,発赤と眼の炎症のエピソードを反映した非対称性の反応をする瞳孔である。
- 乾癬の**皮膚所見**は通常明らかであるが,次のような部位では特異的であるので,わずかな変化も見逃さないように調べる。頭皮,外耳道,臍,臀裂。これらの乾癬と反応性関節炎の皮膚所見は,区別が困難である。

診断的検査
- **RF**は陰性であるが,**ESR**は上昇している。
- 強直性脊椎炎の白色人種の90%以上の人で**HLA-B27**は陽性であるが,その他の人種の集団・強直性脊椎炎では陽性の頻度はより低い。健常人では約8～10%の頻度で認められる。
- **X線写真**では骨盤の前後方向での撮影を行い,仙腸骨炎を検索する。ときには仙腸関節をFerguson viewで補うこともある(頭方向から30°の角度で撮影する)。
  - X線写真上で所見が明らかになるには数年を要する。
  - 仙腸関節のMRIは病初期の診断に有用である。
  - 末梢関節の画像は骨膜炎を示す。

---

†4 訳注:わが国では,ベンゾカインは口腔内潰瘍への適応はない。

治療

- **理学療法**は,脊椎の可動域の改善や維持には非常に重要である。
- **NSAID** が対症療法としては中心となる。一般に高用量を用いる(例えば,インドメタシン 50 mg 1 日 4 回,ナプロキセン 500 mg 1 日 3 回)。
- サラゾスルファピリジンは,NSAID で症状が緩和できない一部の患者に効果がある(「関節リウマチ」参照)。
- MTX は乾癬性関節炎の治療として確立されており,他の脊椎疾患の末梢関節の障害にも,ときには効果がある。乾癬の患者では MTX による線維症や肝硬変のリスクが高まるので,積算投与量が 2.5〜3 g になれば肝生検を行う。
- **TNF-α 阻害薬**は,強直性脊椎炎と乾癬性関節炎の症状を和らげるのに効果があることがわかっており,軸骨格の画像上での進行を遅らせることが示された最初の薬物である[29]。

強皮症

一般的事項

- 強皮症 scleroderma の病因は解明されていないが,小血管の血管症(血管炎とは区別する),線維化,影響を受けた組織の筋線維芽細胞の増殖といった病理学的な変化を誘導している。
- この疾患の主要な 2 つの所見は,びまん性強皮症と限局性強指症(**CREST 症候群**として知られている。皮膚石灰沈着 Calcinosis, Raynaud 現象 Raynaud phenomenon, 食道運動機能低下 Esophageal dysmotility, 手指硬化 Sclerodactyly, 毛細血管拡張 Telangiectasia)である。この疾患は皮膚と特に肺,心臓,腎臓,消化管などの内臓の硬化が特徴である。

診断

臨床所見
- 強皮症の診断は病歴と身体診察による。
- 身体診察における皮膚症状は診断の鍵である。
  - 限局性強皮症と同様にびまん性強皮症でも手指硬化症はある。
  - びまん性強皮症では,顔のしわが減少し,口周囲の線維化が起こるのと同様に上肢の皮膚も障害される。

■ Raynaud 現象
- Raynaud 現象は強皮症患者のほとんどに出現するが,他の結合組織疾患でも同様に関連がある症状である。
- 古典的な症状は皮膚の 3 段階の変化であり,潮紅(充血),チアノーゼ(組織ヘモグロビンの脱飽和),蒼白(血管の収縮)が起こる。ほとんどの患者はこれらの変化の 2 つほどしか自覚しない。
- 低温,タバコ,ストレス,特定の治療が症状を誘発する。
- 爪床の毛細血管が透明でなめらかな薄い層で角質が覆われて見えるようにな

り，眼底鏡を+40にすると透視できる。爪床の毛細血管の拡張・脱落が増加するとRaynaud現象が全身性のリウマチ疾患である可能性が高まる[30]。

診断的検査

- 抗核抗体は患者のほとんどで陽性である。
- **抗セントロメア抗体**は抗核抗体の一部で，微細なspeckledパターンであり，限局性強皮症の患者のほとんどで検出される。
- **抗Scl-70抗体**はトポイソメラーゼに対する抗体で，びまん性強皮症にきわめて特異的である。しかし患者の少数にしか検出されない。この抗体は間質性肺病変と強皮症腎クリーゼと関連がある。

治療

- この疾患に長期的に有効な明らかな治療はなく，治療のほとんどが対症的かつ臓器特異的である。
- **Raynaud現象**の治療で最も重要なことは，手を低温から守ることである。体温の大部分は頭部や四肢の低体温を誘導しながら失われるため，冷水につけるときは手を必ず覆う。
  - さまざまな血管拡張のカルシウム拮抗薬(特にニフェジピン，またはアムロジピンのようなジヒドロピリジン系)は，症状の再発や重症化を軽減させるのに役立つ。
  - シルデナフィルとボセンタンはFDAに承認されていないものの，難治性の症例には効果がある可能性がある[31]。
- 高窒素症，蛋白尿と微小血管障害性溶血性貧血は，**強皮症腎クリーゼ**に進行する可能性がある。高血圧の治療を積極的に行い，ACE阻害薬は腎保護薬として第1選択とする。これらの使用は，強皮症の患者での死因として最多である肺疾患の死亡率を結果として減少させる。
- **消化管の合併症**
  - **胃食道逆流症**はプロトンポンプ阻害薬，または高用量のH₂受容体拮抗薬で治療する。手術では死亡する可能性があるので，これらの疾患では行わない。
  - **食道狭窄**は機械的な拡張が必要なこともある。
  - 腸内細菌の異常繁殖による**吸収不良**は，広域の抗菌薬により治療を行う。
- シクロホスファミドによる治療は，**間質性肺病変**の進行を減少させるという報告もあるが，死亡率を減少させることは示されていない[32]。
- 多くの全身性強皮症の患者では，**肺高血圧**を合併する可能性がある。
  - 最近では強皮症に関連した肺高血圧の治療が進歩し，シルデナフィル，ボセンタン，他のプロスタサイクリン誘導体のような薬物が使用できる[33, 34]。
- **冠動脈攣縮**は胸痛を起こすが，これはカルシウム拮抗薬で治療する。

Sjögren 症候群

一般的事項

- Sjögren 症候群は，外分泌性腺の異常による全身性の自己免疫疾患である。
- 一次性のもの，または関節リウマチ，SLE または炎症性ミオパチーなどのその他のリウマチ性疾患による二次性のものがある。

診断

臨床所見

■ 病歴

- ドライアイと口腔内乾燥の乾燥症状が顕著である。
- 耳下腺の腫脹が起こり，下痢と吸収不良を伴う膵臓の機能障害がしばしば出現する。
- 女性では膣の乾燥症状が出現することがある。

■ 身体診察

- 対光反射の減弱や涙の分泌が減少する。
- 舌下の唾液貯留の減少や消失と，舌や頬粘膜の乾燥などの口腔内所見を認める。
- 主な唾液腺は一般的に腫大する。
- 炎症性関節炎と皮膚の血管炎は，Sjögren 症候群と関連がありうる。
- さらに，Sjögren 症候群の患者では高頻度に Raynaud 現象を呈する。
- リンパ節，肝臓，脾臓の腫大は，悪性リンパ腫や二次性 Sjögren 症候群を疑う所見である。

診断的検査

- Sjögren 症候群と関連する検査は抗核抗体，リウマトイド因子，または SS-A(抗 Ro)，SS-B(抗 La)抗体の血清検査である。
- 下口唇内側の主な唾液腺の生検でリンパ球浸潤像を認めれば，Sjögren 症候群の診断の補助となる。

治療

- 人口涙液は**ドライアイの症状**に有用であり，必要に応じて自己点眼できる。
  - シクロスポリン点眼は眼の乾燥症状の改善を示すが，眼科医が対応すべきである[35]。
  - 重症例では，眼科医によって涙点を一時的または永久に閉塞しうる。
- **口腔内乾燥の症状**の治療はさらに課題が多いが，不快感や齲歯の軽減が重要である。
  - 経口水分摂取やシュガーレスガムを噛むことなどの保存的な方法が，症状の緩和になる。
  - 経口のピロカルピン 1 日 4 回，またはセビメリン 30 mg 1 日 3 回は，唾

液の増加や口腔内の乾燥症状の改善につながる。
- ■唾液代替剤は薬局で手に入るが，忍容性が低い。
- ●hydrochloroquine(「関節リウマチ」参照)は，Sjögren 症候群のさまざまな症状に対して使用することがある。
- ●シクロホスファミドなどの免疫抑制薬は，神経のような大きな組織を障害するような血管炎では必要となる。

血管炎

一般的事項

- ●血管炎 vasculitis の臨床症候は多様である。発熱，体重減少，単神経炎，皮疹，関節炎，腹痛，静脈洞炎，肺出血と糸状体腎炎など多くの症状を呈する。
- ●身体所見も非特異的な傾向があるが，触知可能な紫斑，網状皮斑や手指の壊死のような皮膚病変は血管炎を疑う。
- ●手首や足首の下垂は単神経炎を疑う所見であり，その他の全身性血管炎の症状への重要な手掛かりとなる。

診断

特徴的な血管炎症候群

- ●**結節性多発動脈炎**は上記のような多くの症状を呈するが，典型的には高血圧，糸球体腎炎，腹痛や単神経炎(下垂手や下垂足が多い)を呈する。発症は緩徐または突然であり，全身性の疾患を呈する。
- ●**巨細胞性動脈炎**は頭痛，視覚異常，舌と顎の跛行と頭皮の圧痛を呈する。リウマチ性多発筋痛症としばしば関連がある。
- ●**高安病**は大動脈とその分枝に変化を起こす。若いアジア人種の女性に多く，非対称性の脈や血圧がみられる。他の症状は頭痛，腕の跛行，視覚変化や関節痛などがある。
- ●**Wegener 肉芽腫症**は古典的な三徴として，上気道病変(副鼻腔炎)，下気道病変(肺出血)と糸球体腎炎を呈する。限局性の Wegener 肉芽腫症は腎病変を伴わない。
- ●**Churg-Strauss 症候群**は重度な喘息と全身性の好酸球増加症と関連がある。末梢性ニューロパチー，単神経炎，肺・皮膚病変が一般的である。
- ●**皮膚血管炎**は血管炎のサブタイプや触知可能な紫斑が多くみられ，通常は下肢の単独病変である。しかし，全身性疾患との関連がよくあり，血管炎は皮膚に限局していることもある。
- ●**クリオグロブリン血症**は高頻度に C 型肝炎と関連があり，紫斑，関節炎と糸状体腎炎を呈する。
- ●**二次性血管炎**は，関節リウマチや SLE などのリウマチ性疾患に二次的に起こることがある。皮膚血管炎，末梢性ニューロパチーまたは腸間膜の虚血症状を呈するときには疑うべきである。

診断的検査
- 検査所見は非特異的であるが，貧血，ESR の亢進，異常な尿所見(蛋白尿，血尿，細胞円柱)がしばしば検出される。
- プロテイナーゼ3(PR3)に対する抗体である c-ANCA は Wegener 肉芽腫症に特異的である。
- 皮膚，筋肉，動脈や神経などの障害された組織の生検は，診断を確立するのに価値がある。
  - 腓腹筋と腓腹神経は，一般的に診断のために採取される検体である。
  - 腎生検の所見は非特異的な傾向があり(半月体形成糸球体腎炎は免疫抗体法で陰性である)，血管炎を呈するのは稀である。

治療

- 治療は疾患によって異なる。
- **ステロイドパルス療法**(プレドニゾン 1 mg/kg/日)は通常有効であり，特に短期間で行う。
- **シクロホスファミド**は1日の経口投与で 1〜2 mg/kg/日，または月に1度静脈投与で 0.5〜1 g/m^2 で使用する。
- 皮膚に限局した血管炎には，強力な免疫抑制薬は不要である。MTX，アザチオプリンまたはコルヒチンのような治療が有効である。

リウマチ性多発筋痛症と巨細胞性動脈炎

一般的事項

- リウマチ性多発筋痛症 polymyalgia rheumatica(PMR)と巨細胞性動脈炎 giant cell arteritis(GCA)は一体の疾患である。患者は片方，または両方の診断を受けることもあり，順々に併発することもある。
- PMR と GCA は 50 歳以降に出現し，年齢とともに増加する。

診断

臨床所見
■病歴
- 古典的な PMR の病歴は朝のこわばりで，頸，肩，骨盤帯で症状が悪化する。
- 夜間ベッドでの寝返りの困難さを訴えることがある。
- GCA の患者では頭痛，舌，顎の跛行，頭皮の圧痛と視力の消失(一過性黒内障)を呈する。
- 発熱と体重減少のような全身性の症状は，GCA 患者でも起こる。

■身体診察
- PMR 患者の身体所見で最も有名なのが，肩関節の外転挙上時の強い障害で，ほとんどの症例で認める。
- 滑膜炎を呈するとすれば非常に症状が軽いはずである。

- あまりみられない所見ではあるが，脈拍の減弱や消失を伴う側頭動脈の圧痛や結節の触知は強く本疾患を示唆する。

診断的検査
- **PMR または GCA 患者のほとんどでは，実際に ESR が亢進している。**
  - 感度の高いこの検査では ESR が正常であれば，PMR/GCA は否定的である。
  - CRP も上昇していることがある。
- 側頭動脈の**生検**は，GCA が疑われる患者の全員に施行する。
  - 病理所見で，巨細胞肉芽腫性の炎症と間質の弾性板の細胞分裂が確認できれば診断となる。
  - 側頭動脈の生検は 100％の感度ではないため，臨床所見で強く疑うときには生検で所見が陰性であっても診断は否定できない。

治療

- PMR の治療は，不快感や QOL の改善を行う目的で行う。
  - PMR に対する NSAID は有効なことが多いが，ほとんどの患者は 10〜15 mg/日のプレドニゾンを症状緩和のために必要とする。
  - 低用量のステロイドで劇的に，または速やかな改善が認められなかった患者では PMR の診断を見直すべきである。
  - 約 1 年かけて治療を漸減するが，患者によっては長期の治療が必要である。
- **GCA は全身性血管炎と同様に積極的な治療を行う。**
  - GCA が疑われたら不可逆性の視力消失を防ぐため，約 60 mg/日の**高用量のプレドニゾンを直ちに開始する**。
  - **側頭動脈の生検が行われるのを待って治療を延期すべきではない**。なぜなら病理診断のための所見は，ステロイド治療が開始されてから数日間は残っているからである。さらに治療開始から数日の間は患者が失明する可能性があるからである。
  - プレドニゾンの用量は数カ月かけて漸減し，症状を消失させる。
  - MTX は一部の患者ではステロイドを減量するために効果的であるが，エビデンスはない。

多発性筋炎と皮膚筋炎

一般的事項

- 多発性筋炎 polymyositis（PM）と皮膚筋炎 dermatomyositis（DM）は似ているが異なるものである。両疾患は，特発性の炎症性筋疾患である。
- DM は皮膚症状を伴うが PM は伴わない。
- 近位の筋疾患は両方の特徴であるが，DM はときに筋炎を伴わない。
- 患者の少数で悪性疾患と関連を示すが，DM のほうがその傾向がある。

診断

臨床所見
■ 病歴
- 筋炎の主な特徴は，疼痛を伴わない**近位筋の筋力低下**である．
  - 典型的には，車，椅子，浴槽から出たり，階段を昇ったり，頭上で腕を使うのが困難であることに気付く．
  - 高齢者に多い傾向がある封入体筋炎以外では，遠位筋の筋力は正常のはずである．
- 食道上部の横紋筋の筋力低下が起これば，鼻腔への逆流により**嚥下障害**が起こる．
- 特にアンチシンセターゼ症候群(抗 Jo-1 抗体陽性の PM)では，間質性肺病変による**呼吸困難**と炎症性関節炎による関節痛が起こる．

■ 身体診察
- 身体所見は近位筋の筋力低下に注目すべきであり，背臥位で頭部の挙上が可能かをみるのは感度の高い検査である．
  - 胸の前で腕を組み，椅子からの立ち上がりやスクワットができるかは近位筋の筋力低下を調べるのによい検査法である．
- 眼瞼のヘリオトロープ疹，MCP 関節の Gottron 徴候や爪床の毛細血管の異常所見は DM の患者の典型的な皮膚所見である．
- 「機械工の手†5」はアンチシンセターゼ症候群と古典的に関連がある．

診断的検査
- 血清の**筋原性酵素**，特にクレアチンホスホキナーゼ(CK)があるが，これは炎症性ミオパチーのすべての症例で上昇する．
  - AST とアルドラーゼの上昇が起こるが，筋肉の傷害に特異的ではない．
  - 筋炎に関連する抗体(抗 Jo-1，抗 MI-2，抗 SRP 抗体)は，疾患を分類するのにまずは大切であるが，非典型的な症例で有用である．
- fibrillation，positive sharp wave や低電位の多相性電位のような典型的なミオパチーの所見を探すために，ほとんどの患者に**筋電図**(EMG)検査を行う．
- **筋生検**は EMG で異常があった場所と一致するような，EMG を行わなかった側で行う．
  - 上腕二頭筋，三角筋と内側広筋は生検が容易である．
  - 近年では MRI で病変の筋肉を特定してから生検するのが有用と考えられている．

治療

- 1 mg/kg/日の経口プレドニゾン，またはメチルプレドニゾロンパルス療法のような高用量のステロイドによる治療が行われる．
  - 高用量で数カ月維持すると，通常は疾患の活動性はコントロールできる．

- ■筋力低下の改善に先行して数週間で CK 値が正常化する。
- ■治療の数カ月後には通常ステロイドの減量が可能になり,隔日投与への変更も可能である。
- ステロイドによる治療でも病勢のコントロールができない患者では,MTX またはアザチオプリンなど,ステロイドの減量目的の薬物で治療を行う。
- 免疫グロブリン大量療法は,特に短期的には有用である。
- 新規治療としてステロイド減量目的での免疫調節薬があり,ミコフェノール酸モフェチル,タクロリムス,シクロスポリンやリツキシマブが含まれる。

線維筋痛症

一般的事項

- 線維筋痛症 fibromyalgia は,筋骨格系の疼痛の原因としてよくみられるものである。びまん性の筋骨格系の疼痛をきたす軟部組織の疼痛増幅症候群とみなしうる。
- functional MRI を用いた最近のデータでは,線維筋痛症の患者において,対照群と比較すると,脳の疼痛刺激の入力の過程が異なるようである[36]。

診断

- 線維筋痛症を**示唆する病歴**は,びまん性の非関節痛,十分でない睡眠や倦怠感によって起こる睡眠障害,そして頭痛,過敏性腸症候群,感覚異常,抑うつや,頭や下肢の血管運動性症候群などの症状を伴う。
- **身体診察**では,定められた 18 カ所の圧痛点のうち最低でも 11 カ所の圧痛点に圧痛がある。しかし圧痛点は ACR の線維筋痛症の診断基準に示されているが,診断のために圧痛点が必要かどうかは意見が分かれている。
- **血液検査**は正常である。

治療

- 初期治療目標は 3 点からなり,睡眠の改善,除痛,身体機能の調節である。
- 習慣性なく睡眠を改善させる薬としては,三環系抗うつ薬(例えば,アミトリプチリン 10〜50 mg 就寝前),トラゾドン(25〜100 mg 就寝前),cyclobenzaprine(10〜20 mg 就寝前)がある。
- 抗うつ薬(venlafaxine やデュロキセチン)も有用である。デュロキセチンは抑うつ状態の有無に関係なく,線維筋痛症における疼痛の減少に効果があるとされている。
- プレガバリンは FDA が線維筋痛症に適応を認めた初めての薬物であり,期待される。
- NSAID とその他の鎮痛薬は疼痛を緩和するが,**麻薬は典型的には症状をコ**

---

†5 訳注:母指や示指の側縁に認められる硬結。

ントロールするのにより多くの用量を必要とするようになり，慢性的な線維筋痛症の治療では問題となる。
- 有酸素運動プログラムは不可欠であり，ストレッチ運動で補ってもよい。
- 認知行動療法は，施行可能であれば有効である。

(木下 朋実)

文 献

1. Guidelines for the initial evaluation of the adult patient with acute musculoskeletal symptoms. American College of Rheumatology Ad Hoc Committee on Clinical Guidelines. *Arthritis Rheum* 1996;39:1-8.
2. Klippel JH, ed. Primer on the Rheumatic Diseases. 12th Ed. Atlanta, GA: Arthritis Foundation, 2001.
3. Recommendations for the medical management of osteoarthritis of the hip and knee: 2000 update. American College of Rheumatology Subcommittee on Osteoarthritis Guidelines. *Arthritis Rheum* 2000;43:1905-1915.
4. Goldstein JL, Howard KB, Walton SM, et al. *Clin Gastroenterol Hepatol* 2006;4:1337-1345.
5. Stacy ZA, Dobesh PP, Trujillo TC. Cardiovascular risks of cyclooxygenase inhibition. *Pharmacotherapy* 2006;26:919-938.
6. Clegg DO, Reda DJ, Harris CL, et al., Glucosamine, chondroitin sulfate, and the two in combination for painful knee osteoarthritis. *N Engl J Med* 2006;354:795-808.
7. Holander JL. 9 Years of Experience with Steroid Therapy, Using Intra-Articular Administration. *Hospital (Rio J)* 1963;64:491-495.
8. Lo GH, LaValley M, McAlindon T, Felson DT. Intra-articular hyaluronic acid in treatment of knee osteoarthritis: a meta-analysis. *JAMA* 2003;290:3115-3121.
9. O'Dell JR. Therapeutic strategies for rheumatoid arthritis. *N Engl J Med* 2004;350: 2591-2602.
10. Arnett FC, Edworthy SM, Bloch DA, et al. The American Rheumatism Association 1987 revised criteria for the classification of rheumatoid arthritis. *Arthritis Rheum* 1988;31:315-324.
11. Wolfe F, Freundlich B, Straus WL. Increase in cardiovascular and cerebrovascular disease prevalence in rheumatoid arthritis. *J Rheumatol* 2003;30:36-40.
12. Nishimura K, Sugiyama D, Kogata Y, et al. Meta-analysis: diagnostic accuracy of anti-cyclic citrullinated peptide antibody and rheumatoid factor for rheumatoid arthritis. *Ann Intern Med* 2007;146:797-808.
13. Guidelines for the management of rheumatoid arthritis: 2002 Update. American College of Rheumatology Subcommittee on Rheumatoid Arthritis Guidelines. *Arthritis Rheum* 2002;46:328-346.
14. Recommendations for the prevention and treatment of glucocorticoid-induced osteoporosis: 2001 update. American College of Rheumatology Ad Hoc Committee on Glucocorticoid- Induced Osteoporosis. *Arthritis Rheum* 2001;44:1496-1503.
15. Genovese MC, Becker JC, Schiff M, et al. Abatacept for rheumatoid arthritis refractory to tumor necrosis factor alpha inhibition. *N Engl J Med* 2005;353:1114-1123.
16. Edwards JC, Szczepanski L, Szechinski J, et al. Efficacy of B-cell-targeted therapy with rituximab in patients with rheumatoid arthritis. *N Engl J Med* 2004;350:2572-2581.
17. O'Brien JP, Goldenberg DL, Rice PA. Disseminated gonococcal infection: a prospective analysis of 49 patients and a review of pathophysiology and immune mechanisms. *Medicine (Baltimore)* 1983;62:395-406.
18. Pinals RS. Polyarthritis and fever. *N Engl J Med* 1994;330:769-774.
19. Centers for Disease Control and Prevention (CDC). Update to CDC's sexually transmitted diseases treatment guidelines, 2006: fluoroquinolones no longer recommended for treatment of gonococcal infections. *MMWR Morb Mortal Wkly Rep* 2007;56:332-336.
20. Wise CM. Crystal-associated arthritis in the elderly. *Rheum Dis Clin North Am* 2007;33:33-55.
21. Kashyap AS, Kashyap S. Hormone replacement therapy and serum uric acid. *Lancet* 1999;354:1643-1644.
22. Bonnel RA, Villalba ML, Karwoski CB, Beitz J. Deaths associated with inappropriate intravenous colchicine administration. *J Emerg Med* 2002;22:385-387.

23. Choi HK, Atkinson K, Karlson EW, et al. Purine-rich foods, dairy and protein intake, and the risk of gout in men. *N Engl J Med* 2004;350:1093-1103.
24. Epis O, Caporali R, Scirè CA, et al. Efficacy of tidal irrigation in Milwaukee shoulder syndrome. *J Rheumatol* 2007;34:1545-1550.
25. Tan EM, Cohen AS, Fries JF, et al. The 1982 revised criteria for the classification of systemic lupus erythematosus. *Arthritis Rheum* 1982;25:1271-1277.
26. Wilson WA, Gharavi AE, Koike T, et al. International consensus statement on preliminary classification criteria for definite antiphospholipid syndrome: report of an international workshop. *Arthritis Rheum* 1999;42:1309-1311.
27. Weening JJ, D'Agati VD, Schwartz MM, et al. The classification of glomerulonephritis in systemic lupus erythematosus revisited. *Kidney Int* 2004;65:521-530.
28. Dougados M, van der Linden S, Juhlin R, et al. The European Spondylarthropathy Study Group preliminary criteria for the classification of spondylarthropathy. *Arthritis Rheum* 1991;34:1218-1227.
29. Baraliakos X, Listing J, Rudwaleit M, et al. Radiographic progression in patients with ankylosing spondylitis after 2 years of treatment with the tumour necrosis factor ^ antibody infliximab. *Ann Rheum Dis* 2005;64:1462-1466.
30. Spencer-Green G. Outcomes in primary Raynaud phenomenon: a meta-analysis of the frequency, rates, and predictors of transition to secondary diseases. *Arch Intern Med* 1998;158:595-600.
31. Heymann WR. Sildenafil for the treatment of Raynaud's phenomenon. *J Am Acad Dermatol* 2006;55:501-502.
32. Tashkin DP, Elashoff R, Clements PJ, et al. Cyclophosphamide versus placebo in scleroderma lung disease. *N Engl J Med* 2006;354:2655-2666.
33. Highland KB, Garin MC, Brown KK. The spectrum of scleroderma lung disease. *Semin Respir Crit Care Med* 2007;28:418-429.
34. Badesch DB, Tapson VF, McGoon MD, et al. Continuous intravenous epoprostenol for pulmonary hypertension due to the scleroderma spectrum of disease: a randomized, controlled trial. *Ann Intern Med* 2000;132:425-434.
35. Thanou-Stavraki A, James JA. Primary Sjögren syndrome: current and prospective therapies. *Semin Arthritis Rheum* 2008;37:273-292.
36. Nebel MB, Gracely RH. Neuroimaging of fibromyalgia. *Rheum Dis Clin North Am* 2009; 35:313-327.

29 筋骨格系の症候

Thomas M. De Fer

頸部痛

一般的事項

- 頸部痛はきわめてよくみられる症状であるが，ほとんどは早期に改善し，治療が必要な場合は稀である。
- 受診する患者のほとんどは保存的治療で改善する。
- 保存的治療により，半数以上の患者は2〜4週間で改善し，ほとんどは2〜3カ月で無症状となる。

病因，病態

- ほとんどの頸部痛は軽症であり，頸椎の軽度外傷や加齢性変化による筋骨格的・生体力学的なものである。頸部に影響を及ぼし疼痛を伴うような全身性疾患が原因となることはほとんどない。
- 頸椎周囲の筋肉の**緊張・捻挫・痙攣**は，特に若年者で，急性で非特異的な頸部痛の原因として非常に多い。長時間首に負担のかかる姿勢，軽度外傷時の首への突然の衝撃，普段はしないような首の動きを繰り返す活動により，頸部痛が生じることがある。
- **外力による急性屈曲による頸部損傷（むち打ち症）**は，ほとんどが追突事故により生じる。
  - 原因は不明だが，むち打ち症は典型的な頸椎捻挫よりも治療が奏効しにくい。12カ月後に15〜20%の症例で症状が残存し，5%は重度の後遺症を残す[1]。
  - 椎間関節痛（関節突起の疼痛）は，むち打ち症後の慢性的な頸部痛の原因になるとされる。画像検査では発見が困難であり，透視下で疼痛の責任部位をブロック注射することが最も診断に有用である。
- **変形性関節症** osteoarthritis，**変形性頸椎症** cervical spondylosis といった頸椎の変性疾患は，30歳代以降に生じやすい。
  - 変性した椎間板は後部や側方部に突出することがある。
  - 関節突起部の滑膜が変性し，椎体骨，椎間関節，椎間孔などから骨棘を形成する。ときに椎体間の不安定性や亜脱臼を伴うこともある。このような病態は変形性頸椎症と呼ばれ，高齢者の慢性的な頸部痛の一般的な原因とされる。
  - 椎間孔と脊柱管が侵されると，神経根障害や頸髄症を起こすことがある。
- **頸椎椎間板の変性疾患**は加齢とともに増加し，頸部痛を引き起こす。神経根障害を伴うことがある。急性の頸椎椎間板ヘルニアも，頸部痛や神経障害の原因となることがある。
- **頸髄神経根障害** cervical radiculopathy はさまざまな原因で生じるが，多く

は急性の頸椎椎間板ヘルニア，慢性的な椎間板変性，変形性頸椎症により生じる。
- ■神経根障害は，ときに悪性腫瘍や感染症など，より深刻な疾患でも生じる。
- ■胸郭出口症候群，上腕神経叢障害，上肢の末梢神経圧迫症候群は，神経根障害に類似した症状を呈する。
- **重症疾患や全身性疾患**による頸部痛や神経根障害はあまり一般的ではない。例えば，脊椎骨髄炎，硬膜外膿瘍，椎間板炎，髄膜炎，関節リウマチ，脊椎関節症，リウマチ性多発筋痛症，線維筋痛症，原発性または転移性腫瘍などである。頸椎骨折は一般的に重度外傷により生じ，神経症状を呈する場合がある。骨粗鬆症により頸椎骨折を起こすことは少ない。
- **頸部のその他の構造物**が原因で頸部痛を起こすことがあり，甲状腺炎，咽頭炎，咽後膿瘍，扁桃周囲膿瘍，頸動脈痛などが挙げられる。
- 頸部の**関連痛**の原因としては，頭痛，肩関節障害，狭心症，食道疾患，血管解離などがある。

診断

- ほとんどの患者で，的を絞った詳細な問診と身体診察が診断の基本となる。
- 重要なのは，重症で神経学的に急を要する症状や徴候を見逃さないことである。
- そういった症状や徴候がなければ，たいていは特別な検査は必要ない。

臨床所見
■ 病歴
- 問診においては，疼痛の発症状況・性状・部位に焦点を当てる。
- 外傷歴は重要である。疼痛が生じる前にしていた活動についても聴取する（例えば，長時間の頸部の伸展・屈曲，捻挫，新しく始めた身体活動，スポーツ，職業）。
- 頸部痛は受傷後12～24時間までは生じないことがしばしばある。
- 外傷歴のない急性頸部痛は，頸部の筋緊張，椎間板ヘルニア（神経根障害の有無に関わらず）を考慮する。
- 慢性の頸部痛で間欠的に増悪する（ときに神経根障害を伴う）場合は，変形性頸椎症を考慮する。
- 機械的な頸部痛は，典型的には活動により増悪し，安静により改善する。
- 朝のこわばりは，炎症性関節症の存在を考慮する。
- 神経症状の有無は問診時の重要項目である。
  - ■**神経根障害**は単神経性または多神経性や，両側性の場合がある。感覚神経障害は運動神経障害よりも顕著であることが多い。頸部から上腕にかけて放散痛や感覚異常を訴えることもある。筋力低下は運動神経障害の主要な症状である。麻痺範囲が広範であれば，多神経根障害である。
  - ■重度の変形性頸椎症による**頸髄症** cervical myelopathy は一般的に緩徐かつ間欠性に進行する。患者は上肢や下肢の筋力低下と感覚障害を訴える。

表 29-1　頸髄神経根障害の特徴

高位	感覚障害	運動障害	反射異常
C5	上腕外側	肩甲外転筋	上腕二頭筋，橈骨筋
C6	前腕外側〜母指・示指	前腕回外・回内筋	上腕二頭筋，橈骨筋
C7	前腕背側・掌側〜中指	上腕三頭筋，手根屈筋・伸展筋	上腕三頭筋
C8	前腕正中〜環指・小指	手内在筋	

　　ゆくゆくは下肢の痙性不全対麻痺や直腸膀胱障害を生じることになる場合もある。
　■関節リウマチ患者では，頸部痛は神経損傷の警鐘となる。C1 の前方亜脱臼は頸髄を圧迫し，複数のレベルでの突然の運動・感覚神経障害を生じうる。
● 悪性腫瘍や感染症といった重大な病因を示唆する症状や病歴に注意を払う（例えば，発熱，体重減少，重度の疼痛，安静で改善しない疼痛，癌の既往歴，長期の副腎皮質ステロイド使用歴，静注薬物使用など）。

■ 身体診察
● 頸椎全体とその周辺(肩，頭など)を診察し，適切な神経学的検査を行う。
● 通常，頸部の可動域は加齢とともに減少する。
　■ 頸部を側方へ屈曲させ，頭部を垂直方向に圧迫すると，神経根症状は増悪する(Spurling 手技)。
　■ Lhermitte 徴候は，頸椎を伸展させたときに脊髄から四肢末梢へと伝わる電撃様の感覚であり，頸髄の障害や神経圧迫により生じる。
● 頸部の脊髄神経の支配領域の圧痛や，脊椎傍筋肉の痙攣などがみられることがある。頸椎骨折時の強い圧痛に関しての感度・特異度は明らかではない。
● 神経症状を伴う際には，注意深い**神経学的診察**が必須である。
　■ 神経根障害があるからといって，必ずしも神経学的診察で異常がみられるわけではない。
　■ 頸髄神経根障害では，障害の部位によって特異的に感覚障害や運動障害が生じる(表 29-1)。
　■ 上下肢の筋力低下，痙縮，腱反射亢進，クローヌス，Babinski 徴候，括約筋緊張低下は頸髄症で認められる所見である。

診断的検査
■ 単純 X 線
● 頸椎の単純 X 線検査は，特に非特異的で機械的な頸部痛では，適応を選んで行うべきである。
● 頸部痛で単純 X 線検査を行う際には注意事項が 2 つある。
　■ **変形性頸椎症は無症候例においてきわめてよくみられ**，加齢とともに増加する。
　■ 単純 X 線検査では**神経根や脊髄の圧迫の正確な評価はきわめて限定的**である。

- ■ それにも関わらず，神経根障害の患者では椎体変形の評価目的に単純X線検査を行うべきである。
- 頸椎の単純X線検査は，重大な疾患が疑われる場合や重度外傷の場合に行うことは妥当である。
- 単純X線検査では異常所見がなくとも，疾患を強く疑う際には，CTやMRIなど他の画像検査を行うべきである。

■ CT，MRI
- 臨床所見や重度の神経症状があり，腫瘍，感染，骨折，その他の占拠性病変が強く示唆される場合には，CTやMRIが推奨される。
- 重度あるいは進行性の神経症状がみられない場合，典型的な神経根障害の患者に対しCTやMRIは行う必要はまずない。
  - ■ 頸髄神経根障害を有する患者の多くは数週間で改善する。
  - ■ 数カ月間の保存的治療で改善せず，手術適応があれば，CTやMRIが有用である。

■ 電気診断法
- 通常，明らかな神経根障害を有する患者は適応とならない。
- 上肢の疼痛の原因が不明な場合や，手術適応があるか判断する際に役立つ。

治療

- 非特異的で機械的な頸部痛の患者の大多数にとっては，簡単な保存的治療が適切であり，痛みは数週間で改善する。
- **軽度の可動制限**が一般的に有効とされる。
  - ■ 頸部痛を増悪させる動きを避ける。
  - ■ 床上安静は不要であり，日常生活動作程度であれば継続するよう促す。
  - ■ やわらかいネックカラーも推奨され，症状が軽減する例もある。ネックカラーは頸部の可動制限に特に有効なわけではないが，頸部痛を増悪させる動きをしないよう患者に思い出させる役割を果たす。固定式のネックカラーは専門家以外が処方すべきではない。
- **アセトアミノフェン，NSAIDによる薬物治療**は，非特異的で機械的な頸部痛の軽減に有効である。**オピオイド**は急性の激痛に対し，限られた期間使用すると有効である。**筋弛緩薬**が有効な例もあるが，副作用として傾眠傾向が指摘される。これらの薬物治療を支持するデータは十分ではない[2]。
- **頸部の運動**と**徒手整復**は，それ自体はあまり効果的ではないが，集学的治療や運動療法の一部として行うことで効果があるかもしれない[3]。
- 頸部や肩・胸部の**ストレッチ**と**筋力トレーニング**は，急性および慢性の機械的な頸部痛に有効である[4]。
- **電気療法**と**電磁療法**のデータは乏しく，有効性について断言することができない[5]。
- **局所冷却・保温**は症状の軽減に有効である。
- エビデンスは少ないが，リドカインの**筋膜のトリガーポイントへの局所注射**が有効かもしれない[2]。

- **鍼療法**は慢性の頸部痛に対して，ある程度の効果がみられることがある[6]。
- **牽引療法**が神経根障害の有無に関わらず頸部痛に対して有効かどうかについては，質の高いデータがないため定かではない[7]。
- **マッサージ**の有効性は定かではない[8]。
- 持続する重大な神経症状がみられない変形性頸椎症による頸部痛に**手術**は適応とならない。
- **むち打ち症**は保存的治療への反応性が乏しいようであるが，実際にはしばしば行われている。しかし有効性は定かではない[9]。
  - むち打ち症後に頸椎関節突起の慢性痛を訴える患者に局所麻酔下で経皮的高周波神経切断術を行うと疼痛が永続的に緩和される可能姓があることが，プラセボ対照二重検比較試験で示されている[10,11]。
  - 急性期の高用量メチルプレドニゾロン投与が，むち打ち症後の症状の予防に効果があるとする小規模研究がある[2,12]。
- **神経根障害に伴う頸部痛**は，非特異的で機械的な頸部痛への対応と一般的に同様である。
  - 遷延する重度の神経根症状は，外科的に圧迫を解除すると改善することがある。医学的に手術適応があり手術を拒んでいない患者は，整形外科医へ紹介すべきである。
  - 変形性頸椎症のため持続的な頸部痛を認める患者の中には，透視下での神経根ブロック注射が有効な例がある[13]。
- **頸髄症**はたいてい外科的治療が必要であり，整形外科医や神経内科医と連携して管理することが望ましい。

腰痛

一般的事項

疫学

- 腰痛 low back pain は非常によくみられる訴えであり，生涯発生率は70%以上である。
- 患者はさまざまな痛みや身体機能の制限を訴えるが，残念なことにそうした訴えと腰痛の原因の重大さとは，あまり相関しない。
- 医療費や社会的な費用は莫大であるが(年間500億ドル近い)，その大部分は一時的または永久に制約を残す症例がわずかながら存在することによる。
- 腰痛と**肥満**には疫学的に関連性がある。体重減少が腰痛を改善するか否かについては，まだ明確な答えが出ていない。
- **喫煙**との関連性もあるが，その真の原因と影響は不明である[14~16]。

病因

- 腰痛の病因を表29-2に示した。
- 腰痛患者の年齢分布や罹患期間はさまざまある。
  - ほとんどの症例は機械的な原因によるものであり，おそらく腰部の捻挫や筋緊張によるものが最も多い(約70%)。

表 29-2 腰痛の原因

機械的または活動に関与するもの	脊椎の病的状態
・腰仙椎筋膜の緊張・捻挫・"痙攣" ・椎体・椎間板・椎間関節の変性(脊椎症) ・椎間板ヘルニア[a] ・腰部脊柱管狭窄症[a] ・椎間板由来の腰痛[b] ・椎間関節症候群[b] ・仙腸関節障害(仙腸関節炎や脊椎関節症を除く)[b] ・骨粗鬆症性の腰椎圧迫骨折 ・外傷による腰椎骨折 ・他の解剖学的異常,先天性の奇形 ・脊椎すべり症 ・脊柱後弯 ・脊柱側弯	**リウマチ関連疾患** ・変形性脊椎症(例:強直性脊椎炎,乾癬性関節炎,反応性関節炎,炎症性腸疾患関連) ・関節リウマチ **腫瘍** ・原発腫瘍 ・転移性腫瘍(例:多発性骨髄腫,リンパ腫,癌) **感染症** ・椎間板炎 ・硬膜外膿瘍 ・脊椎骨髄炎 **代謝性疾患** ・Paget病

関連痛	
血管系 ・腹部大動脈瘤 ・大動脈解離 **泌尿器系** ・腎石症 ・腎盂腎炎 ・骨盤内炎症性疾患 ・子宮内膜症 ・前立腺炎	**消化器系** ・胆嚢炎 ・膵炎 ・消化性潰瘍

a しばしば神経障害性下肢痛を伴う。
b 診断根拠,正確な診断手法,至適治療は定まっていない。
出典:Deyo RA, Weinstein JN. Low back pain. N Engl J Med 2001;26:153-159 より改変。

- ■腰部の捻挫や筋緊張がなぜ生じるかは明らかになっておらず,骨格筋痙攣説は一般的に受け入れられていない。
- ●約85%は結局はっきりした診断がつかず,**非特異的筋骨格系腰痛(または特発性腰痛)**と診断される。特異的な病態の腰痛の多くは腰痛専門医や外科医が診療する[17]。
- ●**脊椎症 spondylosis** 椎間板の変性を含む脊椎全体の変性であり,椎体間の狭小化と椎間関節の変形を伴う。**脊椎症は症候性と無症候性がほぼ同数である。**一般的に,脊椎症を伴う腰痛と伴わない腰痛とで予後に差はない。
- ●**脊椎すべり症 spondylolisthesis** 腰椎の椎体が直下の腰椎や仙骨に対して前方へずれた状態をいう。
  - ■軽度の脊椎すべり症はよくみられ,通常は無症候性である。腰痛の原因が

脊椎すべり症と考えられる場合，非特異的腰痛と同様の経過をとる。
  ■ ずれが重度であれば，背部痛や神経根症状を起こす。
- **腰椎椎間板ヘルニア** lumbar disk herniation　頻度が高く，加齢とともに増加する。
  ■ 椎間板ヘルニアの 95% は L4-L5 間，L5-S1 間に生じる。
  ■ 椎間板ヘルニアにより腰痛や坐骨神経痛を生じる。ただし，ヘルニア形成自体は無症候性である。
  ■ 重度の正中ヘルニアでは，ときに馬尾症候群を生じる。
- **脊柱管狭窄症** spinal stenosis　黄色靭帯や椎間関節の肥厚により生じ，さまざまなレベルで脊柱管の狭小化を生じる。
  ■ 脊柱管の狭小化により神経根が圧迫され，下肢に症状を呈する。
  ■ **偽間欠跛行**(神経性間欠跛行)は背部痛や下肢のしびれ感が特徴であり，歩行や脊椎伸展運動で増悪する。
- **椎間板由来の腰痛**[18]，**椎間関節症候群**[19]，**仙腸関節障害**(仙腸関節炎や脊椎関節症を除く)[20,21] などは，確定診断に至る病歴や身体所見は得にくい。いずれも，原因と思われる部位への注射検査などにより判断すると報告されている(椎間板由来の腰痛では圧負荷下での X 線撮影，椎間関節症候群と仙腸関節障害では局所麻酔薬やステロイドの投与)。**ゴールドスタンダードの診断的検査はない**。これらの診断はたいてい専門医によりなされ，それ以外の医師が診断することはほとんどない。正確な発生率，有病率は不明である。効果的で特異的な治療法が研究されているが，ランダム化比較対照試験で有効性が明らかになった治療法はまだない。
- ごくわずかながら，脊椎を侵したり関連痛を呈する重症全身性疾患に罹患している患者もいる。

診断

- 診断にあたりほとんどの症例で基本となるのは，的を絞った注意深い問診と身体診察である。それにより，重大な基礎疾患があること，もしくは神経学的に緊急であることを示す「**警告徴候 red flag**」(表 29-3)を見つける[22]。
- プライマリ・ケアでは，これら警告徴候は偽陽性率が非常に高い[23]。
- 警告徴候は本来は急性腰痛に使われるものであるが，慢性腰痛に対してもある程度は使える。
- 警告徴候がみられない場合，発症後 1 カ月以内に特別な検査が必要になることは稀である。

臨床所見
■ 病歴
- **悪性疾患**を疑う症状や病歴としては，現在または過去の悪性疾患の病歴，胸部腫瘤，喫煙，癌の家族歴，全身症状(例えば，体重減少，寝汗，発熱，食欲不振)などがある。
- **感染症**を疑う症状や病歴としては，HIV 感染，ステロイドや免疫抑制薬の

表 29-3 腰痛の警告徴候

年齢＞50 歳
癌の既往歴
原因不明の体重減少
ステロイド薬の長期使用
疼痛が 1 カ月以上継続
疼痛が 1 カ月の治療で軽減しない
疼痛が安静により軽減しない，または増悪する
静注薬物の使用
尿路感染，その他の感染症
発熱
排尿障害
サドル型感覚消失（臀部・会陰・大腿内面などの領域）
両側または片側性の筋力低下
年齢に比して重度の外傷
重度の神経根症状の急速な進行

出典：Bigos S, Bowyer O, Braen G, et al. Acute Low Back Problems in Adults. Clinical Practice Guideline no. 14. AHCPR publication 95-0642. Rockville, MD: Agency for Health Care Policy and Research, December 1994 より改変。

長期使用，静注薬物の乱用，血液透析，骨髄炎・膿瘍，心内膜炎，発熱，悪寒，寝汗などがある。
- **骨折**を疑う症状や病歴としては，女性，年齢と相対的に合う外傷，70 歳以上，ステロイドの長期使用などがある。
- **馬尾症候群** cauda equina syndrome を示す症状としては，腸管や膀胱の機能障害，サドル型感覚消失，両側下肢の坐骨神経痛，感覚神経障害，筋力低下などがある。
- 起立により疼痛が増悪するのは典型的な腰部**脊柱管狭窄症**の所見である。座位や後屈で疼痛が増悪する際には**椎間板ヘルニア**を疑う。
- 起立時や歩行時の下肢の関連痛は，脊柱管狭窄症関連の**偽間欠跛行**を考慮する。真の間欠跛行は一般的に起立のみでは生じない。脊柱管狭窄症の患者の一部は下肢痛のみを訴える。脊椎の屈位により症状は改善する。血管系による間欠跛行と比較して，歩行後の症状は長引きやすい。
- **坐骨神経痛** sciatica は下肢の後外側を伝わって膝下へ降りていく放散痛である。臀部から膝下への放散痛が坐骨神経痛を示唆する感度は十分高い（95％）。この症状を認めない場合には，臨床的に有意な椎間板ヘルニアの存在は考えにくい[24]。
- 咳，くしゃみ，Valsalva 法は，椎間板ヘルニアによる坐骨神経痛を増悪させる。
- 脊椎関節症や関節リウマチの既往歴や家族歴について問診することも原因究明に役立つ。また朝のこわばりの有無も，これらの診断に有用である。

心理社会的要因
- 現在の仕事や，どのような身体労働が含まれるかなど，職業歴についても問

- 診すべきである。
- 余暇のスポーツやエクササイズ,座位,長時間の歩行や立位と腰痛との間に関連性はないようである。日用大工,ガーデニング,全身の振動運動,介護,重労働,体幹の屈曲やねじりを伴う仕事と腰痛との関連性については,相反するエビデンスがある[25]。
- 仕事に対する不満,職場でのサポート体制の不備は,新たに腰痛を発症する背景となりうる[26]。
- 悩み・不安,抑うつは慢性腰痛として身体化しうる[27]。
- 恐怖回避型の行動パターンも慢性腰痛の原因となりうる。恐怖と回避のサイクルを終了させるために介入することは腰痛の改善に有効である[28~30]。
- 急性背部痛の「準警告徴候 yellow flag」は,慢性化するリスクがある患者の同定に役立つ[31]。
  - 背部痛は危険である,または重度の障害を残しうるという確信
  - 恐怖回避型の行動パターン,および活動レベルの低下
  - 抑うつ傾向,および他の人々との関わりの減少
  - 治療に積極的に関わるよりも受け身の態度でいたほうがよいという期待

■ 身体診察

- 感染症や炎症性関節症の症状として発熱と頻脈に注意する。
- 可動域,脊柱後弯,脊柱側弯,肋骨脊柱角叩打痛,手術痕,脊椎・脊椎傍組織の圧痛や痙攣を診察する。しかし,可動域や圧痛・痙攣は再現性に乏しく,感度・特異度とも高くない[24]。
- 関節の丁寧な診察により,滑膜炎が見つかることがある。
- 直腸診により,前立腺炎や前立腺癌が見つかることがある。
- 肛門周囲の感覚障害や括約筋の緊張低下があれば,脊髄神経障害を考慮する。
- 臥位や上体を起こした姿勢で下肢伸展挙上テスト straight leg raising(SLR) test を行う。60°未満の挙上で,坐骨神経痛が出現または増悪する場合に陽性と判断する。同側の SLR は感度が高く(85%),特異度は低い(52%)。一方,対側の SLR は特異度が高く(84%),感度は低い(30%)(表 29-4)[32]。
- 神経症状が認められなくても,簡易**神経学的診察**を行う(表 29-4)。
- 坐骨神経痛のほかに神経症状を伴う際には,詳細な神経学的診察を行う必要がある。**馬尾症候群**の患者では,典型的にサドル型感覚消失があったり,両側神経根症状があったり,肛門括約筋の緊張低下があったりする。
- しばしば「Waddell 徴候」あるいは「非器質性徴候 nonorganic sign」といわれるのだが,これらは腰痛をきたしえない動作を 3 つかそれ以上してもらい評価するものである[33]。しかし,これらの徴候があるからといって実際に異常がないとは限らず,二次的な影響や詐病についても必ずしも除外できない[34]。
  - 体表の圧痛
  - 非解剖的な圧痛
  - 骨に対して軸方向の負荷への疼痛
  - 肩や骨盤に強い回旋運動をかけた際の疼痛
  - 座位や仰臥位での下肢伸展挙上テストに対する矛盾所見

表29-4 坐骨神経痛に対する神経学的診察法

神経学的診察法	コメント
膝蓋腱反射	上位腰椎椎間板ヘルニア
アキレス腱反射	通例L5-S1レベルの椎間板ヘルニア
足関節背屈	通例L4-L5レベルの椎間板ヘルニア
足趾背屈力低下	L4-L5またはL5-S1レベルの椎間板ヘルニア
足内側の針刺しテスト	L4レベルの圧排を示唆する
足背側の針刺しテスト	L5レベルの圧排を示唆する
足外側の針刺しテスト	S1レベルの圧排を示唆する
下肢伸展挙上テスト	60°未満で下肢に疼痛があれば陽性(感度85%,特異度52%)
対側の下肢伸展挙上テスト	対側下肢に疼痛があれば陽性(感度30%,特異度84%)

- 局所的な筋力低下
- 局所的な感覚障害
- 検査に対する不釣り合いな「過剰反応」(例えば,ふるえ,発汗,失神,誇張した表現,不適切なため息,逃げる・かばう・さする動作,起立したり姿勢を変えたいという要求,疑問に思われる歩行補助具や装備の使用)

診断的検査

警告徴候がみられないと想定した際には,最初の1カ月は画像検査や検体検査を控えるのも妥当である。なぜなら,介入の有無に関わらず,ほとんどの患者はその期間にかなりの改善がみられるからである。

■ 検体検査

- 検体検査は病歴や身体所見をもとに適応を検討するのが賢明である。
- ほとんどの患者では,腰痛の原因を解明するために特異的検査を行う必要性はないと考えられる。
- 病歴や身体所見で重大な疾患(例えば,悪性疾患,感染症,リウマチ性疾患,腰痛を引き起こす疾患)が疑われた場合は,適切な検査を行うべきである。
- 重大な疾患やそれに関連する異常の非特異的スクリーニング検査としてESRが有用だとする意見もある[35]。

■ 画像検査

単純X線

- 腰痛の原因検索にあたり,腰仙椎のX線検査は症状との合致率は低い。背部痛を伴わない患者の多くで変形性変化がみられる一方,背部痛を伴う患者でもX線検査で異常を認めない,あるいは診断的価値のない所見しかみられないことも多い。
- 変形性変化は加齢とともに増加し,高齢者ではきわめて一般的である。そのため,変形性変化が本当に腰痛の原因かどうか判断するのは困難である。
- 単純X線では椎間板ヘルニア,脊柱管狭窄症,神経根障害などは同定できない。また,悪性疾患や感染症の判定も難しい。
- 単純X線では確定診断できないこともよくあり,病歴や身体所見から指摘

- された異常について証明することも難しい。それでもなお，警告徴候を有する患者に単純X線は有用である[36]。
- 慢性腰痛の場合は，警告徴候が1カ月以上継続していることを単純X線が必要な状況だと解釈してはならない。
- もちろん，いかなる際にも臨床判断はこれらの一般的指針よりも優先される。
- ある報告によれば，単純X線を行うことで患者は満足するが，短期的な疼痛や他の臨床転帰は改善しないという[37]。

CT，MRI

- 単純X線と比較してCTやMRIが優れる点は，骨・軟部組織の異常について詳細にわかることである。
  - 椎間板ヘルニア，脊柱管狭窄症，神経根や脊髄の圧迫，悪性疾患，骨折，感染症などについて診断することができる。
  - その一方で，診断が困難な変形性変化についても診断することができる[38~40]。
  - MRIで判明した変形性変化から腰痛の進展を予想するのは困難である[41,42]。
  - ただし，その変形性変化が腰痛の原因ではないとは言いきれない[43,44]。
- CTやMRIが適応となるのは，悪性疾患，感染症，馬尾症候群，単純X線ではわからなかった骨折，脊髄の圧迫，重度の神経根障害が疑われる場合である。また，1カ月以上継続する中等度〜重度の神経根症状を認め，外科的治療の希望や適応がある患者でも，CTやMRIを考慮する[36]。

■その他の検査

- **ミエログラフィ，CTミエログラフィ**　手術適応を検討する術前検査でのみ行われることが一般的である。
- **骨シンチグラフィ**　腰痛の診断的手段として用いることは稀である。癌の既往があり，骨転移が強く疑われる際に適応となる。しかし，骨シンチグラフィが陽性でも，他の検査が必要となる(CTやMRI)。
- **電気生理検査**　明らかな神経根障害の患者や腰痛のみの患者では適応とならない。電気生理検査は，原因不明の下肢痛の評価に最も有用である。

治療

- 警告徴候がない場合，多くの急性の非特異的腰痛は単純な保存的治療で改善する。
- 治療の有無に関わらず，ほとんどの患者は約1カ月で改善する。
- 疼痛が改善せずに1カ月間継続する際には，再評価が必要である。
- 治療目標は，疼痛を軽減し，移動性を改善させ，日常生活を行えるようにし，仕事に復帰し，慢性的な疼痛となり機能障害が出現するのを予防することである。

非薬物治療

- **患者教育**　急性腰痛は全体的に予後良好であると強調すべきだが，言いすぎは禁物である。多くの急性腰痛は速やかに寛解するが，必ずしもそうはな

らず,再発することもよくある。症状が急激に変化したらすぐ受診するように患者を教育する必要がある。しっかりした教育により,疼痛は軽減する可能性がある[45]。

- **腰痛教室** 職業に起因する場合,疼痛や機能障害の改善に有効なようである[46]。
- **床上安静** 実のところ回復を遅らせ,慢性の背部痛の原因となる可能性がある。急性の非特異的腰痛であれば,可能な限り今までどおりの日常生活を続けるよう勧める。坐骨神経痛の患者においても,我慢できる範囲で可能な限り日常生活を続けるよう勧める[47]。
- **行動制限** 脊椎に機械的なストレスがかかるような行動を一時的に制限する。例えば,支えなしに長時間立位でいたり,重い物を持ち上げたり,持ち上げる際に腰を曲げたり捻ったりすることは控える。
- **理学療法(体幹強化運動)** 急性腰痛に有用であるか明確にはなっていないが,いくらか効果的である[48,49]。
- **局所冷却・保温** 低温やけど以外に副作用のリスクもほとんどなく,相対的に安価でありながら効果的である[50]。睡眠時は低温やけどや凍傷の可能性があるため,温湿布やアイスパッドを直接肌に当てることは避けるよう患者に注意を促す。
- **マッサージ** 亜急性〜慢性腰痛に対して効果的かもしれない。しかし相対的に高価である[51,52]。
- **脊椎徒手整復療法(カイロプラクティック)** 有用性については見解が定まっていない。複数の総説やメタ分析において,いくぶん異なる結論が導かれている。まだはっきりしていないが,脊椎徒手整復療法は急性・慢性腰痛に対し,ニセ療法/効果的でない治療法に比較してわずか〜中程度優れており,他の保存的治療と少なくとも同等であるという意見が優勢である[49,52,53]。有害作用が生じることはほとんどない。
- **鍼療法** 有用性については相反するデータがあるものの,慢性腰痛には効果があるかもしれない[52,54,55]。
- **認知行動療法** 亜急性および慢性腰痛に有用とするデータがある[49,56]。
- **集学的心理社会療法** 主治医,心理士,理学療法士,作業療法士,ソーシャルワーカーが連携して腰痛に対してあらゆる側面からアプローチを試みる。患者に対して,機能回復につながる行動療法(100時間を超える)を課す。高価で,広く適応するのは困難だが,慢性腰痛に対して有用であることが示されている[57]。
- **腰部サポーター** 腰痛の予防に有用であるとは考えにくく,治療においての位置づけも不明である[58]。
- **牽引** それのみでは,坐骨神経痛の有無を問わず腰痛に対しては効果が乏しい[59]。
- **経皮的電気刺激療法(TENS)** 腰痛に対する有用性を支持するデータはない[60]。
- **治療用の靴の中敷き** データは非常に限られている。比較的若く,かなり活動的な患者では腰痛の予防に効果はないようである。腰痛の治療における

効果は不明である[61]。
- **非外科的神経圧迫解除療法**(例えば VAX-D)　有用性は証明されていない[62]。
- **低出力レーザー療法**　結論を導くにはデータが不十分である[63]。

薬物治療

- **アセトアミノフェン**　急性・慢性腰痛に対し第1選択薬として用いられる[64]。
- **NSAID**　急性の非特異的腰痛に対しプラセボより効果的である[64,65]。
- **トラマドール**(50〜100 mg を1日4回)　NSAID の効果が不十分な患者に代替薬として使用される。しかし、副作用として悪心、便秘、眠気などがよくみられる。
- **筋弛緩薬**　急性腰痛に対しプラセボより優れている[64,66,67]。腰痛が筋肉の「痙攣」であるというとらえ方は誤りであり、筋弛緩薬が骨格筋の弛緩をもたらすわけではない。筋弛緩薬の真の作用機序は不明である。どの筋弛緩薬がより適切かというエビデンスは不十分である。副作用として著明な傾眠傾向を生じる患者が多い。
- **オピオイド**　重度の急性腰痛に対して期間限定で考慮する。
  - 慢性腰痛への使用については意見が分かれ、疼痛に対して効果はあるが、機能改善について効果があるかどうかは不明である。
  - それにも関わらず、慢性腰痛は悪性疾患以外でオピオイドを処方する理由として最も多い。
  - 腰痛に対してオピオイドを長期間使用すると中毒患者が増加し、オピオイド目当ての不適切な受診も増える[68]。
- **抗うつ薬**　うつ状態の有無に関わらず慢性腰痛に効果的とされる。ただし、逆の結論を導いている総説もある[64,69]。
  - 抗うつ薬はノルアドレナリン(三環系)取り込みを阻害し、中程度の症状緩和作用がある。
  - エビデンスは限定されてるが、セロトニン再取り込み阻害薬(SSRI)は効果的ではないようである。
  - venlafaxine、デュロキセチンは SSRI の一種だが、ノルアドレナリンの再取り込みも阻害する。これらについてもエビデンスは限定的だが、さまざまな慢性疼痛に効果的とされる。
  - 抗うつ薬は、急性腰痛に対して単独では用いない。
  - 特に高齢者において、治療によるリスクを慎重に考慮する必要がある。
- **抗痙攣薬**　最近、慢性腰痛の疼痛コントロールに用いられることが増えている。特に、トピラマート、ガバペンチンは坐骨神経痛などに有効だというエビデンスが出てきている[70,71]。

注射療法

- 椎間関節、硬膜外腔、軟部組織など、脊椎のさまざまな部位に注射療法が試みられている(トリガーポイント、鍼療法のツボ、靱帯など)。ステロイド、

局所麻酔薬，生理食塩液が用いられる。
- **トリガーポイント注射** 頻繁に行われているが，トリガーポイントが腰痛の原因あるいは遷延要因であるという説は，控えめに言っても論争の的である。エビデンスが不十分なので，急性・慢性腰痛に対して推奨するともしないとも言えない[72]。
- **椎間関節注射** 「椎間関節症候群」に対する治療として提唱されている。この症候群は，椎間関節またはその周囲にステロイドや局所麻酔薬を注射して腰痛が改善する場合に臨床的に診断される。治療の効果についてははっきりしないが，さまざまな保存的治療で改善がみられない慢性腰痛では考慮する価値がある[72]。
- **硬膜外ステロイド注射** 坐骨神経痛の有無を問わず亜急性・慢性腰痛に推奨されている。有効性について多くの研究がされているが，結果は矛盾している。保存的治療では効果がなかった患者で考慮される[72]。
- **増殖注射治療 prolotherapy** 刺激性の溶液を注射し，弱まった腰仙部靱帯を強化することを目標とする。慢性腰痛の治療として単独では有効でないとされる[73]。
- **仙腸関節注射** 有効性は不明である。

その他の治療法
- 経皮的高周波神経切断術は椎間関節症候群で有効な可能性がある[11]。
- 同様に，椎間内高周波熱凝固療法は椎間板由来の腰痛に対して有効な可能性があるものの，データは非常に限られている[74]。

外科的治療
- 患者によっては**外科的椎間板切除術**が坐骨神経痛の改善に効果的であるという良質のエビデンスがある[75~77]。
  - 椎間板切除術の第1の長所は，保存的治療では効果がなかった患者で症状の早期改善が得られることである。
  - 長期的予後も優れているかは，はっきりしていない[78]。
- 同様に，腰部**脊柱管狭窄症**でも患者によっては有効である。しかし，その効果は時間とともに薄れていく[76,79,80]。
- **脊椎すべり症を伴う脊柱管狭窄症**に対しても外科的治療は有効である[81]。
- **変形性腰椎症**に対する外科的治療(除圧術，固定術など)は特に議論がある。これに関するデータは少なく，ときに質が低かったり，矛盾していたり，しばしば患者の利益よりも手術手技に焦点が当てられていたりする。最も新しい総説では，変形性変化による腰痛に対し椎体固定術は積極的なリハビリテーションより劣るが，標準的な非外科的治療よりは優れていると結論づけている[76]。

肩関節痛

一般的事項

- **肩関節**は体表近くにあり，最も脱臼しやすい関節の1つである。
- **回旋筋腱板**は肩関節を支え，4つの筋(棘上筋，棘下筋，小円筋，肩甲下筋)の腱性組織より成り立っている。
  - これらの筋の腱は肩関節包に重なり合い，上腕骨頭の大結節・小結節に結合する。
  - 回旋筋腱板の筋群は内転・外転運動を補助し，肩の挙上の際に上腕骨頭が外れるのを抑制する。
  - この動きにより上腕骨頭は下部に保たれ，挙上時に肩峰突起や介在組織への衝突の影響を最小限にしている。
- **肩峰下滑液包**は三角筋よりも深部，棘上筋腱付着部の表面に位置する。
- 上腕二頭筋の長頭は関節唇に起始し，**上腕二頭筋腱**は肩関節から二頭筋結節間溝を通る。
- 急性の肩関節痛のほうが慢性の肩関節痛よりも予後がよい[82]。

病因

- **肩インピンジメント症候群** shoulder impingement syndrome(肩関節での挙上時の疼痛など)**は非外傷性肩関節痛の最も多い原因である**。上腕骨頭と肩峰下の構造の関係によって，回旋筋腱板の衝突により生じうる。これは炎症，変性，回旋筋腱板の摩耗(特に棘上筋腱)と関係している。結果として，上腕の挙上時に，回旋筋腱板は上腕骨頭の上方への偏位を防ぐことができなくなる。インピンジメント症候群にはいくつかの相互に関係する状況が関わるが，すべては同時に生じる。
  - **腱板腱炎** rotator cuff tendonitis　回旋筋腱板の腱，特に棘上筋腱に影響を及ぼす変化をいう。出血や浮腫を伴う急性の炎症は外傷や酷使により生じ，特に若年者に多い。急性腱炎は，ときに棘上筋や上腕二頭筋腱の石灰化が関係している(いわゆる**石灰化腱板炎**)。石灰化腱板炎による疼痛は強く，まったく動かせない「**frozen shoulder**」の状態となることがある。加齢に伴い腱板の変性や減弱は進み，慢性炎症を呈したり，機械的障害を繰り返す[83]。
  - **腱板断裂** rotator cuff tear　腕が過伸展の状態で転倒したときや重い物を持ち上げた際に，二次的に突然生じる。高齢者では，腱板の摩耗や，関節リウマチや「ミルウォーキー肩」などの慢性炎症により，無痛性に腱板断裂が生じうる。ミルウォーキー肩とは，肩関節への血液の滲出，カルシウムホスファターゼ結晶の沈着を伴う，進行性，破壊性の肩関節症をいう。
  - **肩峰下滑液包炎** subacromial bursitis, **上腕二頭筋腱炎** bicipital tendonitis　腱板腱炎の仲間である。実際，これらは同時に生じることが多いので，区別するのはしばしば困難である。ときに，近位上腕二頭筋腱が**断裂**する。

- **癒着性関節包炎 adhesive capsulitis（frozen shoulder）**　なんらかの有痛性の肩関節異常が合併することがあり，心筋梗塞，糖尿病，肺尖部肺癌，頸椎椎間板疾患，癌転移，甲状腺疾患とも関係がある。しかし，このような臨床的関連が認められないこともよくある。癒着性関節包炎の正確な病態生理学は完全には明らかになっていないが，血管新生性の滑膜炎やそれに続く線維化が関係していると考えられる。誘因は不明である[84]。反対側の肩にまで進展することは通常はないとされる。
- **変形性関節症**　肩関節では初期変化として生じることは一般的ではないが，2つの例外がある。それは，(1)高齢女性における急速進行性の変形性肩関節症，(2)ミルウォーキー肩，である。二次的な変形性関節症は関節リウマチ，外傷，上腕を使う反復作業，ピロリン酸カルシウム沈着性の疾患，長時間が経過した腱板断裂(腱板断裂性関節症)によって生じる。
- **肩関節不安定症，脱臼 dislocation**　肩関節はもともと不安定な関節であり，最も脱臼しやすい関節の1つである。急性肩関節脱臼は活動的な若年者に最も起こりやすく，腕が過伸展の状態で転倒し，結果として上腕骨頭の前方脱臼を起こしやすい。脱臼は再発することも少なくなく，より小さな外力でも生じてしまう。亜脱臼状態により慢性的に肩関節不安定症を伴う場合もある。これは野球の投手などスポーツ選手にみられることが多い。
- **炎症性関節症**　関節リウマチや全身性エリテマトーデスでは肩関節が侵される可能性がある。
- **結晶性関節症**　上記のようなミルウォーキー肩(ハイドロキシアパタイト結晶)や偽痛風(ピロリン酸カルシウム二水和物結晶)など，肩関節にときどきみられる。痛風は比較的稀である。
- **肩峰鎖骨関節の捻挫や分離により疼痛を生じ，関節症的変化をきたすことがある。**

診断

臨床所見
■病歴
- 内因性の肩関節痛は典型的には夜に悪化し，患側を下にした側臥位で増強する。
- 肩を動かすと不快さは増し，特に前方へ屈曲しながら完全挙上する動作や，90°外転する動作により増悪する。
- 最近の外傷歴，新しく始めた身体活動(例えば，反復性に頭部より上に腕を挙げる)，脱臼の既往歴が，重要な問診項目である。
- 肩関節不安定症を伴う患者では，肩がどこかにいくような違和感を訴えることがある。
- **インピンジメント症候群**　腕の挙上運動の反復をしていることが多い。疼痛は局所的で前方に多く，夜間あるいは患側を下にした側臥位で生じる。投げる動作，腕の挙上運動を伴う仕事，水泳は，疼痛を悪化させる。
- **癒着性関節包炎**　40歳代，50歳代の女性に多い。問診で重要な点は疼痛

と，可動域の著明な減少である。発症は，かなり急性の場合も慢性の場合もある。病状が進行するにつれ疼痛は減弱するが，可動域の制限はますます悪化する。発症から数カ月後，可動域が徐々に改善傾向となる例もある。
- **肩関節不安定症** ある種の運動の際に肩がどこかにいくような感覚や，ときに疼痛など，慢性的に違和感を訴える。重大な外傷（たいていはスポーツ時）の病歴や疼痛があれば，急性の**肩関節脱臼**や**肩峰鎖骨関節の分離**が疑われる。

■ 身体診察

- 肩の**診察**時には，肩の観察，骨や軟部組織の触診，他動的・自発的可動域，筋力テスト，ある種の誘発試験を行う。
- 通常，手掌を下にして内旋させた状態で肩関節を**外転**すると，可動域はおよそ 120°である。手掌を上にして外旋させた状態では 180°ある。
- 通常，肩関節の**挙上**（前方へ）は 180°であり，後方への**伸展**は 40°，**内旋・外旋**はそれぞれ 90°である。
- もし，自発的可動域に制限があるようならば，他動的可動域の検査は慎重に行う。
- 自発的・他動的可動域の両方の減少が著しい場合は，癒着性関節包炎の可能性が高い。
- 可動域中の**軋音**は，変形性関節症を考慮する。
- **cross-chest abduction**（外転しながら反対側の肩を触れる）で内旋や内転の動作を確かめる。
- **Apley スクラッチテスト**は，上方から手で両側肩甲骨の間をさわられるかどうかで外旋・外転を，また下方からさわられるかどうかで内旋・内転を評価する方法である。
- 急性の**前方脱臼**では，肩関節は外見上，正常時のような円形の形状をしていない。肩峰突起が最も外側に位置することになる。上腕骨頭の隆起は関節窩に対して前方または下方に見える。可動域は痛みを伴って制限される。急性肩関節脱臼では神経血管系の詳細な評価を行う必要があり，特に腋窩神経の支配領域の運動・感覚神経の評価を行う。

インピンジメント試験

- **インピンジメント徴候** 検者による腕の前方への他動的な屈曲により誘発される。内旋しながら 90°外転されても疼痛を引き起こす。
- **脱臼不安感** 患者に正面を向いてもらい肩関節を外転・外旋することで誘発する。そのとき，検者が上腕を下方に押すと，棘上筋腱の衝突により患者の不安感が明らかになる。
- **Neer のインピンジメント徴候** 患者を座位にした状態で肘関節を伸展し，前腕を回内させる（上腕が内旋する）。この状態で，検者は片手で患者の肩甲骨を押さえながら，もう一方の手で肘より遠位側を持って挙上させる。疼痛が（特に可動域の限界近くに）あれば，陽性である。感度は 79％，特異度は 53％とされる[85]。
- **Hawkins のインピンジメント徴候** 患者を座位また立位にして，検者が肘と手関節を持ち，腕を 90°挙上する。そして肩関節を内旋させる。疼痛が

(特に可動域の最後に)あれば，陽性である。感度は79％，特異度は59％とされる[85]。

- **Yocoum試験** 健側の手掌を患側の肩に置き，肩を挙上させないで，肘のみ挙上させる。疼痛が出現すればインピンジメントを疑う。感度は79％，特異度は40％である[86]。
- **腕落下試験** 腱板断裂を調べるために行う。外転しながら肩を挙上させ，検者が上腕の支えを中止すると，腱板の完全断裂では腕を挙上したまま保持することができない。
- **棘上筋リフトオフ試験** 軽度の腱板損傷の際に陽性となる。患側の手を背中にまわし，手掌を背側に向けたままにして，背中から離す方向へ動かすように指示する。検者はそれに抵抗するように力をかける。正常であれば検者の負荷に抵抗して動かすことができるが，減弱していれば腱板損傷を疑う。

肩関節不安定症の評価
- 前方への不安定性が最も多く，**前方不安感テスト**で疼痛が生じることで示唆される。
  - 患者の肩関節を90°外転位とし，腕は外旋した状態とする(投球動作のように)。検者は上腕骨頭を後方から前方へ押す。
  - 陽性であれば，患者の不快感は言葉やそれ以外の方法で明らかになる。
  - 外旋位での後方への圧力で肩不安感が高度に減弱すれば，**relocation徴候**陽性である。
  - インピンジメントがあると脱臼不安感をおぼえるが，これはrelocationによって大きく変化することはない。
- **後方不安感テスト**は，肘を屈曲し，肩関節を90°挙上し，内旋した状態で行う(手を対側の肩に置く)。そして肘を後方へ押し，不安感がみられれば陽性である。

その他の特異的試験
- **Yergason徴候** 患者が，患肢の肘関節を屈曲した状態で，検者の力に抵抗して前腕を回外しようとすると，二頭筋結節間溝に圧迫感や疼痛が生じる。
- **Speedテスト** 上腕二頭筋腱〜上関節唇の炎症の際に特異的な試験である。患者は肘関節を伸展位，前腕を回外位とし，検者の抵抗に逆らいながら肩関節を挙上する。上腕二頭筋長頭腱に沿って疼痛を認める。上関節唇断裂に対する感度は32％，特異度は61％と推定されている[85]。
- 上腕二頭筋腱断裂は，肩から肘までの骨格筋の中央に力こぶを認める「ポパイ徴候」で明らかになる。

診断的検査
■単純X線
- 肩関節痛の患者全員に初期評価として単純X線を行う必要性はないし，適切でもない。病歴と身体所見からインピンジメントが疑われる場合は特にそうである。
- それにも関わらず単純X線はよく施行されるが，ほとんど診断には至らない。
- 肩関節の内旋・外旋位での前後像，または腋窩からの撮影が一般的である。

- 肩関節炎，肩鎖関節炎，腱板の石灰化は単純X線で指摘できる。変形性関節症は関節裂隙の狭小化や，さらに進行すると，上腕骨頭の扁平化，肋軟骨下の囊胞，骨棘形成を認める。
- 肩関節脱臼を疑う際には，特別な撮影法を行う。
- インピンジメント症候群で保存的治療が効かない場合は，単純X線を施行する。
  - 単純X線ではインピンジメントの程度を評価することが重要であり，肩峰の下方～上腕骨頭の上方までの垂直方向での評価を行う。
  - 正常であれば，肩峰と上腕骨頭の間隙はボールペンの先ほどの幅である。
  - この間隙の狭小化は慢性的な腱板障害を示唆し，保存的治療では十分な効果が得られない。
- びまん性の骨減少は，ときどき癒着性関節包炎とともに認められる。

■ その他の画像検査
- MRIや，施設によっては**超音波検査**で棘上筋腱の評価を行う。
- もし，腱が著明に狭小化していたり，部分断裂や完全断裂を認めたら，肩関節手術の経験のある専門医に紹介するべきである。

治療

インピンジメント症候群
- 治療目標は，疼痛を軽減し，肩関節の機能と可動域を改善することにある。
- インピンジメント症候群に最適な管理方法は，まだ定まっていない。
- 方法論的にしっかりした臨床試験は少なく，エビデンスに基づいて推奨をするのは困難である。
- 独立した疾患として臨床的に区別するのは難しく，しばしば他の肩関節障害と併存したりオーバーラップしたりする。
- たいてい自然寛解し，保存的治療で十分である。しかし，難治性の症例もあるし，再発することもある。
- **肩関節の安静**は理にかなっており，疼痛を生じるような運動は避けるべきであるが，肩全体を同時にまったく動かさないようにするのはいけない。
- **軽度の可動域運動**は，可動域を保つうえで一般的に推奨され，癒着性関節包炎の予防にもなる。振り子運動は容易であり，自宅でも行うことができる。その方法は，腰を90°屈曲し，上体を低い机で支え，ゆっくり振り子のように重力に逆らいスイングする。回数を重ねるにつれて，可動域を広くする。
- 肩周囲の筋力増強を慎重に行うために**理学療法士**へ紹介することは有益である[87]。
- **理学療法**(超音波，レーザー，温熱，冷却，徒手整復，電気療法など)の有効性を明確に支持するエビデンスは少ない[87]。
- **保温・冷却**により症状が軽快することがある。
- **NSAID**はインピンジメント症候群の疼痛に対しておそらく有効である。
- **局所ステロイド注射**(肩峰下滑液包，腱板領域への)はよく行われるが，その効果についてははっきりしていない[88～90]。メチルプレドニゾロン酢酸エステ

ル 40 mg が典型的な用量である。繰り返し注射をすることは避ける。なぜなら、ステロイド注射には感染症、皮膚萎縮、腱の減弱や破裂といった合併症のリスクがあるからである。中等度以上の腱板断裂には、ステロイド注射は推奨されない。
- 疼痛が継続し機能障害を認め、手術に同意する可能性のある患者は、肩関節手術の経験が豊富な**整形外科医に紹介する**。中等度〜重度の腱板断裂のある患者は早期に紹介することを検討する。

その他の状況

- **癒着性関節包炎**　治療は、理学療法または NSAID による非侵襲的な方法を選択するのが一般的である。
  - 多くは 1〜2 年で改善する。
  - **局所ステロイド注射**は肩関節に直接行い(たいていは透視下で行われる)、ある程度の効果(特に早期の病変で)があるとされる。ステロイド経口投与でも短期的な(<6 週間)改善を望める[91]。
  - 関節鏡下での癒着解除は、カルシウム再沈着の際に推奨される場合がある。
- **変形性関節症**　一般的には NSAID や理学療法も含んだ保存的治療を行う。進行例では、疼痛軽減のために肩関節全置換術が必要となる。
- **急性肩関節脱臼**　直ちに整形外科医にコンサルトし、整復する。
- **慢性的な肩関節不安定症**　理学療法による保存的治療を行い、亜脱臼の誘因となる活動を避ける。一部の若年患者や、我慢できない症状が持続している患者は手術適応である。

肘関節痛

一般的事項

- 肘関節痛は外来患者では一般的な主訴である。通常、原因は限られる。
- **外側上顆炎・腱炎 lateral epicondylitis/tendinosis(テニス肘)**　肘関節痛の原因として最も多く、外側上顆より起始する手関節伸筋や回外筋の慢性的な酷使により生じる。その結果、微小断裂を繰り返し、血管の線維変性が生じたり、腱炎が引き起こされる。重度の炎症反応はみられない[92]。
- **内側上顆炎・腱炎 medial epicondylitis/tendinosis(ゴルフ肘)**　外側上顆炎と非常によく似るが、頻度は少ない。内側上顆より起始する手関節屈筋や回内筋の腱の酷使や変性により生じる。
- **尺骨神経障害 ulnar nerve entrapment(肘部管症候群 cubital tunnel syndrome)**　内側上顆の後方の肘部管(非常に体表に近い)を通る尺骨神経の圧迫により生じる。直接圧迫、肘関節の屈曲・伸展の反復、長時間の肘の屈曲、肘関節炎、糖尿病、ある種の職業や活動などと関連がある。この部位に対して直接的な衝撃などがあると、「funny bone」と呼ばれる感覚を実感する。
- **肘頭滑液包炎 olecranon bursitis(生徒肘 student's elbow)**　よくみられる病態で、肘頭滑液包の急性炎症により生じる。肘頭滑液包は肘関節の滑膜

腔に直接結合していない。原因は感染性または非感染性に分けられ，感染性では黄色ブドウ球菌が最も多い起因菌である。非感染性では外傷の反復，痛風，偽痛風，関節リウマチなどが挙げられる。感染性か非感染性かの鑑別は困難である。

診断

臨床所見
■ 病歴
- たいてい疼痛を主訴とするが，硬直や腫脹を訴えることもある。
- 急性外傷の病歴は重要であり，骨折，脱臼，腱断裂などが予想される。
- 肘関節の酷使は肘関節痛の原因として最も多いので，趣味や業務での動作について問診する。
- 正しい診断のためには疼痛の部位が鍵となる。
- 筋力低下や感覚障害についても問診する。
- **外側上顆炎**　ある種の活動時に肘外側の疼痛を生じるが，たいていはスポーツ(ラケットを使用するもの)に関連したり，手関節伸展と強く握る動作を繰り返すこと(日用大工，手掌を下にして持ち上げる，など)に関連したりする。症状は急性または亜急性に生じる。肘外側への直接的な衝撃も，外側上顆炎を引き起こすことがある。肘外側の圧痛も報告される。
- **内側上顆炎**　同様に，ある種の活動時に増悪する内側上顆の疼痛や圧痛を訴える。これもスポーツ(ゴルフや投球動作など)や仕事と強く関連する。
- **尺骨神経障害**　肘内側の疼痛と尺骨神経支配領域の感覚障害(しびれ感，触覚低下など)を，特に第4，5指に対して訴える。症状は夜間に増悪する。ときに筋力低下も報告される。
- **肘頭滑液包炎**　急性または亜急性に，肘後面の圧痛と腫脹を認める。外傷歴を確認する。

■ 身体診察
- 肘関節の診察では視診，触診，可動域，神経学的診察などを行う。
- 可能であれば，圧痛最強点を見つける。
- 正常の可動域は0〜140°であり，内転・外転はそれぞれ80°である。
- 頸部，肩，手首に関連痛がないか診察する。
- **外側上顆炎**　外側上顆に圧痛最強点を認める。肘関節を伸展しながら手関節伸展に対する抵抗を加えると，しばしば疼痛が認められる。
- **内側上顆炎**　内側上顆の圧痛が顕著となる。手関節屈曲に対する抵抗を加えると，疼痛が認められる。
- **尺骨神経障害**　尺骨神経支配領域の感覚障害や筋力低下を認める。軽い力での触診や針刺しテストで環指と小指の知覚低下を認める。内側上顆の後方を通る尺骨神経をタッピングすると，肘関節内部に疼痛を認め，環指と小指にしびれを生じる(Tinel徴候)。肘関節を完全に伸展しても，同様の結果を生じる(**肘関節伸展テスト**)。握力低下や手内在筋の減弱を認める。神経圧迫が継続すると，内在筋の萎縮を認める。

- **肘頭滑液包炎** 肘頭滑液包に鶏卵大の顕著な腫脹を認めることが特徴であり，これはかなり大きくなることがある。**診察では感染性または非感染性の区別は困難**であり，どちらも発赤，圧痛，熱感を認める。症状が顕著であれば，外傷または感染が原因である可能性が高い。慢性または再発性の滑液包炎は圧痛を伴わない。

診断的検査
- **単純X線** 通常は前後像か側面像を撮影する。
  - 多くの場合，単純X線では確定診断には至らない（例えば，外側・内側上顆炎）。
  - 重大な急性外傷では，骨折や脱臼の評価のため全例に単純X線を行うべきである。
  - 尺骨神経障害では，骨の変形による神経圧迫が疑われる場合以外，単純X線は不要である。
  - 肘頭窩や橈骨頭の確認のため，特別な撮影法を用いることもある。
- **CT，MRI** ときに骨や軟部組織の詳細な評価のために用いられる。
- **神経伝導検査，筋電図** 尺骨神経障害が疑われる場合や，手術が考慮されている場合に有用である。
- **関節穿刺** 急性に肘頭滑液包が腫脹した際に行い，感染の有無を確認すべきである。採取した検体はGram染色，培養，細胞数測定，結晶解析を行う。感染性の滑液包炎であれば，滑液の細胞数は化膿性関節炎よりも一般的に少ない（数千個/mL）。外傷性であれば滑液は血性である。

治療
- **外側上顆炎** たいてい保存的治療で改善する。
  - **安静**（初期には，疼痛を引き起こす活動を控える）と NSAID は，おそらく有効である。
  - **圧迫装具**（テニス肘用バンド）を肘に使用することは有効かもしれないが，賛否両論のデータがある[93]。
  - 局所冷却で症状が軽減することもある。
  - 適切なラケットを選択することと，バックハンド手技の改善も有効である。
  - **局所ステロイド注射**（例えば，メチルプレドニゾロン 40 mg）は，通常の方法で改善しなかった患者に対し，しばしば推奨される。一般的には有効であるとされており，少なくとも短期成績は良好である[94]。
  - その他，さまざまな治療法があるが，有効性については定かではない[93]。
  - 手術が必要な患者は稀である。
- **内側上顆炎** 治療は外側上顆炎とほぼ同じである。保存的治療が有効でない患者には局所ステロイド注射が短期的には有用かもしれない。
- **尺骨神経障害** これも通常は保存的治療を行う。
  - 肘関節は可能な限り伸展位を保つ。睡眠中の肘関節の屈曲を避けるために，夜間は副子を装着する。

- 可能であれば，さらなる神経圧迫を避けるために職場環境を変更する。仕事中は神経圧迫の予防に肘パッドを装着する。
- 疼痛に対し NSAID を試してみてもよい。
- 骨の石灰化の進行により症状を認める場合には手術が必要である。
- **肘頭滑液包炎**　肘頭滑液包穿刺は診断のみにとどまらず，治療ともなる。
  - 非感染性の場合，滑液の再貯留は稀ではなく，そのたびに穿刺を繰り返す必要がある。**圧迫包帯**は再貯留の予防に有効な可能性があり，外傷予防に肘パッドも使用される。
  - **NSAID** はよく使用される。
  - 滑液包への**メチルプレドニゾロン 20 mg 注射**は非感染性の場合は再発予防に有効だが[95]，感染性の場合はステロイド注射は禁忌である。
  - 感染を疑う際には，培養結果を待たずに経験的な**抗菌薬治療**（dicloxacillin またはセファロスポリン）を開始すべきである。化膿性の場合は毎日の穿刺排液が必要となる。

手・手関節痛

一般的事項

- 手・手関節痛はプライマリ・ケアではよくある主訴である。手・手関節の機能は明らかに重要であり，診断と治療は慎重に行う。
- **狭窄性腱鞘炎** stenosing tenosynovitis　炎症とそれに伴う腱，腱鞘，滑膜の肥厚であり，ときに腱に結節を伴う。多くの場合，繰り返し酷使すること，特に握る動作で生じる。
  - **ばね指** trigger finger　指の屈筋腱の狭窄性腱鞘炎により生じる。
  - **de Quervain 腱鞘炎**　長母指外転筋腱，短母指伸展筋腱の狭窄性腱鞘炎である。
  - **Dupuytren 拘縮**　線維増殖性疾患であり，手掌腱膜の無痛性の肥厚，結節を生じる。屈筋腱は当初は侵されない。手掌腱膜の線維化に伴い，特に環指，小指で中手指節（MCP）関節の屈曲拘縮が生じる。一般的には 40 歳以上の男性に生じ，遺伝的要素の影響が強いようである。また，糖尿病，アルコール症，繰り返す外傷，痙攣発作などにも関連がある。
- **手根管症候群** carpal tunnel syndrome　最も頻度の高い絞扼性ニューロパチーである。
  - 正中神経が手根管に圧迫されて生じる。
  - 中年女性に多く，利き手に生じやすい。
  - 手根管症候群は，糖尿病，アミロイドーシス，透析患者，関節リウマチや他の手関節の関節症，妊娠，甲状腺機能低下症，手関節外傷歴で頻度が高い。また，手・手関節の酷使により生じやすくなる。
- **尺骨神経障害**　Guyon 管を通る際に尺骨神経を圧迫して生じる。外傷を繰り返したり（例えば，削岩機の操作，手を金槌のように使用する，尺骨神経側を下にして休憩する，机やキーボードの角に手を置く），占拠性病変（例えば，ガングリオン，脂肪腫）による圧迫で生じる。

- **関節炎**　手や手関節では一般的である。**関節リウマチ**は手関節，MCP 関節，近位指節間(PIP)関節を特徴的に侵す。びらん性滑膜炎が，疼痛，拘縮，変形，機能低下を起こす。**変形性関節症**は，典型的には遠位指節間(DIP)関節，手根中手関節(特に母指)を侵す。これらの管理については 28 章を参照のこと。
- **感染症**　手や指に疼痛を生じる感染性の原因としては，**爪囲炎**，**瘭疽**がある。瘭疽は，指尖部の骨髄に重症感染症を引き起こす危険性がある。起因菌としては黄色ブドウ球菌が最も多い。母指や示指の穿刺創から生じる。
- **爪下血腫**　外傷後の指痛の原因として非常に多い。

診断

臨床所見
■病歴
- **ばね指**　指の腱の滑車部分が影響されると，指の伸展が阻害される。その結果，指を使うと痛みがあり，患指を伸展すると疼痛を伴い，また拘縮もみられる。もう一方の手を使わないと伸展できない場合もあり，しばしば疼痛を伴い，ポップ音がすることもある。
- **de Quervain 腱鞘炎**　手関節の橈骨側，嗅ぎタバコ窩 anatomic snuffbox に疼痛，圧痛，腫脹を訴える。手関節を尺側偏位して母指を動かすと疼痛が増悪し，患者は「きしむ」あるいは「ギシギシする」ような感覚を訴える。
- **Dupuytren 拘縮**　手掌に無痛性の結節を伴い，指を完全に伸展することができず，大きな物を持ち上げることが困難となる。
- **手根管症候群**　たいてい手関節や手に疼痛を伴い，前腕に放散する。正中神経支配領域(母指の手掌側，示指，中指，環指橈側)の間欠的な麻痺症状やしびれ感が生じる。
  - 典型的とされてきた，位置的な不快感は一般的ではない。
  - 症状は，手を酷使した際に，特に夜間に増悪することが多い。
  - 患者は，症状を改善するために手を強く振る動作をとる(flick 徴候)。しかし，その感度・特異度はともに低い[96]。
  - 筋力低下，不器用になる，物を落としやすい，といった症状も報告されている。
  - 外傷，仕事内容，趣味，活動などについて問診する必要がある。

■身体診察
- **ばね指**　遠位手掌皮線の触診により，腱の肥厚，やわらかい結節が明らかになる。通常は患指の MCP 関節にみられる。
- **de Quervain 腱鞘炎**　Finkelstein 徴候が診断に用いられる。患者は母指を内側にして手を握る。これで疼痛が生じなければ，検者が手関節を尺屈させる。すると通常は，橈骨の茎状突起に局所的な圧痛が生じる。
- **Dupuytren 症候群**　手掌腱膜の無痛性の肥厚や結節に伴い，1 本または数本の指の屈曲変形がみられる。
- **手根管症候群**　正中神経支配領域の感覚低下がみられる(痛覚鈍麻)。母指の外転力低下，Tinel 徴候，Phalen 徴候がみられる。

- Phalen 徴候は，患者自身が手関節を屈曲位で 30〜60 秒保持し，症状が出現または増悪すれば陽性である。
- Tinel 徴候は，遠位手首皮線を叩くと，正中神経支配領域の麻痺症状が生じる。
- 電気診断法と比較すると，Tinel 徴候，Phalen 徴候の診断価値は，かなり劣る[97]。
- 長期の手根管症候群では，母指球の萎縮がみられる。

診断的検査

- 手・手関節の **X 線検査**により診断的情報が得られ，特に関節症を疑う際には有用である。
  - しかし，病状が進展しなければ，確定診断に至るほどの異常所見はみられない。
  - 重度外傷の際には，単純 X 線は必須である。
- **電気診断法**(正中神経伝導検査)は，一般的には手根管症候群の診断のゴールドスタンダードとされているが，偽陽性，偽陰性が生じやすい。このような検査は，診断が不確かな場合や，外科的治療を考慮する際，あるいは労災認定の際に考慮すべきである。

治療

- **ばね指**　初期治療は，MCP 関節の伸展位での副子固定，NSAID の短期投与である。指屈筋腱鞘へのステロイド(メチルプレドニゾロン 15〜20 mg)とリドカインの局所注射も有用である[98]。しかし再発は一般的であり，その際は手術が必要になることもある。
- **de Quervain 腱鞘炎**　短期間の対立副子固定，NSAID が有効である。難治性の場合は，ステロイド(メチルプレドニゾロン 20〜30 mg)とリドカインの局所注射が有効である[99]。ときに外科的治療が必要となる。
- **Dupuytren 拘縮**　やさしくストレッチする以外に，有効な保存的治療法はない。重症例には手術も考慮されるが，再発することが多い。
- **手根管症候群**　初期には保存的治療が選択される。
  - **手関節背屈副子**(基本的には夜間に装着)と NSAID により症状が改善することが多い[100]。
  - 職業的な原因によるものでは，必要なら人間工学的な労働環境改善策をとる。
  - 上記の手段で改善しなければ，手根管に**ステロイド**(メチルプレドニゾロン 40 mg)とリドカイン(10 mg)の単回局所注射を考慮する。効果は 4 週間近く持続する[101]。
  - 根治療法は**外科的治療**である。屈筋支帯の切開による正中神経除圧は外来でも施行できる。電気診断法で確定診断された後の外科的治療は非常に有効であり，副子固定より優れている。

股関節痛

一般的事項

- 股関節痛はさまざまな原因で生じるが，わずか数疾患がその多くを占める。
- 疼痛は，股関節，関節周囲の軟部組織，骨盤骨，仙腸関節から生じ，他の部位(腰仙椎が多い)が原因となることもある。
- **変形性股関節症**　非常に一般的な原因であり，加齢とともに増加する。これらは関節軟骨の摩耗により生じる。素因としては，幼少時からの股関節障害や，脚長差，重い物を持ち上げたり運ぶ仕事などが挙げられる。変形性関節症の診断と治療については28章を参照のこと。
- **大転子滑液包炎 trochanteric bursitis**　これも股関節痛の原因として頻度が高い。腸脛靱帯症候群，股関節障害，股関節手術歴，脚長差，機械的背部痛などが関与していることがある。
- **阻血性壊死 avascular necrosis(大腿骨頭壊死)**　大腿骨頭の骨柱(海綿骨)の壊死により生じる。
  - 正確な病態生理はわかっていないが，ほとんどの患者で危険因子が認められる。例えば，ステロイド治療中(特に全身性エリテマトーデス)，アルコール症，外傷，骨折の既往歴，関節リウマチ，鎌状赤血球症，骨髄増殖性疾患，放射線照射が挙げられる。
  - これらの危険因子がある患者では常に本症を考慮する。
  - 重度の大腿骨頭壊死では大腿骨頭の圧潰をきたす可能性がある。
- **異常感覚性大腿痛 meralgia paresthetica**　大腿外側皮神経の圧迫で生じる絞扼性ニューロパチーの一種である。たいていは，肥満，妊娠，糖尿病，ウエストのきつい衣服の着用(パンティーストッキング，工具ベルトなど)，局所手術，外傷，股関節の酷使(ジョギング，チアリーディングなど股関節を頻繁に広げる動作)といった危険因子のうち1つあるいは複数が関与し，稀に骨盤内腫瘍が関与することもある。
- **大腿骨近位部骨折 hip fracture**　高齢女性によくみられ，大腿骨頸部，転子部に好発する。罹患率，死亡率ともに高い。加齢，白色人種，女性，骨粗鬆症，転倒が，一般的な素因である。

診断

臨床所見
■病歴
- 典型的には，疼痛を伴う可動域制限があり，歩行が困難となる。
- 正しい診断のためには疼痛の部位が鍵となる。
  - 一般的に股関節痛では，鼠径部に疼痛を認め，臀部に放散する。荷重は疼痛を増強する。
  - 臀部痛のみで鼠径部痛がない場合，腰部，仙腸関節，坐骨結節に原因がある可能性が高い。
  - 外側近位の大腿痛は，大転子滑液包炎を示唆する。

- ■ 前外側の大腿痛は，異常感覚性大腿痛を示唆する。
- ■ 大腿後面に放散する疼痛は，腰仙部の神経根障害が原因である頻度が高い。
- 慢性進行性の症例では，歩行が困難となり，日常生活にも制限が生じる。
- **大転子滑液包炎**　下肢に放散する外側大腿痛を訴える。疼痛は運動時や夜間睡眠時(特に患側を下に寝る)に増悪する。跛行を訴えることもある。
- **大腿骨頭壊死**　疼痛は突然生じることが多く，激痛となることもあるが，発症は緩徐である。無症候例も少数ながら存在する。疼痛は，典型的には鼠径部から生じ臀部へ放散し，荷重により増強する。
- **異常感覚性大腿痛**　鼠径部や大腿部の前外側における疼痛，熱感，感覚異常を特徴とする。この不快感は膝外側にまで広がる。運動神経障害はきたさない。
- **大腿骨近位部骨折**　多くの患者は転倒後の歩行困難で発見される。鼠径部に疼痛を認め，臀部に放散する。ごく一部の患者は補助があれば歩行可能であるが，荷重により疼痛は増強する。

■ 身体診察

- 起立・歩行時の様子を観察する。
- 跛行や疼痛が主訴となりうる。
- Trendelenburg 歩行(歩行時の立脚期に体幹が支持脚方向に側屈する現象)がみられれば，股関節内の病態を考慮する必要がある。患者は，弱くなった外転筋群に負担がかからないように，体重を患肢からシフトする。
- Trendelenburg 試験を行う。患者に立位で健側の膝を挙上させ，体重を患側にのしかからせる。正常であれば膝を挙上した側の骨盤が上がるが，骨盤が下がれば Trendelenburg 試験陽性であり，膝を伸ばしたままの側(患側)の股関節外転筋(中臀筋など)の筋力低下が考えられる。
- Patrick 試験，または FABERE 徴候(flexion-abduction-external rotation-extension)は，仰臥位で一方の踵を対側の膝外側に位置させる。そして検者が膝を圧迫し，股関節を外旋させ大腿を下方へと圧迫する。疼痛が生じれば，内在筋の障害を考慮する。
- 股関節やその周囲の触診を行い，圧痛があるか確認する。
- 可動域を調べる。正常な股関節の可動域は屈曲 120°，内転 30°，外転 60° である。股関節障害では内旋が最も影響を受ける。
- 内転筋，外転筋，屈曲筋の筋力を調べる。また，腰仙関節，仙腸関節も診察する。
- 鼠径部を診察し，鼠径ヘルニア，大腿ヘルニアの有無を確認する。
- **大転子滑液包炎**　大転子隆起部の局所的な圧痛で疑われ，股関節の可動域制限はすべきではない。
- **大腿骨頭壊死**　股関節の内転・外転時に疼痛を認め，しばしば跛行も認められる。
- **異常感覚性大腿痛**　大腿外側皮神経の支配領域における感覚低下と異常感覚の両方または一方を生じる。ほかに股関節障害が併存していなければ，股関節に特に異常所見は認められない。
- **大腿骨近位部骨折**　典型的には外旋，外転しており，脚長差を認める。股

関節部に斑状出血や血腫を認めることもある。

診断的検査
- **単純X線**では，股関節の前後像と側面像，骨盤の前後像を撮影する。
- **CTやMRI**は，ときに精査の際に用いる（不顕性骨折や骨壊死など）。
- **大腿骨頭壊死**の単純X線で大腿骨頭の硬化を認めることがある。進行例では大腿骨頭は圧潰する。単純X線が正常であっても，大腿骨頭壊死が疑われればMRIを考慮すべきである（感度が高いため）。
- **大腿骨近位部骨折**は，たいていは単純X線で診断がつくが，ときおり単純X線では異常が指摘されない場合があるため，CTやMRIが必要となる。

治療

- **大転子滑液包炎**　治療への反応性は遅いが，慢性化することはほとんどない。
  - NSAIDは症状改善に有効であり，**理学療法**として腸脛靱帯のストレッチも有効である。自宅でもストレッチを継続するよう患者を促す。
  - 大転子包内への**ステロイド**（メチルプレドニゾロン30〜40 mg）と局所麻酔薬（1％リドカイン3 mL）の注射は，少なくとも一時的な症状改善に有効である[103, 104]。
  - トリアムシノロンアセトニドやtriamcinolone hexacetonideのようなフッ化ステロイド製剤は皮膚や皮下組織の萎縮をきたすため，使用をできるだけ控える。
- **大腿骨頭壊死**　体重負荷を軽減するために杖や歩行器の使用が有効な場合がある。外科的な除圧や人工股関節全置換術の適応については，必ず整形外科医へコンサルトする。ステロイド治療の継続が必要であれば，可能な限り用量を減らすよう努力する。
- **異常感覚性大腿痛**　神経を圧迫している原因を取り除き，股関節を酷使する活動を控える。
- **大腿骨近位部骨折**　ほとんどの患者で手術が必要であり，整形外科医のコンサルトが欠かせない。骨粗鬆症性骨折では，二重エネルギーX線吸収測定法で骨密度を測定し，骨密度を上げて骨折続発のリスクを減らすための薬物治療を開始する（37章参照）。

膝関節痛

一般的事項

- 膝関節は日常活動でも摩耗・裂傷しやすく，損傷（多くはスポーツに関連している）に対し脆弱な部位である。そのため，膝痛はよくある主訴の1つである。
- 変性疾患，外傷，炎症性疾患が，頻度の高い原因である。

病因

- **変形性膝関節症**　きわめて多い病態で，膝の機能障害の原因として重要な疾患である。
  - 加齢，摩耗・裂傷，肥満，遺伝要因，外傷歴(骨折，不安定性を伴う靱帯損傷，半月板損傷など)，膝手術歴などは病因として重要である。変形性膝関節症は膝を構成する3つのコンパートメント(内側コンパートメント，外側コンパートメント，膝蓋大腿関節)のいずれか，またはすべてを障害しうる。
  - 内側コンパートメントは最もよく障害される。
  - 変形性関節症の診断，治療は28章に記載した。
- **炎症性疾患**　原因は**感染性**と**非感染性**に分けられる。
  - 非感染性の原因としては，**関節リウマチ，全身性エリテマトーデス，Reiter症候群，痛風，偽痛風**が挙げられる。
  - 感染性の原因としては，**淋菌性関節炎**(性交渉の活発な青年期に多い)，**黄色ブドウ球菌**が多い。化膿性関節炎の危険因子としては，関節外感染症，関節外傷歴，人工関節，重症慢性疾患，免疫抑制状態，ステロイド治療，静注薬物使用が挙げられる。
  - 炎症性関節症の治療は28章に記載した。
- **膝蓋大腿症候群 patellofemoral pain syndrome**　特定の活動で膝蓋骨後面または膝蓋骨周囲に疼痛や摩擦音が生じることが特徴である。
  - 本症候群は定義も知見も不十分であるが，この種の**膝前方痛**は非常に高頻度で，慢性化することもあり，活動も制限されうる。
  - 膝関節の酷使・過剰な負荷，膝蓋骨の位置異常や亜脱臼，肥満，膝関節伸展機構の破綻，大腿四頭筋の筋力低下，外傷など，病因についてはさまざま論じられているが，はっきりせず，多くの患者では以上の要因の関与がない場合もある。
  - 膝蓋軟骨軟化症の関与については議論がある。膝蓋大腿症候群は膝蓋軟骨軟化症なしでも生じ，実際に膝蓋軟骨軟化症は無症候性のことも多い[105]。
- **靱帯損傷**　若年成人のスポーツ外傷後に多い。靱帯の裂傷や過伸展から完全断裂や不全断裂まで，さまざまである。側副靱帯損傷と十字靱帯損傷が同時に生じることもあり，そこに半月板損傷も伴う場合がある。
- **半月板損傷**　典型的には**捻転外傷**により生じ，内側半月板を損傷することが多い。この型の外傷では，内側側副靱帯や前十字靱帯の損傷を合併することがある。高齢者では，小さな外傷後でも半月板の変性性の裂傷を生じることがある。
- **滑液包炎**　膝関節のさまざまな部位で生じる。滑液包は滑膜で裏打ちされ，そこを満たす滑液が，隣接する構造との摩擦を減らしている。慢性的な酷使，外傷，摩擦が炎症を引き起こす。
  - **膝蓋前滑液包炎 prepatellar bursitis**は，膝をつく姿勢が関わる外傷を繰り返すことで生じる(「家政婦の膝」や「聖職者の膝」)。
  - **鵞足包 pes anserine bursa**は，膝屈筋群の内方，脛骨内側近位部に位置し，ウォーキングやランニングなどの酷使，変形性膝関節症で炎症を生じる。

- **Baker囊胞**(膝窩囊胞または半膜様筋-腓腹筋包の炎症)　膝窩(通常は内側)に生じる，滑液が貯留した囊胞である。関節腔と交通があることが多い。通常，膝滲出液，半月板損傷，変形性関節症と関連する[106]。関節リウマチにも非常によくみられる[107]。
- **腸脛靱帯摩擦症候群**　ランナーや自転車乗りに多い。腸脛靱帯〜大腿骨外側顆の繰り返しの運動により摩擦と疼痛を生じる。特に階段をのぼったり坂を走りおりたりする際に疼痛がある。
- **脛骨粗面骨端症(Osgood-Schlatter病)**　一般的に青年期に生じ，疼痛は膝蓋靱帯内側〜脛骨結節に局在する。脛骨結節の小骨が関与するとされる。小骨がその接する骨と融合すると疼痛は消失する。それまでは，疼痛のために運動が制限される。

診断

臨床所見
■病歴
- 膝関節の障害はたいてい，疼痛，硬直，腫脹，発赤，熱感，圧痛，膝くずれ，ロッキングなどのうち，1つまたはそれ以上の症状を伴う。
- 急性膝関節痛は外傷性が多く，外傷の機序は詳細に聴取する必要がある。ポップ音を聴取することもある。亜急性，慢性の膝の違和感も多い。
- 化膿性関節炎(詳細は28章参照)は，急性の単関節炎では常に考慮する。
- 疼痛が増悪する活動，スポーツ，および外傷歴を詳細に聴取する。
- 対側の膝関節やそれ以外の関節の疼痛の病歴は重要な情報である。
- 炎症性の障害では，滲出液が著明であり，活動により改善する朝のこわばりを認める。
- 機械的機序によるものであれば，疼痛は典型的には運動により増強し，安静により軽減する。
- **膝蓋大腿症候群**　階段や坂をおりる，スクワット，ランニング，ジャンプ，長時間の座位(「劇場徴候」)などの際に，膝関節前方痛を認める。
- **前十字靱帯損傷**　著明な**捻転外傷**により生じる。断裂するような音を聴取することがある。疼痛は急性で，すぐに多量の滲出液，膝くずれ，歩行困難を認める。
- **側副靱帯損傷**　**外転**(内側側副靱帯)または**内転**(外側側副靱帯)の外力により生じる。疼痛，こわばり，局所腫脹を認める。多くは外傷後も歩行可能である。
- **半月板損傷**　重度の捻転外傷の後，疼痛，腫脹，こわばりを認める。膝窩に疼痛を訴え，クリック音，ロッキング，膝くずれを伴うこともある。多くは外傷後も歩行可能である。
- **Baker囊胞**　多くは無症候であるが，膝窩に腫脹，圧痛などを認めることがある。大きな囊胞であれば，周囲組織への圧迫により疼痛や，血管神経障害すら認めることがある。囊胞が破裂すると症状が出現し，発赤，腫脹，熱感，疼痛，ふくらはぎの圧痛を認める。これらの症状は深部静脈血栓症と紛

■ **身体診察**
- 膝の診察では，視診，触診のほか，可動域，筋力，歩行について診察する。急性膝関節炎では正確な診察は困難または不可能である。正常な膝関節の可動域は屈曲135°，伸展0°である。
- **膨隆徴候** bulge sign は膝関節の少量の滲出液貯留を検出する方法である。
    - 患者を診察台の上に寝かせて，患肢を伸展位にする。
    - 膝蓋内側を近位方向に押し，搾り出すようにして関節液を膝蓋上包に集める。
    - そして，膝蓋外側を脛骨へ向かって同様に押していき，膝の内側に関節液を集めるようにする。
    - 余分な関節液は膝蓋内側に嚢胞を形成する。
- **前方引き出しテスト** anterior drawer test や **Lachman テスト**は**十字靱帯の不安定性**を評価するものである。両側の膝関節に行って比較する。
    - 前方引き出しテストでは，患者を仰臥位にして膝を90°屈曲させる。検者は脛骨を両手で持ち前方へ引く。
    - Lachman テストでは，患者を仰臥位にして膝を20°屈曲させる。検者は大腿遠位部を片手で保持し，もう一方の手で脛骨近位部を前方へ引く。
    - 前十字靱帯損傷があれば，脛骨は前方へと引き出される。
    - Lachman テストのほうが感度が高いとされるが，両者を組み合わせることが望ましい[108, 109]。
- **側副靱帯の安定性**に関しては，20〜30°屈曲位と完全伸展位で診察する。片手で膝関節外側を固定し，もう一方の手で大腿遠位を外転させるように外力を加える。または，片手で膝関節内側を固定し，もう一方の手で大腿遠位を内転させるように外力を加える。内側あるいは外側側副靱帯損傷があれば，たいていは疼痛を伴いながら，より大きく内転・外転する。
- **McMurray テスト**は半月板損傷の評価に用いられる。仰臥位で膝関節を完全屈曲位にし，ゆっくり内旋・外旋しながら膝関節を伸展させる。半月板の動きや pop 音，ときに疼痛を伴う際には，半月板損傷を示唆する。このテストは感度は低いが，特異度は高い[109]。McMurray テスト陽性で**膝関節圧痛**を伴えば，診断精度は高くなる[108, 110]。
- **変形性膝関節症**　圧痛，軽度滲出液貯留，膝関節運動時の軋音を認め，ときに骨棘を触知する。内側コンパートメント障害が強い患者では，立位時に内反変形(O 脚 bowleg)を認める。それよりは頻度は低いが，外側コンパートメント障害では，外反変形(X 脚 knock-knee)を認めることがある。
- **膝蓋大腿症候群**　膝関節の屈曲・伸展時に，膝蓋の位置異常や軋音(膝蓋があまりに外側に位置することから)を認めることがある。大腿四頭筋の萎縮を認めることもある。滲出液貯留はあまりみられない。
    - **膝蓋圧迫テスト**は診断に役立つ。検者は膝蓋骨を固定し，患者に大腿四頭筋の収縮をさせる。大腿顆と逆に膝蓋骨を近位に押すことで，疼痛が軽減する。
- **膝蓋前滑液包炎**　膝蓋骨と皮膚の間に病変があるため，膝蓋骨の直上に腫

表29-5 オタワ膝関節ルール

下記の条件のいずれかを満たす場合，X線検査を行う
年齢＞55歳
腓骨骨頭に圧痛がある
膝蓋骨に局所的な圧痛がある
膝関節屈曲が90°以上できない

出典：Stiell IG, Wells GA, Hoag RH, et al. Implementation of the Ottawa Knee Rule for the use of radiography in acute knee injuries. JAMA 1997;278:2075-2079 より改変。

膿を認める。また，発赤や熱感があるときには感染症を示唆する。
- **鵞足包炎** 膝の前内側に疼痛を生じ，激しい圧痛を認める。
- **Baker嚢胞** 膝蓋窩の内側に突起物を認める。嚢胞の破裂があれば炎症が生じ，血栓形成素因となる。

診断的検査

- 膝関節痛では頻繁に**単純X線**が施行されるが，必ずしも必要ではない。
- 病歴や身体所見から関節周囲の異常が示唆される場合は，単純X線で診断がつくことは少なく，たいてい不要である。
- 病歴や身体所見から関節の機械的異常が示唆される場合，単純X線は診断に役立つ。
- **オタワ膝関節ルール** Ottawa knee rules は，急性の膝外傷で単純X線を必要とする患者を選定する基準として用いられる(表29-5)[109,111]。
- 単純X線では前後像と側面像を撮影するのが標準である。もし可能であれば立位でも撮影する。
- 骨折を単純X線で診断する際には，特別な撮影法が必要な場合もある。
- **膝蓋大腿症候群**では，単純X線(Merchant法)で膝蓋の位置異常を描出できることがあるが，たいていは正常である。
- **靱帯・半月板損傷**は単純X線では診断できないが，剥離骨折の評価は可能である。
- **MRI**は半月板損傷を描出できるが，偽陽性の場合もある。
- 超音波検査は**Baker嚢胞**や下肢静脈血栓症を評価することができる。MRIでもBaker嚢胞を指摘することができる。

治療

- **化膿性関節炎** 関節破壊を防ぐために迅速かつ積極的に治療を行う。
  - 非感染性であるという診断が確定していない限り，入院のうえ経験的な抗菌薬治療を関節液の培養結果が陰性となるまで継続することを強く考慮する。
  - 根治療法として，抗菌薬の静注(抗菌薬の種類と投与期間は培養結果を参考にする)，関節穿刺排液，ときに外科的ドレナージを行う。

- **膝蓋大腿症候群**　ほとんどの場合，安静，理学療法，アセトアミノフェン，NSAID，冷却で改善する。大腿四頭筋の筋力アップも効果があるのではないかと一般的には考えられている。膝関節のテーピングや装具が有用だという意見もある。手術適応となるのは少数である(例えば，重度の軟骨軟化がある患者，膝蓋の著明な位置異常や脱臼がある患者)
- **靭帯損傷**　靭帯損傷が疑われる際には，整形外科医やスポーツ医学専門医にコンサルトする必要がある。初期保存的治療としては，安静，冷却，圧迫，挙上，NSAID，松葉杖，膝装具などが挙げられる。より特異的な治療法や外科的治療に関しては整形外科医にコンサルトしたうえで考慮する。
- **半月板損傷**　多くの場合，整形外科医にコンサルトするのが妥当である。たいていは，安静，冷却，圧迫，NSAID，少しずつ活動性を向上するなどの保存的治療により改善する。手術は，疼痛やロッキングが継続する患者でのみ考慮する。変形性膝関節症がある場合，半月板損傷に外科的治療を行うと疼痛を増強させる可能性があり，人工膝関節全置換術が必要になる場合もある。
- **膝蓋前滑液包炎**　非感染性であれば，外傷を引き起こさないようにして，冷却やNSAIDで保存的に治療する。感染性である可能性が高い，あるいは確実であれば，関節液の白血球が陰性となりGram染色と培養が陰性となるまで，抗菌薬治療と毎日の関節穿刺排液が必要である。全身状態が不良な患者は，入院のうえ抗菌薬静注が必要である。外科的なドレナージや切開が必要になることは稀である。
- **鵞足包炎**　たいていは安静，冷却，NSAIDによる保存的治療が有効である。局所ステロイド注射も有効である。
- **Baker嚢胞**　非破裂性で軽度～中等度の症状がある場合は，アセトアミノフェンまたはNSAIDで治療可能である。症状が強い患者では膝関節の穿刺排液(ときに局所ステロイド注射を併用)も有効だという意見がある。外科的治療が有効な患者は少数である。破裂性の嚢胞は安静，挙上，温熱，NSAIDで治療する。

足関節・足の障害

- 足関節や足の障害は外来診療でよくみられる。多くは機械的障害またはサイズの合わない靴を履いていることに関連する。
- 最も多い主訴は疼痛であり，診断には疼痛の局在が重要である。
- 既往歴(例えば，糖尿病，痛風，関節リウマチ，血管疾患，末梢性ニューロパチー)，増悪・寛解因子，急性・慢性，外傷との関連，スポーツ・職業，靴，などの情報は診断に有用である。
- もし可能であれば，靴を履いたときと裸足のときとで立位と歩行を観察する。どういう靴を履いているか(例えば，ヒールの極端に高い靴)，普段履きなれていないかなどに注目する。可動域や関節の炎症もチェックする。正常な足関節は背屈15°，底屈55°である。正常な踵は内反35°，外反20°である。
- 鶏眼(うおのめ)，胼胝，潰瘍，爪の外観にも注目する。

- 血行や感覚についても評価する。

足関節痛

一般的事項

- **足関節捻挫** ankle sprain は最もよくみられる外傷の1つである。
  - 典型的には足関節の内反で生じ，そのため多くは外側靱帯が損傷する。
  - 重症度は，ごく軽症なものから，きわめて重症なものまで幅広い。
  - 慢性的な足関節の不安定さや再発は少なくない。
- **脛距関節（足関節）の原発性変形性関節症**は珍しい。しかし，外傷後や関節リウマチなどの炎症性疾患後に二次性の変形性関節症が起こることがある。
- 足関節の滲出液貯留は，炎症性関節症，サルコイドーシス，痛風，感染が疑われ，診断のために穿刺検査が必要である。

診断

- 足関節捻挫は，つまずいたり転倒したりして足関節が内反することで生じる。外反により捻挫することもあるが，稀である。
- 腫脹，圧痛，歩行時の疼痛が一般的な症状である。重症例では激痛があり，歩行も不可能となる。
- **身体診察**では腫脹と圧痛が主要な所見であり，ときに外側側副靱帯（外反捻挫では三角靱帯）に斑状出血を生じる。腫脹は足関節全体に及ぶ。触診で内果・外果の圧痛を確認する。用手的に内反すると疼痛は明らかである。体重を支えることができる場合もあれば，できない場合もある。
- 足関節の**単純X線**は必ずしも必要ではなく，しばしば過剰に使用されている。骨折の評価にX線が必要か判断する際には**オタワ足関節ルール** Ottawa ankle rules（表29-6）を利用する[112]。

治療

- 多くの足関節捻挫は，安静，冷却，圧迫，挙上，NSAIDによる保存的治療で改善する。足関節装具も利用される。患者の忍容性や，体重を支えられるかによるが，松葉杖が必要な場合もある。

表29-6 オタワ足関節ルール

果部の疼痛があり，さらに下記の条件のいずれかを満たす場合，X線検査を行う
外果の後縁または先端に骨性の圧痛がある
内果の後縁または先端に骨性の圧痛がある
損傷後すぐに，あるいは救急外来にて，体重を支えられない

出典：Stiell IG, McKnight RD, Greenberg GH, et al. Implementation of the Ottawa ankle rules. JAMA 1994;271:827-832 より改変。

- 疼痛なく体重を支えることができれば，活動度を増やしていく。足関節装具を継続的に使用するよう勧める。
- 捻挫後に足関節の強化を理学療法士に依頼することも有益である。
- 重度の捻挫では，より強力な治療が求められ，整形外科医にコンサルトする必要がある。
- 運動時にサポーター(半固定式装具，空気式装具)を使用することで，捻挫の再発リスクを下げることができる[113]。

踵部痛

一般的事項

- **足底筋膜炎 plantar fasciitis**　踵部痛の原因として最も一般的である。
  - 足底筋膜の踵骨付着部の炎症により疼痛を生じる。
  - 足底筋膜炎は，捻挫，扁平足，肥満，過度のウォーキングなどで生じることが多い。
  - たいていの場合は原発性であるが，Reiter症候群などの関節症として生じることがある。
- **アキレス腱炎 Achilles tendonitis**　アキレス腱の踵骨付着部のすぐ近位に生じる有痛性の炎症である。
  - 若年のスポーツ選手(例えば，ランナー，ダンサー)に生じることが多い。
  - 高齢者であれば，アキレス腱の変性が原因かもしれない。
  - この病態の際にも，強直性脊椎炎やReiter症候群を考慮する。
  - ときおりアキレス腱の完全断裂が生じる。

診断

- **足底筋膜炎**　患者は踵部の疼痛を訴え，特に起床後に体重を足にかけたときに生じる。診察では，筋膜に沿って，足底筋膜起始部に圧痛点を認める。
- **アキレス腱炎**　疼痛は潜行性に生じ，一般的には活動により増悪する。足底の屈曲時に，「きしむ」あるいは「ギシギシする」感覚をときに自覚する。診察では，アキレス腱の肥厚や圧痛を認める。踵骨の後側方部の骨突起を触知することもある。踵後方が靴と接触することにより，「pump bumps」(局所的な軟部組織の腫脹)が生じることもある。
- いずれも通常はX線検査は不要である。**踵部骨棘の臨床的意義は不明である。**骨棘を触れたとしても足底筋膜炎ではないこともあり，また足底筋膜炎だからといって骨棘を伴うとは限らない。

治療

- **足底筋膜炎**　ほとんどが保存的に治療される。靴に緩衝材を使用したり(市販のものでもよい)，NSAID投与，冷却，アキレス腱と足底のストレッチなどを行う。

- ■保存的治療では有意な効果を認めるまでに数週〜数カ月かかる。
- ■足を背屈させる副子を夜間装着することで改善する場合もある[114]。
- ■局所ステロイド注射を用いる場合もあるが,その効果については質の低いエビデンスしかない[114]。
- ■体外衝撃波治療の有効性については議論がある。
- ■積極的な治療が必要な患者はごく一部であり,保存的治療で疼痛が遷延する患者は,**足治療士**や**整形外科医**に紹介する。
- ●**アキレス腱炎**　通常は,安静,踵挙上,冷却,ストレッチ,NSAIDなどの保存的治療を行う。
  - ■局所ステロイド注射は,アキレス腱断裂のリスクが高いので禁忌である。
  - ■保存的治療で改善がみられない場合は,整形外科医やスポーツ医学専門医にコンサルトするとよい。

中・前足部痛

一般的事項

- ●**外反母趾** hallux valgus　第1趾の疾患としては最も多く,第1趾中足趾節(MTP)関節の外側偏位が特徴である。
  - ■第1中足骨頭内側が骨性肥厚を伴って拡大し,その部の滑液包が炎症を起こして「腱膜瘤(バニオン bunion)」を呈する。
  - ■圧倒的に女性に多く,おそらくは靴による制限が原因であると思われるが,遺伝性の素因もあるかもしれない。
  - ■同様の状態が第5趾 MTP 関節にみられることもあり,関節は「小腱膜瘤(バニオネット bunionette)」を呈する。
- ●**強直母趾** hallux rigidus　第1趾 MTP 関節の変形性関節症による疼痛と硬直であり,この症状は歩行ごとに広がる。通常は高齢者に生じる。
- ●**中足骨痛** metatarsalgia　1つまたは複数の中足骨頭に疼痛を生じた状態をいう。
  - ■典型的には前足部を広げて回内させた際に生じ,第2,3,4中足骨頭が体重を支えるようになり,結果として仮骨を形成する。
  - ■前足部の変形(足底の脂肪組織の偏位と,それに伴う中足骨頭の露出)や凹足により二次的に中足骨痛を生じることもある。
- ●**Morton 神経腫**　第3-4趾間の疼痛が特徴で,この部の神経圧迫により生じる。
- ●**痛風,偽痛風**(痛風より頻度は低い)　第1趾 MTP 関節の急性炎症として発症する(足部痛風 podagra)。結晶性関節炎の管理については28章に記載した。
- ●**中足骨の疲労骨折**　酷使により生じる。ランナーやダンサーに多く,活動の程度が最近上がった例が多い。第2,3中足骨が特に骨折しやすい。
- ●**扁平足** pes planus(flat feet)　扁平足自体は必ずしも症候性とは限らない。しかし慢性的な足の回内により,しばしば疼痛や,さらなる変形をきたすことがある。

- 扁平足は足のさまざまな問題から生じ，特に**後脛骨筋腱機能不全**は足関節痛と足部変形の原因として多いが，見逃されやすい。
- 突然または進行性の後脛骨腱の筋力低下と，それにより生じる進行性の**扁平足変形**が特徴である。
- 変形は初期には可逆性であるが，不可逆性となる可能性もある。
- さまざまな病因が考えられ，腱の**剝離・断裂**（多くは外傷性）や，**部分断裂**と伸展，**腱炎**などが挙げられる。

診断

- **外反母趾** 疼痛，腫脹を生じ，合わない靴を履くことで変形が増悪する。母趾の内側のしびれ感も報告されている。身体診察では第1中足骨頭の内側偏位，母趾趾節骨の外側偏位を認める。その他の趾のインピンジメントもときにみられ，第2趾が第1趾の上に乗り上げることもある。腱膜瘤（バニオン）は高頻度にみられ，皮膚潰瘍を形成することもある。
- **強直母趾** 第1趾MTP関節の背屈制限が特徴である。
- **中足骨痛** しばしば第2趾中足骨に集中する。
- **Morton神経腫** 足底の疼痛と感覚障害が典型的な症状である。ウォーキングやハイヒールを履くことで症状が増悪する。中足骨頭を強く握ると不快感が再現される。
- **疲労骨折** 中足骨に近い前足部に疼痛が突然または徐々に生じる。圧痛を伴うことがある。
- 単純X線により，外反母趾では骨の偏位，強直母趾では変形性関節症の所見を明らかにすることができる。
- 疲労骨折は，最初の2週間は単純X線では診断困難である。その後は仮骨変化を確認できるかもしれない。最初の1週間では骨シンチグラフィは陽性となる。MRIは，ごく初期の疲労骨折を診断することができるが，通常は不要である。

治療

- **外反母趾** つま先が広い靴を履くことが症状改善に必要であり，靴の中敷きを使用することも有効である。保存的治療で改善しない患者は外科的治療の適応である。
- **強直母趾** 硬い中敷き，例えばスチールシャンク（足アーチを支える金属製の中敷き）などはMTP関節の動きを軽減し，疼痛軽減に有効である。船底形の中敷きも使用されるが，歩きにくさを伴う。保存的治療で効果がない場合は，外科的に関節固定術（インプラントを用いない）が効果的なことがある。
- **中足骨痛** 中足骨パッドを靴の中に入れると，中足骨頭にかかる体重負荷を分散し，疼痛が緩和される。回内や変形性関節症など他の問題も合併している場合には，足底の形状に合致する中敷きを特別に作製して，中足骨パッ

ドとともに使用するほうがよい。
- **Morton 神経腫** ヒールの低い，形やサイズの合った靴を履くことが，疼痛の緩和に役立つ。専門家の中には，局所ステロイド注射を勧める人もいる。保存的治療で改善しない患者には，外科的治療が有効かもしれない。
- **疲労骨折** 安静，冷却，NSAID による保存的治療が必要である。硬い中敷きを使用すべきである。それでも改善しない患者には，固定術が必要となるだろう。

(山本 学)

文 献

1. Bogduk N, Teasell R. Whiplash: the evidence for an organic etiology. *Arch Neurol* 2000;57:590-591.
2. Peloso P, Gross A, Haines T, et al.; Cervical Overview Group. Medicinal and injection therapies for mechanical neck disorders. *Cochrane Database Syst Rev* 2007;(3):CD000319.
3. Gross AR, Hoving JL, Haines TA, et al.; Cervical Overview Group. Manipulation and mobilisation for mechanical neck disorders. *Cochrane Database Syst Rev* 2004;(1):CD004249.
4. Kay TM, Gross A, Goldsmith C, et al.; Cervical Overview Group. Exercises for mechanical neck disorders. *Cochrane Database Syst Rev* 2005;(3):CD004250.
5. Kroeling P, Gross A, Houghton PE; Cervical Overview Group. Electrotherapy for neck disorders. *Cochrane Database Syst Rev* 2005;(2):CD004251.
6. Trinh KV, Graham N, Gross AR, et al.; Cervical Overview Group. Acupuncture for neck disorders. *Cochrane Database Syst Rev* 2006;3:CD004870.
7. Graham N, Gross A, Goldsmith CH, et al. Mechanical traction for neck pain with or without radiculopathy. *Cochrane Database Syst Rev* 2008;(3):CD006408.
8. Haraldsson BG, Gross AR, Myers CD, et al.; Cervical Overview Group. Massage for mechanical neck disorders. *Cochrane Database Syst Rev* 2006;3:CD004871.
9. Verhagen AP, Scholten-Peeters GG, van Wijngaarden S, et al. Conservative treatments for whiplash. *Cochrane Database Syst Rev* 2007;(2):CD003338.
10. Lord SM, Barnsley L, Wallis BJ, et al. Percutaneous radio-frequency neurotomy for chronic cervical zygapophyseal-joint pain. *N Engl J Med* 1996;335:1721-1726.
11. Niemisto L, Kalso E, Malmivaara A, et al. Radiofrequency denervation for neck and back pain. A systematic review of randomized controlled trials. *Cochrane Database Syst Rev* 2003;(1):CD004058.
12. Pettersson K, Toolanen G. High-dose methylprednisolone prevents extensive sick leave after whiplash injury. A prospective, randomized, double-blind study. *Spine (Phila Pa 1976)* 1998;23:984-989.
13. Slipman CW, Lipetz JS, Jackson HB, et al. Therapeutic selective nerve root block in the nonsurgical treatment of atraumatic cervical spondylotic radicular pain: a retrospective analysis with independent clinical review. *Arch Phys Med Rehabil* 2000;81:741-746.
14. Leboeuf-Yde C. Smoking and low back pain. A systematic literature review of 41 journal articles reporting 47 epidemiologic studies. *Spine (Phila Pa 1976)* 1999;24:1463-1470.
15. Goldberg MS, Scott SC, Mayo NE. A review of the association between cigarette smoking and the development of nonspecific back pain and related outcomes. *Spine (Phila Pa 1976)* 2000;25:995-1014.
16. Mikkonen P, Leino-Arjas P, Remes J, et al. Is smoking a risk factor for low back pain in adolescents? A prospective cohort study. *Spine (Phila Pa 1976)* 2008;33:527-532.
17. Deyo RA, Weinstein JN. Low back pain. *N Engl J Med* 2001;344:363-370.
18. Zhou Y, Abdi S. Diagnosis and minimally invasive treatment of lumbar discogenic pain—a review of the literature. *Clin J Pain* 2006;22:468-481.
19. Cohen SP, Raja SN. Pathogenesis, diagnosis, and treatment of lumbar zygapophysial (facet) joint pain. *Anesthesiology* 2007;106:591-614.
20. Cohen SP. Sacroiliac joint pain: a comprehensive review of anatomy, diagnosis, and treatment. *Anesth Analg* 2005;101:1440-1453.

21. Foley BS, Buschbacher RM. Sacroiliac joint pain: anatomy, biomechanics, diagnosis, and treatment. *Am J Phys Med Rehabil* 2006;85:997-1006.

22. Clinical Practice Guideline Number 14: Acute Low Back Problems in Adults: Assessment and Treatment. Rockville, MD: US Department of Health and Human Services, Agency for Healthcare Policy and Research; 1994. Publication 95-0643.

23. Henschke N, Maher CG, Refshauge KM, et al. Prevalence of and screening for serious spinal pathology in patients presenting to primary care settings with acute low back pain. *Arthritis Rheum* 2009;60:3072-3080.

24. Deyo RA, Rainville J, Kent DL. What can the history and physical examination tell us about low back pain. *JAMA* 1992;268:760-765.

25. Bakker EW, Verhagen AP, van Trijffel E, et al. Spinal mechanical load as a risk factor for low back pain: a systematic review of prospective cohort studies. *Spine (Phila Pa 1976)* 2009;34:E281-E293.

26. Hoogendoorn WE, van Poppel MN, Bongers PM, et al. Systematic review of psychosocial factors at work and private life as risk factors for back pain. *Spine (Phila Pa 1976)* 2000;25:2114-2125.

27. Pincus T, Burton AK, Vogel S, et al. A systematic review of psychological factors as predictors of chronicity/disability in prospective cohorts of low back pain. *Spine (Phila Pa 1976)* 2002;27:E109-E120.

28. Pincus T, Vlaeyen JW, Kendall NA, et al. Cognitive-behavioral therapy and psychosocial factors in low back pain: directions for the future. *Spine (Phila Pa 1976)* 2002;27:E133-E138.

29. Klenerman L, Slade PD, Stanley IM, et al. The prediction of chronicity in patients with an acute attack of low back pain in a general practice setting. *Spine (Phila Pa 1976)* 1995;20:478-484.

30. Pincus T, Vogel S, Burton AK, et al. Fear avoidance and prognosis in back pain: a systematic review and synthesis of current evidence. *Arthritis Rheum* 2006;54:3999-4010.

31. Kendall NAS, Linton SJ, Main CJ. Guide to Assessing Psychosocial Yellow Flags in Acute Low Back Pain: Risk Factors for Long-Term Disability and Work Loss. Wellington, NZ: ACC and The National Health Committee (www.acc.co.nz), 1997.

32. Vroomen PC, de Krom MC, Knottnerus JA. Diagnostic value of history and physical examination in patients suspect of sciatica due to disc herniation: a systematic review. *J Neurol* 1999;246:899-906.

33. Waddell G, McCulloch JA, Kummel E, Venner RM. Nonorganic physical signs in low-back pain. *Spine (Phila Pa 1976)* 1980;5:117-125.

34. Fishbain DA, Cutler RB, Rosomoff HL, Rosomoff RS. Is there a relationship between nonorganic physical findings (Waddell signs) and secondary gain/ malingering? *Clin J Pain* 2004;20:399-408.

35. van den Hoogen HM, Koes BW, van Eijk JT, Bouter LM. On the accuracy of history, physical examination, and erythrocyte sedimentation rate in diagnosing low back pain in general practice. A criteria-based review of the literature. *Spine (Phila Pa 1976)* 1995;20:318-327.

36. Jarvik JG, Deyo RA. Diagnostic evaluation of low back pain with emphasis on imaging. *Ann Intern Med* 2002;137:586-597.

37. Kendrick D, Fielding K, Bentley E, et al. Radiography of the lumbar spine in primary care patients with low back pain: randomised controlled trial. *BMJ* 2001;322:400-405.

38. Wiesel SW, Tsourmas N, Feffer HL, et al. A study of computer-assisted tomography. I. The incidence of positive CAT scans in an asymptomatic group of patients. *Spine (Phila Pa 1976)* 1984;9:549-551.

39. Jensen MC, Brant-Zawadzki MN, Obuchowski N, et al. Magnetic resonance imaging of the lumbar spine in people without back pain. *N Engl J Med* 1994;331:69-73.

40. Jarvik JJ, Hollingworth W, Heagerty P, et al. The Longitudinal Assessment of Imaging and Disability of the Back (LAIDBack) Study: baseline data. *Spine (Phila Pa 1976)* 2001;26:1158-1166.

41. Borenstein DG, O'Mara JW Jr, Boden SD, et al. The value of magnetic resonance imaging of the lumbar spine to predict low-back pain in asymptomatic subjects: a seven-year follow-up study. *J Bone Joint Surg Am* 2001;83-A:1306-1311.

42. Jarvik JG, Hollingworth W, Heagerty PJ, et al. Three-year incidence of low back pain in an initially asymptomatic cohort: clinical and imaging risk factors. *Spine (Phila Pa 1976)* 2005;30:1541-1548.

43. Cheung KM, Karppinen J, Chan D, et al. Prevalence and pattern of lumbar magnetic resonance imaging changes in a population study of one thousand forty-three individuals. *Spine (Phila Pa 1976)* 2009;34:934-940.

44. Kjaer P, Leboeuf-Yde C, Korsholm L, et al. Magnetic resonance imaging and low back pain in adults:

a diagnostic imaging study of 40-year-old men and women. *Spine*（*Phila Pa 1976*）2005;30:1173-1180.
45. Engers A, Jellema P, Wensing M, et al. Individual patient education for low back pain. *Cochrane Database Syst Rev* 2008;(1):CD004057.
46. Heymans MW, van Tulder MW, Esmail R, et al. Back schools for non-specific low-back pain. *Cochrane Database Syst Rev* 2004;(4):CD000261.
47. Hagen KB, Hilde G, Jamtvedt G, Winnem M. Bed rest for acute low-back pain and sciatica. *Cochrane Database Syst Rev* 2004;(4):CD001254.
48. Hayden JA, van Tulder MW, Malmivaara A, Koes BW. Exercise therapy for treatment of non-specific low back pain. *Cochrane Database Syst Rev* 2005;(3):CD000335.
49. Chou R, Huffman LH; American Pain Society; American College of Physicians. Nonpharmacologic therapies for acute and chronic low back pain: a review of the evidence for an American Pain Society/American College of Physicians clinical practice guideline. *Ann Intern Med* 2007;147:492-504.
50. French SD, Cameron M, Walker BF, et al. Superficial heat or cold for low back pain. *Cochrane Database Syst Rev* 2006;(1):CD004750.
51. Furlan AD, Imamura M, Dryden T, Irvin E. Massage for low-back pain. *Cochrane Database Syst Rev* 2008;(4):CD001929.
52. Cherkin DC, Sherman KJ, Deyo RA, Shekelle PG. A review of the evidence for the effectiveness, safety, and cost of acupuncture, massage therapy, and spinal manipulation for back pain. *Ann Intern Med* 2003;138:898-906.
53. Assendelft WJ, Morton SC, Yu EI, et al. Spinal manipulative therapy for low back pain. *Cochrane Database Syst Rev* 2004;(1):CD000447.
54. Furlan AD, van Tulder MW, Cherkin DC, et al. Acupuncture and dry-needling for low back pain. *Cochrane Database Syst Rev* 2005 Jan 25;(1):CD001351.
55. Cherkin DC, Sherman KJ, Avins AL, et al. A randomized trial comparing acupuncture, simulated acupuncture, and usual care for chronic low back pain. *Arch Intern Med* 2009;169:858-866.
56. Ostelo RW, van Tulder MW, Vlaeyen JW, et al. Behavioural treatment for chronic low-back pain. *Cochrane Database Syst Rev* 2005 Jan 25;(1):CD002014.
57. Karjalainen K, Malmivaara A, van Tulder M, et al. Multidisciplinary biopsychosocial rehabilitation for subacute low back pain among working age adults. *Cochrane Database Syst Rev* 2003;(2):CD002193.
58. van Duijvenbode IC, Jellema P, van Poppel MN, van Tulder MW. Lumbar supports for prevention and treatment of low back pain. *Cochrane Database Syst Rev* 2008;(2):CD001823.
59. Clarke JA, van Tulder MW, Blomberg SE, et al. Traction for low-back pain with or without sciatica. *Cochrane Database Syst Rev* 2007;(2):CD003010.
60. Khadilkar A, Odebiyi DO, Brosseau L, Wells GA. Transcutaneous electrical nerve stimulation（TENS）versus placebo for chronic low-back pain. *Cochrane Database Syst Rev* 2008;(4):CD003008.
61. Sahar T, Cohen MJ, Ne'eman V, et al. Insoles for prevention and treatment of back pain. *Cochrane Database Syst Rev* 2007;(4):CD005275.
62. Macario A, Pergolizzi JV. Systematic literature review of spinal decompression via motorized traction for chronic discogenic low back pain. *Pain Pract* 2006;6:171-178.
63. Yousefi-Nooraie R, Schonstein E, Heidari K, et al. Low level laser therapy for nonspecific low-back pain. *Cochrane Database Syst Rev* 2008;(2):CD005107.
64. Chou R, Huffman LH; American Pain Society; American College of Physicians. Medications for acute and chronic low back pain: a review of the evidence for an American Pain Society/American College of Physicians clinical practice guideline. *Ann Intern Med* 2007;147:505-514.
65. Roelofs PD, Deyo RA, Koes BW, et al. Non-steroidal anti-inflammatory drugs for low back pain. *Cochrane Database Syst Rev* 2008;(1):CD000396.
66. Browning R, Jackson JL, O'Malley PG. Cyclobenzaprine and back pain: a meta-analysis. *Arch Intern Med* 2001;161:1613-1620.
67. van Tulder MW, Touray T, Furlan AD, et al. Muscle relaxants for non-specific low back pain. *Cochrane Database Syst Rev* 2003;(2):CD004252.
68. Martell BA, O'Connor PG, Kerns RD, et al. Systematic review: opioid treatment for chronic back

pain: prevalence, efficacy, and association with addiction. *Ann Intern Med* 2007;146:116-127.
69. Urquhart DM, Hoving JL, Assendelft WW, et al. Antidepressants for non-specific low back pain. *Cochrane Database Syst Rev* 2008;(1):CD001703.
70. Muehlbacher M, Nickel MK, Kettler C, et al. Topiramate in treatment of patients with chronic low back pain: a randomized, double-blind, placebo-controlled study. *Clin J Pain* 2006;22:526-531.
71. Yaksi A, Ozgönenel L, Ozgönenel B. The efficiency of gabapentin therapy in patients with lumbar spinal stenosis. *Spine (Phila Pa 1976)* 2007;32:939-942.
72. Staal JB, de Bie R, de Vet HC, et al. Injection therapy for subacute and chronic low-back pain. *Cochrane Database Syst Rev* 2008;(3):CD001824.
73. Dagenais S, Yelland MJ, Del Mar C, Schoene ML. Prolotherapy injections for chronic low-back pain. *Cochrane Database Syst Rev* 2007;(2):CD004059.
74. Helm S, Hayek SM, Benyamin RM, Manchikanti L. Systematic review of the effectiveness of thermal annular procedures in treating discogenic low back pain. *Pain Physician* 2009;12:207-232.
75. Gibson JN, Waddell G. Surgical interventions for lumbar disc prolapse. *Cochrane Database Syst Rev* 2007;(2):CD001350.
76. Chou R, Baisden J, Carragee EJ, et al. Surgery for low back pain: a review of the evidence for an American Pain Society Clinical Practice Guideline. *Spine (Phila Pa 1976)* 2009;34:1094-1109.
77. Weinstein JN, Lurie JD, Tosteson TD, et al. Surgical vs nonoperative treatment for lumbar disk herniation: the Spine Patient Outcomes Research Trial (SPORT) observational cohort. *JAMA* 2006;296: 2451-2459.
78. Atlas SJ, Keller RB, Wu YA, et al. Long-term outcomes of surgical and nonsurgical management of sciatica secondary to a lumbar disc herniation: 10 year results from the maine lumbar spine study. *Spine (Phila Pa 1976)* 2005;30:927-935.
79. Atlas SJ, Keller RB, Wu YA, et al. Long-term outcomes of surgical and nonsurgical management of lumbar spinal stenosis: 8 to 10 year results from the maine lumbar spine study. *Spine (Phila Pa 1976)* 2005;30:936-943.
80. Weinstein JN, Tosteson TD, Lurie JD, et al.; SPORT Investigators. Surgical versus nonsurgical therapy for lumbar spinal stenosis. *N Engl J Med* 2008;358:794-810.
81. Weinstein JN, Lurie JD, Tosteson TD, et al. Surgical versus nonsurgical treatment for lumbar degenerative spondylolisthesis. *N Engl J Med* 2007;356:2257-2270.
82. Reilingh ML, Kuijpers T, Tanja-Harfterkamp AM, van der Windt DA. Course and prognosis of shoulder symptoms in general practice. *Rheumatology (Oxford)* 2008;47:724-730.
83. Hurt G, Baker CL Jr. Calcific tendinitis of the shoulder. *Orthop Clin North Am* 2003;34:567-575.
84. Hannafin JA, Chiaia TA. Adhesive capsulitis. A treatment approach. *Clin Orthop Relat Res* 2000 Mar;(372):95-109.
85. Hegedus EJ, Goode A, Campbell S, et al. Physical examination tests of the shoulder: a systematic review with meta-analysis of individual tests. *Br J Sports Med* 2008;42:80-92.
86. Silva L, Andréu JL, Muñoz P, et al. Accuracy of physical examination in subacromial impingement syndrome. *Rheumatology (Oxford)* 2008;47:679-683.
87. Green S, Buchbinder R, Hetrick S. Physiotherapy interventions for shoulder pain. *Cochrane Database Syst Rev* 2003;(2):CD004258.
88. Buchbinder R, Green S, Youd JM. Corticosteroid injections for shoulder pain. Cochrane Database Syst Rev 2003;(1):CD004016.
89. Arroll B, Goodyear-Smith F. Corticosteroid injections for painful shoulder: a meta-analysis. *Br J Gen Pract* 2005;55:224-228.
90. Koester MC, Dunn WR, Kuhn JE, Spindler KP. The efficacy of subacromial corticosteroid injection in the treatment of rotator cuff disease: a systematic review. *J Am Acad Orthop Surg* 2007;15:3-11.
91. Buchbinder R, Green S, Youd JM, Johnston RV. Oral steroids for adhesive capsulitis. *Cochrane Database Syst Rev* 2006;(4):CD006189.
92. Kraushaar BS, Nirschl RP. Tendinosis of the elbow (tennis elbow). Clinical features and findings of histological, immunohistochemical, and electron microscopy studies. *J Bone Joint Surg Am* 1999;81:259-278.
93. Bisset L, Paungmali A, Vicenzino B, Beller E. A systematic review and meta-analysis of clinical trials on physical interventions for lateral epicondylalgia. *Br J Sports Med* 2005;39:411-422.

94. Smidt N, Assendelft WJ, van der Windt DA, et al. Corticosteroid injections for lateral epicondylitis: a systematic review. *Pain* 2002;96:23-40.
95. Smith DL, McAfee JH, Lucas LM, et al. Treatment of nonseptic olecranon bursitis. A controlled, blinded prospective trial. *Arch Intern Med* 1989;149:2527-2530.
96. Hansen PA, Micklesen P, Robinson LR. Clinical utility of the flick maneuver in diagnosing carpal tunnel syndrome. *Am J Phys Med Rehabil* 2004;83:363-367.
97. D'Arcy CA, McGee S. The rational clinical examination. Does this patient have carpal tunnel syndrome? *JAMA* 2000;283:3110-3117.
98. Peters-Veluthamaningal C, van der Windt DA, Winters JC, Meyboom-de Jong B. Corticosteroid injection for trigger finger in adults. *Cochrane Database Syst Rev* 2009;(1):CD005617.
99. Peters-Veluthamaningal C, van der Windt DA, Winters JC, Meyboom-de Jong B. Corticosteroid injection for de Quervain's tenosynovitis. *Cochrane Database Syst Rev* 2009;(3):CD005616.
100. O'Connor D, Marshall S, Massy-Westropp N. Non-surgical treatment (other than steroid injection) for carpal tunnel syndrome. *Cochrane Database Syst Rev* 2003;(1):CD003219.
101. Marshall S, Tardif G, Ashworth N. Local corticosteroid injection for carpal tunnel syndrome. *Cochrane Database Syst Rev* 2007 Apr 18;(2):CD001554.
102. Verdugo RJ, Salinas RA, Castillo JL, Cea JG. Surgical versus non-surgical treatment for carpal tunnel syndrome. *Cochrane Database Syst Rev* 2008;(4):CD001552.
103. Shbeeb MI, O'Duffy JD, Michet CJ Jr, et al. Evaluation of glucocorticosteroid injection for the treatment of trochanteric bursitis. *J Rheumatol* 1996;23:2104-2106.
104. Williams BS, Cohen SP. Greater trochanteric pain syndrome: a review of anatomy, diagnosis and treatment. *Anesth Analg* 2009;108:1662-1670.
105. Kannus P, Natri A, Paakkala T, Järvinen M. An outcome study of chronic patellofemoral pain syndrome. Seven-year follow-up of patients in a randomized, controlled trial. *J Bone Joint Surg Am* 1999;81:355-363.
106. Miller TT, Staron RB, Koenigsberg T, et al. MR imaging of Baker cysts: association with internal derangement, effusion, and degenerative arthropathy. *Radiology* 1996;201:247-250.
107. Andonopoulos AP, Yarmenitis S, Sfountouris H, et al. Baker's cyst in rheumatoid arthritis: an ultrasonographic study with a high resolution technique. *Clin Exp Rheumatol* 1995;13:633-636.
108. Solomon DH, Simel DL, Bates DW, et al. The rational clinical examination. Does this patient have a torn meniscus or ligament of the knee? Value of the physical examination. *JAMA* 2001;286:1610-1620.
109. Jackson JL, O'Malley PG, Kroenke K. Evaluation of acute knee pain in primary care. *Ann Intern Med* 2003;139:575-588.
110. Eren OT. The accuracy of joint line tenderness by physical examination in the diagnosis of meniscal tears. *Arthroscopy* 2003;19:850-854.
111. Stiell IG, Wells GA, Hoag RH, et al. Implementation of the Ottawa Knee Rule for the use of radiography in acute knee injuries. *JAMA* 1997;278:2075-2079.
112. Stiell IG, McKnight RD, Greenberg GH, et al. Implementation of the Ottawa ankle rules. *JAMA* 1994;271:827-832.
113. Handoll HH, Rowe BH, Quinn KM, de Bie R. Interventions for preventing ankle ligament injuries. *Cochrane Database Syst Rev* 2001;(3):CD000018.
114. Crawford F, Thomson C. Interventions for treating plantar heel pain. *Cochrane Database Syst Rev* 2003;(3):CD000416.

30 血液疾患

Reshma Rangwala, Morey A. Blinder

貧血

初期対応

一般的事項
- 貧血 anemia は循環赤血球量の減少と定義され、一般的な診断基準は、女性でヘモグロビン(Hb)値<12 g/dL またはヘマトクリット(Hct)値<36％、男性で Hb 値<14 g/dL または Hct 値<41％である。
- 症状や一般的な検査から鑑別疾患を絞り、続いて必要な検査を選び確定診断に至る、という系統的アプローチが最適である。
- 病因群として、**失血(急性または慢性)、赤血球産生低下、赤血球破壊亢進(溶血)** の3つに大別される。

診断
■ 臨床所見
- 他のすべての内科疾患と同様、貧血の鑑別診断には病歴と身体所見が重要となる。
- 症状に基づいて、時間的経過(急性、亜急性、慢性)、重症度、さらには病因の推定まで識別できることが多い。
- 無症候性の場合もあるが、Hb 値<7 g/dL の患者ではたいてい症状がみられる。
- 貧血の症状および徴候は、重症度、緩急度、存続期間によってさまざまである。
- 一般的な徴候として蒼白、頻拍、低血圧、めまい、耳鳴、頭痛、集中力低下、疲労感などがあり、ときには衰弱も起こる。萎縮性舌炎、口角炎、匙状爪(スプーン形の爪)、脆弱爪も生じる。重度の貧血では、運動耐容能低下、労作時呼吸困難、うっ血性心不全がみられる。最重症例では、高拍出性うっ血性心不全とショックを認めることがある。
- 潜行性に発症した貧血や慢性的な貧血では、代償機構によって多くの症状や徴候が隠されている場合がある。
- 慢性貧血の場合とは違い、突然発症した貧血の患者は血液量減少に対して適応できない。比較的軽度の貧血(Hct 値>30％)でも、疲労感、倦怠感、めまい、失神、狭心症などの症状がみられる。急性失血は消化管に最も起こりやすく(アルコールや NSAID による胃炎、憩室症、消化性潰瘍や胃潰瘍)、心窩部症状、悪心、嘔吐、下痢を伴う。

■ 検査所見
- CBC では白血球数、Hb 値、Hct 値、血小板数、赤血球指数を測定する。
- Hb 値は血中 Hb 濃度を g/dL 単位で表し、Hct 値は血液中に占める赤血球

- の割合を百分率で表したものである。血管内の容積が急激に変化している状況（すなわち，急性出血）では，Hb 値と Hct 値は当てにならないことに注意する。
- 最も有用な赤血球指数は，**平均赤血球容積** mean corpuscular volume (MCV)，**赤血球分布幅** red cell distribution width(RDW)，**平均赤血球ヘモグロビン濃度** mean cell hemoglobin concentration(MCHC)である。
- MCV は赤血球の平均的な容積で，正常域は 80～100 fL である。赤血球は **MCV＜80 fL で小球性，MCV＞100 fL で大球性，80～100 fL で正球性**と分類される。
- RDW は赤血球の大きさのばらつきを反映し，MCV の標準偏差に比例する。**RDW の増加は赤血球の大小不同性が大きいことを示す。**
- MCHC は個々の赤血球の Hb 濃度を表し，その増加は，球状赤血球や異常ヘモグロビン症を示唆することが多い。
- **網赤血球値**は血液中の未熟赤血球の割合（百分率）を表したもので，貧血状態に対する骨髄の反応性を反映する（正常骨髄では貧血に反応して赤血球産生が亢進するので，網赤血球値も上昇する）。
  - 新生赤血球は約 120 日間循環し，骨髄は絶えず新生赤血球を末梢血に供給しているため，網赤血球値の定常値は約 1％となる。
  - 貧血や失血の状態では，骨髄では赤血球減少量に比例して赤血球産生が亢進しているはずである。したがって，この状況での網赤血球値 1％は異常値である。
  - **網赤血球指数** reticulocyte index(RI)は％網赤血球値×測定 Hct 値／正常 Hct 値で算出され，患者骨髄が貧血の程度に応じて適切に反応しているかどうかを判断するのに重要である。
  - 健常人では RI は 1.0～2.0 である。**貧血状態で RI＜2 であれば，赤血球産生低下を意味する（低増殖性貧血）。貧血状態で RI＞2 であれば，溶血や失血**によって代償性に網赤血球産生が亢進していることを示す（**高増殖性貧血**）。
- **末梢血塗抹標本**の観察は最初の血液学的評価で必要な検査である。赤血球の形態や大きさ，封入体の有無，赤血球同士の位置関係は観察時に重要な点である。有棘赤血球，分裂赤血球，球状赤血球，涙滴赤血球など多くの形態異常があり，連銭形成など位置関係に異常を認めることもある。
- **骨髄生検**は網赤血球低値の正球性貧血で原因がはっきりしない場合や，他の血球減少も伴う貧血で考慮する。汎血球減少状態では，生検により骨髄癆性変化（末梢血塗抹標本上の涙滴赤血球や破砕赤血球，正赤芽球，未熟白血球）が確認できることがある。

低増殖性貧血

小球性貧血

一般的事項
- **鉄欠乏**は外来で遭遇する貧血の原因として最も多い。

- 月経による血液喪失や妊娠は最も一般的な病因である。
- 月経出血がない場合，ほとんどの患者で消化管出血が原因と考えられる。出血源を特定し悪性腫瘍を除外するため，適切な放射線検査や内視鏡的検査を行う。
- 小球性貧血 microcytic anemia のその他の原因には，鉄芽球性貧血，鉛中毒，サラセミア，慢性疾患による貧血(正球性貧血であることが多い)などがある。

診断
■ 臨床所見
- 細胞内代謝や酸素運搬における鉄の重要性と関連した疲労感や倦怠感，異食症などがみられる。鉄欠乏はむずむず脚症候群と関連することも多い。
- 月経の周期と期間，消化管出血(下血，血便，吐血)に関する慎重な病歴聴取が不可欠である。
- 胃および近位小腸の疾患(例えば *Helicobacter pylori* 感染，無酸症，セリアック病，肥満手術)により，しばしば鉄の吸収不良が起こる。

■ 検査所見
- 検査結果の評価は患者背景に左右されることがある。
- 適切に再診できるのであれば，閉経前女性の小球性貧血に対しては経口鉄剤治療を開始する前に Hb 値と Hct 値を測定するだけでよいが，治療開始後 2～4 カ月後に再度測定する。
- 閉経後女性と男性では，失血源を含む詳細な評価が必要である。失血源の多くは消化管であり(例えば消化性潰瘍疾患，大腸癌)，稀に尿路の場合もある(例えば発作性夜間ヘモグロビン尿症)。
- これらの患者の検査は高額で手間がかかるので，鉄欠乏自体の診断は事前に確定しておく必要がある。
- フェリチンは肝臓や骨髄での主要な鉄貯蔵物質で，鉄貯蔵量の最適な代用指標である。
  - 女性でフェリチン値<10 ng/mL，男性でフェリチン値<20 ng/mL であれば，貯蔵鉄欠乏と診断する特異度は高い。
  - フェリチンは急性期反応物質であるため，貯蔵鉄欠乏状態でも炎症時には正常値を示すことがある。**血清フェリチン値>200 ng/mL ならば一般的に鉄欠乏は除外できる**。しかし，腎透析患者や機能的鉄欠乏状態では 500 ng/mL までのフェリチン値を示す場合がある。
- **血清鉄，トランスフェリン値，トランスフェリン飽和度**はしばしば鉄欠乏性貧血の診断に用いられるが，確定診断における信頼性はフェリチン値よりも低い。
  - 本疾患では，貯蔵鉄が枯渇すれば血清鉄値は 50 mg/dL 未満となる。
  - 患者の鉄代謝バランスが負に傾くと，トランスフェリン値は約 400 mg/dL まで直線的に増加し，**貯蔵鉄が枯渇した場合にのみ，トランスフェリン飽和度は 16% 以下に低下する**。
- **骨髄生検**で鉄染色が陰性であれば鉄欠乏と確定診断でき，血清検査から診断できない場合には有用である。

治療
■ 経口鉄剤治療
- 症状が軽く安定している患者には，**硫酸鉄** 325 mg を 1 日 1～3 回経口投与する。
  - 鉄は空腹時に最もよく吸収され，1 日に 3～10 mg の鉄元素が吸収される。
  - 経口鉄剤には心窩部不快感，腹部膨満感，便秘など多くの消化管副作用があり，そのため服薬不履行が問題となる場合も多い。これらの副作用は，治療開始当初に食事とともに服用したり，1 日 1 回の服用から開始して忍容性が上がるに従って用量を増やしていくことで軽減できる。便軟化薬の併用も副作用を軽減する。
  - 鉄剤とともにビタミン C を摂取すると，鉄の還元状態が維持されるため吸収性が向上する。

■ 非経口鉄剤治療
- 非経口鉄剤治療(注射用鉄剤)は以下の患者で有用と考えられる。
  - 吸収障害(例えば炎症性腸疾患，吸収不良症候群)
  - 経口補充では補えないほど大量の鉄が必要な状態(例えば，現に出血があるとき)
  - 経口鉄剤不忍容
- 鉄欠乏状態を是正するのに必要な鉄総量は，治療前の Hb 値を用いた計算式から推計できる。しかし実地臨床では，非経口鉄剤は 1～1.2 g の用量で用いられることが多い。
- デキストラン鉄
  - デキストラン鉄静注療法(INFeD，Dexferrum)では，**アナフィラキシー**を含む深刻な副作用を起こす場合があるため，**静注試験量** 25 mg を 50 mL の生理食塩液に溶かし 5～10 分で投与してみる必要がある。点滴中は常に，メチルプレドニゾロン，ジフェンヒドラミン，アドレナリン(1：1,000，1 mg アンプル，皮下注用)をすぐに使えるようにしておく。
  - 鉄静注に対する遅延反応として，関節痛，筋肉痛，発熱，瘙痒，リンパ節腫脹などが静注後 3 日以内に生じることがあるが，通常は自然消退または NSAID により軽快する。
- **デキストラン鉄の代替製剤**として，グルコン酸ナトリウム鉄剤(Ferrlecit)や鉄スクロース(Venofer，フェジン®)がある。
  - これらの製剤は過敏反応を起こしにくく，副作用はデキストラン鉄よりも軽いようである。
  - **しかしこれらの製剤は，1 回投与しただけでは鉄欠乏を完全に補うことはできない。**
  - グルコン酸鉄ナトリウムの投与は，125 mg を生理食塩液 100 mL に溶かし，1 時間で点滴静注または 10 分間の**緩徐**静注(12.5 mg/min)が推奨される。これを，血清鉄(正常 Hct 値になるまで)と貯蔵鉄(1～3 g)が補充されるまで週 1 回行う。
  - 鉄スクロースは 100～200 mg 静注，または最大 400 mg を 2.5 時間かけて点滴静注する。

大球性/巨赤芽球性貧血

一般的事項

- 巨赤芽球性貧血 megaloblastic anemia は，造血細胞の DNA 合成障害を起こす病態を表す用語であるが，体内にあるすべての増殖細胞が影響を受ける。ほとんどの症例が葉酸またはビタミン B_{12} 欠乏を原因とする。
- **葉酸欠乏症**は栄養不良や吸収不良，必要量の増大(妊娠，溶血性貧血)などによって葉酸バランスが負に傾くことで起こる。
  - 痩身食(ダイエット食)摂取者，アルコール依存者，高齢者，精神疾患患者では，特に栄養性葉酸欠乏のリスクが高い。
  - **妊娠と授乳**は，葉酸の 1 日必要量を増加させて(3〜4 倍)母体造血細胞の巨赤芽球性変化を引き起こしやすく，結果的に二形性貧血(葉酸と鉄の複合欠乏症)に至る。
  - 葉酸吸収不良はセリアック病でもみられる。
  - 葉酸吸収を阻害する**薬物**には，アルコール，トリメトプリム，pyrimethamine, ジフェニルヒダントイン，バルビツール酸，スルファサラジン(サラゾスルファピリジン)などがある。
  - 透析患者は葉酸喪失が不可避であるため，葉酸摂取量を増やす必要がある。
  - 溶血性貧血患者，特に鎌状赤血球貧血では，赤血球の産生が盛んで葉酸必要量が増加するため，葉酸欠乏状態では骨髄無形成クリーゼ(赤血球数の急激な減少)を起こすことがある。
- **ビタミン B_{12} 欠乏症**は 3 年以上の潜在的経過を辿るが，その理由は，ビタミン B_{12} の 1 日必要量は 1〜3μg であるが全身の貯蔵量は 1〜3 mg にものぼるからである。
  - 複合ビタミン剤に葉酸が含まれるようになったため，ビタミン B_{12} 欠乏症の血液学的徴候がはっきりせず，結果として神経学的症候のみが現れる場合がある。
  - ビタミン B_{12} 欠乏症の原因には，胃部分切除(術後 8 年以内の患者の 20%以下)，胃全摘，悪性貧血などがある。胃萎縮のある高齢者ではビタミン B_{12} 吸収が障害され，欠乏症になることがある。
  - 悪性貧血は 40 歳を超える人にみられ(平均発症年齢は 60 歳)，30%までの患者には家族歴がある。悪性貧血は他の自己免疫疾患に合併する〔Graves 病(Basedow 病)の 30%，橋本甲状腺炎の 11%，Addison 病の 5〜10%〕。悪性貧血患者のうち 90%は抗壁細胞 IgG 抗体が陽性，60%は抗内因子抗体が陽性である。

診断

■ **臨床所見**

- 葉酸欠乏症患者には，睡眠障害や疲労感，うつ状態，易刺激性，健忘が認められる。
- ビタミン B_{12} 欠乏性貧血が臨床的に現れる段階になると，主に末梢性ニューロパチーや感覚異常，嗜眠，筋緊張低下，痙攣など神経学的症候がみられる。

- **身体診察**では栄養不良，皮膚皺襞や爪床の色素沈着，舌炎などを認めることがある。黄疸や脾腫は無効造血や髄外造血を示唆する所見である。ビタミンB_{12}欠乏症は振動覚と位置覚の低下，運動失調，感覚異常，錯乱，認知症の原因となる。神経学的合併症は貧血がなくても起こることがあり，適切な治療を行っても完全には回復しない場合がある。**葉酸欠乏症により神経学的疾患をきたすことはない。**

■検査所見

- 一般的には大球性貧血を呈し，白血球減少や血小板減少を伴うこともある。
- 末梢血塗抹標本では，赤血球大小不同，異型赤血球，大球性楕円赤血球を認める。過分葉白血球(5葉以上の分葉核をもつ)もよくみられる。
- LDH値と間接ビリルビン値の上昇は典型的で，無効造血と赤血球早期破壊を反映した所見である。
- **血清ビタミンB_{12}値と赤血球葉酸値**を測定する。
- 赤血球葉酸値は，全身の葉酸貯蔵量を示す指標として血清葉酸値よりも正確であり，特に葉酸補充や栄養改善が開始された後に測定すると有用である。
- **血清メチルマロン酸値**と**血清ホモシステイン(HC)値**は，ビタミンB_{12}や葉酸の測定値が診断上曖昧な値である場合に役立つ。ビタミンB_{12}欠乏症では両者とも上昇し，葉酸欠乏症では血清ホモシステイン値のみが上昇する。
- Schilling試験はビタミンB_{12}欠乏症による悪性貧血の診断に有用な場合があるが，治療方針を左右することはまずないため，ほとんど行われない。
- 抗内因子抗体の検出は悪性貧血の診断に特異的である。
- 骨髄異形成症候群と急性白血病は巨赤芽球性貧血に類似した所見を呈することがあるため，ときに**骨髄生検**により除外する必要がある。

治療

- 治療は，欠乏状態にある栄養素の補充である。
- 造血充進により低カリウム血症が生じることで重篤な不整脈が起こりかねないので，治療開始時にカリウムを補給することも考慮する。
- 治療後1週間以内に網赤血球増加が起こり，次いでHb増加が6～8週にわたって続く。
- 患者の1/3は鉄欠乏を合併しており，治療に対する反応が不十分な症例での最大の原因である。
- 葉酸1mgを1日1回経口投与し，欠乏状態が是正されるまで続ける。吸収不良症候群の患者では，高用量投与(5mg/日，経口)が必要となる場合がある。
- ビタミンB_{12}欠乏症は**シアノコバラミン投与**により是正される。患者の状態が重篤(貧血による非代償性うっ血性心不全，進行した神経機能障害)でない限り，血液検査の結果を待ってシアノコバラミン全量投与(1mg/日，筋注)を開始する。
- 連日投与を1週間行った後，1mg/週で4週間，その後1mg/月の投与を生涯にわたり続ける。
- 非経口投与を拒否する患者や実施できない患者には，錠剤またはシロップ

50 μg/日を生涯にわたり投与する。

正球性貧血

低増殖性(すなわち，低 RI)の正球性貧血 normocytic anemia の原因には，悪性腫瘍や他の骨髄浸潤を伴う疾患，幹細胞異常(例えば，骨髄形成異常)，一部の内分泌疾患，慢性腎不全に伴う貧血，慢性疾患による貧血などがある。後者2つの場合が多い。

慢性腎不全に伴う貧血

一般的事項

慢性腎不全に伴う貧血は主に，内因性エリスロポエチン産生が低下することで起こり，クレアチニンクリアランスがおよそ 50 mL/min 以下に低下すると発現する。鉄欠乏を含む他の原因も考えられる。この点は 20 章でも触れた。

診断

- 症例の 85％は MCV 正常である。
- Hct 値は通常 20〜30％である。
- クレアチニン値が 1.8 mg/dL を超える場合，貧血の主因は，エリスロポエチン欠乏や鉄欠乏であると想定してよいので，エリスロポエチン値の測定は不要である。
- 透析患者では失血が常にあるため，フェリチン値とトランスフェリン飽和度から鉄欠乏状態を評価する必要がある。慢性腎臓病では，経口による鉄補充は効果的でないため，非経口的な鉄補充によりフェリチン値＞500 ng/mL に保つことが推奨される[1]。

治療

- エポエチンアルファやダルベポエチンアルファなどの赤血球造血刺激因子製剤 erythropoiesis-stimulating agent(ESA)の登場により，治療は大きく変わった。
- 貧血症状がある透析導入前患者には治療を開始する。
- 貧血改善の客観的効果として，運動能力増進，認知機能向上，赤血球輸血不要，鉄過剰軽減などが挙げられる。主観的効果は，活力増大，食欲増進，睡眠改善，性的活動改善などである。
- ESA は静注(透析患者)または皮下注(透析導入前患者，腹膜透析患者)で投与する。慢性腎臓病をもつ透析患者および透析導入前患者では，**目標 Hb 値は 11〜12 g/dL とし，13 g/dL を超えてはならない**。ESA 投与期間中は，少なくとも月に1回は Hb 値と Hct 値を測定する。目標 Hb 値が保たれるように投与量を調整する。
- ESA の負の効果は次のとおりである。高い Hb 値を目標とすることや高用量投与を行うことは心血管合併症のリスクを高め，死亡率上昇につながる。

さらに ESA 投与による高 Hct 値は，脳卒中，慢性心不全，深部静脈血栓症のリスクを高める[2]。
- **ESA 治療に対する反応が不十分**なことはよくあり，鉄欠乏や炎症，出血，感染，悪性腫瘍，栄養不良，アルミニウム中毒などが原因である。
  - 慢性透析患者では，貧血は強力な生命予後決定因子であるため，ESA 治療を受けている患者の多くで鉄剤の静注が標準的に行われている。これにより，貧血の是正に必要な ESA 量が減ることも示されている。
  - ESA 治療の開始時期には，少なくとも月に 1 回はフェリチン値とトランスフェリン飽和度を測定する。目標値は，透析患者ではフェリチン値＞200 ng/mL・トランスフェリン飽和度＞20％，透析導入前患者や腹膜透析患者ではフェリチン値＞100 ng/mL・トランスフェリン飽和度＞20％である。
  - 鉄剤治療はフェリチン値＞500 ng/mL の場合，効果が期待できない。
  - 続発性副甲状腺機能亢進症は骨髄の線維化を促進し，相対的に ESA 治療抵抗性となることもある。

慢性疾患に伴う貧血

一般的事項
- 慢性疾患に伴う貧血は慢性炎症性疾患，悪性腫瘍，自己免疫疾患，慢性感染症などの患者にしばしば生じる。
- 病因は多因子性と考えられ，赤血球産生中の鉄移送障害，炎症性サイトカインによる赤血球産生抑制，貧血状態に対するエリスロポエチン反応の障害，のすべてが関わっている。
- 慢性疾患に伴う貧血は，基礎疾患に対する治療により起こることが多い合併症でもある（例えば悪性腫瘍の化学療法，HIV 感染に対するジドブジン投与）。

診断
- 現在のところ，**診断に役立つ血液検査はない**。
- 正球性正色素性貧血が典型的である。
- 鉄代謝は鉄欠乏症患者と似ており，検査結果の解釈が困難である。
- フェリチン値＜100 ng/mL の患者では，鉄剤治療に対して臨床的反応がみられる場合がある。
- 骨髄の貯蔵鉄検査は，慢性疾患に伴う貧血に合併した真の鉄欠乏症を除外するために必要となることがある。

治療
- 慢性疾患に伴う貧血の治療は，基礎疾患の治療と，栄養障害や骨髄抑制性薬物などの増悪因子を取り除くことである。
- ESA 治療は，患者が輸血依存的になっている場合や貧血症状が明らかな場合に考慮するが，心血管疾患や動静脈性血栓塞栓症，高血圧などのリスクがある。

- 輸血は，Hct 値＜24％または貧血症状がある場合に考慮する。

癌患者の貧血

化学療法を受けている患者に対する赤血球造血刺激因子製剤(ESA)の役割については疑問視されている。最近の研究結果では，ESA が癌の増殖を促進し，無病期間を短縮する可能性が示されている。さらに，化学療法を受けていない患者では ESA による赤血球輸血量の有意な減少は認められず，QOL も改善しないことが示されている。ESA 療法は，輸血依存的な患者に対して Hb 値 11〜12 g/dL を目標に考慮する[3〜7]。

再生不良性貧血

再生不良性貧血 aplastic anemia は造血幹細胞の後天的異常によって起こる疾患であり，貧血だけでなく汎血球減少を呈し，どの年代の人にも起こりうる。多くは特発性であるが，約 1/3 の症例で薬物曝露(表 30-1)[8]やウイルス感染(例えば肝炎ウイルス，Epstein-Barr ウイルス，サイトメガロウイルス)の既往がある。治療は支持療法によるが，免疫抑制療法や幹細胞移植が可能な高度医療施設に速やかに紹介する。輸血は最小限にとどめ，必要がある場合は白血球を除去した家族以外からの血液製剤を用いる。

骨髄異形成症候群

- **骨髄異形成症候群** myelodysplastic syndrome(MDS)は後天性クローン性疾患で，急性白血病に先行して(ときに何年も前から)発症する。
- 末梢血塗抹所見や細胞遺伝学的検査，骨髄生検に基づいていくつかに分類される[†1]。(1)不応性貧血，(2)環状鉄芽球を伴う不応性貧血，(3)芽球増加を伴う不応性貧血，(4)5q−症候群，(5)慢性骨髄単球性白血病，など。
- MDS は通常高齢者に多く，化学物質(ベンゼン)曝露，放射線療法，アルキル化薬を用いた化学療法を受けたことのある人にも発症する場合がある。
- 臨床症状は，無症候性の軽度な血球減少から重度の汎血球減少まで幅広い。
- 予後は血球減少の程度，細胞遺伝学的検査，芽球の割合に基づいて，低リスク群，中間リスク群，高リスク群に分けられる。
- 通常，進行すると骨髄不全や急性白血病への移行がみられる。
- **主症状は貧血で，正球性か大球性を呈することが多い**。白血球減少や血小板減少もみられる場合がある。診断は，骨髄検査で異常な造血幹細胞を認めることで確定する。
- 治療は一部，診断時の予後分類に基づいて行われる。低リスク MDS では輸血を用いた支持療法が第 1 選択であるが，著明な鉄過剰症を呈する場合が

[†1] 訳注：2008 年に改訂された新 WHO 分類がある(WHO Classification of Tumours of Haematopoietic and Lymphoid Tissue, Fourth Edition 参照)。

表30-1 赤血球異常を起こす可能性のある薬物

鉄芽球性貧血	再生不良性貧血[a]	G6PD欠損症における溶血発作	自己抗体	ハプテン	免疫複合体[b]
クロラムフェニコール	アセタゾラミド	ダプソン	α-メチルドパ	AK-Fluor 25%	アムホテリシンB
サイクロセリン	抗痙攣薬	furazolidone	セファロスポリン類	セファロスポリン類	antazoline
エタノール	カルバマゼピン	メチレンブルー	ジクロフェナク	ペニシリン類	セファロスポリン類
イソニアジド	クロラムフェニコール	ナリジクス酸	イブプロフェン	テトラサイクリン	クロルプロパミド
ピラジナミド	金塩類	nitrofurantoin	インターフェロンα	トルブタミド	ジクロフェナク
	ヒダントイン類	phenazopyridine	レボドパ		diethylstilbestrol
	ペニシラミン	プリマキン	メフェナム酸		doxepin
	フェニルブタゾン	sulfacetamide	プロカインアミド		ヒドロクロロチアジド
	quinacrine	スルファメトキサゾール	teniposide		イソニアジド
		sulfanilamide	チオリダジン		ρ-アミノサリチル酸
		sulfapyridine	tolmetin		プロベネシド
					キニジン
					キニーネ
					リファンピシン
					スルホンアミド類
					チオペンタール
					tolmetin

G6PD：グルコース-6-リン酸デヒドロゲナーゼ

a 報告が30件を超える薬物。他の多くの薬物は再生不良性貧血に関連することは稀で、リスクは低いと考えられる。
b 文献によっては、これら薬物の多くが機序不明とされている。

注意：データは複数の文献を参考にした。薬物は米国で使用されているものである。

出典：Blinder M, Field J. Anemia and Transfusion Therapy. In: Cooper DH, Krainik AJ, Lubner SJ, Reno HEL (eds). The Washington Manual of Medical Therapeutics, 32nd Ed. Philadelphia, PA: Lippincott Williams & Wilkins, 2007:548-571 より許可を得て引用。

ある(「サラセミア」参照)。中間または高リスク MDS では，アザシチジンと decitabine を用いて治療する。血液腫瘍内科医への紹介が望ましい。

赤血球の破壊亢進による貧血

- 急性発作後 5 日以内の場合，Hb 値と Hct 値の低下が唯一の異常検査所見である。
- **網赤血球増加**は 3〜5 日で起こり，赤血球産生反応が適切であることを示す。
- ほとんどの患者で **LDH 値とビリルビン値が上昇**し，これは赤血球の回転率上昇を反映する。
- 溶血に伴い**血清ハプトグロビン値は低下**するが，これは血管内の Hb が除去されることによる。
- 重度溶血時には血漿中に遊離 Hb が検出されるが，さらに慢性溶血では尿中にヘモシデリンも検出される。
- 末梢血塗抹標本の観察は溶血を確認するうえで重要であり，原因を特定するのに役立つことがある。血管内溶血では**破砕赤血球**(分裂赤血球やヘルメット赤血球)を認めるのに対し，**球状赤血球**は血管外溶血や免疫性溶血を示唆する。
- 多染性赤血球や有核赤血球は，溶血が激しく赤血球産生が亢進している場合にみられる。
- 溶血の評価には，赤血球上に結合した抗体の有無を調べる直接 Coombs 試験(直接抗体試験)と，血漿中の遊離自己抗体の有無を調べる間接 Coombs 試験がある。

鎌状赤血球症

一般的事項

- 鎌状赤血球症 sickle cell disease は遺伝性ヘモグロビン異常症の一群で，脱酸素条件下で Hb が鎌状に変形する。
- 鎌状赤血球貧血が最も多く，ホモ接合型(Hb SS)，ヘテロ接合型(Hb SC や Hb S-β サラセミア)などがある。
- 異常ヘモグロビン症の新生児スクリーニングにより，ほとんどの患者は幼児期に同定される。
- **鎌状赤血球素因** sickle cell trait は米国では 250 万人に存在し，アフリカ系米国人の 8% に認められる。
- 鎌状赤血球素因は良性の遺伝的素因で，血液異常を認めない。しかし，この素因をもつ患者はある程度のリスクを抱えており，高地低酸素環境での脾梗塞や脳血管障害の発生，基礎軍事訓練での激しい運動や脱水による突然死の増加などが報告されている。
- NIH では鎌状赤血球症に関する有用なガイドラインを提供している(http://www.nhlbi.nih.gov/health/prof/blood/sickle/sc_mngt.pdf, 2012 年 3 月 31 日現在)[9]。

診断
■ 臨床所見
- 臨床症状はさまざまであるが，一般的には慢性溶血あるいは血管閉塞による合併症と関連している。
  - 血管閉塞性合併症には疼痛発作，虚血部位壊死，持続勃起症，急性胸部症候群などがある。
  - 溶血性合併症には肺高血圧症，胆石症，下肢潰瘍などがある。
  - 血管閉塞と溶血の両者が関わる合併症としては，脳卒中と腎髄質梗塞がある。
- 小児期には成長発達遅延が起こる。
- **間欠的な急性合併症**に対する治療が，鎌状赤血球症患者に行うケアの大半を占める。

  ■ 急性疼痛発作（鎌状赤血球クリーゼ）
  - 血管閉塞による疼痛発作は鎌状赤血球症で最もよく起こる症状である。疼痛は長管骨，背部，胸部，腹部に起こりやすい。この発作は，脱水や感染に対する微小血管系の血管反応などを含むストレスにより発生し，通常は2〜6日続く。
  - 個々の患者の症状には一定のパターンがあるが，患者間では幅広い差異がみられる。ストレスや慢性疾患に対処する能力は各患者固有の因子であるため，これによっても臨床症状は変わってくる。
  - 稀にしか疼痛発作を起こさない軽症の患者も存在し，HbFの割合が大きいという特徴があると考えられる。しかしこうした患者でも，本症のすべての合併症を発現するリスクはある。

  ■ 急性胸部症候群 低酸素症（酸素飽和度<90％）により血管内で赤血球の鎌状化が促され，微小血管系（主に肺）が不可逆的に閉塞することで起こる。肺炎などの肺病変をもつ患者では特にリスクが高い。

  ■ 骨髄無形成「クリーゼ」 突然Hb値が低下する。網赤血球指数は不適切に低く，赤血球産生の低下を反映している。小児患者で最も多い病因はパルボウイルスB19の感染であるが，赤血球産生のために葉酸の必要量が慢性的に増加するため葉酸欠乏も疑う必要がある。

  ■ 持続勃起症 青年期によく起こるが，成人期まで続くことがある。

  ■ 脳血管障害 脳卒中はどの年代でも起こりうるが，10歳未満の小児でよくみられ，たいていは大脳梗塞をきたす。

  ■ 感染症 成人では，血管閉塞性の梗塞により影響を受けやすい組織（骨や腎臓，肺など）に生じることが多い。ブドウ球菌属，*Salmonella*属，腸内細菌が最も多い原因菌である。肺炎は肺炎マイコプラズマ，黄色ブドウ球菌，インフルエンザ桿菌により起こることが多く，急性胸部症候群と鑑別しなければならない。

  ■ 腎髄質梗塞 尿濃縮障害により慢性的な多尿となり，常に脱水症のリスクを伴う。

  ■ 腎尿細管障害 鎌状赤血球形成素因をもつ患者にも鎌状赤血球症の患者にも発生する。腎髄質の無酸素高浸透圧条件下で起こる赤血球の鎌状化が

原因で，等張尿(尿濃縮障害による)と血尿を生じる。この状況では脱水を起こしやすくなり，血管閉塞性障害のリスクが高まる。
- **胆石症**　患者の80%以上に生じ，主にビリルビン結石による。
- **骨壊死**　大腿骨頭部の骨壊死が患者の50%までに起こり，成人では激しい痛みの原因となる。
- **下肢潰瘍**　足関節部に生じると，しばしば慢性化し再発する。
- **妊娠**　鎌状赤血球症患者の妊娠は高リスクと考えるべきで，自然流産や早産の増加と関連しており，血管閉塞発作の頻度も増加する。

■ 検査所見
- Hb電気泳動法と高速液体クロマトグラフィは，異常ヘモグロビン症の診断や，ホモ接合型鎌状赤血球症(Hb SS)と他の型のヘモグロビン異常とを鑑別するために使用される。
- Hb SS症の平均Hb値は約8 g/dL(5〜10 g/dL)である。MCVは網赤血球増加のためにわずかに上昇するが，Hb S-βサラセミアでは低値である。
- 白血球増加($10,000〜20,000/mm^3$)と血小板増加($>450,000/mm^3$)はよくみられ，骨髄での造血刺激亢進や自己脾摘によって起こる。
- 末梢血塗抹標本には，鎌状赤血球や標的赤血球(特にHb SC症とHb S-βサラセミア)，機能的無脾状態を示すHowell-Jolly小体などが観察される。
- 貧血や網赤血球増加の程度は，Hb SC症では通常軽度である。

治療
■ 急性血管閉塞性合併症
- 外来での**急性疼痛発作**の管理は，水分補充(3〜4 L/日，経口摂取)，感染症の評価と管理，鎮痛からなり，必要であれば解熱薬と経験的抗菌薬治療も考慮する。
    - **モルヒネ**(0.3〜0.6 mg/kg，4時間ごとに内服)は中等度〜重度の疼痛に対して使用する。
    - 外来での疼痛管理は難しい問題であり，オピオイドの適正使用のためには福祉サービスの利用や精神科医による治療，疼痛管理サービスを含む集学的アプローチが必要となる。
    - 血管閉塞発作に合併症を伴わない場合，輸血療法の効果はない。
    - **入院の適応**となるのは，水分の経口摂取困難，抗菌薬やオピオイドの非経口投与が必要な場合，赤血球産生低下によるHb値の低下，低酸素症である。
    - **ハイドロキシウレア療法**(15〜35 mg/kg/日，経口)は，鎌状赤血球症の成人患者においてHb F量を増加させ，血管閉塞発作と急性胸部症候群の頻度を有意に減らすことが示されている。
- **急性胸部症候群**が疑われる患者は緊急入院のうえ，赤血球交換輸血を含む積極的な輸血療法を行う必要がある。急性胸部症候群の臨床症状は肺炎との区別が困難で，広域抗菌薬の経験的投与を行う。
- **持続勃起症**の初期治療は水分補給と鎮痛である。勃起が24時間以上続く場合は，輸血療法または外科的ドレナージが必要となることがある。

■ 予防と健康管理

- **脱水症**と**低酸素症**　赤血球の不可逆的な鎌状化を引き起こしたり増悪したりするので避けなければならない。
- **葉酸**　慢性溶血のある鎌状赤血球症患者すべてに，1 mg を1日1回経口投与する。
- **抗菌薬予防投与**　感染症のリスクを減らす効果があり，penicillin VK を3歳までは 125 mg を1日2回経口投与，5歳までは 250 mg を1日2回経口投与する。ペニシリンアレルギーをもつ患者には，エリスロマイシン 10 mg/kg を1日2回経口投与する。耐性菌が出現する危険性を低くするため，ほとんどの患児では5歳以降の抗菌薬予防投与は中止する[10]。
- **予防接種**　鎌状赤血球症の患児には，通常の小児期疾患に対するワクチンのほかにB型肝炎ワクチンを接種すべきである。2歳以降に多価の肺炎球菌ワクチンも接種する。インフルエンザワクチンを毎年接種することも推奨される。
- **眼科検診**　成人では，高頻度で増殖性網膜症を発症し硝子体出血や網膜剝離を起こすため，毎年行うことが推奨される。
- **手術と麻酔**　局所麻酔と区域麻酔に特別な配慮は必要ない。全身麻酔では，血管内容積減少，低酸素症，高ナトリウム血症を避けるための対策が必要である。大手術では多くの場合，Hb 値が 10 g/dL になるまで赤血球輸血を行うことで，より積極的な輸血処置と同様の効果が得られる[11]。

■ 慢性溶血による合併症

- **骨髄無形成クリーゼ**が疑われる患者には入院が必要である。赤血球輸血だけでなく葉酸 5 mg/日の投与も行う。
- **胆石症**は急性胆嚢炎や胆石疝痛を引き起こす可能性がある。急性胆嚢炎は抗菌薬で内科的に治療し，発作が沈静してから胆嚢摘出術を行う。無症候性胆石症に対する待機的胆嚢摘出術については賛否両論ある。

■ 慢性の臓器障害

- **骨壊死**の治療は局所の温熱療法，鎮痛，体重負荷の回避である。股関節形成術や肩関節形成術は，症状を軽減し機能を改善するのに有用と考えられる。
- **脳卒中**の病歴がある患者では，Hb S 濃度を 50%未満に保つ長期輸血療法を少なくとも5年間続けることで再発率が低下する。
- **下肢潰瘍**は安静，下肢挙上，局所の集中的治療を必要とする。湿性-乾燥包帯を1日3〜4回交換する。酸化亜鉛含有包帯(Unna boot)は，治癒傾向がない潰瘍や広範囲にわたる潰瘍に対して週1回の交換で3〜4週間使用する。

サラセミア

一般的事項

- サラセミア thalassemia 症候群は，Hb を構成するグロビン分子の α 鎖または β 鎖の変異によって起こる Hb 合成低下を特徴とする遺伝性疾患である。
- 患者は地中海沿岸，中東，インド，アフリカ，アジア出身の家系である。
- β サラセミアは β グロビン産生の低下により α グロビンが過剰になり，不溶

- 性のα四量体が形成されることで無効造血に至る。
  - **軽症型サラセミア(サラセミア素因)**　1つの遺伝子の異常によって生じ、β鎖産生低下を起こすが、その程度はさまざまである。患者は無症状で、小球性低色素性赤血球を認めるが、Hb値>10g/dLである。
  - **中間型サラセミア**　両方のβグロビン(対立)遺伝子の異常により生じ、貧血はより重度である(Hb値=7〜10g/dL)。
  - **重症型サラセミア(Cooley貧血)**　両遺伝子の重度の異常により生じ、生涯にわたり輸血支持療法を必要とする。
- αサラセミアは4つあるαグロビン遺伝子の1つ以上の欠失により生じ、βグロビンが過剰になる。
  - 1つまたは2つの遺伝子欠失では、軽度の小赤血球症や軽度の低色素性貧血(Hb値>10g/dL)が起こるが、3つの遺伝子欠失ではHb H症が起こり、脾腫や溶血性貧血をきたす。
  - Hb H症の治療で輸血や脾摘が必要となることはめったにないが、グルコース-6-リン酸デヒドロゲナーゼ(G6PD)欠損症を増悪させるような酸化性薬物は、溶血を悪化させる可能性があるため避ける(表30-1)。
  - 4つのαグロビン遺伝子全部の欠失では胎児水腫が起こり、致死的である。

診断

■ 臨床所見
- 小球性貧血、小赤血球症の家族歴は有用な情報である。
- 脾腫以外に身体所見を認めない場合もある。

■ 検査所見
- 小球性低色素性赤血球のほかに、異型赤血球や有核赤血球がみられる。
- βサラセミアではHb電気泳動が診断に有用で、Hb A2とHb Fの割合が増加している。
- **αグロビン遺伝子1つを欠失している無症候性キャリアでは、基本的にHb電気泳動像は正常である。** Hb H症(αグロビン遺伝子3つの欠失)ではHb H(β四量体)が増加する。診断はαグロビン遺伝子の解析による。

治療

- サラセミア素因では特別な治療は不要である。
- より重度な患者の場合、赤血球産生の亢進による骨格変形を防止するため、赤血球輸血によりHb値を9〜10g/dLに維持する必要がある。
- 輸血依存性の貧血はしばしば鉄過剰症を引き起こす。デフェラシロクス20〜30mg/日の連日経口投与による鉄キレート療法は、肝臓、心臓、内分泌系の損傷を抑えることが示されている[12]。鉄キレート療法はフェリチン値<1,000μg/Lが維持されるまで続ける。デフェラシロクスの副作用には、軽度〜中等度の胃腸障害と発疹がある。
- ハイドロキシウレア15〜35mg/kg/日はβサラセミア患者の一部に有用である。
- 脾摘は、輸血の必要性が高い(>2U/月)患者に考慮する。

- 骨髄幹細胞移植は，重症型サラセミアの若年患者でHLAが適合する血縁ドナーがいる場合に考慮する。

赤血球酵素欠損症

一般的事項
- 最も多い遺伝性酵素欠損症はグルコース-6-リン酸デヒドロゲナーゼ(G6PD)欠損症であり，X連鎖性で一般的に男性に発症する。
- 赤血球はG6PDが欠損すると，感染症や薬物曝露(表30-1)による酸化ストレスで溶血反応を起こしやすくなり，**慢性または発作性の溶血**をきたす。

診断
■臨床所見
- 軽症型はアフリカ系米国人男性の約10%にみられ，貧血はしばしば感染や発熱，薬物により増悪する。
- 重症型は地中海型の変異体にみられ，感受性の高い患者ではソラマメを食べると溶血が誘発され，疲労感や黄疸，ビリルビン尿を呈する。

■検査所見
- 末梢血塗抹標本では，赤血球の端が食いちぎられたように見える"bite cell"や赤血球内にHeinz小体(Hbの変性による)という斑点が観察される。
- 診断は酵素値の低下により確定する。酵素値の低い老化赤血球は急性発作で早期に溶血するので，幼若赤血球が多く残存した試料は見かけ上，高い酵素値(正常値)を示す場合がある。そのため，診断は溶血発作が回復してから行う必要があるかもしれない。

治療
- 急性溶血発作の多くは血管内溶血で，自然軽快する。したがって治療は，補液や輸血などの支持療法である。
- 薬物などの酸化ストレスの特定と除去が最も重要である。

自己免疫性溶血性貧血

一般的事項
- 自己免疫性溶血性貧血 autoimmune hemolytic anemia (AIHA)は赤血球に結合する自己抗体により引き起こされ，赤血球寿命が短くなる。
- 診断は，直接Coombs試験〔直接抗グロブリン試験 direct antiglobulin test (DAT)〕で赤血球結合自己抗体を検出することによる。
- 「温式」AIHAは赤血球結合の最適温度が37℃の自己抗体(IgG抗体)により引き起こされるが，「冷式」AIHAは最適温度がより低い自己抗体(通常，IgM)により起こる。
  - ■温式AIHA　　特発性のものと，悪性疾患(リンパ腫，慢性リンパ球性白血病)や膠原病性血管疾患などの基礎疾患あるいは薬物曝露(表30-1)に

続発するものがある。
- **冷式 AIHA**　寒冷刺激で誘発される溶血発作がみられ，耳や鼻，手指や足趾にチアノーゼが生じる。寒冷凝集素症 cold agglutinin disease は冷式 AIHA の中で最も多く，慢性の場合は B 細胞性腫瘍(悪性リンパ腫，慢性リンパ球性白血病，Waldenström マクログロブリン血症)，急性の場合は感染症(マイコプラズマ属菌による感染症，伝染性単核球症)と関連することがある。

診断
■ 臨床所見
- 温式 AIHA の軽症例では安定した貧血と網赤血球増加を認める。劇症例では赤血球寿命が 5 日未満となり，貧血が重度で代償性赤血球産生も不十分なため，急激な Hb 値低下や発熱，胸痛，呼吸困難を伴う。黄疸と濃染尿は，Hb 分解による関節ビリルビン値上昇を反映している。
- 冷式 AIHA では，低温環境下に曝されると重度の急性溶血発作を生じることがあり，寒冷刺激を避けることが最も重要である。他の多くは軽度の貧血と間欠的な増悪をみる。

■ 検査所見
- 温式 AIHA では DAT で IgG 陽性を認め，患者の 80％は血清中に抗体が検出される(間接 Coombs 試験陽性)。血漿ハプトグロビン値の低下，LDH 値の上昇，末梢血塗抹標本では球状赤血球がみられる。
- 寒冷凝集素は単クローン性の IgM 抗体である。寒冷凝集素症患者には赤血球上に IgM と C3 が存在するが，DAT では C3 の存在しか示すことはできず，IgG は陰性となる。血清補体の阻害物質(C3 不活性化物質)が患者赤血球膜での補体活性化を抑制しているため，貧血は軽度で，安定していることが多い。血漿交換は急性発作時にしばしば有用である。

治療
- 温式 AIHA では基礎疾患の同定とその治療が優先される。治療抵抗性疾患を合併している患者では，免疫機構による赤血球の排除を抑えるために，ステロイド療法(プレドニゾン 1〜2 mg/kg/日)，脾摘，リツキシマブ投与などを行う。
- 冷式 AIHA では寒冷刺激の回避，基礎疾患となる悪性腫瘍の検索と治療が重要である。IgM 介在性の疾患ではステロイド療法と脾摘は有効でない。

薬物性溶血性貧血

- **薬物性溶血性貧血** drug-induced hemolytic anemia は 3 種類の機序のいずれかで起こる。治療は原因薬物の中止である。原因として知られる薬物は表 30-1 に示してある。
- **薬物誘発性自己抗体**は温式 AIHA に似た症候を引き起こす。DAT では IgG 陽性となる。α メチルドパによるものが典型的である。

- **ハプテン**は，薬物(たいていは抗菌薬)が赤血球表面を覆い新しい抗原決定基を形成することで生じる。薬物に対する抗体が患者体内に存在すると，その薬物の投与(特に高用量投与)を受けた場合に DAT 陽性の溶血性貧血を起こす場合がある。
- **免疫複合体**は薬物性溶血性貧血でもっとも多い原因機序である。薬物に対して IgM(ときに IgG)抗体が産生され，薬物-抗体複合体が形成されて赤血球に付着する。自己抗体はたいてい IgM であるため，DAT では C3 についてのみ陽性となる。

微小血管障害性溶血性貧血

- 微小血管障害性溶血性貧血 microangiopathic hemolytic anemia(MAHA) は形態学的分類であり，末梢血塗抹標本で破砕赤血球(分裂赤血球)が観察される。これは特異診断ではないが，範囲の限られた鑑別疾患を示唆する。
- 赤血球破砕と溶血を起こす機序には，播種性血管内凝固(DIC)や血栓性血小板減少性紫斑病(TTP)，溶血性尿毒症症候群(HUS)，悪性高血圧，妊娠高血圧腎症/子癇症候群，血管炎，腺癌，心臓弁膜症，不適切な血液加温器の誤用がある。DIC，TTP，HUS は 9 章で述べた。
- 赤血球破壊は小血管の内皮損傷，フィブリン沈着，血小板凝集によって起こる。
- 治療は溶血を引き起こす基礎病態の是正である。

他の赤血球疾患

真性多血症

一般的事項
真性多血症 polycythemia vera は全系統の造血系細胞が無秩序に増殖し，中でも特に赤血球系細胞の増殖が主体となる骨髄増殖性疾患である。

診断
■ 臨床所見
- 体重減少(二次性代謝亢進)，衰弱，痛風，瘙痒，中枢神経症状(頭痛，めまい)などさまざまな症状がみられる。
- 身体所見では高血圧，脾腫，赤ら顔を認めることがある。
- 特に慢性肺疾患，睡眠時無呼吸，右左シャント疾患による低酸素血症など二次性多血症の原因となる臨床的因子を考慮する必要がある。

■ 検査所見
- 患者の多くに白血球増加と血小板増加が認められる。
- 赤血球の形態は不顕性の慢性消化管出血による鉄欠乏を反映する場合があり，二次性血小板増加を認めることがある。赤血球増加が明らかになる前から，鉄補充療法が行われている場合がある。
- 真性多血症患者の 94% で JAK-2 遺伝子変異が陽性となる[13]。

- エリスロポエチン値は低いか正常値の下限となる。
- ^{51}Cr 標識法による赤血球量測定は真性多血症の診断に必要となることがあり，偽性多血症は除外できるが，真性多血症と二次性多血症とを鑑別することはできない。

治療
- 初期治療は瀉血による。維持療法は，Hct値＜45％を目標とした間欠的な瀉血とハイドロキシウレアの投与である。
- しかし，瀉血療法のみで治療した患者の死因で最も多いのは血栓症である。このリスクを減らすには，低用量アスピリンの連日投与（81～100 mg/日）を行う[14]。

白血球疾患
白血球増加症

一般的事項
- 白血球増加症 leukocytosis では白血球絶対数が増加（＞10,000/mm^3）する。
- 通常，感染や炎症反応に対する正常な骨髄の反応として，あるいはステロイド，β作動薬，リチウム療法，脾摘，ストレスなどに伴って起こり，多くは**好中球絶対数の増加**を引き起こす。
- ときに白血病や骨髄増殖性疾患に関連して，白血球の産生，成熟，細胞死（アポトーシス）といった骨髄機能そのものの異常によって起こり，白血球系統のあらゆる細胞が影響を受ける。
- 骨髄以外の原因による過剰白血球反応（＞50,000/mm^3）は「**類白血病反応**」と呼ばれ，反応性か腫瘍性のどちらかが病因として考えられる。
- リンパ球増加症の頻度はより低く，ウイルス感染，薬物反応，白血病と関連する。

診断
■ 臨床所見
病歴
- 白血球増加症患者は発熱や悪寒，疲労，倦怠感などのさまざまな非特異的症状を呈する。
- 体重減少は悪性腫瘍の潜在を疑う所見である。
- 現れている症状の性質，感染症の特徴的症候の有無，詳細な服薬歴などについて慎重に聴取する。
- 芽球などの未熟白血球が循環血液中にみられる患者や，極端な白血球増加を呈する患者では，中枢神経系異常や視野障害などのうっ滞症候を認める場合がある。

身体診察
- 診察は主に感染症の有無と同定を意識して行う。
- 慢性リンパ球性白血病に続発するリンパ球増加症では，しばしば脾腫やリン

パ節腫脹を認める。
- 慢性骨髄性白血病では白血球増加と脾腫がみられるが,リンパ節腫脹は稀である。
- 血小板減少や貧血に起因する身体所見を認めることもある。

■検査所見
- 末梢血塗抹標本検査と CBC は白血球疾患の診断に必要である。
- 末梢血塗抹標本上に芽球を認めた場合は,急性白血病を想定して緊急に診断を進める。
- 好中球増加の原因が不明な場合は,慢性骨髄性白血病の診断のために BCR-ABL 遺伝子検査を行う。
- 急性白血病では,細胞回転の亢進を反映した LDH 値と尿酸値の上昇がみられることもある。
- 病因として悪性疾患が疑われる場合,骨髄生検,細胞遺伝学的検査,フローサイトメトリーにより診断が確定することが多い。

治療
- 好中球増加症患者の多くは感染性あるいは炎症性の病因があるため,基礎疾患に基づいて治療を行う。
- 病因として,副腎皮質ステロイドなどの薬物による白血球増加症も考慮する。
- 急性白血病と慢性白血病の治療については血液腫瘍学の専門知識を要するため,本章では触れない。

白血球減少症

- 白血球減少症 leukopenia では白血球数が減少(<3,500/mm^3)する。
- 感染,炎症,悪性腫瘍,薬物,重金属や放射線への環境的曝露,ビタミン欠乏などに起因するが,ほとんどは化学療法や免疫抑制薬が原因であり,後者の場合は一般に用量依存的に認められる。
- 特異体質性の白血球減少症は多くの薬物投与に続発してみられ,新規薬物の投与を開始したあと短期間で生じた場合には関連性を疑う。
- 重度の好中球減少症で好中球絶対数<500/mm^3 の場合は,致死率の高い細菌感染症を発症するリスクが上昇する。好中球減少性発熱を起こした患者には,直ちに広域抗菌薬の投与を開始する。
- 慢性好中球減少症患者が感染症を合併している場合は,増殖因子(G-CSF などのサイトカイン製剤)による補助療法を考慮する。

単クローン性免疫グロブリン血症

意義不明の単クローン性免疫グロブリン血症

- 意義不明の単クローン性免疫グロブリン血症 monoclonal gammopathy of unknown significance(MGUS)は,単クローン性免疫グロブリン(「M 蛋白」)は存在するものの関連する臓器障害がなく,多発性骨髄腫やアミロイ

- ドーシスなどの既知の基礎疾患もない状態を指す。
- 単クローン性免疫グロブリン血症の患者のほとんどはMGUSと分類され，それ以外は多発性骨髄腫，アミロイドーシス，Waldenströmマクログロブリン血症，悪性リンパ腫，慢性リンパ球性白血病などの悪性リンパ増殖性疾患とされる。
- 単クローン性免疫グロブリン血症は，多くが血清蛋白電気泳動で発見される。異常グロブリンはIgGであることが多いが，免疫グロブリン全クラスの異常が見いだされている。
- MGUSの発症率は年齢とともに増加し，70歳を超える人では3%にMGUSを認める。
- MGUSの特徴は，M蛋白が3 g/dL未満で，臓器障害(例えば貧血，高カルシウム血症，腎機能低下，形質細胞腫)がないことである。MGUS患者の骨髄検査では，形質細胞の割合が10%未満である。これらの異常がみられる場合や尿中M蛋白量が著しく多い場合は，より深刻なリンパ増殖性疾患であることを示唆する。
- MGUSは年間約1%の確率で**より重篤なリンパ増殖性疾患へ進展し**，このリスクは長期間続く。これらの悪性疾患の多くが多発性骨髄腫である。したがって，MGUS患者は生涯にわたる経過観察を必要とする。
    - 進展に関与する危険因子としては，IgG以外の免疫グロブリン異常(IgMやIgA)，血清中遊離軽鎖比($\kappa : \lambda$比)異常，初診時のM蛋白量>1.5 g/dL，の3つがある。これらの因子はそれぞれ進展の危険性を高め，3因子すべて揃うと進展率は20年間で58%にもなる[15]。

多発性骨髄腫

- 多発性骨髄腫 multiple myelomaは単クローン性免疫グロブリン血症を伴うリンパ増殖性疾患で，予期せぬ病的骨折(長管骨，脊椎)，腎機能低下(Bence Jones蛋白尿に続発)，血液学的異常(貧血，好中球減少，血小板減少)，高カルシウム血症などを呈する。
- 通常は，骨髄検査で骨髄中の形質細胞>30%を確認することにより診断が確定する。
- 通例，副腎皮質ステロイドパルス療法と他の薬物(メルファラン，サリドマイド，レナリドミド，ボルテゾミブ)の併用が効果的である。

Waldenströmマクログロブリン血症

- Waldenströmマクログロブリン血症 Waldenström macroglobulinemiaは稀なIgM単クローン性疾患で，リンパ形質細胞性リンパ腫としても知られる。血液学的異常は軽度であるが，リンパ節腫脹，脾腫，肝腫大などの臓器浸潤を伴う。IgMは分子量が大きく凝集するため，その異常は過粘稠度症候群(中枢神経症状，視覚障害，循環障害)を引き起こす。
- 通常は化学療法が有効である。

- 過粘稠度症候群を合併する患者では，血漿交換により IgM 濃度を低下させることで効果を認めることが多い。

アミロイドーシス

- 原発性(アミロイド軽鎖による)アミロイドーシス amyloidosis は，単クローン性軽鎖がさまざまな組織に沈着する浸潤性疾患である。腎臓(腎不全，ネフローゼ症候群)，心臓(非虚血性心筋症)，末梢神経系(神経障害)，消化管と肝臓(巨大舌，下痢，悪心，嘔吐)などが侵される。これらの臓器に説明のつかない所見を認める場合は，すぐにアミロイドーシスの検索を行う。
- M 蛋白は，90％を超える患者の尿中または血清中に認められ，診断に有用である。しばしば罹患臓器や骨髄の生検が行われ，生検組織にアミロイド蛋白の沈着を認めることで診断が確定する。
- 治療は困難で，臓器不全に進展することが多い。
- 心臓に起こったアミロイドーシスは特に予後不良で，中央生存期間は 1 年未満である。

(佐藤 慶二郎)

文 献

1. Van Wyck DB, Roppolo M, Martinez CO, et al; for the United States Iron Sucrose (Venofer) Clinical Trials Group. A randomized, controlled trial comparing IV iron sucrose to oral iron in anemic patients with nondialysis-dependent CKD. *Kidney Int* 2005;68:2846-2856.
2. Singh AK, Szczech L, Tang KL, et al; CHOIR Investigators. Correction of anemia with epoetin alfa in chronic kidney disease. *N Engl J Med* 2006;355:2085-2098.
3. Leyland-Jones B; BEST Investigators and Study Group. Breast cancer trial with erythropoietin terminated unexpectedly. *Lancet Oncol* 2003;4:459-460.
4. Henke M, Laszig R, Rübe C, et al. Erythropoietin to treat head and neck cancer patients with anaemia undergoing radiotherapy: randomised, double-blind, placebo-controlled trial. *Lancet* 2003;362:1255-1260.
5. Leyland-Jones B, Semiglazov V, Pawlicki M, et al. Maintaining normal hemoglobin levels with epoetin alfa in mainly nonanemic patients with metastatic breast cancer receiving firstline chemotherapy: a survival study. *J Clin Oncol* 2005;23:5960-5972.
6. Grote T, Yeilding AL, Castillo R, et al. Efficacy and safety analysis of epoetin alfa in patients with small-cell lung cancer: a randomized, double-blind, placebo-controlled trial. *J Clin Oncol* 2005;23:9377-9386.
7. Wright JR, Ung YC, Julian JA, et al. Randomized, double-blind, placebo-controlled trial of erythropoietin in non-small-cell lung cancer with disease-related anemia. *J Clin Oncol* 2007;25:1027-1032.
8. Blinder M, Field J. Anemia and Transfusion Therapy. In: Cooper DH, Krainik AJ, Lubner SJ, Reno HEL (eds). The Washington Manual of Medical Therapeutics, 32nd Ed. Philadelphia, PA: Lippincott Williams & Wilkins, 2007:548-571.
9. The Management of Sickle Cell Disease. Division of Blood Diseases and Resources. National Heart, Lung, and Blood Institute. Washington DC: National Institutes of Health, 2002. NIH Publication No. 02-2117.
10. Falletta JM, Woods GM, Verter JI, et al. Discontinuing penicillin prophylaxis in children with sickle cell anemia. Prophylactic Penicillin Study II. *J Pediatr* 1995;127:685-690.
11. Vichinsky EP, Haberkern CM, Neumayr L, et al. A comparison of conservative and aggressive transfusion regimens in the perioperative management of sickle cell disease. The Preoperative Transfusion in Sickle Cell Disease Study Group. *N Engl J Med* 1995;333:206-213.
12. *Oncologist* 2009;14(5):489.

13. Rapado I, Albizua E, Ayala R, et al. Validity test study of JAK2 V617F and allele burden quantification in the diagnosis of myeloproliferative diseases. *Ann Hematol* 2008;87:741-749.
14. Landolfi R, Marchioli R, Kutti J, et al; European Collaboration on Low-Dose Aspirin in Polycythemia Vera Investigators. Efficacy and safety of low-dose aspirin in polycythemia vera. *N Engl J Med* 2004;350:114-124.
15. Rajkumar SV, Kyle RA, Therneau TM, et al. Serum free light chain ratio is and independent risk factor for progression in monoclonal gammopathy of undetermined significance. *Blood* 2005;106:812-817.

がん患者のケア 31

Maria Q. Baggstrom

一般的事項

- すべてのがん患者は，治療開始前に病理組織に基づいた診断を受け，可能であれば，治療効果の判定のために，疾患の臨床上のマーカーや生化学上のマーカー，あるいはX線写真撮影用のマーカーで確認する。
- **ステージ**（病期）は，腫瘍の広がりの臨床上あるいは病理学的な評価である。病期診断の主な役割は，各病期の患者の最善の治療方法と予後を定義づけすることである。治療計画は一般的に，腫瘍のステージで決定する。局所治療，手術や放射線療法の役割とは，腫瘍の局所的な広がりによって決定する。全身治療や化学療法の役割もまた，腫瘍のステージに左右される。一般的に生存率は腫瘍のステージによく相関する。
- 腫瘍の**グレード**（悪性度）は，その起源の組織の特徴がどの程度残存しているかで定義される。グレードは組織が正常の形態と離れている程度を低，中，高で表す。グレードは多くの腫瘍の予後を決定するためには重要であるが，治療方法の決定には一般的には用いられない。
- **performance status**（PS）は患者の全身機能状態の判断基準となるものである。Karnofsky performance status scale と ECOG performance status scale（表31-1）の2つのスケールが，一般によく用いられる。PSはがん患者の評価には不可欠なものであり，治療への反応や治療効果の持続期間，生存期間を予測するのに役立つ。ほとんどの充実性腫瘍の場合，PSの低い患者は全身化学療法からは十分な効果を得られないであろう。しかしながら，腫瘍が劇的に化学療法に反応するのであれば，患者はたとえPSが低くとも，化学療法に効果があるといえるかもしれない。
- 癌は大きく言えば「液性」と「充実性」のものに分けられる。
  - **白血病とリンパ腫は「液性」に分類される。**この群の治療は，通常は化学療法あるいは放射線療法，またはそれらの併用を行う。
  - **「充実性」腫瘍には，充実性の臓器や組織から出現する腫瘍がある。**充実性腫瘍は外科手術，放射線療法，化学療法，あるいはこれらの治療法を複数組み合わせる。
- 化学療法は，さまざまな異なる状況で行われる。それぞれの作用機序と毒性については後に詳述する。
  - 化学療法への**寛解導入**は寛解を目標に行う。
  - **地固め療法**は，寛解導入療法に反応を示した患者に対して行う。
  - **維持療法**は低用量で外来で行い，寛解期間の延長を目指す。その効果はいくつかの悪性疾患で証明されている。
  - **アジュバント**（補助）**化学療法**は外科的，あるいは放射線で主要な悪性病変を完全に根絶した後に，測定できない転移性病変の治療のために行う。

表 31-1 performance status(PS)

Eastern Cooperative Oncology Group performance status(ECOG PS)scale	
グレード	定義
0	問題なく活動できる。発病前と同じ日常生活が制限なく行える
1	肉体的に激しい活動は制限されるが,歩行可能で,軽作業や座位での作業は行うことができる
2	歩行可能で自分の身の回りのことはすべて可能だが,作業はできない。日中の50%以上は起きて過ごす
3	限られた自分の身の回りのことしかできない。日中の50%以上をベッドか椅子で過ごす
4	まったく動けない。自分の身の回りのことがまったくできない。完全にベッドか椅子で過ごす

Karnofsky performance status(KPS)scale	
%	定義
100	正常。疾患に対する患者の訴えがない。臨床症状はなし
90	疾患のわずかな徴候や軽い臨床症状はあるが,通常の活動が可能
80	かなり臨床症状があるが,努力して通常の活動が可能
70	自分の身のまわりのことはできるが,通常の活動・労働することは不可能
60	多くの要求に対して,ときどき介助が必要
50	かなりの介助が必要であり,頻繁に医療的なケアが必要となる
40	動けず,適切な医療および介助が必要
30	まったく動けず,入院が必要だが死は差し迫っていない
20	非常に重症。入院が必要で精力的な治療が必要
10	瀕死。死期が切迫している
0	死

出典:Naughton M. Medical management of malignant disease. In: Cooper DH, ed. The Washington Manual of Medical Therapeutics. 32nd Ed. Philadelphia, PA: Lippincott Williams & Wilkins, 2007:572-599 より許可を得て改変。

- **ネオアジュバント(術前補助)化学療法**は,局所治療を計画する前に局所的な病変に対して行う。
- 生存データは,生存期間中間値と5年生存率という用語で報告されるが,これらは,新たに悪性疾患を診断された患者には混乱を招くものである。これらのデータは,データの解釈を支援できる治療担当の腫瘍医が注意して患者へ伝えるべきである。
  - **生存期間中間値**は,50%の患者が生存し,50%の患者が死亡するまでの期間を示す。
  - **5年生存率**は,5年経過した時点で生存している患者の割合を意味する。

診断

乳癌
- 乳癌 breast cancer は，米国では女性の約11％が生涯に罹患する。
- 閉経前の女性の乳房腫瘤は，閉経後の女性の乳房腫瘤に比べて悪性であることは少ない。
- より若年の女性では，腫瘤に良性の疾患を示唆する周期的な変化がないか1カ月間は経過を観察する。
- 腫瘤が残存している場合，両側のマンモグラフィを行う。閉経前後の女性では，マンモグラフィの癌診断の正診率は約90％である。**しかし，臨床的に疑わしい腫瘤のある女性で，マンモグラフィで陰性の場合は生検を行うべきである。**

原発不明癌
- 転移性疾患の症候があるものの，身体診察やルーチンの臨床検査，胸部X線で原発巣が同定されない患者は約5％いる。
- 病理組織での細胞の種類と転移性病変の部位によって原発病変を検索していく。
- 免疫組織化学染色で，腫瘍の原発を明らかにし，その後の治療を決める特異的な組織抗原を同定できることがある。

■頸部リンパ節腫脹
- 肺・乳房・頭頸部の腫瘍，悪性リンパ腫を示唆する。
- 初期評価には，リンパ節の切除の前に鼻内視鏡，喉頭鏡，気管支鏡，食道鏡による管腔の内視鏡検査と疑わしい病変の生検も行う。
- 扁平上皮癌が確認された場合，頭頸部に原発巣があると推定され，放射線療法に効果があると予測できる。

■縦隔と後腹膜の正中にある腫瘤
- 男女ともに，縦隔や後腹膜の正中にある腫瘤は性腺外胚細胞癌が考えられる。
- αフェトプロテイン(AFP)とヒト絨毛性ゴナドトロピン(β-hCG)の上昇は，この診断をより強く支持する。
- この腫瘍は治癒の可能性がある。

リンパ腫
- リンパ腫は通常，腫脹したリンパ節の生検で診断される。
- Hodgkinリンパ腫と非Hodgkinリンパ腫のステージは4段階に分類される。
  - **ステージI**：病変が1つ，もしくは1領域に限局している。
  - **ステージII**：病変が1つ以上のリンパ節に及んでいるが，横隔膜を境にしてどちらか一方に限局する。
  - **ステージIII**：リンパ節か脾臓に病変が出現し，病変が横隔膜を境にして両方に存在する。
  - **ステージIV**：病変が肝臓・肺・皮膚・骨髄に及ぶもの。
- **B症状**には38.5℃以上の発熱，着替えが必要なほどの盗汗，あるいは6カ

月で10%以上の体重減少がある。これらの症状は巨大病変と予後不良を示唆する。
- **Hodgkinリンパ腫**は通常，頸部リンパ節腫脹を伴い，予測できる経路でリンパ節領域に沿って拡大していく。
- **非Hodgkinリンパ腫**は組織所見によって低悪性度，中悪性度，高悪性度に分類される。
  - ステージの進行はHodgkinリンパ腫と同様であるが，非Hodgkinリンパ腫は病変の広がりのパターンが予測しにくい。
  - 進行期(ステージⅢ～Ⅳ)であることが多く，CTスキャンや骨髄生検で診断する。試験開腹やリンパ管造影まで必要となることは稀である。

白血病
■急性白血病
- 貧血による疲労や呼吸困難，血小板減少による皮膚や筋肉の血腫，好中球減少による発熱や感染といった血球減少による症状がみられる。
- 臓器への白血病性浸潤により，リンパ節腫脹や巨脾(特に急性リンパ球性白血病でみられる)，歯肉過形成や皮膚結節(急性骨髄性白血病でみられる)が現れることがある。
- 白血病芽球を血液中に認めることが多い。
- 診断確定のため**骨髄吸引/生検**を行うが，しばしば芽球によってほぼ置き換えられている状態を示す。
- **フローサイトメトリーと細胞遺伝学的検査**は，分類や予後に関する情報を得るために骨髄穿刺液で提出する。

■慢性白血病
- **慢性リンパ球性白血病** chronic lymphocytic leukemia (CLL) はリンパ嚢腫症，リンパ節腫脹，巨脾を認める。悪性細胞は成熟リンパ球様である。
- **慢性骨髄性白血病** chronic myelogenous leukemia (CML) は巨脾だけでなく，白血球増加症と左方移動を認める。
  - 血小板増加症，好塩基球増加症，好酸球増加症などがよくみられる。
  - CMLの診断は**フィラデルフィア染色体t(9;22)** の証明で確認する。フィラデルフィア染色体は結果として融合蛋白(bcr-abl)を生成する。
- **有毛細胞白血病**は全成人の白血病の中で2～3％を占める。
  - 臨床症状としては巨脾，汎血球減少症，感染がある。
  - 患者は細菌感染，ウイルス感染，真菌感染のリスクが高くなり，非定型抗酸菌感染に対して特徴的な感受性をもつ。
  - 骨髄生検では，細胞質に突起をもつ細胞の浸潤を認める(これが名前の由来である)。

多発性骨髄腫
- **多発性骨髄腫** multiple myeloma (MM) は悪性の形質細胞の異常であり，通常，**血漿または尿中**，あるいはその両方の**M蛋白**を伴う。
- 症状としては高カルシウム血症，貧血，有痛性の溶骨病変，急性腎不全があ

- る。
- 初期評価として，骨X線検査，骨髄吸引と生検，血漿と尿中蛋白の電気泳動，β_2ミクログロブリン，免疫グロブリン定量を行う。

治療

化学療法の原則
- **化学療法の薬物の治療指数が低いために，腫瘍内科医からのアドバイスのもと治療計画を正確に遵守しなければならない。** 個々の薬物を表31-2に記載する。
- 化学療法の用量設定は体表面積に基づいて行うが，薬物によっては体重に基づいて設定する。体重が変化した場合は再調整をする。
- 患者の病状の評価，過去の治療からの副作用の傾向の把握と，CBCは化学療法のそれぞれのサイクルごとに行う。
- 投薬の用量は以下の状態に応じて調整しなければならない。
  - 好中球減少
  - 血小板減少
  - 口内炎
  - 下痢
  - 薬物代謝能の低下

投与方法
■内服
- 内服とともに悪心・嘔吐をきたすことがあり，制吐薬を要する場合もある。
- 薬物のなかには，経口吸収が不安定であるため，非経口投与が勧められるものもある。

■静脈投与
- 経験のある医療従事者が行う。
- 化学療法の薬物を投与する前に，静脈注射に抵抗がないか，および十分な量の逆血があることを確かめる。
- 点滴路は上肢の太い静脈に確保する。可能ならば肘前窩，手関節，手背，腋窩リンパ節郭清部位と同側肢は避ける。
- 末梢血管へのアクセスが難しい患者や大量の化学療法を必要とする患者の場合，静脈カテーテルポートの埋め込みを検討する。

■髄腔内化学療法
- 髄腔内化学療法 intrathecal (IT) chemotherapy は，髄膜癌腫症や中枢神経浸潤の予防のために用いる。
- 急性くも膜炎，亜急性運動機能障害，進行性の神経機能低下(白質脳症)が副作用としてみられる。
- 認知機能の障害と白質脳症は，髄腔内化学療法と全脳照射を組み合わせた場合に起こりやすい。

表 31-2 がん化学療法薬

薬物名	副作用
代謝拮抗薬	
Ara-C	骨髄抑制，消化管毒性，結膜炎，小脳性運動失調，膵炎，肝炎
5-FU	骨髄抑制，口内炎，下痢，小脳性運動失調，胸痛，手足症候群
メトトレキサート	粘膜障害，胸腹水再吸収遅延，間質性肺炎，肝炎，腎不全
6-メルカプトプリン	アロプリノール併用下での代謝低下，胆汁うっ滞
クラドリビン(2-クロロデオキシアデノシン)	骨髄抑制
ゲムシタビン	発熱，浮腫，感冒様症状，皮疹，肺臓炎
アルキル化薬	
ブスルファン	間質性肺炎，女性化房，可逆性 Addison 様症候群
chlorambucil	骨髄抑制
シクロホスファミド	出血性膀胱炎，出血性心筋炎
ダカルバジン	感冒様症状，発熱，筋肉痛，顔面潮紅，倦怠感，肝酵素上昇
イホスファミド	出血性膀胱炎，痙攣など神経毒性
mechlorethiamine (ナイトロジェンマスタード)	皮膚瘙痒感，薬疹
メルファラン	特有の間質性肺炎
ニトロソウレア系(carmustine [BCNU], lomustine [CCNU])	骨髄抑制，めまい，潮紅，静脈炎
テモゾロミド	悪心，嘔吐，催奇形性
thiotepa	骨髄抑制
抗がん抗生物質	
アントラサイクリン系(ダウノルビシン，ドキソルビシン，ミトキサントロン，イダルビシン)	心筋症，骨髄抑制，粘膜障害
ブレオマイシン	血圧低下を伴う重篤なアレルギー反応，間質性肺炎
マイトマイシン C	遅発性骨髄抑制，溶血性尿毒素症候群
2-デオキシコホルマイシン(ペントスタチン)	骨髄抑制
植物アルカロイド	
ビンクリスチン	ニューロパチー(用量制限毒性)，SIADH，Raynaud 現象
ビンブラスチン	骨髄抑制，筋肉痛，便秘，一過性肝炎
エトポシド(VP-16)	骨髄抑制
teniposide(VP-26)	骨髄抑制，過敏性反応，脱毛，血圧低下
パクリタキセル	アナフィラキシー様反応，骨髄抑制，関節痛，ニューロパチー，不整脈
ドセタキセル	血管外体液貯留
ナベルビン	静注部位の疼痛
白金製剤	
シスプラチン	重篤な悪心，嘔吐，神経毒性，腎毒性，低マグネシウム血症，耳毒性
カルボプラチン	骨髄抑制，神経毒性，耳毒性，腎毒性
オキサリプラチン	感覚神経障害

表 31-2 がん化学療法薬(つづき)

薬物名	副作用
その他	
ハイドロキシウレア	骨髄抑制
L-アスパラギナーゼ	アレルギー・アナフィラキシー様反応，出血性膵炎，肝不全，脳症
プロカルバジン	MAO 阻害薬・ジスルフィラム様反応
topotecan	骨髄抑制
イリノテカン	重篤な下痢
ホルモン薬	
タモキシフェン，ラロキシフェン	一過性ホルモン増多症状(骨痛，紅斑，高カルシウム血症)，子宮内膜癌，深部静脈血栓症
アロマターゼ阻害薬（アナストロゾール，レトロゾール，エキセメスタン)	顔面潮紅，盗汗
プロゲステロン薬（megestrol acetate，メドロキシプロゲステロン)	体重増加，体液貯留，顔面潮紅，治療中断時の性器出血
抗アンドロゲン薬（フルタミド，ビカルタミド)	悪心，嘔吐，女性化乳房，乳房痛
分子標的薬	
トラスツズマブ	心筋症
リツキシマブ	悪寒，発熱，稀に過敏性反応
alemtuzumab	免疫不全，日和見感染
ベバシズマブ	高血圧，蛋白尿，重篤な出血または凝固イベント，消化管穿孔
セツキシマブ	infusion reaction(注入反応)，皮疹，下痢
パニツムマブ	infusion reaction(注入反応)，皮疹，下痢
ゲムツズマブ	悪心，発熱，骨髄抑制，腫瘍崩壊症候群，過敏性反応
イブリツモマブ	骨髄抑制
tositumomab-^{131}I	骨髄抑制
イマチニブ	浮腫，悪心，皮疹，筋骨格痛，うっ血性心不全
エルロチニブ	皮疹，下痢
スニチニブ	高血圧，疲労感，脱力感，下痢，手足症候群，甲状腺機能低下症
ソラフェニブ	高血圧，皮疹，下痢，手足症候群
免疫療法	
インターフェロンα	悪心，嘔吐，感冒様症状，頭痛
aldesleukin（インターロイキン2)	体液貯留，低血圧，腎前性腎不全，肝酵素上昇
化学予防薬	
レチノイド	皮膚乾燥，口唇炎，高脂血症，トランスアミナーゼ上昇

BCNU：bis-chloronitrosurea もしくは carmustine，CCNU：lomustine，SIADH：抗利尿ホルモン分泌異常症候群

■ 腔内注入
- 腔内注入が役に立つ状況もある。
- 化学療法薬の中には，胸腔や腹腔に直接注入できるものもある。
- 薬物が全身に吸収された場合，全身投与時と同じ毒性がある。

■ 動脈内化学療法
- 動脈内化学療法は，特定の腫瘍の部分に高濃度の薬物を集中させる方法として提唱されている。
- 理論的には利点はあるものの，この方法での化学療法に絶対的な適応があるわけではない。

主な固形腫瘍の治療
■ 乳癌
- **外科手術**：乳癌の外科治療は，局所のコントロールと全身への進展のリスクに焦点を当てる。
  - **部分切除**(腫瘍切除術および腋窩リンパ節郭清)による局所のコントロールは，定型的乳房切除術と同様の効果がある。リンパ節郭清術は予後に関しての重要な情報が得られるので行うべきである。治療的にも価値がある。
  - **センチネルリンパ節生検**と郭清によって，多くの女性はすべての腋窩リンパ節郭清をせずに済む。この方法では，青色の色素と放射線トレーサーの両方を腫瘍の支持構造の周囲に注入する。色素とトレーサーを取り込んだリンパ節を取り除く。もしこのリンパ節に癌細胞が存在しなければ，追加の腋窩リンパ節郭清は避けられる。
- **放射線療法**は，局所切除を行った患者や腋窩リンパ節に併発を認めた患者に必要である。また，疼痛緩和や転移予防にもなる。
- **全身治療**は2つの理由から乳癌の治療に用いられる。
  - **アジュバント療法**は，腫瘍を完全に切除した女性で再発の危険性を下げるために用いる。
  - **緩和療法**は転移をした乳癌の女性に対して，病気の進行を遅らせて寿命を延ばすために行う。
- **ホルモン療法**は，エストロゲン受容体(ER)が陽性か，プロゲステロン受容体が陽性の女性に用いる。
- **トラスツズマブ**(ハーセプチン®)は，**her-2/neu(HER2)陽性**の乳癌の女性に適している。
- **アントラサイクリン系薬物を含めた化学療法**は，すべてのサブタイプで基本的に有用である。

アジュバント療法
- 腋窩リンパ節への転移の有無は最も重要な予後因子である。腋窩リンパ節転移のある女性にはすべてアジュバント療法を行う。
- リンパ節転移がない女性も，腫瘍径が1 cmより大きい場合やERが陰性の場合，HER2が過剰に発現しているならば，アジュバント療法を検討する。
- 化学療法は閉経前の患者やERが陰性，HER2が過剰発現している女性で検討する。

- **タモキシフェン**は，1日あたり20 mgを5年間経口投与し，閉経前でER陽性の乳癌患者で推奨される[1]。
- 閉経後の患者では**アロマターゼ阻害薬**であるアナストロゾール，レトロゾール，エキセメスタンは補助的ホルモン療法でタモキシフェンの代わりに一般的に用いられる。
- **トラスツズマブ**は，HER2陽性の疾患の女性へのアジュバント療法として効果的であることが示されている[2]。

転移性病変
- 更年期の状態，ホルモン受容体の状態，HER2の発現，そして転移巣の部位から主な治療方針を決定する。
- ER陰性腫瘍，リンパ管性肺転移，肝転移はホルモン治療にほとんど反応せず，化学療法での治療を行うべきである。
- ER陽性腫瘍はホルモン治療を行う。
  - 閉経前の女性は主にタモキシフェンと黄体形成ホルモン放出ホルモン(LH-RH)作動薬で治療する。閉経後の女性はタモキシフェンあるいはアロマターゼ阻害薬のようなホルモン薬の投与を受けるべきである。ホルモン療法で治療効果があれば，病気が進行しても他のホルモン薬に反応する可能性がある。
  - 化学療法は，主要なホルモン療法に反応がない場合やホルモン療法を行っている最中に病状の進行がみられたときに，施行を検討する。
- HER2が過剰発現している癌では，化学療法の第1選択薬に**トラスツズマブ**を加えることで化学療法単独と比較して生命予後を改善できる[3]。
- 1カ所以上の溶骨性の転移がある女性の場合，1カ月ごとにゾレドロン酸4 mg静脈投与を行うことでQOLを改善し，治療への反応性を改善し，椎体骨折を起こりにくくさせ，予後を延長する可能性もある[4]。

炎症性・切除不能癌
- 炎症性乳癌は胸壁の1/3以上に及ぶ「橙皮状皮膚」，あるいは紅斑として表出する。
- 診断時に転移があることが多いため，この疾患の患者や手術不能な原発性乳癌の患者は化学療法で治療を行う。
- その(化学療法の)後に，最大限の局所コントロールのため手術と放射線療法を行う。

■肺癌
- 肺癌 lung cancer は米国では癌による死亡の中で最も多い原因である。喫煙との関連があり，予防が可能である。
- 治療は組織診断と疾患のステージに基づいて決められる。

小細胞肺癌
- 小細胞肺癌 small-cell lung cancer(SCLC)はときに，局所症状に加えてさまざまな腫瘍随伴症候群の原因となる。
- SCLCは病変が肺の一側と，その同側のリンパ節に限定されているか，それ以上に拡大しているかで，治療法を決める。
  - **限局型**の場合，化学療法と放射線療法を組み合わせることで85〜90％の

奏効率が得られ，生存期間中央値は 12〜18 カ月となり，患者の 5〜15%で治癒がみられる。

  ■**進展型**では生存期間中央値は 8〜9 カ月であり，治癒することは稀である。
- 化学療法で完全寛解に至った患者では，**予防的全脳照射**が中枢神経転移のリスクを軽減することが示されている[5]。
- 地固め療法としての胸部への放射線療法は限局型では生存率の改善を認めているが，進展型では局所症状の緩和以外では推奨されない。

非小細胞肺癌

- **可能であれば，非小細胞肺癌 non-small-cell lung cancer(NSCLC)の切除を試みる。治癒には最適な治療法である。**
- NSCLC の切除後の生存率は，アジュバント療法に放射線療法を併用してもしなくても，アジュバント療法を併用することで改善する。
- 肺とリンパ節に限局された切除不能の病変に対しては，化学療法に放射線療法を組み合わせたものが従来の治療方法である。
- 転移性病変のある患者では，シスプラチンを含めた化学療法の組み合わせが若干の予後の改善をもたらす。
- 抗血管内皮細胞増殖因子(VEGF)抗体であるベバシズマブが，転移性病変のある NSCLC への治療として認められている。
- 上皮細胞成長因子受容体(EGFR)チロシンキナーゼ阻害薬のエルロチニブもまた，NSCLC に対して用いられる。

■ 消化管の悪性腫瘍

食道癌

- 食道癌 esophageal cancer には扁平上皮癌(喫煙とアルコール摂取に関連がある)と腺癌(Barrett 食道から発生)がある。
- 食道の外科的切除は，小さい原発巣，化学療法・放射線療法後の一部の患者で推奨される。
- 切除不能癌の局所コントロールは，化学療法と放射線療法で行う[6]。
- 症状の緩和には，放射線療法，拡張術，ステント留置，レーザー治療を行う。

胃癌

- 胃癌 gastric cancer は通常，腺癌であり，病変が限局性の患者は稀であるが外科手術によって根治が得られる。
- アジュバント療法と同時に行う放射線療法で，外科切除をした胃癌の転帰が改善する[7]。
- 局所に伸展しているが切除不能な癌では，化学療法と放射線療法で効果がある。
- 化学療法は転移性の病変に対して，緩和的に用いる。

大腸・直腸の腺癌 colon and rectal adenocarcinoma

- これらの腺癌はまず，外科的切除で治療する。
- 大腸癌，直腸癌で外科手術を受けた患者はすべて，術前の**癌胎児抗原** carcinoembryonic antigen(CEA)値を測定し，経過を追っていく。継続的に高値を示したり，値が上昇してくる場合は腫瘍の遺残か再発を示している。
- 大腸癌で所属リンパ節への転移を認める患者で，術後の **5-フルオロウラシ**

- ル(5-FU)と levamisole の12カ月の投与，あるいは5-FUとロイコボリンの6カ月間の投与は生存期間を延長する[8]。
- 従来の5-FUとロイコボリンに**オキサリプラチン**を加えることで，ステージⅡ・Ⅲの大腸癌再発リスクを減少させる[9]。
- 腹膜反転部に発生した直腸癌は，手術後，局所的に再発する。術後の放射線療法と5-FUの投与が推奨されている。
- 多くの化学療法薬が転移性大腸・直腸癌の治療に使用でき，5-FU，イリノテカン，カペシタビン，オキサリプラチンが含まれる。転移性病変ではイリノテカンを5-FU/ロイコボリンに加えて，治療への反応性を高めて，生存の可能性を高める[10]。
- 3種のモノクローナル抗体は，転移性病変のある大腸癌の治療に使用できる。ベバシズマブは血管内皮細胞増殖因子をターゲットとし，セツキシマブとパニツムマブは上皮細胞成長因子受容体をターゲットとする。
- 肝への転移性病変を認めた患者の一部は，肝切除の適応となる[11]。

肛門癌
- **放射線療法同時併用化学療法**では，外科的切除よりもより高い治癒率を示す結果になる可能性があり，通常は肛門括約筋と便意の抑制機能は保たれる[12]。
- 外科的切除は救援療法 salvage therapy としてのみ行われる。

■ 尿生殖器系悪性疾患

膀胱癌
- 米国では膀胱癌 bladder cancer は通常，**移行上皮癌**である。喫煙などによる発癌性化学物質が原因だと指摘されている。
- 粘膜に限局する**単発性**の腫瘍は膀胱鏡検査と経尿道的切除，あるいは3カ月ごとの高周波凝固法にて治療する。
- **多発性**の粘膜病変は膀胱内に BCG(Calmette-Guérin 桿菌)，thiotepa，マイトマイシン C を注入する方法で治療する。
- **局所浸潤癌**は切除する。
- アジュバント療法は，膀胱の切除標本で所属リンパ節転移が確認された場合，生存率を改善する。
- 転移性病変や再発病変ではシスプラチンを含むレジメンに高い反応性を示す。

前立腺癌
- 前立腺癌 prostate cancer は黒色腫以外の皮膚癌を別にすれば，男性では最も一般的な癌である。
- 前立腺特異抗原 prostate specific antigen(PSA)は再発，病状の程度，治療への反応のマーカーとして役に立ち，無症候性の早期の病変を発見することもできる。
- 原発巣の**局所コントロール**は，前立腺切除術あるいは放射線療法によって可能である。
- **転移性病変**では，両側精巣摘除術と LH-RH アナログの併用療法は，抗アンドロゲン薬の有無に関わらず，中央値18～24カ月間，患者の約85%で腫瘍が縮小する効果があった。
  - ホルモン療法の後で再発した疾患は，抗アンドロゲン薬を中止することで

反応を示すことがある[13]。
- ■アントラサイクリン系,タキサン系,ビンブラスチン,エストラムスチンは,ホルモン療法不応性の疾患に対し緩和的に用いる。
- ●進行期では貧血や骨痛が顕著となるが,輸血,造血因子製剤,緩和的放射線療法により軽減できる。

腎細胞癌

- ●腎細胞癌 renal cell cancer は**外科的切除**にて治療するが,限局した病変では治癒可能である。アジュバント療法で有効なものはない。
- ●化学療法,インターフェロンα,インターロイキン2の治療奏効率は15〜30%と報告されている。
- ●2種類の新規薬物であるスニチニブとソラフェニブは,転移性腎癌の治療への使用が承認されている。両者の薬物は多数のターゲットをもつチロシンキナーゼ阻害薬であり,過去に用いられてきた薬物に比べて,より効果的であり忍容性が高い。

精巣癌

- ●最も治療可能な悪性疾患であり,積極的に治療すべきものである。
- ●精巣癌 testicular cancer を疑う患者では,経陰嚢的手技は鼠径リンパ節への腫瘍の拡大を起こしやすいため,高位精巣摘出術にて摘出する必要がある。
- ●初期評価は血漿中の **AFP**, **β-hCG** の値,腹部と骨盤部の CT 検査で行う。
- ●精上皮腫 seminoma の多くの患者は放射線療法で治療を行う。
- ●非精上皮腫性胚細胞腫瘍の患者では,巨大な腹部病変や肺転移がある場合を除き,後腹膜リンパ節郭清はステージを決めるために行う。
  - ■手術で**顕微鏡的病変**が確認された場合,2つの選択肢がある。術後の2サイクルの化学療法か,経過観察として再発後に化学療法を行うかである。
  - ■**肉眼的な転移性病変**があるときは,シスプラチンを基本とした化学療法が多くの胚細胞癌に対して治療効果がある。化学療法の後で腫瘍マーカーが正常化してもX線検査では腫瘍が残存する場合は,試験的開腹を行う。その結果,約1/3の患者で腫瘍の残存が証明されている。癌病変の残存がある患者は,追加の化学療法を受けるべきである[14]。

■ 婦人科系悪性疾患

子宮頸癌

- ●確認されている子宮頸癌 cervical cancer の危険因子としては多産婦,多数の性的パートナーの存在,**ヒトパピローマウイルス**への感染がある。
- ●**上皮内癌**は表在性病変であり,子宮頸部の円錐生検によって治療される。
- ●**微小浸潤病変**の治療は,子宮摘出術を行う。
- ●**進行局所病変**(頸部への浸潤や局所での浸潤)は,手術あるいは放射線療法,またはその両方で治療を行う。術後の放射線療法に化学療法を追加することで,生存率の改善につながる[15]。
- ●手術不能の癌は放射線療法でコントロールが可能である。転移性病変はシスプラチンを基本とした化学療法で治療する。
- ●**ヒトパピローマウイルスワクチン**が最近承認され,子宮頸癌の率を減らす可能性があるとして若年女性に投与されている。

卵巣癌

- 卵巣癌 ovarian cancer は主に閉経後の女性の疾患である。
- 限局した病変では症状ははっきりしないため, 多くの患者は進行した病変, 癌性腹水, 腹膜播種をきたしている。
- **外科的病期分類**と治療は, 子宮全摘, 両側付属器切除, リンパ節のサンプリング, 大網切除, 腹腔細胞診, すべての腫瘍塊の切除を行う。
  - 腫瘍が卵巣に限局している場合, 外科手術で治癒が見込め, さらなる治療は通常は推奨されない。しかしながら, 顕微鏡的な癌病変が同定された場合, 術後化学療法が推奨される。
- 特異的ではないが, 血清中の **CA-125** は上皮性卵巣癌の女性の 80％以上で上昇を認める。このマーカーは治療効果において感度の高い指標でもある。
- 寛解となった後には再度病期分類を行い, 残存腫瘍の摘出のために「**セカンドルック手術** second-look laparotomy」が行われる。
  - セカンドルック手術後は, 病理的に完全な寛解状態となった患者の 1/3 が治癒している。
  - 病変の残存があった患者は追加の化学療法を行う。

子宮体癌

- 子宮体癌 endometrial cancer の危険因子としては肥満, 未経産, 多嚢胞性卵巣, エストロゲン製剤(タモキシフェンを含む)の単独投与がある。
- 患者には, 一般的に膣からの出血が認められる。
- **外科手術, 放射線療法によりしばしば治癒が望める。**

■ 頭頸部癌

- 頭頸部癌 head and neck cancer は通常は扁平上皮癌である。
- 頭頸部癌はさまざまな場所に発生し, それらの自然経過は個々で異なる。
- 早期病変は手術, 放射線療法, あるいはその両方で治療が可能である。
- 積極的な外科手術, 放射線療法にも関わらず, 頭頸部癌患者の約 65％は局所病変のコントロールが不良である。
- 放射線療法に化学療法を追加することで, 鼻咽頭癌の患者や他に原発巣がある患者の生存率の改善を認める[16]。

■ 悪性黒色腫

- 悪性黒色腫 malignant melanoma は母斑が変化・拡大したものと考えられており, 病変か疑わしい部位を**切除生検**で摘出する。後に, 広範囲局所切除で垂直方向, 放射状に広がる腫瘍を可能な限り摘除する。
- 浸潤が深いと予後不良である。
- **高用量インターフェロン**は, 病変切除後の高リスク患者での生存期間を延長する[17]。
- 全身性病変では 10〜30％の患者でダカルバジン, インターフェロンα, インターロイキン 2 が奏効することがある。

■ 肉腫

- 肉腫 sarcoma は間葉系組織より発生し, 多くは軟部組織や骨に発症する。
- 初期評価では血行性の肺転移が一般的であるため, 胸部 CT 検査を行う。

軟部組織肉腫
- 予後は腫瘍のグレード(悪性度)で決まり,起源となる細胞で決まるわけではない。
- **外科的切除**が可能なら行うべきであり,治癒も期待できる。
- 低悪性度の腫瘍では,局所再発が最も一般的であり,**アジュバント放射線療法**も有効である。
- 高悪性度の腫瘍は時に全身性に発生し,通常のアジュバント化学療法では効果が低いことが証明されている。
- 転移性病変では,ドキソルビシン,イホスファミド,ダカルバジンが40〜55%の患者で奏効する。

骨肉腫
- 外科的切除の後,1年間のアジュバント化学療法を行う。
- 外科的切除による単発の肺転移の治療は,長期生存にも関連する。

Kaposi 肉腫
- 免疫能の正常な患者では,Kaposi 肉腫は,一般的に**放射線療法あるいはビンブラスチン**で容易に治療可能な低悪性の病変である。
- Kaposi 肉腫が臓器移植や AIDS に合併する場合は,より病勢が速く,内臓に発生することもある。
- リポソーマルドキソルビシンの単剤使用は,併用化学療法と同等の緩和的効果が得られる[18]。

主な血液悪性疾患の治療
■ 悪性リンパ腫
Hodgkin リンパ腫
- 治療は現在の病期に基づく。すなわち,病型は自然経過や予後とは比較的影響しない。
- 臨床病期を決定するための初期ステージング評価には,胸部・腹部・骨盤 CT スキャンと両側の骨髄生検がある。
- 試験開腹での脾摘と肝生検を行うのは,その所見によって病期や治療が変わってくる場合のみである。
- ステージ I〜IIA では,放射線療法または化学療法と放射線療法の組み合わせで治療する。
- ステージ IIIA では,放射線療法と化学療法の組み合わせで治療する。
- ステージ IV では,すべて多剤併用化学療法で治療する。
- B 症状がある場合は,病期に関わらず化学療法が推奨される。

非 Hodgkin リンパ腫
- 低悪性度リンパ腫
  - 診断時には骨髄に浸潤していることが多いが経過は緩徐進行である。
  - この腫瘍は**標準化学療法では治癒不能**であるため,症状が出るまで治療を遅らせることがある("watch and wait")。
  - **放射線療法やアルキル化薬**(例:シクロホスファミド)は症状を改善するために使うことがある。

- ■ 放射線療法により，ステージⅠやⅡにおいて長期完全寛解に至ることがある。
- ■ **リツキシマブ**は，濾胞性リンパ腫の患者の約50％において化学療法でよくみられる毒性もなく客観的な腫瘍縮小効果がある。
- ● 中悪性度リンパ腫
  - ■ これはより悪性の経過であり，通常は診断時には骨髄浸潤はなく，**化学療法で治癒可能**である。
  - ■ 完全寛解率は80％以上である。
  - ■ 治癒の可能性を低下させる要因として，LDH高値，病期Ⅲ/Ⅳ，年齢60歳以上，1つ以上の節外病変，PS低下がある。
- ● 高悪性度リンパ腫
  - ■ このサブタイプには，Burkittリンパ腫とリンパ芽球性リンパ腫がある。
  - ■ これらは**最も悪性度の高いサブタイプ**であり，高頻度で中枢神経系(CNS)浸潤や骨髄浸潤がある。
  - ■ 脳脊髄液(CSF)の細胞診断を初期評価に含める。
  - ■ 多剤併用化学療法が治療の中心であり，CSFに細胞学的に腫瘍がなければCNS予防処置をする。
  - ■ CSFに腫瘍細胞がみられる場合，追加治療が必要となる。
  - ■ **腫瘍崩壊症候群**の予防処置は化学療法前に始めておく。

■ 白血病

急性白血病

- ● 急性骨髄性白血病 acute myeloid leukemia(AML)
  - ■ 急性骨髄性白血病は，成人急性白血病の約80％を占める。
  - ■ シタラビン〔シトシンアラビノシド(Ara-C)〕とダウノルビシンを含んだ**寛解導入療法**で，約50〜80％が完全寛解を達成する。
  - ■ **地固め療法**では少なくとも1回の追加サイクルの化学療法を行い，通常は導入で使用した量の10〜30倍のAra-C(大量Ara-C療法)を用いる。大量Ara-C療法での地固めによって60歳未満の患者の約30〜40％が治癒する。
  - ■ 治療抵抗性(治癒率10％未満)に関連する治療前の要因には次のようなことがある。
    - ● 先行する骨髄異形成症候群
    - ● 放射線・ベンゼン・化学療法に曝露した既往
    - ● 予後不良の細胞遺伝学的異常
  - ■ これらの高リスク患者では，第一寛解での**同種造血幹細胞移植**によって治癒率が上がる。
- ● 急性前骨髄球性白血病 acute promyelocytic leukemia(APL)
  - ■ 急性前骨髄球性白血病の特徴は染色体転座〔t(15;17)〕であり，それによって融合蛋白(PML-RARα)が生じる。
  - ■ 経口の**トレチノイン**(全トランス型レチノイン酸)での治療で，90％以上が完全寛解を達成する。
  - ■ 地固め化学療法後，約75％は治癒する。

- 急性リンパ球性白血病 acute lymphocytic leukemia(ALL)
  - 急性リンパ球性白血病の全症例のうち 15 歳以上は 25%のみであることから，典型的には小児の疾患である。
  - 成人に対しての**寛解導入**と**地固め**には多剤併用化学療法を約 6 カ月以上，その後は少なくとも 18 カ月は低用量の**維持化学療法**を行う。
  - CNS 再発を予防するために，**髄注化学療法**と全脳照射または CNS 浸透性化学療法を行う。
  - 成人の約 60～80%は完全寛解を達成し，約 30～40%は治癒する。高齢，白血球数高値，寛解までの期間が長いことは生存期間短縮と関連がある。
    - 細胞遺伝学は予後の決定に重要であり，予後不良の患者には第一寛解での**同種造血幹細胞移植**を考慮する。

慢性白血病

- 慢性リンパ球性白血病(CLL)
  - CLL の治療は低悪性度リンパ腫のものと同様であるが，**フルダラビン**のほうがアルキル化薬よりも効果があるようである。
  - 生存期間中央値は約 6～8 年である。
  - 貧血と血小板減少は生存期間減少と関連がある。
  - 低悪性度リンパ腫と同様，症状または血球減少のコントロールのために治療する。
  - CLL は免疫不全を伴うため，重篤な感染症が起こりうる。したがって，発熱患者は慎重に評価しなければならない。
  - **免疫性溶血性貧血**や**免疫性血小板減少症**が CLL の合併症として起こりうる。これらの病態の治療として**グルココルチコイド**(例：プレドニゾン 1 mg/kg 連日経口投与)，化学療法，またはこれら両方を用いる。
  - CLL は中悪性度または高悪性度リンパ腫に形質転換することがある(**Richter 症候群**)。
- 慢性骨髄性白血病(CML)
  - CML の慢性期では，白血球増加，血小板増加，脾腫は**経口のハイドロキシウレア**で数年間はコントロール可能であり，ほとんどの患者は無症状である。
  - **急性転化期(急性期)**は必発かつ予測不能であり，転化までの期間の中央値は 5～7 年である。急性期では治療抵抗性が強く，通常は致命的である。
  - HLA 一致同胞がいる若年患者(40～50 歳)では，診断から 1 年以内の慢性期で行う**同種幹細胞移植**が選択すべき治療であり，その治癒率は 50～70%である。
  - 高齢または HLA 一致同胞のいない患者では，非血縁ドナー移植またはインターフェロン α での治療が選択肢となる。後者によって急性期を遅らせることがある。
  - **イマチニブ**は，BCR-ABL チロシンキナーゼを特異的に阻害するようにデザインされた経口投与の薬物である[†1]。
    - イマチニブはインターフェロンよりも効果があって毒性も少ないため，現在の第 1 選択となっている。

- 急性期 CML や，フィラデルフィア染色体陽性急性リンパ球性白血病もイマチニブに反応することがある。これらの場合は，反応したとしても通常は比較的短期間である。
- 有毛細胞白血病 hairy-cell leukemia
  - 有毛細胞白血病に対しては，**クロロデオキシアデノシン**（クラドリビン）の7日間投与1コースによって90％以上が寛解する。
  - この薬物は根治的ではないが，5年無増悪生存率は50％以上である。

■ 多発性骨髄腫

- 多発性骨髄腫（MM）の治療は，一般的には経口アルキル化薬（例：メルファラン）とプレドニゾンまたはビンクリスチン／ドキソルビシン／デキサメタゾンの組み合わせである。
- 局所放射線療法は骨病変の疼痛緩和のために使われることがあり，ゾレドロン酸を毎月4 mg 静注することで骨の合併症を減少させる。
- **サリドマイド**は免疫調節薬であり，MM に効果があることが証明されている。
  - サリドマイドは重篤な胎児奇形を引き起こすことがあるため，この薬物を処方するには処方者プログラムへの参加が必要である。
  - デキサメタゾンとサリドマイドの組み合わせも MM の治療に有効である。
- **ボルテゾミブ**（ベルケイド®）は，ユビキチン化蛋白を分解するプロテアソーム阻害薬であり，近年 MM の治療薬として承認され，2つの前治療に抵抗性の病変に用いている[†2]。
- 導入化学療法後，高用量での地固め療法と**自家幹細胞移植**は生存率を改善する。

合併症

腫瘍関連合併症

■ 脳転移

- 脳実質への転移によって頭痛，精神状態の変化，脱力，局所神経障害を呈することがある。うっ血乳頭がみられるのは25％のみである。
- 悪性腫瘍の患者において，頭部 CT スキャンで周囲に浮腫を伴った1つ以上の円形で造影効果のある病変があれば診断してよい。
- 事前にがんの診断がついていなければ，放射線療法を開始する前に脳病変，またはより到達可能な部位から組織を採取する。
- 脳浮腫を軽減するために，**デキサメタゾン** 10 mg 静注または経口での治療を開始し，**放射線療法**施行中または脳浮腫に関連する症状が持続すればより長期間 4〜6 mg 6時間ごとの経口内服を続ける。
- その後の治療は脳病変の数と位置および原発癌の予後による。
- 化学療法に感受性の低い腫瘍で，単発の到達可能な病変であれば外科的切除を考慮する。

[†1] 訳注：次世代チロシンキナーゼ阻害薬も使用可能である。
[†2] 訳注：導入化学療法としてのエビデンスも蓄積されている。

- **放射線療法を受けたことのない患者には，すべて全脳照射を行うべきである。**
- 頭痛や脳神経障害のあるがん患者では**髄膜癌腫症**を疑う。
  - この拡散パターンは肺癌，乳癌，悪性黒色腫，リンパ腫でよくみられる。
  - 診断は CSF の細胞診で確定する。
  - 脳実質転移または腰椎穿刺施行前に水頭症を除外するために，頭部 CT スキャンを行う。
  - 局所放射線療法または髄注化学療法によって，一時的に症状が緩和することがある。
  - 髄膜リンパ腫には Ara-C 静注が奏効することがある[19]。

■ 脊髄圧迫

- 脊髄圧迫は癌が椎体へ血行性に転移して，それに続発して脊柱管への拡大や脊髄の虚血が起こることが多い。
- 脊髄圧迫の原因となる悪性腫瘍は乳癌，肺癌，前立腺癌が多いが，背部痛を訴えるがん患者はすべて診断を考慮する。
- **治療としては高用量の副腎皮質ステロイド療法に加えて，緊急で脳神経外科および放射線腫瘍科にコンサルテーションする。**
- MRI は急性の脊髄圧迫を評価するのに最適な画像診断法である。

■ 上大静脈閉塞

- 癌による原因で最多のものは，リンパ腫や肺癌のように縦隔に発生または進展したものである。
- 上大静脈の圧迫によって顔面や体幹の浮腫，胸痛，咳，息切れなどが起こる。
- 胸部，頸部，舌下部の表在静脈の拡張は側副血行のうっ血を示唆する。
- 胸部 X 線または CT スキャンでの腫瘤影によって通常は診断を確定する。
- 縦隔腫瘤は気道を圧迫することがある。
- 閉塞の組織学的起源が不明ならば，診断のために気管支鏡や縦隔鏡で組織を採取する。
- 治療は基礎疾患によって定まる。
- **化学療法**は，病変によって閉塞されていない静脈から投与する。
- 化学療法に反応しない腫瘍は**放射線療法**で治療する[20]。

■ 癌性体液貯留

癌性心膜液

- 癌性心膜液貯留の最も多い原因は，乳癌または肺癌である。
- 初期症状は呼吸困難から心タンポナーデによる急性循環虚脱にまで及び，緊急心嚢穿刺が必要となる。
- 循環が安定した後，腫瘍が化学療法に感受性があれば治療によって改善することがある。
- 心膜液貯留がコントロール不能な疾患の合併症である場合，硬化薬を併用した**心膜穿刺**によって症状を緩和させることがある。
- 貯留液を完全に排出した後，ドレナージカテーテル経由でブレオマイシン 30〜60 mg を注入し，10 分間クランプしてから排出する。
- 剣状突起下**心膜切開術**は他の治療法に反応しないときに行うことがある。

癌性胸水
- 癌性胸水貯留は腫瘍の胸膜浸潤またはリンパ管の閉塞によって生じる。
- 全身コントロールが不能でドレナージしても急速に再貯留する場合，貯留液を除去してから胸腔に**硬化薬**を注入することが推奨されている。
- 治療抵抗性の貯留には**胸膜切除術**，または必要であれば胸水を排出するための**胸膜カテーテル留置**でコントロールすることがある。

癌性腹水
- 最多の原因は腹膜播種であり，全身化学療法によるコントロールが最良である。
- 治療的穿刺術によって症状が緩和することがある。
- 化学療法の腹腔内注入が行われてきたが，ルーチンには推奨されていない。

■ 骨転移
- 骨転移によって突発性(病的)骨折が生じる。
- 予防的な外科的ピン固定，および放射線療法が必要なこともある。
- ビスホスホネート製剤は骨髄腫や乳癌の骨合併症を予防するのに役立つ。

■ 腫瘍随伴症候群
- 悪性腫瘍の合併症であり，腫瘍の mass effect による直接的なものではなく，腫瘍産生物の分泌あるいは自己抗体の発生が関与していると推定されるものである。
- 腫瘍随伴症候群はほぼすべての器官系に影響を与え，多くの症例では，根底にある悪性腫瘍の治療が成功すればこれらの影響は消える。

代謝性合併症
- **高カルシウム血症**は悪性腫瘍で最も頻度の高い代謝性合併症であり，精神状態の変化，消化管不快感，不整脈，便秘などが起こる。
- **抗利尿ホルモン分泌異常症候群** syndrome of inappropriate antidiuretic hormone(SIADH)は，原因不明の低ナトリウム血症を呈する正常血液量のがん患者で考慮する。
  - SIADH と関連があると報告されている腫瘍は多数あるが，SCLC が最も頻度が高い。
- **癌性食欲不振と癌性悪液質**
  - 食欲不振，味覚異常，筋量減少などの臨床症状である[21]。
  - 衰弱した外見は腫瘍量よりも腫瘍の種類に関連していることが多い。
  - 食欲刺激薬として **megestrol acetate** 160 mg 連日経口内服が使われており，体重が増加することもある[22]。
  - その他の食欲刺激薬として副腎皮質ステロイド，cannabinoid，メトクロプラミドのような蠕動促進薬がある。

神経筋合併症
- 皮膚筋炎は多発性筋炎よりも頻度が高く，NSCLC，大腸癌，卵巣癌，前立腺癌など多くの悪性腫瘍と関連がある。
  - 根底にある悪性腫瘍の治療が成功すれば症状が消散することがある。
  - 原発巣が見つかるのは 20％未満であり，悪性腫瘍の徹底的な検索は推奨されていない[23]。

- Lambert-Eaton 筋無力症候群の特徴は近位筋の脱力，深部腱反射の低下または消失，自律神経障害である。
  - 高頻度神経刺激を使った筋電図で反復刺激後増強がみられる。
  - SCLC はこの症候群に関連している頻度が高く，有効な化学療法によって改善することがある。
  - カルシウム拮抗薬の使用で症状が悪化することが報告されている。これらの薬物はこの症候群には禁忌である[24]。

血液学的合併症

- 血球減少は，治療または癌の骨髄浸潤の合併症として起こることが多いが，血球増加は腫瘍随伴症候群で説明できることがある。
- 赤血球増加症は肝細胞癌，腎細胞癌，および腎臓・子宮・小脳の良性腫瘍における稀な合併症である。
  - 外科手術または放射線療法での腫瘍減量術によって，通常は赤血球増加は改善する。
  - ときに治療的瀉血が必要となることがある。
- 感染症のない顆粒球増加症(類白血病反応)は胃・肺・膵臓・脳で発生した癌およびリンパ腫で生じる。好中球は成熟しており，$100,000/mm^3$ を超えることはめったにないため，合併症は稀であり，通常は治療不要である。
- がん患者の血小板増加症は脾摘，鉄欠乏，急性出血，炎症によるものである。通常は治療不要である。

血栓塞栓性合併症

- 胃腸癌および肺癌のムチン分泌性腺癌は「凝固亢進状態」に関連があり，再発性の静脈・動脈血栓塞栓症を引き起こす。
- 非細菌性血栓性(衰弱性)心内膜炎も通常は僧帽弁に関与して起こる。
- 根底にある癌の治療と同様に，ヘパリンでの抗凝固療法または低分子ヘパリンを開始する。
- 国際標準化比(PT-INR) 2〜3 を目標とした長期ワルファリン，または連日の低分子ヘパリンが続発する血栓症を予防するために推奨されている[25]。

糸球体障害

- 糸球体障害は腫瘍随伴症候群として認められている。
- 微小変化群はリンパ腫，特に Hodgkin リンパ腫との関連が多い。
- 膜性糸球体腎炎は固形癌でより多くみられる。
- 根底にある癌の治療で進行は食い止められる。

ばち指，肥大性骨関節症

- これには，多発性関節炎と長管骨の骨膜炎がある。
- 最も頻度が高いのは NSCLC であるが，縦隔へ転移した病変でもみられる。
- NSAID で骨関節症が改善することはあるが，原因療法としては根底にある悪性腫瘍の治療が必要である。

発熱

- 発熱はリンパ腫，腎細胞癌，肝転移に伴うことがある。
- 発熱の原因として感染症が除外されれば，NSAID(例：イブプロフェン 400 mg 6 時間ごとに経口内服，インドメタシン 25〜50 mg 1 日 3 回経口内

服†3)）によって症状を緩和させる。

治療関連合併症
- がんの治療は重篤な生命に関わる毒性を引き起こすことがある。
- 最も一般的で予測可能な毒性は，造血組織および粘膜組織において急速に増殖している細胞に対するものである。
- これらの組織の修復を促進させることはできないため，治癒過程での緩和が第一の目標である。

■ 放射線療法の合併症
- 毒性は照射部位，照射総量，照射頻度に関連している。
- 大線量分割照射は照射野に含まれた正常組織への毒性を増強させる。
- **急性毒性**
  - 最初の3カ月以内に生じたものであり，照射された組織の炎症反応が特徴である。
  - そのような毒性は，グルココルチコイドのような抗炎症薬に反応する。
  - 治療部位の局所的な過敏や熱感は，一般的には時間経過で改善する。
  - 感染症に対する注意深い観察と，治療および疼痛・嚥下障害・排尿障害・下痢（治療部位による）などの症状緩和が，治癒するまでの支持療法の中心となる。
- **亜急性毒性**
  - 3～6カ月間の亜急性毒性と6カ月以降の慢性毒性では，線維化と瘢痕を呈するため治療継続を難しくすることがある。
  - 頭頸部の放射線療法前の連日 amifostine 投与によって口腔乾燥の発症は減少する[26]。

■ 腫瘍崩壊症候群
- 腫瘍崩壊症候群は，化学療法に感受性の高い腫瘍が急速に増殖している患者で起こる。
- 急速な腫瘍細胞死によって細胞の内容物が放出されることで，**高カリウム血症，高リン酸血症，高尿酸血症**が引き起こされる。
- 多くの悪性腫瘍の治療において報告されているが，通常は**高悪性度非 Hodgkin リンパ腫と急性白血病**と関連がある。
- 腫瘍崩壊症候群の診断は疾患感受性，臨床的な疑い，リスク患者での検査データの慎重なモニタリングに基づく。急速に進行する高カリウム血症，高リン酸血症，高尿酸血症，および急性に悪化する腎不全が特徴である。
- 腫瘍崩壊症候群を防ぐためには**予防と前処置**が重要である。
- 導入化学療法では予防法として次のようなものがある。
  - **アロプリノール 300～600 mg 連日経口投与**†4や，積極的な静脈内ボリュームの増大（例：3,000 mL/m^2/日）。

---

†3 訳注：わが国では，イブプロフェンは1回 200 mg 1日2回まで，1日最大量は 600 mg。インドメタシンの内服は1日最大 75 mg まで。

†4 訳注：わが国の1日最大量は 300 mg である。

- 炭酸水素ナトリウム 50 mEq/1,000 mL を静脈内に投与することで，尿のpH が 7 以上にアルカリ化され，尿酸腎症や急性腎不全を防ぐ。高リン酸血症が高尿酸血症に伴うものである場合，リン酸カルシウムの析出により腎不全を起こすことがあるため，尿のアルカリ化を避ける。
- **ラスブリカーゼ**は遺伝子組換えの尿酸オキシダーゼであり，尿酸から可溶性の代謝産物であるアラントインへの酸化を触媒する。これは予防的または高尿酸血症の治療に用いられる。0.15〜0.20 mg/kg/日を 5 日間まで連日投与する。
- これらの予防処置にも関わらず，高カリウム血症，高リン酸血症，急性腎不全，水分過負荷のため**血液透析**が必要となることがある。

■ 血液学的合併症

骨髄抑制と発熱性好中球減少症

- 発熱している好中球減少患者は**感染症**にかかっているとみなすべきであり，適切に評価して治療しなければならない。
  - 感染症のリスクは好中球減少(好中球の絶対数<500/mm^3 と定義される)によって劇的に増加し，好中球減少の期間と正の関連がある。
  - 深部体温の 1 回測定>38.3℃または 1 時間空けて 2 回測定>38.0℃であるときに発熱と定義する。
  - 好中球が存在しないことで炎症反応が弱まるため，他の感染徴候を考慮すべきである。
- 感染部位を同定するために十分な身体診察を行い，留置カテーテル部，副鼻腔，口腔，直腸周囲には特に注意する。bacterial translocation を起こさないように直腸診は避ける。
- 検体検査/画像検査は以下のものを行う。
  - 血液，尿，便，喀痰，その他の細菌感染が疑われる病巣の培養を採取する。
  - 感染症のチェックのため胸部 X 線を行う。
- 好中球減少患者は**修正逆隔離**で管理する。
  - 入室者は逆性石鹸，またはアルコール性手指消毒薬で徹底的に手を洗う。
  - 風邪を引いている訪問者はマスクを着用し，発熱があれば入ってはならない。
  - 真菌感染のリスクがあるため，植物は室内に入れない。
- 抗菌薬治療
  - **培養採取後すぐに経験的治療を始める。**
  - **低リスク患者**であれば，フルオロキノロンや ST 合剤(スルファメトキサゾール/トリメトプリム)のような経口広域スペクトル薬を服用して帰宅可能である。低リスク患者の特徴は抗菌薬開始後に解熱し，培養が陰性で，骨髄抑制から 1 週間以内に回復が期待できることである。
  - 感染源が不明の場合，標準治療としてグラム陰性桿菌(緑膿菌を含む)とグラム陽性球菌(α溶血性レンサ球菌を含む)を幅広くカバーする。
  - 薬物を選ぶにあたって，その施設内の感受性パターンも考慮する。
  - 初期治療としてアミノグリコシドと半合成ペニシリンの組み合わせ，または第 4 世代セファロスポリン単剤がある。

- ■ 抗菌薬は好中球数が 500/mm³ 以上になるまで続ける。
- ■ 患者が臨床的に安定していないか，最近メチシリン耐性黄色ブドウ球菌（MRSA）に感染したことがない限り，**バンコマイシンは初期の経験的治療に含めない**。
- ■ 発熱が持続していても他のデータがなければ抗菌薬治療の経験的変更の理由とはならない。
- ■ 発熱が 72 時間以上続く場合，**アムホテリシン B**(初回 0.5 mg/kg で連日 1 mg/kg)での経験的抗真菌治療を追加すべきである。
- ■ 薬物の追加は培養データや臨床像に合わせて行う。
- ■ *Staphylococcus epidermidis*, *Clostridium difficile*, 嫌気性菌感染に対するカバーは，身体所見や疑われる感染部位に基づいて必要となることがある。

● 造血因子製剤
- ■ 増殖因子には，細胞毒性のある化学療法による骨髄抑制を回復させる多くのサイトカインがある。それらは造血幹細胞に作用して，増殖・分化・動員・機能的活性化を促進する。
- ■ 骨髄抑制を増強することがあるため，**化学療法や放射線照射の 24 時間以内には投与しない**。
- ■ 細胞毒性のある化学療法の最終投与の翌日から，顆粒球コロニー刺激因子(**G-CSF**)を初回量 5 μg/kg 皮下注または静注で投与することで，発熱性好中球減少症の発生率を減少させる。
  - ● 治療中は CBC を週 2 回はモニターする。
  - ● 骨痛はよくある毒性であり，非麻薬性鎮痛薬で対処できる。
  - ● 現在，ペグ化 G-CSF が利用可能であり[†5]，6 mg の単回投与ができる。
- ■ 細胞毒性のある化学療法の最終投与の翌日から，顆粒球マクロファージコロニー刺激因子(**GM-CSF**)を 250 μg/m²/日を皮下注投与することで，幹細胞移植後の好中球減少の期間が短縮する。

貧血
- ● 貧血は多くの化学療法薬の一般的な副作用である。症状は疲労，呼吸困難，傾眠などである。
- ● 貧血症状，活動性出血，またはヘモグロビン濃度 7〜8 g/dL 以下の患者には赤血球輸血が必要である。輸血関連移植片対宿主病 graft-versus-host disease(GVHD)に関する散発的な症例報告もあり，免疫抑制状態の骨髄移植患者に対してはすべての血液製剤に放射線照射することが推奨されている。
- ● 遺伝子組換えエリスロポエチンを初回量 150 単位/kg 皮下注を週 3 回投与することで，がん患者，特に細胞毒性のある化学療法による貧血のがん患者では貧血が改善し，輸血の必要量が減ることが示されている[27]。
  - ■ 治療中はヘマトクリットを毎週モニターして投与量を調整する。
- ● ダルベポエチンアルファは半減期の長い遺伝子組換えエリスロポエチンである。

---

†5 訳注：わが国では未認可。

■ 固形腫瘍の患者の化学療法による貧血の治療に必要であり[†6]，2週間ごとに投与する[28]。

血小板減少症
- 血小板減少は骨髄に毒性のある化学療法薬のもう1つの一般的な副作用である。症状は打撲傷ができやすく，鼻出血・歯肉出血など出血しやすくなることである。
- 化学療法による10,000/mm^{3}未満の血小板減少には，突発性出血のリスクを最小限にするために血小板輸血をする。
- インターロイキン11は，化学療法後の血小板減少の期間と重症度を低減させる目的で投与が承認されている。しかし，効果が限られており，重篤な毒性(体液貯留と心房性不整脈)があるため使用は限定されている。
- 血小板減少の遷延が予測されるときには，治療前に組織適合性試験を行う。同種免疫によってランダムドナー血小板に対して不応性になった場合にHLA適合した単一ドナー血小板を使うことになるからである。

■ 消化器合併症

口内炎
- 口内炎の重症度は軽症(口腔不快感)から重症(潰瘍形成，経口摂取障害，出血)まである。
- メトトレキサートと5-FUの用量制限毒性であるが，多くの化学療法薬で起こりうる不快な事象である。
- 放射線療法の併用によって毒性はさらに重篤になる。
- 治癒は症状の発生から7〜10日以内に起こる。
- 軽症の口内炎には**含嗽薬**(クロルヘキシジン15〜30 mLで含嗽1日3回，またはジフェンヒドラミンエリキシル剤・生理食塩液・3%過酸化水素水の配合)で症状を緩和する。ポリビニルピロリドン-ヒアルロン酸ナトリウムゲルも使われる。
- palifermin はケラチノサイト増殖因子アナログであり，化学療法による口内炎への使用が認可されている[29]。
- 重症例ではモルヒネ静注が適応となる。
- 静脈内輸液は必要であれば経口摂取の補助として用いる。
- 中等症，または重症の口内炎の患者は誤嚥を起こすことがある。予防としてベッドの頭部を挙上したり，ハンドヘルドの吸引装置を使えるようにしておく。
- 重症や遷延するエピソードでは，カンジダや単純ヘルペスの重複感染の可能性があり，適切な診断と抗微生物薬の治療介入が必要である。

下痢
- ここでは下痢は腸粘膜の増殖細胞への細胞毒性によって生じたものとする。
- 下痢では循環血液量の減少を避けるために，静脈内輸液が必要な場合がある。
- 止痢薬として経口オピオイド薬を使うことは，腹部痙攣のために通常は制限される。
- 5-FUやロイコボリンに関連する重症の下痢は，オクトレオチド150〜500 μg皮下注1日3回投与に反応すると報告されている。

表31-3 推奨される制吐治療

ドパミン遮断薬

フェノチアジン系
  プロクロルペラジン,5〜10 mg 経口または静注 4〜6 時間ごと(最大静注量 40 mg/日)
  または 25 mg 経直腸 4〜6 時間ごと
  クロルプロマジン,10 mg 経口 4〜6 時間ごと

ブチロフェノン系
  ドロペリドール,1〜5 mg 静注 4〜6 時間ごと

ベンズアミド系
  trimethobenzamide,100 mg 経口または筋注 4〜6 時間ごと
  メトクロプラミド[a],2〜3 mg/kg 静注を化学療法前に,かつ 2 時間ごとに 3 回投与

セロトニン 5-HT$_3$ 受容体遮断薬

  グラニセトロン,1 mg 静注または 2 mg 経口を化学療法の 15 分前に
  パロノセトロン,0.25 mg 静注を化学療法の 15〜30 分前に
  オンダンセトロン,8〜32 mg 静注を化学療法の 15〜30 分前に
  または 24 mg 経口または 8 mg 経口を 1 日 3 回
  dolasetron,100 mg 静注または経口を化学療法の 30 分前に

抗ヒスタミン薬

  ジフェンヒドラミン,50 mg 経口または静注 4〜6 時間ごと

抗不安薬

  ロラゼパム,1〜2 mg 経口または静注 1 日 3〜4 回

グルココルチコイド

  デキサメタゾン,10〜30 mg 静注を化学療法前に

NK1 拮抗薬

  アプレピタント,1 日目は 125 mg 経口,2 日目と 3 日目は 80 mg 経口
  (副腎皮質ステロイド/セロトニン遮断薬と併用)

[a] メトクロプラミドは 5-HT$_4$ 作動薬でもあり,中枢神経と迷走神経の 5-HT$_3$ 遮断薬でもある。

- 下痢はトポイソメラーゼ I 阻害薬であるイリノテカンの一般的な副作用で,ときに重症となることもあり,ロペラミド 4 mg 経口投与してから日中は 2 時間ごとに 2 mg,夜間は 4 時間ごとに 4 mg 投与して治療する[†7]。

悪心・嘔吐
程度や頻度はさまざまである。制吐薬の指針を表 31-3 に挙げる。

■ その他の特異的な合併症

- **間質性肺炎**は用量関連の累積性の毒性または特異体質反応として生じる。
  - 関与している薬物は中止する。
  - グルココルチコイド(例:プレドニゾン 1mg/kg 連日経口投与またはその相当量)が有効なこともある。しかし,長期予後は予測不可能である。
- **出血性膀胱炎**はシクロホスファミドまたはイホスファミドで生じることがあ

[†6] 訳注:わが国ではこの効能には未認可。
[†7] 訳注:わが国ではロペラミドは,1 日 1〜2 mg を 1〜2 回分割投与する。

- 出血性膀胱炎は最も予測しやすく，イホスファミド 1 mg に対して少なくとも**メスナ** 0.6 mg の用量での予防投与で対処する。
- 治療は生理食塩液での持続的な膀胱洗浄で，血尿が改善するまで続ける。

(清水 郁夫)

文 献

1. Goldhirsch A, Glick JH, Gelber RD, et al. Meeting highlights: International Consensus Panel on the Treatment of Primary Breast Cancer. *J Natl Cancer Inst* 1998;90:1601-1608.
2. Piccart-Gebhart MJ, Procter M, Leyland-Jones B, et al. Trastuzumab after adjuvant chemotherapy in HER2-positive breast cancer. *N Engl J Med* 2005;353:1659-1672.
3. Slamon DJ, Leyland-Jones B, Shak S, et al. Use of chemotherapy plus a monoclonal antibody against HER2 for metastatic breast cancer that overexpresses HER2. *N Engl J Med* 2001;344:783-792.
4. Rosen LS, Gordon D, Kaminski M. Zoledronic acid versus pamidronate in the treatment of skeletal metastases in patients with breast cancer or osteolytic lesions of multiple myeloma: a phase III, double-blind, comparative trial. *Cancer J* 2001;7:377-387.
5. Auperin A, Arriagada R, Pignon JP, et al. Prophylactic cranial irradiation for patients with small-cell lung cancer in complete remission. Prophylactic Cranial Irradiation Overview Collaborative Group. *N Engl J Med* 1999;341:476-784.
6. Walsh TN, Noonan N, Hollywood D, et al. A comparison of multimodal therapy and surgery for esophageal adenocarcinoma. *N Engl J Med* 1996;335:462-467.
7. Macdonald JS, Smalley SR, Benedetti J, et al. Chemoradiotherapy after surgery compared with surgery alone for adenocarcinoma of the stomach or gastroesophageal junction. *N Engl J Med* 2001;345:725-730.
8. Moertel CG, Fleming TR, Macdonald JS, et al. Fluorouracil plus levamisole as effective adjuvant therapy after resection of stage III colon carcinoma: a final report. *Ann Intern Med* 1995;122:321-326.
9. Andre T, Boni C, Mounedji-Boudiaf L, et al. Oxaliplatin, fluorouracil, and leucovorin as adjuvant treatment for colon cancer. *N Engl J Med* 2004;350:2343-2351.
10. Saltz LB, Cox JV, Blanke C, et al. Irinotecan plus fluorouracil and leucovorin for metastatic colorectal cancer. Irinotecan Study Group. *N Engl J Med* 2000;343:905-914.
11. Fong Y, Cohen AM, Fortner JG, et al. Liver resection for colorectal metastases. *J Clin Oncol* 1997;15:938-946.
12. Martenson JA, Lipsitz SR, Lefkopoulou M, et al. Results of combined modality therapy for patients with anal cancer (E7283). An Eastern Cooperative Oncology Group study. *Cancer* 1995;76:1731-1736.
13. Kelly WK, Slovin S, Scher HI. Steroid hormone withdrawal syndromes. Pathophysiology and clinical significance. *Urol Clin North Am* 1997;24:421-431.
14. Einhorn LH. Treatment of testicular cancer: a new and improved model. *J Clin Oncol* 1990;8:1777-1781.
15. Keys HM, Bundy BN, Stehman FB. Cisplatin, radiation, and adjuvant hysterectomy compared with radiation and adjuvant hysterectomy for bulky stage IB cervical carcinoma. *N Engl J Med* 1999;340:1154-1161.
16. Calais G, Alfonsi M, Bardet E, et al. Randomized trial of radiation therapy versus concomitant chemotherapy and radiation therapy for advanced-stage oropharynx carcinoma. *J Natl Cancer Inst* 1999;91:2081-2086.
17. Kirkwood JM, Strawderman MH, Ernstoff MS, et al. Interferon alfa-2b adjuvant therapy of high-risk resected cutaneous melanoma: the Eastern Cooperative Oncology Group Trial EST 1684. *J Clin Oncol* 1996;14(1):7-17.
18. Gill PS, Wernz J, Scadden DT, et al. Randomized phase III trial of liposomal daunorubicin versus doxorubicin, bleomycin, and vincristine in AIDS-related Kaposi's sarcoma. *J Clin Oncol* 1996;14:2353-2364.
19. Glantz MJ, LaFollette S, Jaeckle KA, et al. Randomized trial of a slow-release versus a standard for-

mulation of cytarabine for the intrathecal treatment of lymphomatous meningitis. *J Clin Oncol* 1999;17:3110-3116.
20. Ahmann FR. A reassessment of the clinical implications of the superior vena caval syndrome. *J Clin Oncol* 1984;2(8):961-969.
21. Berenson JR, Lichtenstein A, Porter L, et al. Efficacy of pamidronate in reducing skeletal events in patients with advanced multiple myeloma. Myeloma Aredia Study Group. *N Engl J Med* 1996;334:488-493.
22. Tisdale MJ. Biology of cachexia. *J Natl Cancer Inst* 1997;89:1763-1773.
23. Sigurgeirsson B, Lindelof B, Edhag O, et al. Risk of cancer in patients with dermatomyositis or polymyositis. A population-based study. *N Engl J Med* 1992;326:363-367.
24. McEvoy KM, Windebank AJ, Daube JR, et al. 3,4-Diaminopyridine in the treatment of Lambert-Eaton myasthenic syndrome. *N Engl J Med* 1989;321:1567-1571.
25. Gould MK, Dembitzer AD, Doyle RL. Low-molecular-weight heparins compared with unfractionated heparin for treatment of acute deep venous thrombosis. A meta-analysis of randomized, controlled trials. *Ann Intern Med* 1999;130:800-809.
26. Kemp G, Rose P, Lurain J, et al. Amifostine pretreatment for protection against cyclophosphamide-induced and cisplatin-induced toxicities: results of a randomized control trial in patients with advanced ovarian cancer. *J Clin Oncol* 1996;14:2101-2112.
27. Crawford J. Recombinant human erythropoietin in cancer-related anemia. Review of clinical evidence. *Oncology* (Williston Park) 2002;16(9 Suppl 10):41-53.
28. Mirtsching B, Charu V, Vadhan-Raj S, et al. Every 2-week darbepoeitin alfa is comparable to rHuEPO in treating chemotherapy induced anemia. *Oncology* 2002;16(10 Suppl 11): 31-36.
29. Hueber AJ, Leipe J, Roesler W. Palifermin as treatment in dose-intense conventional polychemotherapy induced mucositis. *Haematologica* 2006;91(8 Suppl):ECR32.

32 緩和ケアとホスピス

Nadia Khoury, Maria C. Dans

一般的事項

過去一世紀の間に，米国人にとって，死というものをどこでどのように迎えるかは大きく変化した。平均寿命は延び，死を宣告されてからも何年も生きる人も増えている。医療技術の進歩に伴い，その焦点も症状のコントロールから治癒へと変化した。亡くなるまでの過程は長くなり，その場も家から医療施設に変化した。多くの疾患を治療する能力は進歩したが，この進化は患者とその家族，医療者にとって新たな問題をもたらした。緩和ケア pariative care とホスピス hospice 運動は，現代医療の進歩を通じて延命のみでなく，苦痛からの救済と QOL の向上も目指している。

定義

- WHO は，緩和ケアを「患者およびその家族に最適な QOL を…(もたらすため)，…痛みやその他の症状，心理的，社会的，スピリチュアルな問題のコントロールを行う…積極的包括的ケア」と定義している[1]。
- National Consensus Project for Quality Palliative Care では，次のようにより広範に定義している。
  - 緩和ケアの目的は，病期や他の治療の必要性に関係なく，苦痛を予防・緩和するとともに，患者とその家族の可能な限り良好な QOL を援助することにある。
  - 緩和ケアはケアの哲学であり，また組織化され高度に構造化されたケアを提供するシステムである。
  - 緩和ケアには，伝統的な疾患モデルの治療のほかに，患者と家族の QOL の向上，身体機能の適正化，意思決定の援助，個人的成長の機会の提供という目標が加わっている[2]。
- 要約すると，緩和ケアは，疾患が終末期であろうとなかろうと，生命を脅かすような慢性疾患の苦痛を緩和しようと試みるものである。

疫学

- 過去一世紀の間に，米国における最も多い死亡原因は慢性疾患へと変化してきた〔すなわち，急性心筋梗塞からうっ血性心不全へ，肺炎から慢性閉塞性肺疾患(COPD)へ〕[3,4]。
- 医療の技術的側面が進歩するにつれ，死ぬことが治療の失敗という見方が増え，人間存在の自然な一部であるという見方は減ってきた。本質的に価値のある治療目標として，苦痛や症状のつらさから診断と治療に重点が移っていった。
- 亡くなるまでの間に，多くの人がかなり衰弱する。その間のケアは家ではな

表32-1 米国における死亡場所とその割合[a]

死亡場所	割合
病院	57%(このうち16%が救急部門)
住居	20%
介護施設	17%
その他	6%(病院に着いた途端亡くなるものも含む)

a 1992 U.S. vital statistic data published by the Institute of Medicine in 1997に基づく。
出典:Committee on Care at the End of Life, Institute of Medicine, Field MJ, Cassel CK, eds. Approaching Death: Improving Care at the End of Life. Washington, DC: National Academy Press, 1997より改変。

く施設でなされることが増えている(表32-1)[5]。
- 2007年には、38.8%の米国人がホスピスで死亡した(1995年の11%から徐々に増加している)。滞在期間の中央値は20日である。およそ30%の人がホスピスでケアを受けて7日以内に亡くなっている[6]。
- 終末期に施設のケアを受けるようになり、劇的に費用が高くなった。
  - 1992年には、最後の6カ月にかかる費用が449億ドルであった[7]。
  - このケアにかかる費用は、ほぼ連邦政府が助成している。Medicare[†1]とMedicaid[†1]は死にゆく人のためのケアとして計画されたものではないが、基金のおよそ50%を提供している[8]。
  - 残りの財政上の負担は患者やその家族が負い、30%以上が家族が亡くなることにより困窮する[9]。
- これらの変化に対応して近年のホスピスの動静により、緩和ケアの専門性も発展した。
  - 1967年、Saint Christopherホスピスがイギリスのロンドンで開設され、1970年代には、入所可能なホスピスが北米に紹介された。
  - 1983年の法令(The Omnibus Budget Act)で、MHB(Medicare Hospice Benefit)が創設された。このことにより、米国におけるホスピスは、施設に入所するより家でケアを受けるほうがよいという概念へと変化した。
  - 緩和ケアの専門性は、効果的な治療を求める重症患者の要求に応えるための1980年代のホスピス運動により発展した。2006年に米国専門医委員会 American Board of Medical Specialtiesは、ホスピスおよび緩和医療学を10の専門分野の公的な細分化専門科として承認した(麻酔科学、救急医学、家庭医学、内科学、小児科学、物理療法医学とリハビリテーション、精神医学と神経科学、放射線学、外科学、および産科学と婦人科学)。2006年にはまた、米国医学卒後研修認定委員会 Accreditation Council for Graduate Medical Education(ACGME)は、ホスピスおよび緩和医療学に関する ACGME 認定研修制度を作るための基準の設定を始めた。

---

†1 訳注:ともに、皆医療保険制度をもたない米国の公的医療保険制度。Medicareは高齢者と身体障害者、Medicaidは一定収入に満たない貧困層を対象としている。

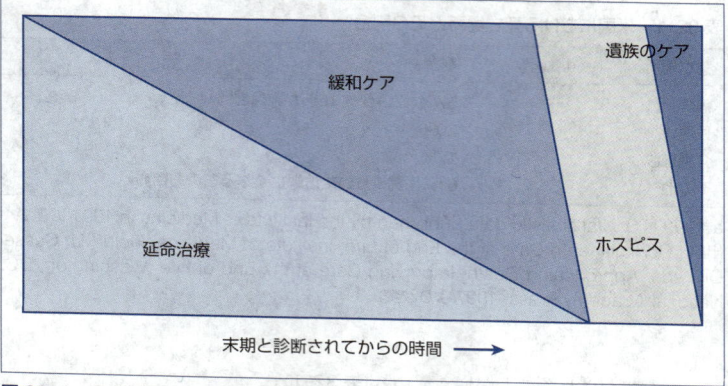

図 32-1 疾患経過における緩和ケアおよびホスピスケア

出典：Hallenbeck J. Stanford University Faculty Development Center End-of-Life Curriculum, 2007. www.growthhouse.org/stanford/ より。

診断

緩和ケアとホスピスサービスは患者の苦痛緩和のために，多くの学問領域からのアプローチをする。

適切な時期

緩和ケアとホスピスが介入する適切な時期を図 32-1 に示す[10]。
- 緩和ケアは，延命治療の継続を除外しないが，むしろケアの目標を明確にすることを支援し，症状コントロールを改善することにより治癒的療法を補うものである。
- ホスピスは，Medicare のガイドラインに基づいてエンドポイントを定めている。すなわち受給資格要件は，ターミナルという診断で余命 6 カ月未満とされている。6 カ月を過ぎて生存した患者でも，プログラムの継続を希望すればホスピス受給資格を更新できる。

緩和ケア・ホスピスケアの適応

緩和ケアの相談は，疾患のどの時点でも考慮されるとする一方，特定の末期の非担癌患者にいつホスピスを考慮するかについて，医療者を支援する目的で国家ガイドラインが作られた[11]。詳細を表 32-2 に示す。

緩和ケアおよびホスピス介入の場

- 緩和ケアおよびホスピスケアは，入院，外来，いずれの患者も受けることができる。
- 外来患者への緩和ケアは次のように行われる。
  - プライマリ・ケア提供者や治療専門家が，緩和ケア専門家の指導のもとに

表32-2 ホスピスケアの適応症状

COPD
- 酸素依存，気管支拡張薬に反応しない
- 運動能の低下
- 意図しない体重減少
- 安静時頻拍
- 年に複数回緊急入院

肝硬変，肝不全
多発合併症のどれか1つがあり，ほぼ寝たきりである
- 再発性静脈瘤出血
- 脳症
- 難治性腹水
- 肝腎症候群
- 特発性細菌性腹膜炎の罹患歴

認知症
- 寝たきりで，会話によるコミュニケーションが取れない，または介助者なしで徘徊する
- 進行性の体重減少
- 便または尿失禁
- 頻回に緊急入院を要する感染症，嚥下困難，体重減少などの再発性合併症の存在

うっ血性心不全
- NYHAクラスIV
- 駆出率＜20％
- 適切な治療をしても年に複数回緊急入院

腎不全
- クレアチニン＞8.0 mg/dLの慢性腎不全で透析をしない

脳卒中，昏睡の急性期
- 脳卒中後3日以上の昏睡または遷延性植物状態
- 3日目の昏睡で次のうち4つ当てはまる昏睡
  - 異常脳幹反応
  - 発語なし
  - 疼痛回避がない
  - 血清クレアチニン＞1.5 mg/dL
  - 年齢＞70歳

脳卒中，昏睡の慢性期
明確な予測因子は確立されていないが，以下のものがある
- 機能的低下，低栄養状態
- 体重減少
- 重症の認知症
- 血清アルブミン＜2.5 mg/dL
- 頻回に緊急入院を要する再発性合併症

COPD：慢性閉塞性肺疾患，NYHA：New York Heart Association（ニューヨーク心臓協会）
出典：Medical Guidelines for Determining Prognosis in Selected Non-Cancer Diseases. Hosp J 1996;11;47-63 より改変。

行う。
- 緩和ケア専門クリニックでは，認定緩和ケア提供者とソーシャルワーカー，チャプレン（病院付牧師），看護師，セラピストなどからなる多専門職種グループが行う。
- 外来患者のホスピスケアは，医師が患者の住む地域にサービスを提供する地域のホスピス機関と連携して行う。ホスピス入所時の「蘇生措置拒否 do not resuscitate（DNR）」オーダーは必須ではなく，他の治療も継続してかまわない。

緩和ケアの目標

緩和ケアの目標は，患者の残された時間における患者と家族のQOLを向上させるために多専門職種チームの協力を得て取り組まれるものである。これらには次の達成目標がある。

- 患者，家族，およびケアチームの目標，意向，そして選択を明確にする。
- 患者とその家族に全人的なケアを提供する。
- 厄介な症状を積極的にコントロールする。

苦痛を評価する

- 伝統的な臨床医学は症候を疾患の存在を示すものとして扱ってきた。これはひとたび適切な診断がつき治療が始まると消えるべきものである。
- 緩和ケア的アプローチはこの伝統的モデルを補完するもので，症状自体が治療の適正目標となることが強調される。症状の理解と治療のために，疾患プロセスが提供する手がかりを用いる。
- 症状には身体的側面と心理的側面の双方がある。
  - **身体的側面**には，局所的なもの(例：なにが疼痛をきたしているか)と，中枢的なもの(例：疼痛をどう感じているか)がある。
  - **心理的側面**には，感情面(疾患をどう感じているか)，認知面(患者は疾患について何を理解しているか)，スピリチュアル面(患者が疾患を理解するために使用した枠組みの中で症状をどのようにとらえているか)を含む。

治療

緩和ケアは基本的に次の項目を援助できる。
- 疼痛，悪心，呼吸困難などの評価とコントロール
- 悪い知らせの共有
- 患者，家族，および医療者の目標を明確にする。
- ほかの利害関係者の確認
- 治療計画とケアの目標のすり合わせを容易にする。

悪い知らせを共有する手順

- 多くの医師は，卒前教育課程において悪い知らせを共有することについて最小限の教育しか受けておらず，ローテーション研修中にそのような技法に長けた上級医を知ることができる者もほとんどいない[12]。
- 悪い知らせについて頻回に話し合うことは，不快な感情を伴う。それらはベストな状況であっても容易なことではなく，個人的にも職業的にも大きな試練となる。しかし上手にできれば，患者・家族・医療者が生産的に困難な状況を通り抜けられるようになる。
- 伝統的には，効果的なコミュニケーションというのは，研修医が経験から吸収し，自然な才覚として身につくもので，教えられてできるものではないとされてきた。最近では相性とは関係なく，悪い知らせについて話し合うことを容易にするためにいくつかの鍵となる手順があることが強調されている[13]。
  - **準備**はきわめて重要で，以下のことがある。
  - 病状や用いうる治療を理解し，障害があれば援助を用意する。
  - (可能であれば)情報を共有するためにサポートできる人に付き添ってもらい，患者と対面しながら面談をもつ。

- 静かな場所で十分な時間をとり，気が散らないように座って話す。携帯電話はマナーモードにして，サポートスタッフに遮らないように話しておく。あるいは，できれば患者と親しい関係ができているサポートスタッフに加わってもらうのがよいかもしれない。
- 次に，**情報を聞く人とつながりをもつこと**が重要である。これはすべての関係者の紹介から始め，次にさしあたっての要求，快適さ，状況の理解度を評価する。
- **情報を共有するために**，明確で明白な言葉でゆっくりと話し，「残念ですが，よくないお知らせがあります」といった前置きを用いて，手短かに伝える。
- 悪い知らせを伝えた後は，**その反応を目で，耳で，確かめる**。患者や家族がめぐらしている考えについて直截な質問をすることが，有益な対話へと繋がることがよくある。短く，簡潔な答えで応じ，彼らが受けた情緒的な衝撃が，それ以上の情報を受け付けられなくしているかもしれないことも十分に念頭に置いておく。その人が独りであれば，支えてくれる人に連絡するかどうかを尋ねる。
- 最後に，追加の質問に対処するために次回の面談をとりつけ，**フォローアップをする**。紹介が必要であれば，医療者を見つけ，彼らとの連絡の道筋をつける。これからも患者や家族を**気にかけ，助力し続けることを約束**して面談を終える。
- 難しい話し合いの後，ヘルスケアチームの他のメンバーへ報告するとよい。彼らは，悪い知らせを共有する医療者であるあなたの気持ちやニーズに注意を払ってくれる。

ケアの目標

悪い知らせによる最初のショックが沈静化したら，理にかなったケア計画を立てるために明確な目標を立てることが重要である。ケアの目標を話し合うアルゴリズムの1つに，Stanford End of Life Curriculum の一部として開発されたGOODがある[14]。

■ 目標 Goal
- 話し合いを始める前に利害関係者を特定し，現在の状況について彼らが理解している内容を明らかにする。患者やその家族が利害関係者であることは明白であるが，しばしば医療者やコミュニティーを共にする人々なども利害関係者となる。
- 「誰が，何を，いつ，どこで」といった暮らしの「全体的な目標」をまず最初にはっきりさせる。それらは「文脈」をもたらすからである。さらに言えば，ほとんどの「全体的な目標」というものは，特定の達成目標に進む前に理解すべき根本的な価値を浮かび上がらせる。

■ オプション Option
- 次に，特定のオプションについてリストアップして話し合われるが，それらは利害関係者の要望で絞り込まれていく。
- 医療者は，各オプションの利益や負担などについて話し合ううえで重要な役割を担う。

- 医療者は利害関係者に，オプションによって起こりうる結果の理解を支援する。
- 利害関係者の価値観は，繰り返すが，相対的に重要な結果を選ぶといった点で重要である。

■ 意見 Opinion
- 患者や家族の考え方，医師の目標，ケアの利益と負担，起こりうる結果の予測，利害関係者の価値観について明らかとなった事実情報を具体化して，中立的な立場で意見を述べる。
- 実際，多くの患者は，医療者の意見を知りたがっている。

■ 記録 Document
- 最後に，面談で鍵となる重要な事項を記録しておく。参加者の氏名，関係性，「全体的な目標」の決定事項，すぐに行うべきケア内容と，話し合ったシナリオに沿って何かあったときに行うべきケアの内容である。
- また意思決定の過程の評価や，「全体の目標」が示す意味も記載する。

人工栄養
- 多くの医師は，医学的エビデンスからというよりも，文化的あるいは個人のバイアスから人工栄養に賛成，反対を唱える(患者の餓死への恐れから，など)。以下のことが文献で示されている。
  - 人工栄養は，敗血症といった急性の異化作用や，進行した消化管癌の患者や，筋萎縮性側索硬化症で栄養を必要としている人たちの栄養状態を改善する[15]。
  - 経管栄養は誤嚥性肺炎のリスクを減少させない[16,17]。
  - 経管栄養は進行癌や認知症患者の生命を延長させない[18]。
  - 経管栄養は QOL を改善させず，患者から食べるという喜びを奪う点で QOL を減少させる[19]。
  - 死にゆく患者の多くは口は乾いているが，空腹や口渇に悩まされない[20]。
- これらの事実を知り，利害関係者もこのことがわかれば，経腸栄養に関する意思決定はたやすいものとなるであろう。
- 人工栄養の準備をすることと，食事をとる・提供することを区別するのも有用である。たいていの人は食べることを楽しみとし，また，病気になった自分の大切な人に食べさせてあげることは喜びとなる。患者と家族両方にとって，重要で楽しみな養育活動となりうる。
- 余命の限られた病人のケアでは，ほかのオプション同様，人工栄養に関する患者と家族の関心事を明らかにしておく。これは，ケアの目標の話し合いで大きな意味をもつ。
- 特に患者のケアへの意思に関して，家族の懸念を確認することは重要である。ケアの目標を踏まえ，困難な状況を認め，患者の幸福に関わるすべての事柄に責任をもつことは，家族が人工栄養について決定するのに有用である。

表 32-3 制吐薬における薬理作用

薬物	薬理作用
スコポラミン (Transderm Scop/ブスコパン®)	抗コリン作用＞＞＞抗ヒスタミン作用＝ドパミン拮抗作用
ジメンヒドリナート (ドラマミン®)	抗ヒスタミン作用＞＞抗コリン作用＞ドパミン拮抗作用
プロメタジン (Phenergan/ヒベルナ®)	抗ヒスタミン作用＞抗コリン作用＝ドパミン拮抗作用
プロクロルペラジン (Compazine/ノバミン®)	ドパミン拮抗作用＞＞抗ヒスタミン作用＝抗コリン作用＞5-HT$_3$拮抗作用
クロルプロマジン (Thorazine/コントミン®)	ドパミン拮抗作用＝抗ヒスタミン作用＞＞コリン作用＞5-HT$_3$拮抗作用
ドロペリドール (Inapsine/ドロレプタン®)	ドパミン拮抗作用＞＞＞抗ヒスタミン作用＝5-HT$_3$拮抗作用
ハロペリドール (Haldol/セレネース®)	ドパミン拮抗作用＞＞＞抗ヒスタミン作用
メトクロプラミド (Reglan/プリンペラン®)	ドパミン拮抗作用＞5-HT$_3$拮抗作用
オンダンセトロン (ゾフラン®)	5-HT$_3$拮抗作用
ミルタザピン (Remeron/リフレックス®)	5-HT$_2$および5-HT$_3$拮抗作用＞抗ヒスタミン作用＞抗コリン作用

出典：Brunton LL, Lazo JS, Parker KL, eds. Goodman & Gilman's the Pharmacological Basis of Therapeutics. 11th Ed. New York, NY: McGraw-Hill, 2006 より改変。

疼痛以外の症状の評価とコントロール

■悪心，嘔吐

- 悪心，嘔吐は延髄にある嘔吐中枢から起こり，消化管，化学受容体トリガーゾーン chemoreceptor trigger zone(CTZ)，前庭器，大脳皮質から入力を受ける。
- 悪心，嘔吐は次に示すようなさまざまなものが原因となる。
  - 消化管の障害による蠕動異常，閉塞，圧迫(例：肝腫による「胃の圧排」，早期の満腹感)
  - 体内の，とりわけ消化管の感染や炎症
  - 薬物の影響が CTZ で毒素と感じられる。
  - 前庭部の要素
  - 認知・感情的な要素(例：周囲の事物，背景にある抑うつや不安)が大脳皮質に影響を与える。
- よく使われる制吐薬は，延髄の嘔吐中枢への信号伝達に重要なヒスタミン H$_1$ 受容体，ドパミン D$_2$ 受容体とコリン作動性ムスカリン受容体に作用する[21](表 32-3)。

表 32-4　原因別の制吐薬

悪心の原因	受容体	使用薬
V：前庭 vestibular	H_1 ヒスタミン ムスカリン	スコポラミン，プロメタジン
O：便秘による閉塞 obstruction from constipation	H_1 ヒスタミン ムスカリン $5\text{-}HT_3$ セロトニン？	センナ生成薬，ミルタザピン？
M：上部消化管の蠕動異常 dysmotility of the upper GI tract	H_1 ヒスタミン ムスカリン $5\text{-}HT_3$ セロトニン？	メトクロプラミド
I：感染，炎症 infection, inflammation	H_1 ヒスタミン ムスカリン	プロメタジン，プロクロルペラジン
T：毒素，麻薬など toxins, such as opioids	D_2 ドパミン $5\text{-}HT_3$ セロトニン？	プロクロルペラジン，ハロペリドール，オンダンセトロン

出典：Hallenbeck J. Fast Fact and Concept #5: Causes of Nausea and Vomiting. 2nd Ed. End-of-Life/Palliative Education Resource Center, 2005. www.eperc.mcw.edu. より改変．

- 癌や化学療法に関連した悪心に主に用いられる薬としては，ステロイド，marijuana/dronabinol，抗うつ薬であるミルタザピン（$5\text{-}HT_3$ および $5\text{-}HT_2$ 遮断作用を示す）がある．
- 特定の受容体に作用するため，これらの薬物は上述の機序による悪心に特異的に有効である[22]（表 32-4）．

■ 呼吸困難

- 呼吸困難は息切れの自覚による．
- 呼吸困難感は，呼吸要求と呼吸能力の不均衡による．
- 酸素飽和度は呼吸困難があるかないかの識別には役立たない
- 呼吸困難は感情的要素が大きく，パニックや恐怖によくみられる．
- **オピオイド鎮痛薬**は，その機序はよく理解されていないが，呼吸困難の治療で最も研究されている薬物である．おそらく一般に考えられているような呼吸ドライブの抑制ではなく，呼吸筋の疲労の知覚を抑制することにより，呼吸が不十分であると感じないようにする[14]．
- **ベンゾジアゼピン系薬物**は呼吸困難に関連する不安や疼痛を和らげるのに有用であるが，その他の点では有用でない．
- 酸素もまた呼吸困難を減少させる．気道抵抗を低下させることも含めてそのメカニズムはまだ説明できないが，特に低酸素血症の患者で有効である[23]．

紹介

ペインクリニック（神経や脊髄ブロックといった侵襲性のある緩和的麻酔），放射線腫瘍科（痛みを改善するための緩和的照射を行う），チャプレン（精神的，

実存的苦痛に対して), 精神科(より複雑な不安, 抑うつ, 精神病関連に対して)などの専門家への紹介を考慮する。

フォローアップ

緩和ケアを行うときは, 患者やその家族の目標を明らかにし, これを達成するための支援に多専門職種で取り組む必要がある。これには, チームのさまざまなメンバーによって頻繁にフォローアップすることが含まれる。看護師は患者のケアを容易にし, 新しい教育方法で家族を指導する。医師は症状のコントロールのために治療計画を進め, 調整する。ソーシャルワーカーは悲嘆に対するカウンセリングを提供し, 複雑な心理社会的な問題に対応する。そして, チャプレンは, 終末期のスピリチュアルな側面に対応する。

追加資料

次に示すものは, 医師が緩和ケアおよびホスピスについて学ぶのに最適であり, 患者にとっても重要な資料となるウェブサイトのリストである[†2]。

1. http://www.growthhouse.org
   Growth House
   Inter-Institutional Collaborating Network on End-of-Life Care 運営。
2. http://www.eperc.mcw.edu
   End-of-Life/Palliative Education Resource Center
   Medical College of Wisconsin 運営で, 終末期の患者に対する緩和ケアについてのパンフレットなども提供している。
3. http://www.aahpm.org
   The American Academy of Hospice and Palliative Medicine
4. http://www.nhpco.org
   The National Hospice and Palliative Care Organization
   ホスピスや緩和ケア提供者の検索リンクもある。
5. http://www.capc.org
   The Center to Advance Palliative Care

(齊木 康)

文 献

1. Doyle DG, Hanks GWG, MacDonald N, eds. Oxford Textbook of Palliative Medicine. 2nd Ed. Oxford, UK: Oxford University Press, 1998:3.
2. National Consensus Project for Quality Palliative Care (2009). Clinical Practice Guidelines for Quality Palliative Care. 2nd Ed. http://www.nationalconsensusproject.org. Accessed December 16, 2009.
3. Brim OG Jr, Friedman HE, Levine S, Scotch NA, eds. The Dying Patient. New York, NY: Russell Sage Foundation, 1970.

[†2] 訳注:わが国でも, 日本緩和医療学会の提供するウェブサイト(http://www.kanwacare.net)などがある。

4. Anderson RN. Deaths: leading causes for 1999. *Natl Vital Stat Rep* 2001;49:1-87.
5. Committee on Care at the End of Life, Institute of Medicine, MJ Field, Cassel CK, eds. Approaching Death: Improving Care at the End of Life. Washington, DC: National Academy Press, 1997.
6. NHPCO Facts and Figures: Hospice Care in America. Alexandria, VA: National Hospice and Palliative Care Organization, 2008.
7. Cohen SB, Carlson BL, Potter DEB. Health Care Expenditures in the Last Six Months of Life. *Health Policy Rev (American Statistical Association Section on Health Policy)* 1995;1:1-13.
8. Gornick M, Warren JL, Eggers PW, et al. Thirty years of Medicare: impact on the covered population. *Health Care Financ Rev* 1996;18:179-237.
9. Covinsky KE, Landefeld CS, Teno J, et al. Is economic hardship on the families of the seriously ill associated with patient and surrogate care preferences? *Arch Intern Med* 1996;156: 1737-1741.
10. Hallenbeck J. Stanford University Faculty Development Center End-of-Life Curriculum, 2007. www.growthhouse.org stanford/
11. Medical guidelines for determining prognosis in selected non-cancer diseases. *Hosp J* 1996;11:47-63.
12. American Association of Medical Colleges. The Increasing Need for End of Life and Palliative Care Education. Contemporary Issues in Medical Education. Washington, DC, 1999.
13. Buckman R. How to Break Bad News. Baltimore, MD: Johns Hopkins University Press, 1992.
14. Hallenbeck J. Palliative Care Perspectives. Oxford, UK: Oxford University Press, 1993.
15. Gibson S, Wenig BL. Percutaneous endoscopic gastrostomy in the management of head and neck carcinoma. Laryngoscope 1992;102:977-980.
16. Nakajoh K, Nakagawa T, Sekizawa K, et al. Relation between incidence of pneumonia and protective reflexes in post-stroke patients with oral or tube feeding. J Intern Med 2000;247: 39-42.
17. Croghan J, Burke EM, Caplan S, Denman S. Pilot study of 12-month outcomes of nursing home patients with aspiration on videofluroscopy. *Dysphagia* 1994;9:141-146.
18. Meier DE, Ahronheim JC, Morris J, et al. High short-term mortality in hospitalized patients with advanced dementia: lack of benefit of tube feeding. *Arch Intern Med* 2001;161:594-599.
19. Callahan CM, Haag KM, Weinberger M, et al. Outcomes of percutaneous endoscopic gastrostomy among older adults in a community setting. *J Am Geriatr Soc* 2000;48: 1048-1054.
20. Conill C, Verger E, Henríquez I, et al. Symptom prevalence in the last week of life. *J Pain Symptom Manage* 1997;14:328-331.
21. Brunton LL, Lazo JS, Parker KL, eds. Goodman & Gilman's the Pharmacological Basis of Therapeutics. 11th Ed. New York, NY: McGraw-Hill, 2006.
22. Hallenbeck J. Fast Fact and Concept #5: Causes of Nausea and Vomiting. 2nd Ed. End-of- Life/Palliative Education Resource Center, 2005. www.eperc.mcw.edu. Accessed December 16, 2009.
23. Libby D, Briscoe WA, King TK. Relief of hypoxia-related bronchoconstriction by breathing 30 percent oxygen. Am Rev Respir Dis 1981;123:171-175

疼痛管理　33

Amy Sheldahl, Maria C. Dans

一般的事項

- 疼痛 pain は，医療の対象となる最も一般的な症状の1つであり，多種多彩な疾患において認められる症状である。治癒可能なものもあるが，多くの場合，医師の役割は疾患の治療ではなく，疾患による疼痛をコントロールすることにある。
- 歴史的には，疼痛の治療は薬物中毒や薬物依存の懸念ばかりでなく，人格形成や終末期の疼痛に対する社会的慣習という側面からも制限されてきた。疼痛の治療は患者のケアにおける基本的な構成要素であり，疾病の治療と並び重要な仕事であるとの医師の認識が深まり発展してきた。
- 本章では疼痛管理の一般的事項について論じる。これらの概念の多くは慢性の癌性疼痛に対する治療として発展してきたものであるが，疼痛を生じるその他の疾患にも適用することが可能である。

定義

国際疼痛学会 International Association for the Study of Pain(IASP)は，疼痛を「実際的あるいは潜在的な組織障害，ないしそれに類する損傷に関連した不快な感覚，または情動体験」と定義している[1]。疼痛はその性質上きわめて主観的である。臨床的によりわかりやすい定義は「患者が痛いと訴える状態」であろう。

分類

発生機序や時間的経過による疼痛の分類は，治療の手引きとなる。患者の疼痛の多くはいくつかに分類でき，それぞれの分類に従って適切な治療をする。

■急性疼痛
- 急性疼痛 acute pain は最近発生した疼痛であり，多くは可逆的な原因による。
- 例えば，関節損傷，術後疼痛，急性感染に伴う疼痛などである。

■慢性疼痛
- 慢性疼痛 chronic pain は不可逆的な，あるいは容易には改善しない原因による。
- 例えば，悪性腫瘍に伴う疼痛，ある種の腰痛，重篤な変形性関節症などである。

■刺激による侵害受容性疼痛
- 侵害受容性疼痛 nociceptive pain は，古典的には急性疼痛や損傷に関連する。機械的，化学的または熱による組織障害が引き金となり，侵害受容性の痛覚神経線維を刺激する。

- 通常は鋭く，囓られるような，疼くような痛みと表現される。また，限局性で体動で増悪することが多い。

■ 神経障害性疼痛
- 神経障害性疼痛 neuropathic pain（神経因性疼痛とも分類される）は，中枢ないし末梢神経系の神経線維の損傷により生じる。すべての疼痛は中枢性疼痛制御系で調節される。神経障害性疼痛の場合，しばしば組織障害や疾病により制御系に異常が生じ，疼痛持続の一因となる。
- 通常は，焼けるような，刺すような，しびれ感を伴うような，チクチクするような，アロディニア（異痛症），あるいは異常な痛覚過敏と表現される。

■ 内臓痛
- 内臓痛 visceral pain は，臓器の伸展や圧搾，あるいは虚血で生じ，内臓神経線維で伝達される。
- 痛みの表現は難しいが，締めつけ感，痙攣様，鈍い，疼くと表現されることが多い。この疼痛は局在がはっきりせず，共通の神経経路をもつ皮膚分節に関連痛をきたす。

疫学
- 腰痛は，診療所を訪れる患者の 1/5 に認められる[2]。
- 進行がん患者で疼痛を有する人は 75％に達する[3]。
- がん患者やその代理人の 50％は，患者が亡くなる前の 3 日間に，中等度ないし高度の疼痛があったと報告している[4]。
- 癌性疼痛 cancer pain は，70 歳以上の高齢者や少数民族，全身状態のよい患者では，コントロール不良であることが多い[5]。

病態生理
- 痛みを伴う刺激は，皮膚や関節，臓器，その他の組織における侵害受容体を刺激する。神経はこれらの信号を中枢神経系に伝える。
- シナプスを介した伝達と中枢性疼痛制御系は，疼痛の信号の伝達を調節し，中枢神経系を介して自覚される。
- 疼痛は侵害受容体を刺激する組織障害，また，疼痛の信号を伝達あるいは制御している神経系の損傷，あるいは，疼痛を処理している中枢神経系の神経細胞など，疼痛伝導路のいずれの部位の損傷でも生じうる。

診断

患者の病歴は，診断と治療につながる重要な手がかりとなる。

臨床所見
■ 病歴
詳細な病歴聴取は，疼痛の正確な診断と最終的な治療のための最も重要な事項である。病歴には表 33-1 に示すような患者の疼痛を評価する情報を含める。

表33-1 疼痛の病歴

- 局在
- 放散
- 性質
  - 体性
  - 内臓
  - 神経障害性
- 時間的な経過
  - 急性
  - 慢性
  - 突出的
  - 偶発的
  - 日内変動
- 増悪因子 / 軽快因子
  - 先行する治療とその効果
  - 特異的な誘発行為
  - 姿勢に関係した要因
- 併存症状
  - 呼吸困難
  - 悪心, 嘔吐
  - 発汗
- 心理状態
  - スピリチュアルなつらさ
  - 気分障害の既往
  - 薬物乱用の既往
- 疼痛による患者の生活機能への影響
  - 身の回りのこと
  - 仕事
  - 趣味
- 複数の重症度スケールがある
  - 数値的スケール：0〜10
  - 視覚的計量スケール
  - Wong-Baker による認知機能の低い患者のための表情スケール

■ 身体診察

- 身体診察で、関節の損傷や感染など急性疼痛の原因のいくつかは、診断的な情報が得られる。
- がんや神経疾患など、慢性疼痛の原因となるものの徴候がないか評価する。
- すべての患者で、血行障害や腹膜炎、その他の急性疼痛など全身状態を安定させるために緊急的な検査を必要とする徴候を評価しなければならない。
- 急性疼痛は典型的には頻脈や発汗、高血圧、その他の明らかな身体的不快感などの臨床所見を伴う。慢性疼痛の患者はしばしば疼痛に伴う身体的症候に乏しい。
- 身体的な症候を伴わない疼痛もある。

診断的検査

- 疼痛を他覚的に評価できる診断的検査はない。
- 診断的検査は、病歴や身体診察で根治的治療に反応しそうな痛みであると思われた場合に行う。
- 疼痛管理における付加的な検査は、手術などの特別な介入が必要と思われる場合に行うが、この話題についてはこの章では論じない。

治療

- 詳細な病歴聴取、身体診察、そして診断的検査で、根治性のありそうな疼痛の原因疾患を検索する。治療可能な疼痛の原因疾患が発見された場合、疼痛のコントロールは根治的治療とともに継続する。

- 根治性のある原因疾患が発見されなかった場合は、非薬物治療と薬物治療の組み合わせで治療を進め、できるだけ的を絞った手段を適用する。
- すべての介入と治療は、個々の患者の状況に合わせる。**疼痛の完全な除去は不可能かもしれないが**、良好な疼痛コントロールは、患者が重要な活動に参加することや、その他の目標を達成することを可能とする。

歴史的観点─WHO 疼痛治療ラダー

- WHO の疼痛治療ラダーは 1982 年に発表され、世界中のがん患者の疼痛コントロール改善のために、公衆衛生イニシアチブが枠組みを作ったものである。この段階的手順では疼痛の治療を 3 段階に整えた。実施中の段階で疼痛が持続する場合は、治療を次の段階に移行させる。すべての段階で必要に応じて鎮痛補助薬の適用を推奨している。
  - 第 1 段階(軽度の疼痛):アセトアミノフェンや NSAID などの非オピオイド性鎮痛薬
  - 第 2 段階(中等度の疼痛):弱オピオイド +/− 非オピオイド性鎮痛薬
  - 第 3 段階(高度の疼痛):強オピオイド +/− 非オピオイド性鎮痛薬
- WHO 疼痛治療ラダーは疼痛管理に対する姿勢に変化をもたらし、医師に疼痛管理の重要性を認識させた。
- WHO 疼痛治療ラダーが用いられた場合、中毒や忍容性は臨床的には問題にならないと考えられる[6]。
- この段階的手順を用いるとほとんどの患者で疼痛が軽減されるが、**WHO 疼痛治療ラダーにも限界はある**。
  - 評価の手順が含まれていない。
  - 神経障害性疼痛に対する治療が重視されていない。
  - 非薬物的な治療手段に対応していない。
  - WHO 疼痛治療ラダーの推奨に従って NSAID とオピオイドの併用投与を行うことは一般的な習慣となっているが、オピオイドが NSAID と併用で使用された場合と、それぞれが単独で使用された場合の臨床的効果の違いについて、エビデンスに基づいた立証は不十分である[7]。

基本的な疼痛管理の一般的事項

- 急性の自然軽快する疼痛では、必要なときに短時間作用型の薬物を用いることができる。
  - 更衣やリハビリテーションなど、疼痛を生じるきっかけとなる活動の前に鎮痛薬を服用できる。
- **慢性疼痛に対する最適な鎮痛は、長時間作用型の定期投与に加え、突出痛の出現時に、必要に応じて短時間作用型を併用するものである**。
  - 突出痛に対する投与は、1 日の総投与量の 5〜15% とする。
  - 1 日 2〜3 回以上の突出痛があれば、定期投与の増量が必要である。
  - 定期投与を増量する場合は、24 時間の総投与量の 30〜50% を増量する。
- 神経障害性疼痛に対してオピオイドが奏効しても、抗うつ薬や抗痙攣薬といった鎮痛補助薬がこれらの患者に利益をもたらす可能性を検討する[8]。

- 効果が得られる最も少ない投与量で治療を開始し,必要に応じて増量する。
- オピオイドとアセトアミノフェンの合剤を使用する場合は,アセトアミノフェンの過量投与を避けるよう注意が必要である。

薬物
■非オピオイド性鎮痛薬
非ステロイド性抗炎症薬(NSAID)
- NSAID はシクロオキシゲナーゼのアイソザイムの阻害を介して(COX1 または COX2,あるいは両方が阻害されるかどうかは薬物による),解熱作用,鎮痛作用,抗炎症作用を示し,アラキドン酸経路でのトロンボキサンやプロスタグランジンの産生を抑制する。
- NSAID は特に炎症性要素のある軽度の痛みに効果的である。
- ほとんどの NSAID は鎮痛作用の**天井効果** ceiling effect を有し,それ以上用量を増やしても鎮痛効果が増強しない場合がある。
- 腎不全患者や消化性潰瘍の既往がある患者では相対的禁忌である。
- NSAID の副作用には,胃炎や潰瘍に伴う消化管出血,血小板機能障害や腎不全がある。アスピリンは,重症の喘息患者において気管支攣縮を引き起こす可能性がある。
- 消化器系の副作用は,プロトンポンプ阻害薬や H_2 受容体拮抗薬などによる酸分泌抑制により減らすことができる。
- 一般的に用いられる NSAID の詳細について表33-2 に示す。

アセトアミノフェン
- アセトアミノフェンは鎮痛・解熱作用を示す。その正確な作用機序はよくわかっていない。
- 鎮痛薬としては 325〜650 mg を 4〜6 時間ごとに内服するか,1回1gを1日3〜4回に分けて服用する。**最大投与量は肝機能が正常であっても1日4gを超えてはならない。肝疾患患者では1日2gを超えるべきではない。70歳以上の患者では1日3g以内が推奨される。**
- 鎮痛作用の天井効果は,おおむね1gから生じる[9]。
- アセトアミノフェンは錠剤,液剤,坐剤がある。
- アセトアミノフェンの主要な副作用は肝毒性であり,トランスアミナーゼの軽度上昇から劇症肝炎までである。肝疾患のある患者やアルコール多飲患者では,より少ない量で肝障害が出現する場合がある。

■オピオイド
- オピオイドは,中枢神経系と脊髄の両方で痛覚を制御するオピオイド受容体を介して鎮痛作用を発揮する。
- 他の鎮痛薬と異なり,オピオイドには用量を増やしても**鎮痛作用の天井効果はない。**
- オピオイドには柔軟性があり,投与経路も患者の要望に応じて変更することができる。
- 投薬は経口,経皮,舌下,経静脈,直腸,皮下,髄腔内,脳室内,口腔内,硬膜外経路で行える。

表33-2 一般的に用いられるNSAID

薬物	投与量	剤形
アスピリン	325〜650 mgを4〜6時間ごと内服 1,000 mg/日で鎮痛作用の天井効果あり	錠剤/カプセル剤 緩衝されたカプセル剤 腸溶剤 口腔内崩壊錠 ガム(Aspergum) 坐剤
イブプロフェン	200〜800 mgを1日3〜4回内服‡	錠剤/カプセル剤
ジクロフェナク	1日100〜150 mgを2〜3回に分けて‡	速効または徐放剤 変形性関節症における塗布用ゲル剤(ボルタレンゲル®) 経皮貼付剤(Flector)
ナプロキセン	250〜500 mgを12時間ごと 1,000 mg/日で鎮痛作用の天井効果あり	錠剤 懸濁液
セレコキシブ	100〜200 mgを12〜24時間ごと	錠剤
インドメタシン	20〜50 mg内服,1日3回‡	速効または徐放剤 坐剤 懸濁液

‡訳注:わが国の処方は次のとおり。イブプロフェンは1日量600 mgを分3。ジクロフェナクは1日量75〜100 mgを原則分3。インドメタシンは1回25 mgを原則として1日2回まで,1日最大75 mg。

- 表33-3に,一般的に用いるオピオイドとその投与量を示した[10]。

オピオイドの選択

オピオイドの効果についての比較試験データは限られており,結果も大部分あいまいである。オピオイドの選択は求められる投与経路,入手の可能性,そして個々の患者の忍容性による。

- **トラマドール**
  - トラマドールはオピオイド作動薬であると同時に,疼痛制御系に作用する中枢性非オピオイド鎮痛薬である。
  - 投与量は50〜100 mgを4〜6時間ごとに内服する。1日最大投与量は400 mgである。
  - 副作用として紅潮,頭痛,めまい,不眠,傾眠,悪心,嘔吐,便秘,消化不良,瘙痒感がある。25 mgから開始し徐々に増量すると患者の忍容性が改善する。
  - トラマドールは**肝臓で代謝され腎臓で排泄される**。透析で除去できない。**痙攣の閾値を下げる活性型の代謝物が存在し**,特にある種の抗うつ薬と併用した際に起こりやすい。痙攣性疾患の既往のある患者では使用してはならない。

表33-3 一般的に処方されるオピオイド[a]

薬物	一般名または商品名と用量	推奨される投与間隔
モルヒネ短時間作用型	硫酸モルヒネ即時放出錠：15, 30 mg	2〜4時間ごと[b]
	硫酸モルヒネ溶液：10 mg/5 mL, 20 mg/5 mL, 20 mg/mL	2〜4時間ごと[c]
	Roxanol溶液：20 mg/mL, 100 mg/5 mL	4時間ごと
	硫酸モルヒネ坐剤：5, 10, 20, 30 mg	4時間ごと
モルヒネ徐放剤	硫酸モルヒネ徐放錠：15, 30, 60, 100, 200 mg	8〜12時間ごと
	Avinza：30, 60, 90, 120 mg	24時間ごと
	カディアン®：10, 20, 30, 50, 60, 80, 100, 200 mg	12〜24時間ごと
	MSコンチン®：15, 30, 60, 100, 200 mg	8〜12時間ごと
	Oramorph SR：15, 30, 60, 100 mg	8〜12時間ごと
オキシコドン即時放出型	オキシコドン錠：5, 10, 15, 20, 30 mg	4〜6時間ごと
	OxyIR：5 mg	4時間ごと
	ETH-Oxydose溶液：20 mg/mL（イチゴ味）	4時間ごと
	OxyFast溶液：20 mg/mL	4時間ごと
オキシコドン徐放剤	オキシコドン徐放錠：10, 20, 40, 80 mg	12時間ごと
	オキシコンチン®：10, 15, 20, 30, 40, 60, 80, 160 mg	12時間ごと
hydromorphone 錠	hydromorphone：2, 4, 8 mg	3〜4時間ごと
	Dilaudid：2, 4, 8 mg	3〜4時間ごと
hydromorphone 坐剤	hydromorphone 坐剤：3 mg	6〜8時間ごと
	Dilaudid：3 mg	6〜8時間ごと
hydromorphone 液	Dilaudid：1 mg/mL	3〜4時間ごと
フェンタニル経皮剤	デュロテップ®：12[d], 25, 50, 75 μg/hr	72時間ごと
	Durogesic：12[d], 25, 50, 75, 100 μg/hr	72時間ごと
フェンタニル経粘膜剤	Actiq：200, 400, 600, 800, 1,200, 1,600 mg（イチゴ味, fentanyl lollipopとして知られている）	初期量投与後も疼痛が持続する場合は1回追加投与可能：最大4 U/日

[a] 一般にオピオイドの経静脈的投与は入院治療に限定されるが、外来治療で皮下経路投与される場合がある。これは在宅緩和医療で行われる場合が多く、投与量の設定は経静脈経路と同等である。外来診療マニュアルである本書では経静脈的投与の用量については言及しない。

[b] ほとんどの短時間作用型のモルヒネでは、最大血中濃度は投与1時間後に認められる。短時間作用型は効果増強や重複投与の恐れなく、2時間ごとに頻繁に投与できる比較的安定した疼痛においては、必要に応じた4時間ごとの突出痛への投与で適切に管理できる。コントロール不良の疼痛の場合、短時間作用型オピオイドの2時間ごと投与を追加してもよい。

[c] オピオイド未使用患者の短時間作用型経口薬の初期投与量は、必要に応じた4時間ごと5〜10 mgの使用である。オピオイド未使用患者が経口薬を始める場合、短時間作用型の経口薬には15 mgや30 mgの剤形しかないため、溶液を用いる。

[d] Durogesticやデュロテップ®の12 μg/hrパッチは実際には12.5 μg/hrを供給する。

薬物情報：Lexi-comp Online Drug Database. 2009. http://www.crlonline.com/crlsql/servlet/crlonline（accessed May 27, 2009）より入手。

- ●コデイン
  - ■コデインはオピオイドのプロドラッグで，適度な鎮咳効果を有する。
  - ■鎮痛効果を発揮するためには，肝代謝を経てモルヒネに変換される必要がある。しかし，**少なくとも米国人口の10％がコデインを代謝する至適酵素を欠いている**。これらの患者では，コデインはアセトアミノフェンと類似の鎮痛効果を示すが，高率に便秘となる。
- ●オキシコドン
  - ■単一のメタ解析によると，オキシコドンはモルヒネより疼痛コントロールが若干よく，口腔乾燥や傾眠の頻度はより少ない[11]。
  - ■オキシコドンは腎で排泄される活性型代謝産物をもたない。
- ●モルヒネ
  - ■モルヒネは安全性プロファイル，使いやすさ，入手の可能性，医師の使用経験の多さなどから第1選択のオピオイドとして用いられることが多い。
  - ■**活性型の代謝産物**は腎不全において蓄積しやすいので，他のオピオイドへの変更を検討する。
- ●methadone
  - ■methadoneはオピオイド作動薬で N-メチル-D-アスパラギン酸拮抗薬として知られており，神経障害性疼痛では付加的な鎮痛補助効果をもたらす。
  - ■methadoneの半減期は相対的に長く，患者間で著しく異なる。**methadoneの鎮痛効果の持続時間は半減期よりもずいぶん短い**。
  - ■methadoneは多くの汎用されている薬物と相互作用を有するため，結果として**薬物動態が変動**しやすい。
  - ■短期間の研究では，methadoneは癌性疼痛に対してモルヒネと類似の効果および副作用を示している。しかし長期間の研究ではmethadoneの副作用をより強調している[12]。さらに最近の研究では，methadoneを使用した患者での死亡率の増加が指摘されており，FDAは疼痛コントロールにおけるmethadoneの用量設定について注意を喚起している[13]。
  - ■慢性疼痛では医師の経験に基づいて処方された場合にmethadoneは有用な薬物となりうる。用量設定期間は綿密で注意深い経過観察が基本となる。
- ●hydromorphone
  - ■現在あるデータによるとhydromorphoneの鎮痛効果は他のオピオイドと有意な差は認められていない[14]。
  - ■hydromorphoneには，腎で排泄される活性型の代謝産物は存在しない。
- ●フェンタニル
  - ■初期の研究によると，フェンタニルは他のオピオイドと比較して便秘の出現頻度が低いことが示唆されたが，最新の研究ではその頻度は，モルヒネやmethadoneと有意差はないことが示唆されている[15, 16]。
  - ■フェンタニル経皮剤は，安定した疼痛症候群によい適応である。
  - ■フェンタニルパッチの吸収には皮膚との接着を要し，発熱や発汗のある患者では吸収量の予測が立たない。
- ●ペチジン
  - ■ペチジンは鎮痛効果が限定的で，作用時間が短く，多幸感が目立つことか

表33-4 オピオイド合剤‡の調合

薬物	一般名または商品名と用量	推奨される投与間隔
オキシコドン＋APAP錠剤	**用量 オキシコドン mg/APAP mg** オキシコドン/APAP：5/325，7.5/325，7.5/500，10/325，10/650 Endocet：5/325，7.5/325，7.5/500，10/325，10/650 Magnacet：2.5/400，5/400，7.5/400，10/400 Perocet：2.5/325，5/325，7.5/500，10/650 Primalev：2.5/300，5/300，7.5/300，10/300 Roxicet：5/500 Tylox：5/500	6時間ごと
オキシコドン＋APAP溶液	Roxicet：5 mLあたり5/325	6時間ごと
hydrocodone＋APAP錠剤	**用量 hydrocodone mg/APAP mg** hydrocodone/APAP：2.5/325，2.5/500，5/325，5/500，5/650，7.5/325，7.5/500，7.5/650，7.5/750，10/325，10/500，10/650，10/660 Lortab：5/500，7.5/500，10/500 Norco：5/325，7.5/325，10/325 Vicodin：5/500，7.5/750 ES，10/660 HP	4～6時間ごと
hydrocodone＋APAPエリキシル剤	hydrocodone：15 mLあたり7.5/500 Lortab：15 mLあたり7.5/500	4～6時間ごと
hydrocodone＋イブプロフェン錠剤	**用量 hydrocodone mg/イブプロフェン mg** hydrocodone/イブプロフェン：7.5/200 Vicoprofen：7.5/200	4～6時間ごと

APAP：アセトアミノフェン，ES：超強力，HP：強力
‡訳注：わが国では本書刊行時点でオピオイド＋NASIDの合剤は未承認である。

ら，疼痛治療に用いることは**推奨されない**。
- 活性型代謝物である**ノルペチジンは腎不全で蓄積し，痙攣の閾値を下げる**。
- **propoxyphene**
  - 最近のFDAの勧告委員会は，鎮痛効果が限定的とみなされることや安全性の理由から，**疼痛治療にpropoxypheneを用いることに否定的な勧告**を出した。
- アセトアミノフェンやイブプロフェンと**オピオイドの合剤**は，さまざまな用量が入手できるが，アセトアミノフェンやイブプロフェンの1日の最大投与量の制限により投与量には限界がある。一般的に処方される合剤については表33-4に示した。

表 33-5　オピオイドの等鎮痛用量

薬物	等鎮痛用量
モルヒネ経口	30 mg
モルヒネ静注	10 mg
オキシコドン	20 mg
hydrocodone	30 mg
hydromorphone 経口	7.5 mg
hydromorphone 静注	1.5 mg

薬物情報：Lexi-comp Online Drug Database. 2009. http://www.crlonline.com/crlsql/servlet/crlonline (accessed January 13, 2010) より入手。

- 経口の鎮痛薬を飲めない，あるいは希望しない患者への対応。
    - 疼痛の強度が一定の場合は，経皮的フェンタニルが有用である。
    - **経口オピオイド徐放剤は噛み砕いたり粉砕したりして服用してはならない。** 錠剤や顆粒の特別なコーティングで薬物がゆっくり放出されているため，堅いコーティングを壊すことで致死的な過量投与につながる可能性がある。
    - カディアン®（硫酸モルヒネ徐放錠）はカプセルを外すことが可能である。中の顆粒はつぶしてはならないが，水に混ぜて胃瘻チューブ（16 Fr 以上）から注入してもよい。
    - 短時間作用型のオピオイドの液剤を，疼痛管理の定期投与として計画的な間隔で使用してもよい。例えば，硫酸モルヒネ液剤 10 mg を定期投与として 6 時間ごとに使用し，突出痛出現時に必要に応じて 4 時間ごとに 5 mg を追加してもよい。

オピオイド間の換算

- 等鎮痛用量は近似値にすぎないので，オピオイドの変更には注意を要する。等鎮痛用量について表 33-5 にまとめた。

1. 投与中の前薬物の 24 時間の投与量を計算する。
2. 次の式を用いて，前薬物の投与量を，新規投与薬物の等鎮痛用量に変換する。

$$\text{前薬物の 24 時間用量} \times \left(\frac{\text{新規薬の等鎮痛用量}}{\text{前薬物の等鎮痛用量}} \right) = \text{新規薬物の 24 時間用量}$$

3. オピオイド間の不完全な交差耐性の影響を計算に入れて，算出された新規薬物の等鎮痛用量の 50% だけを投与する。
4. 新規投与薬物の等鎮痛用量を，予定する 1 日の投与回数で割る。例えば，1 日 2 回のオキシコンチンの場合は 2 で割り，6 時間ごとのオキシコドンの場合は 4 で割る。
5. 定期投与の鎮痛薬を使用中の場合は，新規投与薬物の突出痛出現時の投与量は 1 日投与量の 5〜15% とし，投与頻度は薬物の半減期に従って行う。

表33-6 経口モルヒネとフェンタニル経皮パッチの変更

24時間経口モルヒネ投与量	フェンタニル経皮剤の等鎮痛用量
60 mg	25 μg/hr
120 mg	50 μg/hr
180 mg	75 μg/hr
240 mg	100 μg/hr
300 mg	125 μg/hr
360 mg	150 μg/hr
420 mg	175 μg/hr
480 mg	200 μg/hr

- オピオイド薬の変更を行う場合は、患者が突出痛に対して適切な投与量で治療されていることを確認する。
- オピオイド薬の変更を行う場合は、定期投与量は計画的に減量し、不完全なオピオイド交差耐性に伴う過鎮静や呼吸抑制のリスクを予防する。これは新規薬物の定期投与量では、当初、患者の疼痛治療は不十分な状態になる可能性があることを意味する。
- オピオイド薬変更時の、定期投与量の減量に伴う疼痛悪化を避けるために、短時間作用型のオピオイドを突出痛に対して2時間ごとまで頻回に投与することが可能である。
- 患者が2, 3回以上、突出痛への投薬を求めるのであれば定期投与量の増量が必要かもしれない。
- フェンタニルへの変更、フェンタニルからの変更
  - フェンタニル経皮パッチと経口モルヒネの間での変更を行う場合は、表33-6を参照する。
  - 毎日の突出痛出現時のオピオイドの必要量に応じて、フェンタニルの用量を増量する。
  - 3日おきよりも短い期間でフェンタニルパッチの増量を行わない。
  - パッチは切断してはならない。フェンタニルパッチの最小量は12.5μg/hrである。
  - **フェンタニルパッチへの変更**：フェンタニルパッチは効果のピークに達するのに8～12時間かかるため、最終の経口徐放剤の内服と同時にパッチを貼る。
  - **フェンタニルパッチの中止**：パッチを剥がしてから1～2時間後に新しい徐放性オピオイドを開始する。
  - 短時間作用型の経口オピオイドは、フェンタニルパッチへの変更あるいは中止時の突出痛出現時に、必要に応じて2時間ごとに使用できる。

■ オピオイドの副作用に対する補助的薬物

便秘

- 疼痛の改善と便秘は、ともにオピオイド血中濃度の定常状態と関係している。オピオイド使用中のすべての患者に便秘のリスクがある。増量に伴ってこの

副作用は増悪する。
- 慢性的にオピオイドを使用している患者には，**便軟化薬**と**刺激性緩下薬**を使用する。
    - docusate/センノシド合剤(50 mg/8.6 mg)は，界面活性による便軟化薬(docusate sodium)と刺激性緩下薬(センノシド)の適切な配合の合剤である。1回1錠を1日2回で開始して，必要に応じて最大1回4錠1日2回まで増量できる[†1]。
    - 患者にとっては docusate とセンノシドを別々に処方した場合よりも安価となりうる。
    - ラクツロース 10～30 g/日(15～30 mL)の追加が可能で，必要に応じて 60 mL/日まで増量できる。
    - 浸透圧緩下薬のポリエチレングリコールも追加可能である。用量は 17 g(テーブルスプーンに山盛り1杯)を4～8オンス(約113～226 g)の水に溶解して1日1回服用する。長期使用は FDA に承認されていない。
- 排便のない日が2～3日続いた場合は，毎日の便秘治療を強化する。
- 難治性の便秘が持続する場合は，さらなる治療に進む前に，腸管の完全ないし部分閉塞の有無について精査する。
- **ナロキソン内服**は難治性のオピオイド起因性の便秘に効果がある[†2]。
    - 必要に応じて 0.4 mg を2～4時間ごとに内服する。
    - 経口ナロキソンは全身への吸収がほとんどないため，内服による疼痛コントロールへの影響はほとんどない。
- **methylnaltrexone** の皮下投与は，経口摂取不能な進行がん患者におけるオピオイド起因性便秘に有用である。腸管の部分的または完全閉塞のある患者には禁忌である。投与量は患者の体重による。

鎮静
- 鎮静作用はオピオイドの一般的な症状であるが，時間の経過とともに耐性ができる。
- 鎮静作用が遷延する場合はオピオイドの定期投与を減量し，必要に応じて突出痛への投与を増やす。
- 鎮静作用が遷延する場合は，オピオイドの変更が有効な場合がある。

悪心
- オピオイドに関連する悪心には早期と後期の2通りある。
- **早期に出現する悪心**は薬物投与後 15～30 分以内に生じ，薬物の血中濃度の変化に関連する。オピオイドの経静脈的投与時に多い。
    - この種の悪心にはオンダンセトロン 4～8 mg 経口/静注のようなセロトニン拮抗薬や，低用量のハロペリドール(0.5～1 mg 経口/静注，ただし，この使用法は FDA に承認されていない)といったドパミン拮抗薬が有効である。
- オピオイド治療の**後期に出現する悪心**の多くは，不適切な便秘の治療により生じる。この種の悪心は便秘の治療内容を変えることで改善する。

呼吸抑制
- 呼吸抑制はオピオイドにより生じうるが，時間の経過とともにこの副作用に

対する耐性を獲得する。
- 呼吸抑制はオピオイドの血中濃度の変化に関連して生じるため，経静脈投与と比べて内服薬で起こることは稀である。
- オピオイド未使用患者においては，少量から開始して注意深く増量することが必要である。
- 生命を脅かす呼吸抑制に対しては，ナロキソン静注が使用可能である。

瘙痒
- オピオイド使用に伴う瘙痒は，オピオイド起因性のヒスタミンの遊離により生じる。
- この副作用は古典的にはモルヒネと関係し，hydromorphone やオキシコドンなどの他のオピオイドではあまり知られていない。
- 必要に応じて抗ヒスタミン薬を使用する。
- しばしば耐性が生じるが，持続する場合はオピオイドの変更を考慮する。

■ 神経障害性疼痛に対する鎮痛補助薬

抗うつ薬
- 神経障害性疼痛患者の 1/3 は，**三環系抗うつ薬**(TCA)による鎮痛補助治療で中等度かそれ以上の疼痛の改善が得られる。venlafaxine は神経障害性疼痛の治療において TCA と類似の効果を認める。しかし，これらの研究に参加し疼痛に対して抗うつ薬を服用した患者の 1/5 は，副作用を理由に服薬を中止している[17]。
- **選択的セロトニン再取り込み阻害薬**は TCA より忍容性が高いが，最近の研究結果では，神経障害性疼痛における有用性は限定的とみなされている。
- デュロキセチンもまた，糖尿病性ニューロパチーに対し FDA に承認されている。

抗痙攣薬
- **ガバペンチン**は，糖尿病性ニューロパチーや帯状疱疹後神経痛に効果がある。
  - 開始時の投与量は一般的には 300 mg の眠前投与である。投与量は段階的に増量可能であり，最大で 3,600 mg を 8 時間ごとの 1 日 3 回分割投与まで可能である[†3]。
  - 腎機能不全の患者では，最大の投与量はより低く設定される。
  - ほとんどの患者において，良好な疼痛コントロールのためには少なくとも 900～1,500 mg/日程度の投与を必要とする。
  - ガバペンチンは鎮静をきたす可能性があるが，鎮静作用はたいてい 3～5 日で軽減する。
- **プレガバリン**は新しい抗痙攣薬で，作用機序や効果，副作用の程度がガバペンチンと同様である。
  - 投与量は 100～600 mg/日であり，1 日 2～3 回に分割投与する。
- **カルバマゼピン**は，三叉神経痛や糖尿病性ニューロパチーといった神経障害

[†1] 訳注：わが国では，便軟化薬としてマグネシウム製剤などを使用するのが一般的である。
[†2] 訳注：わが国では注射剤のみ。
[†3] 訳注：わが国では抗てんかん薬として 1 日最大 2,400 mg。

性疼痛に有効性を示す。oxycarbazepine は中毒の危険の少ない同類の薬物である。
- Dilantin は糖尿病性ニューロパチーに有効性を示す。
- 急性疼痛に対する抗痙攣薬の有効性を支持するエビデンスはない[18]。

その他の鎮痛補助薬
- リドカインパッチなどの**局所麻酔薬**は，肉離れ（筋挫傷）や捻挫，あるいは腫瘍の浸潤に伴う局所的な疼痛に効果がある。
- **ステロイド**は，激しい骨痛や脊髄の圧迫に伴う疼痛に有用である。
- **ベンゾジアゼピンや選択的セロトニン・ノルアドレナリン再取り込み阻害薬**は不安を和らげるとともに，患者が慢性疼痛にうまく対処するための助けとなる。
- **抗精神病薬**は，最新のデータに基づいて判断するならば，鎮痛補助薬としては推奨，非推奨ともにできない[19]。

非薬物的治療

- 精神療法，認知行動療法，瞑想，カウンセリングは慢性疼痛患者の鎮痛補助治療として有用である。
- 理学療法，作業療法は，患者の機能性や自立性の向上を助ける。
- 鍼治療も癌性疼痛の治療に用いられ，成果をあげてきた。
- マッサージが有効な患者もいる。
- 骨転移に伴う疼痛に対して，放射線療法を行う。
- 経皮電気的神経刺激を疼痛治療に用いることができる。しかし現在のところ，急性，慢性，癌性疼痛に対する経皮電気的神経刺激を支持するデータは不十分である[20〜22]。

専門医への紹介

- 疼痛が適切にコントロールできない場合，より進んだ医学的管理や特殊な処置を行うために，疼痛管理専門家への紹介を検討する。
- 疼痛症候群に対する処置的介入についてはこの章では割愛している。
- ステロイド注射，神経ブロック，脊髄神経根切断術や脊髄切断を含む外科的処置，髄腔内・脳室内への植込み型オピオイド投与といった手段がある。

フォローアップ

- 疼痛の治療は繰り返しである。最も重要な要素の1つは，細やかな経過観察と頻回の治療計画の再評価である。
- 疼痛がコントロールされない場合は，患者の投薬計画を適切に調整する。

（齊木　康）

文　献

1. Pain terms: a list with definitions and notes on usage. Recommended by the IASP Subcommittee on

Taxonomy. *Pain* 1979;6:249.

2. Hart LG, Deyo RA, Cherkin DC. Physician office visits for low back pain. Frequency, clinical evaluation, and treatment patterns from a U.S. national survey. *Spine* 1995;20:11-19.
3. Riechelmann RP, Krzyzanowska MK, O'Carroll A, Zimmermann C. Symptom and medication profiles among cancer patients attending a palliative care clinic. *Support Care Cancer* 2007;15:1407-1412.
4. Teno JM, Hakim RB, Knaus WA, et al. Preferences for cardiopulmonary resuscitation: physician-patient agreement and hospital resource use. The SUPPORT Investigators. *J Gen Intern Med* 1995;10:179-186.
5. Cleeland CS, Gonin R, Hatfield AK, et al. Pain and its treatment in outpatients with metastatic cancer. *N Engl J Med* 1994;330:592-596.
6. Azevedo São Leão Ferreira K, Kimura M, Teixeira MJ. The WHO analgesic ladder for cancer pain control, twenty years of use. How much pain relief does one get from using it? *Support Care Cancer* 2006;14:1086-1093.
7. McNicol ED, Strassels S, Goudas L, et al. NSAIDS or paracetamol, alone or combined with opioids, for cancer pain. *Cochrane Database Syst Rev* 2005;(1):CD005180.
8. Eisenberg E, McNicol E, Carr DB. Opioids for neuropathic pain. *Cochrane Database Syst Rev* 2006;3: CD006146.
9. Skoglund LA, Skjelbred P, Fyllingen G. Analgesic efficacy of acetaminophen 1000 mg, acetaminophen 2000 mg, and the combination of acetaminophen 1000 mg and codeine phosphate 60 mg versus placebo in acute postoperative pain. *Pharmacotherapy* 1991;11: 364-369.
10. Lexi-comp Online Drug Database. 2009. http://www.crlonline.com/crlsql/servlet/crlonline. Accessed May 27, 2009.
11. Reid CM, Martin RM, Sterne JA, et al. Oxycodone for cancer-related pain: meta-analysis of randomized controlled trials. *Arch Intern Med* 2006;166:837-843.
12. Nicholson AB. Methadone for cancer pain. *Cochrane Database Syst Rev* 2007;(4): CD003971.
13. FDA. Methadone Hydrochloride Information-FDA ALERT [11/2006]: Death, Narcotic Overdose, and Serious Cardiac Arrhythmias. http://www.fda.gov/CDER/drug/infopage/methadone/default.htm. Published April 2009. Accessed May 27, 2009.
14. Quigley C, Wiffen P. A systematic review of hydromorphone in acute and chronic pain. *J Pain Symptom Manage* 2003;25:169-178.
15. Ahmedzai S, Brooks D. Transdermal fentanyl versus sustained-release oral morphine in cancer pain: preference, efficacy, and quality of life. *J Pain Symptom Manage* 1997;13:254-261.
16. Mercadante S, Porzio G, Ferrera P, et al. Sustained-release oral morphine versus transdermal fentanyl and oral methadone in cancer pain management. *Eur J Pain* 2008;12:1040-1046.
17. Saarto T, Wiffen PJ. Antidepressants for neuropathic pain. *Cochrane Database Syst Rev* 2007; (4):CD005454.
18. Wiffen P, Collins S, McQuay H, et al. Anticonvulsant drugs for acute and chronic pain. *Cochrane Database Syst Rev* 2005;(3):CD001133.
19. Seidel S, Aigner M, Ossege M, Pernicka, et al. Antipsychotics for acute and chronic pain in adults. *Cochrane Database Sys Rev* 2008;(4):CD004844.
20. Nnoaham KE, Kumbang J. Transcutaneous electrical nerve stimulation (TENS) for chronic pain. *Cochrane Database Syst Rev* 2008 (3):CD003222.
21. Robb K, Oxberry SG, Bennett MI, et al. A Cochrane systematic review of transcutaneous electrical nerve stimulation for cancer pain. *J Pain Symptom Manage* 2009;37:746-753.
22. Walsh DM, Howe TE, Johnson MI, Sluka KA. Transcutaneous electrical nerve stimulation for acute pain. *Cochrane Database Syst Rev* 2009;(2):CD006142.

34 老年医学

Syed Khalid, David B. Carr

一般的事項

プライマリ・ケアでは，しばしば高齢患者の診療に直面する。病院や介護施設に勤務する多くの医療従事者もまた，かつてないほどの高齢人口の増加を経験している。認知症や失禁といった老年期特有の症候群を発見・評価し，多重服薬問題を扱い，外傷や身体障害を予防して機能維持に努め，そして事前指示 advance directive について話し合うことは，高齢者に対する適切な対応を行ううえで重要な優先事項である。

身体障害の予防と機能維持

- 高齢者にとって，さまざまな疾患の有無について検索を行うべきか否かの決定は，年齢からくる余命の限度や併存疾患，患者の検査への抵抗，人生の終末における検査の有用性の説明に対する認識欠如によりしばしば困難になる。
- しかし，**85歳の女性には平均して5年を超える余命があり**，5年生存率はしばしば，多くのがん治療における生存率を示す場合に用いられる。
- さらに，高齢者の罹患や死亡原因の多くは依然として動脈硬化やがん，外傷，認知症，感染症，薬物の副作用などである。
- このように高齢者の検査や健康管理は，さまざまな健康問題に焦点を当て，かつ個々の患者の個性に合わせて行う必要がある。
- **禁煙**は高齢であっても有効性が示されており，健康に寄与するとされている。
- 70歳以上の患者における**高コレステロール血症の一次予防効果**は議論の余地がなく，二次予防についても高齢者の心筋梗塞の発症や死亡を減らすことが示されている。
- 認知機能または身体的健康の維持，あるいはその両者の維持にとって**ウェイトトレーニングや有酸素運動**の有用性は十分に証明されている。高齢者にも奨励する。

老年症候群

- 外来の患者で明らかにする一般的な老年症候群は以下の通りである。
  - 認知症
  - 譫妄
  - 抑うつ
  - 転倒
  - 尿失禁
  - 栄養失調

表 34-1 認知機能低下に対する簡易スクリーニング検査

スクリーニング項目	最大誤答	患者の誤答数	重要性因子	小計
1. 今年は何年?	1	___	×4	
2. 今は何月?	1	___	×3	
復唱し記憶してください				
John Brown, 42 Market Street, Chicago				
覚えるまでの回数 ___				
3. 時計を見ないで,今は何時頃?	1	___	×3	___
答え ___				
実際の時間 ___				
4. 20〜1まで逆に数えましょう	2[a]	___	×2	___
正確に答えた数字				
20, 19, 18, 17, 16, 15, 14, 13, 12, 11, 10, 9, 8, 7, 6, 5, 4, 3, 2, 1				
5. 1年間の月の名前を逆から言いましょう	2[a]	___	×2	
正確に答えた月				
D, N, O, S, A, JL, JU, MY, AP, M, F, J				
6. 先ほど覚えるように言った名前や住所をいいましょう	5		×2	
正確に答えた名前,住所				
John Brown, 42 Market Street, Chicago[b]				
重要誤答スコアの合計[c]				___

a スコアの採点法:0=誤答なし,1=間違い1個,2=間違い2個以上
b 答えは Market あるいは Market Street でも可。
c 重要誤答スコアの合計が9以上の場合は,さらなる精査が必要であることを示す。

訳注:わが国では長谷川式簡易知能評可スケール(改訂版)もある。

- ■陰萎
- ■感覚障害
- ■多重服薬
- ●これらの症状は医師や患者自身,家族により発見される。しかし,これらの徴候の多くは,プライマリ・ケア医が全身スクリーニングをしても見逃されることがある。
- ●医師は外来診療の際に高齢患者やその介護者にこれらの症状の有無を尋ねる。
- ●65歳以上の患者の健康診断には,**特定のスクリーニング検査**を組み込む。以下の内容がある。
  - ■包括的な服薬調査
  - ■難聴の検査(問診や手を用いた聴力測定)や視力障害の検査(Snellen eye chart や Rosenbaum pocket chart)
  - ■転倒歴や自動車事故歴,あるいはそのリスクの有無
  - ■認知症の有無(表34-1),抑うつの有無[1]
  - ■事前指示を検討かつ立証し,意思決定の代理人を立てる。
- ●さらに,これら多くのスクリーニングが現在の状態を示し,将来繰り返し行うことで治療効果を測ることにつながる。

表 34-2 日常生活動作（ADL）

日常生活関連動作	基本的日常生活動作
Shopping（買い物）	Dressing（着衣）
Housework（家事）	Eating（食事）
Accounting（計算）	Ambulation（歩行）
Food preparation（食事の用意）	Toileting/incontinence（排泄/失禁）
Transportation/driving（移動/運転）	Hygiene/grooming（衛生/身繕い）

出典：Fleming KC, Evans JM, Weber DC, Chutka DS. Practical functional assessment of elderly patients: a primary care approach. Mayo Clin Proc 1995;70:890-910 より改変.

機能の評価

- 仕事の能率が低下したり，自宅での生活能力が低下したりすることで，医師は多くの障害に気づく。
- 認知症の診断には，新たな機能低下の発現が必要である。
- 機能の改善は，しばしば治療効果の指標として利用される。
- 日常生活動作（ADL）の見直しは，在宅で必要な援助を明確にする。
- したがって医師は，機能障害を素早く評価し証明するように努める。
- 日常生活関連動作と基本的日常生活動作について2つの語呂合わせを表34-2に示した[2]。
- あらゆる疾患に由来する機能障害の存在は，機能のさらなる変化の有無について長期に評価し観察する。

老年医学的評価

- 老年医学的評価は患者ケアの全人的な取り組みであり，患者個人の身体的，機能的，社会的，心理的な健康に焦点を当てるとともに介護者の助けとなる。
- これらの評価は典型的には外来や入院診療で，老年科医師，高齢者専門看護師，社会福祉士が行う。
- 社会福祉士の役割には次のことがある。家事労働者に介護者の援助をさせる，恒久的な委任者を探す，経済的な情報を作成する，老人医療保障や医療扶助適格者の援助をする，介護者のストレスを調整する，カウンセリングを行う，州や地方の高齢者行政所に照会する，事前指示を提出する，または介護施設や長期療養センターへの入所を勧告する。
- 老年医学的評価は，実臨床では，プライマリ・ケア医と難しい症例にも対応できる社会福祉士やケアマネジャーの連携で，外来で行うこともできる。
- 老年医学的評価には，患者が置かれている環境に基づいた身体的，機能的，社会的，心理的評価を含める。
- これらの評価から，地域の高齢弱者の自立に関して患者やその家族が抱える多くの問題を支援することができる。

認知症

一般的事項

- 健康な高齢者は年齢に相関して記憶力が衰える。つまり、物事を認知しながらその情報を出し入れすることに弱くなるのである。これらは名前を思い出せない、いくつかの事柄を同時に心に留め置くことに限りがあるなどの、高齢者によくみられる愁訴へとつながる。
- 年齢に関連した能力低下は、言語や精神運動速度、視覚空間能などについても報告されている。
- 健康な高齢者ではこれらの変化は、典型的には通常の活動や社会的ないし職業的な業績には、実質的には影響しない。
- 毎日の活動における機能的能力の維持は、認知症と認知力が健常な加齢とを見分けるための主要な臨床的特徴である。
- 認知力の簡易スクリーニング検査は、プライマリ・ケア医が、高齢者の著明な認知機能低下を見つけるのに役立つ(表34-1)。

診断

- 認知症 dementia は、記憶と認知力の障害であると明快に定義できる。それらは、個人の機能と、あるいは社会的結びつきを障害する。
- 認知症性疾患の診断には、**精神疾患の診断・統計マニュアル第4版(DSM-IV)の診断基準**では、**記憶障害**(新しい情報を学ぶ、ないしは以前に学んだ記憶を思い出す能力の障害)と少なくとも以下の1つを含む。
  - **失認**(感覚機能に異常がないのに対象の認識や確認ができない)
  - **失語**(言語の障害)
  - **失行**(運動機能に異常がないのに運動機能を実行できない)
  - **高次機能障害**(抽象的な思考、計画、まとめ、配列)
  - さらに、認知機能の欠如は、社会的あるいは職業的な機能に著しい障害をもたらし、消耗していく。
- **DEMENTIA**〔薬物(Drug)、情緒障害(Emotional disorder)、代謝障害(Metabolic disorder)、視覚・聴覚障害(Eye and Ear disorder)、栄養障害(Nutritional deficiency)、腫瘍/外傷(Tumor/Trauma)、感染(Infection)、動脈硬化(Arteriosclerosis)の語呂合わせは、認知力の低下について治療可能な原因が存在するかを特定するのに用いられることが多い。
- ビタミン B_{12} や甲状腺刺激ホルモンの検査は、すべての患者を対象とする。
- 認知症の検査として梅毒血清反応、脳波、および脳脊髄液を調べる場合は、病歴や身体診察から疑わしい指標に基づいて個々に判断する。
- 脳の画像診断の適応については表34-3に示した[3]。
  - 一般に、神経学的診察で局所的な神経脱落症状を認めた場合は、MRI検査が勧められる。単純CT検査は、巣症状のない慢性硬膜下血腫や正常圧水頭症による脳室拡大といった、より慢性の症例の評価に適している。
  - 盲目的に検査を行うのではなく、疾患の検査前確率を評価し検査項目を選

表 34-3　認知症の診断的精査における脳の画像診断の適応

症状の突然発症(例：1〜2 カ月)
亜急性の経過(例：2 年未満)
年齢 60 歳未満
新たな巣症状・局所神経徴候の出現
あるいは，説明のつかない神経学的症状(例：頭痛，目のかすみ，痙攣)
歩行障害や失禁の早期出現
一般的でない，非典型的な認知症状または所見(例：進行性の失語)
がんの既往または現在の罹患
抗凝固薬の使用
頭部外傷や転倒
体重減少や抑うつ状態

出典：Patterson CJ, Gauthier S, Bergman H, et al. The recognition, assessment and management of dementing disorders; conclusions from the Canadian Consensus Conference on Dementia. CMAJ 1999;160;S1-S15 より改変。

択して行うほうがよい。

Alzheimer 型認知症

一般的事項

- Alzheimer 型認知症 dementia of the Alzheimer's type(DAT)は，米国では 400 万人ほどの罹患者がいる。
- 70 歳以降では指数関数的に増加し，85 歳を超えると罹患率は 47%に達する。
- 2010 年には 80 歳以上の高齢者人口が倍になるため，DAT が社会に与える負荷は甚大なものになる。

診断

- DAT の臨床的特徴は，徐々に発症し進行する記憶障害やその他の認知機能障害である。
- 親族や介護者からの，もとの能力と比べて認知機能が低下し，日常生活機能が妨げられているという訴えで診断がつきやすい。
- 短期記憶の障害はしばしば，復唱や物の置き違え，約束を間違えることにより明らかになる。
- 最近の出来事を完全に，あるいはまったく思い出せないことが増加し，最後は遠い記憶も失われる。
- 受け身がちになり，関心の欠如，引きこもりが頻繁に生じるなどの行動様式の変化がみられる。
- 初期の変化はしばしばとらえにくく，診断を誤ることが多い。
- 生活能力の低下は，運転できない，無駄遣いをする，食事の用意ができなく

なるなどにより証明される。言語，構築，習慣，認識，判断，要約能力の低下が出現する。
- **現時点で，DAT を正確に診断できる検査は存在しない。除外診断を簡易化するよりもむしろ，記憶やその他の認知機能が徐々に失われていくその特徴的な発症や経過が，DAT の包括的な診断につながる。**
- 検体検査や脳神経画像診断方法は，認知機能障害に関係しそうなその他の疾患のスクリーニングに用いられることが多い。
- 現在，アポリポ蛋白 E 遺伝子型検査は，研究目的にのみ行われている。

治療

Alzheimer 病患者のケアは，通常，介護者の援助や認知機能低下症状に対する薬物治療，行動療法などに焦点を当てる。

介護者の負担

どんな認知症においても，患者とその家族に疾患の説明をする。すなわち治療できるか否か，機能障害の程度，予後，残された認知機能についてなどである。介護者の社会的，心理学的なニーズを評価する。将来の介護レベル変化についての予測を議論する。老年医学的評価の行える医療機関，ケアマネジャー，地域の支援サービス，特に Alzheimer 協会への相談を考慮し，家族の支援策を検討する。委任状 durable power of attorney の作成といった法的問題を，事前指示についての議論とともに扱うべきである。経過中に生活支援の介入や介護施設への入所がよい場合もあれば，地域の高齢者サービスによって，在宅での生活を継続できる場合もある。

認知機能低下に対する薬物療法
■ コリンエステラーゼ阻害薬
- さまざまなコリンエステラーゼ阻害薬を DAT の初期段階に開始できる。
  - **ドネペジル**：5 mg 内服 1 日 1 回，1 カ月間，その後忍容可能ならば 10 mg 内服 1 日 1 回に増量する。
  - **ガランタミン**：4 mg 内服 1 日 2 回，1 カ月間，その後忍容可能ならば 8 mg 内服 1 日 2 回に増量する。
  - **リバスチグミン**：3 mg を 1 日 2 回で開始し，6〜12 mg 1 日 2 回まで漸増する。
- 治療効果を見いだすのには時間がかかることが多いので，患者と家族は**少なくとも 6 カ月〜1 年間の試行期間**は治療を受ける。
- これらの薬物による認知機能の改善効果は控えめである。目標は 1〜2 年間の**認知機能維持であり，症状の改善は期待しない。**
- 患者や家族によっては，症状の進行がみられない限りは治療の継続を希望する。
- 副作用は稀であり，食欲不振，体重減少，下痢，悪心，嘔吐，頻尿，筋痙攣，悪夢，唾液分泌亢進などコリン作動性の亢進に伴うものが多い。

表34-4 認知症における困難な行動異常の管理のための環境整備と行動療法

認知症や興奮についての教育
患者と会話する，注意をそらす
行動異常の特異的な誘因を確認する
予定の変更に的を絞った実験
混乱を招く騒がしい人と静かな人を隔離
出入り口の通行を制御：安全な掛け金を用いて外出を阻止
安心感を与え，穏やかに話す努力
孤立状態を減らす
支援団体の参加を奨励
患者に予想可能な日常を提供する
生活環境の構築
一定の刺激を与える
十分な明るさの日中の照明を提供する
寝室では睡眠中に夜間照明を使用

■ビタミンE

- ビタミンEは機能障害の発生や，あるいは介護施設入所となるまでの進行を遅らせるとする報告がある[4]。
- ただし，この研究では1,000 IU 1日2回の投与が行われており，高用量の投与により死亡率が上昇することを考慮すると，ビタミンEの投与量は400 IU 1日1回程度にとどめるのがよい[5]。

■N-メチル-D アスパラギン酸拮抗薬

- メマンチンは現在使用可能な唯一の N-メチル-D アスパラギン酸拮抗薬である。単独治療にて中等度〜高度のDATに対して効果が認められている[6]。
- 機能や認知力の低下を減少させ，重篤なものを含め副作用は少ない。投与量は副作用を最小にするものが望ましい。
- 副作用は稀であるが，便秘，頭痛，めまい，錯乱の増加を認める。
- メマンチンとコリンエステラーゼ阻害薬の併用療法は，**単独治療よりも相加的な効果があると考えられる**[7]。

行動療法

- 認知症患者の多くの行動は制御が難しい。徘徊，不安，精神病，妄想，構音障害，闘争性，不眠などがある。
- DRNO〔行動の描写(Describe the behavior)，行動の理由(Reason for behavior)，非薬物的手段(Nonpharmacologic approach)，最終手段としての投薬(Order medication as a last step)〕の語呂合わせはDAT患者の難解な行動を理解する有用かつ体系的な手段となる。
- 到達目標は，とりわけ望まれない行動を描写し，さらに行動の背景にある理由(例えば，痛み，空腹，排泄の欲求)を推測することである。
- 環境の構築や行動への介入に基づいた非薬物的手段をまず試みるべきであり，表34-4に示した。

■ 薬物治療

- 薬物治療は最終的な治療手段であり，数週～数カ月といった短期間の使用にとどめる。
- 認知症患者に対して推奨されている薬物は，最初の行動的な問題によって決まる。
- 行動異常に対する向精神薬は必要に応じて用いる。これらの薬物の日常的な使用は短期間かつ限定的な治療にとどめ，減量ないし中止する。
  - **不眠**：トラゾドン 50 mg 内服 1 時間ごと，temazepam 7.5 mg 内服就眠時，ゾルピデム 5 mg 内服就眠時
  - **不安**：トラゾドン 50 mg 内服 6 時間あけて頓服
  - **急性精神症状**：ハロペリドール 0.5～2 mg の分割投与とリスペリドン 0.25～2 mg の分割投与が，**短期使用**には安全と思われる。
- Lewy 小体型の認知症患者は，とりわけ錐体外路性の抗精神病薬による副作用が出やすく，多くは重篤な Parkinson 症状へと発展する。
- 従来とは異なる最新の抗精神病薬(例：オランザピン，クエチアピン，アリピプラゾール，ziprasidone)は高価で鎮静効果が高いが，錐体外路性疾患を有する患者については短期間とし，また，遅発性ジスキネジアの発生頻度が低くても長期間の使用は避ける。

■ 抗精神病薬

- 非定型抗精神病薬，あるいはいわゆる「新薬」は広く容認されてきたが，最近の研究はそれらの有効性について疑問を投げかけている[8]。
- その適応は，攻撃的な患者，あるいは精神病(例えば，妄想あるいは幻覚)が明らかな患者に限る。**一般的な興奮状態やうつ状態，不安状態，反復性行動などに用いることは推奨しない**。これらの薬物についての詳細な検討は本章では触れない。読者は最新のレビューを参照されたい[9]。
- 難しい症例では，老年精神科医への紹介を勧める。
- 非定型抗精神病薬は**副作用出現の可能性**を否定できない。これらの薬物は起立性調節障害や鎮静，平衡感覚調節障害，体重増加，耐糖能障害などをきたしうる。
- 37,000 人を超える高齢者での研究では，非定型抗精神病薬を用いた患者では死亡率の増加が報告されている[10]。
  - この研究では，従来の薬物(例：ハロペリドール)では用量依存的にリスクが増加する。
  - その後の研究でもまた，死亡率や入院率の増加が示されている[11]。
  - これらの薬物との関係が示唆される特殊な死亡原因としては，肺炎のような感染症，QT 延長症候群に関連した心不全や突然死，外傷を伴う転倒である[12]。
  - 罹患および死亡原因の 1 つとして，静脈血栓塞栓症を含む血栓症の増加が挙げられる。
- FDA はこれらの薬物に**黒枠警告**を付記している。
- これらの薬物は心血管，脳血管疾患の既往がある患者には注意して使用する。
- 米国神経精神薬理学会 American College of Neuropsychopharmacology

は血圧や体重，錐体外路症状の有無は3カ月ごとに，血糖と脂質は3～6カ月ごとに調べるよう推奨している[13]。
- 多くの認知症患者や行動異常患者では，これらの薬物を処方する場合のリスク対効果は，依然として薬の有益性を保証している。**症例ごとに検討**し，薬物を開始するか，あるいは減量ないし中止するかについては，個々に決定する。
- さらなる知見が得られるまで，認知症患者に対する抗精神病薬使用については以下の取り扱いを推奨する[14]。
  - 認知症患者の行動異常については，可逆的で治療可能な原因の検索を要する。
  - 困難な行動異常を制御するための，非薬物的な治療方法を試みる。
  - 行動異常に対しては抗コリン薬単独，あるいは抗コリン薬＋メマンチンの投与を，うつ状態あるいは不安症候がみられた場合は抗うつ薬を検討する。
  - 抗精神病薬を開始，あるいは継続することになった場合は，危険性や忍容可能かを考慮しながら患者や家族と話し合い，その情報を診療記録に残す。
  - 患者に高血糖や体重増加，過剰な鎮静，起立性調節障害，Parkinson症状が存在しないか，日常的にモニターする。
  - 心血管イベント，一過性虚血発作，脳卒中，あるいは肺炎をきたしたら，リスク対効果を再検討する。

血管性認知症と非典型的な認知症

血管性認知症

- 血管性認知症 vascular dementia(VD)の診断は難しい。認知機能低下を確定するのに必要な特定の脳の領域における梗塞範囲について，世界的に認められた診断基準や合意が存在しないからである。
- さらに，ほとんどの臨床病理学的研究結果からは，血管性認知症が単独で診断されるよりも，血管性疾患に合併したAlzheimer型認知症(DAT)と診断される傾向が示されている。
- しかし局所的な領域の障害はDATの発症や進展と高い相関があるようにみえ，脳室周囲の白質あるいは小血管障害の程度が高度の認知機能障害と相関しているように認められている[15, 16]。
- 臨床的な診断確定はたいてい，患者の病歴や臨床所見に基づいた局所的ないしは広範の脳の損傷の有無によりなされる。
- **虚血性血管性認知症の徴候や症状**には，突然の発症，段階的な悪化，歩行障害や失禁などの早期の出現，感情的な不安定性，身体的な愁訴，臨床検査に基づく巣状所見，脳の画像診断で確認された梗塞巣などがある。
- **危険因子**としては高血圧，心房細動，加齢の進行などがある。
- 現在，**症状を改善させる治療法は存在しない**。
- 管理の焦点は，血管性の危険因子を正して**脳のそれ以上の損傷を予防する**ことである。例えば，禁煙，糖尿病や高血圧症のコントロール，毎日のアスピリンの服用，禁忌がなければ心房細動に対するワルファリンによる抗凝固療

法などである。臨床試験では，DAT と血管性認知症の混合型認知症はコリンエステラーゼ阻害薬に対して，DAT 単独の場合と同程度の反応をみせることが示されている。

非典型的な認知症

一次性の変性疾患に伴う認知症の増加が認識されつつあるが，それは本章では触れない。要約すると，錐体外路症状を合併する認知症（びまん性 Lewy 小体病，進行性核上性麻痺，大脳皮質基底変性症），歩行障害または失禁またはその両者の早期出現（正常圧水頭症，血管性認知症），行動異常やあるいは一次性の言語障害（前側頭葉型認知症）または亜急性の進行（Creutzfeldt-Jakob 病，ウイルス性脳炎）などは神経内科医や認知症専門医に，さらなる精査を依頼する。

高齢者の薬物治療

薬物代謝に影響する因子

- あらゆる患者において，個々の薬物がその効果を発揮するまでの期間は分布容積（Vd），薬物の代謝能（肝機能），クリアランス（腎機能），またはそれら要因の組み合わせに基づいており，いずれも加齢により変化する。
- 薬物が半分の濃度まで減少するまでの時間が，**生物学的半減期**として知られている。
- 半減期は Vd と直接的に比例し，クリアランスと反比例する。
- Vd は血漿蛋白結合能と患者の体の組成により規定される。

年齢に関連した薬物代謝の変化

体組成の変化
- **脂肪組織の割合は**加齢により**増加する**。この増加により Vd はより大きく，半減期はより長くなり，ベンゾジアゼピンのような**脂肪に親和性のある薬物**の効果は長く続く。
- 80 歳以上では**体の総水分量は** 15％減少する。リチウム，シメチジン，エタノールなど**水に親和性のある薬物**の Vd は減少し薬物血中濃度は増加する。
- 高齢者は概して**除脂肪体重が減少する**。筋肉の ATPase に結合するジゴキシンでは Vd が減少し，低用量で毒性を発揮することになる。
- アルブミンなどの血漿蛋白濃度も**高齢者では減少する**傾向にある。この結果，多くの薬物で蛋白結合体が減少し遊離体が増加することになる。ジゴキシン，テオフィリン，フェニトインやワルファリンなどがその例である。ほとんどの薬物濃度は蛋白結合体と遊離体の両方を含む総薬物濃度で決定される。すなわち，総薬物濃度は薬物活性を正確に反映しているとは言えない。

肝臓や腎臓における代謝の変化
- 一般に加齢により肝細胞数や肝臓の容積は減少する。

- 肝臓で主に代謝されるような β 遮断薬，硝酸塩，カルシウム拮抗薬，三環系抗うつ薬などは少ない用量で効果が期待される。
- 第 1 相反応における(シトクロム P450 による)酸化は加齢とともに平均的に減少するため，ベンゾジアゼピンのような薬物の投与量は減量をする。
- シトクロム P450 による薬物相互作用についての知見は増え続けているので，処方を行うすべての医師は確認すべきである。
- 腎臓で主に排泄される薬物はしばしば，年齢や体重から換算したクレアチニンクリアランス(19 章参照)に基づいて投与量を調整する必要がある。アミノグリコシド，ジゴキシン，バンコマイシン，リチウム，アシクロビル，アマンタジンなどは高齢者で減量を必要とする例である。

薬力学的変化

- 受容体レベルでの末端器官の薬物に対する反応性は加齢により変化する。
- 受容体への結合の変化，受容体数の減少，受容体を介する細胞の反応から生物化学的な反応への変化などが原因となる。
- 文献的に明らかな事実は以下の通りである。
  - β 受容体拮抗薬への反応性の低下
  - ベンゾジアゼピン，オピオイド，ワルファリン，抗コリン薬に対する感受性の増加
  - すなわち医師は，これらの薬物の調節が必要であることを認識する。

多重服薬や薬物毒性を防ぐために

薬物の減量

- 多重服薬を評価する第 1 段階は，処方薬と市販薬(OTC 薬)のすべてを調べることである。
- 高齢者は複数の医師により治療され，複数の薬局から投薬を受けている可能性がある。
- 患者に，あるいは必要があれば家族に，受診のたびに調べられるように市販薬や生薬を含む**すべての服用薬を持参させる**。
- すべての薬物を一般名で記録し，**不必要な薬物は中止する**。
- 臨床的適応(必要性)をすべての薬物について確認する。
- 副作用の側面を再検討し，より安全な薬物に変更する。患者は副作用を必ずしも訴えないため，薬物の副作用がないかについて注意深く聴取することが重要である。

新しい薬物の開始

- 新しい薬物を開始する前に，加齢や肝障害，腎障害，多重服薬による薬物の副作用の危険性について確認する。
- あらゆる薬物について，その特異的なアレルギー反応について再検討をし，交差反応を有する薬物を確認する。
- 正確な診断に基づいて薬物治療を開始することが必須である(例：DAT)。

- 可能であれば，薬物治療以外の方法で病状管理を試みる(例：高血圧)。
- 個々の患者の臨床的な状態を再評価する必要がある(例：慢性腎不全)。
- ジェネリック医薬品はその低価格性に基づいて広く推奨されているが，例外としてワルファリン，レボチロキシン，抗痙攣薬，シクロスポリンなどがある。その最大の問題点は，狭い治療域やブランド製品とジェネリック製品間，あるいはジェネリック製薬会社間における著明な差に由来する。薬局は現時点では後者の問題が発生した場合に患者に通知することを求められていない。
- 1日1回服用の薬物を選び，低用量から開始し，徐々に増量してその用量を決めていくことが薬物調整の原則である。
- **1つの薬物による副作用を，さらなる薬物で治療することは避ける**(例えば，カルシウム拮抗薬による浮腫をフロセミドで治療する)。

指示遵守度(アドヒアランス)

- 薬の飲み間違いは患者の薬の数が増えると顕著に増加する。
- 薬物処方の際のアドヒアランスを改善させるいくつかの方法がある。
  - 処方内容が単純である。
  - 他の薬物と服用回数をそろえ，服用時間を食事など日常生活習慣に合わせる。
  - 家族や介護者に投薬内容を教え，適切な配薬を助けるように在宅訪問看護師や薬剤師などに協力を求める。
  - 薬局に運ばれた医薬品が確実に患者に供給でき，開封できること。
  - ピルケースやカレンダー，最新の処方記録などの補助器具・援助を用いる。
  - 複数の問題を1つの薬で治療するよう試みる。
- 診察のたびに，それぞれの薬物を服用する理由とその認識を確認し，薬物の副作用の有無を尋ねる。これは，処方を成功させるうえで非常に重要である。

抗コリン作用に伴う副作用を防ぐ

- 抗コリン作用に伴う副作用は，高齢者の転倒や認知機能低下，譫妄の一因になるため，医師は薬物の抗コリン作用効果について認識する必要がある。
- 抗コリン作用リスクスケール anticholinergic risk scale(ARS)が最近発表された。個々の患者について，抗コリン作用に伴う副作用である認知機能低下や譫妄の危険性を評価できる[17]。
  - ARS スコアが高いと，高齢者の抗コリン作用に伴う副作用発現のリスクが高まる。
  - 抗コリン作用を有する薬物を1～3点(0＝リスクなしあるいは低リスク，3＝高リスクの抗コリン作用)の3段階で示した ARS を表34-5に記載した。
- 高齢者に頻繁に処方される薬物について，試験管内での抗コリン活性の情報を表34-6に示した[18]。

表 34-5 抗コリン作用リスクスケール（ARS）

3点	2点	1点
Benztropine(Cogentin)	Cyclobenzaprine(Flexeril)	Ziprasidone(Geodon)
Carisoprodol(Soma)	Desipramine(Norpramine)	エンタカポン(コムタン®)
Dicyclomine (Bentyl)	アマンタジン(シンメトレル®)	カルビドパ-レボドパ(Sinemet/ネオドパストン®)
Meclizine(Antivert)	オラザプリン(ジプレキサ®)	クエチアピン(セロクエル®)
アトロピン	クロザピン(クロザリル®)	セレギリン(Eldeprl/エフピーOD®)
アミトリプチリン(Elavil/トリプタノール®)	シメチジン(タガメット®)	トラゾドン(デジレル®)
イミプラミン(トフラニール®)	セチリジン(ジルテック®)	パロキセチン(パキシル®)
オキシブチニン(Ditropan/ポラキス®)	トリプロリジン(Actifed/ベネン®)	ハロペリドール(Haldol/セレネース®)
クロルフェニラミン(Chlor-Trimeton/ネオマレルミン®など)	トルテロジン(Detrol/デトルシトール®)	プラミペキソール(Mirapex/ビ・シフロール®)
クロルプロマジン(Thorazine/コントミン®など)	ノルトリプチリン(Pamelor/ノリトレン®)	ミルタザピン(Remeron/リフレックス®)
ジフェンヒドラミン(Benadryl/レスタミンコーワ®)	バクロフェン(Lioresal/ギャバロン®)	メトカルバモール(ロバキシン®)
シプロヘプタジン(ペリアクチン®)	プロクロルペラジン(Compazine/ノバミン®)	メトクロプラミド(Reglan/プリンペラン®)
チオチキセン(ナーベン®)	ロペラミド(Imodium/ロペミン®)	ラニチジン(ザンタック®)
チオリダジン(メレリル®)	ロラタジン(クラリチン®)	リスペリドン(リスパダール®)
チザニジン(Zanaflex/テルネリン®)		
トリフロペラジン(Stelazine/トリフロペラジン®)		
ヒドロキシジン(Vistaril/アタラックス)		
ヒヨスチアミン(Levsin/ロートエキス散®)		
フルフェナジン(Prolixin/フルメジン®)		
プロメタジン(Phenergan/ピレチア®など)		
ペルフェナジン(Trilafon/ピーゼットシー®)		

出典：Rudolph JL, Salow MJ, Agelini MC, et al. The anticholinergic risk scale and anticholinergic adverse effects in older persons. Arch Intern Med 2008;168:508-513 より改変。

転倒

一般的事項

- 外傷は高齢者の死因として4番目に多い。
- 外傷の一般的な原因には，転倒，自動車事故が含まれる。火傷，意図しない

表 34-6 米国[b] で高齢者によく用いられる 24 薬物の *in vitro* における抗コリン活性[a]

アトロピン様作用のあるもの (作用の強いものから順に記載)	アトロピン様作用のないもの
シメチジン	αメチルドパ
プレドニゾロン	アテノロール
テオフィリン	ジルチアゼム
ジゴキシン	ヒドロクロロチアジド
フロセミド	イブプロフェン
ニフェジピン	インスリン
ラニチジン	メトプロロール
硝酸イソソルビド	ニトログリセリン
ワルファリン	プロプラノロール
ジピリダモール	サリチル酸
コデイン	チモロール
ヒドロクロロチアジド / トリアムテレン	
カプトプリル	

a 10 nmol/L の濃度において。
b 1990 年における。
出典:Tune L, Carr S, Hoag E, Cooper T. Anticholinergic effects of drugs commonly prescribed for the elderly: potential means of assessing risk of delirium. Am J Psychiatry 1992;149:1393-1394 より改変。

中毒,煙の吸入,認知症患者における低体温は稀な原因である。
- これらの安全策はすべての高齢者に行い,特に DAT 患者やその介護者には特別な注意を払う。
- 高齢者にとっては転倒を認識し予防することが大切である。
- 骨粗鬆症が認められた場合は,それを十分に検討し治療する。骨折の家族歴,患者の骨折の既往,転倒,歩行困難,平衡感覚障害について尋ねる。
- さらに,高齢者においては "up and go" 試験のような下肢の運動機能スクリーニングを行う[19]。下肢の筋力,歩行,平衡感覚に焦点を当てた試験は高齢者の機能障害を強く予測する[20]。

危険因子
- 転倒とそれに伴う外傷予防のための注意点を絞り込むには,患者および周囲の環境の一通りの見直しが必要である[21, 22]。
- 高齢者の転倒における主な**内因性因子**は以下の通りである。
  - 歩行や平衡感覚障害
  - 近位筋力低下
  - めまい
  - 鎮静薬
  - 体位性低血圧
  - 視力障害
- これらの障害の原因疾患を以下に挙げる。

- ■認知症
- ■Parkinson 病
- ■脳血管障害
- ■末梢性ニューロパチー
- ■飲酒
- ■体力低下
- ■関節炎
- ■白内障
- ■緑内障
- ■脱水や薬物に伴う起立性低血圧
- ■下肢の変形
- ■向精神薬
- ●これらの多くの状態は治療や介入が可能である。
- ●失神,脳卒中,前庭の機能障害,急性疾患,不整脈,鎖骨下動脈盗血,頸動脈洞過敏症は,一般的ではないが考慮する。
- ●**外因性因子**はとても頻度が高い。居住空間や環境の見直しには以下のものがある。
    - ■不適当な明るさ
    - ■ずれた絨毯
    - ■均等でない段差
    - ■低く横たわる机
- ●必要に応じて,浴室にはつかまり棒を設置する。

予防

- ●転倒予防の第1段階として,内因性ないしは外因性の要因を一通り検索することを上記に記載した。
- ●家での作業療法の評価は,外因性要因の管理に役立つ。
- ●理学療法は,歩行や平衡訓練,補助装具装着の評価,筋力強化が必要な場合に役立つ。
- ●姿勢に関連した低血圧や視力障害の発見や治療がしばしば必要になる。
- ●転倒に伴う腰椎圧迫骨折を防ぐため,腰部保護装具が注目されている。さらに多くのランダム化対照試験の結果が出ると,これらの装具はもっと用いられると思われる。

治療

- ●高齢者の転倒後には潜在的に骨折をきたしていることがあり,必ず精査する。
- ●転倒後に関節の痛みを有する高齢患者の最初の検査において,単純撮影では骨折は見つけられないことがある。
- ●転位のない骨折が存在することを臨床的に強く疑う姿勢を崩さない。
- ●単純撮影で見落とされがちな潜在的な骨折は,骨盤機能不全や骨盤骨折である。

- 単純撮影で異常がないにも関わらず痛みが持続する場合は，積極的に骨画像診断や MRI を行う。

自動車事故

一般的事項

- いくつかの理由から，高齢者の自動車運転はプライマリ・ケア医が留意すべきことである。
- 患者は自らの運転技術を自覚し，自らの安全運転能力を疑っている。
- 懸念する家族や友人によって，危険な運転行為を指摘されることもある。
- 最終的に，陸運局が患者に対して懸念を示し，運転の適格性について医師から評価を受けることを勧めるであろう。

診断

- まず運転歴から評価する。
- 事故，違反切符，ニアミス，以前に行き慣れた場所で道に迷った経験を患者に尋ね，できれば友人あるいは家族にも確かめる。
- 同乗者からの忠告は効果的かもしれない。
- 高齢運転者が，注意力低下につながる薬物を服用していないか調べる。薬物の減量や，より安全な薬物への変更に努める。
- 事故を増加させる可能性のある疾患の有無について追求する。具体的には認知症，精神疾患，脳卒中，睡眠時無呼吸，関節炎，飲酒，感覚障害，痙攣発作，糖尿病や心疾患がある。
- 視力，聴力，集中力，視覚空間認識能，判断，筋力と柔軟性を評価する。
- 米国医師会は最近，診療所医師が高齢者に運転上の問題がないかを調べられる簡単な試験を適用できるように勧告した[23]。
- 可能な範囲で，上記の疾患や精神的な変調を安定・改善させる努力が求められている。
- 高齢運転者に，シートベルトの着用，運転前には飲酒を控えること，速度規制の遵守，携帯電話の使用禁止など，米国退職者協会運転安全プログラム（米国退職者協会協賛 http：//www.aarp.org/home-garden/transportation/driver_safety/，2012 年 3 月 27 日現在）のような運転についての補習を受けるよう助言することは，自動車事故の抑制に非常に重要なことである。
- プライマリ・ケア医は，患者の安全性に確信がもてない場合は他者に相談する必要がある。
- 道路上での査定プログラムを行い，あるいは適した運転技術を身につけさせる場合，高齢運転者の評価の経験がある作業療法士や**運転リハビリ専門家**の存在は非常に貴重である。

治療

- 医師が運転をやめるように勧める場合，専門家として，また患者の気持ちに十分に配慮しながら説明をする。この話し合いはカルテに記載しておく。
- 代替の移動手段を話し合うことも有用である。
- このような場合，社会福祉士やケアマネジャーに相談することが有用である。
- 患者は，医師や家族の忠告にも関わらず運転を止めることを拒否するかもしれない。
- DAT患者は自らの危険性を認識しない。そのため，家から自動車を遠ざけ，鍵を隠し，鍵を交換し，鍵山を削り落とし，バッテリーケーブルを外しておくことが必要になる。
- 陸運局に手紙を書くことが倫理的に適切かもしれない。いくつかの州では，法律で医師が危険な運転者を報告することに伴う市民の権利の免除を規定しており，または報告の義務付けを規定しているところもある。**医師は州や地方の報告に対する必要条件に精通し，守秘義務に違反する前に法的な助言を得る。**

尿失禁

一般的事項

- 尿失禁 urinary incontinence(UI)は不随意の尿漏れの訴えであり，高齢者にはよくある問題である。
- 尿失禁の原因には，以下に示す**可逆性の要因**もある。
  - 感染
  - 譫妄
  - 運動能の減少
  - 利尿薬のような薬物
  - 糖尿病など，その他の疾病による多尿
- 尿失禁には**いくつかの型**がある。
  - **切迫性**尿失禁は過活動性膀胱の一部分症であり，無抑制の膀胱収縮や排尿筋の過活動性によると推定されている。
  - **腹圧性**尿失禁または緊張性尿失禁は，膀胱の収縮がなくても腹腔内圧の上昇が括約筋閉鎖機構を超えた場合に生じる。緊張性尿失禁は若い女性の尿失禁の最も一般的な要因であり，高齢女性の2番目に多い要因である。これは高齢男性の経尿道的あるいは根治的な前立腺切除術後にも生じるかもしれない。
  - **混合性**尿失禁は女性に最も多い要因である。一般的には，排尿筋の過活動と尿道括約筋の機能不全といった2つの要因が重なって発生していると考えられている。
  - **溢流性尿失禁**という表現は，排尿筋の収縮性の障害か，あるいは膀胱の出口における閉塞などに伴う膀胱排出障害に関連し，ポタポタしたたり落ちるか，あるいは持続的に漏れる状態を示している。漏れは典型的には少量

であるが，持続的な漏れにより明らかに濡れた状態となる。

診断

- 患者はこの問題を医師に相談することにためらいがあるので，出産経験のあるすべての女性，尿失禁発症のリスクの高いすべての患者(例えば，糖尿病や神経疾患)，65歳以上のすべての患者に，特に失禁症状の有無について質問する。
- 排尿困難，灼熱感，頻尿，切迫感，悪臭のある尿，骨盤部上部の痛み，血尿，背部痛・側腹部痛，発熱など尿路感染として矛盾しない症状の有無について，患者に尋ねる。
- 分泌物，におい，乾燥，瘙痒感，性交疼痛などの症状は婦人科的な原因を示唆する。
- **切迫感**は排尿筋の過活動性における感度，特異度ともに高い症状と認められているが，公表されている臨床研究は少ない。
- **腹圧を伴う動作**(例えば，咳，笑う，かがむ，走る，体位変換)による漏れは，緊張性尿失禁において感度が高い。
- **溢流性**尿失禁では尿線微弱，尿滴下，間欠性，排尿躊躇，頻尿，夜間多尿などの症状がある。
- 膀胱容積の測定による膀胱日記が有用である。
- 病歴や身体診察で他の部位に特別な原因が示唆される場合を除き，生殖器や直腸の検査は必要である。
- 尿路感染の除外のため，尿検査を行う必要がある。
- 溢流性尿失禁では排尿後の残尿量が増加している。
- 泌尿器科医や泌尿婦人科医へさらなる精密検査(例えば，尿力学検査や膀胱鏡)を目的とした相談を要する患者がいる。

治療

非薬物治療

- 管理の第1段階は**可逆性要因の診断あるいは治療**である。カフェイン，アルコール，過剰な水分摂取を避ける，尿路感染症，未治療の糖尿病の治療など。
- 高齢者では夜間に2回までの排尿は正常範囲である。睡眠障害は除外する。
- 夜間頻尿の場合は，**入眠前の4時間は飲水を制限**する。
- 可能ならば，尿失禁の原因となる，または影響のある**薬物の中止**。
- 第2段階として，非薬物的な行動療法を考慮する。
  - 腹圧性や切迫性尿失禁では，膀胱日記に基づいた定期的排尿や尿意のコントロールなどの膀胱訓練を行う。
  - 骨盤筋(骨盤底筋または恥骨尾骨筋)訓練/Kegel体操は，尿失禁のコントロールに有用である。
  - 認知機能障害のある人には，2〜3時間おきに排泄を促すことが推奨され

- 膣脱や子宮脱のある女性では，ペッサリー(保正環)が使用される。

薬物治療

- 尿失禁の薬物的治療は，行動療法が単独では効果不十分であった場合に，その次の段階として切迫性ないし混合性失禁に広く用いられている。
- 抗ムスカリン作用を有する**抗コリン薬**は，切迫性尿失禁に対して最も頻繁に処方される薬物である。一般的なものは以下のとおりである。
  - オキシブチニン低用量 2.5 mg を毎日 2〜3 回で開始し，1 日 20 mg の分割投与まで増量する。
  - トルテロジン 1〜2 mg を 1 日 2 回(速効剤)，1 日 2〜4 mg(徐放剤)。
  - fesoterodine 4 mg 1 日 1 回で開始，8 mg 1 日 1 回まで増量可能。
  - trospium(速効剤)20 mg を 1 日 2 回，ただし高齢患者や腎機能障害患者では 20 mg 1 日 1 回に減量が必要。
  - 抗コリン作用を有するため，副作用の出現に注意が必要(例：口渇，傾眠，便秘，視力障害，尿閉)。
- ソリフェナシンや darifenacin などの薬物は膀胱や消化管にみられる M3 受容体に対する選択性が高いが，臨床的な有用性に関するエビデンスや忍容性については明らかではない。
- **アドレナリン α 受容体拮抗薬**(非選択性：テラゾシンとドキサゾシン，選択性：タムスロシン，alfuzosin，シロドシン)は，男性の前立腺肥大に伴う溢流性尿失禁に用いる。
- **エストロゲン軟膏剤**は，閉経後の女性の萎縮性膣炎に試みる。

外科的治療

- 慢性的な尿閉に対するカテーテル使用を回避する目的で，ステージ 3〜4 の褥瘡の治療が必要な場合や，患者や家族が快適性の基準に従って希望した場合に検討する。
- 外科的治療は，腹圧性尿失禁の患者で薬物治療に適切な反応がない場合に検討する。
- 良性の前立腺肥大に対する外科的治療も行われ，効果が期待できるが，前立腺切除そのものに伴う術後性尿失禁が出現する場合がある。

褥瘡

一般的事項

分類

- **ステージ 1**　皮膚に傷はないが，圧迫を取り除いて 1 時間以上経過しても色あせていない発赤がある。
- **ステージ 2**　水疱や真皮の傷の形成，部分的な真皮の菲薄化を伴う。感染の有無は問わない。
- **ステージ 3**　全体的な真皮組織の喪失。皮下脂肪が見え，損傷は筋肉に達

する。感染の有無は問わない。ポケットや皮下トンネルの形成がみられる場合がある。
- **ステージ4**　全体的な皮膚の喪失と骨や腱，関節への浸食を伴う。感染の有無は問わない。しばしばポケットや皮下トンネルの形成がみられる。

危険因子
- 高齢者の皮膚の損傷の最も一般的な原因は圧迫と摩擦である。
- 危険因子としては以下のものがある。
    - 栄養障害
    - 寡動
    - 血管障害
    - その他の全身性疾患
- 尿失禁や便失禁による湿潤，摩擦(患者に接触するシーツを引っ張る)，剪断力(患者が頭を上にしたままベッドから滑り落ちる)などが，さらなる組織の損傷に結びつく。
- 組織にかかる圧迫が毛細血管内圧(10〜30 mmHg)を超えると，組織に虚血が生じる。

予防
- 頻繁な体位交換，体動，運動，マッサージなどの理学療法により，**圧迫を取り除く**。
- **皮膚を乾燥状態に保ち，摩擦を予防し，剪断力を避ける**ことが，予防と治癒促進につながる。
- **クリームや潤滑剤の塗布**により乾燥肌を治し，皮膚の防御機能を保ち，塗布した部位の血流を増加させる。
- 過剰な湿潤は皮膚の損傷を導くため，**尿失禁の患者では創が尿に触れないようにする**ことが肝要である。

診断

- 褥瘡の臨床診断は比較的容易である。
- 多くは高齢者であるが，重篤な神経疾患や，あるいは重症疾患にかかった若年者でも起こりうる。
- 典型的な発生部位は仙骨部，坐骨結節部，大転子部，外果部，踵部である。
- 臨床的ステージは前述のとおりである。
- 基本的に褥瘡は細菌感染を伴う。臨床的に重篤な創傷感染は発赤，熱感，腫脹，圧痛，膿様分泌物より推測できる。
- さらに深層への感染は蜂窩織炎や骨髄炎，敗血症として表出する。
- 骨髄炎を評価するための施行可能な検査には，単純X線撮影(感度と特異度は限定的)，MRI(感度は高いが特異度は低い)，CTやシンチグラム(得られる情報は臨床的な状態に強く依存する)がある。
- ほかに可能性として併存するものに，静脈閉塞に伴う潰瘍や動脈性(虚血性)

潰瘍，糖尿病性ニューロパチー性潰瘍がある。

治療

- 褥瘡の治療は潰瘍のステージや重症度に基づく。褥瘡の頻繁な観察を行い、潰瘍治療のためにスケールを1つ用いることがその補助になる。
- **栄養管理**は必須であり、カロリーまたは蛋白質の補充、あるいはその両方が潰瘍治療を促進する補助になる。
- 最近の知見は、ビタミンCと亜鉛の有用性に疑問を投げかけている。
- 尿道留置カテーテルは使用しないほうがよいが、開放創の感染の予防には必要である。
- 適切な疼痛コントロールを行う。
- ステージ1の潰瘍は、適切な予防策が適切なタイミングで講じられなかった場合に、さらに重篤な病変が引き起こされるという警告である。この状況においては、予防策を見直し、強化する必要がある。
- ステージ2や3の創傷については、ガーゼやゼリー状物質(ゲル)、例えば**ハイドロコロイド**〔DuoDERM, Tegasorb,（デュオアクティブ®）〕や**ハイドロジェル**(イントラサイト®, SoloSite)などで創傷面を被覆し、上皮細胞が定着できる表面を形成することがしばしば有用である。
- **湿-乾包帯**は非感染性の創傷に使用可能である。しかし、定期的に交換しなければ定着した上皮細胞を剥がしてしまい、治癒の妨げになる。
- コラゲナーゼを含む**外用の酵素的壊死組織除去薬**、あるいは**鋭的な物理的壊死組織除去**は黒色の痂皮を取り除くのに使用され、肉芽組織の形成を導き治癒を促進する。
- **アルギン酸**(カルトスタット®)は吸収性が非常に高く、滲出液の多い創傷において役立つ。
- **抗菌性塗布薬物**は、感染の合併がない限り一般的には普通の創傷治療には用いない。Polysporin, スルファジアジン銀, ムピロシン(後者はメチシリン耐性黄色ブドウ球菌用)は、細菌数を減少させる効果がある。
- **抗菌薬の全身投与**は蜂窩織炎や深層の感染、あるいは敗血症などで用いる。
- 骨髄炎は、排膿や滲出液が出続ける難治性創傷の場合に考慮する。
- 最終的に泡状物質や空気、水などを用いた**介護用マットレス**を予防や治療に用いる。筋肉や骨に達する深い潰瘍(ステージ4)や多発性の難治性創傷の場合は、空気流動ベッドかローエアロスベッドが役立つ。ただし、きわめて高価な上にかさばる。
- 創傷治癒を補助するために**一般外科または形成外科へコンサルト**する。壊死組織除去や皮弁処置による創閉鎖が必要となることもある。

栄養失調

一般的事項

- 高齢者の体重減少や食欲不振は多彩な原因から発生し、しばしば多因性であ

表 34-7　可逆的な蛋白質・エネルギー栄養失調症の原因

- **M**：薬物（例：抗菌薬，抗不整脈薬，抗痙攣薬，抗腫瘍薬，コルヒチン，ジゴキシン，NSAID，ホルモン剤，鉄剤，緩下薬，オピオイド，精神病薬，その他多くの薬物）
- **E**：情動の問題（例：抑うつ，死別反応），老人虐待
- **A**：晩発性の拒食症（高齢者の神経性食欲不振症），アルコール症
- **L**：晩年の偏執症／躁病
- **S**：飲み込みの問題（例：嚥下障害，嚥下痛，失行，ヒステリー球），結石（胆石症）
- **O**：口腔の問題（例：不良な歯牙状態，不適当な義歯）
- **N**：金銭の欠乏，友人の欠如，院内感染
- **W**：徘徊，持続的な歩行やその他の認知症に伴う行動異常
- **H**：甲状腺機能亢進症，高カルシウム血症，副腎機能低下症
- **E**：消化の問題（例：アカラシア，慢性の便秘，胃食道逆流症，吸収障害，消化性潰瘍）
- **E**：摂食の問題（例：失行，手で給餌できない）
- **L**：低コレステロール食および減塩食
- **S**：買い物や食事の支度の問題

出典：Morley J. Anorexia of aging: physiologic and pathologic. Am J Clin Nutr 1997;66:760-773 より改変。

る。以下のものがある。
- 減塩や糖尿病の食事療法
- 進行した臓器不全に伴う悪液質（例：うっ血性心不全，慢性閉塞性肺疾患）
- 吸収障害
- 癌
- 甲状腺疾患

- 亜鉛欠乏，急性・慢性疾患，アルコール症，薬物，孤立環境，食事の支度や品数を満足に用意できない，民族的差異も関連する。
- 上肢や手の機能障害に伴う摂食困難，認知機能障害，精神病，口腔ないし歯科疾患，義歯の不適合も稀ではない。
- MEALS ON WHEELS[†1] の語呂合わせは，医師が，可逆的な蛋白質・エネルギー栄養失調症を診断する助けとなる（表34-7）[24]。

診断

- 高齢者の蛋白質・エネルギー栄養失調症を発見する簡単な方法は，連続的に体重を測定することである。一般的に，1カ月で5％，3カ月で7.5％，6カ月で10％の体重減少を認めた場合に有意な体重減少と判断する。
- 利尿薬投与や体液量変化に伴う体重減少は除外する。
- 長期療養環境では，体重の頻回の測定や栄養士によって早期に評価するのがよい。
- 栄養障害に対するさらに詳細な一般的見解は，18章に記載している。

[†1] 訳注：「(自宅療養者，高齢者などへの)食事配達奉仕」の意で，その組織名でもある。米国では連邦福祉／社会制度の1つ。

治療

- 可逆的な体重減少の原因を解明し，治療を開始した後も栄養状態を維持できない場合，栄養士の介入や栄養補助剤の使用を指示するのがよい。
- tetrahydrocannabinol や megestrol といった薬物は，特定の状態(例えば，AIDS やがん)における体重増加に効果的であるが，高齢者における有用性の報告は限定的である。
- ミルタザピンは食欲を刺激して体重を増加させることができる。
- oxandrolone (Oxandrin)は蛋白同化ステロイドであり，特定の症例の体重増加目的に使用可能である。治療期間は 2～4 週間程度であり，患者の反応をみながら間欠的に用いることができる。
- 当然ながら，体重増加をきたすすべての薬物に重大な副作用の可能性があり，有用性を考慮のうえで注意深く検討しなければならない。
- これらの努力にも関わらず，人工的な栄養と水分補給が必要になる場合がある。
- **経管栄養**(通常は外科的ないし経皮的な胃瘻造設術に引き続いて行われる)の危険性と有用性について，患者や代理の意思決定者と話し合うことが重要である。
  - 経管栄養は至適栄養の投与や脱水の予防を助ける。
  - 胃瘻による栄養は，主に期待された機能回復(脳血管障害など)がある症例で有用である。
  - しかし，Alzheimer 型認知症患者において呼吸器感染症の予防や病気の回復，圧迫障害の予防，長期的な死亡率改善を目的とした胃瘻造設の有用性についてはデータが不足している[25]。

倫理的側面

事前指示

- 入院診療では多くの医師が，事前指示の適用法を熟知している。
- 外来患者や長期療養環境においても避けられないことであり，衰弱した高齢者やその家族と事前指示について開かれた議論を行うべきである。
- 患者や代理人である家族の多くは，QOL や無駄な治療という考えに基づいて，心肺蘇生，気管挿管や人工呼吸，集中治療，人工透析，経管栄養をしないことを望む。
- 急性の生命の危機が起こる前に救命処置をするかについての意思決定が行えない場合，患者の代理の意思決定者を見つけることが最も重要である。多くの場合は家族や友人が，誰が難しい意思決定をすることができるかを教えてくれる。
- 委任状のような法的文書を優先する。後見人の手続きはしばしば大変長くかかり，すぐに処理することは難しいからである。

インフォームドコンセントと意思決定能力

- 患者と治療の選択肢や治療処置について話し合う場合，説明と同意の手順を踏むことが重要である。これには一般的に，検査や処置の性質や目的，リスク対効果，治療を行うことにより期待される結果と治療を選択しなかった場合に起こりうる結果，診断的検査や治療における他の選択肢が含まれる。
- 多くの患者は認知力の障害や行動異常を有することが多いため，患者の意思決定能力を評価する。
- 選択肢を話し合う，理解した上で適切な情報を保有する，状況とその結果を認識する，情報を合理的に操作するといった能力を評価していく[26,27]。

追加の情報源[†2]

- 米国老年医学会 American Geriatric Society
  www.americangeriatrics.org（2012 年 3 月 27 日現在）
- 米国高齢者行政局 Administration on Aging
  www.aoa.gov（2012 年 3 月 27 日現在）
- Alzheimer 病教育情報センター Alzheimer's Disease Education and Referral Center
  www.nia.nih.gov/Alzheimers/（2012 年 3 月 27 日現在）
- 家族介護者連盟 Family Caregiver Alliance
  www.caregiver.org（2012 年 3 月 27 日現在）

（金児　泰明）

文　献

1. Katzman R, Brown T, Fuld P, et al. *Am J Psychiatry* 1983;140:734-739.
2. Fleming KC, Evans JM, Weber DC, Chutka DS. Practical functional assessment of elderly patients: a primary care approach. *Mayo Clin Proc* 1995;70;890-910.
3. Patterson CJ, Gauthier S, Bergman H, et al. The recognition, assessment and management of dementing disorders:conclusions from the Canadian Consensus Conference on Dementia. *CMAJ* 1999;160:S1-S15.
4. Sano M, Ernesto C, Thomas RG, et al. A controlled trial of selegiline, alpha-tocopherol, or both as treatment for Alzheimer's disease. The Alzheimer's Disease Cooperative Study. *N Engl J Med* 1997;336:1216-1222.
5. Miller ER, Pastor-Barriuso R, Dalal D, et al. Meta-analysis: high-dosage vitamin E supplementation may increase all-cause mortality. *Ann Intern Med* 2005;142:37-46.
6. Reisberg B, Doody R, Stöffler A, et al. Memantine in moderate to severe Alzheimer's disease. *N Engl J Med* 2003;348:1333-1341.
7. Tariot P, Farlow MR, Grossberg GT, et al. Memantine treatment in patients with moderate to severe Alzheimer's disease already receiving donepezil: a randomized controlled trial. *JAMA* 2004;291:317-324.
8. Schneider LS, Tariot PN, Dagerman KS, et al. For the CATIE-AD Study Group. Effectiveness of atypical antipsychotic drugs in patients with Alzheimer's disease. N Eng J Med 2006;355:1525-1538.

[†2] 訳注：わが国では「公益社団法人 認知症の人と家族の会」（http://www.alzheimer.or.jp/）があり，また各都道府県・指定都市のウェブサイトでは「認知症サポート医・かかりつけ医」のリストが公開されている。

9. Rayner AV, O'Brien JG, Shoenbachler B. Behavior disorders of dementia:recognition and treatment. *Am Fam Physician* 2006;73:647-654.
10. Schneeweiss S, Setoguchi S, Brookhart A, et al. Comparative Safety of Conventional and Atypical Antipsychotics Medications: Risk of Death in British Columbia Seniors. Effective Health Care Research (HSA290200500161). Rockville, MD: Agency for HealthCare Research and Quality, 2007. http://effectivehealthcare.ahrq.gov/repFiles/DEcIDE_Atypical_Antipsychotics_Seniors.pdf. Accessed December 18, 2009.
11. Rochon PA, Normand SL, Gomes T, et al. Antipsychotic therapy and short-term serious events in older adults with dementia. *Arch Intern Med* 2008;168:1090-1096.
12. Public health advisory: deaths with antipsychotics in elderly patients with behavioral disturbances. Washington DC: U.S. Food and Drug Administration, 2009. http://www.fda.gov/Drugs/DrugSafety/PublicHealthAdvisories/ucm053171. htm. Accessed December 18, 2009.
13. Jest DV, Blazer D, Casey D, et al. ACNP White Paper: update on use of antipsychotic drugs in elderly persons with dementia. *Neuropsychopharmacology* 2008;33:957-970.
14. Wilkins CH, Moylan KC, Carr DB. Diagnosis and management of dementia in long-term care. *Ann Long Term Care* 2008;16(Suppl 1):30-38.
15. Snowdon DA, Greiner LH, Mortimer JA, et al. Brain infarction and the clinical expression of Alzheimer disease. The Nun Study. *JAMA* 1997;277:813-817.
16. Burns J, Church JA, Johnson DK, et al. White matter lesions are prevalent but differentially related with cognition in aging and early Alzheimer's disease. *Arch Neurol* 2005;62:1870-1876.
17. Rudolph JL, Salow MJ, Angelini MC, McGlinchey RE. The anticholinergic risk scale and anticholinergic adverse effects in older persons. *Arch Intern Med* 2008;168:508-513.
18. Tune L, Carr S, Hoag E, Cooper T. Anticholinergic effects of drugs commonly prescribed for the elderly: potential means of assessing risk of delirium. *Am J Psychiatry* 1992;149:1393-1394.
19. Podsiadlo D, Richardson S. The timed "Up & Go": a test of basic functional mobility for frail elderly persons. *J Am Geriatr Soc* 1991;39:142-148.
20. Guralnik JM, Ferrucci L, Simonsick EM, et al. Lower-extremity function in persons over the age of 70 years as a predictor of subsequent disability. *N Engl J Med* 1995;332:556-561.
21. Fuller GF. Falls in the elderly. *Am Fam Physician* 2000;61:2159-2168.
22. Guideline for the prevention of falls in older persons. American Geriatrics Society, British Geriatrics Society, and American Academy of Orthopaedic Surgeons Panel on Falls Prevention. *J Am Geriatr Soc* 2001;49:664-672.
23. American Medical Association, National Highway Traffic Safety Administrations. Physician's Guide to Assessing and Counseling Older Drivers. Chicago: American Medical Association, 2003.
24. Morley J. Anorexia of aging: physiologic and pathologic. *Am J Clin Nutr* 1997;66:760-773.
25. Finucane TE, Christmas C, Travis K. Tube feeding in patients with advanced dementia: a review of the evidence. *JAMA* 1999;282:1365-1370.
26. Miller SS, Marin DB. Assessing capacity. *Emerg Med Clin North Am* 2000;18:233-242.
27. Wong JG, Clare IC, Gunn MJ, Holland AJ. Capacity to make health care decisions: its importance in clinical practice. *Psychol Med* 1999;29:437-446.

アレルギーと免疫疾患 35

Jinny E. Chang, Shirley D. Joo

アレルギー

一般的事項

疫学
- アレルギー allergy は非常に多く，米国では約 5,000 万人が何らかのアレルギーをもっている。
- 約 20〜40 万人が季節性，あるいは通年性のアレルギーをもつ[1]。食物アレルギーは成人の 21％ に認められ[2]，ハチ毒アレルギーは成人のおよそ 3％[3]，小児の 1％ に認められる[4]。
- 薬物アレルギーは検査が難しく，しかも多岐にわたる。

分類
古典的な Gell-Coombs 分類を示す。
- I 型（即時型）：肥満細胞および好塩基球からの IgE 誘発性のヒスタミンや他のメディエータの放出による。本項で詳述するアレルギー反応とはこれを指す。
- II 型（細胞傷害型）：IgG, IgM 抗体が補体とともに細胞の表面抗原に結合する。
- III 型（免疫複合体型）：循環する抗原-抗体複合体が微小血管に沈着する。補体も作用する。
- IV 型（細胞依存性遅発型）：T 細胞による。

病態生理
- アレルギー反応が起こるには，アレルゲン特異的 IgE が肥満細胞や好塩基球の表面に架橋結合しなければならない。これが，アレルゲン曝露から数分のうちに肥満細胞や好塩基球からのメディエータ放出を引き起こす。この反応は**即時相**と呼ばれる。リンパ球と好酸球が曝露部位に 4〜72 時間以内に到達し，遅発相反応を生じる。即時相症状が軽快しても，しばしば**遅発相症状**が再燃する。
  - **即時相** 肥満細胞がヒスタミン，サイトカイン，ロイコトリエン，プロスタグランジン，トリプターゼを放出する。肥満細胞は人体で唯一トリプターゼを産生する細胞であり，全身のアレルギー反応の後はこの酵素の血中濃度が増加する。**好塩基球もヒスタミンと各種のサイトカインを放出**する。ヒスタミンは主に H_1 受容体に結合し，血管透過性を高め浮腫をきたす。加えて，神経末端の不安定化により粘液産生と瘙痒感をきたす。
  - **遅発相** 即時相で産生されたサイトカインによってリンパ球が反応部位に誘導される。これらの細胞からさらにサイトカインが産生され，反応を

より悪化させる。一部のサイトカインやロイコトリエンは**好酸球**を誘導し，**ロイコトリエン**をさらに産生させることで気道狭窄をきたす。また，主要塩基性蛋白などの**有害な蛋白質**を放出することで，気道上皮を破壊する。
- **アレルゲン**とは，IgEを産生させる蛋白質や糖をいう。吸入，経口，注射により体内に侵入し，反応部位で肥満細胞や好塩基球表面のIgEと結合し，アレルギー反応を引き起こす。
  - **季節性アレルゲン**は特定の季節により出現するアレルゲンで，吸入により症状をきたす。樹木，芝，雑草の花粉がある(それぞれ主に春季，初夏，初秋にみられる)。
  - **通年性アレルゲン**は1年を通して生じ，ダニ，ゴキブリ，真菌(一部は盛夏に増加する)などがある。
  - 特殊な曝露によってのみ接するアレルゲンもある。薬物，虫刺，動物咬傷，食物などが挙げられる。
- **ハプテン** ほとんどの薬物は小さな分子であるためIgEの反応はきたさないが，ハプテンとして血清蛋白と結合することにより感作を誘導しうる。この形式で産生されたIgEは薬物と直接反応するため，次に同じ薬物に曝露されたときはIgEが血清蛋白を介さずに直接薬物に結合する。

診断

臨床所見
■ 問診
- **症状** 鼻汁，くしゃみ，喘鳴，結膜炎，皮疹，浮腫。通年性か，もしくは曝露により認めるのか。
- **増悪・寛解因子** ペット，喫煙，香水，気温の変化，季節
- **環境** 勤務，生活，住居，活動場所はどのようなところか。そこで何に曝露したか。ペットはいるか。
- **家族歴** アレルギー疾患(喘息を含め)の家族歴はあるか。片方の親にアレルギー疾患がある場合，児にアレルギーのある可能性は40%(喘息を含め)，両親ともにアレルギーがあれば60〜80%に達する。
- **心理社会的因子** 治療を妨げるような心理社会的因子の有無は重要である。例えば，適切な社会サポートを得られるかを確認する。診療時の目標を定めておくも有用である。

■ 身体診察
全身
- 鼻閉による**口呼吸**を認める。
- 鼻部の浮腫により下眼瞼の静脈がうっ滞し，同部の暗紫色化を認める。これを**アレルギー性くま** allergic shiner という。
- 眼窩下溝(**Dennie線**)，鼻下部を横断する皺を呈する。
- 高IgE血症をきたしている場合，coarse face(顔面が全体に平坦であり，前頭部と鼻翼の広がった特異顔貌)，「熱感のない」すなわち紅斑のない軟部膿瘍を認める。

皮膚

- **じんま疹**，または「ぶつぶつ」。球状の紅斑でしばしば瘙痒を伴う。
- **血管浮腫**は皮下組織の浮腫で，しばしば有痛性だが瘙痒は伴わない。
- **皮膚描画症**は，皮膚を圧迫すると鞭打ち痕様の膨疹を認めることをいう。再発性皮疹による物質的じんま疹である。
- **頭，耳，目，咽頭部**　鼻部の所見をよく確認する。鼻甲浮腫，鼻粘膜の蒼白化，ポリープ（白色～透明の囊胞でしばしば鼻甲の下方にある），鼻中隔偏位，潰瘍，穿孔による呼吸の変化などがある。

肺

- 詳細に肺部を観察する。肺野の聴診にて喘鳴や呼気延長がないか確認する。
- 安静時には喘鳴を聴取できなくとも，強制呼気にて聴取されることもある。

診断的検査

- すべての検査には偽陽性があり，それゆえ患者の症状や所見と照らし合わせる必要がある。
- **経皮アレルギーテスト**　最も特異度があり，臨床的に重要なほとんどのアレルゲンを特定できる。ほとんどのアレルゲンは経皮ないし皮内テストで検査できるが，食物アレルゲンのみは経皮的に検査をする。
- **皮内テスト**　経皮テストより感度は高いが特異度は低い。刺激性があり，偽陽性をきたしやすいためである。全身反応をきたす危険も高まる。
- **検体検査**〔放射性アレルゲン吸着試験（RAST），あるいは PRIST テスト〕　患者の血清を通常はディスクやパネルに固定し，特定のアレルゲンに対する IgE が存在するか評価する。血中の特定の IgE の有無を確認するため，および未感作もしくは顕在化していないアレルゲンを検索するために行われる。一般的に，感度と特異度は皮内テストと同等である。

治療

環境の改善

アレルギー疾患では，環境の管理をまず行うべきであり，これが最も重要なことである。治療的介入やアレルゲンへの曝露の制限には限界があるためである。適切な管理としては以下のものが挙げられる。

- **ペット**（特に体毛をもつもの）
  - 戸外に出すか，少なくとも寝室には入れない。
  - カーペットを取り除く。
  - 定期的にペットを洗う。
- **ダニ**
  - 寝具を毎週，湯で洗う〔130°F（54℃）以上〕。
  - 枕，毛布，マットレスは化学繊維のものを使う。
  - 枕とマットレスにはダニ予防カバーをつける。
  - 室内の湿度を 45％程度に保つ。

表 35-1 一般的に用いられるアレルギー治療薬

薬物	分類	成人の投与量	適応	主な副作用	その他
クロルフェニラミン	CA	4 mg 12時間ごと	AR, UR, ANA	疲労感、眠気、精神活動への影響	72 時間[a]
ジフェンヒドラミン	CA	25〜50 mg 6〜8時間ごと	AR, UR, ANA	疲労感、眠気、精神活動への影響	72 時間[a]
セチリジン	NA	10 mg 1日1回	AR, UR, ANA	軽度の鎮静作用	7〜10 日間[a]
レボセチリジン	NA	5 mg 1日1回	AR, UR, ANA	なし	7〜10 日間
フェキソフェナジン	NA	60 mg 1日2回 180 mg 1日1回	AR, UR, ANA	なし	5〜7 日間[a]
ロラタジン	NA	10 mg 1日1回	AR, UR, ANA	なし	7〜10 日間[a]
アゼラスチン	IA	2噴霧 1日2回	AR	鎮静の可能性あり	7 日間[a]
オロパタジン	IA/MS	2噴霧 1日2回	AR		7 日間
ブデソニド	IS	200 μg/パフ 2パフ 1日1回	AS	ステロイド副作用、鵞口瘡	
	NS	32 μg/噴霧 2噴霧 1日1回	AR	ステロイド副作用	
シクレソニド	IS	80, 160 μg/パフ 1パフ 1日2回	AS	ステロイド副作用、鵞口瘡	
	NS	50 μg/噴霧	AR	ステロイド副作用	

薬剤		用量		適応	副作用
flunisolide	IS	2噴霧1日1回 250μg/パフ 2パフ1日2回		AS	ステロイド副作用、鵞口瘡
	NS	25μg/噴霧 2噴霧1日2回		AR	ステロイド副作用
フルチカゾン	IS	44〜220μg/パフ 2パフ1日1〜2回		AS	ステロイド副作用、鵞口瘡
	NS	50μg/噴霧 2噴霧1日1回		AR	ステロイド副作用
モメタゾン	NS	50μg/噴霧 2噴霧1日1回		AR	ステロイド副作用
トリアムシノロン	IS	75μg/パフ 2パフ1日3〜4回		AS	ステロイド副作用、鵞口瘡
	NS	55μg/噴霧 1〜2噴霧1日1回		AR	ステロイド副作用
フルチカゾン/サルメテロール/ディスカス	IS/LBD	100, 250, 500μg フルチカゾン/パフ 50μg サルメテロール/パフ		AS	ステロイド副作用、鵞口瘡。1吸入1日2回を超えて使用しないこと
フルチカゾン/サルメテロール HFA	IS/LBD	1吸入1日2回 45, 115, 230μg フルチカゾン/パフ 21μg サルメテロール/パフ		AS	ステロイド副作用、鵞口瘡。2パフ1日2回以上使用しないこと
サルメテロールディスカス	LBD	1吸入1日2回 50μg/吸入		AS	なし 1吸入1日2回を超えて使用しないこと 吸入ステロイドなしでの使用は推奨されない

表35-1 一般的に用いられるアレルギー治療薬（つづき）

薬物	分類	成人の投与量	適応	主な副作用	その他
サルメテロールインヘラー	LBD	21μg/パフ 2パフ1日2回	AS	なし	2パフ1日2回を超えて使用しないこと 吸入ステロイドなしでの使用は推奨されない
サルブタモール	SBD	90μg/パフ 2パフ6時間あけて頓用	AS	振戦，神経症，不安症	
ザフィルルカスト	LTA	20mg1日2回(>12歳) 7～11歳：10mg1日2回	AS, AR	なし	
モンテルカスト	LTA	10mg眠前	AS, AR	なし	
zileuton	LTA	600mg1日4回(>12歳)	AS, AR	肝障害の恐れあり（治療前・中の肝機能を評価する）	
イプラトロピウム	NAC	21, 42μg/噴霧 2噴霧8時間あけて頓用	NAR	口渇，鼻粘膜乾燥，鼻出血	
	IAC	18μg/噴霧 2噴霧8時間あけて頓用	AS	口渇，咳嗽	

ANA：アナフィラキシー，AR：アレルギー性鼻炎，AS：喘息，CA：第1世代（古典的）抗ヒスタミン薬，IA：経鼻抗ヒスタミン薬，IAC：吸入抗コリン薬，IS：吸入ステロイド，LBD：長時間作用型気管支拡張薬，LTA：ロイコトリエン拮抗薬，MS：肥満細胞安定化薬，NA：第2世代抗ヒスタミン薬，NAC：経鼻抗コリン薬，NAR：非アレルギー性鼻炎，NS：経鼻ステロイド，SBD：短時間作用型気管支拡張薬，UR：じんま疹．
a：皮膚テスト前に薬物を中止すべき時間．

薬物治療

主な薬物を表 35-1 に示した。

■ 副腎皮質ステロイド

- **作用機序**　サイトカインを抑制することで遅発相反応を効果的に予防する。即時相反応は抑制しないため、**皮膚テストには禁忌でない**。
- ステロイドの長期使用は**副作用**をきたす。全身投与(内服)は局所(吸入)よりも副作用をきたしやすい。
- **後嚢白内障**は長期使用に関連して生じる。ステロイドを長期使用する際には(内服、吸入とも)、年1回の眼科診が推奨される。
- **副腎不全**は、経口投与(量に関わらず)や高用量吸入ステロイドで生じる。短期間(1カ月以内)であれば視床下部-下垂体-副腎系には影響しない。
- **骨粗鬆症**のリスクも増す。カルシウム剤サプリメントの服用、骨塩量測定を推奨する。
- 最近の研究では、中等量吸入ステロイドは小児の**成長障害をきたさない**[5]。

■ 減感作療法

- アレルギー性鼻炎、喘息(アレルギー性鼻炎の併発の有無を問わず)、ハチ毒過敏症が適応となる。作用機序はいまだ研究段階にある。
- **治療の実際**　アレルゲン溶解液を皮下注射し、徐々にその投与量を増やしていく。増量期が終わったら、維持量を数年間継続する。推奨される治療期間はさまざま(少なくとも3〜5年)である。減感作療法は**アレルギー専門医のみが行うべき**であり、皮膚テストで確認するか、特定の状況では検体検査の結果をふまえて施行する。
- **副反応**は通常、軽微で、局所の膨疹、紅斑、浮腫程度である。しかし、反応が重篤になり喘息発作、全身性じんま疹、アナフィラキシーショックに至ることもある。
  - 増量期に最も生じやすい。しかし、**副反応は投与量に関わらず生じうる**。
  - アナフィラキシーショックの診療経験豊富な医師とスタッフ、そして救急カートを直ちに用意しなければならない。
  - 注射後30分以内が最も副反応を生じやすい。この間は患者を施設内にとどめておくべきである。
  - 重篤な副反応を認めた場合は必ず減感作療法を中断し、アレルギー専門医に相談する。
  - 唯一の例外はハチ毒過敏症である。注射後60分は副反応の危険性が高いため、1時間は患者を施設内にとどめておく必要がある。

アナフィラキシー

一般的事項

- アナフィラキシー anaphylaxis とは、肥満細胞のメディエータの急速な放出と合成を伴った反応である。アナフィラキシーの症状はしばしば複数臓器に及び、アレルギー反応の中でも最も急速かつ深刻なものである。迅速な治療がなければ致死的となる。

表 35-2　急性アナフィラキシー反応の発症率，有病率

原因	発症率，有病率
全般	1/2,700 入院症例
キモパパイン	女性 2%，男性 0.2%
虫刺	米国人の 0.4～0.8%
造影剤	1/1,000～14,000
ペニシリン（致命的な場合）	1.0～7.5/100 万
全身麻酔	1/300
血液透析	1/1,000～5,000
免疫療法（重症例）	0.1/100 万

出典：Sim TC. Anaphylaxis. How to manage and prevent this medical emergency. Postgrad Med 1992;92:277 より改変。

表 35-3　アナフィラキシー，アナフィラキシー様反応の重症度分類

グレード	皮膚	消化管	呼吸器	循環器
I	瘙痒，じんま疹，潮紅など	なし	なし	なし
II	瘙痒，じんま疹，潮紅など	悪心	呼吸苦 低血圧	頻脈
III	瘙痒，じんま疹，潮紅など	嘔吐，排便	気管支攣縮 チアノーゼ	ショック
IV	瘙痒，じんま疹，潮紅など	嘔吐，排便，腸管機能不全	呼吸停止	心停止

- アナフィラキシー反応は稀ではない。主な原因と頻度を表 35-2 に示した。
- 診療上は基本的に同一であるが，アナフィラキシーは 2 つに大別される。IgE 依存性と IgE 非依存性（かつてはアナフィラキシー様反応と呼ばれていた）である。

分類

- アナフィラキシー反応は重症度に応じて分類される。最も一般的なものを表 35-3 に示した。
- アナフィラキシーは単相性もしくは二相性で，稀に遷延する。前述のとおり，古典的なアレルギー反応には即時相と遅発相がある。
- アナフィラキシーが，治療後に 2 度目の（より深刻な）反応をきたすことは稀ではない。初回の反応から 4～12 時間後に認められる。

病態生理

- 血管作動性物質の急速な放出により血管の張性が失われ，内臓床の貯留をきたし，血管内脱水へとつながる。毛細血管の透過性が亢進するため，体液と膠質は血管外へと漏出する。

- この2つの変化により血圧(BP)が著明に低下する。その他の症候としては，気管支攣縮，喉頭浮腫，鼻汁，浮腫性の眼球瘙痒，後鼻漏，悪心嘔吐，下痢，腹部疝痛，子宮疝痛，じんま疹，血管浮腫がある。稀にアナフィラキシー由来肺水腫や急性心不全をきたすことがある。

診断

診断基準は以下の1つ以上を満たすことである。
- **喉頭浮腫，気管支攣縮**もしくは**血圧低下**があり，加えて，じんま疹もしくは血管浮腫，くしゃみもしくは鼻汁，悪心，嘔吐もしくは下痢，子宮疝痛といった明らかなアレルギー症状を認めること。
- 何らかの物質の曝露歴が関連していること。
- アナフィラキシーに**類似**した症状をきたす病態としては，血管迷走神経反射，過換気症候群，ヒステリー球，遺伝性血管浮腫，カルチノイド症候群，全身性肥満細胞症，詐病がある。

治療

まず認識すること

治療において最も重要な点はおそらく，早期に認識し治療開始することである。**アナフィラキシーが疑われたら，症状が悪化するか経過観察することなく直ちに治療を開始する**。真のアナフィラキシーが自然に軽快することはほとんどない。

治療

- アナフィラキシー治療の基本は，**患者を臥位にしてアドレナリンの投与と補液を直ちに開始すること**にある。その他の治療は後で加えればよい。これらの遅れが予後の悪化につながることを，致死的なアナフィラキシーについての研究のほとんどが示している。
- 急性アナフィラキシーではしばしば低酸素血症をきたす。そのため，**適切な気道確保**が必須である。
- 外来でのアナフィラキシー治療は，確実な気道確保と適切な血圧維持に専念すべきである。これらが安定したら，**救急施設へ速やかに搬送する**。

■アドレナリン作動薬

- アナフィラキシー治療において，最も重要な薬物は**アドレナリン**である。アナフィラキシーと考えたら直ちに用いる。アドレナリンの通常投与量は表35-4のとおりである。ほとんどの場合，皮下注もしくは筋注で用いることを覚えておく。最近の知見では筋注のほうが好ましい。
- **アドレナリン静注**には1,000倍希釈製剤ではなく，**0.1 mg/mL すなわち10,000倍希釈製剤**を用いる。15〜20分ごとに繰り返し投与し，4回目以降は必要なら血圧が安定するまで持続静注とする。
- その他の有用なアドレナリン作動薬としては，terbutaline(皮下注，筋注)，

表 35-4 アナフィラキシー治療におけるアドレナリン投与量

重症度	投与量
軽症～中等症	
グレード I, II	0.3～0.5 mg（1:1,000）皮下注/筋注（成人） 0.01 mg/kg（1:1,000）皮下注/筋注（小児） 12～20 分ごとに 4 回反復投与
重症	
グレード III	0.5～1 mg（1:1,000）皮下注/筋注（成人） 0.01～0.02 mg/kg（1:1,000）皮下注/筋注（小児） 3 分ごとに 4 回反復投与
グレード IV	0.1～1 mg（1:1,000）静注（成人） 0.01～0.02 mg/kg（1:1,000）静注（小児）
間欠投与不応例への持続静注	0.1～1 μg/kg/min, 血圧をみて調整
上気道狭窄を伴う場合	1～4 mg（ラセミ体製剤）吸入 （吸入器もしくはネブライザー）

ドパミン，ドブタミン，ノルアドレナリンがある．一般的に，これらは重篤で遷延するアナフィラキシーに用いられ，本章の主旨を逸脱するものである．
- エアロゾル化したラセミ体アドレナリンを，喉頭浮腫に対して用いることもある．しかしこれらが施行できない場合，もしくは直ちに有効でなかった場合，気道確保のために気管挿管，輪状甲状靱帯穿刺，気管切開を考慮する．気道確保とともに酸素投与を開始する．

■ 輸液
- アドレナリン投与にあわせて静脈ルート確保と輸液を開始する．
- 輸液には 2 種類がある．膠質液〔アルブミン，ヒドロキシエチルスターチ（ヘスパンダー® など），ペンタスターチ，デキストラン，輸血・血液製剤〕と晶質液（デキストロース，生理食塩水，乳酸リンゲル）である．
- 膠質液，晶質液のどちらを選択すべきかは，依然として大きな議論の的である．一般的に，膠質液は膠質浸透圧を高め血管内脱水を防ぐことが期待される．膠質液は晶質液に比べ，酸素飽和度を改善し肺水腫をきたしにくい．
- **一部の膠質液は副作用を伴う．**アナフィラキシー様反応（デキストラン）や重篤な感染リスク（輸血・血液製剤）である．膠質液の中では，ヒドロキシエチルスターチが好ましい．まず 500 mL を投与し，その後，晶質液輸液に切り替える．晶質液は上述のものであればいずれでもかまわない．目標は適切な血圧の維持にある．

■ 抗ヒスタミン薬
- 抗ヒスタミン薬は投与しやすく（静注，筋注，経口），特に膨疹や全身性じんま疹に対して用いられる．
- しかし，**抗ヒスタミン薬はアドレナリンや輸液の代替にはならない．**軽症のアナフィラキシーであっても抗ヒスタミン薬のみを投与し効果を待つのは適

切ではない。

■その他
- **グルカゴン**　β作動薬を内服中の患者には有用である。
- **β作動薬**　重篤な気管支攣縮をきたした場合には，短時間作用型のβ作動薬が有用である。

■診察室の救急カート
以下の物品を常備する。
- アドレナリン(皮下・筋注用の1,000倍希釈製剤と静注用の10,000倍希釈製剤)
- ラセミ体アドレナリン〔吸入用(MDI)もしくはネブライザー投与用〕
- 輸液(膠質液と晶質液)
- 太径の静脈穿刺針
- 止血帯
- 酸素マスクと経鼻カニューラ
- バッグバルブマスク
- その他の薬物(H_1遮断薬，H_2遮断薬，副腎皮質ステロイド)

予防
- 医師として予防は最も重要な治療の1つである。
- **最も重篤な反応(食物，薬物，ハチ毒，造影剤)は，なかなか軽快しないこと**を患者に十分に説明する。症状を認めた場合，今後はそのアレルゲンを避けるよう指示する。食物アレルギーのある患者は，食品の成分表示ラベルに目を通したりレストランで材料を確認したりする。Food Allergy and Anaphylaxis Netwook(http://www.foodallergy.org)では，アレルゲンを含む可能性のある食品とアレルゲンを回避した食品について情報提供をしている。
- アナフィラキシーをきたしたことのある患者には，**アドレナリン自己注射キットを常に携帯するよう指導する**。アレルギー情報(特に薬物アレルギー)を記したIDブレスレット・ネックレスを装着することもよい予防手段となる。

ハチ毒過敏症

一般的事項

定義
- 厳密には針のある虫のみがハチ目に含まれる。スズメバチ，クロスズメバチ，アシナガバチ，ミツバチ，ヒアリなどである。
- 1回の虫刺でおよそ20～50 mgの虫蛋白質がもたらされる。
- 多くの血管作動性アミン，アルカロイド，種特異蛋白質(ヒアルロニダーゼ，酸性ホスファターゼ，ホスホリパーゼA)が含まれている。

疫学
- 米国人口の6～17％がハチ毒に対する特異的IgEを保有していると推測さ

れ[6]，男性にやや多い。
- 臨床的に重要なハチ毒過敏反応は，成人の約3％[3]，小児の1％に生じる[4]。

分類
- **広範性局所反応**は硬結，紅斑，虫刺部位の疼痛が特徴である。皮疹は隣接周囲へと広がるが，**皮疹が連続している限り局所反応とみなす**。反応はしばしば劇的であり1週間遷延することもあるが，**増悪することはないため精査は不要である**。
- **全身反応は虫刺部位から離れて生じる反応**である。例えば，左手を刺された直後に顔面膨疹を生じた場合に全身反応とみなされるが，左上肢のびまん性浮腫は当てはまらない。
  - 全身反応にはじんま疹，気管支攣縮，喉頭浮腫，血圧低下，その他のアナフィラキシー症状がある。
  - 重症例のほとんどにハチ毒アレルギーの既往はない。
  - 全身反応の既往のある患者のうち，60％は再曝露で同様の症状をきたすが，より悪化した症状をきたすのは11％にとどまる。

病態生理
- 初回の虫刺によってハチ毒に対するIgE抗体が形成される。その次の虫刺で反応の閾値が上昇する。
- 広範性局所反応と全身反応は，肥満細胞と好塩基球の脱顆粒を引き起こすIgE誘導性経路により生じる。詳細は本章内で前述したとおりである。

診断

臨床所見
- **虫の種類**　皮膚テストと根治的治療の手助けになるため，刺した虫を同定することは重要である。さらに，刺された回数や刺した虫体数を特定することも有用である。
- **虫刺部位**　全身反応かどうかを判断するために，虫刺部位の特定は重要である。虫の同定にも役立つ。例えば，ミツバチが刺すのはたいてい，追い詰められたときであり，通常は危害を加えない。一方で，スズメバチは食料が脅かされると人を攻撃する。晩秋に多く，この時期にハチがゴミ箱で食料を集めようとしていることによる。

診断的検査
- さまざまな濃度のハチ毒を用いて感受性を調べる。皮膚テストは交差反応によって偽陽性となることがある。
- **RAST阻害法**は検体検査で，特定の抗原を加えて交差反応の程度を調べる。この検査は通常は重要な虫に対して用いられる。

治療

局所反応
- 冷却，圧迫，挙上といった対症療法を行う。重篤な場合は，浮腫と瘙痒の改善のため副腎皮質ステロイド(通常はプレドニゾン 0.5 mg/kg)を用いることもある。
- 加えて，抗ヒスタミン薬が虫刺に関連したじんま疹に有用である。

全身反応
- 急性期治療として**アドレナリン筋注**(推奨)もしくは皮下注(表 35-4)を積極的に用いる。
- 気管支攣縮をきたした場合，**β作動薬**が有用である(サルブタモール MDI もしくはネブライザー)。
- **抗ヒスタミン薬**も有用で，ヒスタミン放出を抑制する。
- **副腎皮質ステロイド**(プレドニゾン 0.5〜1 mg/kg を 7〜10 日間)も急性期治療に有用である。これらの薬物は浮腫の消退と遅発相反応の抑制に役立つ。
- **長期治療**としては減感作療法があり，全身反応をきたすリスクを平均的な頻度にまで下げられることが示されている。加えて，全身反応の既往のある患者はアドレナリン自己注射製剤(エピペン®)を携帯し，使用法を熟知しておくよう指導する。アドレナリン以外にも，抗ヒスタミン薬を常に所持するのがよい。ハチ毒アレルギー保有者であることを示すブレスレットを身につけることを勧める。

減感作療法
- いったん治療を開始すると，たとえ開始早期であっても，さらなるアレルギー惹起を防ぐことができる。
- 維持投与 1 回分に 100 mg のハチ毒蛋白質が含まれる。これはおよそ虫刺 1.5〜2 回分に相当する。
- いつまで減感作療法を受けるべきかは，いまだ結論が出ていない。5 年経過したら治療を中止してもよいと考える医師もいる一方で，皮膚テストが陰性化するか 1/10 以下の反応性になるまでは治療を継続すべきと考える医師もいる。治療中断時期は患者，かかりつけ医，アレルギー専門医の三者で議論し決定する。

じんま疹と血管浮腫

一般的事項

定義
■ じんま疹
- じんま疹 urticaria は皮膚表層に生じる紅斑を伴う球状皮疹で，瘙痒を伴う。
- さらに，皮疹の時間経過によって急性と慢性に分類される。

■ 血管浮腫

- 対照的に，血管浮腫 angioedema は皮膚深層の浮腫であり，瘙痒よりも疼痛を伴うことが多い。じんま疹を伴わない血管浮腫は，有痛性・非じんま疹性の皮膚深層の腫脹をきたす。
- 好発部位は足底，手掌(母指球を含む)，臀部，顔面(喉頭，口唇，舌，眼瞼周囲)である。
- 発作はしばしば小外傷の後に生じ，全身に進展する。最も危険な部位は喉頭であり，気道の完全閉塞をきたしうる。
- **アレルギー性血管浮腫**は薬物，環境物質，虫刺などに対する IgE 依存性過敏反応であるが，特発的に生じることもある。
- **非アレルギー性血管浮腫**は主にブラジキニンの増加によるもので，遺伝性，薬物性，後天性，その他に分類される。

分類
■ じんま疹
- **急性じんま疹**は 6 週以内で消退するものをいう。
- **慢性じんま疹**は 6 週以上遷延するものをいう。皮疹はほぼ連日～連日みられる。1 つの局面は短期間しか認めなくとも，経過中に複数の局面を認めることに留意する。

■ 血管浮腫
後天性血管浮腫
- **急性**　アレルギー性，あるいは IgE 誘発性薬物(ACE 阻害薬，NSAID，血栓溶解薬，エストロゲン，睡眠薬，一部の抗菌薬)，食物，虫刺，花粉，真菌，造影剤，血清病，壊死性血管炎による。
- **慢性**　特発性，あるいは後天性 C1 インヒビター欠損症，血管浮腫-好酸球増加症候群，振動性血管浮腫による。
  - 1 型：B 細胞リンパ腫のように，抗体を過剰に産生し補体を大量に使って免疫複合体を生じさせるような疾患に続発する。
  - 2 型：補体 C1 インヒビター(C1INH。C1 エステラーゼインヒビターともいう)に対する自己抗体を産生するような自己免疫疾患に続発する。
  - 後天性 C1 インヒビター欠損性血管浮腫，特発性，アレルギー性，薬物性，その他に細分類される。

遺伝性血管浮腫
- C1INH の欠損または機能異常によりカリクレイン-キニン系が抑制され，補体の早期成分である C4，C2 が減少する[7]。
  - 1 型：*SERPING1* 遺伝子の変異による C1INH の欠損(80～85%の患者)。
  - 2 型：C1INH の機能異常(15～20%)。
  - 3 型：C1INH 値は正常。伴性優性遺伝形式をとるため，主に女性に生じる。血液凝固第 XII 因子の遺伝子変異に関連する[8]。

疫学
- 米国人の約 15～24%はじんま疹，血管浮腫のいずれかを生涯に最低一度経

験する[9]。
- いずれかを経験したうち，約40%は両者を併発している[10]。

病因
■急性じんま疹
- 接触と皮疹の発症に密接な関連があるため，ほとんどの原因物質は容易に特定できる。
- 受診より前に，しばしば患者自身が原因を認識している。
  - **食物**(例えば，ピーナツ，貝)
  - **薬物**(例えば，ペニシリン)
  - **感染症**(例えば，ウイルス感染症)
  - **物理的原因**
    - 寒冷，温熱，圧迫，日光，水，振動，コリン作動性刺激，労作。
    - 飲食直後に限って運動が誘因となる患者もいる。

■慢性じんま疹
- 急性じんま疹ほど原因物質との関連が明確でないため，特定はより難しい。
- 患者は疾患とその経過に対してより感情的になりやすく，また影響を受けやすい。
- 原因物質としては以下のようなものがある。
  - **薬物**(例えば，NSAID)
  - **結合組織疾患**(例えば，全身性エリテマトーデス)
  - **悪性腫瘍**
  - **自己免疫疾患**
  - **甲状腺疾患**はじんま疹としばしば関連する。
  - **抗甲状腺ペルオキシダーゼ抗体**(抗マイクロゾーム抗体)陽性の場合，甲状腺機能の状態に関わらず影響を受けることがある。
  - そのような患者では(臨床的に euthyroid の場合を含め)，十分量の甲状腺ホルモン投与でじんま疹が改善することがある。
  - **食事**(例えば，慢性的な摂取)
- **IgEに対する自己抗体**もしくは**高親和性IgE受容体(FCεRI)に対する自己抗体**をもつ患者の慢性じんま疹は，抗ヒスタミン薬のみでは反応しないため副腎皮質ステロイド薬で皮疹改善を図る。さらなる治療選択に定まったものはない。
- **特発性じんま疹**は最も頻度が高いが，病因が不明な症例を意味する包括的なカテゴリーである。

■血管浮腫
ほとんどの場合，血管浮腫は薬物(ACE阻害薬，ARB，アスピリン，抗菌薬，NSAID)，もしくはC1INHの欠損によって起こる。
- ACE阻害薬とARBによる血管浮腫は，治療開始後のどの時点でも生じる可能性がある。これらの薬物は血管浮腫を増悪させることがあるため，直接の原因でなくとも中断を要する。
  - 両系統のすべての薬物は当然避ける必要がある。しかしながら，もう一方

の薬物で交差反応を生じるかは明らかでない。ただし，ACE 阻害薬由来血管浮腫の患者に ARB を投与したところ血管浮腫をきたしたという症例報告がいくつかある[11]。
- それゆえ，可能であれば，いずれかに過敏性を示す患者はもう一方も避けることが望ましい。
- C1INH の欠損は後天性もしくは先天性(遺伝性血管浮腫)である。後天性の場合，しばしば血液悪性腫瘍に関連して C1INH を阻害する自己抗体が産生されることで起こる。
  - C1INH 欠損を評価するには C4 値を測定する。遺伝性血管浮腫では発作間欠期であっても低値である。
  - さらに精査するには C1INH 値を評価する。
  - 有意な減少がみられなければ，C1INH 活性を測定する。後天性でも遺伝性でも減少している。
  - 最後に，混合試験と ELISA 法での抗 C1INH 抗体測定を行い，中和抗体(しばしば血液悪性腫瘍に伴う)を評価する。
  - 補体欠損による血管浮腫と診断されている，あるいは疑われている患者は，アレルギー専門医か免疫学専門医へ紹介する。

病態生理
じんま疹
- じんま疹は血管拡張と皮膚への体液漏出による皮下浮腫であり，これは肥満細胞と好塩基球からの分子(ヒスタミン，ブラジキニン，ロイコトリエン C_4，プロスタグランジン D_2，その他の血管作動性物質)放出に反応して起こる[12]。
- 初期局面と膨疹は内皮細胞と平滑筋細胞での H_1 ヒスタミン受容体の活性化による血管透過性の亢進，および H_2 ヒスタミン受容体の活性化による細動脈・細静脈の血管拡張によるものである。
- じんま疹は，機序によってアレルギー性と非アレルギー性に分けられる。

アレルギー性じんま疹
- 抗体もしくは T 細胞による肥満細胞の活性化によって生じる。
- IgG 自己抗体が IgE もしくは肥満細胞の IgE 受容体に結合し，II 型アレルギー反応をきたすことに起因する。慢性じんま疹の 30〜50％を占める。
- IgE を介した I 型アレルギー反応，および免疫複合体の肥満細胞(IgG・IgM に対する Fc 受容体を発現する)への結合による III 型アレルギー反応からも肥満細胞の活性化をきたす。
- T 細胞が肥満細胞の活性化とヒスタミン放出を誘導する場合もある(IV 型アレルギー反応)。

非アレルギー性じんま疹
自然免疫の膜曩受容体(補体，サイトカイン・ケモカイン，オピオイドに対する受容体や Toll 様受容体)，もしくは異物(ハプテン，薬物)の毒性による肥満細胞の活性化によって生じる[13]。非アレルギー性じんま疹は，種々の病態生理学的機序で起こる可能性があり，そのため，多様な臨床像を呈し治療に対する反応もさまざまである[13]。

■ 血管浮腫
- 薬物，食物，環境曝露，虫刺などによって肥満細胞がヒスタミンを放出する **IgE 依存性過敏反応**がアレルギー性血管浮腫を起こす[14]。しかしほとんどの場合は特発性である。
- **非アレルギー性血管浮腫**（「分類」参照）は，主にブラジキニン増加による[15,16]。

診断

臨床所見
■ 病歴
- じんま疹が**急性か慢性か**を判断する。
- **瘙痒性か有痛性か**を区別するのも重要である。じんま疹に血管炎が伴っていることもあるため，皮疹が **24 時間以上持続するか**どうか，**瘢痕を残して軽快するか**どうか必ず判断する。いずれもじんま疹ではなく，血管炎に伴うものである。

■ 身体診察
- 厳密に言えば，医師は甲状腺疾患，結合組織疾患，潜在性感染症，悪性疾患の検索を行う必要がある。
- いくつかのじんま疹は物理的原因による。**物理的じんま疹** physical urticaria は，さまざまな手技により症状を再現することで診断できる。例えば，寒冷じんま疹は前腕に氷塊を 4 分間密着させることで診断できる。氷を取り除いた後で 10 分観察し，同じ部位に皮疹を認めれば陽性所見ととる。

診断的検査
- 一般的な検査としては，CBC，ESR，肝機能検査，アナフィラキシー検査，抗甲状腺ペルオキシダーゼ抗体，尿検査を行うのがよい。
- 慢性じんま疹指標として，米国では抗 FCεRI 自己抗体の検索が商業レベルで可能である。
- 皮膚テスト，RAST
  - じんま疹の原因となる特異抗原を特定するのはしばしば難しいが，皮膚テストや RAST が役立つ場合もある。
  - これらの検査は，特に急性じんま疹では，特定の食物や薬物が原因と考えやすいため有用である。
  - 前述のとおり，皮膚テストはアレルギー評価に最適の手法である。しかし，じんま疹患者では重篤な皮疹をきたしうるため，RAST のほうが好ましい。
- 特定の食物アレルギーに加え，食品添加物によってじんま疹が生じることもある。**食品添加物に対する感受性を正確に評価できる唯一の検査は，二重盲検比較対照誘発試験**である。通常はアレルギー専門医のもとで数時間をかけて行われる。

治療

最も重要な治療は，原因物質を避けることと，背景因子を改善することである。

じんま疹
- 薬物治療としては，抗ヒスタミン薬を漸増して膨疹と発赤を改善する。古典的 H_1 受容体拮抗薬(表 35-1)のほか，H_2 受容体拮抗薬(シメチジン，ラニチジン，ファモチジンなど)を追加するのがよい。
- doxepin(10〜25 mg/日から開始)などの**三環系抗うつ薬**が抗ヒスタミン作用を期待してしばしば用いられる。鎮静作用があるため，就寝直前に内服させる。
- **副腎皮質ステロイド**(プレドニゾン 0.5 mg/kg/日)は，じんま疹の急激な増悪を改善させるために用いられるが，慢性的に用いると種々の副作用が生じるため，慢性じんま疹に用いるのは妥当とは言えない。
- **慢性特発性**じんま疹の患者には，適切な量の内服で症状をコントロールし，その後，じんま疹の出現を評価しつつ定められた期間(6 週〜6 カ月)に薬物を減量していくのがよい。再燃を認めれば治療を再開する。

血管浮腫
- 薬物性血管浮腫では，原因物質の**回避**が治療の第一歩である。前述のとおり，ACE 阻害薬もしくは ARB に対する反応があれば，もう一方の薬物も避けるのがよい。血管浮腫が悪性疾患に続発するものであれば，**基礎疾患の治療**が血管浮腫の改善につながる。
- 遺伝性血管浮腫の**長期治療**では，**アンドロゲン**(主に stanozolol)が用いられる。C1INH 値を高め，血管浮腫発作を予防する。これらの患者はアレルギー専門医，もしくは免疫学専門医に診断と治療を委ねるのがよい。男性化作用があるため，アンドロゲンは特に女性患者では避ける。プライマリ・ケア医は，遺伝性血管浮腫の治療は試みないほうがよい。
- 血管浮腫の**急性期治療**としては，アドレナリンを用いる。残念ながら，遺伝性血管浮腫はアドレナリン単剤では治療に難渋する。この場合，**新鮮凍結血漿(FFP)**。C1INH を含む)を輸血する。しかし，かえって増悪する場合もある。**精製 C1INH 製剤**が臨床試験中であり，もし市販化された場合には血管浮腫の急性期治療に用いうるだろう。**術前処置**として，術前-術後の血管浮腫の予防目的に，新鮮凍結血漿もしくは C1INH 製剤を投与する。
- 対症療法も重要であることは変わらない。喉頭浮腫をきたすことがあり，気道確保が重要である。発作時には気管挿管や気管切開を要することもある。

薬物アレルギー

一般的事項

疫学
- 薬物に対するアレルギー反応は，副作用の中でも主要な位置を占めている。

- 米国では全入院患者の40%に1回以上の薬物副作用を認めているという報告がある。

分類
- **薬理学的性質に関連した反応**　例えば副作用，毒性反応，相互作用がある。これらの反応は薬物の化学的性質に基づくため，一定量の薬物を投与された患者すべてに生じる。それゆえ多くの場合，投与量を変更することで症状を軽減できる。
- **毒性代謝産物による反応**　免疫反応や副作用に似ている。薬物そのものではなく，その代謝産物が原因物質となる。スルホンアミド基を含む薬物(主にHIV感染者へのスルファメトキサゾール投与)に対する反応がその好例である。この反応は他の副作用とは異なり，その対処方法も他の副作用と異なる。
- **特異反応**　機序不明の有害反応である。
  - 薬物感受性の強い人に出現するが，その体質の背景はまだわかっていない。
  - 薬物投与中のどの時期でも生じうる。
  - 反応は軽微なこともあれば重篤なこともある。例えばフェノチアジン系薬物による顔面ジスキネジアは前者であり，クロラムフェニコールによる再生不良性貧血は後者である。
  - 明らかなことは，**特異反応は薬物の再投与によってほぼ確実に再燃する点である**。
- **免疫学的反応**
  - 薬物やその代謝産物に対する抗体産生，もしくは細胞傷害性T細胞の産生に起因する。
  - 反応の種類としては，薬物に対する接触性過敏反応(IV型アレルギー反応)，T細胞免疫による組織特異的反応(薬物性肝炎など)，IgG抗体による組織特異的傷害(II, III型)，IgE抗体による薬物アレルギー反応(I型)がある。
  - その他の反応として免疫学的背景が推定されているが，実際の機序はよくわかっていない。例えば，薬物熱，多形紅斑，Stevens-Johnson症候群，中毒性表皮壊死症がある。

病態生理
- **薬物アレルギーの機序**
  - 治療薬の大部分は低分子化合物であり，薬物に対する抗体の産生やT細胞の増殖を誘導することはない。薬物(やその代謝産物)がハプテンとして組織蛋白に共有結合する場合にのみ免疫反応が誘導される。
  - 実際の免疫原(免疫反応誘発因子)はハプテン，ハプテン-蛋白複合体，もしくはハプテンとの結合により変化を起こし異物と認識されるようになった組織蛋白である。
  - 化学結合が薬物と組織蛋白との間で生じるため，代謝前あるいは代謝後の薬物が組織蛋白と結合しやすいかどうかによって，その薬物のアレルギー誘発性が決まる。したがって，βラクタム系抗菌薬は組織蛋白と非常に反

応しやすく，アレルゲンとなりやすいが，強心配糖体はほとんど反応しないため，この系統の薬物に対しアレルギーは起こりにくい。
- **投与経路**は薬物アレルギーの誘発に重要である。
  - 経静脈投与は免疫学的反応を惹起しやすい。
  - 経口投与では，その可能性はかなり低い。
  - 経皮投与では IgE 抗体による反応(I 型)よりも接触性過敏反応(IV 型)を起こしやすい。
- **ほとんどすべての症例で，実際の免疫原はわからない。**
  - この事実は重要である。なぜなら，皮膚テストや検体検査(RAST, ELISA)はアレルゲンの化学構造に関する詳細な知識に基づいて行う必要があるからである。
  - 第 1 世代 β ラクタム系抗菌薬(ペニシリンと第 1 世代セファロスポリン系薬物)では，免疫原は幅広い皮膚テストの結果からよく推測されている。すなわち，ペニシリンアレルギーの既往のある患者の 75% はペニシロイルポリリジン(Pre-Pen)に対する皮膚テストで陽性となる。また，ペニシリン G に対しては患者の 6%，ペニシロン酸に対しては患者の 7% が反応する。後二者は組織蛋白に速やかに結合し，十分に抗原となりうる。これらアレルゲンに関する知識があれば，この皮膚テストは高い感度と特異度をもつようになる。
  - 他の系統の薬物ではあまり研究が進んでおらず，したがって，そのアレルゲンはよくわかっていない。薬物やその代謝産物がアレルゲンとなる構造をもっていると想定して，その薬物自体をアレルゲンとして皮膚テストに用いることは可能であるが，検査の適中率には疑問がある。

診断

薬物アレルギーの診断は詳細な病歴聴取，身体診察，皮膚テストおよび検体検査，そして必要に応じて誘発試験に基づいて行う。

臨床所見

- **発症時の服薬歴**を調べる。過去にアレルギー症状があれば，カルテを見直す。
- **反応の種類**と，それが免疫学的なものである可能性を考える。担当医が原因となりうる薬物のリストを作成し，順序づけるのに役立つ。前述のとおりすべての薬物はアレルギーを起こす可能性があるが，中でも**特に可能性の高い薬物**がある。
- **反応の重症度**も，類似の反応を除外するための手順を規定するので非常に重要である。アナフィラキシー反応は，単なる皮疹よりもはるかに重篤である。
- **薬物アレルギーの既往**は非常に有用である。いくつかのグループの報告によれば，1 種類の薬物に対しアレルギーのある患者は，既往のない患者に比べ新たな薬物アレルギーをきたす可能性が高い。中には複数の薬物で症状をきたす患者もおり，おそらくハプテン化蛋白(ハプテン-蛋白複合体)との反応性が高いことによるもので，**多剤アレルギー症候群** multiple drug allergy

syndrome と呼ばれる。
- **家族歴**も予測因子となる。もし父親または母親に薬物アレルギーがある場合，相対リスクは数倍高くなる。
- 最後に，**既存症の性質**を確め，原疾患によるものではなく薬物が原因であることを確認する。例えば，全身性エリテマトーデス(SLE)患者に出現する顔面紅斑は SLE の発症過程で生じるものであり，薬物反応によるものではない可能性が高い。

診断的検査
■ 皮膚テストと検体検査
- 皮膚テストは薬物アレルギーを診断するうえで最も重要な手技である。
- ペニシリンや第1世代セファロスポリン系薬物の場合，皮膚テストは施行しやすく反応の種類の予測能も高い。
- 皮膚テストを行う場合はアレルギー専門医か免疫学専門医へ紹介する必要がある。
- 検体検査としては RAST や ELISA がある。施行には実際のアレルゲンの化学構造に関する知識が必要となり，この点は皮膚テストと同じである。
- しかし検体検査のほうが長時間を要する(通常 24 時間以上)。したがって実地臨床で適応となることはあまりない。
- 皮膚テストは，重篤な薬物アレルギーの発症後数週間以内は信頼性に乏しいというエビデンスがあり，この場合には検体検査が必要となるかもしれない。

■ 誘発試験
- 誘発試験は特定の薬物あるいは特定系統の薬物に対する患者の感受性を評価する手法であり，その薬物で治療を開始する際に行う。実地臨床では，治療開始前の薬物選択にのみ用いられている。
- 少量(1 mg)から薬物の投与を開始し，急速に用量を増やしていく。実際のところ我々は，誘発試験時の用量を治療量を基準に決めている。
- 1～10 mg の投与に忍容性が認められた場合，治療量の 1/10 から 1/4，そして 1/2 へと，15～30 分間隔で増量していく。
- 誘発試験は適切な救命措置が行える医療施設で施行する。

治療

他の系統の薬物への変更
- 薬物アレルギーに対する最も有効な治療は，他の系統の薬物に変更することである。
- 代替薬への変更は，薬物アレルギー患者においてまず考慮すべき事項である。
- ほとんどの場合，交差反応を起こさない有効な選択薬が見つかる。
- 同系統の薬物でも反応側鎖をもたない代替薬が存在することがある。
  - リシノプリルとエナラプリルがその一例である。これらはスルホンアミド基をもたず，一方でカプトプリルはスルホンアミド基を有している。
  - 同様に，エタクリン酸はフロセミドの代替薬となりうる。

表 35-5 造影剤への反応歴のある患者への注入前プロトコル

注入までの時間	薬物と投与量		
	プレドニゾン[a]	シメチジン[b]	ジフェンヒドラミン[c]
13 時間	50 mg 内服/静注	300 mg 内服/静注	
7 時間	50 mg 内服/静注	300 mg 内服/静注	
1 時間[d]	50 mg 内服/静注	300 mg 内服/静注	50mg 内服/静注

a 代替薬としてメチルプレドニゾロン 40 mg 静注がある。
b 代替薬としてラニチジン 150 mg がある。
c 代替薬としてクロルフェニラミン 10〜12 mg がある。
d エフェドリン 25 mg 内服を 1 時間前に追加してもよい。

- ■抗菌薬を置き換える場合，反応側鎖だけが異なるため，しばしば奏効する。また皮膚テストや減感作療法も不要である。
- **代替造影剤**への変更は，アナフィラキシー様反応に対しても有効である。例えば，低浸透圧性造影剤は高浸透圧性造影剤よりもはるかに反応をきたしにくい。

誘発試験
- 皮膚テストや検体検査が施行できないときに有用である。
- 最も反応を起こしにくい系統の薬物を選択すべきである。
- 例えば，局所麻酔薬(真のアレルギー反応はほとんどきたさない)に対する反応歴のある患者には，最も反応しにくい系統の薬物で誘発試験を行う。
  - ■最も反応をきたしにくい薬物は，パラアミノ安息香酸エステル構造を含まない。
  - ■パラベンのような防腐剤や β 作動薬のような添加剤は反応を引き起こしうるため，誘発試験には**防腐剤を含まない製剤**を用いることを勧める。
  - ■多くの局所麻酔薬は分娩時の準備として誘発試験が施行可能である。少量(1 mL)でも反応を誘発しなければ，その局所麻酔薬は問題なく使用することができる。

投与前プロトコル
アナフィラキシーもしくはアナフィラキシー様反応をきたす多数の薬物については，**投与前プロトコル**が用意されている。このプロトコルに従えば，反応を予防・低減することができる。造影剤再使用時のプロトコルは表 35-5 のとおりである。

減感作療法
- 減感作療法の目的は，生命に関わる可能性のある反応を防ぐことにある。この手技によって膨疹やじんま疹といった皮疹をきたすことは避けられない。
- アレルギー専門医または免疫学専門医の監督のもと，重篤かつ遷延するアナフィラキシーに対応できる環境でのみ行う。

- 減感作療法の手順としては，ごく少量の薬物を投与し，治療量に達するまで15〜20分ごとに投与量を漸増(通常は倍に)していく．
- 経口投与の場合，反応をきたす可能性は非常に小さい．それゆえ，可能ならば，減感作療法を開始するときは経口投与から経静脈投与へと移行する．
- 重要なこととして，**減感作状態は薬物を投与している間しか続かない**．投与が終了すると8〜48時間後には薬物感受性が復活する．どの時点で感受性が復活するかは予測できず，それゆえ，**もし12時間以上投与が中断するのであれば，減感作を再施行せねばならない**．もし短期間のうちに同じ薬物で再治療する必要があるなら，その薬物を継続し(通常は経口)減感作の再施行を避けるようにする．

食物アレルギー

一般的事項

- 一般的に食物に対する「感受性 sensitivity」はよくみられるものの，食物アレルギー food allergy とは免疫学的機序で起こる感受性(IgE 依存性，細胞依存性，IgE・細胞依存性)に対してのみ用いられる用語である．
- 患者は多種多様な症状をきたす．じんま疹/血管浮腫，喘息発作，腹部疝痛，下痢，鼻結膜炎，そしてアナフィラキシーがある．
- 食物アレルギーは小児の6%，成人の3〜4%未満に生じると考えられている．全体の有病率は上昇しており，特に先進国ではその傾向が強い．

分類

- **IgE 依存性** 急性発症で，じんま疹/血管浮腫，口腔アレルギー症候群(口腔に限局する搔痒と軽度の浮腫)，鼻炎，喘息，アナフィラキシー，食物依存性/労作誘発性アナフィラキシー(食物が誘引となるが摂取後に労作が加わった場合にのみ発症する)．
- **細胞依存性** 遅発性反発症，アトピー性皮膚炎(中等度〜高度の食物関連性皮疹のある小児の35%に認められる)あるいは好酸球性胃腸炎(種々の程度の嚥下障害または嚥下痛を呈す)を慢性的にきたす．
- **IgE・細胞依存性** 遅発性発症で，食物蛋白誘発性腸炎(幼児によくみられ，食物への持続的曝露の結果，嘔吐，下痢，成長障害をきたす)，ならびに粘液性血便をきたす幼児の食物蛋白誘発性直腸炎がある[17,18]．
- **非免疫性** 酵素欠乏もしくは吸収障害を起こす(ラクターゼ欠損，グルコース・ガラクトース吸収不良)．

病態生理

- アレルギーと免疫寛容のメカニズムは解明されつつあり，消化管バリアの破綻[19]と非経口曝露(呼吸器感作[20]，皮膚感作[21])が食物アレルギーに関与していると推測されている．
- 熱や化学物質で容易に分解される蛋白質は重篤な反応をきたしにくいが，ナッツや種子に含まれる構造の安定した蛋白はアレルゲンとなりやすい[22]．

- 遺伝的影響も指摘されており，例えばピーナツアレルギーをもつ同胞がいる場合，児のピーナツアレルギー保有率は高くなる[23]。
- 細菌や感染症への曝露が減ったことで免疫機能が弱まり，アトピー性疾患が増加したとする衛生仮説が存在する[24,25]。免疫系が Th2 反応へと傾き，IL-4，IL-5，IL-13 が IgE と好酸球性炎症を誘導して発症させるというものである。

診断

どの種類の反応が生じているのか，その反応が IgE 依存性かどうかを判断する。

IgE 依存性食物アレルギー
- 関与が疑われる食物を摂取してから発症するまでの時間を推定する。
- ほとんどのアレルギー反応は摂取後 15〜30 分以内に生じる。
- 摂取後数時間して生じる反応はアレルギーでない可能性が非常に高い。
- 疑わしい食物を特定する。
- 成人の食物アレルギーでは，ピーナツ，ナッツ類，甲殻類の頻度が高い。小児では，牛乳，小麦，大豆，卵が原因となることが多い。

IgE 非依存性食物アレルギー
- 上述のとおり，食物不耐症として現れる。
- **好酸球性胃腸炎**は，腸管壁の好酸球性炎症と末梢血好酸球増加症を特徴とする。しばしば吸収不良とアレルギー性疾患を認める。専門家による精査治療を要する。

診断的検査
- 検査結果だけでなく，病歴においてアレルゲンと症状の関連を認めなければならない。
- 検査はアレルギー専門医か免疫学専門医のもとで行う。
- さまざまな食物アレルゲンの皮膚テストもしばしば行われる。
  - 多くの食物アレルゲンは刺激性が強く全身性反応をきたす可能性があるため，経皮テストのみとし皮内テストは行わない。
  - 果物や野菜がアレルゲンである場合はプリックテストを行う。
- CAP-RAST テストは，さまざまな食物アレルゲンに対する特異的 IgE 抗体を検出できる。
- **食物アレルギー診断のゴールドスタンダードは，二重盲検比較対照誘発試験である。**この試験は危険であり，アレルギー専門医のもと，診療所もしくは病院で行う。疑わしい食物に対し感受性を示さなければ，非盲検での誘発試験を行う。

治療

- 原因食物を避ける。

- 患者本人と家族，友人に対し，アレルギー反応はいかにして生じるか，どうやって発症を防ぐか，そしてどう対処するかを指導する。
- 小児では，保護者となりうるすべての人(患児の友人の親も含め)に疾患を理解してもらい，どうやって避けるか，どう対処するかを知ってもらうのが重要である。
- 対処法として，患者(と保護者)は直ちにアドレナリン自己注射キット(エピペン®)を使用できるようにしておく。
  - アドレナリン自己注射キットを処方する際には，適切な使用法について患者に十分に説明する。
  - 診察の最後に，キットを適切に使用できるか患者に実際に手順を示してもらう。
  - アドレナリンを使用した後は，常に救急要請を求めるよう自覚してもらう。
- 食物アレルギーでの死亡率は，喘息のある患者(12章参照)や，原因食物を摂取したことに気づかなかった患者，自宅から離れた場所で発症した，あるいは発症時に保護者のいなかった患者，アドレナリン使用までの時間に30分以上を要した患者で高くなる(特に小児で)[26]。
- **アレルゲン特異的免疫療法**は，アレルゲンによりTh1免疫反応(IFN-γなど)を刺激したり，制御性T細胞を産生させることでTh2反応を抑制的に調節したりするものである。
- **抗IgE抗体**(オマリズマブ)やサイトカイン/抗サイトカイン製剤はアレルゲン特異的な治療ではなく，アレルギー反応を調節・遮断するためのものである。

鼻炎と鼻結膜炎
一般的事項

定義
- アレルギー性鼻炎 rhinitis は鼻粘膜の炎症であり，アレルギー性鼻結膜炎 rhinoconjunctivitis はアレルゲンによる鼻粘膜と結膜の炎症を併発したものである。
- 主に小児にみられ，思春期前に発症する。
- 無治療の場合，鼻結膜炎は副鼻腔炎，中耳炎，喘息といった他の疾患へと進展する。
- 人口のほぼ1/5は季節性あるいは通年性のアレルギー性鼻結膜炎を有している。
- 米国ではおよそ2,000～4,000万人が罹患しており，成人の10～30%，小児の40%を占める。

分類
■炎症性
- **アレルギー性**　季節性または通年性アレルゲンに対する特異的IgE抗体による鼻炎。

- **感染性**　しばしばウイルス性上気道感染症に併発する。
- **好酸球増多性**　鼻炎患者における鼻好酸球浸潤を認めるが,アレルギー感作の成立していない(アレルギー検査は陰性となる)状態を指す。十分に確立した疾患概念ではない。
- **萎縮性**　高齢者に多く,鼻粘膜の萎縮による。

■ 非炎症性
- **血管運動性／味覚性**　寒冷あるいは食物への曝露後数分以内に発症する。
- **薬物性**　点鼻薬の過剰使用による薬物性鼻炎。
- **内分泌性**　例えば妊娠や甲状腺疾患による。甲状腺疾患の治療や妊娠の終了に伴って軽快する。

■ 物理的
- **異物**　通常は片側性鼻炎である。
- **副鼻腔腫瘍・肉芽腫・過形成**　しばしば片側性鼻炎をきたす(副鼻腔過形成を除く)。
- **髄液性鼻漏**　グルコースを含む片側性鼻汁をきたす(通常の鼻汁にはグルコースは含まれないが,脳脊髄液には含まれる)。
- **線毛機能不全**　サッカリンテストでの前鼻孔から咽頭の移動時間異常高値,もしくは鼻粘膜生検での電子顕微鏡的観察にて線毛の解剖学的異常を認めることで診断される。

病態生理

吸入アレルゲンは樹状細胞(抗原提示細胞)に感知・処理される。アレルゲンはCD4[+]T細胞に提示され,ここでサイトカインが産生されることにより,好塩基球の活性化(IL-13),B細胞のクラススイッチによるIgE合成(IL-4),好酸球の活性化(IL-5),そして肥満細胞の活性化(IL-9)が起こる[27]。

診断

臨床所見
■ 病歴
- 鼻汁,鼻瘙痒感,くしゃみ,頭痛,片側または両側の鼻孔異常。その他の臓器にも症状がないかを確認する(肺,眼など)。
- 季節性かどうか。樹木,芝,雑草の花粉に対するアレルギーは春,夏,秋にそれぞれ生じる。一方でダニ,真菌,ペットに対するアレルギーは季節性ではない。
- 寛解・増悪因子の病歴をとる。猫に触れたり埃がついたり外出したりすることで症状が増悪することを患者はしばしば自覚している。反対に,例えば湿度の低い環境では症状が改善することに気づいているかもしれない。

■ 身体診察
「アレルギー」参照。

診断的検査

感受性を示すアレルゲンを同定するため，皮膚テスト（経皮もしくは皮内）あるいは RAST を行う。ただし，結果が陽性であっても最終的には患者の臨床所見に照らし合わせて判断する。

治療

環境の改善

- 実行可能な治療的介入の中では，環境改善が最も重要である。
- ダニに感受性を示す場合，（理想的には）家のカーペットをすべて除去し，枕とマットレスにダニ予防カバーを用い，化学繊維の枕と寝具を用いる。さらに寝具は 130°F(54℃) 以上の湯で毎週洗濯し，室内の湿度は 45% 以下に保つ。
- ペットアレルギーの患者は，可能であればペットを室外で飼うべきである。それが難しい場合でも，常時，寝室にはペットを入れない。室内外を出入りする猫や犬は定期的に洗う。

抗ヒスタミン薬

- 環境の改善にめどがついたら，次は非鎮静性抗ヒスタミン薬によりヒスタミン放出に関連する症状を抑制する。
- FDA はロラタジンとフェキソフェナジン（いずれも経口薬）だけを非鎮静性抗ヒスタミン薬としている。この 2 剤が鎮静をきたす率は 2% 未満である。
- 鎮静性のきわめて低い第 2 世代抗ヒスタミン薬はセチリジン（経口薬。鎮静の発生率は約 7%）とアゼラスチン（点鼻スプレーのみ[†1]，鎮静の発生率は約 6%）がある。

抗炎症薬

- クロモリンなどの経鼻 NSAID は最も安全に使用でき，市販もされている。残念ながら，最大効果を得るためにはクロモリン（各鼻腔に 2 噴霧）を 1 日 4 回使用する必要がある。
- 鼻炎（アレルギー性のみでなくあらゆる炎症性の）に最も有効な抗炎症薬は，**経鼻ステロイド薬**である（投与量は表 35-1 参照）。
  - 喘息の吸入用ステロイドを経鼻吸入に用いることもできる。
  - 投与開始後 24～48 時間で症状の改善がみられるが，治療効果が最大となるのには 1 週間を要する。
  - 喘息に用いるよりも投与量はより少量でよく，そのため経鼻ステロイドの全身性副作用はより少ない。
  - 主な副作用は鼻出血である。もし生じた場合は使用を数日中止し（この間に経鼻生理食塩液を用いてもよい），鼻出血が止まったら再開する。

[†1] 訳注：現在わが国には内服薬もある。

抗鼻閉薬

- **経口薬**(プソイドエフェドリンなど)は,特に鼻閉を主訴とする非アレルギー性鼻炎の治療に有用である。
- **経鼻薬**(β作動薬)が市販されているが**可能な限り避ける。**
  - 鼻閉を即座に改善する効果があるが,**タキフィラキシー**を直ちに生じる。
  - 投与を終了すると,**リバウンド**による鼻粘膜充血のため鼻閉が悪化する。医療機関を受診するまでに,患者はしばしば薬を手放せなくなっている(薬物性鼻炎と呼ばれる)。
  - 経鼻抗鼻閉薬の使用は**3日以内**にとどめるべきである。
  - 経鼻薬を手放せなくなった患者は,しばしば症状改善のため短期間のステロイド薬全身投与を要する。ステロイド全身投与を終了した後は,経鼻抗鼻閉薬を中止し,経鼻ステロイド薬に切り替える。

経鼻抗コリン薬

- 経鼻抗コリン薬は非炎症性鼻炎に有用である。
- 例えば,食物摂取10〜15分前に経鼻抗コリン薬(イプラトロピウム0.03%製剤,各鼻孔に1〜2噴霧)を用いるのが**味覚性鼻炎の軽減に有用である。**

減感作療法

減感作療法(前述)はアレルギー性鼻炎に有用であり,ステロイドを使用できない場合に適応となる。

抗菌薬

- 抗菌薬は,副鼻腔炎をきたしているのでなければ鼻炎の治療に**通常適応とならない。**
- 副鼻腔炎に対しては,副鼻腔への移行がよく肺炎球菌,インフルエンザ桿菌,*Moraxella catarrhalis* に有効な薬物が適応となる〔主にβラクタム系抗菌薬(βラクタマーゼ阻害薬の有無は問わない),サルファ薬,βラクタム系へのアレルギーがあればマクロライド系〕。

手術

- 慢性副鼻腔炎で,薬物療法でも症状が改善しない場合にのみ,手術の適応となる。
- 多くの場合,一時的な改善効果しかなく根治的治療とはならない。

有用な情報源

医師向け

- 米国国立アレルギー感染症研究所 National Institute of Allergy and Infectious Diseases(http://www.niaid.nih.gov)
- 米国心臓肺血液研究所情報センター National Heart, Lung, and Blood Institute Information Center(http://www.nhlbi.nih.gov)

- 米国アレルギー喘息免疫アカデミー American Academy of Allergy, Asthma, & Immunology(http://www.aaaai.org)
- 米国アレルギー喘息免疫学会 American College of Allergy, Asthma & Immunology(http://www.acaai.org)

患者向け

- Food Allergy and Anaphylaxis Network(http://www.foodallergy.org)
- Asthma and Allergy Foundation of America (http://www.aafa.org)
- American Lung Association (http://www.lungusa.org)
- Allergy and Asthma Network—Mothers of Asthmatics(http://www.aanma.org)

(清水 郁夫)

文 献

1. Skoner DP. Allergic rhinitis: definition, epidemiology, pathophysiology, and diagnosis *J Allergy Clin Immunol* 2001;108(Suppl 1):S2-S8.
2. Saefer T. Epidemiology of food allergy/food intolerance in adults:associations with other manifestation of atopy. *Allergy* 2001;56:1172-1179.
3. Golden DB. Epidemiology of allergy to insect venoms and stings. *Allergy Proc* 1989;10: 103-107.
4. Lockey RF, Turkeltaub PC, Baird-Warren IA, et al. The Hymenoptera venom study I, 1979-1982: demographics and history-sting data. *J Allergy Clin Immunol* 1988;82:370-381.
5. Szefler S, Weiss S, Tonascia J. Long-term effects of budesonide or nedocromil in children with asthma. *N Engl J Med* 2000;343:1054-1063.
6. Golden DB. Epidemiology of insect venom sensitivity. *JAMA* 1989;262:3269-3270.
7. Waytes AT, Rosen FS, Frank MM. Treatment of hereditary angioedema with a vapor-heated C1 inhibitor concentrate. *N Eng J Med* 1996;334:1630-1634.
8. Cichon S, Martin L, Hennies HC, et al. Increased activity of coagulation factor XII (Hageman factor) causes hereditary angioedema type III. *Am J Hum Genet* 2006;79:1098-1104. Epub 2006 Oct 18.
9. Yates C. Parameters for the treatment of urticaria and angioedema. *J Am Acad Nurse Pract* 2002;14:478-483.
10. Greaves M, Lawlor F. Angioedema: manifestations and management. *J Am Acad Dermatol* 1991;25: 155-165.
11. Cha YJ, Pearson VE. Angiooedema due to losartan. *Ann Pharmacother* 1999;33:936-938.
12. Zuberbier T, Maurer M. Urticaria: current opinions about etiology, diagnosis and therapy. *Acta Derm Venereol* 2007;87:196-205.
13. Hennino A. Pathophysiology of urticaria. *Clin Rev Allergy Immunol* 2006;30:3-11.
14. Kulthanan K, Jiamton S, Boochangkool K, Jongjarearnprasert K. Angioedema: clinical and etiological aspects. *Clin Dev Immunol* 2007;2007:26438.
15. Bas M, Adams V, Suvorava T, Niehues T, Hoffmann TK, Kojda G Nonallergic angioedema: role of bradykinin. *Allergy* 2007;62:842-856.
16. Agostoni A, Aygören-Pürsün E, Binkley K, et al. Hereditary and acquired angioedema: problems and progress: proceedings of the third C1 esterase inhibitor deficiency workshop and beyond. *J Allergy Clin Immunol* 2004;114:S51-S131.
17. Sicherer SH, Sampson HA. Food allergy: recent advances in pathophysiology and treatment. *Annu Rev Med* 2009;60:261-277.
18. Sampson HA. Food allergy. Part 1: Immunopathogenesis and clinical disorders. *J Allergy Clin Immunol* 1999;103:717-728.
19. Chehade M, Mayer L. Oral tolerance and its relation to food hypersensitivities. *J Allergy Clin Immunol* 2005;115:3-12.
20. Fernandez-Rivas M, Bolhaar S, Gonzalez-Mancebo E, et al. Apple allergy across Europe: how aller-

gen sensitization profiles determine the clinical expression of allergies to plant foods. *J Allergy Clin Immunol* 2006;118:481-488.
21. Strid J, Thomson M, Hourihane J, et al. A novel model of sensitization and oral tolerance to peanut protein. *Immunology* 2004;113:293-303.
22. Steckelbroeck S, Ballmer-Weber BK, Vieths S. Potential, pitfalls, and prospects of food allergy diagnostics using recombinant allergens or synthetic sequential epitopes. *J Allergy Clin Immunol* 2008;121:1323-1330.
23. Sicherer SH, Furlong TJ, Maes HH, et al. Genetics of peanut allergy: a twin study. *J Allergy Clin Immunol* 2000;106:53-56.
24. Voelker R. The hygiene hypothesis. *JAMA* 2000;283:1282.
25. Lynch NR, Goldblatt J, LeSouef PN. Parasitic infections and risk of asthma and atopy. *Thorax* 1999;54:659-660.
26. Sampson HA, Mendelson L, Rosen JP. Fatal and near-fatal anaphylactic reactions to food in children and adolescents. *N Engl J Med* 1992;327:380-384.
27. Broide D. The Pathophysiology of allergic rhinoconjunctivitis. *Allergy Asthma Proc* 2007;28:398-403.

耳鼻咽喉科疾患 36

Thomas M. De Fer

耳垢栓塞

一般的事項

- 耳垢 cerumen は外耳道の皮膚の落屑や付属器腺(皮脂腺とアポクリン汗腺)の脂質分泌物から構成されている。
- 外耳道は通常，鼓膜から外方に向かって上皮が移動していくことによる自浄作用がある。
- 耳垢の蓄積や栓塞の危険因子としては，年齢60歳以上，認知機能障害，毛髪の増殖や狭窄による外耳道の閉塞(例えば，慢性感染症による瘢痕化や Down 症候群によるもの)，異物(例えば，補聴器や耳栓)，綿棒の使用，外耳道に影響を及ぼす皮膚の状態，外耳道から耳垢を排出する自浄作用の障害，が挙げられる。
- 遺伝的要因もあると思われる。
- 耳垢は難聴，耳痛，耳閉感，瘙痒，耳鳴，咳の原因となるほか，めまいの原因となる可能性もある。

診断

- 診断は，もちろん耳鏡での視診による。
- 耳垢の性状と色調はさまざまである(軟らかく液状のもの〜固く乾いているもの，白っぽい色〜黒っぽい色)。
- 耳垢の蓄積は，部分的もしくは完全に鼓膜の観察を妨げるため，鼓膜の適切な視診を必要とする耳の異常を診断する際にしばしば問題となる。
- 耳垢栓塞は鼓膜に接している可能性がある。
- 補聴器を使用している患者は，ときおり耳垢の蓄積を調べるべきである[1]。
- 患者には，鼓膜穿孔，鼓膜チューブの挿入，耳手術歴について尋ねる。

治療

- **耳垢の蓄積や栓塞により症状が出現しているか，必要な検査を妨げる場合には，耳垢の除去が推奨される**[1]。
- 無症候性の栓塞していない耳垢は必ずしも治療を必要としない。
- 耳垢栓塞は，洗浄，耳垢水，洗浄以外の用手除去により解決することがある[1]。
- 耳垢の除去は慎重に行う。
- 外耳道の骨部は非常に傷つきやすく，容易に擦過創や裂傷が起こる。
- 鼓膜を誤って穿孔してしまうことがある。
- 家庭での綿棒や口腔洗浄器の使用，イヤーキャンドルの実施はしないよう厳

格に指導する[1]。

洗浄
- 患者を座位にし、大きなシリンジで外耳道から耳垢を洗い流す。
- 水は体温程度とし、鼓膜ではなく外耳道の上壁に水流を当て、耳垢が押し出されるまで行う。膿盆を耳の下に置き、洗浄液を受ける。
- 鼓膜穿孔の既往がある場合や、感染症が存在するか再発の恐れがある場合、もしくは乳様突起削開術など耳の手術歴のある場合は**禁忌**である[1]。
- 過度の力は疼痛を引き起こし、外耳道の裂傷や鼓膜穿孔が生じる可能性があるが、鼓膜穿孔は稀である。
- 水道水での洗浄は、糖尿病患者で悪性外耳炎を起こす可能性がある。耳漏、耳痛は医師に速やかに報告してもらう。洗浄は、過酸化水素または50％ホワイトビネガー溶液を用いても行うことができる[1]。

耳垢水
- 外耳道に液体を浸透させて耳垢をほぐし、外耳道からの排出を促進する。
- 耳垢水には3種類ある[1,2]。
  - **水性基剤**のものとしては、純水や生理食塩液、3％過酸化水素、2％酢酸（Acetasol）、1％ドクセート液（Colace）、10％炭酸水素ナトリウム、10％トリエタノールアミンポリペプチドオレイン酸濃縮液（Cerumenex）などがある。トリエタノールアミンは15～30分を超えて耳の中に放置してはならず、耳の外へ洗い流す必要がある。軽症～重症の局所の皮膚炎を引き起こす可能性がある。この問題からCerumenexは米国では使用できなくなった。
  - **油性基剤**のものとしては、オリーブ油、アーモンド油、鉱物油、落花生（ピーナッツ）油などがある。油性基剤のものは実際には耳垢融解剤ではなく潤滑・軟化剤である。
  - **非水性・非油性基剤**のもので米国で利用可能なものは、6.5％カルバミド過酸化物（尿素過酸化水素）（Debrox, Murine）である。
- これらの薬物はすべて（水、生理食塩液を含む）、耳垢除去において洗浄を避けたり無治療でいるより有効である[1-3]。
- どれか特定の薬物がより効果的であるかは定かでないが、非水性・非油性基剤のものは、油性基剤のものよりも効果が高い[1-3]。
- 1日の使用と4日間使用を比較すると、長く使用したほうが効果的である[2]。
- すべての耳垢水は、洗浄前にその効果を上げる目的で使用されることもある[1,2]。
- 耳垢水の使用は、外耳炎、中耳炎、および鼓膜穿孔の患者には**禁忌**である。

洗浄以外の用手除去
- 用手除去は、細心の注意、臨床医の技術、適切な照明と器材を必要とする。
- 右手を使用することで、効果的かつ迅速に用手除去ができる。
- 通常、金属またはプラスチック製のループやスプーンを使って、把持した耳

鏡で直接観察しながら行う。
- 疼痛，外耳道の裂傷，鼓膜穿孔，感染症を引き起こす危険性がある。

紹介
- 耳垢栓塞が重度の場合や，治療が失敗した場合，双眼顕微鏡や耳鼻科的器材を用いた除去の適応となるため耳鼻咽喉科医に紹介する。
- 耳鼻咽喉科医に紹介すべきその他の状況としては，鼓膜穿孔，鼓膜や乳様突起の手術歴，外耳道の狭窄，耳垢除去手技による疼痛がある。

外耳炎

一般的事項

- 外耳炎 otitis externa は外耳道の炎症と定義され，急性外耳炎が最も一般的である。
- 外耳炎は，炎症前期，急性炎症，慢性炎症(6週間以上)の3つのステージに分類される[4]。慢性外耳炎は通常細菌性ではない。
- **急性外耳炎は具体的には以下のように定義される[5]。**
  - 過去3週間に，外耳道の症状や徴候を伴い急性(48時間)に発症したもの。
  - 外耳道の炎症症状：耳痛，瘙痒，耳閉感。難聴や顎痛を伴うこともある。
  - 外耳道の炎症徴候：耳珠・耳介の圧痛，外耳道のびまん性の浮腫・発赤，耳漏(みられないこともある)，局所リンパ節炎，鼓膜の発赤，耳介とその周囲皮膚の蜂窩織炎。
- 急性外耳炎は，水泳の後(競泳者の耳 swimmer's ear)や異物による局所的外傷の後に，特によくみられる。他の危険因子は，耳垢の不足もしくは過剰，外耳道の過度のクリーニングや擦過傷，高湿度(熱帯の耳 tropical ear)，暖かい気温，補聴器や耳栓の使用である。
- 急性外耳炎の化膿性分泌物を培養すると，通常，緑膿菌や黄色ブドウ球菌が検出される[5]。重複感染症は珍しくなく，嫌気性菌も含まれる。
- 耳真菌症は外耳道の表在性真菌症で，*Aspergillus niger* や *Candida albicans* のような真菌により引き起こされる。これらは通常，急性外耳炎をもたらさない[5]。
- **壊死性(悪性)外耳炎**は急性外耳炎の重篤な合併症であり，高齢糖尿病患者や免疫不全患者に最も多くみられる。感染は軟骨，側頭骨，頭蓋底を含む周囲の組織に侵襲性に拡大する。ほとんどが緑膿菌によるが，*A. niger* を原因とする症例も報告されている。

診断

臨床所見
■病歴
- 症状は，瘙痒，疼痛，難聴，ときに悪臭を伴う耳漏である。
- ほとんど常に片側のみに発症し，通常，きっかけとなる出来事または最近の

表 36-1　外耳炎の鑑別診断

耳垢の蓄積/栓塞
外耳道の皮膚炎(例:アレルギー性,アトピー性,脂漏性)
外耳道の癤
軟骨膜炎(疼痛を伴う耳介の炎症)
耳帯状疱疹(通常,小水疱に先立って疼痛が出現する。顔面神経麻痺があればRamsay Hunt症候群の診断は確かなものとなる)
鼓膜穿孔を伴う化膿性中耳炎
真珠腫
外耳道癌

熱帯地方への旅行歴がある。
- 疼痛は最も一般的な主訴で,鈍いうずきから体の自由を奪うレベルまである。炎症が重度の場合は発熱がみられることもある。
- 壊死性外耳炎は,初期症状の重症度は低いが,診察所見とは不釣り合いな重篤な遷延する疼痛に発展する。

■ 身体診察
- 急性外耳炎では,耳介は正常だが耳珠の触診で圧痛がある。
- 外耳道上皮には発赤があり,硬結は軽度なものから重度なものまであるが,重症の場合,外耳道は浮腫によって閉塞する。
- 内腔には湿った落屑,漿液,膿性漿液の分泌物が含まれている。
- 鼓膜は光沢がなく,発赤し,また外耳道の狭窄により見えないことがある。
- 重症例では,発熱,顎関節の圧痛,耳周囲の発赤,頸部リンパ節腫脹がみられる。
- 外耳道皮膚の壊死,軟骨部から骨部外耳道移行部の肉芽組織,高熱,著しい耳漏,顔面神経麻痺は,すべて壊死性外耳炎と一致する。

鑑別診断

外耳炎の鑑別診断を表36-1に示す。

治療

耳洗
- 外耳道は,罹患皮膚に局所治療が施せるように,過剰な耳垢,落屑,膿,異物を注意深く洗浄し,除去する。
- 50:50の過酸化水素と水で,シリンジを用いて洗浄する。
- 鼓膜が穿孔している場合は洗浄してはならない。
- 重症例は,双眼顕微鏡や耳鼻科的器材を用いた清拭が必要となるため,耳鼻咽喉科医へ紹介する。

局所治療薬
- 外耳炎に使われる耳の局所治療薬は数多くある。酸性化剤,消毒薬,抗菌薬,

副腎皮質ステロイドを単独または，いくつか，もしくはすべてを組み合わせて使用する。すべて効果があると思われる[6]。

- **酸性化剤**は 2% 酢酸(VoSoL，Domeboro)とホウ酸が含有されている。酸性化は耳真菌症に特に有用である。
- 最も一般的な**消毒薬**はアルコールであり，すばやく揮発し外耳道を乾かす。アルコールは，さまざまな点耳薬に使用されている一般的な添加物である。外耳道の消毒は局所抗菌薬点耳と同等の効果があると思われる[6]。
- 最も一般的な**耳の局所抗菌薬**は以下のとおりである。
  - **ポリミキシン B およびネオマイシン**（フラジオマイシン）（1% ヒドロコルチゾン添加，かつて商品名 Cortisporin Otic として販売されていたが現在はジェネリック品，1回4滴を1日3〜4回，最大10日間）。ポリミキシン B は緑膿菌に対して有効であり，ネオマイシンは黄色ブドウ球菌に対して有効である。ネオマイシンを長期間使用すると，アレルギー性皮膚炎を起こして外耳炎が慢性化する可能性がある。
  - **シプロフロキサシン** 0.2%（1% ヒドロコルチゾン添加，Cipro HC Otic 1回3滴を1日2回，7日間）および 0.3%（0.1% デキサメタゾン添加，Ciprodex Otic 1回4滴を1日2回，7日間）。シプロフロキサシンは緑膿菌と黄色ブドウ球菌の両方に感受性がある。
  - **オフロキサシン** 0.3%（Floxin Otic 10 滴 /0.5 mL を1日1回，7日間）。緑膿菌と黄色ブドウ球菌の両方に感受性がある。
  - **ゲンタマイシンおよびトブラマイシン点眼液**は外耳炎治療にも使われている。
  - **抗菌薬はプラセボよりも明らかに効果がある**。単剤ではどれがより効果的であるか明らかになっていない。しかし，キノロン系による治療はそれ以外よりも多少早く改善する可能性がある[6]。
  - **経口抗菌薬**は通常不要である（ただし，糖尿病，免疫不全，外耳道の範囲を超えた感染症，局所療法に効果がない場合は除く）[5]。
- 代表的な局所**ステロイド薬**として，1% ヒドロコルチゾンと 0.1% デキサメタゾンがある。局所抗菌薬へのステロイド添加は除痛を早めるかもしれないが，本質的には臨床治癒率は改善しないようである[5,6]。
- 鼓膜穿孔が疑われるか，判明している場合は，耳毒性のある薬物（アルコール，酸性化剤，Cortisporin，アミノグリコシド）は使用すべきでない。オフロキサシンおよびシプロフロキサシン / デキサメタゾンは中耳投与が承認されている[5]。
- 外耳道が浮腫により著しく狭窄している場合は局所療法が困難であることがあり，ガーゼ芯(Oto-Wick，メローセル®，リボンガーゼ)を使用すべきである[5]。ガーゼ芯は外耳道に抗菌薬を供給する導管として，指を使い優しく挿入する。浮腫が消失するのに伴い，ガーゼ芯は通常 24〜72 時間で除去できる。

疼痛管理

- 急性外耳炎の疼痛は通常あまり強くないが，激痛となる場合は鎮痛薬による

治療が推奨される[5]。
- アセトアミノフェン，NSAID，オピオイドなどの鎮痛薬を，痛みの程度に応じて適切に使用する[5]。
- 1.4%ベンゾカイン(5.4%アンチピリン添加，かつては商品名Auraganとして販売されていたが現在はジェネリック品)のような耳の局所鎮痛薬は，一般的に推奨されない[5]。
- 前述のように，ステロイドの局所投与は鎮痛緩和を早めることができる[5]。

壊死性外耳炎
- 耳鼻咽喉科医への迅速な紹介が非常に重要である。
- CT，MRI，骨シンチグラフィで診断できる。
- 培養検査を行うべきである。
- 入院のうえ，高用量の抗緑膿菌薬の局所および静脈内投与，洗浄，デブリドマンが必要である。

中耳炎

一般的事項

- 中耳炎 otitis media は単純に中耳の炎症を意味する。
- **急性中耳炎は，急性疾患の症候と中耳の炎症とともに中耳の滲出液を認める病態**と定義される[7]。ウイルスや細菌による**感染症**であり，成人にも起こるが小児に圧倒的に多い。そのため急性中耳炎に関する研究のほとんどは小児を対象に行われてきた。
  - 最も一般的なウイルスは，ライノウイルス，インフルエンザウイルス，アデノウイルス，RSウイルスである。
  - 最も一般的な細菌は，肺炎球菌，インフルエンザ桿菌，*Moraxella catarrhalis* である。*Mycoplasma pneumoniae* は稀な原因である。成人の起因菌は，おそらく小児と同様である[8]。
  - ウイルスと細菌の混合感染は，少なくとも小児では，一般的であると思われる。
  - 急性中耳炎は，先行する上気道の炎症(例えば，ウイルス感染やアレルギー)の結果，耳管の峡部の閉塞が生じると一般的に考えられている。滲出液は中耳に貯留し，微生物が増殖していく。
- **滲出性中耳炎** otitis media with effusion(漿液性中耳炎とも呼ばれる)は，中耳炎症の慢性的な病態である。
  - 滲出性中耳炎は**感染の急性症候のない中耳の滲出液**を特徴とする[9]。
  - 滲出性中耳炎は，通常は上気道感染に続発するが，**感染を経ることなく耳管機能不全など非感染性の原因により起こることもある**。
  - 急性中耳炎と同様，滲出性中耳炎も小児に最も多くみられる。
  - 滲出性中耳炎は数週〜数カ月持続することがある。

診断

臨床所見

■ 病歴
- 急性中耳炎の最も一般的な症状は，突然の耳痛，難聴，めまい，発熱だが，これらはあまり特異的ではない。
- 成人の急性中耳炎では小児に比べ，耳痛，難聴，咽頭痛，耳漏の訴えが多い[10]。
- 滲出性中耳炎は通常，耳閉感と難聴を呈する。急性感染の症状はみられない。

■ 身体診察
- 身体所見は急性中耳炎と滲出性中耳炎を鑑別する鍵となる。しかし両者の鑑別は難しい。
- 鼓膜が見えにくくなるような耳垢は除去する(前出の「耳垢栓塞」参照)。
- 中耳の滲出液は以下の所見から示唆される[7,9]。
  - pneumatic otoscopy(ブリューニング耳鏡)での鼓膜運動性の欠如または一部不良(観察には，注意深い手技と外耳道との密閉性が必要)
  - 鼓膜の膨隆
  - 鼓膜透見でのニボー(鏡面像)
  - 耳漏
- 中耳の急性炎症は以下の所見を示す[7]。
  - 鼓膜の明確な発赤。発赤は外耳道の操作，啼泣，発熱，上気道感染によっても引き起こされる。
  - はっきりとした耳痛。
- 急性中耳炎は滲出液と急性炎症を伴うが，滲出性中耳炎では滲出液のみである。
- **鼓膜穿刺術**は耳鼻咽喉科医が行い，培養検査が必要になることは稀であるが，免疫不全患者，治療抵抗性の患者，急性中耳炎の合併症(頭蓋内感染症など)を発症した患者では有用なことがある。

治療

急性中耳炎
- 成人の急性中耳炎に対して，エビデンスに基づいて具体的に推奨できる治療はない。ここに述べる推奨事項は小児例に基づいたものである[7]。
- 健常な成人の，合併症がない軽度〜中等度の急性中耳炎は，2〜3日の**経過観察**が適切である。
- 抗菌薬治療は，初期に重度の症状がある患者や，2〜3日の経過観察後も症状が持続している患者に有用な場合がある。
- **アモキシシリン** 500 mg の1日3回5〜10日間投与は，患者の大部分で第1選択となる。
- 第1選択薬の代替としては，ST合剤倍力価錠1錠1日2回，アジスロマイシン 500 mg 1日1回，クラリスロマイシン 500 mg 1日2回がある。

- 第1選択薬に反応がないか，耐性について強い懸念がある場合は，アモキシシリン・クラブラン酸 875 mg 1日2回，またはセフロキシムアキセチル 500 mg 1日2回が使用される。

滲出性中耳炎
- 滲出性中耳炎は，それ自体は感染によるものではないため，抗菌薬治療は通常行わない。
- 大多数の成人患者では，経過観察が合理的なアプローチである。
- 小児では，ときに鼓膜チューブ挿入が適応となる[9]。
- 抗ヒスタミン薬，鼻閉に対する点鼻薬，ステロイドが滲出性中耳炎に特に効果があるかどうかは，はっきりしない。

耳管機能不全
一般的事項

- 耳管は，中耳の換気，鼻咽頭分泌物の逆流からの保護，中耳腔内の排液を担う。通常，耳管は閉鎖しているが，中耳内の圧を外気と等しくするために容易に開口する[11]。
- 耳管閉塞や異常な耳管開放に起因する耳管機能不全 eustachian tube dysfunction は，中耳に影響を与えることがある。
- 耳管閉塞は耳管の換気や排液機能を妨げ，中耳の陰圧化をきたす。
- 耳管閉塞とそれに続く耳管機能不全は，一時的なこともあれば，再発したり，慢性化することもある。
- 慢性的な耳管閉塞と陰圧化により，鼓膜は中耳側へ陥凹し菲薄化する(これは鼓膜弛緩症 atelectasis と呼ばれる)。
- 耳管開放症があると，鼻咽頭分泌物が中耳へ逆流しやすくなるため，耳管の保護機能が低下する。
- 耳管機能不全の原因と危険因子を表 36-2 に示す[11~13]。
- 耳管開放症は，体重減少，妊娠，経口避妊薬，エストロゲン治療，筋疾患と関連があるが，しばしば特発性に発症する[14]。
- 慢性的な耳管機能不全は，難聴，耳の圧外傷(例えば，飛行機旅行，スキューバダイビング)，滲出性中耳炎，急性中耳炎，鼓膜弛緩症，後天性真珠腫といった厄介な症状につながる[13]。

診断

臨床所見
■ 病歴
- 耳管機能不全の症状は，閉塞の程度・恒常性・慢性度に依存する。
- 耳管機能不全の症状としては，耳閉感・圧迫感，耳痛，聴覚異常，自分の声のこもり音，弾けるような音・パチパチする音・きしみ音，耳鳴，めまい，飛行機での問題，が挙げられる[11~13]。

表 36-2 耳管機能不全の原因と危険因子

内因性の機械的閉塞
- ウイルス性上気道感染
- アレルギー性鼻副鼻腔炎
- 慢性副鼻腔炎
- 胃咽頭逆流
- 線毛運動障害
- タバコの煙
- 頭頸部の放射線治療

乳突含気蜂巣の機能不全
- 中耳圧均等化のための「緩衝地帯」

外因性の機械的閉塞
- 再発性扁桃炎
- アデノイド増殖症
- 先天性真珠腫
- 鼻咽頭ポリープ
- 鼻咽頭腫瘍

先天性
- 口蓋裂
- 頭蓋顔面症候群(例:Down症候群,Turner症候群)

- 耳管開放症患者は,自分の呼吸音が聞こえる,自分の声が異常に大きく聞こえる(自声強聴)と訴える。この症状は横になると消失することがある。不思議なことに,こういった患者が耳閉感を訴えることもある[14]。

■ 身体診察

- 耳管機能不全は,耳鏡検査で異常を認めることは少ない。中耳に滲出液が認められる可能性がある(前出の「滲出性中耳炎」参照)。
  - 鼓膜弛緩症は,鼓膜が陥凹し薄くなっていることと,耳小骨のキヌタ-アブミ関節が容易に見えることで明らかになる。
- 耳管開放症では,耳鏡検査により鼓膜の動き(吸気とともに内側へ,呼気とともに外側へ動く)がみられることがあり,強制的な呼吸で増悪する。仰臥位では静脈が充血して耳管の開放状態が改善されるため,診察は座位で行う。

診断的検査

- ティンパノメトリーは,耳管機能不全によるわずかな中耳の陰圧や,耳管開放症に伴う鼓膜の過度の動きを検出できる。
- 聴力検査では,軽度の伝音難聴を示すことがある。
- 鼻咽頭や耳管口を視診するために軟性内視鏡検査を要することもある。

治療

- 耳管機能不全の治療では,耳管の閉塞と陰圧の解除が求められる。
- 薬物治療は,耳管の炎症のほか,背景にある炎症性疾患の治療を目的とする。明確なコンセンサスはないが,通常行われる治療は以下のとおりである。
  - オキシメタゾリン点鼻:1回2滴を1日2回,5日間,両側に点鼻する。
  - 経口鼻炎薬(プソイドエフェドリンなど):60~120 mgを1日2回,必要に応じて投与する。
  - 非選択的および選択的経口抗ヒスタミン薬:ジフェンヒドラミン25~50 mgを1日4回,必要に応じて投与する。あるいは,フェキソフェナジン60 mgを1日2回または180 mgを1日1回投与する。あるいは,セチ

リジン5～10 mgを1日1回投与する。
- 局所鼻ステロイド（ベクロメタゾンなど）：1回1～2噴霧（1噴霧あたり42μg）を1日2回[15]。
- 免疫療法のような，より積極的なアレルギー性鼻炎の治療を行うかどうかは，はっきりしていない。
- 中耳の頻繁な**耳抜き**も有効である（鼻をつまみ口を閉じた状態でValsalva手技を行う）[16]。
- **外科的治療**は通常，鼓膜切開や鼓膜チューブ挿入による。チューブが留置されている間，鼓膜は正常な状態に戻る。そのほかに選択可能な外科的手技として，レーザー耳管形成術やレーザー鼓膜切開がある。
- 耳管開放症の治療は，障害の重症度による。ほとんどの場合，安心させることだけで患者の懸念を払拭できる。症状が慢性化し支障をきたしている場合，耳鼻咽喉科医へ紹介する[14]。

耳鳴

一般的事項

- 耳鳴 tinnitus は非常に一般的な主訴であり，外部音源と関係のない音の知覚と定義される。片側または両側の耳に起こり，間欠的または連続的である。
- **客観的耳鳴**（他覚的耳鳴）とは，検者も知覚できる体の中から起こる音の知覚である。通常，耳の近くを通る血液の乱流による音響エネルギーによって副次的に生じる。
- **主観的耳鳴**（自覚的耳鳴）とは，実際の音響刺激（内部および外部）はない音の知覚である。主観的耳鳴は客観的耳鳴よりもはるかに一般的である。
- 慢性的な耳鳴はQOLに多大な影響を与える可能性がある。
- 耳鳴の有病率は年齢とともに上昇し，**しばしば難聴とも関連がある**。
- 多数の潜在的な要因があり，なかにはかなり深刻なものもあるが，大多数の患者の原因は良性のものである（表36-3）[17]。

診断

臨床所見
■病歴

- 耳鳴は患者によりいろいろに表現され，例えば，心臓の拍動音，蜂などがブンブン飛ぶ音，流水音，ヒュー，シュー，カチカチ，コオロギの鳴き声，ブザー音，甲高い泣き声，笛のような音，高調音，低調音などがある。
- 拍動性の耳鳴は通常，客観的耳鳴で血管が起源である（表36-3参照）。
- 特に注意を払うべきは，難聴，騒音への曝露，耳痛，耳垢栓塞，外耳炎，急性中耳炎，滲出性中耳炎，耳管機能不全，耳管開放症，めまい，局所神経障害，耳毒性物質への曝露など，耳の神経学的な病歴である。
- 睡眠障害や集中力の低下を訴える患者もいる。

表 36-3　耳鳴の原因

客観的耳鳴（他覚的耳鳴）	主観的耳鳴（自覚的耳鳴）
拍動性／血管性[a] ・動脈雑音（例：頸動脈狭窄症） ・弁膜症（例：大動脈弁狭窄や他の心雑音を起こす疾患） ・高心拍出量（例：全身性動静脈瘻，甲状腺機能亢進症，貧血，薬物毒性） ・頭蓋・頸部の動静脈奇形や動静脈瘻（例：硬膜動静脈瘻） ・静脈雑音（内頸静脈血の乱流が原因と考えられる） ・血管腫瘍（例：傍神経節腫，頸静脈球や中耳のグロムス腫瘍） **神経筋性，解剖学的** ・口蓋ミオクローヌス（特発性または，Guillain-Mollaret 三角の病変「ミオクローヌス三角」による後天性） ・アブミ骨筋の攣縮 ・鼓膜張筋の攣縮 ・耳管開放症 **自発的なもの** ・自発耳音響放射 **原因や由来が不明，関連が推測される** ・顎関節機能障害 ・頸椎疾患（例：むち打ち症） ・歯科疾患	**耳性** ・感音難聴（例：老人性難聴，騒音性難聴，突発性難聴） ・伝音難聴（例：耳硬化症，耳垢，外耳炎，急性中耳炎，滲出性中耳炎，耳管機能不全，鼓膜穿孔，真珠腫） ・自己免疫性難聴（例：関節リウマチ，ループス，Cogan 症候群，ほか） ・複数の原因による難聴（例：虚血・梗塞，内分泌，代謝） ・Ménière 病 ・圧外傷（中耳，内耳） ・耳毒性のある薬物（例：アミノグリコシド，バンコマイシン，ループ利尿薬，サリチル酸塩，NSAID，シスプラチン，抗マラリア薬，その他多数） **神経原性** ・聴神経腫瘍（前庭神経鞘腫） ・その他の小脳橋角部腫瘍 ・Chiari 奇形 ・多発性硬化症 ・頭部外傷 **感染** ・外耳炎，急性中耳炎 ・髄膜炎 ・ウイルス性蝸牛炎（例：ヘルペス，インフルエンザ，ムンプス，風疹，HIV，ほか） ・ライム病 ・梅毒

a 血管疾患は必ずしも拍動性の耳鳴を起こすわけではない。
出典：Lockwood AH, SalVi RJ, Burkard RF. Tinnitus. N Engl J Med 2002;347:904-910 より改変。

■ 身体診察

- 注意深く耳鏡検査を行い，耳以外の頭頸部の診察も丁寧に行う。
- 神経学的検査も一般的に有用である（ほかに局所の神経学的な訴えがある場合は特に）。
- 聴診では，乳様突起，耳下部，頸動脈上で拍動性の耳鳴を認める。
- 心臓の聴診では，心雑音や高心拍出を検索する。

診断的検査

- 聴力検査はほとんどの患者に適応となる。
- 臨床状況に応じて，拍動性の耳鳴があれば頸動脈 Doppler，心エコー検査，

その他の血管検査が必要な場合がある。そのような患者は耳鼻咽喉科医へ紹介することも適切である。
- 局所神経症候がある患者は，脳画像から有益な情報が得られるかもしれない。

治療

- 頻度はかなり低いが，客観的耳鳴は血管疾患の手術のような特定の治療法が適している場合がある。
- そういった治療法が必要な場合は，生命を脅かすような病状である可能性は低いと患者を安心させるべきである。
- 競合する環境音で耳鳴を紛らわす方法(マスキング)が有用である。マスキングの一般的な選択肢は，ラジオの静かで心地よい音楽，テレビ，扇風機である。
- 手に負えない耳鳴を軽減するために，ときに**マスキング用装置**が必要となる。これは補聴器のように装着するが，本質的にはサウンドジェネレータであり，低レベルの広帯域ノイズを発生させる。聴覚訓練士から入手可能である。
- 可能であれば，耳鳴を引き起こすことが知られているすべての薬物は中止するべきである。
- 現在，耳鳴の治療薬として FDA に承認されたものはない。
- 耳鳴はうつ病や不安に関連があることが知られ，抗うつ薬の効果を示唆するデータもあるが，そうではないデータもあり一定しない[17, 18]。
- 最近の調査では，耳鳴へのガバペンチンの使用は支持されない[19]。
- 耳鳴順応療法(TRT)では，疾患への患者の理解を深めるカウンセリングが必須で，1日に数時間のサウンドセラピーが有効である[20]。目標は患者をその音に慣らすことや，耳鳴による悪い関連付けを減らすことである。

回転性めまいと浮動性めまい

一般的事項

- 回転性めまい vertigo と浮動性めまい dizziness の神経学的な全体像は 41 章を参照のこと。
- 浮動性めまいは一般的な症状であるが，正確な診断と治療は簡単ではない。多くの患者は浮動性めまいによる症状を言い表すのに困難を感じており，潜在的な原因は多種多様である。
- 初期評価の目標は，患者の浮動性めまいを以下に示す分類に当てはめることである。
  - 回転性めまい(自分自身もしくは周りの動きの錯覚)
  - 平衡障害(バランスがとれない / 安定しないような感覚，特に歩いているときのもの)
  - 前失神(意識を失ったり，暗黒感に陥ったり，気が遠くなったりしてしまいそうな感覚)
  - 非特異的な浮動性めまい / 頭のふらつき〔患者は，上記のどれにも明確に

表 36-4 浮動性めまいと回転性めまいの原因

回転性めまい	平衡障害
末梢性 ・良性発作性頭位性めまい ・前庭神経炎 ・迷路炎 ・Ménière 病（内リンパ水腫） ・耳帯状疱疹（Ramsay Hunt 症候群） ・外リンパ瘻 ・中耳炎 ・真珠腫 ・迷路振盪 ・耳毒性薬物 ・Cogan 症候群 ・反復性前庭障害 ・聴神経腫瘍（前庭神経鞘腫） **中枢性** ・脳幹虚血・梗塞（例：Wallenberg 症候群） ・小脳虚血・梗塞・出血 ・片頭痛関連性回転性めまい ・脳底動脈片頭痛 ・多発性硬化症 ・Chiari 奇形	・末梢性ニューロパチー ・歩行に影響する筋骨格系障害（例：関節炎，筋力低下） ・視力低下 ・Parkinson 病 ・小脳萎縮 ・内服薬（例：抗てんかん薬，鎮静催眠薬） ・前庭障害 **前失神** ・起立性低血圧 ・血管迷走神経性 ・不整脈 ・頸動脈洞過敏症 ・心拍出量減少の他の原因（例：大動脈弁狭窄症，閉塞性肥大型心筋症） ・椎骨脳底動脈循環不全 **非特異的な浮動性めまい／頭のふらつき** ・過換気 ・低血糖 ・内服薬 ・うつ病 ・不安 ・パニック障害 ・身体化障害 ・前庭障害

分類できず，「よくわかりません，とにかくふわふわ浮いている（頭がふらふらする）感じなんです」と言うことしかできない〕

- 回転性めまいは最も一般的で特有な主訴であり，後に詳細に述べる。前失神・失神の評価は 7 章に記載した。
- 浮動性めまいは，高齢者でより一般的で，しばしば原因は複数ある。
- 回転性めまいと浮動性めまいの多くの原因のうち，ほとんどを表 36-4 に示す。

診断

臨床所見

■ 病歴

- 上記のように，病歴は浮動性めまいの症状を分類するために重要である。患者はまず開かれた質問で症状を訴える機会が与えられるべきであるが，特異性のある質問も必要となる。

- はじめに回転性めまいに特異性のある質問をして鑑別するのが合理的である。回転性めまいは，ときとしてグルグル回ると表現されるが，自分自身もしくは周りの動きの感覚(例えば，傾く感じ，揺らぐ感じ，揺さぶられる感じ，横揺れする感じ，縦揺れする感じ)であるということを覚えておくことが重要である。
- 回転性めまいは特に前庭系に原因があることを示すが，ほかに関与する要因がないとは言いきれない。また，平衡障害や非特異的な浮動性めまい/頭のふらつきの患者の中には，最終的に原因が前庭系にあると証明される例もある。
- **平衡障害**はバランスがとれない/安定しないような感覚を，特に歩いているときに感じるものである。ニューロパチー，筋骨格系の制限，パーキンソニズム，視力，転倒などについて問診する。
- **前失神**は，頭がふらふらしたり，意識を失ったり，暗黒感に陥ったり，気が遠くなったりしてしまいそうな感覚で特徴づけられる。患者の症状に合致しそうであれば問診を進めて確認するのがよい(例えば，起立による症状の出現，動悸，胸痛，血管迷走神経性症状)。
- **非特異的な浮動性めまい/頭のふらつき**は，上記のどれにも明確に分類できない患者が当てはまる。
- **以降の記述は，回転性めまいに焦点を絞る。**
- めまい発作の持続時間，再発，頻度の特徴と，その増悪因子について詳細を把握する。
- 一般に頭を動かすことで，どんな回転性めまいも増悪する。
- 悪心や嘔吐は，個々のめまい発作が非常に短いとき以外は，急性回転性めまいでよくみられる。
- 頭痛や片頭痛の特徴，耳痛，難聴，体位性不安定，他の神経学的巣症状，頭部外傷，既往歴，内服薬について尋ねる。
- 表36-5は回転性めまいの一般的な原因の症状的特徴をまとめたものである。

■ 身体診察

- 回転性めまいにおける中枢性と末梢性の区別は，鑑別診断を絞っていくことと，迅速でより積極的な評価と治療を要する患者(すなわち中枢性回転性めまいのある患者)を同定していく点から重要である。表36-6に鑑別上の特徴をいくつかまとめた[21]。
- 耳鏡検査を全例に行うべきである。
- **頭部強制回旋試験** head thrust test/head impulse test(半規管機能検査としても知られている)は，まず患者に，目を約10°傾けて遠くの目標物を見てもらう。それから検者は，患者の頭を水平方向に約10〜15°急速に回旋させ，次にそれとは反対側へ同じように回旋させる。正常であれば，目は目標にとどまる。末梢性障害の場合は目が目標から離れて目標へすばやく戻る(遅れがみられる)。
- **Dix-Hallpike手技**を図36-1に示す[22]。この検査で回転性めまいと垂直回旋混合性眼振が認められ，眼振の上極が床方向であれば，後半規管型の良性発作性頭位めまい benign paroxysmal positional vertigo(BPPV)が強く疑わ

表 36-5 回転性めまいの一般的原因の臨床的特徴

原因	回転性めまいの発症と経過	典型的なシナリオ	蝸牛症状	関連した中枢性の症状と徴候	眼振	前庭検査所見
良性発作性頭位めまい	1分以内の繰り返す発作。数週〜数カ月にわたる めまい発作は増悪寛解を繰り返し、自然に治癒する	回転性めまいの最も一般的な原因 体位変換で起こることが特徴で、しばしばベッドの中、見上げたとき、前屈時に起こる ときに悪心・嘔吐あり	なし	なし	回転や上向き成分を伴う体位変化によって誘発される(典型的な後半規管の問題) 潜時3〜5秒、持続5〜15秒 疲労現象あり 固視で抑制されることがある	Dix-Hallpike手技により典型的な眼振が誘発される
前庭神経炎	突然発症して数時間にわたる 数日〜数週後に消退 漫然とした浮動性のめまいが数カ月続くことがある	ウイルス感染の前駆症状が生じることがある 頭位変換により増悪する重症回転性のめまい しばしば重度の悪心・嘔吐を伴う 歩行不安定だが歩けて、患側へ傾く	なし	なし	自発性、一方向性、普通は水平・回旋性 固視で抑制されることがある	頭部強制回旋試験陽性
迷路炎	前庭神経炎と同様	前庭神経炎と同様	片側性感音難聴	なし	前庭神経炎と同様	前庭神経炎と同様

表36-5 回転性めまいの一般的原因の臨床的特徴（つづき）

原因	回転性めまいの発症と経過	典型的なシナリオ	蝸牛症状	関連した中枢の症状と徴候	眼振	前庭検査所見
Ménière病	長期の寛解を伴う数年にわたるめまい発作 群発するめまい発作 めまい発作は数分〜数時間続く	回転性めまい・耳鳴・難聴が三徴 他の内耳障害により二次的に発症することがあり 相対的に回転性めまいが弱く難聴が強く出る患者もいる	低音の耳鳴 感音難聴。数年の経過で変動しながら進行して恒久化 耳閉 耳痛	なし	めまい発作時は一方向性。通常は水平・回旋性	特徴的な病歴が得られたらDix-Hallpike手技は不要
片頭痛関連性回転性めまい	自発性ないし頭位性の再発するめまい発作が数分〜数時間〜数日間続く 重症度はさまざま 本当の回転性めまいというよりは、バランスがとれない、安定しない、頭がふらつくという平衡感覚障害だという報告がある 慢性のめまい感や乗り物酔いを訴えることもある	片頭痛の病歴 片頭痛を伴う回転性めまい 典型的な片頭痛誘因により増悪することがあり 片頭痛は一時的なめまいの原因として非常に多いにもかかわらず重要視されていないと感じる人もいる	通常はないが、軽度（非進行性）の感音難聴と耳鳴の報告がある	回転性めまいに伴うこともしくはひき続く頭痛 頭痛は常に回転性めまいの発作を伴うとは限らないし、その逆もない 典型的な片頭痛の特徴がしばしば出現する（例：前兆、片側性、拍動性、羞明、他の視覚症状、音恐怖症、悪心、嘔吐）	めまい発作時の眼振は中枢性または末梢性の特徴をもつ	Dix-Hallpike手技で回転性めまいの症状が誘発される

脳幹部梗塞	突然発症し、ときに非常に重症 数分～数週間持続するが、慢性化することもある	血管危険因子のある高齢者 悪心と嘔吐が際立っている 重度の歩行不安定で、歩こうとすると倒れる	なし	嚥下障害、構音障害、複視、Horner症候群、温痛覚障害などの脳幹梗塞の所見	自発眼振を認め、さまざまなパターンをとるが、通常は水平・回旋性眼振 患側注視時にゆっくりとした眼振を、健側注視時に速い眼振を認める 疲労現象なし 回視の影響を受けない	Dix-Hallpike手技はたいてい不要 潜時なし、1分より長い、非減衰性(非疲労性)、頭位変換で方向が変わることもある
小脳梗塞または出血	脳幹梗塞と同じ 回転性めまいはいつも現れるわけではない	脳幹梗塞と同じ 頭痛が生じることあり	なし	所見は小脳障害の部位と程度による 歩行運動障害 体幹側方突進、四肢協調不能 上記の所見を伴う脊髄梗塞が合併することもある	脳幹梗塞と同じ	脳幹梗塞と同じ

表 36-6 回転性めまいの鑑別

	末梢性	中枢性
回転性めまい	しばしば重症	さほど重症でないこともしばしば
眼振		
型，方向	頭位性[a]または自発性[b]	自発性
	回旋成分を伴った水平性，または，回旋成分を伴った垂直性（まったくの水平性や回旋性では決してない）	水平性，垂直性，回旋性で，まったくの垂直性や回旋性を含む（これは末梢性では生じない）
	一方向性	注視により方向が変わる
固視による眼振抑制	あり	なし
継続時間	有限の[b]（数日～数週）または慢性的な[c]めまい発作/再発[a]（個々のめまい発作の継続は1分以内～数時間）	有限（数週～数カ月[c]）一時的ではなく持続性
悪心・嘔吐	おそらく重度だが，ごく軽度のこともある	さまざま
体位，歩行不安定	軽症～中等症で，普通は歩けて，患側へ向かって傾く	しばしば重症で，転倒せずに歩くことはできない
難聴，耳鳴	ときどき[d]	普通はみられない
他の神経所見	なし	しばしばあり
頭部強制回旋試験	しばしば異常[b]で，目が目標から離れて目標へすばやく戻る	通常正常で，目は目標にとどまる
頭位性眼振に対するDix-Hallpike手技[e]		
潜時	2～15秒	なし
継続	5～30秒	30～120秒
疲労現象	あり	ときにあり，ときになし
誘発された回転性めまい	しばしば重症	ないか，あってもさほど重症でない
固視による眼振抑制	あり	なし
型，方向	水平性/回旋性	垂直性/水平性
特徴	方向固定性	方向交代性

a 良性発作性頭位めまい，Ménière病，片頭痛関連性回転性めまい。
b 前庭神経炎，迷路炎。
c 回転性めまいは決して真の慢性（すなわち，絶対に寛解することなく症状が継続する状態）にはならない。
d 迷路炎，Ménière病。
e Dix-Hallpike手技は，（自発性よりはむしろ）頭位性の回転性めまい，特に後半規管の異常による良性発作性頭位めまい（患者の90％以上）に対し最も有効な誘発試験である。

出典：Goebel JA. Practical Management of the Dizzy Patient. 2nd Ed. Philadelphia, PA: Lippincott Williams & Wilkins, 2008 より改変。

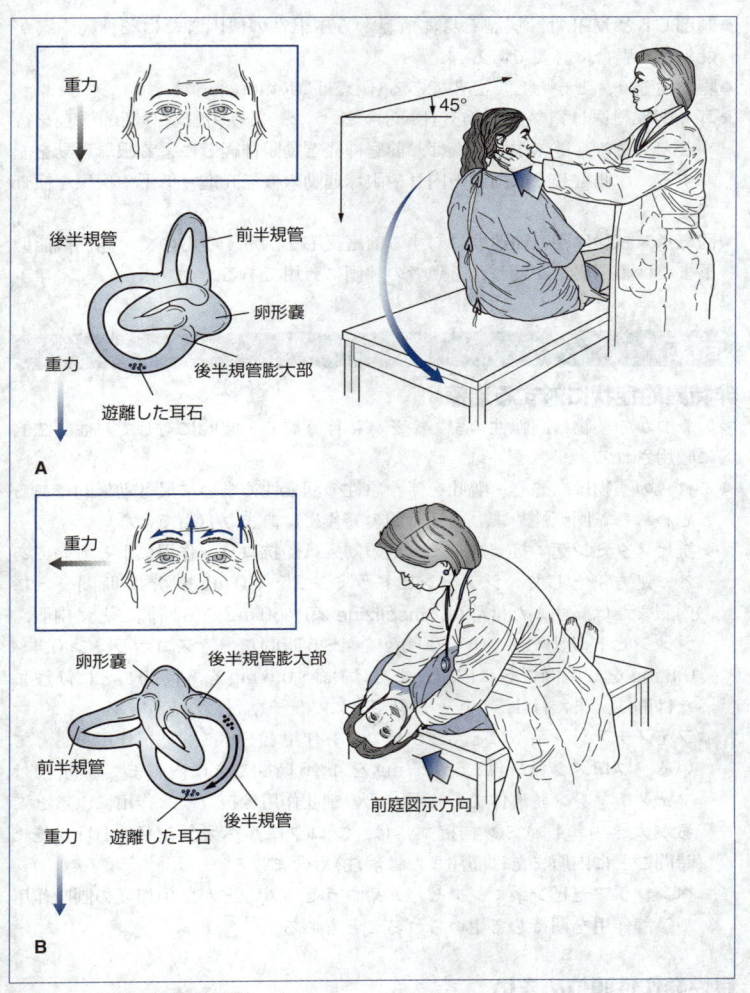

図 36-1 Dix-Hallpike 手技

出典：Furman JM, Cass SP. Benign paroxysmal positional Vertigo. N Engl J Med 1999;341:1590-1596 より許可を得て転載。

れる。
- 表 36-5 にも，回転性めまいの一般的な原因の診察所見がまとめられている。

診断的検査
- 病歴と身体所見から末梢性の原因であることが明らかに示唆される場合，診断的検査は通常は必要ない。

- **頭部 CT と MRI** は，病歴と身体所見から中枢性の原因または聴神経腫瘍が疑われる場合に必要である。
- **聴力検査**は，ときとして必要である(例えば Ménière 病に)。
- 耳鼻咽喉科医は電気眼振検査(ENG)のような，より精密な診断的検査を行うこともある。電気眼振検査は，前庭神経と動眼神経とによる眼球運動を記録する。片側もしくは両側の内耳や眼球運動の機能亢進・低下や疾患を検査できる。
- **回転イス試験**は回転加速度に対する前庭反応を測定するもので，両側機能低下または小脳異常が疑われる患者の評価に有用である。

治療

非特異的症状に対する治療

- いくつかの薬物は回転性めまいやそれに伴う悪心・嘔吐に対して対症療法的に頻用される。
- これらの薬物は，悪心・嘔吐を伴う急性の回転性めまいに最も効果的であると思われる。回転性めまいの短時間の発作にはあまり有用ではない。
  - **抗ヒスタミン薬**：抗ヒスタミン薬の効果は，**抗コリン作用**によるものである。処方例として，**ジフェンヒドラミン** 25～50 mg を 4～6 時間ごとに内服または筋注または静注，meclizine 25～50 mg を 6 時間ごとに内服，**ジメンヒドリナート** 50～100 mg を 4～6 時間ごと，**スコポラミン** 0.4～0.8 mg を 6 時間ごとに内服，または 0.3～0.6 mg を 6 時間ごとに筋注または静注，または 1.5 mg を 3 日ごとにパッチ貼付，などがある。
  - **フェノチアジン系**：ほとんどが抗コリン作用とドパミン拮抗作用をもっている。**プロメタジン**(12.5～25 mg を 4～6 時間ごとに内服または筋注)は，フェノチアジン誘導体であるが，その制吐作用は抗コリン作用によるところが大きい。ドパミン拮抗薬には，**プロクロルペラジン**(5～10 mg を 6 時間ごとに内服または筋注または静注)も含まれる。
  - **ベンゾジアゼピン系**：ジアゼパムやロラゼパムなどが，中程度の制吐作用や鎮静作用を期待して用いられることもある。

良性発作性頭位めまい

- 良性発作性頭位めまいでは，未治療のまま放置しても，しばしば数日～数週で自然軽快する。
- 最も特異的な治療は，Epley 法による耳石置換である(図 36-2)[22]。
- 再燃することが多い。
- 非特異的な前庭抑制薬も，症状を軽減するために用いられることがある。

前庭神経炎

- 前庭神経炎の治療は，概して支持療法である[23]。
- 前庭抑制薬は効果的である。
- 数日～数週で自然軽快する。

第36章 ■ 耳鼻咽喉科疾患 **809**

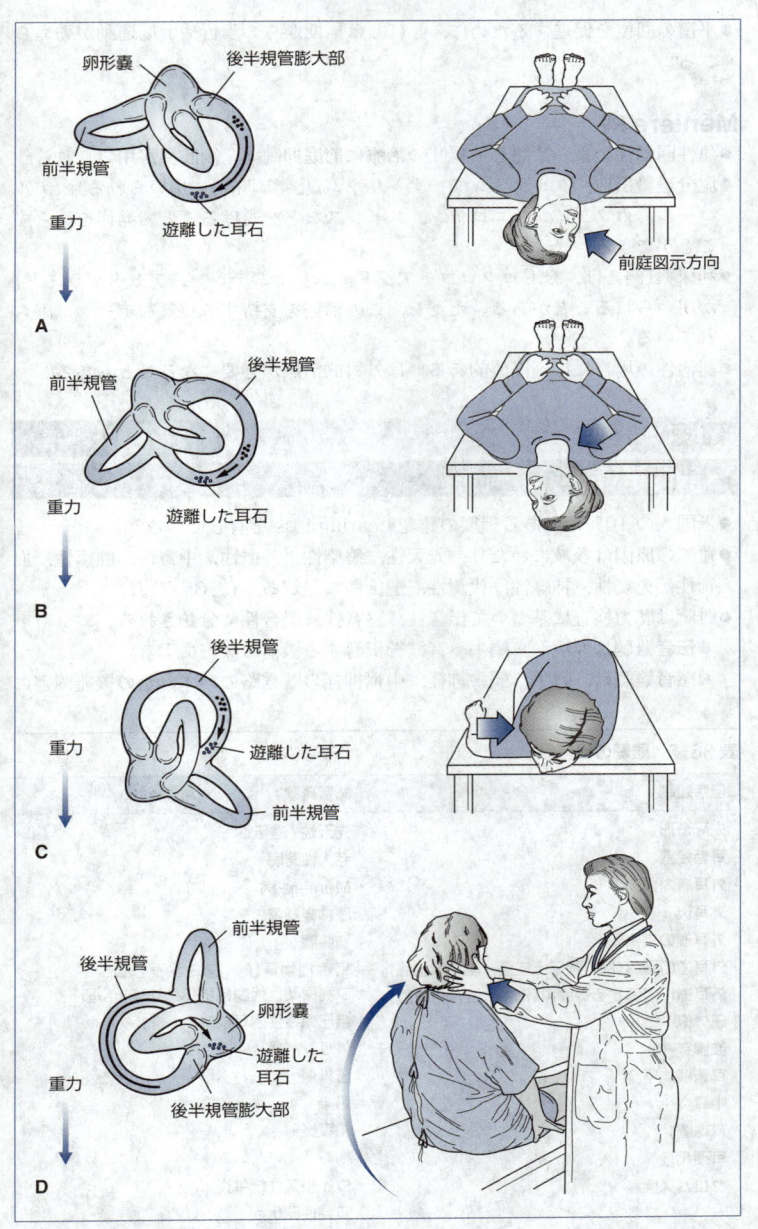

図 36-2 Epley 法
出典：Furman JM, Cass SP. Benign paroxysmal positional Vertigo. N Engl J Med 1999;341:1590-1596 より許可を得て転載。

- 平衡の回復を促進するために，しばしば早期からの歩行や前庭運動が勧められる。

Ménière 病

- 急性回転性めまいや悪心・嘔吐の治療に前庭抑制薬・制吐薬が用いられる[24]。
- 塩分過量摂取，グルタミン酸一ナトリウム(化学調味料に用いられる)，アルコール，カフェイン，ニコチン，ストレスなどを避けることで発作を減らすことができる。
- 利尿薬(例えば，ヒドロクロロチアジド，トリアムテレン，アセタゾラミド)が用いられることがある。ただし，この治療を支持する良質なデータは限られている。
- 難治性の場合には，侵襲的あるいは外科的治療が必要になることもある。

難聴

一般的事項

- 米国人の 10％は，ある程度の難聴 hearing loss を有している[25]。
- 難聴の原因は多岐にわたり，先天性，感染性，外傷性，中毒性，腫瘍性，血管性，免疫性，神経性，代謝性，遺伝性などがある(表 36-7)。
- 難聴は聴力検査に基づいて伝音性，感音性，混合性に分類される。
  - **伝音難聴**は環境から蝸牛へ音波を伝導する機構の障害による。
  - **感音難聴**は，蝸牛，蝸牛神経，中枢神経の聴覚路のいずれかの機能障害に

表 36-7　難聴の原因

伝音難聴	感音難聴
先天奇形	先天性／遺伝性
耳垢栓塞	老人性難聴
外耳道内異物	Ménière 病
外耳炎	聴神経腫瘍
外耳道の外傷	髄膜腫
外耳道の腫瘍(例：扁平上皮癌，基底細胞癌)	耳毒性物質(例：アミノグリコシド，ループ利尿薬，代謝拮抗薬，サリチル酸)
外耳道に浸潤する骨腫瘍(例：骨腫，外骨腫)	
圧外傷	自己免疫性内耳疾患
鼓膜穿孔	外リンパ瘻
耳管機能不全	圧外傷
中耳炎	感染
真珠腫	髄膜炎
耳硬化症	梅毒
グロムス腫瘍	ウイルス性蝸牛炎
	多発性硬化症
	脳卒中
	外傷
	特発性

よる。ほとんどの感音難聴は不可逆性であるが、いくつかの例外が知られている。そのため正確な診断が必要不可欠である。
- **混合難聴**は双方の経路の機能障害が関与している。

病因、病態生理
- **耳硬化症** otosclerosis は伝音難聴の一般的な原因であり、進行性感音難聴を引き起こすこともある。
  - 迷路骨包での骨新生の異常により、アブミ骨の固着を生じる。
  - 耳硬化症は、不完全な浸透度(約40%)で常染色体優性遺伝により伝播され、白色人種で頻度が高く、女性や青年に多い[26]。
  - 妊娠によって増悪する。
- **真珠腫** cholesteatoma は中耳や乳様突起内の、上皮落屑物の詰まった扁平上皮嚢または嚢胞と定義される。
  - 真珠腫は骨との境界面で生じる酵素活性による二次的な骨破壊を伴っており、しばしば慢性的な感染状態となり、悪臭のある耳漏が生じる。
  - 真珠腫には、**先天性**(外耳と交通のない乳突蜂巣か中耳の中にある上皮性嚢胞)、**後天性一次性**(萎縮した鼓膜の内陥の進行により発生)、**後天性二次性**(鼓膜穿孔から発生)がある。
- **緩徐進行性感音難聴(老人性難聴 presbycusis)**は治療不能で、加齢と持続的な騒音曝露により副次的に生じる。
- **変動性または急速進行性感音難聴**は、ときに可逆的で、原因は少ない。
  - Ménière 病(内耳の内リンパ圧上昇によると考えられている)。
  - 聴神経腫瘍(第Ⅷ脳神経の神経鞘腫)。
  - 自己免疫性内耳疾患。
  - 外リンパ瘻は、内耳の外リンパが中耳に流出する場合に生じる。この結果として内耳の機能不全が生じる。
  - 特発性。
- **突発性難聴**は、少なくとも3つの近接した周波数で30 dB 以上の感音難聴が、3日以内に生じたものと定義される。通常は片側性で、ウイルス感染後に二次的に発症することが最も多いと考えられているが、血行途絶によるものがあることも知られている。

危険因子
- 難聴の危険因子は年齢により異なる。
- 小児では、低出生体重児の子宮内感染、髄膜炎、家族歴が危険因子である。
- 成人では、無防備な騒音曝露、頭部外傷、耳毒性物質への曝露(アミノグリコシドなど)、頭部放射線治療により難聴のリスクは高くなる。

診断

臨床所見
■ 病歴
- 問診時の重要事項は，片側性か両側性か，発症年齢，発症経過（突発性，進行性，変動性）である。
- 関連症状として，耳鳴，浮動性めまい，耳閉感，耳痛，耳漏などがある。
- 問診では，耳感染の既往と手術歴，頭部外傷，他の疾患の併存，騒音や耳毒性物質への曝露についても聴取する。
- 一般的に関与が考えられる**薬物**は，アミノグリコシド，バンコマイシン，シスプラチン，ナイトロジェンマスタード，フロセミド，エタクリン酸，サリチル酸，キニンである。
- **Ménière 病**の症状は，片側性の変動性感音難聴，耳鳴，反復する回転性めまい発作（前出の「回転性めまいと浮動性めまい」参照），耳閉感である。一般的に症状は寛解と再燃を繰り返すが，数年たつと回転性めまいは消退傾向となり，難聴は中等度〜重度で固定する。
- **聴神経腫瘍**の進行により片側性の進行性感音難聴が生じ，耳鳴，回転性めまい，運動失調が生じることもある。
- **自己免疫性内耳疾患**では，両側性感音難聴が生じ，少なくとも片方の耳で数日〜数カ月にわたり進行性の難聴が生じる。浮動性めまいや回転性めまいを訴える患者や，他の自己免疫疾患〔例えば，Cogan 症候群（眼前庭聴覚症候群），Wegener 肉芽腫症〕を抱えている患者もいる[27]。
- **外リンパ瘻**の患者は，耳鳴と回転性めまいを伴う突発性または変動性の聴覚障害を訴える。さらに，先行する頭部外傷が明らかになることもある。

■ 身体診察
- 身体診察では，異常所見だけでなく，解剖学的に正常であることの評価も行う。
- 外耳道や鼓膜の視診は，耳鏡や顕微鏡で行うことができる。
- 外耳道内に耳垢，血液，膿，真菌，肉芽組織，上皮落屑物，異物がないか確認し，あれば除去する。
- ポリープ，骨腫，外骨腫，腫瘍があると，鼓膜が見えにくくなる。
- 鼓膜の可動性はブリューニング耳鏡（ゴム球付き耳鏡で外耳道にやさしく空気を送り込む）で評価できる。
- 鼓膜の視診により，鼓膜の瘢痕，穿孔，萎縮部分，リトラクションポケットを明らかにすることができる。
- 中耳の漿液は琥珀色，膿は白色，鼓室内出血は紫色である。
- 腫瘍がみられることがあり，真珠腫は白色，グロムス腫瘍は赤色を呈する。
- **音叉検査**で伝音難聴か感音難聴かを調べる。Weber 試験と Rinne 試験の両方を行う。
  - **Weber 試験**では，振動している音叉を頭部の正中線上に当てる。音は，伝音難聴では患側で大きく聞こえ，感音難聴では健側で大きく聞こえる。
  - **Rinne 試験**では，振動している音叉を乳様突起に当て，それから外耳道の

そばに置く。音は，伝音難聴があれば乳様突起に当てたときに大きく聞こえ，伝音難聴がなければ外耳道のそばに置いたときに大きく聞こえる。

診断的検査
■ 聴力検査
- 聴力検査は，難聴が疑われるときに行われる。この検査は防音室内で気導と骨導での純音閾値を検査する。
- 気導と骨導の閾値が一致した場合は，感音難聴である。
- 気導閾値が骨導閾値より低ければ，伝音難聴である。
- 語音弁別検査は，言葉を聞き取り復唱する能力を評価する。
- ティンパノメトリーは，鼓膜の可動性を評価し，中耳貯留液，感染，腫瘍があると低下する。
- 耳小骨筋(アブミ骨筋)反射検査は，蝸牛神経核，顔面神経，アブミ骨筋とつながる反射弓に障害がないことを判断することができる。異常反射は，聴神経腫瘍や髄膜腫といった蝸牛神経または脳幹の病態を疑わせる。

■ 検体検査
- 検体検査は，難聴を起こす可能性のある全身性疾患を検索する目的で行う。
- ESRが上昇している場合は，内耳抗原特異検査によって自己免疫性感音難聴を明らかにすることができる。これはステロイド大量療法で回復する可能性がある[27]。
- その他の検査には，甲状腺機能検査，空腹時血糖，コレステロール，トリグリセリド(中性脂肪)，梅毒トレポネーマ蛍光抗体吸収検査がある。
- 先天性もしくは後天性梅毒は難聴を起こす可能性があるため，梅毒トレポネーマ蛍光抗体吸収検査が陽性であればVDRL検査で活動性感染かどうか確定すべきである。梅毒血清反応が陽性で難聴が認められれば神経梅毒を疑い，脳脊髄液検査のために腰椎穿刺を行う。

■ 画像検査
- 側頭骨の病変もしくは外傷が疑われる場合は，高分解能CTで評価を行う。
- 蝸牛神経，脳幹，脳の病変が疑われる場合は，ガドリニウム造影MRIを行う。
- 聴神経腫瘍は，内耳道近傍にあり小脳橋角内へさまざまに進展し，CTおよびMRIで造影病変として描出される。

治療

- **伝音難聴**の治療としては，耳垢・上皮落屑物・何らかの病変による閉塞の解除，中耳炎の貯留液の排出，あるいは鼓膜穿孔，耳小骨連鎖の崩壊，真珠腫といった構造的異常のマイクロサージャリーによる修復がある。
- **耳硬化症**の治療は外科的に，人工アブミ骨置換を行うか，補聴器を使って聴力を補う。
- **緩徐進行性感音難聴(老人性難聴)**
  - 中等度〜高度の難聴で会話聴取能が低下していれば，**補聴器**の利用が有用であろう。一般的には両側での使用が推奨されている。両側に使用するこ

とで会話が理解しやすくなるので，余分にコストはかかるがその価値はある。残念ながら，多くの人は補聴器を活用していない。
- 大きな騒音への曝露が予想される場合は（例えば，発砲，電動工具，芝刈り機，電気掃除機），**防音保護具**（耳栓など）を使用する。
- 重度の場合は，埋め込み型補聴器や人工内耳を用いるのが最善であるが，聴取支援機器も対話，電話，警報機の覚知に役立つ。

- Ménière 病の治療については「回転性めまいと浮動性めまい」の項に記載した。
- **聴神経腫瘍**は，頭蓋底専門の耳鼻咽喉科医か脳外科医により外科的に除去する。最近では，比較対照試験においてガンマナイフによる治療も行われている。
- **自己免疫性内耳疾患**は，急速進行性感音難聴の原因としては最も治療反応性がよい。
  - プレドニゾン（1 mg/kg/日，最大 60 mg/日）を 4 週間投与し，その最後にオージオグラム（聴力図）を繰り返す[27,28]。
  - 治療に良好に反応した人は，回復し安定するまで続けて，その後 6 カ月間で 10 mg/日まで減量していく。反応不良の場合は，14 日かけて漸減する。
- 特発性の変動性または急速進行性の感音難聴は，プレドニゾン（1 mg/kg/日，最大 60 mg/日）を 10 日間投与し，その後 14 日かけて漸減する。治療中は 2 週ごとにオージオグラム（聴力図）を行う。
- **外リンパ瘻**の治療は初期は保存的で，安静にして頭を挙げて緊張を避ける。症状が持続する場合や進行する場合は，中耳を試験開放して外リンパ液の漏出を確認する。もし漏出があれば，筋膜で閉鎖する。
- **突発性難聴**に最も一般的な治療は可及的速やかなステロイド投与であるが，報告によって意見が分かれる[29,30]。なかには自然軽快する例もある。
  - 最初の 1 週間はプレドニゾン 60 mg/日を投与し，発症から 4 週間以内で漸減していく。
  - 血管拡張薬や抗凝固薬は，有効であるとは証明されていない。
  - 抗ウイルス薬の有用性は明確になっていない。

三叉神経痛

一般的事項

- 三叉神経痛 trigeminal neuralgia は，最も一般的な顔面痛症候群の 1 つである。
- 発生頻度は年齢とともに増加する。
- 典型的には，明白な神経学的欠損はない。
- 典型的な三叉神経痛は，三叉神経根の血管性圧迫により局所的な脱髄を生じることで通常は引き起こされるが，特発性のこともある。二次性三叉神経痛は，多発性硬化症や腫瘍などにより生じる。

診断

- 三叉神経〔多くは第2枝(上顎神経)や第3枝(下顎神経)〕の支配領域で，片側性の鋭い激痛が突然発作性に起こることが特徴である。
- この痛みは数秒～数分続き，顔や口腔内に軽くさわることがトリガーとなる。
- 典型的には，痛みは断続的に生じ，間欠的な増強を伴う。
- 前述したように，身体診察で三叉神経障害を認めない。もし認められれば，二次性の要因や他の診断を考慮しなくてはならない。
- MRI は神経血管性圧迫を伴う患者の同定について感度と特異度は一定しない[31]。
- 二次性の要因が疑われれば，おそらく MRI を行うべきである。
- 三叉神経誘発電位での異常所見は，二次性三叉神経痛のある患者の同定に役立つ[31]。

治療

- 多くの患者は薬物治療で対処できる。
- 最も支持されているのは**カルバマゼピン** 200～1,200 mg/日(分2)である。oxcarbazepine 300～1,200 mg 1日2回もおそらく有効である[31,32]。
- バクロフェン(5～20 mg 1日3回)，ラモトリギン，ピモジドも有効であろう[31]。
- ほかにも多くの薬物が用いられているが，確固たるデータを欠いている[31]。
- 難治性の疼痛は，外科的治療の適応を検討する。

鼻出血

一般的事項

- 鼻出血 epistaxis(鼻血)は，1回の出血が長時間続くこともあれば，わずかな出血を繰り返すこともある。
- 鼻出血の発生率が最も高いのは高齢者である。
- 鼻出血は冬季に多く，これは湿度の低下と上気道感染の増加による。
- 鼻の血管解剖と臨床経過から，**鼻出血が前方からか後方からかを判断する**。
- 鼻出血の80%以上は出血部位が鼻腔の前方に容易に見つかる。これは通常，鼻中隔前方の血管が豊富な Kiesselbach 部位からの出血である。

病因，病態生理

- 鼻出血の原因を表36-8 に挙げる。
- **機械的原因や外傷**は，粘膜裂傷や鼻出血を起こす。
  - 繰り返し鼻をほじることで生じる慢性の傷は，鼻腔前方の潰瘍や出血の原因となる。
  - 慢性粘膜損傷の他の原因として，ステロイドの経鼻スプレーや経鼻的コカイン吸入を繰り返すことが挙げられる。

表 36-8　鼻出血の原因

環境要因
- 低湿度
- 低気温
- 空気伝達刺激物(タバコの煙を含む)
- 毒性化学物質

局所要因
- 外傷
- 過度に鼻をほじる
- 強くまたは過度に鼻をかむ
- 顔面外傷を伴う事故
- 異物
- 鼻中隔弯曲
- 急性上気道炎
- アレルギー性鼻炎
- 鼻ポリープ
- 動脈瘤
- 鼻腔,副鼻腔,鼻咽頭の腫瘍(例:扁平上皮癌,腺様嚢胞癌,内反乳頭腫,黒色腫)
- コカイン吸引

全身性または二次性要因
- 高血圧(関連は定かではない)
- 動脈硬化
- 凝固障害(例:von Willebrand 病,血友病)
- 血小板減少症,血小板機能低下
- 血管疾患(例:遺伝性出血性毛細血管拡張症,壊血病,脈管炎)
- 内分泌疾患(例:褐色細胞腫,グルココルチコイド過剰,妊娠)
- 子宮内膜症

薬物
- NSAID
- ワルファリン
- アスピリン
- 経鼻・経口ステロイド

偽性鼻出血
- 喀血
- 吐血
- 内頸動脈の損傷

- ■ときに,外傷性動脈瘤を形成した頭部外傷の数週後に鼻出血が生じることがある。重度の出血を繰り返し,致死的となることもある。
- **鼻中隔の変形**(鼻中隔弯曲,骨棘,鼻中隔穿孔を含む)は乱流をきたし,その結果,過度の乾燥とそれに続いて鼻出血が生じる。
- **炎症**は,上気道感染,副鼻腔炎,鼻アレルギー,毒性物質の吸入により生じる。
- 鼻腔,副鼻腔,鼻咽頭の**腫瘍**は,良性であれ悪性であれ,繰り返し鼻出血を生じる。
- 容易に打撲痕ができたり,手術や外傷後に出血が遷延したり,家族歴がある場合は,**凝固異常**(特に von Willebrand 病と血友病)を疑うべきである。
- **遺伝性出血性毛細血管拡張症**(Osler-Weber-Rendu 病)は,びまん性粘膜皮膚毛細管拡張で特徴づけられる常染色体優性疾患である。患者の80%で家族歴を認める。
- **高血圧**の影響については議論がある。いくつかの研究では明確な関連を示すに至らなかった。鼻出血のある患者はしばしば不安になり,これが血圧上昇にかなり影響していると考えられる。鼻出血の治療はむしろ不快で嫌なものであり,血圧を悪化させるだけである。

診断

- 鼻閉や鼻漏を含む他の鼻の症状の存在と同様に出血の重症度,部位,継続時

間，頻度を識別する病歴で評価を始める。
- 外傷性損傷，潜在する医学的健康状態，内服薬，喫煙，飲酒，そして家族歴を聴取すべきである。
- 鼻粘膜収縮スプレー(0.25%フェニレフリン，各外鼻孔に2噴霧)を用いると，前鼻鏡検査が容易になる。
- 経鼻内視鏡は粘膜表面を視診し後方の出血点を同定したり腫瘍を検索するのに用いると，前鼻鏡検査が容易になる。
- 血液検査で失血の程度や凝固障害を評価する。
- CTやMRIは，新生物を評価するのに必要である。

治療

鼻腔前方からの出血

- 全身性の凝固障害を是正するべきである。
- 患者をイスに座らせて，適切な光源，吸引管，焼灼器，充填物を準備してから治療を始める。
- 血餅を除去する際には，**局所用4%リドカインとフェニレフリンを鼻腔内にスプレーする**。出血が活動性でなければ，出血点の同定のために鼻中隔前方の原因と思われる血管を吸引管や綿棒で優しく擦過する。
- 前方からの鼻出血の大半は**単純なタンポン挿入**で止血できる。
  - 少なくとも5分間，母指と示指で鼻中隔を挟むようにして外鼻孔をつまみ続ける。
  - 氷嚢を鼻すじに当てる。
  - 血液は飲み込まずに口から吐き出すよう患者に促す。
  - 出血が止まったら，約1週間は1日に数回ワセリンを局所に優しく塗布するよう指導する。加湿器や生理食塩液鼻腔スプレーの使用が有用である。**鼻出血予防**は，鼻をかむ，鼻をほじる，重いものを持ち上げる，緊張，アスピリンやNSAIDを避けることである。
  - もし上記の止血法がうまくいかなければ，再度，より長時間のしっかりした圧迫を試みるべきである。鼻を圧迫する前に血管収縮薬を使うこともある。
- **焼灼法**には，化学的なものと電気的なものの2つの方法がある。
  - **硝酸銀**を綿棒で出血血管につけると，少し焼ける感じがするだけで，効果的に化学的焼灼ができる。鼻中隔穿孔を引き起こす可能性があるので，鼻中隔の広い範囲や両側を焼灼しないよう注意する。
  - **電気焼灼**は，ハンディタイプの焼灼装置があり，非常に有効である。しかし非常に痛いので，局所麻酔薬の注射が必要である。
  - 焼灼後，追加防護するために吸収性酸化セルロース(サージセル®)の1片を焼灼部位に乗せ，患者には起きている間は2時間ごとに生理食塩液をスプレーし，5日間は鼻出血予防をするよう指導する。
- 焼灼がうまくいかなかったら**充填 packing** が必要となるが，その場合は通常，耳鼻咽喉科医に紹介する。

- ■膨張性圧縮スポンジ(「鼻腔タンポン」, メローセル®)は, 最小限の不快感で容易に挿入でき, 前方からの出血を迅速に止血できる。しかし, ときおり十分な圧迫ができないことがある。
- ■これに失敗したら, 代わりにバルーンかワセリンリボンガーゼを挿入する。この手技は, 未経験者にとってきわめて困難で, めったに教科書にあるような適切な結果にはならない。施行にあたり中等度の痛みを伴うが, 局所麻酔薬を使えば, なんとか我慢できる。
- ●鼻出血が充填で制御できたら, **2〜3日後に充填物を取り除いて**, 鼻腔を診察する。不快感がないよう弱い鎮痛薬を投与するべきであり, 充填物を取り除くまではセファレキシン 500 mg を 1 日 3 回経口投与することもある。抗菌薬は, 黄色ブドウ球菌の集落形成による毒素性ショック症候群を避けるために投与されていると思われるが, これを支持するデータは報告されていない。

鼻腔後方からの出血

- ●後方からの出血は治療がさらに困難で, よりいっそう不快感が強く, 出血は重症で, 合併症や死亡にも関連している。
- ●全身性の凝固障害を是正すべきである。
- ●後方からの出血の治療は耳鼻咽喉科医により段階的に行われるべきである。
- ●**充填**には従来からガーゼスポンジが用いられている。糸を外鼻孔から引き出し, ガーゼスポンジを鼻咽頭に引き入れる。これと前方からの充填を併用し, 3 日間留置する。しかし, これは手技が煩雑で痛みを伴う。現在は, 挿入が容易で止血するまで徐々にシリンジで水を充填できる膨張性バルーンが利用できる。
- ●鼻腔後方の充填を要する患者は, 注意深い観察をするため入院させるべきである。
- ●疼痛コントロールには通常オピオイドの経口もしくは筋注を要し, ときに睡眠薬としてベンゾジアゼピンを要する。
- ●黄色ブドウ球菌の集落形成による毒素性ショック症候群を避けるために, 充填物を除去するまではセファレキシン 500 mg を 1 日 3 回投与する。
- ●**内視鏡的焼灼術**は後方からの出血を制御するための効果的な方法である。なぜなら, 鼻腔ファイバースコープは鼻粘膜表面を鮮明に可視化し, 出血源の正確な位置確認ができるからである。この手技は, 手術室において麻酔下で行われるのが最善であろう。この方法は有効率 90％である[33]。
- ●**動脈塞栓術**は, 内視鏡では可視化が非常に困難な出血や, 麻酔を行うには病状が悪すぎる患者, 外科的介入が成功しなかった場合に特に有効である。塞栓術に大きな危険性を伴うことは稀であるが, 脳血管障害を起こすことがある。
- ●**動脈結紮**は, 鼻出血の制御に有効率 75〜100％の手技である[34]。どの血管を結紮するかは, 出血部位による。ときとして両側結紮が必要となる。

表 36-9　嗄声の原因

感染
- 上気道感染
- 急性気管支炎
- 急性・慢性副鼻腔炎
- 急性ウイルス性喉頭炎
- 感冒

炎症，刺激
- 急性・慢性の声の使いすぎ
- アルコール
- アレルギー性鼻炎
- 化学性煙霧
- 慢性咳嗽
- 慢性副鼻腔炎
- 習慣性咳払い
- 吸入ステロイド
- 咽喉頭逆流症
- 喫煙

声帯疾患
- 直接外傷(例：気管挿管)
- 喉頭乳頭腫症
- 声帯の萎縮による弯曲(老人性喉頭)
- 声帯・喉頭の悪性腫瘍
- 声帯結節
- 声帯ポリープ

神経性
- 神経筋疾患(例：多発性硬化症，重症筋無力症，Parkinson病)
- 痙攣性発声障害
- 脳卒中
- 声帯麻痺(例：術後，腫瘤・腫瘍関連)

全身性疾患
- 先端肥大症
- アミロイドーシス
- 甲状腺機能低下症
- ループス
- 再発性多発性軟骨炎
- 関節リウマチ
- サルコイドーシス

心因性
- 機能性または転換性失声

その他
- 筋緊張発声障害

嗄声

一般的事項

- 嗄声 hoarseness(発声障害 dysphonia)は音声の障害を意味し，独立した疾患を指す用語ではない。
- 嗄声の危険因子として，喫煙，声の使いすぎ，胃食道逆流症，頸部もしくは縦隔の手術がある。
- 声帯の筋層と上皮層の両方または一方が破壊されて発声障害が生じる。悪性腫瘍の浸潤や放射線治療による線維化によって両方の層が破壊される。

病因，病態生理

- 嗄声の原因を表 36-9 に挙げる。
- **急性喉頭炎**は嗄声を引き起こす最も一般的な疾患で，多くは上気道炎による粘膜浮腫から二次的に発症するが，声の使いすぎにより起こることもある。
- **慢性喉頭炎**は，喫煙，咽喉頭逆流症，後鼻漏(アレルギー性鼻炎や慢性副鼻腔炎による)のような長期にわたる炎症状態により引き起こされる。
  - 咽喉頭逆流症のある多くの患者では胸焼け(すなわち胃食道逆流症)の訴え

はなく，咽喉頭逆流症の診断基準はしっかり定義されていない[35]。
- ■症状(ここでは嗄声)の機序として，胃分泌物による直接的な刺激や，胃分泌物が食道に存在することによって二次的に生じる慢性の迷走神経介在反射(例えば，咳，咳払い)による間接的な喉頭刺激が考えられている。
- **声帯結節**は，反復する強制閉鎖に反応して形成される両側の硬結で，金切り声，大声での会話，咳払い，慢性咳嗽により生じ，声帯の完全閉鎖を妨げる。
- **声帯ポリープ**は，一般に声の使いすぎや喫煙で生じる。喫煙が病因の場合は，ポリープは両側性のことがより多い。
- **喉頭乳頭腫症**は，成人ではヒトパピローマウイルス6型や11型が線毛上皮と扁平上皮の間の境界に感染して生じる[35]。
- **声帯・喉頭の悪性腫瘍**は普通，喫煙者とアルコール乱用者に生じる。
- **声帯麻痺**は，迷走神経かその枝の反回神経が一過性もしくは恒久的に障害されて生じる。
  - ■頸部や胸郭の手術(最も一般的な病因)，外傷，鉗子分娩，大動脈瘤，うっ血性心不全，脳血管障害や，あるいは迷走神経や反回神経に沿った腫瘍によって二次性に生じる。
  - ■神経支配を喪失すると，声帯ひだと披裂軟骨の内転(閉鎖)が妨げられる。したがって，発声のための声帯の接触が失われる。
- **声帯の弯曲**，老人性喉頭は，廃用性もしくは加齢により声帯筋萎縮が生じて起こる。患者は慢性的に静かな話し方となる。声は息の音が混じり，弱く，しばしば聞こえなくなるほどまでに次第に小さくなっていく。大声は失われるが，咳は少し弱くなるかそのままである。
- **痙攣性発声障害**は，喉頭の内転筋か外転筋の限局性失調で発声を中断する痙縮が生じる。患者は声の詰まった音声を訴える。ハ行で始まる言葉がきっかけとなることが一般的である。ストレスで頻繁に症状が増悪し，患者は今にも泣き叫ばんばかりの声を出すので，しばしば精神障害と誤診される。

診断

臨床所見

■ 病歴

- 嗄声の特徴，発症，持続期間，経過のほか，関連する症状，患者の声を使うパターン，嗜好(喫煙，飲酒)についての情報を聞き出す[36]。
- 胃食道逆流症や神経疾患(例えば，Parkinson病，重症筋無力症，脳卒中)に関する質問をする。
- 頸部外傷，手術，放射線治療などの既往歴を確認する。
- 呼吸困難，咳，喀血，嚥下痛，嚥下障害，誤嚥，発熱，体重減少など，気にかかる症状がないか確認する。

■ 身体診察

- 喉頭だけでなく，耳，鼻，咽頭も診察する。
- 聴覚，鼻腔機能，口腔内疾患を評価することで，嗄声の病因について手がかりが得られることがある。

- 頸部に腫瘤や他の異常がないか触診する。
- 全身の診察も行い，呼吸状態や神経筋疾患が発声に影響を及ぼしていないか調べることが望ましい。

診断的検査

- 喉頭の視診は，間接喉頭鏡や喉頭ファイバースコープで容易に行える。説明のつかない持続性嗄声の患者のほとんどに喉頭鏡検査を行うべきである。
  - 間接鏡は喉頭の本来の色を観察できる。間接鏡を軟口蓋の反対に向け，それが舌の基部に触れて咽頭反射を起こすことがないようにしながら，舌を手前に引っ張ると，下向きの角度の鏡に光が当たり喉頭が映る。
  - ファイバースコープは鼻から咽頭へ通すので患者にとって苦痛が少なく，喉頭の構造や機能(発声)の徹底的な検査ができる。
- 上部食道括約筋 pH モニタリング検査は咽喉頭逆流症の診断に有用かもしれない。
- 悪性腫瘍や他の腫瘤病変が臨床的に疑われる場合，頸部や胸部の CT がしばしば必要である。

治療

- **急性喉頭炎**による嗄声は短期間(2週以内)で治癒するが，数日間は重症である。
  - 上気道炎による発声障害なら，加湿，水分補給，のどを休めることで治療する。
  - 通常，のどを休めると声の使いすぎからくる声帯浮腫が消退する。
- **慢性嗄声の治療の柱は，誘因の除去**と適切な水分補給を維持することである。
- プロトンポンプ阻害薬は咽喉頭逆流症に非常によく投与されているが，有効性についてのデータは一定でない。胃食道逆流症が併存している患者はより奏効しやすい。咽喉頭逆流症が改善するまでに要する期間は，胃食道逆流症よりも長い。胃食道逆流症の典型的な生活スタイルや食事内容を修正することは有用であろう[35]。
- 声帯結節の治療は，間違ったのどの使い方をやめることであり，言語聴覚士の指導のもとで取り組む。稀に治療後も結節が残存することがあり，顕微鏡的切除を行う必要がある。
- 声帯ポリープの最上の治療は顕微鏡的切除である。
- 乳頭腫症は病変部をレーザー切除すると症状が緩和されるが，たいてい数カ月〜1年で再発する。
- 声帯の悪性腫瘍は外科的切除か放射線治療が必要で，いずれも早期病変ではとても効果的である。
- 声帯麻痺では，インプラントを挿入するか，脂肪やコラーゲンを声帯に注入することにより，動かない声帯ヒダを正中位に移動する。発声訓練は障害の代償機能を調整するのに有用である。
- しばしば発声訓練は，筋肉量をいくらか取り戻し，声帯の萎縮による弯曲や

老人性喉頭の声帯の能力を改善することができる。稀に,十分な声の回復のために喉頭形成術が必要となる。
- 痙攣性発声障害では,ボツリヌス毒素(ボトックス®)を罹患部の筋肉に注射することで痙縮を抑え,一時的にだが発声を正常化させることができる。4〜5カ月ごとに繰り返し注入する必要がある。

唾石症

一般的事項

- 唾液腺管の結石は,腺分泌を妨げ,続いて腺の炎症を引き起こし,ときには唾液腺炎に至ることもある。
- 唾液腺(耳下腺,顎下腺,舌下腺,小唾液腺)のいずれにも生じうる。最も頻度が高いのは顎下腺である。
- 結石形成の病態生理は,まだよくわかっていない。おそらく,腺管内のうっ滞や炎症の既往が関与しているのであろう。

診断

- 唾石があっても無症候性の場合がある。
- 障害のある腺の部位に,痛みを伴う局所の腫脹が生じる。
- 症状は,ときおり起こる腺管閉塞のため間欠的である。
- 唾液腺炎を発症すると,より重度の炎症の局所徴候,罹患した腺管からの膿性分泌物,発熱を認める。
- 長期にわたる完全閉塞により,腺は堅固な慢性炎症状態となる。
- 口腔底や頬粘膜の触診で唾石が触知できることがある。
- 症候性の唾石症 sialolithiasis の鑑別診断としては,ウイルス性唾液腺炎(例えば,ムンプス,HIV,コクサッキー,インフルエンザ,パラインフルエンザ,ヘルペス),細菌性唾液腺炎(黄色ブドウ球菌など),唾液腺腫瘍(良性または悪性,原発性または転移性),Sjögren症候群,サルコイドーシス,栄養不良,アルコール依存症,放射線治療などが挙げられる。
- CTは,唾石を容易に同定できるだけでなく,膿瘍や侵襲性病変を描出することができる。
- 現在,唾液腺造影検査はめったに行われない。
- 臨床所見からもっと深刻な疾患が示唆される場合は画像検査を行い,可能なら生検もすべきである。

治療

- 一般に唾石症の治療は保存的で,十分な水分補給,唾液分泌促進(最も一般的なのは酸っぱいキャンディ),腺・腺管のマッサージ,保温・圧迫,可能ならば抗コリン作用のある薬物の中止,鎮痛薬投与などを行う。
- 細菌性唾液腺炎と考えられる場合は,dicloxacillin かセファレキシンで治療

する。
- 持続性，重症，再発性の症状を認めれば，耳鼻咽喉科医に紹介すべきである。
- 結石の除去や破壊には，侵襲的な処置がいくつかある。

(岡村 光司，山川 耕司)

文 献

1. Roland PS, Smith TL, Schwartz SR. Clinical practice guideline: cerumen impaction. *Otolaryngol Head Neck Surg* 2008;139(3 Suppl 2):S1-S21.
2. Hand C, Harvey I. The effectiveness of topical preparation for the treatment of earwax: a systematic review. *Br J Gen Pract* 2004;54:862-867.
3. Burton MJ, Dorée CJ. Ear drops for the removal of ear wax. *Cochrane Database Syst Rev* 2009; (1):CD004326.
4. Senturia BH, Marcus MD. Diseases of the External Ear: An Otologic-Dermatologic Manual. New York: Grune & Stratton, 1980.
5. Rosenfeld RM, Brown L, Cannon CR, et al.; American Academy of Otolaryngology—Head and Neck Surgery Foundation. Clinical practice guideline: acute otitis externa. *Otolaryngol Head Neck Surg* 2006;134(4 Suppl):S4-S23.
6. Rosenfeld RM, Singer M, Wasserman JM, Stinnett SS. Systematic review of topical antimicrobial therapy for acute otitis externa. *Otolaryngol Head Neck Surg* 2006;134(4 Suppl):S24-S48.
7. American Academy of Pediatrics Subcommittee on Management of Acute Otitis Media. Diagnosis and management of acute otitis media. *Pediatrics* 2004;113:1451-1465.
8. Celin SE, Bluestone CD, Stephenson J, et al. Bacteriology of acute otitis media in adults. *JAMA* 1991;266:2249-2252.
9. American Academy of Family Physicians; American Academy of Otolaryngology-Head and Neck Surgery; American Academy of Pediatrics Subcommittee on Otitis Media With Effusion. Otitis media with effusion. *Pediatrics* 2004;113:1412-1429.
10. Culpepper L, Froom J, Bartelds AI, et al. Acute otitis media in adults: a report from the International Primary Care Network. *J Am Board Fam Pract* 1993;6:333-339.
11. Seibert JW, Danner CJ. Eustachian tube function and the middle ear. *Otolaryngol Clin North Am* 2006;39:1221-1235.
12. Derebery MJ, Berliner KI. Allergic eustachian tube dysfunction: diagnosis and treatment. *Am J Otol* 1997;18:160-165.
13. Grimmer JF, Poe DS. Update on eustachian tube dysfunction and the patulous eustachian tube. *Curr Opin Otolaryngol Head Neck Surg* 2005;13:277-282.
14. Poe DS. Diagnosis and management of the patulous eustachian tube. *Otol Neurotol* 2007;28:668-677.
15. Tracy JM, Demain JG, Hoffman KM, Goetz DW. Intranasal beclomethasone as an adjunct to treatment of chronic middle ear effusion. *Ann Allergy Asthma Immunol* 1998;80:198-206.
16. Perera R, Haynes J, Glasziou P, Heneghan CJ. Autoinflation for hearing loss associated with otitis media with effusion. *Cochrane Database Syst Rev* 2006;(4):CD006285.
17. Lockwood AH, Salvi RJ, Burkard RF. Tinnitus. *N Engl J Med* 2002;347:904-910.
18. Robinson SK, Viirre ES, Stein MD. Antidepressant therapy in tinnitus. *Hear Res* 2007;226:221-231.
19. Piccirillo JF, Finnell J, Vlahiotis A, et al. Relief of idiopathic subjective tinnitus: is gabapentin effective? *Arch Otolaryngol Head Neck Surg* 2007;133:390-397.
20. Herraiz C, Hernandez FJ, Plaza G, de los Santos G. Long-term clinical trial of tinnitus retraining therapy. *Otolaryngol Head Neck Surg* 2005;133:774-779.
21. Goebel JA. Practical Management of the Dizzy Patient. 2nd Ed. Philadelphia, PA: Lippincott Williams & Wilkins, 2008.
22. Furman JM, Cass SP. Benign paroxysmal positional vertigo. *N Engl J Med* 1999;341:1590-1596.
23. Baloh RW. Clinical practice. Vestibular neuritis. *N Engl J Med* 2003;348:1027-1032.
24. Coelho DH, Lalwani AK. Medical management of Meniere's disease. *Laryngoscope* 2008;118:1099-1108.
25. Nadol JB Jr. Hearing loss. *N Engl J Med* 1993;329:1092-1102.
26. Moumoulidis I, Axon P, Baguley D, Reid E. A review on the genetics of otosclerosis. *Clin Otolaryn-

gol 2007;32:239-247.
27. Ruckenstein MJ. Autoimmune inner ear disease. *Curr Opin Otolaryngol Head Neck Surg* 2004;12:426-430.
28. Harris JP, Weisman MH, Derebery JM, et al. Treatment of corticosteroid-responsive autoimmune inner ear disease with methotrexate: a randomized controlled trial. *JAMA* 2003 Oct 8;290(14):1875-1883.
29. Conlin AE, Parnes LS. Treatment of sudden sensorineural hearing loss: I. A systematic review. *Arch Otolaryngol Head Neck Surg* 2007;133(6):573-581.
30. Conlin AE, Parnes LS. Treatment of sudden sensorineural hearing loss: II. A Meta-analysis. *Arch Otolaryngol Head Neck Surg* 2007;133:582-586.
31. Gronseth G, Cruccu G, Alksne J, et al. Practice parameter: the diagnostic evaluation and treatment of trigeminal neuralgia (an evidence-based review): report of the Quality Standards Subcommittee of the American Academy of Neurology and the European Federation of Neurological Societies. *Neurology* 2008;71:1183-1190.
32. Sindrup SH, Jensen TS. Pharmacotherapy of trigeminal neuralgia. *Clin J Pain* 2002;18:22-27.
33. O'Leary-Stickney K, Makielski K, Weymuller EA Jr. Rigid endoscopy for the control of epistaxis. *Arch Otolaryngol Head Neck Surg* 1992;118:966-967.
34. Metson R, Lane R. Internal maxillary artery ligation for epistaxis: an analysis of failures. *Laryngoscope* 1988;98:760-764.
35. Gupta R. Sataloff RT. Laryngopharyngeal reflux: current concepts and questions. *Curr Opin Otolaryngol Head Neck Surg* 2009;17:143-148.
36. Syed I, Daniels E, Bleach NR. Hoarse voice in adults: an evidence-based approach to the 12 minute consultation. *Clin Otolaryngol* 2009;34:54-58.

女性の健康問題 37

Karen S. Winters, Kathryn M. Diemer

骨粗鬆症

一般的事項

- 骨密度 bone mineral density(BMD)は 18〜25 歳でピークとなり，主に遺伝的素因により決定される。
- 骨粗鬆症 osteoporosis は骨量の減少および骨組織の微小構造の崩壊と定義され，その結果，骨が脆くなり，骨折のリスクが増す[1]。
- このことは QOL に重大な影響をもたらす。
  - 疼痛，永久的に外観を損なう可能性，身長の低下，自尊心の喪失，股関節骨折のリスク増加。
  - 股関節骨折の患者のうち，骨折前の機能レベルに戻れるのは 1/3 にすぎない。
  - 股関節骨折を起こした女性の半数は介護施設に入所することになる。
  - 股関節骨折後の 1 年死亡率は 27% 程度と報告されている[2]。
- 骨粗鬆症は骨折を起こすまでは臨床的に無症状である。したがって，骨粗鬆症のリスクのある人を早期から認識し，骨量減少や骨折を予防する措置を講じることが重要である。

危険因子

- 女性で実際の骨密度を評価するにあたり，骨密度減少の危険因子の意義には限界がある[3]。
- 骨密度とは関係なく骨折を増加させる危険因子を表 37-1 に示した。
- **骨量減少が唯一の最も正確な骨折予測因子である。**
- WHO 骨折リスク評価ツール WHO Fracture Risk Assessment Tool (FRAX)を使用することで，10 年骨折リスクを評価できる。これは http://www.shef.ac.uk/FRAX で入手できる[4]。

診断

臨床所見
■ 病歴
- 危険因子のスクリーニングは骨粗鬆症患者の評価に有効である。これにより骨密度や骨折リスクに影響を与える因子を認識することができる。
- 以下の病歴を問診する。
  - 30 歳時の身長と身長の低下
  - ヘパリン，甲状腺治療薬，利尿薬，ホルモン補充療法/経口避妊薬，フェニトイン/フェノバルビタール，プレドニゾン，カルシウム，カルシトニ

表 37-1 骨粗鬆症性骨折や骨密度減少の危険因子

骨密度とは関係しない骨折増加因子	骨密度減少と関係する因子
・高齢 ・成人期の骨折の既往 ・骨粗鬆症性骨折の家族歴 ・副腎皮質ステロイドの長期使用 ・低体重(58 kg 未満) ・喫煙 ・過度の飲酒	・女性 ・白人,アジア人 ・長期のカルシウム欠乏 ・ビタミン D 欠乏 ・運動不足の生活 ・早期閉経(45 歳前) ・長期無月経 ・両側卵巣切除 ・胃の手術の既往 ・多くの身体疾患(例:内分泌,胃腸,リウマチ性,骨/骨髄関連,遺伝性,臓器移植) ・薬物(例:副腎皮質ステロイド,免疫抑制薬,抗痙攣薬,ヘパリン,化学療法,甲状腺ホルモン)

　　ン,ビタミン薬,ラロキシフェン,ビスホスホネートの使用歴
- 食事歴,特に乳製品,乳糖不耐症,菜食主義や他の食事制限,カフェイン摂取
- 成人期の骨折
- 骨折,老人性円背,骨粗鬆症の家族歴
- 身体活動
- 月経歴
- 疼痛,日常生活動作の機能的制限
- 転倒

■ 身体診察

- 身長と体重の正確な測定に重点を置いて,詳細な身体診察を行う。
- 脊椎の診察も行い,脊柱後弯,疼痛,筋痙攣について評価する。
- エストロゲン補充療法を検討している女性すべてに乳房の検査を行う。
- 平衡感覚,固有感覚,筋力を含めて,歩行の安定性や転倒リスクを評価する。

診断的検査

■ 検体検査

- 検体検査は病歴や身体診察から必要と考えられる場合にのみ行う。
- **一般生化学検査**により,続発性骨粗鬆症のスクリーニングを行える。つまり,カルシウム-リン比から副甲状腺機能亢進症が,総蛋白-アルブミン比から骨髄腫が評価でき,肝疾患,腎疾患のスクリーニングもできる。
- 甲状腺機能亢進症状がある場合や甲状腺ホルモン補充療法中の場合は,**甲状腺刺激ホルモン**を測定する。
- **25-ヒドロキシビタミン D** は,ビタミン D の体内貯蔵(30 ng/mL 以上が望ましい)のスクリーニングに用いられる。
- 骨量が非常に低い場合や,再吸収阻害薬の使用にもかかわらず骨量減少を認

表 37-2 Bone Mass Measurement Act of 1998 による骨密度測定の適応

- エストロゲン欠乏状態にある女性で，内科医や内科以外の適格な医師により，病歴や他の所見に基づいて臨床的に骨粗鬆症のリスクがあると診断された場合
- 閉経後女性で，エストロゲン補充療法か他の骨粗鬆症治療の開始を決定する場合
- X 線上，骨減少が疑われる場合
- 副腎皮質ステロイドによる治療（3 カ月以上にわたり 7.5 mg/日以上）を受けている場合や，今後受ける予定の場合
- 原発性副甲状腺機能亢進症がある場合
- 治療後の経時的モニタリング

表 37-3 National Osteoporosis Foundation による骨密度測定の適応

- 65 歳以上の女性
- 70 歳以上の男性
- 臨床的危険因子に基づき骨粗鬆症が懸念される 65 歳未満の閉経後女性
- 臨床的危険因子に基づき骨粗鬆症が懸念される 50〜69 歳の男性
- 骨折増加因子（表 37-1）を有する閉経期女性
- 50 歳以降に骨折の既往のある人
- 骨密度減少を伴う疾患や薬物を有する / 内服している人
- 骨粗鬆症の薬物治療が検討されている人
- 骨粗鬆症の治療中の人で，治療効果をモニターするため
- 未治療だが，骨量低下がみられるので治療に至るであろう人

める場合には，副甲状腺ホルモン測定，カルシウム排泄量を調べるための蓄尿，血清蛋白電気泳動，コルチゾール値，女性のエストラジオール値，男性のテストステロン値，骨生検（稀に）といった検査を行うことを考慮する。

■骨密度測定

- 骨密度測定は骨粗鬆症の診断と治療を向上させた。骨折を発症する前に骨量減少を発見できる。骨量の測定は骨折を正確に予測できる[5]。
- 骨密度測定の適応について，Bone Mass Measurement Act of 1998 によるものを表 37-2 に，National Osteoporosis Foundation（NOF）によるものを表 37-3 に示す[6]。
- 全身の骨量を測定する技術は骨粗鬆症の診断と骨折リスクの予測に役立つ。
  - 最もよく利用されている方法は，単一エネルギー X 線吸収測定法，二重エネルギー X 線吸収測定法（DXA），定量的 CT 法，超音波測定法である。
  - 方法ごとに精度，費用，放射線曝露，経時的変化を調べる能力が異なる。
  - 最も一般的な方法で現在のところのゴールドスタンダードは，二重エネルギー X 線吸収測定法である。
- 骨粗鬆症の診断をするためには，患者の骨密度と若年成人の正常な骨密度の平均値とを比較する（T スコア）。
- WHO は **T スコア**（同性の健康な若年成人との比較）を用いた**診断基準**を提唱している（表 37-4）[7]。

表 37-4　WHO による骨粗鬆症の診断基準[a]

分類	T スコア
正常	骨量ピークから-1 SD 未満
低骨密度/骨減少	骨量ピークから-1 SD~-2.5 SD
骨粗鬆症	骨量ピークから-2.5 SD 以下
重度骨粗鬆症	脆弱性骨折があり,-2.5 SD 以下

SD:標準偏差
a 閉経後女性を対象とした診断ガイドラインである。

- T スコアが-2.5 以下を骨粗鬆症として診断する。骨粗鬆症性骨折の半数以上がこの値以下で発症しているためである。
- 患者の骨密度と,年齢を一致させた対照群の骨密度とを比較した Z スコアも,骨量測定に関して報告がある。
- Z スコアが,年齢を一致させた対照群の標準偏差の 2 倍以上下回れば,骨量減少は年齢以外の原因があり,続発性骨粗鬆症と考えられる。
- 定期的な骨密度測定は,**治療効果や原因疾患の臨床経過を観察するために行われる**。
- 定期的な骨密度測定の有用性は,用いた測定法の精度誤差に左右される。
  - いかなる測定法でも精度誤差の 2.8 倍以上の変化がみられたとき,その変化は 95% の確度で真の変化であり,技術的な測定誤差ではない。
  - 例えば,精度誤差が 1% の測定法の場合,その変化が真の変化であると確信できるのは,2.8% 以上の変化がみられたときである。

治療

一般的推奨事項
■食事療法
- 食事療法は骨粗鬆症の予防と治療に不可欠である。
- カルシウム補助食品のみでは骨密度への効果はわずかである[8]。
- **閉経後の女性は 1 日 1,200~1,500 mg のカルシウム摂取が必要である。**
- カルシウムはさまざまな食品に含まれており,例えば,8 オンス(約 240 mL)のミルクには 300 mg, 1 オンス(約 28 g)のスイスチーズには 270 mg, 1 カップ(約 225 g)の加熱したブロッコリーには 100 mg のカルシウムが含まれている[9]。
- カルシウム強化食品の摂取を推奨する。
- **カルシウム補助食品**:多くの患者にとってカルシウムの補充には,安価で比較的副作用が少ない炭酸カルシウムがよい。カルシウム補助食品の摂取についてのガイドラインは以下のとおりである。
  - カルシウムは少量でよく吸収されるので,1 日 500 mg 以上摂取する場合は分割摂取を考慮する。
  - 人工カルシウムの補給が最適である。カキ殻,白雲岩,骨粉は重金属汚染

物質を含んでいる[10]。
- ビタミン D(1 日 800～1,000 IU 経口摂取)は骨粗鬆症の患者にとって有益である。炭酸カルシウムとビタミン D の投与によって，歩行可能な 65 歳以上の男女で非脊椎骨折が有意に減少する[11]。著明なビタミン D 不足の患者には，積極的な補充が必要である。

■転倒防止
- 骨粗鬆症の予防と治療には患者教育が，とりわけ転落予防に関して不可欠である。
- 小型の敷物，床から浮いたカーペット，滑りやすい床，コードやワイヤーなど，患者が転倒する原因となるあらゆる事物を見つけ，取り除く。
- 動作を妨げる不安定な家具や散乱物を探す。
- とりわけ夜には，十分な照明を確保する。
- トイレに手すりを設置し，浴室を滑り止めの床にする。
- 適切にフィットした靴を履く。
- 庭や通路のでこぼこをなくし，氷や雪は取り除く。
- 視力障害と聴覚障害を矯正する。
- 可能であれば，起立性低血圧の原因を取り除く。もしくは，ゆっくりと立ち上がるよう患者に注意を促す。
- ヒッププロテクターは介護施設入居者の腰部骨折を減少させる[12,13]。ヒッププロテクターの受け入れとアドヒアランスはあまり良くない。

■運動
- 機能状態によるが，骨粗鬆症の患者には運動を推奨する。
- ウォーキング，ジョギング，バスケットボール，ダンス，サイクリングのような体重負荷運動を，少なくとも週 3 回から開始する[14]。
- 脊柱の屈曲や前屈といった動作は圧迫骨折のリスクが増すので危険であり，避ける。脊柱の回転も脊柱の圧縮力を増す。

薬物治療
骨粗鬆症の予防・治療の有無にかかわらず，すべての患者は十分なカルシウムとビタミン D を摂取し，定期的な体重負荷運動を行い，禁煙をすべきである。

■治療対象
National Osteoporosis Foundation によれば，以下の条件を満たす閉経後の女性や 50 歳以上の男性には治療を考慮する[5]。
- 股関節または脊椎骨折
- 大腿骨頸部や脊椎において T スコアが－2.5 以下(十分評価し，続発性の原因を除外後)
- 骨密度低値(大腿骨頸部や脊椎で T スコアが－1.0～－2.5)，および股関節骨折の 10 年リスクが 3％以上もしくは主な骨粗鬆症性骨折の 10 年リスクが 20％以上(WHO FRAX アルゴリズムに基づく。http://www.shef.ac.uk/FRAX)。

■ビスホスホネート
- ビスホスホネートは破骨細胞の活動を抑制する。

- 米国では，アレンドロネート，リセドロネート，ibandronate は骨粗鬆症の予防と治療に対し認可されており，ゾレドロン酸は治療に認可されている。
- 多くの患者に対し，ビスホスホネートが第1選択となる。
- ビスホスホネートすべてが骨密度を上昇させ，骨粗鬆症のリスクを減らす。
- 経口ビスホスホネートの吸収率は悪いため，朝の空腹時，食事や水分を摂る前に服用する。他の薬はビスホスホネート服用後30分以上たってから服用する。カルシウム補助食品は，ビスホスホネート服用後少なくとも1時間は摂取すべきではない。
- 経口ビスホスホネートは食道炎の原因となる。したがって，少なくとも8オンス(約240 mL)の水と一緒に服用後，30分以上は座位か立位をとる[15]。適切に服用すれば忍容性は良好である。服用回数を減らせば，胃腸の忍容性は改善するであろう[16]。
- ビスホスホネートの服用と顎骨壊死(虚血性骨壊死)にも関連がある。そのリスクの程度は正確には不明だが，おそらく非常に低い。高用量静脈内投与，癌，歯科処置が危険因子となる[17〜21]。
- 静脈内投与は，インフルエンザに似た症状(発熱，関節痛，筋肉痛，頭痛)や一過性の低カルシウム血症を生じる。後者はカルシウムとビタミンDの補充が重要であることを示している。
- ビスホスホネートの最大投与期間は不明である。
- 骨密度が上昇もしくは不変(原則的に2年ごとに測定)の場合，治療が有効であることを示している。

アレンドロネート

- アレンドロネートを3年間服用すると，骨密度を脊椎で8.8％，股関節で5.9％改善することが示されている[22]。11件のランダム化比較対照試験のメタ分析によると，アレンドロネート10 mg/日以上の服用を3年間続けると，骨密度が腰椎で7.48％，股関節で5.60％改善することが示された[23]。
- アレンドロネートを3年間(5 mgを2年間，10 mgを1年間)服用した骨粗鬆症の女性では，脊椎骨折が47％減少し，股関節骨折が51％減少した[24]。上記のメタ分析では，骨折の統合相対リスクは脊椎骨折で0.52，非脊椎骨折で0.51であった[23]。
- 骨粗鬆症治療における推奨用量は，男女ともに経口アレンドロネート10 mg/日，もしくは70 mg/週である[25]。
- 閉経後の骨粗鬆症予防のための用量は，5 mg/日もしくは35 mg/週である。
- 副腎皮質ステロイドによる骨粗鬆症の治療には5 mg/日を服用する。ただしエストロゲン補充を行っていない閉経後の女性に対しては10 mg/日が推奨される。

リセドロネート

- リセドロネートは骨密度を脊椎で4〜6％，股関節で1〜3％改善することが示されている[26]。
- Vertebral Efficacy with Risedronate Trial(VERT)では，脊椎骨折が41〜49％減少し，非脊椎骨折が39％減少した[26,27]。骨粗鬆症と診断された70〜79歳の女性で，5 mg/日の服用で股関節骨折が40％減少した[28]。

- 8件のランダム化比較対照試験のメタ分析によると，少なくとも1年間リセドロネート5 mg/日を服用することにより，骨密度が腰椎で4.54%，大腿骨頸部で2.75%改善することが示された。少なくとも1年間リセドロネート2.5 mg/日以上を内服すると，骨折の相対リスクは脊椎骨折で0.64，非脊椎骨折では0.73であった[29]。
- 閉経後の骨粗鬆症の治療と予防のための推奨用量は，経口リセドロネート5 mg/日である。副腎皮質ステロイドによる骨粗鬆症の治療と予防のための用量は，5 mg/日もしくは35 mg/週[30]，または1カ月につき2日連続で75 mgか[31]，または1カ月に1回150 mgである[32]。

ibandronate

- ibandronateの連日または間欠的投与は，明らかな骨密度の上昇と骨折の減少をもたらすことが示されている[33〜36]。
- ibandronateの推奨用量は150 mg/月である[37, 38]。
- ibandronateは静脈内投与が可能である(3カ月ごとに3 mg)[39, 40]。静脈内投与は，内服できない患者や，内服時の注意点を守れない患者に対し有効である。

ゾレドロン酸

- 米国では，ゾレドロン酸の静脈内投与は骨粗鬆症の治療に対し認可されている。
- 年1回の投与により，間欠的投与と同様に**骨密度が上昇し**[41]，**脊椎骨折と股関節骨折のリスクがそれぞれ70%，41%減少する**[42]。
- 股関節骨折の治療後90日以内にゾレドロン酸を投与すれば，新たな骨折のリスクが35%減少し，生命予後が28%改善する[43]。
- 推奨用量は5 mgで，15分以上かけて静脈内投与する。
- ゾレドロン酸は，悪性腫瘍に伴う高カルシウム血症，多発性骨髄腫，固形癌の骨転移にも適応がある。

■ラロキシフェン

- ラロキシフェンは選択的エストロゲン受容体モジュレータである。骨密度の減少を阻害するが，子宮内膜過形成の原因とはならない。
- Multiple Outcomes of Raloxifene Evaluation(MORE)trialでは，7,705人の女性がプラセボ群とラロキシフェン群(60mgまたは120mg)に振り分けられた。ラロキシフェン群では**骨密度が上昇し**，プラセボ群に比べ大腿骨頸部で2.1〜2.3%，脊椎で2.5〜2.6%の骨密度上昇が認められた[44, 45]。MORE対象患者の一部は研究が4年間継続されたが〔Continuing Outcome Relevant to Evista(CORE)〕，ラロキシフェン群とプラセボ群との間の骨密度の差は維持された[46]。
- **脊椎骨折は30〜50%減少した**[44, 45, 47]。
- 現時点で，非脊椎骨折の減少を支持するデータはない[44〜47]。
- MORE試験により，ラロキシフェンで治療した患者では**浸潤性乳癌の発生が70%減少し**，子宮内膜には影響を与えないことが明らかになった[48]。Raloxifene Use for The Heart(RUTH)trialは，浸潤性乳癌が43%減少することを示した[49]。MORE/COREの8年間で，浸潤性乳癌は66%減少し，エス

トロゲン受容体陽性の浸潤性乳癌は76%減少した[50]。エストロゲン受容体陰性の浸潤性乳癌の発生率には変化がなかった。
- HDLコレステロール値やトリグリセリド(中性脂肪)値の変化はみられなかったが、総コレステロール値やLDLコレステロール値は明らかに低下した。ラロキシフェン60 mg/日の服用で、総コレステロール値は6.4%、LDLコレステロール値は10.1%低下した[51]。
- ラロキシフェンは、**冠動脈イベントのリスクには有意な影響を与えないようである**[49,52]。
- ラロキシフェンの使用に伴い静脈血栓塞栓症のリスクが増加するかもしれない。MORE試験での相対リスクは2.1~3.1、CORE試験での相対リスクは2.17、RUTH試験でのハザード比は1.44であった[44,49,50,52,53]。おそらくリスクはタモキシフェンほど高くはないと考えられる[54]。
- RUTH試験では、ラロキシフェンは**致命的な脳卒中のリスクの増加**(ハザード比1.49)と関連があることが示されたが、全脳卒中や全死因死亡率との関連はみられなかった[49]。
- その他の副作用には、顔面潮紅、下肢痙攣がある。
- 骨粗鬆症の治療・予防に対するラロキシフェンの推奨用量は60 mg/日である。

■ カルシトニン

- サケまたはヒトのカルシトニンは皮下注射や経鼻スプレーで投与される。
- カルシトニン200 IU/日の点鼻により、骨密度が1~2%改善する。
- Prevent Recurrence of Osteoporotic Fracture(PROOF)trialは、点鼻投与により閉経5年後の女性で脊椎骨折が36%減少することを示した。しかし、患者の59%は早期中断しているので、この研究結果は慎重に解釈すべきである。股関節骨折の明らかな減少は認めなかった[55]。
- メタ分析では、脊椎骨折(相対リスク0.46)と非脊椎骨折(相対リスク0.52)の減少を示した[56]。
- カルシトニンはビスホスホネートより効果が低いと考えられている。
- カルシトニンは鎮痛効果があり、圧迫骨折の治療に用いられる[57]。
- 低骨密度である閉経後5年以上たつ女性の治療における推奨用量は、毎日1鼻腔につき1噴射(200 IU)である。点鼻は左右の鼻腔に毎日交互に行う。皮下注射の推奨用量は100 IU/日である。

■ 副甲状腺ホルモン

- 副甲状腺ホルモン(PTH)は蛋白同化作用のある治療として考えられている。すなわち、骨再吸収阻害よりむしろ骨形成を刺激する。
- PTHの間欠的投与は、慢性腎不全や原発性副甲状腺機能亢進症のようにPTHが慢性的に上昇している場合とは対照的に、骨芽細胞の成熟を刺激し、それにより骨形成を促す。この不一致の理由は十分には解明されていない。
- PTHは骨皮質よりも骨梁に作用し、小柱構造を質的に改善する。
- PTHは通常、遺伝子組換えヒトPTHアミノ酸1-34として投与され、これは**テリパラチド**として知られている。インタクトPTHも有効である[58]。
- Fracture Prevention Trial(FPT)では、1,637人の脊椎骨折の既往のある閉

経後女性をプラセボ群とテリパラチド 20μg/日または 40μg/日投与群に振り分け，後者では脊椎と股関節の骨密度上昇が認められたが，橈骨骨幹では認められなかった[59]。
- FPT において，薬物治療 21 カ月後，脊椎骨折(相対リスク 0.31〜0.35)と非脊椎骨折(相対リスク 0.46〜0.47)の明らかな減少を認めた[59]。骨折減少を認める前に骨密度は上昇した。
- 副作用には高カルシウム血症，悪心，頭痛，下肢痙攣，めまいがある。
- 動物実験では骨肉腫のリスクが増すことが示唆された。テリパラチドは，Paget 病，骨放射線療法，あるいは骨悪性腫瘍の既往など，リスクが高い人には投与すべきでない。
- テリパラチドの推奨用量は，20μg/日の皮下注射を最大 2 年間である。その後は，一般的にはビスホスホネートを用いる[60]。
- アレンドロネートと併用しても相加作用はなく，実のところ PTH の作用を低下させる可能性がある[61]。

■ エストロゲン補充療法
- エストロゲン補充療法は，閉経後の骨量減少を緩徐にし，骨量を 6％程度増加させる[62]。
- 多くの観察研究で，エストロゲン補充療法が脊椎骨折を 50〜80％も減少させることが示されている。ある骨粗鬆症性骨折の研究によると，閉経後 5 年以内にエストロゲン補充療法を開始し 10 年以上継続している女性では，手関節骨折の相対リスクは 0.25，股関節骨折では 0.27 であるという[63]。7 件の試験のメタ分析では，脊椎骨折の相対リスクは 0.66，非脊椎骨折では 0.87 であったが，両者の 95％信頼区間は 1.0 であった[64]。
- Women's Health Initiative(WHI)の結果(重度の冠動脈イベント，脳卒中，肺塞栓症，浸潤性乳癌)および他の効果ある薬物の入手しやすさから，もはやエストロゲン補充療法は骨粗鬆症の予防と治療における第 1 選択として適切だとは考えられていない[65]。
- 用量は，後出の「更年期」を参照のこと。

■ 副腎皮質ステロイド性骨粗鬆症の管理
- 副腎皮質ステロイドは骨密度を減少させ骨折のリスクを増す。これらの骨格系への作用は用量と治療期間に依存している。
- プレドニゾン換算で連日 7.5 mg 以上を投与すると，明らかな骨量減少を生じる。これより少ない用量でも骨代謝に影響を与える。
- 隔日投与で骨量減少を予防できるかは明らかとなっていない。
- 副腎皮質ステロイド投与中の患者や長期の治療が開始された患者では，骨密度測定を考慮する。
- 副腎皮質ステロイド投与中の患者は，十分なカルシウム(1,500 mg/日)とビタミン D(800 IU)を摂取すべきである。
- 体重負荷運動が推奨される。
- **アレンドロネート**は副腎皮質ステロイド投与中の患者の骨量減少を予防し，ステロイド投与中の閉経後女性の骨折リスクを減少させることが示されている[66,67]。

- **リセドロネート**と**ゾレドロン酸**は同様に有効である[68~71]。
- **カルシトニン**は骨量を維持しうるが、副腎皮質ステロイド投与中の患者での骨折予防効果は明らかになっていない[72,73]。
- **テリパラチド**は、骨粗鬆症を有する副腎皮質ステロイドを3カ月以上投与した患者において、アレンドロネートより有効であろう[74]。

■ 男性の骨粗鬆症の管理

- 軽度～中等度の外傷により骨折を起こした男性では骨密度を測定すべきであり、また骨量減少の二次性の原因の検索を考慮する。
- 副腎皮質ステロイドや抗痙攣薬のような骨密度に影響を与える薬物、飲酒歴（アルコール1日100g以上）、喫煙歴など、骨粗鬆症の危険因子を評価する。
- 適切な臨床検査を行う（血清蛋白電気泳動、CBC、カルシウム、リン、アルブミン、クレアチニン、アルカリホスファターゼ、副甲状腺ホルモン、甲状腺刺激ホルモン、遊離テストステロン、25-ヒドロキシビタミンD、24時間蓄尿のカルシウムとクレアチニン排泄量、コルチゾールなど）。
- 性腺機能低下症の原因（Klinefelter症候群、高プロラクチン血症、神経性食欲不振症、ヘモクロマトーシスなど）についても考慮する。病因が明らかでない場合は骨生検が必要かもしれない。
- 女性患者と同様に、十分なカルシウムとビタミンDの摂取が重要である。禁煙と断酒が推奨される。
- 二次性の原因があれば、その治療を行う。
- 骨粗鬆症の原因として性腺機能低下症は比較的多く、テストステロン補充により骨密度は上昇する[75~77]。**アレンドロネート**は骨密度を維持し、男性の骨粗鬆症性骨折を予防することが示されており、オッズ比は脊椎骨折で0.44、非脊椎骨折で0.60である[78]。
- **リセドロネート**は脊椎骨折を減らし、副腎皮質ステロイド投与中の男性の骨量を増加することが示されている[79~82]。
- **テリパラチド**は男性にも有効であることが示されている[83~85]。

更年期

一般的事項

- 閉経期menopauseへ移行するにつれ、典型的には月経不順となり、最終的に月経がなくなる。
- 閉経期とは最終月経後の12カ月間と定義される。
- 閉経の平均年齢は50～51歳である[86]。
- 卵巣機能低下に伴い、卵胞刺激ホルモンや黄体形成ホルモンの値は上昇し、エストラジオール値は低下する。
- 無月経や閉経症候の他の原因として、過度な体重減少、内科的疾患、妊娠、甲状腺疾患、下垂体疾患、薬物を考慮する。

診断

臨床所見
- 更年期症状を以下に示す。
  - 不正出血
  - 潮紅，寝汗
  - 睡眠障害
  - 腟の乾燥・瘙痒，性交疼痛
  - 性機能障害
  - 尿失禁
  - 気分変調（程度はさまざま）
- 典型的には，更年期症状は数カ月続くが，数年続くこともある。
- **潮紅**（ホットフラッシュ）は閉経女性の約75％に出現する。潮紅は夜に生じることが多く，エストロゲン欠乏により起こる。エストロゲン低下により，視床下部にある体温のセットポイントが低下し，体温自動調節機構が障害される。結果として，手や上半身の静脈拡張が起こり，中枢器官の熱が末梢で失われる[87]。
  - 潮紅はエストロゲン欠乏のみによる症状ではない。
  - 褐色細胞腫，カルチノイド，妊娠，パニック障害といった，潮紅の他の原因も考慮する。
- 閉経の長期的影響には以下のようなものがある。
  - 骨粗鬆症
  - 心血管疾患のリスクの上昇

診断的検査
- 診断的検査は一般的には必要ない。
- すでに述べたように，卵胞刺激ホルモンや黄体形成ホルモンの値は高く，エストラジオール値は低い。
- 無月経をきたす他の原因を除外するための検査を要することがある。

治療

潮紅
■ エストロゲン補充療法
- **エストロゲン補充療法は最も効果的な治療法である**[86,88,89]。
- しかし，Women's Health Initiative and the Heart and Estrogen/progestin Replacement Study（HERS）は，長期（約5年以上）または生涯にわたるエストロゲン補充療法を推奨することについては，特にエストロゲン・プロゲスチン併用治療に関して，大いに疑問を投げかけている[65,90]。これらの研究結果をすべての閉経女性にそのまま適用するには根拠が乏しいと認識することが重要である[91]。
- さらにQOLについて考慮することも非常に重要である[92]。

- 子宮がありエストロゲン・プロゲスチン併用治療を受けている女性よりも，子宮全摘術を行いエストロゲンのみの治療を受けている女性のほうが，リスクと利益のバランスが優れているようである。
- すべてを考慮すると，心血管疾患，乳癌，子宮内膜癌，静脈血栓塞栓症の既往がない中等度～重度の血管運動症状のある女性には，エストロゲン最小有効量の短期投与(約2～3年間まで)が，現実的な選択肢である[89,91,92]。
  - 低用量エストロゲン療法には，抱合型エストロゲン経口薬 0.3 mg，17β-エストラジオール微粉化製剤 0.25～0.5 mg，あるいは 0.025 mg の 17β-エストラジオール経皮パッチが用いられる[91]。症状のコントロールのために高用量を必要とする患者もいる。
  - 子宮の保たれている女性にはプロゲスチンを併用しなければならない[93]。
  - 低用量(エチニルエストラジオール 20μg 含有)の経口避妊薬も，おおよそ 50 歳以下の女性には適している。
- 一般的に，エストロゲン補充療法は1～2年後に漸減・中止できる。潮紅が再燃する患者もいる。
- **エストロゲンの他の副作用**には，腹部膨満，腹痛，乳房圧痛，高トリグリセリド血症(経口エストロゲンのみ)，破綻出血，体重変化，子宮良性腫瘍の増大，ドライアイ，皮膚の変化がある。
- **プロゲスチンの副作用**には，破綻出血，浮腫，体重変化，皮疹，不眠，眠気がある。

■ その他の治療

- 部屋を涼しくしたり重ね着をしたりといった**環境の改善**のみで潮紅が軽快することがある。
- **選択的セロトニン再取り込み阻害薬**(パロキセチン，fluoxetine など)や**セロトニン・ノルアドレナリン再取り込み阻害薬**(venlafaxine など)は，エストロゲン補充療法ほどではないが，血管運動症状に有効である[86,89,94]。
- **ガバペンチン**は潮紅の頻度を減らすのに有効なようである[86,89,95]。900 mg/日まで増量させる必要があるかもしれない。ガバペンチンの副作用で頻度が高いのは，めまい・ふらつき，疲労・眠気である。
- クロニジンに関する研究の多くは質が低く，結果も相反している[86,94]。
- 大豆製品，大豆抽出物，レッドクローバー抽出物，ブラックコホッシュの有効性は疑わしい[86,89,94,96,97]。

泌尿生殖器症状

- 膣萎縮は性交疼痛，膣の乾燥・瘙痒・過敏を呈する。経口または局所投与のエストロゲンは膣萎縮に関連する症状に有効である。エストロゲン膣内投与の全身的効果は，おそらくかなり低い。プロゲスチンの併用は，エストロゲン膣内投与中の子宮のある女性には必要ない。
- 尿道末端は発生学的に膣と関連している。尿道末端が薄くなればなるほど感染や失禁の危険性が増す。感染所見のない排尿痛は上皮の菲薄化に起因する(上皮が薄くなると感覚神経との距離がちぢまるため)。また，尿道内圧は尿道とその周囲の組織により正常に保たれているが，上皮が薄くなると低下す

る。エストロゲンの局所投与により尿路感染が減ることを示した研究も，いくつかある[86, 98]。

子宮頸癌のスクリーニング

- 子宮頸癌 cervical cancer のスクリーニングは浸潤性頸癌を 95％減らす。米国の浸潤性頸癌患者の 50％は子宮頸部細胞診を一度も受けたことがなく，10％は過去 5 年間子宮頸部細胞診を受けていなかった[99]。
- 子宮頸癌の危険因子は，喫煙，多数の性交相手，若年での性交経験，高リスクの相手(多数の性交相手がいる，生殖器腫瘍を発症している)との性交，性感染症の既往，HIV，経口避妊薬の長期使用などである[100〜102]。
- 性交と子宮頸部腫瘍を結びつけているのはヒトパピローマウイルス(HPV)である。どの報告でも一貫して，子宮頸癌の 90％で HPV 感染が認められている。
- 子宮頸部細胞診によるスクリーニングは，性交経験がある女性すべてに推奨される。American Cancer Society(ACS)，United States Preventive Services Task Force(USPSTF)，American College of Obstetricians and Gynecologists(ACOG)により推奨されているが，その内容は，類似してはいるものの一致はしていない。
- 最初の性交後 3 年以内か 21 歳までのどちらか早いほうでスクリーニングを受ける(ACS，USPSTF)
- 2009 年 11 月に ACOG はガイドラインを改正し，性交経験の有無にかかわらず 21 歳でスクリーニングを受けることを推奨するとした。
- 推奨される検査間隔はさまざまである。
  - **USPSTF の推奨は以下のとおりである。**
  - 少なくとも 3 年ごとにスクリーニングする。
  - 子宮頸癌の最初のスクリーニングとして常に液体細胞診や HPV 検査を行うことについては，推奨するにも反対するにもエビデンスが不十分である。
  - **ACS の推奨は以下のとおりである。**
  - スクリーニングは，標準的な子宮頸部細胞診を毎年行うか，より新しい液体細胞診を 2 年ごとに行う。
  - 30 歳で開始し，細胞診が 3 回連続正常であった女性は 2〜3 年ごとにスクリーニングを行う。
  - 30 歳以上では，従来の細胞診または液体細胞診に加え HPV DNA 検査を用いたスクリーニングを 3 年ごとに(これ以上検査間隔を短くせず)行うのでもよい。
  - **ACOG の推奨は以下のとおりである。**
  - 21〜29 歳の女性に対しては，細胞診によるスクリーニングを 2 年ごとに行うことが望ましい。
  - 30 歳以上の女性で，細胞診が 3 回連続陰性であれば，3 年ごとに細胞診でスクリーニングを行う。
  - 細胞診と HPV DNA 検査の併用は，30 歳以上の女性に対して適切なスク

リーニングであるが，30歳以下の女性には適切でない。というのも，30歳以下ではしばしばHPV陽性となるが自然治癒するためである。
- 子宮頸部上皮内腫瘍は通常，細胞診の結果に基づいてカテゴリー分類される。現在，報告様式として Bethesda システムが知られている。このシステムには，塗抹標本に対する病理医の評価(良性の細胞変化であるか，細胞異型があるか)が含まれている。Trichomonas, Candida, Actinomyces などの感染過程，または単純ヘルペスウイルスに関連する細胞性変化が報告される。炎症，萎縮，放射線，子宮内避妊具に関連する反応性の変化(良性)も報告されている。扁平上皮細胞の異常のカテゴリーは以下の4つである。
  - 異型扁平上皮細胞(ASC)
  - 軽度扁平上皮内病変(LSIL)
  - 高度扁平上皮内病変(HSIL)
  - 扁平上皮癌
- 意義不明の異型扁平上皮細胞(ASC-US)は，自然消退する病変と関連があることが少なくなく，浸潤性頸癌のリスクは低い。
  - 成人女性に対して推奨される管理は reflex HPV 検査である。つまり，頸部細胞診のときに検体を採取しておき，細胞診の結果が ASC-US であれば HPV 検査を行う，という方法である[103]。
  - 高リスク型 HPV が陽性であればコルポスコピーを行う。
  - HPV 検査と細胞診の結果が陰性であれば，12カ月後に再び細胞診を行う。
  - 20歳以下の若年者は，HPV 感染の有病率が非常に高く，浸潤性頸癌の有病率は非常に低いことから，12カ月後に再び細胞診を行うことが推奨される。
- 高度扁平上皮内病変を除外できない異型扁平上皮細胞(ASC-H)は，コルポスコピーで診断される[103]。
- 軽度扁平上皮内病変(LSIL)は多くの場合コルポスコピーで精査が行われる。しかし，成人女性では12カ月後に再び細胞診を行うことが推奨される[103]。HPV 検査は，閉経後の女性に対する1つの選択肢である。
- 高度扁平上皮内病変(HSIL)はコルポスコピーで精査が行われる[103]。

乳頭分泌

一般的事項

- 乳頭からの分泌はよく見かけられ，多くは良性である。
- 乳頭分泌は，乳汁漏出症，生理的乳頭分泌，異常乳頭分泌に分類される。
- 乳汁漏出症 galactorrhea は両側性に乳白色の分泌物がみられるが，これは複数の乳管から分泌されている。妊娠や授乳とは無関係である。
  - 未産婦に自然に乳汁分泌が起こることは非常に稀だが，思春期の女児に起こることがある。
  - 妊娠したことのある健康な女性の25%で乳汁分泌が生じることが示されているが，この割合は乳房マッサージを行うとさらに高くなる。
  - 乳汁漏出症は，薬物，下垂体腫瘍，内分泌作用のいずれかを通したプロラ

クチンの作用により生じることが示されている。
- ■乳汁漏出症に関連する**薬物**として，経口避妊薬，三環系抗うつ薬，抗精神病薬，メチルドパ，レセルピン，シメチジン，制吐薬がある。
- ●**生理的乳頭分泌**は通常両側性で漿液性である。(妊娠や経口避妊薬により)ホルモンの準備が整った乳腺組織をもつ女性における，局所的な乳房の刺激や過敏による結果であると考えられる。性腺機能は維持される。乳房の刺激を避けることで，この状態を解消できる。
- ●**異常乳頭分泌**は通常片側性で，単一の乳管に限局している。自然に起こり，間欠的で，持続する。
  - ■分泌物は漿液血液状，血性，緑色調，あるいは無色透明である。
  - ■片側性分泌の原因として最も多いのは乳管内乳頭腫であり，これは乳管拡張をきたす[104]。
  - ■約10〜15％の症例は乳癌が原因である[104]。
  - ■膿性分泌は乳腺炎が原因となっている場合がある。

診断

臨床所見
- ●問診では，月経周期，最近の妊娠歴，不妊，薬物療法，甲状腺機能低下症の症状，乳房の刺激，頭痛，視力に関する訴えについて尋ねる。
- ●乳汁漏出症に関連する薬物はすべて中止し，妊娠を除外する。
- ●身体診察では，乳房検査一式と甲状腺機能低下症や下垂体腫瘍の評価を行う。
- ●単一の乳管からの分泌(より注意を要する)か，複数の乳管からの分泌なのか診断する。

診断的検査
- ●明らかに分泌物があるが，それが大量ではない場合，潜血検査を行う。
- ●分泌物の細胞診は感度も特異度も低い。
- ●複数の乳管からの分泌であれば，甲状腺刺激ホルモンとプロラクチンの測定，および妊娠検査を行う。妊娠を除外したうえでプロラクチン値が300 ng/mL以上であれば，ほとんどの場合プロラクチノーマと診断できる
- ●マンモグラフィは，異常乳頭分泌のある35歳以上の女性，または腫瘤を触知する場合に行う。マンモグラフィ陰性だからといって悪性腫瘍を除外することはできない[104]。
- ●超音波検査は異常乳頭分泌やしこりのある35歳以上に行うのがよいが，陰性であれば続いてマンモグラフィを行う[104]。超音波検査は異常所見のない35歳以上の女性にもしばしば施行されている。
- ●乳管造影(分泌乳管に造影剤を注入し造影する)は乳管内病変を確認する検査であるが，手技は煩雑である。検査所見が陰性であっても癌を除外することはできない。
- ●MRIと乳管内視鏡検査も有効な検査である。

治療

- 乳汁漏出症の治療は以下のとおりである。
    - 正常月経やプロラクチン値正常である患者には，治療は必要ない。
    - 乳房刺激を避けるよう促す。
    - 乳汁漏出症に関連する薬物を服用している場合は，減量または中止し，経過観察する。
    - プロラクチノーマの診療については17章に記載した。
- 異常乳頭分泌のある患者は乳腺外科医に紹介する。

乳房腫瘤

- 乳癌 breast cancer の危険因子として，女性，加齢，第1度近親者(母親や姉妹)の乳癌の既往(閉経前で両側乳癌の場合は最もリスクが高い)，本人の乳癌の既往，最初の妊娠年齢が遅いこと，未経産が挙げられる。
- 疼痛や乳頭分泌のような関連のある症状について問診を行う。月経歴について尋ね，妊娠の可能性を判断する。服用中の薬物を把握し，外傷の既往を確認する。正確な家族歴を聞き出す。乳癌，卵巣癌，結腸癌，前立腺癌の家族歴が多数認められれば，遺伝相談を考慮する。
- 身体診察では，座位と仰臥位で乳房の視診・触診を行う。乳房の皮膚のえくぼ症状や輪郭の変化を観察する。乳頭の自然分泌を調べる。腋窩や鎖骨上窩を触診し，腫瘤やリンパ節腫大を確認する。乳頭，乳輪，乳腺組織を含め乳房はやさしく触診する。乳輪に向かって円を描くように乳房を触診する。乳頭分泌は詳しく評価し，分泌物の特徴を記載する。乳管癌の分泌物は，孤立性，自然発生で，漿液血液状を呈する。
- 孤立性結節の**鑑別疾患**には，線維腺腫，囊胞，線維囊胞性変化，悪性腫瘍，外傷が挙げられる。顕性結節は月経周期を通して変化がない。線維囊胞症では，触知可能な結節はしばしば囊胞として触れ，月経周期により変化する。良性結節は可動性があり，境界明瞭で，軟らかく囊胞として触れる。しかし，**身体所見だけでは悪性腫瘍を除外する**ことはできないので，他の検査を行う。
- **30歳以下の女性**では，乳房に腫瘤があり，ほかに症状がない場合は，月経の1周期を経過観察する。腫瘤が改善すれば，それ以上の治療は必要ない。腫瘤が持続するならば，超音波検査を行う。
- **30歳以上の女性**ではマンモグラフィを行う。超音波検査を行ってもよい。
- **マンモグラフィによるスクリーニング**の推奨については43章に記載した。

腟炎

- 腟分泌物があるからといって，必ずしも異常とは限らない。
- 通常，症状は非特異的である。
- 腟には25種類の細菌が常在し，乳酸菌によってpHは通常4.0である。
- 精液，月経，子宮腟部の外反はpHを変化させる。

- 膣炎 vaginitis の50%は細菌性腟症によるもので，25%が腟トリコモナス症，残りの25%が腟カンジダ症によるものである。
- 性感染症の診療は23章に記載した。

細菌性腟症

一般的事項

- 細菌性腟症 bacterial vaginosis は，腟内の正常細菌叢が複数の菌に置き換わったことに起因すると考えられている。つまり，嫌気性菌の著明な増殖，*Gardnerella* 属や性器マイコプラズマの異常増殖を伴う，乳酸菌の劇的な減少である。
- *Gardnerella vaginalis* は培養検査により健康な無症状の女性の30〜70%で検出される。

診断

- 細菌性腟症は，悪臭のある腟分泌物が特徴で，瘙痒を伴う場合がある。
- 通常，外陰炎や排尿痛はない。
- 腟分泌物は，均一，非粘液性，乳白色である。
- clue cell（表面に細菌が付着しているために辺縁不明瞭で顆粒状を呈する上皮細胞）の存在は診断基準の1つである。
- pH＞4.5 である。
- 他の一般的検査（臭気テスト）で，腟分泌物に10%KOH のアルカリ溶液を添加すると，魚臭いアミン臭を放つ。
- 細菌性腟症の臨床診断において培養検査は必要ない。

治療

- **メトロニダゾール**は細菌性腟症に最も有効な抗菌薬で，治癒率は90%以上である。
  - 標準的治療は，メトロニダゾール500 mg を1日2回，7日間内服する[105]。
  - あるいは，メトロニダゾール750 mg を1日1回，7日間内服し，メトロニダゾールゲルを毎晩，5日間腟内に塗布する。
  - メトロニダゾールで治療中にアルコールを摂取するとジスルフィラム様の反応を生じる可能性があるので，飲酒しないよう患者に指導する。
  - よくみられる副作用は，悪心や金属味を感じることである[106]。
- 他の治療法として，**クリンダマイシン** 2%軟膏を毎晩，7日間腟内に塗布するか，クリンダマイシン300 mg を1日2回，7日間内服する。
- プロバイオティクスの効果は不明である[107]。
- 治療後の再発は，比較的よくみられる。
- 性行為の相手の治療については意見が分かれる。女性患者の男性パートナーの9%以上で，尿道から *G. vaginalis* が検出される。相手の治療の有効性に

ついてのデータは見当たらない。細菌性腟症が抵抗性であったり再発したりする場合は，相手にも治療を行うことが望ましいとする医師もいる。禁欲やコンドームの使用が再発防止に効果的であるかは不明である。

腟トリコモナス症

一般的事項

- 腟トリコモナス Trichomonas vaginalis は，性行為を通して感染する。
- しばしば，その他の性感染症が存在する。
- 多くの患者は無症状である。
- T. vaginalis は男性の尿道炎の原因ともなるが，たいてい無症状である。

診断

- 化膿性で悪臭のある，ときに泡沫状の腟分泌物が，大量にみられる。瘙痒が生じることもある。
- **pH＞4.5 で，臭気テスト陽性**である。
- 点状出血によって生じる子宮頸部のイチゴ状斑点は特有の所見である。
- プレパラート上で腟または尿道分泌物に生理食塩液を垂らして顕微鏡検査を行い，運動性のある虫体を認めれば診断される。運動性をみるためには，標本の準備後すぐに検査しなくてはならない。T. vaginalis は感染した女性の60〜70％で検出される。
- 子宮頸部細胞診の信頼性は一定しない。
- 培養検査は有効であるが，一般的には必要ない。

治療

- **標準治療はメトロニダゾール単回投与**(2 g 内服)，または 500 mg を 1 日 2 回，7 日間内服する[105,108]。治療中は禁酒を要する。
- 治癒率は約 90％である。
- 多くの医師は，性感染症を減らすために，T. vaginalis を検出したすべての患者を治療することを推奨している。
- 通常，性行為の相手である男性の治療が推奨される[105]。

外陰腟カンジダ症

一般的事項

- 酵母様真菌感染症は，外陰腟部のひりひりする痛み，性交疼痛，外陰部の瘙痒，排尿痛，粘度が高いチーズ様の腟分泌物によって疑われる。
- 典型的には Candida albicans が原因となるが，ときどき他の Candida 属が原因となる。
- コロニー形成や感染を起こしやすくする要因には，糖尿病，ステロイド療法，

妊娠，抗菌薬，肥満，経口避妊薬，免疫抑制薬，HIV 感染が挙げられる。
- 通常，カンジダ症 candidiasis は性行為では感染しない。
- 女性の 10〜20%は通常，腟に酵母様真菌がコロニーを形成している。女性の 75%は少なくとも 1 回は腟カンジダ症の既往があり，45%は生涯で 2〜3 回経験する。

診断

- 腟入口部の紅斑や浮腫を伴って腟壁粘膜にカンジダの白苔が生着していることを腟鏡診で確認する。
- **通常，腟内は pH<4.5 である。**
- 視診による典型的な腟病変，あるいは KOH 直接鏡検による真菌成分(出芽や仮性菌糸)の観察によって診断される。
- 培養検査は推奨されない。
- KOH 直接鏡検(感度は 40〜80%にすぎない)が陰性でも，外陰腟カンジダ症が視診から明らか，あるいは疑われる場合には，治療することが妥当である。

治療

- 治療は，butoconazole, クロトリマゾール，ミコナゾール，terconazole, tioconazole などの**イミダゾール系抗真菌薬**のうち 1 つを用いる。これらはどれもナイスタチンより効果的である[105]。
    - 治療期間は，選んだ薬物や用量によって，単回投与から 3〜7 日間投与とさまざまである。
    - 多くはクリームや腟内坐剤が用いられる。
- 月経中であれば，薬物を吸収してしまうためタンポンを使うべきではない。
- **フルコナゾール単回内服療法**(150 mg)は，高価であるが，非常に効果が高い。
- 再発性カンジダ症を除けば，無症状の男性パートナーの治療の有効性は示されていない。
- **カンジダ症の再発**はよくみられ，苦痛となりうる。あらゆる感染素因に対して対応すべきである。それぞれの再発エピソードは通常，局所療法に反応するが，治療は長期にわたるであろう。経口フルコナゾール 100〜200 mg の 3 日ごとの服用を 3 回行う方法も 1 つの選択肢であり，これに続く維持療法としてフルコナゾール 100〜200 mg を週 1 回，6 カ月間服用すると効果的であろう[105,109]。

(尾臺 珠実)

文 献

1. Consensus development conference: diagnosis, prophylaxis, and treatment of osteoporosis. *Am J Med* 1993;94:646-650.
2. Miller CW. Survival and ambulation following hip fracture. *J Bone Joint Surg* 1978;60:930-934.

3. Slemenda CW, Hui SL, Longcope C, et al. Predictors of bone mass in perimenopausal women. A prospective study of clinical data using photon absorptiometry. *Ann Intern Med* 1990;112:96-101.
4. WHO Scientific Group on the Assessment of Osteoporosis at Primary Health Care Level. Geneva: World Health Organization, 2007.
5. Cummings SR, Nevitt MC, Browner WS, et al. Risk factors for hip fracture in white women. Study of Osteoporotic Fractures Research Group. *N Engl J Med* 1995;332:767-773.
6. Clinician's Guide to Prevention and Treatment of Osteoporosis. Washington, DC: National Osteoporosis Foundation, 2008.
7. Kanis JA, Melton LJ III, Christiansen C, et al. The diagnosis of osteoporosis. *J Bone Miner Res* 1994;9:1137-1141.
8. Shea B, Wells G, Cranney A, et al.; Osteoporosis Methodology Group and The Osteoporosis Research Advisory Group. Meta-analyses of therapies for postmenopausal osteoporosis. VII. Meta-analysis of calcium supplementation for the prevention of postmenopausal osteoporosis. *Endocr Rev* 2002;23:552-559.
9. NIH Consensus conference. Optimal calcium intake. NIH Consensus Development Panel on Optimal Calcium Intake. *JAMA* 1994;272:1942-1948.
10. Whiting SJ. Safety of some calcium supplements questioned. *Nutr Rev* 1994;52:95-97.
11. Dawson-Hughes B, Harris SS, Krall EA, Dallal GE. Effect of calcium and vitamin D supplementation on bone density in men and women 65 years of age or older. *N Engl J Med* 1997;337:670-676.
12. Parker MJ, Gillespie WJ, Gillespie LD. Hip protectors for preventing hip fractures in older people. *Cochrane Database Syst Rev* 2005;(3):CD001255.
13. Sawka AM, Boulos P, Beattie K, et al. Do hip protectors decrease the risk of hip fracture in institutional and community-dwelling elderly? A systematic review and meta-analysis of randomized controlled trials. *Osteoporos Int* 2005;16:1461-1474.
14. Bonaiuti D, Shea B, Iovine R, et al. Exercise for preventing and treating osteoporosis in postmenopausal women. *Cochrane Database Syst Rev* 2002;(3):CD000333.
15. Cryer B, Bauer DC. Oral bisphosphonates and upper gastrointestinal tract problems: what is the evidence? *Mayo Clin Proc* 2002;77:1031-1043.
16. Strampel W, Emkey R, Civitelli R. Safety considerations with bisphosphonates for the treatment of osteoporosis. *Drug Saf* 2007;30:755-763.
17. King AE, Umland EM. Osteonecrosis of the jaw in patients receiving intravenous or oral bisphosphonates. *Pharmacotherapy* 2008;28:667-677.
18. Pazianas M, Miller P, Blumentals WA, et al. A review of the literature on osteonecrosis of the jaw in patients with osteoporosis treated with oral bisphosphonates: prevalence, risk factors, and clinical characteristics. *Clin Ther* 2007;29:1548-1558.
19. Khan AA, Sándor GK, Dore E, et al.; Canadian Taskforce on Osteonecrosis of the Jaw. Bisphosphonate associated osteonecrosis of the jaw. *J Rheumatol* 2009;36:478-490.
20. Rizzoli R, Burlet N, Cahall D, et al. Osteonecrosis of the jaw and bisphosphonate treatment for osteoporosis. *Bone* 2008;42:841-847.
21. Woo SB, Hellstein JW, Kalmar JR. Narrative [corrected] review: bisphosphonates and osteonecrosis of the jaws. *Ann Intern Med* 2006;144:753-761.
22. Liberman UA, Weiss SR, Bröll J, et al. Effect of oral alendronate on bone mineral density and the incidence of fractures in postmenopausal osteoporosis. The Alendronate Phase III Osteoporosis Treatment Study Group. *N Engl J Med* 1995;333:1437-1443.
23. Cranney A, Wells G, Willan A, et al.; Osteoporosis Methodology Group and The Osteoporosis Research Advisory Group. Meta-analyses of therapies for postmenopausal osteoporosis. II. Meta-analysis of alendronate for the treatment of postmenopausal women. *Endocr Rev* 2002;23:508-516.
24. Black DM, Cummings SR, Karpf DB, et al. Randomised trial of effect of alendronate on risk of fracture in women with existing vertebral fractures. Fracture Intervention Trial Research Group. *Lancet* 1996;348:1535-1541.
25. Rizzoli R, Greenspan SL, Bone G III, et al.; Alendronate Once-Weekly Study Group. Two-year results of once-weekly administration of alendronate 70 mg for the treatment of postmenopausal osteoporosis. *J Bone Miner Res* 2002;17:1988-1996.
26. Harris ST, Watts NB, Genant HK, et al. Effects of risedronate treatment on vertebral and nonvertebral

fractures in women with postmenopausal osteoporosis: a randomized controlled trial. Vertebral Efficacy With Risedronate Therapy (VERT) Study Group. *JAMA* 1999;282:1344-1352.

27. Reginster J, Minne HW, Sorensen OH, et al. Randomized trial of the effects of risedronate on vertebral fractures in women with established postmenopausal osteoporosis. Vertebral Efficacy with Risedronate Therapy (VERT) Study Group. *Osteoporos Int* 2000;11:83-91.

28. McClung MR, Geusens P, Miller PD, et al.; Hip Intervention Program Study Group. Effect of risedronate on the risk of hip fracture in elderly women. Hip Intervention Program Study Group. *N Engl J Med* 2001;344:333-340.

29. Cranney A, Tugwell P, Adachi J, et al.; Osteoporosis Methodology Group and The Osteoporosis Research Advisory Group. Meta-analyses of therapies for postmenopausal osteoporosis. III. Meta-analysis of risedronate for the treatment of postmenopausal osteoporosis. *Endocr Rev* 2002;23:517-523.

30. Harris ST, Watts NB, Li Z, et al. Two-year efficacy and tolerability of risedronate once a week for the treatment of women with postmenopausal osteoporosis. *Curr Med Res Opin* 2004;20:757-764.

31. Delmas PD, Benhamou CL, Man Z, et al. Monthly dosing of 75 mg risedronate on 2 consecutive days a month: efficacy and safety results. *Osteoporos Int* 2008;19:1039-1045.

32. Delmas PD, McClung MR, Zanchetta JR, et al. Efficacy and safety of risedronate 150 mg once a month in the treatment of postmenopausal osteoporosis. *Bone* 2008;42:36-42.

33. Delmas PD, Recker RR, Chesnut CH III, et al. Daily and intermittent oral ibandronate normalize bone turnover and provide significant reduction in vertebral fracture risk: results from the BONE study. *Osteoporos Int* 2004;15:792-798.

34. Chesnut CH III, Skag A, Christiansen C, et al.; Oral Ibandronate Osteoporosis Vertebral Fracture Trial in North America and Europe (BONE). Effects of oral ibandronate administered daily or intermittently on fracture risk in postmenopausal osteoporosis. *J Bone Miner Res* 2004;19:1241-1249.

35. Harris ST, Blumentals WA, Miller PD. Ibandronate and the risk of non-vertebral and clinical fractures in women with postmenopausal osteoporosis: results of a meta-analysis of phase III studies. *Curr Med Res Opin* 2008;24:237-245.

36. Cranney A, Wells GA, Yetisir E, et al. Ibandronate for the prevention of nonvertebral fractures: a pooled analysis of individual patient data. *Osteoporos Int* 2009;20:291-297.

37. Miller PD, McClung MR, Macovei L, et al. Monthly oral ibandronate therapy in postmenopausal osteoporosis: 1-year results from the MOBILE study. *J Bone Miner Res* 2005;20:1315-1322.

38. Reginster JY, Adami S, Lakatos P, et al. Efficacy and tolerability of once-monthly oral ibandronate in postmenopausal osteoporosis: 2 year results from the MOBILE study. *Ann Rheum Dis* 2006;65:654-661.

39. Delmas PD, Adami S, Strugala C, et al. Intravenous ibandronate injections in postmenopausal women with osteoporosis: one-year results from the dosing intravenous administration study. *Arthritis Rheum* 2006;54:1838-1846.

40. Eisman JA, Civitelli R, Adami S, et al. Efficacy and tolerability of intravenous ibandronate injections in postmenopausal osteoporosis: 2-year results from the DIVA study. *J Rheumatol* 2008;35:488-497.

41. Reid IR, Brown JP, Burckhardt P, et al. Intravenous zoledronic acid in postmenopausal women with low bone mineral density. *N Engl J Med* 2002;346:653-661.

42. Black DM, Delmas PD, Eastell R, et al.; HORIZON Pivotal Fracture Trial. Once-yearly zoledronic acid for treatment of postmenopausal osteoporosis. *N Engl J Med* 2007 May 3;356(18):1809-1822.

43. Lyles KW, Colón-Emeric CS, Magaziner JS, et al.; HORIZON Recurrent Fracture Trial. Zoledronic acid and clinical fractures and mortality after hip fracture. *N Engl J Med* 2007;357:1799-1809.

44. Ettinger B, Black DM, Mitlak BH, et al. Reduction of vertebral fracture risk in postmenopausal women with osteoporosis treated with raloxifene: results from a 3-year randomized clinical trial. Multiple Outcomes of Raloxifene Evaluation (MORE) Investigators. *JAMA* 1999;282:637-645.

45. Delmas PD, Ensrud KE, Adachi JD, et al.; Multiple Outcomes of Raloxifene Evaluation Investigators. Efficacy of raloxifene on vertebral fracture risk reduction in postmenopausal women with osteoporosis: four-year results from a randomized clinical trial. *J Clin Endocrinol Metab* 2002;87:3609-3617.

46. Siris ES, Harris ST, Eastell R, et al.; Continuing Outcomes Relevant to Evista (CORE) Investigators. Skeletal effects of raloxifene after 8 years: results from the continuing outcomes relevant to Evista (CORE) study. *J Bone Miner Res* 2005;20:1514-1524.

47. Cranney A, Tugwell P, Zytaruk N, et al.; Osteoporosis Methodology Group and The Osteoporosis Research Advisory Group. Meta-analyses of therapies for postmenopausal osteoporosis. IV. Meta-analysis of raloxifene for the prevention and treatment of postmenopausal osteoporosis. *Endocr Rev* 2002;23:524-528.
48. Cummings SR, Eckert S, Krueger KA, et al. The effect of raloxifene on risk of breast cancer in postmenopausal women: results from the MORE randomized trial. Multiple Outcomes of Raloxifene Evaluation. *JAMA* 1999;281:2189-2197.
49. Barrett-Connor E, Mosca L, Collins P, et al.; Raloxifene Use for The Heart (RUTH) Trial Investigators. Effects of raloxifene on cardiovascular events and breast cancer in postmenopausal women. *N Engl J Med* 2006;355:125-137.
50. Martino S, Cauley JA, Barrett-Connor E, et al.; CORE Investigators. Continuing outcomes relevant to Evista: breast cancer incidence in postmenopausal osteoporotic women in a randomized trial of raloxifene. *J Natl Cancer Inst* 2004;96:1751-1761.
51. Delmas PD, Bjarnason NH, Mitlak BH, et al. Effects of raloxifene on bone mineral density, serum cholesterol concentrations, and uterine endometrium in postmenopausal women. *N Engl J Med* 1997;337:1641-1647.
52. Collins P, Mosca L, Geiger MJ, et al. Effects of the selective estrogen receptor modulator raloxifene on coronary outcomes in the Raloxifene Use for The Heart trial: results of subgroup analyses by age and other factors. *Circulation* 2009;119:922-930.
53. Grady D, Ettinger B, Moscarelli E, et al.; Multiple Outcomes of Raloxifene Evaluation Investigators. Safety and adverse effects associated with raloxifene: multiple outcomes of raloxifene evaluation. *Obstet Gynecol* 2004;104:837-844.
54. Vogel VG, Costantino JP, Wickerham DL, et al.; National Surgical Adjuvant Breast and Bowel Project (NSABP). Effects of tamoxifen vs raloxifene on the risk of developing invasive breast cancer and other disease outcomes: the NSABP Study of Tamoxifen and Raloxifene (STAR) P-2 trial. *JAMA* 2006;295:2727-2741.
55. Chesnut CH III, Silverman S, Andriano K, et al. A randomized trial of nasal spray salmon calcitonin in postmenopausal women with established osteoporosis: the prevent recurrence of osteoporotic fractures study. PROOF Study Group. *Am J Med* 2000;109:267-276.
56. Cranney A, Tugwell P, Zytaruk N, et al.; Osteoporosis Methodology Group and The Osteoporosis Research Advisory Group. Meta-analyses of therapies for postmenopausal osteoporosis. VI. Meta-analysis of calcitonin for the treatment of postmenopausal osteoporosis. *Endocr Rev* 2002;23:540-551.
57. Knopp JA, Diner BM, Blitz M, et al. Calcitonin for treating acute pain of osteoporotic vertebral compression fractures: a systematic review of randomized, controlled trials. *Osteoporos Int* 2005;16:1281-1290.
58. Greenspan SL, Bone HG, Ettinger MP, et al.; Treatment of Osteoporosis with Parathyroid Hormone Study Group. Effect of recombinant human parathyroid hormone (1-84) on vertebral fracture and bone mineral density in postmenopausal women with osteoporosis: a randomized trial. *Ann Intern Med* 2007;146:326-339.
59. Neer RM, Arnaud CD, Zanchetta JR, et al. Effect of parathyroid hormone (1-34) on fractures and bone mineral density in postmenopausal women with osteoporosis. *N Engl J Med* 2001;344:1434-1441.
60. Black DM, Bilezikian JP, Ensrud KE, et al.; PaTH Study Investigators. One year of alendronate after one year of parathyroid hormone (1-84) for osteoporosis. *N Engl J Med* 2005;353:555-565.
61. Black DM, Greenspan SL, Ensrud KE, et al.; PaTH Study Investigators. The effects of parathyroid hormone and alendronate alone or in combination in postmenopausal osteoporosis. *N Engl J Med* 2003;349:1207-1215.
62. Effects of hormone therapy on bone mineral density: results from the postmenopausal estrogen/progestin interventions (PEPI) trial. The Writing Group for the PEPI. *JAMA* 1996;276:1389-1396.
63. Cauley JA, Seeley DG, Ensrud K, et al. Estrogen replacement therapy and fractures in older women. Study of Osteoporotic Fractures Research Group. *Ann Intern Med* 1995;122:9-16.
64. Wells G, Tugwell P, Shea B, et al.; Osteoporosis Methodology Group and The Osteoporosis Research Advisory Group. Meta-analyses of therapies for postmenopausal osteoporosis. V. Meta-analysis of

the efficacy of hormone replacement therapy in treating and preventing osteoporosis in postmenopausal women. *Endocr Rev* 2002;23:529-539.
65. Rossouw JE, Anderson GL, Prentice RL, et al.; Writing Group for the Women's Health Initiative Investigators. Risks and benefits of estrogen plus progestin in healthy postmenopausal women: principal results From the Women's Health Initiative randomized controlled trial. *JAMA* 2002;288:321-333.
66. Saag KG, Emkey R, Schnitzer TJ, et al. Alendronate for the prevention and treatment of glucocorticoid-induced osteoporosis. Glucocorticoid-Induced Osteoporosis Intervention Study Group. *N Engl J Med* 1998;339:292-299.
67. Adachi JD, Saag KG, Delmas PD, et al. Two-year effects of alendronate on bone mineral density and vertebral fracture in patients receiving glucocorticoids: a randomized, doubleblind, placebo-controlled extension trial. *Arthritis Rheum* 2001;44:202-11.
68. Cohen S, Levy RM, Keller M, et al. Risedronate therapy prevents corticosteroid-induced bone loss: a twelve-month, multicenter, randomized, double-blind, placebo-controlled, parallel-group study. *Arthritis Rheum* 1999;42:2309-2318.
69. Reid DM, Hughes RA, Laan RF, et al. Efficacy and safety of daily risedronate in the treatment of corticosteroid-induced osteoporosis in men and women: a randomized trial. European Corticosteroid-Induced Osteoporosis Treatment Study. *J Bone Miner Res* 2000;15:1006-1013.
70. Mok CC, Tong KH, To CH, et al. Risedronate for prevention of bone mineral density loss in patients receiving high-dose glucocorticoids: a randomized double-blind placebocontrolled trial. *Osteoporos Int* 2008;19:357-364.
71. Reid DM, Devogelaer JP, Saag K, et al.; HORIZON investigators. Zoledronic acid and risedronate in the prevention and treatment of glucocorticoid-induced osteoporosis (HORIZON): a multicentre, double-blind, double-dummy, randomised controlled trial. *Lancet* 2009;373:1253-1263.
72. Montemurro L, Schiraldi G, Fraioli P, et al. Prevention of corticosteroid-induced osteoporosis with salmon calcitonin in sarcoid patients. *Calcif Tissue Int* 1991;49:71-76.
73. Luengo M, Pons F, Martinez de Osaba MJ, Picado C. Prevention of further bone mass loss by nasal calcitonin in patients on long term glucocorticoid therapy for asthma: a two year follow up study. *Thorax* 1994;49:1099-1102.
74. Saag KG, Shane E, Boonen S, et al. Teriparatide or alendronate in glucocorticoid-induced osteoporosis. *N Engl J Med* 2007;357:2028-2039.
75. Anderson FH, Francis RM, Faulkner K. Androgen supplementation in eugonadal men with osteoporosis-effects of 6 months of treatment on bone mineral density and cardiovascular risk factors. *Bone* 1996;18:171-177.
76. Katznelson L, Finkelstein JS, Schoenfeld DA, et al. Increase in bone density and lean body mass during testosterone administration in men with acquired hypogonadism. *J Clin Endocrinol Metab* 1996;81:4358-4365.
77. Behre HM, Kliesch S, Leifke E, et al. Long-term effect of testosterone therapy on bone mineral density in hypogonadal men. *J Clin Endocrinol Metab* 1997;82:2386-2390.
78. Sawka AM, Papaioannou A, Adachi JD, et al. Does alendronate reduce the risk of fracture in men? A meta-analysis incorporating prior knowledge of anti-fracture efficacy in women. *BMC Musculoskelet Disord* 2005;6:39.
79. Ringe JD, Faber H, Farahmand P, Dorst A. Efficacy of risedronate in men with primary and secondary osteoporosis: results of a 1-year study. *Rheumatol Int* 2006;26:427-431.
80. Ringe JD, Farahmand P, Faber H, Dorst A. Sustained efficacy of risedronate in men with primary and secondary osteoporosis: results of a 2-year study. *Rheumatol Int* 2009;29:311-315.
81. Boonen S, Orwoll ES, Wenderoth D, et al. Once-weekly risedronate in men with osteoporosis: results of a 2-year, placebo-controlled, double-blind, multicenter study. *J Bone Miner Res* 2009;24:719-725.
82. Majima T, Shimatsu A, Komatsu Y, et al. Effects of risedronate or alfacalcidol on bone mineral density, bone turnover, back pain, and fractures in Japanese men with primary osteoporosis: results of a two-year strict observational study. *J Bone Miner Metab* 2009;27:168-174.
83. Kurland ES, Cosman F, McMahon DJ, et al. Parathyroid hormone as a therapy for idiopathic osteoporosis in men: effects on bone mineral density and bone markers. *J Clin Endocrinol Metab* 2000;85:3069-3076.
84. Orwoll ES, Scheele WH, Paul S, et al. The effect of teriparatide [human parathyroid hormone (1-34)]

therapy on bone density in men with osteoporosis. *J Bone Miner Res* 2003;18:9-17.
85. Finkelstein JS, Hayes A, Hunzelman JL, et al. The effects of parathyroid hormone, alendronate, or both in men with osteoporosis. *N Engl J Med* 2003;349:1216-1226.
86. Nelson HD. Menopause. *Lancet* 2008;371:760-770.
87. Bäckström T. Symptoms related to the menopause and sex steroid treatments. *Ciba Found Symp* 1995;191:171-186.
88. Maclennan AH, Broadbent JL, Lester S, Moore V. Oral oestrogen and combined oestrogen/progestogen therapy versus placebo for hot flushes. *Cochrane Database Syst Rev* 2004;(4):CD002978.
89. American College of Obstetricians and Gynecologists Women's Health Care Physicians. Vasomotor symptoms. *Obstet Gynecol* 2004;104(4 Suppl):106S-117S.
90. Hulley S, Grady D, Bush T, et al. Randomized trial of estrogen plus progestin for secondary prevention of coronary heart disease in postmenopausal women. Heart and Estrogen/progestin Replacement Study (HERS) Research Group. *JAMA* 1998;280:605-613.
91. North American Menopause Society. Estrogen and progestogen use in peri- and postmenopausal women: March 2007 position statement of The North American Menopause Society. *Menopause* 2007;14:168-182.
92. ACOG Task Force for Hormone Therapy American College of Obstetricians and Gynecologists Women's Health Care Physicians. Summary of balancing risks and benefits. *Obstet Gynecol* 2004 Oct;104(4 Suppl):128S-129S.
93. American College of Obstetricians and Gynecologists Women's Health Care Physicians. Ovarian, endometrial, and colorectal cancers. *Obstet Gynecol* 2004;104(4 Suppl):77S-84S.
94. Nelson HD, Vesco KK, Haney E, et al. Nonhormonal therapies for menopausal hot flashes: systematic review and meta-analysis. *JAMA* 2006;295:2057-2071.
95. Toulis KA, Tzellos T, Kouvelas D, Goulis DG. Gabapentin for the treatment of hot flashes in women with natural or tamoxifen-induced menopause: a systematic review and metaanalysis. *Clin Ther* 2009;31:221-235.
96. Lethaby AE, Brown J, Marjoribanks J, et al. Phytoestrogens for vasomotor menopausal symptoms. *Cochrane Database Syst Rev* 2007;(4):CD001395.
97. Krebs EE, Ensrud KE, MacDonald R, Wilt TJ. Phytoestrogens for treatment of menopausal symptoms: a systematic review. *Obstet Gynecol* 2004;104:824-836.
98. American College of Obstetricians and Gynecologists Women's Health Care Physicians. Genitourinary tract changes. *Obstet Gynecol* 2004;104(4 Suppl):56S-61S.
99. Spitzer M. Cervical screening adjuncts: recent advances. *Am J Obstet Gynecol* 1998;179:544-556.
100. International Collaboration of Epidemiological Studies of Cervical Cancer. Cervical carcinoma and reproductive factors: collaborative reanalysis of individual data on 16,563 women with cervical carcinoma and 33,542 women without cervical carcinoma from 25 epidemiological studies. *Int J Cancer* 2006;119:1108-1124.
101. International Collaboration of Epidemiological Studies of Cervical Cancer. Cervical carcinoma and sexual behavior: collaborative reanalysis of individual data on 15,461 women with cervical carcinoma and 29,164 women without cervical carcinoma from 21 epidemiological studies. *Cancer Epidemiol Biomarkers Prev* 2009;18:1060-1069.
102. International Collaboration of Epidemiological Studies of Cervical Cancer, Appleby P, Beral V, Berrington de González A, et al. Cervical cancer and hormonal contraceptives: collaborative reanalysis of individual data for 16,573 women with cervical cancer and 35,509 women without cervical cancer from 24 epidemiological studies. *Lancet* 2007;370:1609-1621.
103. Wright TC Jr, Massad LS, Dunton CJ, et al.; 2006 American Society for Colposcopy and Cervical Pathology-sponsored Consensus Conference. 2006 consensus guidelines for the management of women with abnormal cervical cancer screening tests. *Am J Obstet Gynecol* 2007;197:346-355.
104. Hussain AN, Policarpio C, Vincent MT. Evaluating nipple discharge. *Obstet Gynecol Surv* 2006;61:278-283.
105. Centers for Disease Control and Prevention, Workowski KA, Berman SM. Sexually transmitted diseases treatment guidelines, 2006. *MMWR Recomm Rep* 2006;55:1-94.
106. Oduyebo OO, Anorlu RI, Ogunsola FT. The effects of antimicrobial therapy on bacterial vaginosis in non-pregnant women. *Cochrane Database Syst Rev* 2009;(3):CD006055.

107. Senok AC, Verstraelen H, Temmerman M, Botta GA. Probiotics for the treatment of bacterial vaginosis. *Cochrane Database Syst Rev* 2009;(4):CD006289.
108. Forna F, Gülmezoglu AM. Interventions for treating trichomoniasis in women. *Cochrane Database Syst Rev* 2003;(2):CD000218.
109. Sobel JD, Wiesenfeld HC, Martens M, et al. Maintenance fluconazole therapy for recurrent vulvovaginal candidiasis. *N Engl J Med* 2004;351:876-883.

38 男性の健康問題

Melvin Blanchard

男性の健康障害は、主として QOL に影響する良性症状から、生命を脅かす悪性腫瘍や臓器障害の緊急事態まで多岐にわたる。従来、これらの状態の多くはプライマリ・ケア医からほとんど注意が向けられてこなかった。その理由は、病態についての知識が少なく、治療の選択肢も限られていて、患者も医師も進んで話し合おうとしなかったからである。今日では、薬物療法や非薬物療法の進歩によってプライマリ・ケア医が初期治療を行うことができるし、初期治療が無効であった場合や緊急性を要する場合には泌尿器科に紹介してもよい。

前立腺癌のスクリーニング

一般的事項

- 前立腺癌 prostate cancer は、高齢男性に生じる皮膚以外の悪性腫瘍のなかで最も多く、米国での前立腺癌による死亡率は肺癌の次に高い。
- 米国では 2009 年に約 190,000 人の男性が前立腺癌と診断され、それによって 27,000 人が死亡している[1]。
- スクリーニングの導入については激しい議論が行われ、社会的推奨はさまざまである。
  - 前立腺癌の経過は個人差が大きく、それが病気の有無のスクリーニングを複雑にしている。進行が遅く致死的でないものがある一方、急速に進展し早期に死に至らしめる前立腺癌もある。
  - American Cancer Society と American Urological Society は、前立腺癌のリスクが高い(家族歴陽性、アフリカ系)男性に対して、スクリーニングと初期検査プログラムを 40～45 歳から始めることを推奨している。
- 残念なことに、臨床的に有意になる可能性の高い癌を発見できるような感度の高い検査はないし、致死的ではない低グレードの癌を検出できるような特異度の高い検査もない。
- 癌浸潤が被膜を越えると治癒困難となるため、早期発見・早期治療は前立腺癌による死亡率を減少させる唯一の方法である。
- スクリーニングを行うことにより、限局性で治癒可能な前立腺癌を同定する確率が 30％から 70％へ上昇した。
  - その結果、(診断時点からの)5 年生存率は、最近の約 30 年間で 61％からほぼ 100％まで上昇した[1]。
  - しかし、早期に発見されている人というのは、スクリーニングを受けなければ前立腺癌が発見されなかった男性や前立腺癌による続発症状がある男性なので、上記の生存率上昇は**リードタイムバイアス**によるものであろう。
- 臨床的に前立腺に限局した癌の治療の有益性は、確実に証明されてはいない。
  - 高～中分化型癌の患者では、経過観察のみでも前立腺癌特異的生存率は高

い[2,3]。
- ■ 標準治療，すなわち根治的前立腺摘除術や放射線療法は，勃起障害，尿失禁，尿道損傷，直腸損傷などの合併症を高率に引き起こす。
- 前立腺癌のスクリーニングが罹患率や死亡率を減少させるか否かの議論はなお続いている。
  - ■ ヨーロッパと米国でそれぞれ行われた2つの大規模な多施設ランダム化前向き臨床試験では，この議論についての結果が相反している[4,5]。
  - ■ ヨーロッパの試験では死亡率を20％減らしたとする一方，米国の試験では死亡率に有意差を認めなかった。
  - ■ これらの結果は中間報告であるが，9年間の経過観察は意義深い。今後の研究結果を待っても，この重要な議論は解決されないかもしれない。

スクリーニング検査

直腸診
- 直腸診は，3～12％の患者で異常が認められるため，前立腺の標準的検査ではない[6]。
- 直腸診での癌の陽性適中率は18～28％である[7]。
  - ■ しかしながら直腸診で異常があれば，経直腸エコーガイド下前立腺生検が必要となる。
  - ■ したがって，直腸診で異常がみられた患者のうち72～82％は，前立腺生検の結果は陰性である。

前立腺特異抗原
- 前立腺特異抗原 prostate specific antigen(PSA)は，凝固した精液を溶解して精子運動性を増強させる，前立腺上皮細胞から分泌される240個のアミノ酸からなるセリンプロテアーゼである。
- PSAは自然に血液中に漏れ出るが，前立腺癌ではそれが非常に多くなる。
- また，射精や前立腺の触診によりPSA値は上昇する。ルーチンの直腸診は，臨床的にはPSA検査の結果に影響しない[8]。
- 5α-レダクターゼ阻害薬であるフィナステリドは，6～12カ月で総PSA値を約50％減少させる[9]。
- 総PSA値＞4.0 ng/mLの陽性適中率は約30％だが，正常範囲内であっても値が高くなるにつれて前立腺癌のリスクも有意に上昇する[10]。癌以外の種々の疾患でも総PSA値は上昇するので(表38-1)，**このカットオフ値の感度は70～80％であるが，特異度は低い。**

■PSA上昇速度
- PSA上昇速度 PSA velocity(PSAV)，つまりPSAの経時的変化率が **0.75 ng/mL/年を超える場合は異常**である。
- PSA上昇速度は前立腺癌を同定する際の **PSAの特異度を高め**，少なくとも18カ月の間に同一の検査施設で3回測定した場合に最も信頼性が高い。
- しかし，PSA上昇速度が高値の場合，前立腺炎の可能性もある。

表38-1 前立腺癌以外にPSAに影響を与える因子

PSA 上昇	PSA 不変	PSA 低下
年齢	α遮断薬	フィナステリド
前立腺肥大症	膀胱鏡検査	前立腺切除
前立腺生検	ルーチンの直腸診	
前立腺炎	テストステロン補充療法	
最近の射精	尿道カテーテル	
尿路感染症		
激しい前立腺マッサージ		

- ある研究では,前立腺癌と診断される以前の1年以内に測定したPSA上昇速度は,その後の前立腺癌への進行を予測するうえで有用であるとしている[11]。

■ 遊離型 PSA
- 遊離型PSA(fPSA)比,つまり血清中の結合型PSAに対する遊離型PSAの割合は,**良性前立腺疾患より前立腺癌のほうが低い。**
- PSA値の軽度上昇(4～10 ng/mL)を認める患者に対し生検を行うか決めるうえで最も役に立つ。
- **カットオフ値の上限を25%にすると**,感度を高く維持しながら,生検の偽陽性数が有意に減る[12]。
- 複合型PSA(cPSA)も測定可能だが,実際上,遊離型PSAに勝る点はない。

■ PSA 密度
PSA値を前立腺体積(経直腸エコー法により測定される)で除して得られるPSA密度 PSA density(PSAD)や,年齢別あるいは人種別基準値は,追加費用を必要としたり,癌の発見に対する利益が不明確であったりするため,一般的に使われているガイドラインの中には含まれていない。

スクリーニングに関する推奨

- スクリーニングの推奨については臨床試験によるエビデンスがないため,主要な学会で異なった見解が表明されているので,前立腺癌のスクリーニングを行うかどうかは個別に判断する。
- 合理的な前立腺癌のスクリーニング方法の一例を図38-1に示す。
- **米国予防医療専門委員会** United States Preventive Services Task Force (USPSTF)は,現在のエビデンスは75歳未満の前立腺癌スクリーニングの利害バランスを評価するには不十分であると結論づけ,75歳以上の男性に対しスクリーニングを行うことを推奨している。
- **米国癌学会** American Cancer Society は,少なくとも10年の余命がある50歳以上のすべての男性に対し,年1回のPSA測定を推奨している。また,高リスクの男性(アフリカ系,65歳より前に前立腺癌に罹患した第1度近親者が1人以上いる)に対しては,45歳でスクリーニングを始めるべきとして

```
ステップ1:患者の年齢や健康状態         no
・70歳未満で10年以上の余命があるか? ────→ 前立腺癌のスクリーニングは不要
           │ yes
           ▼
ステップ2:主な危険因子の評価      ステップ3:日常の健康維持の一環として,
・年齢>50歳                        ある程度健康な男性に対するスクリーニング
・アフリカ系                 ────→ の危険性と有益性を説明する。危険因子がな
・家族歴                           ければ50歳で開始し,危険因子があれば
(前立腺肥大症の臨床症状は危険       40~45歳で開始する
 因子ではない)                    ・患者はスクリーニングに関心があるか?
           │ yes                              │ no
           ▼                                  ▼
ステップ4:検査施行                       アルゴリズム終了
・直腸診
・血中PSA測定

ステップ5:以下に該当するか?            年1回のPSAと直腸診を
・直腸診異常                             継続する。前述の基準に合
・PSA>10                          no    うか,PSA上昇速度>
・PSA 4~10かつ遊離型PSA<25% ────→ 0.75 ng/mL/年の場合は
(遊離型PSAはPSA 4~10の場合に検査を考慮) 専門医に紹介する
           │ yes
           ▼
泌尿器科に前立腺生検を依頼
```

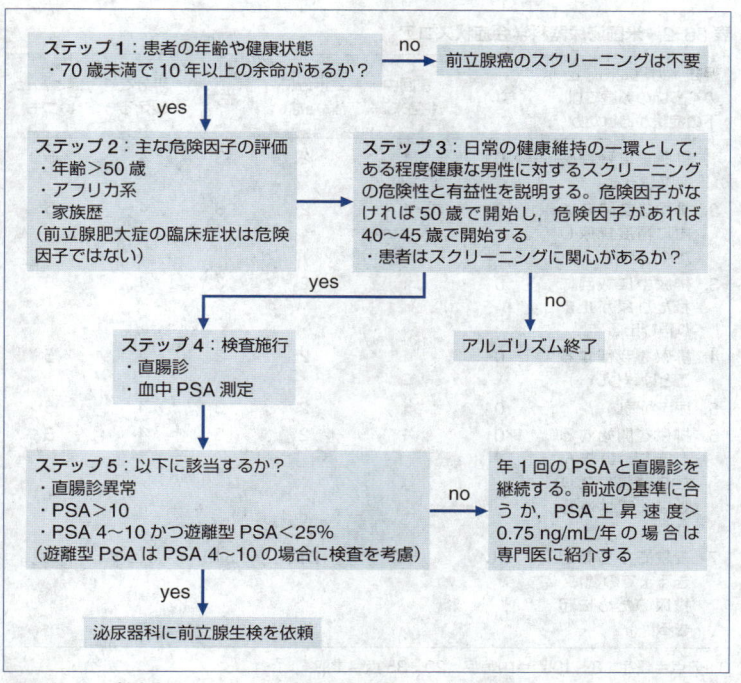

図 38-1　前立腺癌スクリーニングアルゴリズム
PSA:前立腺特異抗原

いる。
- 米国泌尿器科学会 American Urological Association は,少なくとも10年の余命がある50歳以上のすべての男性に対し,直腸診と PSA 測定によるスクリーニングを推奨している。

前立腺肥大症

一般的事項

- 前立腺肥大症 benign prostatic hyperplasia(BPH)は,組織学的には腺上皮と間質組織の過形成と定義される。
- 主に,精巣機能を有する高齢男性に認める。
- 前立腺肥大症の有病率は年齢とともに上昇し,40歳以下では8%だが,80歳以上では80%以上に及ぶ。70歳以上の男性のうち25~45%では下部尿路症状を有する[13]。
- 前立腺肥大症の合併症として反復性尿路感染症,尿路結石,急性尿閉がある。

表 38-2 米国泌尿器科学会症状スコア

過去1カ月間に，どのくらいの頻度で以下の症状があったか	ない	5回中1回未満	半分に満たない	半分	半分を超える	ほとんどいつも
1. 排尿後に残尿感を感じる	0	1	2	3	4	5
2. 排尿後2時間以内に再度排尿したくなる	0	1	2	3	4	5
3. 排尿中に数回にわたり尿が止まり再び出る	0	1	2	3	4	5
4. 排尿を我慢することは難しい	0	1	2	3	4	5
5. 尿流が弱い	0	1	2	3	4	5
6. 排尿を開始するときに，いきんだり緊張したりしなくてはならない	0	1	2	3	4	5
7. 夜寝てから朝起きるまでの間に，排尿のために起きる	なし	1回	2回	3回	4回	5回

0〜7点＝軽症，8〜19点＝中等症，20〜35点＝重症
出 典：Barry MJ, Fowler FJ Jr, O'Leary MP, et al. The American Urological Association Symptom Index for benign prostatic hyperplasia. The Measurement Committee of the American Urological Association. J Urol 1992;148:1549 より改変。

診断

臨床所見
■病歴
- 下部尿路症状を有する患者は，尿意切迫，頻尿，夜間頻尿，尿線細小，排尿困難，残尿感を訴える。
- **米国泌尿器科学会症状スコア** American Urological Association Symptom Index（AUA-SI）（表 38-2）は，これらの症状を数値化し標準化した問診表で，前立腺肥大症の男性すべてに適用する[14]。
    - このスコアは，重症度の分類，治療方針の決定，治療効果の判定に用いられる。
- 性機能障害，神経因性膀胱，尿道外傷や尿道炎の既往，糖尿病，膀胱機能を低下させたり膀胱頸部の緊張を高めたりする薬物（抗コリン薬，交感神経様作用アミン）についても評価する。

■身体診察
- 触診により，前立腺に結節がないか調べ，前立腺の大きさを推定する。

- 前立腺が過大である男性は，合併症の発症や前立腺手術を受けるリスクが高くなる。

診断的検査
■ 検体検査
- 感染症を除外するためや，合併症(血尿，下部尿路感染)や尿糖を評価するために**尿検査**を行う。
- 腎疾患が下部尿路症状の基礎疾患となりうるため，**血清クレアチニン値**を測定する。
- **PSA 検査**は 2 つの目的がある。
  - 前立腺肥大症の男性のうち 25〜30％で PSA 値が上昇しているが，前立腺肥大症であるとしても前立腺癌の有病率は増加しないので，**前立腺癌のスクリーニングは希望があれば行う**。
  - **遊離型 PSA 比**は PSA 値が 4〜10 ng/mL の患者で考慮すべきである(「前立腺癌のスクリーニング」参照)。
  - **PSA 値から前立腺の大きさを推定できる**。PSA 値>1.6，2.0，2.3 ng/mL の場合，それぞれ 50 歳代，60 歳代，70 歳代において，70％の感度・特異度で前立腺の大きさは 40 mL 以上である[15]。

■ 画像検査
腎臓の画像検査(超音波検査や静脈性腎盂造影)は，血尿や反復性尿路感染症，原因不明の慢性腎臓病のような合併症のある患者に対して行う。

■ 診断手技
尿流動態検査(最大流速や圧容量検査)は，診断が不確定な場合や，神経因性膀胱，初期治療に反応しない中等度〜重症の疾患をもつ患者に限って行う。

治療

- 治療方法を決定する際に考慮する主な因子は，米国泌尿器科学会症状スコアと前立腺の大きさである。
- 考慮すべき他の因子として，年齢，高血圧の併存，内服中の薬物，性生活，そして症状が QOL に与える影響の程度が挙げられる。

慎重な経過観察
- 無治療での慎重な経過観察は，**軽症(症状スコアで 7 点未満)の患者に推奨され**，また**生涯にわたる薬物療法を望まない中等症の患者**や，**前立腺肥大症の合併症(尿閉，腎不全，尿路感染症)のない中等症の患者でも選択肢の 1 つである**。
- 患者は就寝前の水分摂取を最小限にし，抗コリン作用や交感神経様作用がある薬物(抗ヒスタミン薬，三環系抗うつ薬，充血除去薬など)，カフェイン飲料，アルコールを避ける。
- 多くの軽症患者は治療しなくても変化がないか改善する。しかし，治療の遅れが膀胱代償不全を引き起こすという懸念がある[16]。

薬物療法

薬物療法は，治療を望む中等症の患者や，重症患者に推奨される。

■第1世代α遮断薬

- **テラゾシンとドキサゾシンはα₁遮断薬**で，前立腺の平滑筋細胞を弛緩させ，治療開始後1週間以内に症状を緩和する(症状スコアが4～6点下がる)[17]。
- 症状の改善は長期内服により維持されるが，α₁遮断薬は前立腺の大きさ，尿閉の割合，手術の必要性，PSA値を減らすわけではない。
- α₁遮断薬は前立腺の大きさに関係なく有効である。
- 治療を要する高血圧が併存している患者に対しα₁遮断薬を選択することは可能である。テラゾシンとドキサゾシンは，高血圧のある患者の拡張期・収縮期血圧をともに約10～15 mmHg下げるが，正常血圧の患者に対しては臨床的に重大な作用を及ぼさない[18]。しかし，最も優先される適応のある他の薬物を中止してまで用いるべきではない(3章参照)。
- 副作用を最小限にとどめるために，服薬は夜に開始し，2～3週間かけて徐々に用量を増やしていく。
  - テラゾシンの就寝前内服は1 mgから開始し，1週間ごとに2 mg，5 mgと増量していく。続いて10 mg，20 mgと増量していってもよい。
  - ドキサゾシンの就寝前内服は1 mgから開始し，2 mg，4 mgと増量していく。続いて8 mg，16 mgと増量していってもよい。
- 副作用としてよくみられるのは，めまい，起立性低血圧，倦怠感である。
- **勃起障害治療薬のホスホジエステラーゼ阻害薬**(シルデナフィル，バルデナフィル，タダラフィル)と同時に服用すると，**低血圧や起立性低血圧は増悪する。**
- FDAは，α₁遮断薬は白内障手術時のfloppy iris症候群(虹彩緊張低下)のリスクを増すとする薬物安全性警告を出している。

■第2世代α遮断薬

- **alfuzosin，シロドシン，タムスロシンは，泌尿器選択的α₁ₐ遮断薬**で，前立腺に限局した薬理学的効果を有し，血圧に対しほとんど影響を与えない。
- これらの薬物は，起立性低血圧の傾向がある患者で直ちに症状を軽減したい場合に適している。
- alfuzosinは10 mg/日，シロドシンは8 mg/日，タムスロシンは0.4～0.8 mg/日を内服する[†1]。
  - これら3つの薬物は，用量の漸増や夜間の内服は必要ない。
  - クレアチニンクリアランスが30～49 mL/minの患者はシロドシンの用量を半分にする。
  - クレアチニンクリアランスが30 mL/min未満の患者は，シロドシンとalfuzosinは避ける。
- これら3つの薬物でよくみられる副作用は，射精障害，めまいである。
- FDAは，タムスロシンや他のα₁遮断薬は白内障手術時のfloppy iris症候群のリスクを増すとする薬物安全性警告を出している。

■5α-レダクターゼ阻害薬

- **フィナステリドとデュタステリドは5α-レダクターゼ阻害薬である**(テスト

ステロンのジヒドロテストステロンへの転換を抑制し、数カ月以内に腺上皮過形成を改善し、前立腺を約 15〜30％縮小させる)。
- 症状の改善は長期間維持され、尿閉の発症や前立腺の手術を要する患者を減らす唯一の薬物である[19〜21]。
- しかし、これらの薬物は**前立腺が 40 mL**[†2]**より大きくなっている患者にのみ有効**である[22]。
- PSA 値は、どの患者にフィナステリドが適しているかの指標となる(「前立腺特異抗原」参照)。
- これらの薬物による**症状改善には時間を要し、6〜12 カ月間かかる**。
- フィナステリド[†3]は 5 mg/日、デュタステリドは 0.5 mg/日を内服する。
- よくみられる副作用は性行為に関連するもので、勃起障害、性欲減退、射精障害などがみられる。
- フィナステリドによる治療開始から 6 カ月後に PSA 値は約 50％低下する。
  - **総 PSA 値が倍増すれば前立腺癌のスクリーニング検査として用いることができる**[23]。
  - 遊離型 PSA は治療によって変化しない。
- Prostate Cancer Prevention trial では、これらの薬物の安全性について問題を提起している。7 年間にわたるこの研究によれば、プラセボと比較してフィナステリドは前立腺癌のリスクを減らしたが、研究中に前立腺癌を発症した患者はより悪性度が高い傾向にあった。

■ 併用療法

- α_1 遮断薬とフィナステリドの併用療法は、前立腺が大きい患者において理論的に意義が認められ、しばしば試みられているが、調査結果はさまざまである。
- 原則として、前立腺が大きく症状のある患者には併用療法を、前立腺が小さい患者には単剤(α_1 遮断薬)を用いる[24,25]。

■ ハーブ療法

- 前立腺肥大症の患者が治療目的に使用しているハーブサプリメントとしては、ソーパルメット(ノコギリヤシ)、*Pygeum africanum*、セルニルトン、β-シトステロールなどがある。
- これらのサプリメントは短期間の効果はあるが、作用機序や長期的効果は不明である[26]。
- ソーパルメット(160 mg を 1 日 2 回内服)は米国で最も一般的に使用されているハーブである。

外科的治療

- **泌尿器科への紹介**を要する状況として、難治性下部尿路症状、反復性血尿、

[†1] 訳注:わが国では、タムスロシンは 0.2 mg/日までしか認められていない。また、列挙した 3 つの薬物のほかに、わが国ではナフトピジル 25〜75 mg/日があり、射精障害はほとんど生じない。

[†2] 訳注:わが国では 30 mL とされている。

[†3] 訳注:わが国では男性型脱毛症にのみ適応がある。

反復性尿路感染症，膀胱結石，急性尿閉，水腎症を伴う腎不全などがみられる場合や，直腸診や PSA で前立腺癌が疑われる場合，あるいは診断が不確定で尿流動態検査が診断に役立つと考えられる場合，が挙げられる。
- 経尿道的前立腺摘除術 transurethral resection of prostate (TURP) は，前立腺肥大症の治療のゴールドスタンダードで，薬物療法よりも大幅な症状軽減をもたらす。
  - TURP は高頻度に逆行性射精や勃起障害の原因となる。また，約 20%では満足のいく結果が得られず，さらなる治療を必要とする。
  - TURP は前立腺内腺のみを除去するので，前立腺癌の発生を抑制することにはならない。
  - TURP に代わる新規の**低侵襲外科手術**がいくつか導入されている。

前立腺炎

一般的事項

- 前立腺炎 prostatitis は 50 歳以下の男性で最もよくみられる泌尿器疾患である。
- 前立腺炎は，発症様式と前立腺マッサージ前後の尿検査や培養検査によって分類される。
  - 急性前立腺炎
  - 慢性細菌性前立腺炎
  - 慢性前立腺炎 / 慢性骨盤痛症候群
    - 炎症性
    - 非炎症性
  - 無症候性前立腺炎
- **細菌性感染が原因であるのは 5～10%にすぎない**[27]。

診断

急性細菌性前立腺炎

- 尿路感染症の症状(排尿障害，頻尿，尿意切迫など)や，全身症状(発熱，倦怠感，下腹部痛，背部痛など)を呈する。
- 前立腺を優しく触診すると，腫大し熱感や圧痛があることがわかる。
- 菌血症や敗血症の原因となりうるので，**激しいマッサージは禁忌**である。
- 尿検査と培養検査は陽性を示し，大腸菌や他のグラム陰性菌が最も多く検出される。
- 初期治療が無効の場合，前立腺膿瘍を除外するために腹部の超音波検査や CT を考慮する。

慢性前立腺炎症候群

- 上述した分類のうち 3 つの慢性前立腺炎症候群では同様の症状を呈する。古典的三徴は，反復性排尿症状，疼痛(骨盤，会陰，鼠径部，背部，陰茎，陰嚢)，

表38-3 診断的前立腺マッサージの所見

前立腺炎のタイプ	前立腺触診	マッサージ後尿検査	マッサージ後培養検査
急性細菌性(5%)	熱感,湿潤,腫大,圧痛	激しいマッサージは禁忌	激しいマッサージは禁忌
慢性細菌性(5～10%)	軽度の圧痛と湿潤を認めることがある。異常を認めないこともある	陽性[a]	陽性[b]
炎症性慢性非細菌性(50～60%)	たいてい正常	陽性[a]	陰性
非炎症性慢性非細菌性(前立腺痛)(30～40%)	たいてい正常	陰性	陰性

a 尿検査陽性は,強拡大1視野あたり白血球数＞10～15の場合。
b 培養検査陽性は,マッサージ前の培養検査と比べてコロニーの数が少なくとも10倍の場合。

射精症状(疼痛,血精液症)である。
- **慢性細菌性前立腺炎**の患者は,たいてい高齢で,しばしば同じ細菌によって尿路感染症が再発し,急性前立腺炎の既往をもつことがある。
- 上述した分類のうち2つの**慢性非細菌性前立腺炎症候群**の患者は,たいてい若年で,反復性尿路感染症の既往はない。
  - 著明な疼痛があり若年者で発症しやすいことから,前立腺肥大症との鑑別ができる。
  - 慢性非細菌性前立腺炎は,50歳以下の男性で最も多い泌尿器疾患である。
- 慢性前立腺炎症候群では前立腺検査はたいてい正常である。**診断的前立腺マッサージ**は,3つの慢性前立腺炎症候群を正確に診断するための検査であり,激しい前立腺マッサージの前後で中間尿(排泄された尿のうち2段階目の尿10 mL)を比較する(表38-3)。

治療

急性前立腺炎
- まず広域スペクトル抗菌薬を非経口的に投与し,有効であれば続いて経口薬を投与する。
  - 経口薬の選択として,ST合剤倍力価錠1錠を1日2回,ドキシサイクリン100 mgを1日2回,シプロフロキサシン500 mgを1日2回,レボフロキサシン500 mg/日を4～6週間内服する。
  - 菌血症が疑われる重症患者は,入院のうえ抗菌薬の静脈内投与が必要である。
- 鎮痛薬,緩下薬,積極的な水分補給による支持療法は有効である。
- 尿閉のリスクが比較的高いので,排尿後の残尿測定のために膀胱超音波検査

を行うべきである。短期ドレナージを要する患者に対しては、細い尿道カテーテルで十分である。長期ドレナージを要する患者に対しては、恥骨上カテーテル(膀胱瘻)が必要である。

慢性前立腺炎症候群

- 抗菌薬の長期投与(4〜6週間)には、(前立腺への移行性に優れた)フルオロキノロン系が推奨される。
- $α_1$遮断薬(「前立腺肥大症」参照)によって、さらに症状は軽減する。
- 再発は再治療を要する。
- 2つの慢性非細菌性前立腺炎はどちらも治療が困難で、しばしば長期化する。対照試験のデータは限られているので、主に臨床経験に基づいた推奨となっている[28]。
  - 稀に非典型的な菌が起因菌となっていることがあるため、**炎症性慢性非細菌性前立腺炎**では診断的治療として抗菌薬(ドキシサイクリン、エリスロマイシン、またはフルオロキノロン系)を4〜6週間投与し、改善を認めれば12週間続ける。週2〜3回の前立腺マッサージや、$α_1$遮断薬、NSAID、生活習慣の改善(香辛料の入った食事、アルコール、カフェインを最小限にする、など)は有用である。
  - **非炎症性慢性非細菌性前立腺炎**(前立腺痛)に対しては、$α_1$遮断薬やNSAID、ジアゼパムなどの「筋弛緩薬」、あるいは抗コリン薬を用いる[29]。

勃起障害

一般的事項

- 勃起障害 erectile dysfunction(ED)とは、良好な性交が可能な程度に勃起しそれを維持することが**常に困難**な状況をいう[30]。
- 高齢になるほど有病率は増加し、QOLにかなり影響を与える[31]。
- 多くの男性はこの問題を取り上げることに戸惑いを感じるので、プライマリ・ケア医は患者とともにこの問題に取り組むことが重要である。
- 勃起障害の危険因子を表38-4に示す。

診断

臨床所見

■ 病歴

- 重症度、発症時期、持続期間、経過、状況による違いなど詳細な**現病歴**を聴取して、勃起機能には問題があるが性欲や射精には問題がないことを確かめる。
  - 夜間や朝の勃起が生じなくなり徐々に進行し発症する勃起障害は、**医学的(器質的)原因が潜んでいる**と考えられる。
  - 突然生じる勃起障害は**心因性**か**薬物性**であろう。
- 勃起障害の**危険因子**がないか確認する(表38-4)。

表38-4 勃起障害の危険因子

カテゴリー	例
血管障害	冠動脈疾患，糖尿病，高脂血症，高血圧，末梢血管疾患
神経障害	多発性硬化症，Parkinson病，脊髄損傷，脳卒中
内分泌障害	高プロラクチン血症，甲状腺機能亢進症，甲状腺機能低下症，原発性性腺機能低下症(精巣性)，続発性性腺機能低下症(中枢神経系)
慢性内科疾患	慢性腎不全，肝硬変，慢性閉塞性肺疾患
心因性	不安障害，うつ病，パートナーとの不和
泌尿器障害	進行前立腺癌，大腸・膀胱・前立腺手術，骨盤の外傷・骨折，Peyronie病，放射線療法
治療薬	降圧薬(特にサイアザイド系利尿薬，β遮断薬，クロニジン)，精神科治療薬(抗コリン薬，MAO阻害薬，フェノチアジン系，選択的セロトニン再取り込み阻害薬，三環系抗うつ薬)，抗アンドロゲン薬(シメチジン，ジゴキシン，エストロゲン，フィナステリド，ケトコナゾール，LHRH作動薬，スピロノラクトン)
薬物	アルコール，アンフェタミン，コカイン，マリファナ，アヘン，タバコ

LHRH：黄体形成ホルモン放出ホルモン

- 勃起障害と冠動脈疾患との間には強い関連があるとされているので，**性交時の心血管リスク**を評価すべきである。
  - 5METsの運動を安全に行うことができる患者は(表2-3参照)，性交中の冠動脈虚血のリスクは低い。
  - 多数の心臓危険因子をもち5METsの運動を安全に行うことができない運動不足の男性に対しては，治療を始める前や性生活を再開する前にストレステストの実施を考慮する[32]。

■ 身体診察

血管疾患，神経疾患，性腺機能低下症の徴候(小さな精巣，女性化乳房)，前立腺の異常(直腸診による)，そして陰茎の解剖学的異常(Peyronie病)について評価する。

診断的検査

- **血液検査**を行い，血糖値，腎機能，CBC，脂質を評価する。
- **PSA**測定は，テストステロンによる治療を始める必要があれば考慮する。
- 甲状腺刺激ホルモン，肝機能検査は，初期の病歴や身体所見から甲状腺疾患や肝疾患が疑われた場合に行う。
- **勃起障害の患者でルーチンにテストステロンを評価することについては意見が分かれる。**
  - 勃起障害の5〜10%は性腺機能低下症が原因であるが，そのうち約1/3しかテストステロン補充により改善しない[33]。
  - 朝の総および遊離型テストステロンの測定は，初期に性欲減退や性腺機能

低下症の所見がある患者にのみ推奨される。
- あるいは，経口薬物療法が無効となった場合に推奨される。
- 初期テストステロン値に異常があれば，性腺機能低下症の原因を診断するために，黄体形成ホルモン，卵胞刺激ホルモン，プロラクチンとともに，繰り返し検査すべきである。
- 夜間勃起現象検査や血管系検査を伴う泌尿器科検査は，プライマリ・ケアにおいては必要ない。

治療

- 80〜90％の患者は，何らかの治療によって勃起機能を回復することができる。
- 糖尿病や高血圧など**コントロールされていない危険因子**の改善を試みたり，タバコ，アルコール，他の違法薬物の使用を減らそうと試みたりすべきである。
- 可能であれば，勃起障害の**原因となる薬物**を中止または減量する。
- 心因性勃起障害の若年者には，**安心させること**が治癒につながる。経口薬物療法に抵抗性の心因性勃起障害の治療の1つとして，**夫婦やカップルのカウンセリング**を専門家に依頼することも有効である。

薬物療法
■ ホスホジエステラーゼ阻害薬

- ホスホジエステラーゼ(PDE)阻害薬にはシルデナフィル，タダラフィル，バルデナフィルがある(表38-5)。
- これらの薬物は陰茎海綿体中に高濃度で存在するPDE5を選択的に阻害し，勃起障害に最適な治療薬である。
- 勃起を促進する性的刺激が必要であり，**あらゆる器質的勃起障害や心因性勃起障害に効果的**である。しかし，完全な勃起障害，糖尿病，根治的前立腺摘除術後の患者では治療効果が低い[34]。
- 性欲増進効果はない。
- **3剤の効果は同様であると考えられている**(直接比較試験はまだ行われていない)。
- 副作用には頭痛，顔面潮紅，消化不良，視野障害，鼻閉，持続勃起症，めまいがある。
- 心疾患症状のある患者は，これらの薬物を使用する前に心機能評価のために専門医に紹介する。
- PDE5阻害薬は硝酸薬の効果を強め，重症または難治性の低血圧の原因となる。そのため，PDE5阻害薬と硝酸薬は，いかなる投与経路(経口，経皮，経静脈)であっても併用することは**絶対禁忌**である[35]。
- **$α_1$遮断薬**との併用は起立性低血圧を引き起こすことがあり，重症低血圧となる場合すらある。アルコールは$α_1$遮断薬の血圧低下作用を強める。
- PDE5阻害薬は，肝臓でシトクロムP450 3A4(CYP3A4)によって代謝され

表 38-5 勃起障害に用いるホスホジエステラーゼ阻害薬

薬物	作用発現時間（作用持続時間）	投与量	食物との相互作用	注釈
バルデナフィル	1時間（4時間）	5 mg, 10 mg, 20 mg 腎不全患者での減量は必要ない。透析患者での研究はない	なし‡1	QT間隔延長。先天性QT延長症候群の患者や抗不整脈薬（アミオダロン，ソタロール，プロカインアミド，キニジン）を内服している患者には投与すべきでない
シルデナフィル	1時間（4時間）	25 mg, 50 mg, 100 mg‡2 クレアチニンクリアランス<30 mL/minまたは肝機能障害のある場合は25 mgから開始する	高脂肪食‡3 グレープフルーツジュースは血中濃度と毒性を強める	QT間隔延長。先天性QT延長症候群の患者や抗不整脈薬（アミオダロン，ソタロール，プロカインアミド，キニジン）を内服している患者には投与すべきでない
タダラフィル	1時間（36時間）	2.5 mg, 10 mg, 20 mg 連日投与する場合は2.5 mg 1日1回 クレアチニンクリアランス≦50 mL/minまたは肝機能障害のある場合は減量する	グレープフルーツジュースは血中濃度と毒性を強める	QT間隔延長。先天性QT延長症候群の患者や抗不整脈薬（アミオダロン，ソタロール，プロカインアミド，キニジン）を内服している患者には投与すべきでない

‡1 訳注：高脂肪食は避ける。
‡2 訳注：わが国では100 mgは未承認。
‡3 訳注：空腹時に内服。

る。そのため，ケトコナゾール，イトラコナゾール，プロテアーゼ阻害薬，シメチジンのようなCYP3A4阻害薬を処方する際には注意が必要である。

■ テストステロン補充療法

- テストステロン補充療法は，性腺機能低下症と診断された患者にのみ適応がある。
- 米国では現在，テストステロンの経口薬は販売されていない。
- 前立腺癌はホルモン感受性があるので，テストステロン補充療法を開始する前に，患者が前立腺癌に罹患していないことを確認する必要がある。補充療法の開始後は，PSA値，前立腺検査，テストステロン値，肝機能検査，コレステロール値をモニターする。

- **エナント酸テストステロン**や testosterone cypionate の筋肉注射は，2〜3週ごとに 150〜200 mg の量で始める。
- **テストステロンパッチ**[†4]は生理的なホルモン量を補充することができる。Androderm 2.5〜7.5 mg を清潔で乾燥した無毛部に毎日貼る。
- **テストステロンゲル**[†5]は 2 種類あり(AndroGel, Testim)，定量器具を用いて 5〜10 g/日を清潔で乾燥した皮膚に塗る。
- **テストステロン口腔剤**[†6](Striant)もあり，30 mg を 12 時間ごとに上顎切歯の歯肉部位に塗る。

その他の治療
- より侵襲的な非外科的治療には，**アルプロスタジル体内・尿道内注入**[†7]，**陰圧式勃起補助具**がある。
- 体内注入や陰圧式勃起補助具は非常に有効であるが，治療の中断率が高い。
- これらの治療法は患者の教育やトレーニングを要するため，プライマリ・ケア医がその管理に関する適切な研修を受けていない場合は，泌尿器科医に紹介する。

専門医への紹介

- 骨盤外傷の既往，生殖器検査での異常，経口薬物療法の禁忌や過度の副作用がある患者や，経口薬が無効で侵襲的な治療を望む患者は，泌尿器科医に紹介する。
- 持続勃起症は緊急に泌尿器科医にコンサルトする。

精巣腫瘤

一般的事項

- 精巣腫瘤のある患者は，無痛性のしこりや陰嚢の不快感，運動で悪化する鈍痛から激しい精巣痛を呈する。
- **良性疾患**には，液貯留，感染(急性精巣炎，限局性または亜急性精巣炎，炎症後瘢痕)，梗塞(特発性または二次性捻転)，囊胞が挙げられる。
  - **陰囊水瘤** hydrocele は，精巣を取り囲む鞘膜の臓側と体腔側との間に腹水が貯留したものである。交通性陰囊水瘤は腹腔と鞘膜層の間を腹水が交通する。非交通性陰囊水瘤は，鞘膜層の分泌と吸収の不均衡を呈する。ほとんどの場合，損傷や感染により生じ，炎症反応を伴う。陰囊水瘤はまた，精巣腫瘍や精巣捻転に付随して起こることもある。
  - **精索静脈瘤** varicocele は，蔓状静脈叢と内精索静脈の異常な蛇行と拡張である。精索静脈瘤は男性の 20％に生じ，多くは無症状である。手術により治療可能な男性不妊の原因として最も多い(男性不妊の 30％)。
  - **精液瘤** spermatocele は，精巣から離れた無痛性囊胞である(<2 cm，精巣上体囊胞と呼ぶ)。
- **悪性疾患**には，原発性精巣癌と，白血病やリンパ腫といった非原発性悪性腫

瘍が挙げられる。
- **精巣癌**は男性におけるすべての癌の1%を占めるのみだが、15～34歳では最も多い癌である。
- 精巣癌は、両側停留精巣の患者、片側の停留精巣自体や対側の下降した側の精巣に生じやすい[36～38]。
- **リンパ腫や白血病は、精巣の非原発性悪性腫瘍のなかで最も頻度が高い。** リンパ腫は全精巣腫瘍のうち1～7%を占め、50歳以上の男性で精巣が増大する原因として頻度が高い。50%は両側に同時または異時的に起こる。白血病浸潤(50%は両側性)はたいてい小児にみられ、精巣は急性白血病の再発部位で最も多い。

診断

臨床所見
■病歴
- **陰嚢水瘤**は、透光性がある無痛性の陰嚢腫大を呈し、起床時には小さく軟らかいが、日中に悪化して大きくなり、緊満してくる。
- **精索静脈瘤**は、ほとんどが左側に起こる。これは、左精巣静脈は左腎静脈に流入するが右精巣静脈は下大静脈に流入するためである。患者は通常、精巣の後部や上部の腫瘤を訴える。高齢者に左側精索静脈瘤が突然出現した場合は、腎細胞癌の可能性があるため腎エコー検査で評価するのがよい。右側精索静脈瘤が突然出現した場合は、下大静脈閉塞の可能性がある。一般的には、静脈拡張は仰臥位で軽快し、立位で悪化する。
- 無痛性の精巣腫瘤は**原発性精巣腫瘍**を示唆するが、発生頻度はそれほど高くない。ほとんどの場合、びまん性の精巣痛がみられたり、陰嚢が腫大したり、硬くなったりする。

■身体診察
- 両側の**陰嚢**を触診して、腫瘤の大きさ、圧痛、停留精巣を調べる。
- 4cm未満の精巣は小さいと考える。
- すべての腫瘤や腫脹に対して、**透光性**を調べる。
  - 固形癌は透光性がなく、一方、**陰嚢水瘤**は淡赤色を呈する。
- 精巣が陰嚢内に触れない場合、鼠径管や下腹部を検索する必要がある。
- 次に**精巣上体、精索、輸精管**を診察する。
  - 精巣上体は精巣の後方に位置する。
  - 立位時にValsalva法を行う。
  - 精巣の上方や後方で精索静脈瘤を形成している、精索の中にある拡張した精巣静脈の一塊を触診する。

---

†4 訳注：わが国では未承認。
†5 訳注：わが国では未承認。
†6 訳注：わが国では未承認。その代わり、テストステロン軟膏(グローミン®)は使用可。
†7 訳注：体内・尿道内注入ともに、わが国では未承認。

- ヘルニアや精索の圧痛を調べるために**鼠径管**を診察する。精索の炎症は，正常な精巣であっても鼠径部や陰嚢の疼痛の原因となる。
- 典型的には，**精索静脈瘤**は精巣上方の「虫が這う袋 bag of worm」のように触知される。臥位と立位で診察する。立位で Valsalva 法を行い，拡張を増大させる。
- **精液瘤**は精巣の上方や後方に位置するのが典型的である。可動性があり，**透光性**がよい。内容物を吸引すると，死んだ精子が認められる。
- Leydig 細胞腫瘍のうち 30％はテストステロンを産生し，エストロゲンに変換されるため，**女性化乳房**がないか評価する。
- 稀ではあるが，精巣腫瘍は播種性病変を伴うことがある。すなわち，鎖骨上リンパ節腫大や腹部腫瘤などが，後腹膜リンパ節からの播種あるいは腹腔内の停留精巣に発生する腫瘍の結果として生じる。

診断的検査
検体検査
以下の**腫瘍マーカー**は原発性精巣癌の診断に役立つ。
- αフェトプロテイン（AFP）は，胚細胞腫瘍のうち非精上皮腫（胎児性癌や卵黄嚢癌）によって分泌される。転移を有する患者の 40〜60％で血清αフェトプロテイン濃度が増すが，どの病期でも上昇する。
- β-ヒト絨毛性ゴナドトロピン（β-hCG）は精上皮腫と非精上皮腫の両方で上昇する。非精上皮腫で転移を有する患者の 40〜60％，精上皮腫で転移を有する患者の 15〜20％で上昇する。
- 乳酸デヒドロゲナーゼ（LDH）の上昇は非特異的だが，進行した胚細胞腫瘍の予後予測に有用である。非精上皮腫患者の 60％，精上皮腫患者の 80％で上昇する。

画像検査
- 精巣の**超音波検査**は，病変が精巣内か精巣外かを鑑別する際の信頼性が高く，まず行うべき検査である。
- リンパ腫や白血病による精巣病変のグレースケール超音波像は広汎性または多発性にエコー輝度が低下しており，典型的な原発性精巣癌が境界明瞭な高輝度像を呈するのと比べると，とらえにくく診断が難しい。
- 胚細胞腫瘍は典型的には精巣内に生じ，1 つもしくは複数の低エコー領域を示したり，微小石灰化を伴う広汎な異常を呈したりする。
- 悪性腫瘍の **CT** や **MRI** では，T1 強調像で正常な精巣実質と比較的等信号の腫瘤を呈し，ガドリニウム静注後早期に明瞭に造影される。

治療

良性腫瘍
陰嚢水瘤
- 陰嚢水瘤では，精巣を注意深く触知しながら（泌尿器科医により）内容物を吸引することが必要になる場合がある。

- 陰嚢水瘤は精巣腫瘍に付随して生じる場合があるので，診断に確信がもてない場合には常に陰嚢の超音波検査を考慮する。
- 精巣への循環を減じるような巨大水瘤や緊満な陰嚢水瘤によって不快感がある場合を除いて，一般的には治療は必要ない。
- 緊満もしくは不快感を伴う陰嚢水瘤では必ず内容物を吸引する。

■ 精索静脈瘤
- 全例が不妊症と関連しているわけではなく，また全例で治療を必要とするわけでもない。
- 精液解析の結果が異常であり不妊症の場合，または精巣に鈍痛を伴ったり重苦しさを感じたりする場合は，治療すべきである。
- 治療には蔓状静脈叢の外科的結紮や硬化療法がある。

悪性腫瘍
- 悪性の疑いがある腫瘍の場合，泌尿器科医にコンサルトすべきである。
- 悪性の可能性が高い腫瘍には，内鼠径輪で精索の結紮を行う根治的精巣摘出術が必要である。
- 精巣のリンパ流と血流は，それぞれ後腹膜リンパ節，腎臓や大血管に向かっている。そのため，陰嚢からの直接的な精巣生検は禁忌である。
- 病期診断のための精密検査には，腹部・骨盤内 CT や胸部 X 線を行う。

持続勃起症

- 持続勃起症 priapism とは，性刺激によって起こるのではない勃起が長時間(6 時間以上)持続する状態をいい，たいてい疼痛を伴う。
- **低血流**または**虚血**による持続勃起症は，陰茎静脈からの流出血液の減少による。
  - 病因として，鎌状赤血球症，腫瘍の浸潤，経口薬や注射薬が挙げられる。
  - 特発性の場合もある。
- **高血流**または**動脈性**の持続勃起症は，疼痛がなく，やや硬い〜硬い勃起が持続し，性刺激に反応してさらに腫脹する。
  - 陰茎海綿体への動脈血流が過剰になり，静脈血流よりも増えるために生じる。
  - 病因の多くは，鼠径部や陰部の外傷による内陰部動脈やその分枝の損傷である。正常であればらせん動脈を流れて調節されているが，血管の損傷によって動脈から陰茎海綿体への直接シャントが生じ，高血流型の持続勃起症が起こる。
- 持続勃起症は，**泌尿器科医にコンサルトして緊急に対応する必要がある**。陰茎海綿体を穿刺し血液ガスを評価する。
- 治療には，吸引や塞栓術，外科的処置がある[39]。

アンドロゲン性脱毛症(男性型脱毛症)

一般的事項

- アンドロゲン性脱毛症 androgenetic alopecia(AGA)は，アンドロゲンによって誘発される遺伝性の薄毛で，遺伝的にアンドロゲンに感受性のある男性において生じる。
- **男性型脱毛症** male pattern hair loss や**禿頭** common baldness としても知られている。
- 薄毛の多くは 12～40 歳に始まり，人口の約半分は 50 歳までに，ある程度は薄毛となる。
- 遺伝パターンは多遺伝子性である。
- 徐々に始まり，何年もかけてゆっくり進行する。
- 甲状腺機能低下症，甲状腺機能亢進症，鉄欠乏症，急性疾患，抗痙攣薬などの薬物の副作用といった，脱毛症の他の原因を除外することが重要である。

治療

ミノキシジル

- ミノキシジルはカリウムチャネル作動薬で血管拡張作用があり，*in vitro* で培養したケラチノサイトの寿命を延長させ，老化を遅らせる。
- ミノキシジル局所塗布により毛髪の成長期間が延長し，徐々に太く長い髪になっていく。
- 2%または 5%ミノキシジルローション 1 mL を，患部頭皮に 1 日 2 回塗布する。1 日 2 回の塗布による明らかな全身性副作用はない。
- 患者選択にもよるが，1 年後に美容上の期待に添う髪の再増加を示す患者は 40～60%である。
- 副作用として，アレルギー性接触皮膚炎，可逆性多毛症がある。

フィナステリド

- 経口フィナステリド 1 mg/日は，FDA によりアンドロゲン性脱毛症に対し承認されている。
- 頭皮と血中のジヒドロテストステロン値を 60%低下させる。
- 経口フィナステリドは前立腺肥大症の治療にも用いられるが，その際の用量は 5 mg/日である。
- テストステロン，PSA，性欲への作用は，高用量の場合に比べ，脱毛症に対する用量では最小限にとどまる[40～43]。

その他の治療

- 毛髪移植，頭皮皮弁，頭髪のない頭皮の切除(組織拡張を行う場合と行わない場合がある)などの**外科的治療**は，進行したアンドロゲン性脱毛症に対して行われることがある。

(尾臺 珠実)

文 献

1. Jemal A, Siegel R, Ward E, et al. Cancer statistics, 2009. *CA Cancer J Clin* 2009;59:225-249.
2. Chodak GW, Thisted RA, Gerber GS, et al. Results of conservative management of clinically localized prostate cancer. *N Engl J Med* 1994;330:242-248.
3. Thompson I, Thrasher JB, Aus G, et al. Guideline for the management of clinically localized prostate cancer: 2007 update. *J Urol* 2007;177:2106-2131.
4. Schröder FH, Hugosson J, Roobol MJ, et al. Screening and prostate-cancer mortality in a randomized European study. *N Engl J Med* 2009;360:1320-1328.
5. Andriole GL, Crawford ED, Grubb RL III, et al. Mortality results from a randomized prostate-cancer screening trial. *N Engl J Med* 2009;360:1310-1319.
6. Thompson IM, Ankerst DP. Prostate-specific antigen in the early detection of prostate cancer. *CMAJ* 2007;176:1853-1858.
7. Wilbur J. Prostate cancer screening: the continuing controversy. *Am Fam Physician* 2008;78:1338.
8. Crawford ED, Schutz MJ, Clejan S, et al. The effect of digital rectal examination on prostate-specific antigen levels. *JAMA* 1992;267:2227-2228.
9. Roehrborn CG, Marks LS, Fenter T, et al. Efficacy and safety of dutasteride in the four-year treatment of men with benign prostatic hyperplasia. *Urology* 2004;63:709-715.
10. Gann PH, Hennekens CH, Stampfer MJ. A prospective evaluation of plasma prostatespecific antigen for detection of prostate cancer. *JAMA* 1995;273:289-294.
11. D'Amico AV, Chen MH, Roehl KA, Catalona WJ. Preoperative PSA velocity and the risk of death from prostate cancer after radical prostatectomy. *N Engl J Med* 2004;351:125-135.
12. Lee R, Localio AR, Armstrong K, et al. A meta-analysis of the performance characteristics of the free prostate-specific antigen test. *Urology* 2006;67:762-768.
13. Guess HA, Arrighi HM, Metter EJ, Fozard JL. Cumulative prevalence of prostatism matches the autopsy prevalence of benign prostatic hyperplasia. *Prostate* 1990;17:241-246.
14. Barry MJ, Fowler FJ Jr, O'Leary MP, et al. The American Urological Association Symptom Index for benign prostatic hyperplasia. The Measurement Committee of the American Urological Association. *J Urol* 1992;148:1549.
15. Roehrborn CG, Boyle P, Gould AL, Waldstreicher J. Serum prostate-specific antigen as a predictor of prostate volume in men with benign prostatic hyperplasia. *Urology* 1999;53:581-589.
16. Flanigan RC, Reda DJ, Wasson JH, et al. 5-year outcome of surgical resection and watchful waiting for men with moderately symptomatic benign prostatic hyperplasia: a Department of Veterans Affairs cooperative study. *J Urol* 1998;160:12-16.
17. AUA Practice Guidelines Committee. AUA guideline on management of benign prostatic hyperplasia (2003). Chapter 1: diagnosis and treatment recommendations. *J Urol* 2003;170(2 Pt 1):530-547.
18. Lepor H, Kaplan SA, Klimberg I, et al. Doxazosin for benign prostatic hyperplasia: longterm efficacy and safety in hypertensive and normotensive patients. The Multicenter Study Group. *J Urol* 1997;157:525-530.
19. Thorpe A, Neal D. Benign prostatic hyperplasia. *Lancet* 2003;361:1359-1367.
20. McConnell JD, Bruskewitz R, Walsh P, et al. The effect of finasteride on the risk of acute urinary retention and the need for surgical treatment among men with benign prostatic hyperplasia. Finasteride Long-Term Efficacy and Safety Study Group. *N Engl J Med* 1998;338:557-563.
21. Roehrborn CG, Boyle P, Nickel JC, et al. Efficacy and safety of a dual inhibitor of 5-alphareductase types 1 and 2 (dutasteride) in men with benign prostatic hyperplasia. *Urology* 2002;60:434-441.
22. Lepor H, Williford WO, Barry MJ, et al. The impact of medical therapy on bother due to symptoms, quality of life and global outcome, and factors predicting response. Veterans Affairs Cooperative Studies Benign Prostatic Hyperplasia Study Group. *J Urol* 1998;160:1358-1367.
23. Andriole GL, Guess HA, Epstein JI, et al. Treatment with finasteride preserves usefulness of prostate-specific antigen in the detection of prostate cancer: results of a randomized, doubleblind, placebo-controlled clinical trial. PLESS Study Group. Proscar Long-term Efficacy and Safety Study. *Urology* 1998;52:195-201.
24. Lepor H, Williford WO, Barry MJ, et al. The efficacy of terazosin, finasteride, or both in benign prostatic hyperplasia. Veterans Affairs Cooperative Studies Benign Prostatic Hyperplasia Study Group. *N Engl J Med* 1996;335:533-539.

25. McConnell JD, Roehrborn CG, Bautista OM, et al. The long-term effect of doxazosin, finasteride, and combination therapy on the clinical progression of benign prostatic hyperplasia. *N Engl J Med* 2003;349:2387-2398.
26. Wilt TJ, Ishani A, Stark G, et al. Saw palmetto extracts for treatment of benign prostatic hyperplasia: a systematic review. *JAMA* 1998;280:1604-1609.
27. Benway BM, Moon TD. Bacterial prostatitis. *Urol Clin North Am* 2008;35:23-32.
28. McNaughton Collins M, MacDonald R, Wilt TJ. Diagnosis and treatment of chronic abacterial prostatitis: a systematic review. *Ann Intern Med* 2000;133:367-381.
29. Pontari MA. Chronic prostatitis/chronic pelvic pain syndrome. *Urol Clin North Am* 2008;35:81-89.
30. NIH Consensus Conference. Impotence. NIH Consensus Development Panel on Impotence. *JAMA* 1993;270:83-90.
31. Feldman HA, Goldstein I, Hatzichristou DG, et al. Impotence and its medical and psychosocial correlates: results of the Massachusetts Male Aging Study. *J Urol* 1994;151:54-61.
32. Cheitlin MD, Hutter AM Jr, Brindis RG, et al. Use of sildenafil (Viagra) in patients with cardiovascular disease. Technology and Practice Executive Committee. *Circulation* 1999;99:168-177.
33. Buvat J, Lemaire A. Endocrine screening in 1,022 men with erectile dysfunction: clinical significance and cost-effective strategy. *J Urol* 1997;158:1764-1767.
34. Cohan P, Korenman SG. Erectile dysfunction. *J Clin Endocrinol Metab* 2001;86:2391-2394.
35. Webb DJ, Freestone S, Allen MJ, Muirhead GJ. Sildenafil citrate and blood-pressure-lowering drugs: results of drug interaction studies with an organic nitrate and a calcium antagonist. *Am J Cardiol* 1999;83:21C-28C.
36. Bosl GJ, Motzer RJ. Testicular germ-cell cancer. *N Engl J Med* 1997;337:242-253.
37. Shaw J. Diagnosis and treatment of testicular cancer. *Am Fam Physician* 2008;77:469-474.
38. Tiemstra JD, Kapoor S. Evaluation of scrotal masses. *Am Fam Physician* 2008;78:1165-1170.
39. Burnett AL, Bivalacqua TJ. Priapism: current principles and practice. *Urol Clin North Am* 2007;34:631-642, viii.
40. Sinclair R. Male pattern androgenetic alopecia. *BMJ* 1998;317:865-869.
41. Price VH. Treatment of hair loss. *N Engl J Med* 1999;341:964-973.
42. Kaufman KD, Olsen EA, Whiting D, et al. Finasteride in the treatment of men with androgenetic alopecia. Finasteride Male Pattern Hair Loss Study Group. *J Am Acad Dermatol* 1998;39:578-589.
43. Otberg N, Finner AM, Shapiro J. Androgenetic alopecia. *Endocrinol Metab Clin North Am* 2007;36:379-398.

皮膚科疾患 39

Ilana Rosman, Brendan Lloyd, Omar Jassim

概要

- 皮膚の損傷や皮膚機能の障害は，審美性の低下や苦痛，機能障害を招きうる。米国では，毎年3人に1人が皮膚の問題を抱える。外来患者の10%は皮膚疾患を受診理由とし，そのうち3分の2は皮膚科以外を受診している。皮膚疾患は入院原因の5%を占める。皮膚所見は内臓疾患の診断や予後の指標として役立ち，他の症候に先行して現れることがある。
- 皮膚障害は重大な精神的，感情的苦痛の原因になりうる。皮膚疾患患者のための支援団体には，米国皮膚科学会 American Academy of Dermatology (http://www.aad.org)を通じてアクセスできる。
- 皮膚癌は最もよく知られた癌種である。米国癌学会 American Cancer Society では，すべての人が毎月皮膚チェックをする習慣をつけることと，20〜40歳までは3年ごとに，40歳以上では毎年，医師によって全身の皮膚診察をしてもらうことを推奨している(http://cancer.org)。

皮膚病歴と身体診察

皮膚病歴の要素

皮膚病歴の項目を表39-1に示す。

■病歴

- 皮膚疾患の原因となったり，皮膚疾患に関連したりすることがある。具体例

表39-1 皮膚病歴の項目

皮膚主訴	全身症状
瘙痒	発熱
痛み	腹痛
痂皮	虚弱
色素脱	**皮膚既往歴**
発赤	外傷
落屑	手術歴
時間	アレルギー反応
急性期(時間単位)	皮膚癌
亜急性期(日単位)	**治療歴**
慢性期(週〜月単位)	局所薬
重症度	抗ヒスタミン薬
一過性か持続性か	ステロイド
主観的な不快の度合い	紫外線療法

表 39-2 発疹の分類

原発疹：疾患により誘発される	
小斑 macule	<1 cm の限局性皮膚色変化，触知できない
斑 patch	>1 cm の斑
丘疹 papule	<1 cm の触知可能な塊
局面 plaque	>1 cm の丘疹
結節 nodule	>1 cm の球状の丘疹
小水疱 vesicle	<1 cm の液体貯留した丘疹
水疱 bulla	>1 cm の液体貯留した丘疹
膿疱 pustule	膿が貯留した丘疹
膨疹 wheal	浮腫性の丘疹または局面
続発疹：患者により誘発される	
表皮剝離 excoriation	線状のびらん
苔癬化 lichenification	皮膚肥厚，色素沈着過度，皮膚紋理の増強

を示す。
- 自己免疫疾患(全身性エリテマトーデス，皮膚筋炎など)
- 内分泌疾患(糖尿病，甲状腺疾患など)
- 肝障害
- 遺伝子異常(神経線維腫症，Down 症など)
- 免疫抑制(HIV/AIDS，移植レシピエントなど)
- 悪性腫瘍
- 腎障害

■服薬歴
全身投与薬(特に新規薬物，抗菌薬，降圧薬，抗てんかん薬)，ハーブサプリメント，局所薬を記録しておく。

■家族歴
乾癬，湿疹，皮膚癌のような原発性皮膚疾患を記録する。自己免疫疾患の家族歴やアレルギー歴も重要であろう。

■生活歴
職業曝露，生活環境，性交歴などが参考になる。

身体診察
■皮膚診察
- 服を脱いで診察衣の着用を依頼する。恥ずかしがったり困ったりする患者はほとんどおらず，診察に来る多くの患者は診察衣を着るものだと思っている。
- 手掌，足底，性器，中咽頭や眼まで，全身の皮膚を観察する。悪性黒色腫の疑いや既往がある場合，頸部，腋窩，鼠径部のリンパ節腫脹も調べる。
- 発疹を認めたら，分類する(表 39-2)。

皮膚治療

皮膚疾患は瘙痒感，炎症，水分含有量の変化，刺激感受性を特徴とする。特に，以下の状態の同定や治療には注意する必要がある。

乾性皮膚の管理
ほとんどすべての皮膚瘙痒は以下の治療で改善する。
- 短時間(5分未満)冷たい風呂に入るかシャワーを浴びる。
- ダブ®，Oil of Olay，Cetaphil などの肌にやさしい不乾性の石鹸を使う。タオルやスポンジの使用は避ける。腋窩や鼠径部への石鹸の使用を制限することが必要であろう。
- 入浴後，軽く叩くようにして乾かし，ワセリンまたは Aquaphor 軟膏，Eucerin または Cataphil 軟膏，Aveeno または Lubriderm ローションなどの保湿剤を厚めに塗布する。皮膚に湿気があるうちに塗るべきである。保湿剤はできるだけ頻繁に塗布する。
- 必要に応じて処方薬も用いる。

湿性皮膚の管理
間擦部位の過度の湿潤は感染を招きうるため，以下のようにする。
- 乾燥させ，パウダーをつけるか吸収性の乾燥包帯を当てる。
- 浸軟，滲出，びらんを伴う重症例では，乾燥包帯を当てる。
- 吸収性素材で表皮を保護する。

止痒薬
- 瘙痒感や灼熱感により掻きむしることを抑えられなくなるため，基礎症状は持続する。
- 局所薬は症状を抑えるために使用する。
  - 1～3％カンフルやメントールは冷感を与える。冷蔵庫で保存する。
  - 0.25～2％フェノールは局所的な感覚低下をもたらす。皮膚剥離部位や潰瘍には使用しない。
  - 局所麻酔薬(ベンゾカイン)，局所抗ヒスタミン薬(ジフェンヒドラミン)，局所ネオマイシン(フラジオマイシン)は接触皮膚炎を高率に引き起こすため避けたほうがよい。
- 全身性抗ヒスタミン薬(H_1 受容体拮抗薬)はじんま疹の治療に最も有効であるが，鎮静効果もあるため瘙痒性皮膚疾患にも有用である。

保護
- 水や化学性刺激物への過度の接触を避けるために，綿やゴム製の手袋を使う。綿は手掌の汗を吸い取るため，頻回に洗ったり交換したりする必要がある。
- 保護クリームや軟膏は敏感な皮膚と化学性刺激物との接触を防ぐが，物理的な遮断にはならない。

表 39-3 局所ステロイド薬

弱 low strength
　ヒドロコルチゾン 1%，2.5%(クラス 7)
　desonide 0.05%(クラス 6)

中 medium strength
　フルオシノロンアセトニド 0.025%(クラス 5)
　トリアムシノロンアセトニド 0.1%(クラス 4)

強 high strength
　フルオシノニド 0.05%(クラス 2)

最強 highest strength
　ジプロピオン酸ベタメタゾン 0.05%(クラス 1)
　プロピオン酸クロベタゾール 0.05%(クラス 1)

注意：クラス 6 と 7 は顔面用，クラス 1 と 2 は手掌 / 足底または重症 / 抵抗性の病変用である。
訳注：わが国では I〜V 群の 5 段階に分類することが多い。

局所ステロイド薬

- 局所ステロイドは多くの皮膚症状に対する治療の第 1 選択である(表 39-3)。しかしながら，重大な副作用を起こしうる。局所ステロイドは皮膚萎縮や皮膚線条，痤瘡，感染，下垂体-副腎皮質系の抑制を引き起こす。副作用は頻用や，顔面，皮膚の薄い部位(頸部，前肘部や膝窩)もしくは閉塞部位(腋窩，鼠径，乳房下部)への使用で起こる傾向にある。患者には，局所ステロイド薬を病変だけに少量使用し，正常な皮膚には決して使用しないよう警告する。
- ある特定の状態に対して最適のステロイド薬を決定するにはいくつかの因子が重要となる。正しい診断をすれば，弱いアゾール系抗真菌薬と強いステロイドのような合剤が必要となる事態を回避することができる。
- **基剤または賦形剤**
  - 軟膏は密封性を高めたり効きやすくするだけでなく，より滑らかにする。滑らかな軟膏は，乾燥肌に最適である。
  - クリームは軟膏よりも潤滑性が低いが，ゲル剤やローション，液剤よりは潤滑性が高い。また，滲出性皮膚炎により適していると思われる。クリームは皮膚を刺激するような添加物が含まれていることが多い。患者がクリームによる灼熱感やヒリヒリ感を訴えたら，軟膏剤に切り替えることが適切である。
  - ローション，ゲル，泡沫，液剤は毛のある部位に使用しやすく，頭皮の皮膚炎に最もよく使用される。ゲル剤は口腔咽頭にも適している。
- **強度**
  - 強い局所ステロイド薬(クラス 1〜2)は，手掌や足底，重症部位や抵抗性病変に使用する。
  - 弱い局所ステロイド薬(クラス 6〜7)は，間欠的な顔面への使用に適している。
- **用量**

- ■ 1日2回塗布する。
- ■ クリームまたは軟膏を使うとき，成人に対しては，顔面は1g，全身は30gを要する。
- ●密閉
  - ■ プラスチック製ラップや手袋での密閉は製剤の効果を上げるが，重症で抵抗性のある病変に対してだけの使用にとどめる。密閉時間も具体的に指示する。
  - ■ 密閉は効果も副作用のリスクも高める。

皮膚新生物

皮膚の基底細胞癌や有棘細胞癌は，米国での原発性癌の半分を占める。悪性黒色腫は，充実性腫瘍の中で発生率が最も急速に上昇している。しかしながら，多くの良性皮膚腫瘍が皮膚癌と間違えられている。病変の良悪性を区別することや，どの病変の生検をするか決めることは重要である。

皮膚癌の予防

- ● 患者には，午前10時～午後3時までは日光を浴びるのを避けるよう指導する。
- ● 日光阻止性の衣服(帽子や水着も含めて)はインターネットや多くのスポーツウェアショップで購入できる。
- ● 日焼けしやすい人や紫外線誘発性の皮膚疾患をもつ患者には，長袖やつばの広い帽子の着用とともに日焼け止めの使用が有効である。UVB防止剤(SPF15～30)入り保湿剤の日常使用はほとんどの白色人種に適している。
  - ■ 特定の光線過敏症(例えば全身性エリテマトーデス)の患者や，光線過敏を誘発する薬物(例えばテトラサイクリン，スルホンアミド，サイアザイド，キノロン)の投与には，長波長紫外線(UVA)と中波長紫外線(UVB)両方に対する日焼け止めが必要である。
  - ■ すべての日焼け止めは，日光を浴びる30～60分前に使用する。少なくとも90分ごとにつけ直し，入浴後や水泳後，多量の発汗後にもつけるよう指示する。
  - ■ パラアミノ安息香酸に対するアレルギー反応や光線過敏反応が起こる。特にベンゾカイン，プロカイン，サイアザイド，スルホンアミドに敏感な患者で起こりやすい。最近では，パラアミノ安息香酸を含むような日焼け止め製品はほとんどない。
  - ■ 二酸化チタンや酸化亜鉛は不透明な日焼け止めであり，物理的に遮断することでUVAやUVBを遮る効果がある。特に鼻や口唇に使用する。
- ● 患者は月に1回皮膚の自己検診を行うべきである。患者には，ABCDEの語呂合わせで自分の皮膚を調べるよう指導する。以下に示す特徴をもつ病変は悪性病変を強く疑わせるものであり，生検の適応を評価しておく。
  - ■ **非対称性 Asymmetry**　　病変に線を1本引いたとき，両側の形が一致し

- **境界 Border**　不明瞭, V字形の切れ込み, 波状の境界は悪性黒色腫を疑わせる。
- **色調 Color**　悪性黒色腫は1つの病変の中に茶色, 黄褐色, 黒色などさまざまな色調を含むことがある。赤, 青, 白色領域なども存在することがある。
- **直径 Diameter**　直径が6mmを超える病変は悪性黒色腫を疑わせる。
- **発生 Evolution**　大きさ, 形, 色調や, その他の特徴のどのような変化でも, 悪性病変の存在を強く疑わせる。痛みの増強, 瘙痒感, 病変の出血がみられたら皮膚癌が考えられる。

脂漏性角化症

- 脂漏性角化症 seborrheic keratosis とは角化性表皮性丘疹であり, 一般的に中年から老年の患者にみられる。
- 良性の皮膚腫瘍であるが, 皮膚癌と混同されることもある。基本的に, 悪性となる可能性は正常な皮膚と同程度である。
- 診察では, 蝋様光沢のある外観を呈し, 黄褐色, 黄色, 暗褐色, 黒色などの色調である。近くで視診をすると白色角質囊腫が見えることもある。境界は常に明瞭である。顔面や胸部, 背部によく発生する。
- **スタッコ角化症**は, 下腿にできる白色の小丘疹からなる亜型である。
- **黒色丘疹性皮膚症**は脂漏性角化症の形態をとるが, 多発性で小さく濃性の色素沈着がある丘疹で, 有茎状になることもある。頬部や眼窩周囲に発現する。黒色人種やヒスパニック系, アジア系人種に多い。
- 症候性となる場合, 炎症性の脂漏性角化症は凍結療法(液体窒素), 搔爬術, 剪刃切除によって除去することがある。しかしながら, ほとんどの脂漏性角化症は治療を必要とせず, 治療の適否は審美的な理由による。臨床医が確定診断に至らない場合, 悪性黒色腫を含めた色素性病変の鑑別を考慮し, こうした破壊的な方法は避けなくてはならない。

皮膚ポリープ(スキンタッグ)

- 別名アクロコルドン acrochordon ともいう皮膚ポリープは, 肌色から茶色の有茎状の丘疹で, 一般的に摩擦の多いところ, 特に頸部, 腋窩, 鼠径部に生じやすい。
- 肥満は皮膚ポリープ形成の原因となる。
- 炎症を伴ったり, 審美的に問題となる病変であれば治療を考慮し, 剪刃での切除や, 稀に電気乾燥法や凍結療法を行う。

角質囊腫

- 皮膚囊腫は硬い皮下結節として現れ, 中心に黒点を伴うことが多い。可動性

がある。
- **毛嚢腫**は頭皮に生じやすい。
- 炎症性嚢胞の治療は，副腎皮質ステロイドを注射するか，もし必要があれば切開やドレナージを行う。いったん炎症がおさまれば，最終的な治療は切除である。再発予防のためにも嚢胞の内側の上皮全体を除去する。

脂肪腫

- 脂肪腫 lipoma は，弾性をもつ境界明瞭な皮下腫瘍である。可動性がある。
- 良性病変である。
- 血管脂肪腫は痛みを伴うことが多い。
- 治療は切除であり，病変に変化があったり，症状があったり，審美的に問題となるような場合に行う。

色素細胞性母斑

- 定義として，色素細胞性母斑 melanocytic nevus は**良性の皮膚腫瘍**である。よくみられる腫瘍であり，たいてい幼少期から35〜40歳頃まで発生する。
- **色素細胞性母斑**は，肌色や薄茶色，濃茶色などの平滑で限局した小丘疹または斑である。皮膚のどこにでも存在するが，日光露光部に集中することが多い。
- 悪性黒色腫と異なり，母斑は対称性があり境界明瞭で，単色である。直径はたいてい6 mm 未満である。
- **異型母斑**は悪性黒色腫の特徴を多くもつことがある。多くの母斑をもつ患者や異型母斑をもつ患者は悪性黒色腫のリスクが高く，よりこまめに検査する必要がある。
- 不完全切除の後の**再発性母斑**は，悪性黒色腫との鑑別が非常に難しいことがある。色素沈着部位の正確な病歴を知ることはこのピットフォールを避けるために必要であり，標本を病理検査に提出することも必須である。

日光黒子

- 日光黒子 solar lentigo は長期的な日光曝露による**良性**の色素沈着病変である。
- 診察では黄褐色から暗褐色の斑として見られ，しばしば顔面や手背に出現する。
- 前述の ABCDE に当てはまるような病変は，黒子型黒色腫(悪性黒子)を含めた鑑別のために特に注意する。標本バイアスを避けるために，臨床病変全体を生検することが望ましい。

老人性血管腫

- 老人性血管腫 cherry angioma は**良性**の血管集簇で，円形の赤色丘疹として発現する。
- 炎症や出血がない限り，治療は不要である。

日光角化症

- 日光角化症 actinic keratosis(AK)は長期的な日光曝露によって起こる**前癌病変**である。無治療で放置すると有棘細胞癌に進展することもある。
- 診察上，固い鱗屑を伴う丘疹が突出した紅斑性局面を認める。触診では「紙やすり」のような感触がある。
- 日光角化症は通常，凍結療法で治療する。遺残した病変や広範囲に広がった病変に対しては，その他の治療選択肢として掻爬術や局所 5-フルオロウラシル(5-FU)療法，光線力学療法がある。

基底細胞癌

一般的事項

- 基底細胞癌 basal cell carcinoma(BCC)は**皮膚癌の中では最も頻度が高い**。長期的な日光曝露によって引き起こされる。白色人種は高リスク群である。
- 5 年以内に二次原発腫瘍をきたすリスクは 50％である。転移の可能性は非常に低いが，重大な局所的組織破壊を引き起こすことがある。
- 基底細胞癌患者は 6〜12 カ月ごとに診察する。

診断

- 基底細胞癌は通常，顔面または体幹部の，真珠様の光沢のある毛細血管拡張性丘疹として出現する。
- 表在型基底細胞癌は体幹部や四肢に発生することがあり，辺縁が隆起した鱗屑状局面を呈す。
- 潰瘍形成が一般的である。
- 診断は薄片生検やパンチ生検による。

治療

- 外科的選択肢には，切除，Mohs 顕微鏡手術，電気乾燥法や掻爬術がある。
- 表在型基底細胞癌に対する薬物療法にはイミキモドや 5-FU を用いる。
- 放射線療法も基底細胞癌の治療に用いることがある。
- 最終的な治療方針は部位，大きさ，組織学的特徴，患者の意向に基づいて決定する。

有棘細胞癌

一般的事項

- 有棘細胞癌 squamous cell carcinoma(SCC)は長期的な日光曝露によって引き起こされる。慢性的な潰瘍(Marjolin 潰瘍)やその他の慢性的な皮膚病変の内部で発生することもある。
- 色白の人や光線角化症の既往がある人は有棘細胞癌の発現リスクが高い。固形臓器移植歴のある人では有意に有棘細胞癌のリスクが高まる。
- 患者は,二次原発癌のリスクが高い。転移は起こりにくく,確率は 5% 未満である。転移の危険因子としては,病変が特定の位置(口唇,耳,性器など)にあること,免疫抑制,紫外線によって発生した癌でないこと(慢性円板状エリテマトーデスや熱傷瘢痕など)が挙げられる。
- 有棘細胞癌患者にはこまめな短期的フォローと,少なくとも 12 カ月ごとの長期的フォローをする。リンパ節の診察をしたほうがよい。

診断

- 有棘細胞癌は,顔や頭皮,体幹や四肢先端などにできる赤く鱗屑を伴う丘疹や局面,結節などを特徴とする。病変が疣贅様の外観を呈することもある。
- 診断は薄片生検やパンチ生検による。

治療

外科的選択肢には,4 mm の辺縁を取るような切除,Mohs 顕微鏡手術,電気乾燥法や搔爬術がある。

悪性黒色腫

一般的事項

- 悪性黒色腫 melanoma はどこにでも発現する。白人男性は背中に最もできやすく,白人女性は下肢と背中が好発部位である。アジア人やヒスパニック,アフリカ系米国人では手掌や足底,爪床に最もできやすい。
- 悪性黒色腫の家族歴がある人は悪性黒色腫の発生リスクが高い。しかしながら,悪性黒色腫と診断された人のほとんどは家族歴のない人である。
- 基底細胞癌や有棘細胞癌とは違い,悪性黒色腫は転移する可能性が高い。
- 悪性黒色腫患者に対してはリンパ節の腫脹があるかどうかを診察する。癌のステージ分類のために,センチネルリンパ節生検も行うことが望ましい。

診断

- 診察上,非対称性,境界不明瞭,多色,直径が 6 mm を超えることは,悪性病変として疑う所見である。
- 疑いがあり,変化のある病変に対しては切除生検を行う。病理診断のためには,病変の一部を採取するよりも全体を提出したほうがよい。悪性所見は病変の一部にしか存在しないかもしれないからである。

- 腫瘍の大きさの評価(Breslow の腫瘍深達度)から，予後についての情報が得られる。生検の際に病変を切開してしまうと，この情報が得られない可能性がある。

治療
- 広めの局所切除は悪性黒色腫の最終的治療である。切除縁やセンチネルリンパ節生検の必要性は Breslow の腫瘍深達度に基づいて決める。
- センチネルリンパ節が陽性になった場合にリンパ節郭清術を行うことの意義についてはいまだ議論がある。
- 転移性悪性黒色腫は化学療法で治療するが，予後はきわめて悪い。

皮膚炎

接触皮膚炎

一般的事項
- **刺激性接触皮膚炎** irritant contact dermatitis は，化学的または物理的要因による皮膚の非アレルギー反応である。優しい刺激でも，繰り返し接触したり接触時間が長くなったりすると皮膚炎を起こす(例えば石鹸，洗剤，溶剤)。強い刺激は，1回の刺激で皮膚炎を引き起こしうる(例えば強酸，強アルカリ)。
- **アレルギー性接触皮膚炎** allergic contact dermatitis は遅延型アレルギー反応(IV型反応)であり，感作された人にだけ発生する。皮膚炎の分布やそのパターンからアレルゲンを特定できることもある。アレルゲンを特定するためにはパッチテストが必要となる。一般的なアレルゲンは以下のとおりである。
  - **植物**(例えばツタウルシ，毒カシ，毒ウルシ。ウルシ皮膚炎はウルシオール誘発性の皮膚炎として知られる)：線状の水疱を特徴とする。
  - **金属**(例えばニッケル，クロム)：装飾品やファスナーの接触。特に耳垂や臍部周囲に起こりやすい。
  - **ゴム／ラテックス**：手袋やコンドーム，輪ゴムなどの接触。
  - **局所薬**：特にネオマイシン(フラジオマイシン)，ベンゾカイン，軟膏の添加物，その他の賦形剤。
  - **化粧品**：化粧品の防腐剤，香水，毛髪染料。
  - **その他**：接着剤，インク，切削油中の抗菌物質。

診断
- 急性皮膚炎は紅斑，湿潤／滲出液，痂皮化，水疱形成を特徴とする。ウルシは線状の水疱を形成することが多い。重症病変は浮腫，潰瘍，大水疱として現れる。
- 慢性皮膚炎は落屑，乾燥肌，最終的に苔癬化(肥厚，角化)するという特徴がある。
- 主に，刺激やアレルゲンの曝露歴によって診断する。

- 皮膚診察では，皮膚炎の種類と関連したある特定のパターンとして現れていることがある。

治療
- **軽症**の皮膚炎の場合，局所ステロイド薬や，局所または全身止痒薬，傷害因子からの回避が治療となる。
- **重症**の水疱を形成する場合，プレドニゾン 0.5〜1.0 mg/kg を経口投与し，10〜21 日で漸減していく。止痒薬や乾燥薬も使用して治療する。

アトピー性皮膚炎（湿疹）

- アトピー性皮膚炎 atopic dermatitis は，紅斑性で落屑を伴う局面を呈す。苔癬化する場合や，色素沈着，皮膚の退色などの色調変化を残すこともある。
- **異汗性湿疹（汗疱状湿疹）**は小疱形成が特徴的である。搔破や間擦で症状が悪化する。
- 患部は手足や四肢の屈側皮膚を含むことが多い。
- 効果的な治療法としては，皮膚軟化薬や乾燥肌のケア，局所ステロイド薬，瘙痒感軽減のための抗ヒスタミン薬がある。局所のステロイド療法は患部の位置や重症度，年齢などを考慮して選択する。
- 上記治療法に対し抵抗性である場合は，紫外線による光線療法や免疫抑制薬を用いる治療もある。
- 患部への重複感染が起こった場合はブドウ球菌，レンサ球菌を標的とした抗菌薬による治療が必要である。

うっ滞性皮膚炎

- うっ滞性皮膚炎 stasis dermatitis は，両側下肢で最も目立つ紅斑，過度の色素沈着，落屑を特徴とする。しばしば蜂窩織炎と混同されるが，蜂窩織炎は感染症であり，ほとんどの場合片側性である。
- 弾性ストッキングで下肢の浮腫を軽減するのが効果的な治療である。局所ステロイド療法としては，トリアムシノロン 0.1％軟膏を 1 日 2 回患部に塗布する。
- うっ滞性皮膚炎は皮膚や脂肪織の硬化を生じ潰瘍形成まで増悪する可能性がある。

毛孔性角化症

- 毛孔性角化症 keratosis pilaris は，生涯を通して慢性的に四肢伸側の表皮や頬部に起こる丘疹である。
- 皮疹は落屑を伴う毛孔一致性の小さな丘疹であり，一般に無症状である。
- 治療は皮膚軟化薬や角質溶解薬に限られる。

脂漏性皮膚炎

- 脂漏性皮膚炎 seborrheic dermatitis は成人によくある軽症の皮膚炎である。しかしながら，HIV 感染者や Parkinson 病の患者では重症化する可能性がある。
- 成人では頭皮(いわゆるフケ)，眉，眼瞼，鼻唇溝，耳，胸部，腋窩，乳房下部，会陰などに脂ぎった白い落屑を伴う皮疹がみられる。
- 治療法としては硫化セレンやジンクピリチオン，タール，2%ケトコナゾールなどの抗脂漏性シャンプーを使用し，少なくとも 1 日おきに 10～15 分かけて洗う方法がある。顔面や体幹に対しては，ケトコナゾールクリームや 1.0～2.5%のヒドロコルチゾンクリームを 1 日 2 回塗布する。

乾癬

一般的事項

- 乾癬 psoriasis はさまざまな重症度で慢性的に再発を繰り返す疾患である。患部が広範囲にわたる場合もあるが，ごくわずかな斑点程度で済む場合もある。乾癬性関節炎は関節を侵し，著明な四肢の変形や障害を起こすこともある。
- 乾癬は循環器疾患やうつ病の発症率上昇と関連があるとされる。
- 因果関係は不明だが，遺伝的素因も関係があるとされる。
- ストレス，喫煙，アルコール，リチウムや β 遮断薬などの内服で症状は増悪する。ステロイドの全身投与後も増悪する場合がある。

診断

- 診察上は，肘，膝，頭皮，体幹に銀色の鱗屑を伴う紅斑を認める。爪では点状陥凹や油性斑などの変化を認める。乾癬は全身性紅皮症に進展する可能性がある。
- 関節のこわばりや硬直，疼痛などが出現する場合がある。
- **滴状乾癬**は，体幹にみられる小さな紅斑性丘疹が特徴的であり，レンサ球菌性咽頭炎との関連が考えられる。

治療

- **軽度～中等度の乾癬**では，局所ステロイド療法，ビタミン D_3 アナログ(カルシポトリエン)，レチノイド(タザロテン)，タール誘導体，自然光，ナローバンド UVB などを用いて治療する。カルシポトリエンとタザロテンはステロイドに比べ高価ではあるが，皮膚萎縮や耐性がより起こりにくい。カルシポトリエンは全身の 10%以上に使用すると，高カルシウム血症を起こすことがある。タザロテンは熱傷，紅斑，落屑を起こすことがある。日光と UVB は，熱傷をきたしたり皮膚癌のリスクを高める可能性がある。
- **重度の乾癬**では，光線療法や，メトトレキサート，acitretin，シクロスポリン，エタネルセプト，アダリムマブ，インフリキシマブなどを使った全身療

法が必要となる。これらの治療中は厳密に経過を追う必要がある。生物製剤を使用すると結核の再燃などの感染リスクが高まるので、ツベルクリン反応を毎年行う。全身療法は、重症乾癬により障害が起こり、他の副作用の少ない治療法に抵抗性のある患者に適している。これは乾癬性関節炎に適した治療である。
- **頭皮の乾癬**に対しては、タールのシャンプーやステロイド溶液により局所療法を行う。鱗屑が目立つ場合は治療前に取り除く。
- **滴状乾癬**はレンサ球菌感染が起こっていた場合、ペニシリンやアモキシシリンが有効である。光線療法もとりわけ有効である。
- **逆乾癬**は腋窩、乳房下部、鼠径部などに起こる。罹患部位に適した局所への処方が必要である。

バラ色粃糠疹

- バラ色粃糠疹 pityriasis rosea はピンク色で楕円形の皮疹であり、辺縁にわずかに鱗屑を伴っているのが特徴である。発疹は一般に、クリスマスツリーのような形で体幹に分布する。それに先んじてヘラルドパッチ(初発疹)というピンク色の少し大きな皮疹が出現する。
- バラ色粃糠疹は中等度の瘙痒を伴い、6〜12週間で消退する。
- 治療は日光や、光線療法、局所ステロイド療法、エリスロマイシン、止痒薬による。
- 発疹は第2期梅毒のものによく似ている。臨床的に梅毒が疑われる場合は、RPR法(梅毒血清反応)で確認することが望ましい。

扁平苔癬

- 扁平苔癬 lichen planus は瘙痒を伴い、紫色で多角形の丘疹が特徴的であり、しばしば手掌側の手首、足首、性器などに好発する。患部はレース状の白い鱗屑を伴う(Wickham線条)。口も好発部位であり、頬粘膜にレース状の白色局面やびらんとして認められる。
- 肝炎やACE阻害薬と関係していることもある。
- 治療は、可能であれば密閉下での局所ステロイド療法や、皮膚軟化薬、止痒薬などによって行う。全身性の重症例では経口プレドニゾンや、光線療法が必要な場合もある。経口のメトロニダゾールが有効であったという症例報告もある。

熱傷

- 皮膚が過度の熱に曝露されることで、さまざまな程度の皮膚炎が起こる。過度の熱では、皮膚と皮下組織は破壊される。
- **I度熱傷**では、表面付近の充血が起こり、紅斑が出現した後に落屑を伴う場合がある(例えば、日焼け)。治療は冷却と皮膚軟化による。

- II度熱傷では，浮腫と水疱が出現する。治療は冷却と皮膚軟化による。水疱は，ひどく緊満していたり疼痛を伴うのでなければ開放しない。必要な場合にドレナージは無菌的に行うことが推奨される。
- III度熱傷では，皮膚の全層にわたる壊死と知覚麻痺が起こる。重症なII～III度の熱傷では，熱傷専門の医療チームによる治療が必要である。III度熱傷では皮膚移植が必要であり，瘢痕を残して治癒する。

痤瘡

尋常性痤瘡

一般的事項
- 尋常性痤瘡 acne vulgaris は思春期に起こり，成長とともに解決することが多い。
- 痤瘡は感染によって炎症が起こっている状態である。後に瘢痕化が問題となるので，より積極的な初期治療を考慮する必要がある。
- 治療を開始してから症状の改善がみられるまでに少なくとも2カ月はかかるので，最低でも2カ月程度は治療を継続しなければならない。
- 痤瘡は経口避妊薬により改善する可能性があるが，メドロキシプロゲステロン(Depo-Provera)によって増悪することもある。
- **丘疹性痤瘡**には開放面皰(黒ニキビ)と閉鎖面皰(白ニキビ)がある。
- **炎症性痤瘡**は紅色丘疹と膿疱が特徴的である。
- **膿疱性痤瘡**は深部に及ぶ結節が特徴的であり，瘢痕の原因となる。

治療
- **丘疹性痤瘡**に対しては面皰溶解療法が第1選択となる。
  - benzoyl peroxide(2.5%，5%，10%)を洗顔剤やジェルとして使用するのが有効である。皮脂の多い患者にはより高濃度のものを使用する。抗菌薬と異なり benzoyl peroxide では耐性は生じない。
  - 局所レチノイド(トレチノイン，アダパレン，tazarotene)のクリームやジェルも有効であり，清潔で乾燥した皮膚に少量(豆粒大で顔全体に足りる程度)を用いる。より高濃度のクリームやジェルは皮膚を乾燥させ，光線過敏も引き起こす。刺激性が著明であれば，塗布回数を減らす必要がある。
- 炎症性痤瘡に対しては**抗菌薬局所塗布**を行う。
  - クリンダマイシン(Cleocin T)は液剤，ローション，綿球などで1日1～2回塗布する。
  - エリスロマイシンは液剤，綿球などで1日1～2回塗布する。
- **抗菌薬全身投与**は，中等度～重度の炎症性痤瘡や膿疱性痤瘡に対して行うことが多く，数カ月の治療後漸減する。継続するのが難しい場合は皮膚科医に紹介し，経口 isotretinoin(Accutane)療法の適応を検討する。
  - ドキシサイクリン，テトラサイクリン，ミノサイクリンが最も頻用されるが，副作用として胃の不調や光線過敏などがある。ミノサイクリンの慢性

的な使用によって青色の色素沈着が起こることがある。
- ■エリスロマイシンも使用されるが，アレルギーや副作用を起こす患者もいるため投与は制限される。
- ●前述の治療に不応性の重症膿疱性痤瘡や尋常性痤瘡では，**レチノイン酸全身投与**も考慮する。isotretinoin を 1 mg/kg/日で 5～6 カ月間用いる。isotretinoin を開始する前にはすべての治療を中止する。
  - ■isotretinoin には副作用や催奇形性があるため，米国では政府により規制されている。患者はオンライン監視システムに登録し，次回処方前に肝機能と脂質の検査結果を提示しなければならない。さらに，性的活動期の女性で isotretinoin を使用する場合は 2 つ以上の方法で避妊をし，毎月妊娠検査をする必要がある。
  - ■肝機能異常やトリグリセリド値の上昇，光線過敏，口唇や皮膚の重度の乾燥，うつ状態などの副作用がある。ブドウ球菌感染や化膿性肉芽腫のリスクも上昇する。
  - ■isotretinoin は，その使用法に詳しい医師のみが処方する。

化膿性汗腺炎

- ●化膿性汗腺炎 hidradenitis suppurativa は多発する再発性の疼痛を伴う囊胞や結節として現れ，腋窩，鼠径部，臀部などに好発する。洞管の形成もよく起こる。
- ●肥満と関連がある。
- ●治療法は局所および全身の抗菌薬投与から病巣内への副腎皮質ステロイド注射，全身レチノイド療法や生物製剤に及ぶ。最終的には切除という手段もある。

酒皶

一般的事項

- ●酒皶 acne rosacea は 30～60 歳代の患者に好発する。色白の人に起こりやすい。
- ●慢性的な疾患であり，間欠的に寛解と再燃を繰り返す。
- ●亜分類として毛細血管拡張性，丘疹膿疱性，腫瘤性，腺性，眼性がある。

診断

- ●診察上は頬部や鼻部に紅斑と毛細血管拡張を認めることが多い。炎症性の丘疹や膿疱が顔面，特に口周囲に出現する。
- ●鼻瘤は長期にわたって酒皶に罹患した場合，特に男性に出現することがある。
- ●眼の変化としては乾燥，炎症，結膜炎，眼瞼炎，減多に起こらないが角膜炎などが起こる可能性がある。
- ●アルコールや熱，日光曝露，激しい運動，ストレス，薬物，食品(辛い物，熱い飲み物，柑橘類)によって顔面潮紅が起こることも珍しくない。

治療
- 面皰溶解療法は無効である。
- すべての患者において日焼け止めが第1選択の治療である。日光,香辛料のきいた食品,辛い飲み物などは避けるよう指示する。
- メトロニダゾールのゲル剤・液剤(Metrogel, Metrolotion),クリンダマイシン(Cleocin T)などによる**局所抗菌薬療法**は丘疹や膿疱に対しよく使用されるが,紅斑や毛細血管拡張などの美容レーザー療法が必要な部分には著明な効果を発揮しない。
- sulfacetamide sodium の石鹸やローション(Plexion, Klaron)なども効果的である。
- 全身抗菌薬療法(ドキシサイクリン,50〜100 mg を1日2回投与)も,中等度〜重度の酒皶に有効である。

潰瘍

- 下肢の潰瘍 ulcer の原因は,90%が静脈の機能不全,5%が動脈疾患,残り5%がその他で,糖尿病性微小血管症,壊疽性膿皮症,悪性腫瘍,血管炎や感染症などである。
- 診断は皮膚生検によって行うことが多いが,潰瘍が好発する下肢での生検部位では治癒に時間がかかることも考慮する。

静脈性潰瘍

- 静脈性潰瘍 venous ulcer は,下肢の中下部でうっ滞性皮膚炎が先行して起こっている部位に好発する。
- 治療は,下肢の挙上や弾性ストッキングを着用することで静脈還流の改善を目標とする。湿布後に水分を拭き取ることを2〜3日行うと良質な組織除去ができるが,長期にわたって行うと創面治癒を妨げることになる。ほとんどの創は,清潔にして湿潤を保ち被覆することで改善する。多くの場合,閉鎖包帯が最も効果的である。Unna ラップ(亜鉛ペースト含有包帯)を使用し覆うのは,特に重症例では効果的である。
- 治療抵抗性の場合は皮静脈を除去するのが有効である〔例えば,VNUS 治療(ラジオ波を用いた血管内治療)〕。

動脈性潰瘍

- 動脈性潰瘍 arterial ulcer は外果に好発し,しばしば疼痛を伴う。
- 治療は,局所の創部ケアと動脈血流を改善させることである。

水疱性疾患

尋常性天疱瘡

一般的事項
- 尋常性天疱瘡 pemphigus vulgaris は弛緩性水疱を特徴とし，容易に破けて表皮剥離をきたす。剥離領域は周囲に向かって拡大していく。口腔内病変を伴うことが多い。
- 副腎皮質ステロイドが使用されるようになる前は，死亡率が80%であった。
- **落葉状天疱瘡** pemphigus foliaceus では紅斑部分を基礎に弛緩性水疱ができ，鱗屑，痂皮を伴う浅いびらんとなるのが特徴である。口腔内病変は伴わない。尋常性天疱瘡と比べ予後はよい。

診断
- 身体診察では，弛緩性水疱と皮膚のびらんが見られる。
- Nikolsky現象（皮膚に水平方向や接線方向の圧力を与えると水疱が拡大する）が陽性となる。
- 診断は皮膚生検で所定の組織学的検査と間接蛍光抗体法によって行う。患者血清を用いて間接蛍光抗体法を行い，自己抗体の力価測定を行うこともある。

治療
- **高用量プレドニゾン療法**として1〜2 mg/kg/日を投与する。使用ステロイドを減量するために金製剤やシクロホスファミド，アザチオプリン，ミコフェノール酸モフェチルやリツキシマブなどを併用したり変更したりする場合もある。
- 表皮剥離が広範囲に及んだ場合，病院での補助的な治療が必要となる。

水疱性類天疱瘡

一般的事項
- 水疱性類天疱瘡 bullous pemphigoid (BP) は緊満した水疱が紅斑部分を基礎に出現し，表皮剥離をきたす。高齢者に起こることが多い。
- 天疱瘡と比べ予後がよい。
- **妊娠性疱疹**は特徴として妊娠中に生じ，膨張した腹部の皮膚に出現する。

診断
- 身体診察では緊満した水疱を認める。水疱性類天疱瘡はじんま疹や湿疹様の皮疹として発見されることがある。天疱瘡と比較すると粘膜面にみられることは少ない。
- 診断は生検で所定の組織学的検査と直接蛍光抗体法によって行う。

治療
- 限局性の病変に対しては高力価の局所ステロイド薬を用いる。

- 全身性や難治性の水疱性類天疱瘡に対しては**高用量プレドニゾン**(1〜2 mg/kg/日)か,ステロイドの代替薬として金製剤,シクロホスファミド,アザチオプリン,ミコフェノール酸モフェチルなどの免疫抑制薬を使用する。
- テトラサイクリンやニコチン酸アミドも治療に使用される。

疱疹状皮膚炎

一般的事項
- 疱疹状皮膚炎 dermatitis herpetiformis は 20〜30 代でみられることが多い。
- 無症候性のグルテン過敏性腸症(セリアック病)と関連している場合がある。

診断
- 身体診察では肘の伸側や膝,臀部などに対称性に分布するびらん性の痂皮を伴う丘疹や小水疱を認める。
- 患者はたいてい激しい瘙痒感を訴える。
- 診断は病変部の皮膚生検で所定の組織学的検査を行い,病変周囲の皮膚生検で直接蛍光抗体法を行う。血液検査でセリアック病のマーカーを調べるのも診断に役立つ。

治療
- グルテン除去食が効果的な場合もあるが,厳しく厳守させる必要がある。
- 炎症が主に好中球による場合は,ジアフェニルスルホン(ダプソン)を 50〜150 mg/日投与するのも有効である。
- 激しい瘙痒感を軽減するために止痒薬を処方してもよい。

多形紅斑

- 多形紅斑 erythema multiforme は自然軽快する急性の皮疹であるが,再発することが多い。「射撃の的」のように見える形態が特徴的であるが,重症度はさまざまである。
- 手掌や足底に病斑が出現するのが特徴である。
- 典型的な**軽症の多形紅斑**は皮膚に限局し,粘膜は侵さない。前駆症状もほとんどなく,あってもわずかである。
- **やや重症の多形紅斑**は前駆症状が先行することが多く,粘膜病変も目立つ。
- 重症の多形紅斑と Stevens-Johnson 症候群(後述)を区別するのは困難である。
- 多形紅斑は単純ヘルペスウイルスやレンサ球菌,マイコプラズマなどによる感染症と強く関係している。

Stevens-Johnson 症候群，中毒性表皮壊死症

一般的事項
- Stevens-Johnson 症候群(SJS)と中毒性表皮壊死症 toxic epidermolysis necrosis(TEN)はともにインフルエンザ様の前駆症状を伴う。特に発熱後突然，皮膚の疼痛と，皮疹もしくは「射撃の的」のように見える病変が出現し，皮膚が剥離する。
- 通常，粘膜が侵され，口，眼，性器にびらんを認める。口唇には出血性の痂皮を伴う。
- SJS と TEN は一連の病態であり，病変の体表面積 body surface area(BSA)に占める割合で区別される。SJS では 10%未満，TEN では 30%を超える。体表の 10〜30%の病変である場合，SJS と TEN の混合病変とされる[†1]。
- ペニシリンやスルホンアミド〔ST 合剤(スルファメトキサゾール/トリメトプリム)など〕，抗痙攣薬(フェニトイン，カルバマゼピン，ラモトリギンなど)，アロプリノール，NSAID(ピロキシカムなど)といった薬物と強い関連がある。ただし，50%近くの患者は特発性である。
- SJS の死亡率は 1〜5%だが，TEN の死亡率は 35%にものぼる。

診断
- 診察上，しばしば全身の皮膚剥離が認められる。口や性器の粘膜も診察する。粘膜病変にはびらんと出血性痂皮がみられる。
- 皮膚の疼痛は危険な兆候として考慮する。
- 表皮剥離を確認するには病変部の皮膚に接線方向の圧力を加え，皮膚が剥離するのを観察する。
- 診断は皮膚生検で所定の組織学的検査を行うことによる。

治療
- 治療は主に**対症療法や支持療法**による。病変部が広範囲にわたり，挿管も行う場合は ICU への入室も必要である。疑わしい原因薬物はすべて除去する。
- 全身ステロイド療法は，SJS や TEN では二次感染を引き起こす可能性があるため議論の余地がある。シクロスポリンや静注免疫グロブリン(IVIG)が有効であったとの症例報告もある。
- 抗菌性の銀が浸透した包帯(例えば，ACTICOAT)を使用することもあり，これは二次感染を予防し，包帯交換の際の疼痛も制限できる。

昆虫刺傷

一般的事項
昆虫刺傷 insect bite に対する生体反応は通常，有害な節足動物によって皮膚

[†1] 訳注：わが国では一般に，びらんあるいは水疱が体表面積の 10%未満の場合を SJS，10%以上の場合を TEN としている。

診断

- 診断に役立つ患者背景としては地下での労働や掃除，密林地帯での活動，最近旅行に行ったなどの活動歴がある。
- 診断は主に咬まれた跡の診察に基づく。ダニ咬傷が疑わしい場合は，皮膚にダニが存在しないか調べる。
  - **ミツバチ，カリバチ，スズメバチ**などの刺傷は疼痛を伴い，中心に小さな点を伴う赤い膨疹が出現するが，数時間で消退する。刺傷部周囲には強烈でしつこい腫脹などの局所反応が起こるが，それ自体は**全身性アレルギーの出現を意味しない**。即時型の全身性アレルギーが起きた患者はアナフィラキシーに発展する場合がある。じんま疹や多発性関節炎，リンパ節腫脹などを呈する遅延型の全身性アレルギーが現れることはほとんどない。
  - **ヒアリ**咬傷では2つの出血点を伴う膨疹が出現し，数時間のうちに膿疱に進展する。
  - **カ**刺傷では瘙痒性の腫脹が数時間以内に出現する。血液疾患や悪性腫瘍をもつ患者の場合，あふれんばかりの水疱出現などの反応が現れることもある。
  - **ノミ**咬傷では主に下肢に集簇したじんま疹様の丘疹や点が出現する。
  - **ダニ**咬傷は典型的な昆虫咬傷として皮膚に出現しない場合もあるが，発熱，広範にわたる皮疹，関節痛，その他の全身症状をもたらすことがある。
  - **クモ**咬傷は通常軽症であるが，ドクイトグモとクロゴケグモの場合は疼痛を伴う壊死性潰瘍や全身性の後遺症を残す場合がある。

治療

- 昆虫が皮膚に付着していたら，つぶさずにはじき落とす。先の細い鉗子で取り除いてもよい。
- ダニはできるだけ皮膚表面に近いところで鉗子でつかみ，しっかりと上に向かって引っ張り取り除く。このとき，頭部がきちんと取り除かれたことを確認するのが重要である。傷口を石鹸と水，あるいは消毒液で洗浄する。患者には，発熱や異常な皮疹の出現について確認する。
- 氷，冷湿布，フェノール入りカラミンローションは症状を緩和する。局所ステロイド薬，経口抗ヒスタミン薬も瘙痒や炎症に効果的である。
- ドクイトグモやクロゴケグモによる壊死性の咬傷は重複感染を起こす可能性もあるので，抗菌薬が必要である。外科的デブリドマンを必要とすることはほとんどない。
- アナフィラキシー反応が起きた場合は緊急の治療が必要である（35章参照）。

薬物反応

35章参照。

じんま疹

35章参照。

脱毛症

脱毛症 alopecia は非瘢痕性と瘢痕性の2つに大別される。これらを見分けるために頭皮を注意深く診察し、毛髪の再生や毛包の開口があるかを確認することが重要である。非瘢痕性の脱毛症では毛髪再生の可能性があるが、瘢痕性ではその可能性はない。

非瘢痕性脱毛症

- **アンドロゲン性脱毛症 androgenetic alopecia**　血中アンドロゲンと毛包のアンドロゲン受容体との作用によって出現し、遺伝する傾向がある。軟毛は次第に硬毛に置き換わる。25歳以上の患者の25％、50歳以上の患者の50％に発症する。男性は通常、両側頭部の後退から脱毛が始まる。女性はより広範囲で始まるが、前頭部の生え際は保たれる。男性では5％ミノキシジル(Rogaine)1 mLを1日2回、あるいはフィナステリド(プロペシア®)1 mgを毎日使用し治療する。これらの薬物は毛髪の再生をもたらすだけでなく、さらなる脱毛を予防する効果がある。脱毛は薬物を中止するとすぐに元通りになってしまう。女性ではフィナステリドによる効果は得られない。また、2％ミノキシジルを1日2回使用するのと5％を使用するのとでは効果が変わらない。女性では一般的な副作用として、顔面の多毛症が認められる。
- **円形脱毛症 alopecia areata**　1つあるいは複数の楕円形の急激かつ完全な脱毛が特徴である。多くは頭皮が病変部位であるが、それ以外の体毛の生えている部位でも起こりうる。全頭性脱毛症と全身性脱毛症は、それぞれ全頭部の毛髪あるいは全身の体毛の脱毛である。毛は近位に向けて細くなっていき、「感嘆符毛」を作り出してしまう。円形脱毛症は自己免疫疾患と考えられており、他の自己免疫疾患と関連して生じることもある。多くは6カ月以内に自然に元通りになる。遷延したり急激に脱毛部が拡大する場合、トリアムシノロン3～10 mg/mLを4～6週ごとに使用する。再発は一般的である。
- **休止期脱毛 telogen effluvium**　全頭皮において突然、広範性に脱毛が起こることを特徴とし、頭髪密度が低下する。成長期毛が成熟する前に休止期(普通毛の発生から2～4カ月)に入ってしまう。脱毛はそれに続く120～400日の間継続するが、その後毛髪の再生が起こる。原因は妊娠、熱性疾患、外科手術、急激なダイエット、抗凝固療法、ストレスを感じるような出来事などである。治療は患者を安心させること、原因を取り除くように指導することである。
- **成長期脱毛 anagen effluvium**　細胞分裂の停止が原因で、活発に成長する毛包から成長期毛が広範囲にわたって抜けてしまう状態である。しばしば

急激で深刻な脱毛として現れる。原因は抗癌薬，タリウム，ホウ素などの細胞毒性のある薬物，放射線療法などである。治療は安心させることである。

- **抜毛癖** trichotillomania　患者自身が過剰に何度も毛髪を引き抜くことで，切れ毛を招く。脱毛や切れ毛はごく一部に限局するのが一般的である。治療は，問題の本質について患者とよく話し合うことである。患者は毛髪を無自覚に抜いている場合もあるからである。重症の場合は精神科的な評価と薬物治療が必要になることもある。同様のメカニズムで，特定の髪型では過剰な毛髪の牽引が持続し，脱毛を引き起こすこともある。抜毛癖も牽引性脱毛症も非瘢痕性と考えられるが，毛髪への傷害が続くと永久に脱毛してしまう場合もある。
- そのほか非瘢痕性脱毛症の原因として以下のものがある。
  - 内分泌の異常。
  - 経口避妊薬はアンドロゲン性脱毛症を引き起こしうる。内服を中止してから2〜4カ月後に休止期脱毛が起こることもある。
  - クワシオルコル，マラスムス，亜鉛欠乏，必須脂肪酸欠乏，吸収不良などの栄養障害が原因で脱毛が起こることもある。

瘢痕性脱毛症

- 毛包は瘢痕化してしまっているため，**毛髪の喪失は永久的**である。身体診察では毛包の開口部はまったく見られない。
- 原因には以下のものがある。
  - 細菌や真菌などの感染(頭部白癬など)
  - 原発性・転移性の悪性新生物
  - 物理的・化学的物質
  - 円板状エリテマトーデスや扁平苔癬などの自己免疫疾患
  - 好中球性の頭皮疾患(頭皮蜂窩織炎や脱毛性毛包炎など)
  - 特発性の疾患(サルコイドや瘢痕性脱毛など)

爪の異常

爪の異常は全身性疾患や先天性症状と関連する。感染や負傷，繰り返す外傷，不適切な爪切りなどの結果として現れることもある。

匙状爪

匙状爪 koilonychia，すなわちスプーン形の爪は血液の異常(Plummer-Vinson症候群，真性多血症など)，代謝異常(先端巨大症，甲状腺機能亢進症，甲状腺機能低下症，栄養失調症，ポルフィリン症など)，外傷性・職業性の異常(酸/アルカリ，熱傷，凍傷，石油，チオグリコール酸入り脱毛剤，パーマ液など)に関連する。

線条爪甲白斑

- 線条爪甲白斑 leukonychia striata は白い横線が爪に現れる。外傷性の場合は職業性外傷やマニキュアが原因である。
- 連続性のない平行で水平な白い線条が爪に見られるが，通常，爪甲全体にわたって認めることはない。線条は対称性にはならず，すべての指爪には現れない。
- Mees 線は爪甲を横に走る均一な白い線条であり，すべての指爪に現れる。一般的な原因としてはヒ素，一酸化炭素，心不全，化学療法，Hodgkin リンパ腫，Hansen 病，腎不全，鎌状赤血球貧血などがある。
- Muehrcke 線は爪甲を横走する 2 本の白い線条であり，圧力をかけると一時的に消失する。慢性低アルブミン血症との関連がある。

Beau 線

- Beau 線は爪甲を横に走る溝であり，一時的に爪の成長を中止させるあらゆる全身性疾患(化学療法，敗血症など)と関連している。
- 爪の異常が生じた日を，爪郭近位部から溝の先端までの距離を測ることで推測することができる(指爪は 0.1〜0.15 mm/日の速度で成長する)。

爪甲剥離症

- 爪甲剥離症 onycholysis は爪床からの爪甲遠位部の剥離である。
- 一般的な原因としては外傷，薬物反応，接触皮膚炎，乾癬がある。

爪真菌症

後述の「真菌皮膚感染症」参照。

Terry 爪

- Terry 爪は爪床の遠位部に紅斑性の細い帯が出現するが(病変部は爪床の 20% 未満)，近位部の爪は白い。
- 肝硬変や腎不全と関連があるが，健康な患者(特に小児)にも認められる。
- 半々爪 half and half nail は赤やピンク，あるいは茶色の帯が爪床遠位部に横方向に現れるが，近位部は白い爪である。慢性腎不全患者の 15% にみられる。

爪囲炎

- 爪囲炎 paronychia は爪辺縁に限局した感染症である。外傷などによる急性のものと，職業上の被曝などによる慢性のものがある。

- 培養検査では急性であればブドウ球菌，慢性であれば *Candida albicans* が陽性になる。
- 治療は起因菌に基づく。急性爪囲炎の場合は生理食塩液に浸し，局所抗菌薬を処方する。膿瘍があれば，ドレナージと抗菌薬投与(半合成ペニシリンを用いることが多い)が望ましい。慢性爪囲炎の場合は抗真菌薬とステロイド軟膏の併用療法が必要である。

色素異常

炎症後の色素沈着

- いかなる皮膚の炎症も最終的に色素沈着をきたす。炎症後の色素増強はとりわけ褐色肌の人によくみられる。治療は必ずしも必要ではなく，色素は数週間〜数カ月後には元の状態に戻る。
- 色素変化を生じた領域は一次病変として治療すべきではない。例えば，湿疹様の発疹を治療中の患者に局所ステロイドを漸減するよう指導するのは，発赤，鱗屑，瘙痒感が改善したときであって，色素が正常化したときではない。

白斑

- 白斑 vitiligo は色素脱失斑を特徴とする。ときに対称性を示し，眼，鼻，口，耳，性器，手背周囲に生じる。部分的な場合もあれば，体の大部分に現れる場合もある。
- 重篤な患者では，深刻な心理社会的な問題を抱えることもある。
- 稀に他の自己免疫疾患が関与していることがある。
- 広域スペクトルの日焼け止めを使用するよう指導したり，皮膚悪性腫瘍がないか診察することが望ましい。
- 治療には局所ステロイド，psoralen と UVA 照射を併用する光化学療法 (PUVA)，日光曝露に対する対策，パンチグラフトがあるが，皮膚科医の指導のもとに行うことが望ましい。

肝斑

- 肝斑 melasma は前頭部，頬部，口唇，前腕伸側の色素斑を特徴とする。
- 経口避妊薬使用時や妊娠時によくみられる。経口避妊薬を変更してもほとんど奏効しない。
- 治療は広域スペクトルの日焼け止め，局所ハイドロキノン，トレチノインなどによる。

真菌皮膚感染症

カンジダ症

22 章参照。

癜風

一般的事項
- 癜風 tinea versicolor は，二形性真菌の *Malassezia* 属(特に *M. globosa* と *M. furfur*)が原因で起こる表在性の皮膚感染症である。
- これらの真菌は皮膚の常在菌で酵母形として定着しており，菌糸形への変化は臨床症状と関連している。高温多湿はこの形態変化を促進するとされる。他の影響因子には免疫抑制，栄養失調，Cushing 症候群があり，遺伝的要素も考えられる。
- 免疫不全状態の患者は，*Malassezia* 属菌によって毛包炎，カテーテル関連真菌血症，病巣感染症などの重篤な感染症を発症しうる。

診断
- 身体診察上，体幹，四肢，顔面に薄い鱗屑を伴う丘疹や斑を認める。丘疹や斑はその名〔versicolor(変色)〕が示す通り，色素低下や色素過剰であるかもしれない。日光曝露後に現れやすい。
- 水酸化カリウム(KOH)検査で胞子や仮性菌糸(「マカロニとミートボール」像)を見ることができる。培養は困難である。

治療
- 癜風は，テルビナフィン(ラミシール®)のような**アリルアミン系薬物の全身投与や griseofulvin** には反応しない。
- 2.5%硫化セレンシャンプーを 7 日間，毎日 15 分使用する。その後は週 1 回，必要に応じてそれ以上の頻度で使用する。Medicated Head & Shoulders と Selsun Blue は硫化セレン含有量が低いので，より高頻度での使用が必要である。
- **アゾール系抗真菌クリームは種類を問わず，皮疹が消退した後も 2 週間，毎日 2 回局所に塗布する。**
- ケトコナゾール 400 mg を 1 回，1 週間後に同量をもう 1 回内服するよう指示することがある。薬物は発汗とともに排出されるので，患者には服用後 90 分間体を動かし，入浴前にできる限り長く汗をかいたままの状態でいるよう指示する。

頭部白癬

一般的事項
- 頭部白癬 tinea capitis は 15 歳を超える年齢の人では稀である。
- 成人では，他のより一般的な頭皮障害と混同しやすい。
- *Trichophyton tonsurans* が原因であることが非常に多い。

診断
- 身体診察上，頭皮に鱗屑を伴う脱毛，切れ毛が認められる。後頸部リンパ節

腫脹がみられることが多い。
- 鑑別診断として円形脱毛症，脂漏性皮膚炎があるが，円形脱毛症は鱗屑を伴わず，脂漏性皮膚炎は脱毛を伴わない。
- **禿瘡**は膿汁を排出する湿潤した小結節で，未治療の頭部白癬患者に発症することがある。
- 頭皮の KOH 検査で菌糸が観察できる。顕微鏡検査で切れた頭髪を調べると内生胞子や外生胞子が観察できる。真菌培養を行う。

治療
- griseofulvin を 5〜20 mg/kg/日で 4〜8 週間投与する。脂肪分の多い食事とともに摂取するのがよい。日光過敏を引き起こすことがある。
- テルビナフィン，イトラコナゾール，フルコナゾールも効果がある。
- 全身治療が必要であるが，病変の拡大を防ぐため局所治療を追加することもある。2.5％硫化セレンもしくは 2％ケトコナゾールシャンプーの隔日使用が推奨される。
- 小児では，治療が開始されれば感染性はないので通学可能である。
- **禿瘡**が進展した場合は，6〜8 週間の griseofulvin(5〜20 mg/kg/日)投与に加えプレドニゾン(1 mg/kg/日)を最初の 2 週間投与する。

足白癬，手白癬

一般的事項
- 皮膚糸状菌感染症である足白癬 tinea pedis，手白癬 tinea manuum は両者とも，小児ではあまりみられない。
- 急性足白癬は通常 *T. mentagrophytes* が原因となり，慢性では *T. rubrum* が原因となる。両者は接触感染性である。

診断
- 身体診察では趾間の鱗屑と浸軟が見られる。足底が侵されると，鱗屑は「モカシン(北米の先住民が履くかかとのない靴)」型に分布することが多い。限局性の水疱が足のアーチ上に広がることもある。
- 手白癬は限局性の水疱を伴う異汗性湿疹に類似しているが，白癬が手足の両側を侵すことは稀である。
- 皮膚の擦過物を KOH で処理して顕微鏡検査を行うと，分枝した皮膚糸状菌の菌糸が観察できる。

治療
- 病変部は清潔で乾燥した状態に保ち，必要に応じてドライパウダーを使用する。
- テルビナフィン(ラミシール®)，naftifine(Naftin)，クロトリマゾール(エンペシド®)，ケトコナゾール(ニゾラール®)，ミコナゾール(フロリード®)，トルナフタート(ハイアラージン®)などの**局所抗真菌薬**が効果的である。

- 重篤または慢性の白癬では，経口抗真菌薬(griseofulvin，テルビナフィン，イトラコナゾールなど)による治療が必要となることもある。

爪真菌症

一般的事項
- 一般的に，手指，足趾の爪の真菌感染症はすべて爪真菌症 onychomycosis である。手指よりも足趾に起こる場合が圧倒的に多い。
- 特に爪白癬は，*T. mentagrophytes* と *T. rubrum* が原因で起こる皮膚糸状菌の爪感染症である。
- 手指の爪真菌症は酵母である *C. albicans* が原因で起こることが多い。
- 爪真菌症は患者にとって重要な審美的問題となりうる。

診断
- 肥厚した黄色の爪が特徴的である。
- 病型としては，遠位部・側縁部爪甲下爪真菌症(DLSO型，最も一般的)，近位部爪甲下爪真菌症(PSO型，免疫抑制患者に特徴的)，表在性白色爪真菌症(SWO型)，全異栄養性爪真菌症(TDO型，爪甲全体が侵される)などがある。
- 爪甲下の残屑や肥厚した爪板の断片を KOH で検査し，菌糸を確認する。
- 必要に応じて確定診断には培養や生検を行う。

治療
- 局所治療〔シクロピロクス(パトラフェン®)8%溶液〕はたいてい無効であるが，病変が爪半月にまで達していない軽症例には有効である。
- テルビナフィン 250 mg/日の経口投与は他の治療に比べ有効性が高い。手指感染の場合は 6 週間，足趾感染の場合は 12 週間の治療が必要である。治療中は肝機能をモニタリングする。
- 他の治療として，イトラコナゾール 200 mg を 1 日 2 回 7 日間経口投与した後，3 週間休薬するというサイクルを手指感染の場合は 2 サイクル，足趾感染の場合は 3 サイクル行う。
- 爪の除去，爪床の破壊も治療となる。
- 治療効果は健康な爪の生育速度と関連している。治療が終了してから健康な爪が萌芽するまで数カ月かかることもある。

体部白癬

一般的事項
- 体部白癬 tinea corporis は頭皮，手足，爪，鼠径部以外の皮膚糸状菌感染症である。
- 多くの場合，*T. rubrum* が原因菌である。

診断

- 身体診察上，鱗屑を伴う環状のやや隆起した紅斑を認める。環の辺縁部に膿疱が見られたり，中心部が色素低下していたりする場合もある。
- 体幹や四肢が好発部位である。
- 臨床所見から診断することが多いが，KOH 検査で菌糸を確認したうえで確定診断することもある。
- **Majocchi 肉芽腫**，すなわち真菌毛包炎は体部白癬の斑の中に多発膿疱が生じるものである。抗菌薬に不応性の毛包炎で，生検をして確定診断がつくことが多い。

治療

- 病変部は清潔で乾燥した状態に保ち，必要に応じてドライパウダーを使用する。
- 初期局所治療として，クロトリマゾール 1％などの**抗真菌クリーム**を 1 日 2 回，最大 1 カ月間使用する。
- 重篤な場合，経口抗真菌薬(フルコナゾール，テルビナフィン)の内服が必要となる。
- **Majocchi 肉芽腫**では経口抗真菌薬による治療が必要である。
- 再発性，重篤，難治性の患者は皮膚科専門医へ紹介する。成人の糖尿病患者や HIV 患者ではこのような事態を考慮しなければならない。

股部白癬

一般的事項

- 股部白癬 tinea cruris(たむし)は *T. rubrum* が原因で起こることが多い。
- 女性と比べ男性によくみられる。
- 危険因子としては，肥満，多汗，湿潤，他の部位の皮膚糸状菌感染巣(足白癬，手白癬，爪白癬)からの波及がある。

診断

- 拡大する鱗屑を付した環状の紅斑が特徴である。中心治癒傾向や，色素増強もしくは苔癬化がみられることがある。好発年齢の患者では膿疱を伴うこともある。
- 鼠径部の襞や両側の臀部に現れることがあるが，陰茎や陰嚢には生じない。
- 鑑別診断に，間擦疹やカンジダ症，紅色陰癬があるが，カンジダ症では陰嚢にも病変が及び，周辺には膿疱や鮮紅色の紅斑を伴う。紅色陰癬は細かい鱗屑を伴う色素過剰斑が特徴で，Wood 灯検査でサンゴ色を呈する。
- 病変部の辺縁から皮膚を剥離して KOH 検査を行い，隔壁を有する菌糸を確認する。

治療

- 病変部は清潔で乾燥した状態に保ち，必要に応じてドライパウダーを使用す

る。
- **局所抗真菌薬**が第1選択治療で，テルビナフィン(ラミシール®)，naftifine (Naftin)，クロトリマゾール(エンペシド®)，ケトコナゾール(ニゾラール®)，ミコナゾール(フロリード®)，トルナフタート(ハイアラージン®)などがある。

細菌皮膚感染症

22章参照。

ウイルス皮膚感染症

疣贅

一般的事項
- 疣贅 wart はヒトパピローマウイルス感染によって生じる表皮内腫瘍である。
- **尋常性疣贅**はいわゆる「いぼ」で，肌色から褐色の色調を示す角化性丘疹である。体の先端部，特に手の先端が好発部位であるが，皮膚や粘膜であればいかなる部位でも生じうる。
- **糸状疣贅**は顔面や頸部に生じる手指様の細長い隆起物である。
- **扁平疣贅**は小さく1〜3 mmの肌色から淡黄色の丘疹で，顔面や頸部，上肢伸側，女性の下肢伸側に生じる。線状に分布する場合もある(Koebner現象)。
- **足底疣贅**は足底の厚い皮膚に生じる一般的ないぼである。
- **尖圭コンジローマ**は湿潤した領域，特に性器や肛門周囲に発生する疣贅である。性器の疣贅は性感染症として最も一般的なものである。

治療
- 疣贅は自然に治癒することもあるが，治癒したように見えても再発することがある。通常は複合的な治療が必要である。
- 治療は角質溶解剤を含む局所塗布薬による。トレチノイン(Retin-A)，フルオロウラシル，podophyllum，サリチル酸(Duofilm, Occlusal)がある。
- 液体窒素を用いた凍結手術や二酸化炭素レーザー，電気乾燥法，掻爬術などの外科的破壊術もある。

伝染性軟属腫

一般的事項
- 伝染性軟属腫 molluscum contagiosum は伝染性軟属腫ウイルスによって起こる表皮内腫瘍である。
- 小児でよくみられ，物理的接触により容易に感染する。
- 成人で広範囲の軟属腫がみられた場合はHIVを疑う。
- 性的接触でも感染し，成人では性感染症としてよく観察される。

診断

- 小さな(1〜5 mm)孤立性の肌色からパールホワイト色の蝋様光沢のある丘疹で，中心部に臍窩形成を認める。
- 小児では顔面や屈曲部，成人では陰部や下腹部，大腿部に好発する。
- 小児では病変部を摘んだり引っ掻いたりすると感染や炎症が起こる。

治療

- 正常な免疫応答を備えている患者では自然治癒することが多い。
- 治療の希望がある場合には，凍結療法か局所 cantharidin 療法を行う。
- HIV 患者にはより積極的な治療が必要で，皮膚科専門医へ紹介するのが適切である。

単純ヘルペスウイルス

23 章参照。

水痘帯状疱疹ウイルス

22 章参照。

皮膚への寄生

疥癬

一般的事項

- 疥癬 scabies の原因病原体はヒゼンダニ Sarcoptes scabiei である。
- 患者は手，足，性器の激しい瘙痒感を訴える。
- 家族内に複数の罹患者がいることが多い。
- 免疫抑制状態や衰弱した患者は非常に多数のダニに感染するため，皮膚に痂皮が目立つ。このためカキ殻状疥癬(**ノルウェー疥癬**)と呼ばれる。

診断

手指の間を注意深く観察すると，雌ダニが作った特徴的なトンネルが認められることが多い。トンネルを解体すると，ダニの標本として多量の試料が得られる。

治療

permethrin 5％クリームを頸部より下の全身に塗布し，一晩おく。寝具は必ず洗濯する。病変部と濃厚接触した場合は治療が必要である。治療は 1 週間継続する。

シラミ症

一般的事項
- シラミ症 pediculosis の原因病原体はシラミである。種類によって寄生場所が異なる。
- 好発部位は頭皮（小児では睫毛も含む），体毛，陰毛である。
- シラミは毛幹に産卵し，円形の白色卵として観察できる。
- シラミを媒体としてヒトに感染する疾患が存在する。
- 寄生は無症候性のこともあるが，痒みを生じることもある。

治療
permethrin 1%リンスが治療の第1選択である。治療抵抗性の患者には，permethrin 5%クリームや lindane シャンプーが必要となる場合がある。細い櫛で卵を完全に除去することが治療に不可欠である。患者の家族も同様に治療することがある。

自己免疫疾患の皮膚症候

エリテマトーデス

一般的事項
- エリテマトーデス lupus erythematosus(LE) は多系統の疾患である。比較的良性で皮膚の変容を伴う発疹はあっても内科的病変を伴わないものから，致死的となりうる重篤な全身性疾患（28章参照）まで幅広い。
- **慢性皮膚エリテマトーデス**は円板状エリテマトーデス discoid lupus erythematosus(DLE) として知られる。紅斑，落屑，色素脱失，毛孔角栓，瘢痕，毛細血管拡張が特徴的である。限局性のものと広範性のものがあり，広範性円板病変は頸部の上下に生じる。DLE 患者の5%は全身性エリテマトーデス(SLE)に進行する。
- **亜急性皮膚エリテマトーデス**は顕著な日光過敏を示す非瘢痕性の病変である。多くの患者では抗核抗体と抗 Ro/SS-A 抗体が陽性であり，患者の50%は SLE の臨床診断基準を満たす。
- **急性皮膚エリテマトーデス**は頬部の皮疹，DLE 病変，日光過敏，口腔内潰瘍を特徴とする。

診断
- 主に皮膚診察に基づく。病変の分布や瘢痕の有無をチェックする。
- 日光曝露による症状増悪の有無が重要である。
- 確定診断できない場合，活動性病変部の生検が有用である。SLE の診断では主に，血清検査が生検による直接蛍光抗体法（ループスバンドテスト）に取って代わっている。DLE 疑いの症例では直接蛍光抗体法は今なお有用であり，長期にわたる病変では診断価値が高い。
- 自己免疫疾患の一般的なマーカー（抗核抗体や抗 Ro/SS-A 抗体など）の検索

治療

- 皮膚エリテマトーデスは，広域スペクトルの日焼け止めや抗マラリア薬(例えば，hydroxychloroquine)など全身性疾患に用いられる治療や局所ステロイド療法に反応することが多い。
- 全身プレドニゾン療法は効果が少ない。

皮膚筋炎

一般的事項

- 皮膚筋炎 dermatomyositis は炎症性のミオパチーと特徴的な皮膚所見の併発である(28 章参照)。
- 筋症状のない皮膚筋炎は特徴的な皮膚所見を示すが，ミオパチーの所見を認めない。

診断

- 診察上の特有所見には，眼瞼の紫色調のヘリオトロープ疹，手指節関節背面の紅色丘疹である Gottron 徴候がある。
- 他の皮膚所見としては爪周囲の毛細血管拡張，日光過敏，肩周囲に広がる発疹，皮膚石灰沈着(小児に多い)，爪上皮の肥厚，線状出血がある。
- 筋酵素値の上昇，筋炎抗体の検出，生検で表皮真皮境界部の軽い炎症を認める。

治療

皮膚疾患では全身性疾患に対する治療，つまり広域スペクトルの日焼け止めや抗マラリア薬，局所ステロイド，メトトレキサートなどに反応することが多い。

強皮症

一般的事項

- 強皮症 scleroderma は皮膚・皮下の一方もしくは両方の硬化に伴う皮膚の肥厚・硬化が特徴的である。
- 斑状強皮症，線状強皮症，顔面片側萎縮症などの限局性皮膚病変が生じる。
- 全身性強皮症は 2 つの病型に分類される。
  - **限局性強皮症**　CREST 症候群(皮膚石灰沈着 Calcinosis, Raynaud 現象 Raynaud phenomenon, 食道運動機能低下 Esophageal dysmotility, 手指硬化 Sclerodactyly, 毛細血管拡張 Telangiectasia)として知られる。
  - **びまん性強皮症**　進行性の全身性強皮症。
- **腎性全身性線維症**は強皮症様の疾患で，腎疾患を有する患者にみられる。MRI 造影剤のガドリニウムの使用と強く関連している。典型的には体の先端遠位部から発症し，近位部へと進展する。

診断
- 皮膚病変としては全身性の皮膚硬化，先端硬化症/手指硬化症，皮膚石灰沈着症，瘙痒，爪郭の毛細血管変化，マットのような毛細血管拡張，Raynaud現象，こわばった顔面，ごま塩状異常色素沈着がある。
- 皮膚生検で所定の組織学的検査を行うことにより，診断が確実になる。

治療
皮膚硬化と瘙痒感は，PUVA療法に多少反応する。

血管炎

一般的事項
- 触知可能な紫斑の多くは皮膚限局性の小血管に生じた白血球破砕性血管炎が原因であるが，全身性の脈管炎が関与していることもある。
- 患者の50%は特発性であるが，考えうる原因として以下のものがある。
  - 感染：肝炎，レンサ球菌，呼吸器感染ウイルス
  - 薬物：アセチルサリチル酸，スルホンアミド，ペニシリン，バルビツール酸，アンフェタミン，プロピルチオウラシル
  - 自己免疫疾患/特発性疾患：SLE，関節リウマチ，クリオグロブリン血症，Henoch-Schönlein紫斑病，抗好中球細胞質抗体(ANCA)関連血管炎，Churg-Strauss症候群

診断
- 自己免疫疾患の既往，感染，新たな薬物は重要である。
- 身体所見上，触知可能な紫斑は血管炎の顕著な特徴である。
- 皮膚生検で所定の組織学的検査を行うことにより，診断が確実になる。IgA関連血管炎を疑った場合，生検で直接蛍光抗体法を行うことは有用である。
- 適切な臨床検査を考慮する。尿検査，便潜血検査，CBC，ESR，胸部X線，肝炎検査，抗核抗体，ANCA，クリオグロブリンなど。

治療
- 皮膚限局性の小血管に生じた白血球破砕性血管炎の多くは自然に軽快する。治療の目標は原因となる因子の除去である。
- プレドニゾンは皮膚病変を改善するが，病状の進行には影響しない。
- 多くの患者は安静，NSAID，コルヒチンで治療される。

結節性紅斑

一般的事項
- 結節性紅斑erythema nodosumは若年女性に好発する。
- 患者の50%は特発性であるが，考えうる原因として以下のものがある。
  - **レンサ球菌性咽頭炎**や他の上気道感染症

- ■薬物：経口避妊薬，スルホンアミド，ST合剤，サリチル酸，フェナセチン，ヨウ化物，臭化物
- ■消化管疾患：潰瘍性大腸炎，Crohn病，感染性大腸炎
- ■呼吸器疾患(肺門リンパ節腫脹を伴う結節性紅斑)：結核，サルコイドーシス(Löfgren症候群)，コクシジオイデス真菌症，ヒストプラスマ症，ブラストミセス症，リンパ腫
- ■他の感染症：Hansen病，エルシニア症
- ■Behçet病
- ●多くは遅延型過敏症の様式をとるとされている。

診断

- ●慢性の呼吸器疾患や消化管疾患，感染症の既往，新たな薬物は重要である。
- ●身体診察では圧痛を伴う対称性の皮下結節を認める。脛が好発部位である。
- ●診断は皮膚生検で確定する。
- ●適切な評価はCBC，精製蛋白誘導体，胸部X線で行う。根本的な原因の特定に努める。

治療

- ●多くの症例は3〜6週間で自然軽快する。治療の目標は原因となる因子の除去と原疾患の治療である。
- ●治療はNSAIDから始める。
- ●経口ヨウ化カリウム，インドメタシン，コルヒチン，ステロイドの局注もしくは全身投与などの代替療法は，感染症が除外された場合や治療抵抗性の場合に初めて考慮する。

内臓悪性腫瘍の皮膚徴候

皮膚転移

- ●皮膚転移の発生頻度はすべて合わせても2〜8％と低い。
- ●転移癌は堅固で，肌色や赤色，もしくは青色の結節である。体幹と頭皮が好発部位である。
- ●不顕性の皮膚転移の原疾患として最も多いのは肺，乳房，消化管，悪性黒色腫，卵巣，腎臓である。

リンパ腫，悪性血液疾患

- ●転移や腫瘍随伴現象が皮膚に現れることは多い。
- ●皮膚白血病や皮膚リンパ腫は癌性皮膚転移に似ており，硬い丘疹，結節，局面の形態をとる。出血性もしくは濃紫色を呈することが多い。
- ●歯肉の肥厚や出血は白血病でよくみられる。
- ●Sweet病(急性熱性好中球性皮膚症)は，悪性血液疾患に関連して10％の症例で発症する。特徴的なみずみずしい紅色の結節または局面を伴った熱性疾

皮膚T細胞性リンパ腫

- 菌状息肉症としても知られる皮膚T細胞性リンパ腫 cutaneous T-cell lymphoma は，紅色の斑や局面，結節，腫瘤，ときに全身性の紅皮症や白血病の型を呈する。
- 持続性の斑や局面，もしくは全身性の剥離性の紅皮症を有する患者では，**Sézary症候群**を考慮する。皮膚T細胞性リンパ腫の一形態である。
- 診断は生検で確定する。
- 治療はPUVA療法や局所 mechlorethamine，メトトレキサート，インターフェロンα，ヒストンデアセチラーゼ阻害薬による。

内分泌疾患の皮膚徴候

甲状腺疾患

- **甲状腺機能亢進症**では毛髪が細くなり，進行するとびまん性の脱毛をきたす。また，温湿でなめらかな皮膚，手掌紅斑，びまん性色素増強をきたす。
- **Graves病(Basedow病)**では眼症(眼球突出，眼瞼腫脹)，前脛骨の粘液水腫，甲状腺末端肥厚症(ばち指が特徴的)，四肢柔組織の腫脹，骨膜の新骨形成などをきたす。
- **甲状腺機能低下症**と関連するものとして，先天的甲状腺機能低下症であるクレチン症，全身性粘液水腫，乾皮症，角皮症，冷たく蒼白な皮膚，カロテン血症，脱毛症に発展しうる脆弱な毛髪，睫毛の外側1/3の欠損，脆弱で成長遅滞の爪がある。

糖尿病

- **糖尿病性皮膚障害**は脛部の萎縮した色素過剰斑として生じる。
- **糖尿病性リポイド類壊死症**の特徴は境界明瞭で黄褐色の光沢のある局面で，著明な表皮萎縮，毛細血管拡張を伴う。脛部が好発部位である。

リポ蛋白障害

- **発疹性黄色腫**は集合して生じ，炎症性痤瘡様の外観を呈する。膿疱と混同する可能性がある。患者には急性膵炎のリスクがある。血漿トリグリセリド値は著しく上昇するが，コレステロール値は正常である。遺伝性のリポ蛋白リパーゼ欠損，アルコール乱用，エストロゲンやレチノイドが病因となる。
- **腱黄色腫**は皮下の結節で，腱の病変ではあるが表面を覆う皮膚は正常に見える。リウマトイド結節と混同する可能性がある。血漿のコレステロール値が上昇している場合，最も考えられる原因は家族性高コレステロール血症である。患者は粥状硬化症や冠動脈疾患のリスクを有する。

- **眼瞼黄色腫**は最もよくみられる非常に非特異的な小型黄色腫である。眼周囲領域，特に眼瞼に生じる。患者の50%でコレステロール値上昇を認める。

(由井 寿美江, 齋藤 博美, 田中 晴城)

精神疾患 40

Prateek C. Gandiga

概要

- 精神障害は，行動，気分，対人関係，認知，自我といった多様で複合的な要素からなる。これらが障害されると，**患者の福利や日常活動が妨げられる。**
- 内科医は患者の精神面の問題もケアすることが必須である。米国では精神疾患のある患者の60～70％が，プライマリ・ケア医のみにより精神面の健康管理が行われている[1]。
- 精神症状のある患者の多くが，それに対する否認あるいはスティグマ（社会からの偏見）への怖れのため，精神科医ではなくプライマリ・ケア医に助けを求める。そのかわり，そのような患者は身体的あるいは非特異的な愁訴で受診する[2]。

疫学

- **米国では年間およそ4人に1人の成人が精神疾患と診断される。** 誰でも精神疾患にかかる可能性があり，そして人口の約6％が「重症な精神疾患」に罹患する。米国とカナダでは，精神疾患は15～44歳の人の社会的活動制限の原因の第1位となっている[3]。
- 精神疾患患者のほぼ半数が，同時に複数の精神疾患に罹患している。また，いくつもの疾患で症状が重複していることもある。複数の精神疾患が併存していれば病状は明らかに重篤になる[1,3]。

関連事項

- いくつかの遺伝性疾患（Turner症候群，Down症候群，脆弱X症候群，Prader-Willi症候群など）や身体疾患は精神症状を呈する。
- 精神疾患の病理発生や定義には，社会経済的・環境的・文化的ストレス因子が強く影響する[4,5]。精神疾患の効果的な治療と対策には，患者個々に対応した柔軟な取り組みが必要である。

精神疾患と身体疾患の関係

- **精神疾患と身体疾患は密接に絡み合っている。** 内分泌，心血管，呼吸器などに基礎疾患があると精神疾患の罹患率が上がる。逆に，重症な精神疾患患者は事実上すべての分野の身体疾患に罹患しやすい。
- 精神疾患の重症度は，糖尿病や心不全などのコントロールや罹患率を直接的に悪化させる。例えば，うつ病は高血圧患者の脳卒中を起こしやすくする。

- いくつかの研究によれば，治療により精神症状が軽快すると身体的健康状態や内科的治療の効果も著明に改善するという。
- 身体疾患はうつ病の発症や増悪の危険因子であり，そしてうつ病自体が身体疾患の危険因子である[6]。

評価

- なんらかの精神疾患がある患者では，ほかにも精神疾患がないかスクリーニングするべきである。
- また，以下の評価を含む詳細な精神状態検査を行う[7]。
  - **外見，振る舞い**　服装，整容，清潔感，苦悶様表情，アイコンタクト，検査時の態度
  - **体動**　精神運動性の焦燥，振戦，ジスキネジア，アカシジア(静坐不能)，わざとらしさ，チック，常同性，緊張病様姿勢，反響動作，明らかに幻覚の影響があると思われる行動，歩き方などの神経学的異常
  - **話し方**　速さ，リズム，声の大きさ，抑揚，呂律
  - **気分**　感情についての患者の主観的報告
  - **感情**　感情の表出の程度，安定性，表現の適切さ
  - **思考過程**　漫然，支離滅裂，迂遠，脱線思考，言語新作，固執，観念奔逸，連合弛緩，自己矛盾
  - **思考内容**　妄想的関連づけ，支配観念，反復思考，強迫観念，強迫行為，恐怖症，妄想(恋愛妄想，被害妄想，嫉妬妄想，寄生虫妄想，心気妄想，罪業妄想，無価値感，思考吹入，思考奪取，考想伝播)
  - **自傷他害の意図や衝動**　その強さ，具体的方法を考えるか，どのようなときに生じるか，何が実行を思いとどまらせるのか
  - **知覚の障害**　幻覚(存在しない刺激を知覚する)，錯覚(刺激を歪んだ形で知覚する)，離人症状(現実感がなく自分が自分でないように感じる。自我意識障害)
  - **意識，認知**　覚醒レベル，見当識，注意力，集中力，記銘力
  - **病識**　現状を理解し，問題を解決したいと思っているか
  - **判断**　適切な決定能力

気分障害

一般的事項

分類

- 気分障害 mood disorder は，感情の状態がさまざまなパターンで異常な変化をする病態である。
- 気分障害は以下のように分類される[8]。
  - 抑うつ気分のみ〔単極性うつ病性障害(いわゆるうつ病)〕
  - 躁状態と抑うつ状態の病相を行き来する〔双極性障害(いわゆる躁うつ病)〕

■同時期に抑うつ状態と躁状態がみられる〔双極性障害の混合性エピソード（混合状態）〕
●気分障害の症状や機能障害（日常の活動の障害）の重症度はさまざまである。

疫学
●うつ病の有病率は世界中で**非常に高い**。米国では年間10%近い成人が気分障害に罹患し、うつ病の生涯有病率は15〜20%である。
●気分障害の発症年齢中央値は25〜35歳である。
●うつ病性障害 depressive disorder は、男性よりも女性に多い[3]。

病因、病態生理
●気分障害の病因は、まだ完全には解明されていないが、精神生理学的ストレス因子と神経内分泌伝達の変化の相互作用により生じると考えられている。複数の病態生理学的変化が同様の病態を引き起こす。
●大脳辺縁系のセロトニン依存性およびノルアドレナリン依存性の経路が気分障害の鍵となる役割を担っている[†1]。また、視床下部-下垂体-副腎系の変化も関係している可能性がある[9,10]。他の神経伝達物質経路の関与については明らかではない。
●大うつ病性障害は複雑な遺伝形式を呈し、複数の遺伝子が関与している可能性がある。遺伝的素因は双極性障害 bipolar disorder や反復性うつ病性障害において強い[9]。

危険因子
●うつ病性障害は、抑うつ・不安・物質乱用の既往、慢性的な身体疾患、大うつ病性障害の家族歴、虐待・家庭内暴力、ストレスの大きいライフイベント（愛する者の死、離婚、転職、自動車事故など）、最近の心筋梗塞や脳卒中、妊娠中や最近の妊娠歴のある人に、より生じやすい[4]。
●仕事や人間関係がうまくいかない、対人関係の変化、日常生活における活動性の低下、治療の勧めにしっかり応じない、解明できない多彩な症状や頻回の受診、気分の落ち込み、体重の増加あるいは減少、睡眠障害や慢性疲労、認知機能低下や記憶障害、過敏性腸症候群、線維筋痛症、ストレスや気分の問題、を患者が呈しているときは気分障害の評価をするべきである[4,11]。

関連事項
●不安障害や物質乱用は、しばしばうつ病性障害に併発する[3]。
●大うつ病性障害の患者の40〜60%では、初発の前に、著明な身体的・精神的・環境的ストレスが存在している[4]。

抑うつと身体疾患
●抑うつと身体疾患には複雑な相互関係がある。身体疾患は次のような形で関

---
†1 訳注：モノアミン仮説。

与する[12,13]。
- 抑うつを引き起こす(甲状腺疾患, 脳卒中など)
- 精神的ストレスとなる
- 神経内分泌伝達の変化によって抑うつになりやすくなる
- あたかもうつ病のような徴候や症状を呈する(貧血など)

- **膨大な証拠が示すように, 抑うつは, 糖尿病, 脳卒中, 心筋梗塞, うっ血性心不全などの予後を悪化させ, コントロールを不良にし, 合併症の発生率を高める**[12]。
- 身体疾患のコントロールがうまくいかない場合, うつ病の予後も悪くなることがある。
- データは限られているが, 併存している身体疾患の治療により抑うつは改善されることがある。その逆もまた同様である。

診断

臨床所見

- 病的でない「正常な」悲しみと比べて, うつ病の悲哀はより深く, より長く続き, 身体症状と結びつき, 日常の活動に顕著に影響する。
- **大うつ病性障害の特徴は, 抑うつ気分あるいは興味や喜びの喪失**(以前は興味がもてたことに対し, ほとんど興味を失ってしまう)**が少なくとも2週間持続して存在することである。また, 睡眠, 思考パターン, 意欲, 全体的な機能にも変化が生じる**(表40-1)[8]。
- "小"うつ病は, 大うつ病性障害の診断に必要な症状のうち2つか3つが該当するものである。
- **双極性障害のうつ病エピソードでは**, 現在大うつ病性障害の症状を呈しているが, これまでに躁あるいは軽躁エピソードの既往歴がある(高揚した, 開放的な, またはいらだたしい気分が異常かつ持続的にみられ, 注意散漫, 睡眠欲求の減少, 自尊心の誇大, 観念奔逸, いくつもの考えが競い合っているという主観的な体験, 焦燥・目標指向性の活動の増加, 多弁あるいは喋り続けようとする心迫, まずい結果になる可能性が高い快楽的活動への熱中)。
- **双極性障害の混合性エピソードは**, 同一の期間に, 躁病とうつ病の両方の症状を呈する[8]。
- 「2項目質問スクリーニング」は, うつ病の発見に感度は高いが特異的ではない[11,14]。
    - この1カ月間, 興味や楽しみがほとんどないことによって悩むことがよくありましたか?
    - この1カ月間, 気が重かったり, 落ち込んだり, 絶望したりして悩むことがよくありましたか?
    - **どちらかに「はい」と答えた場合は, 定量的評価尺度を用いて評価する**〔Patient Health Questionnaire-9(PHQ-9), Beckうつ病評価尺度(BDI), Hamiltonうつ病評価尺度(HDRS)など〕[4]。
- 初期評価には以下の項目も含める。

表 40-1　大うつ病性障害の DSM-IV-TR 診断基準（簡約）

A. 病的な抑うつ気分
2週間の間に以下のどちらかが存在する

1. その人自身の言明か、他者の観察によって示される、ほとんど1日中、ほとんど毎日の抑うつ気分
2. ほとんど1日中、ほとんど毎日の、すべて、またはほとんどすべての活動における喜びの著しい減退

B. 関連症状："SIGECAPS" [‡]
その間ほとんど毎日、以前と比べて以下のうち少なくとも4つが、これまでと異なることとして生じている

1. Sleep disturbances：不眠または睡眠過多
2. Interest lost：以前は喜びを覚えたり楽しめた活動への興味の喪失
3. Guilt：不適切あるいは過剰な、無価値観や罪責感
4. Energy loss：疲労感または気力の減退
5. Concentration difficulties：集中や決断の困難
6. Appetite changes：食欲が減退または増加し、食事療法をしていないのに著しい体重減少または体重増加がある（例：1カ月で体重の5％以上の変化）
7. Psychomotor agitation or retardation：他者によって観察可能な、精神運動性の焦燥または制止
8. Suicidal ideation：死についての反芻思考、または自殺するためのはっきりとした計画

症状は、臨床的に著しい苦痛、または日常の生活の障害を引き起こしている

症状は、乱用物質や治療薬の直接的な生理学的作用ではなく、また一般身体疾患によるものでもない

出典：American Psychiatric Association. Diagnostic and Statistical Manual of Mental Disorders (DSM-IV-TR). Text Revision. 4th Ed. Arlington, VA: American Psychiatric Publishing, Inc., 2000 より改変。

‡ 訳注：SIGECAPS の語呂合わせは、"Sig E caps"「うつ病にはエネルギーのカプセルを処方しろ」という意味。

- 希死念慮や自傷行為のスクリーニング（後出の「自傷行為と希死念慮」参照）
- 抑うつの重症度の評価
- 双極性障害や混合性エピソードであるかの評価
- 物質乱用を含めた、精神医学的問題の併存のスクリーニング

鑑別診断

- 非常に多くの身体疾患、例えば心疾患、内分泌疾患、感染症、代謝性疾患、腫瘍、神経疾患は、薬物、毒素、誘発物質による影響と同じように、気分障害に大きな関連性がある。
- うつ病を他の精神疾患と鑑別すること（表 40-2）[5,8]。

診断的検査

- 抑うつに関与する身体疾患を、適切な臨床検査や画像検査で評価する。
- 脳波検査は、前頭葉てんかん重積状態、複雑部分発作、あるいは代謝・自己

表 40-2 大うつ病性障害の鑑別診断[5,8]

	大うつ病性障害との類似点	大うつ病性障害との相違点
双極性障害	・単極性うつ病と同様の抑うつエピソード	・躁あるいは軽躁エピソードの病歴が少なくとも1回ある ・双極性障害のうつ病相を抗うつ薬で治療すると躁転を起こすことがある
季節性感情障害	・病相期の症状はうつ病と同様	・抑うつエピソードが季節的パターンを示す(典型的には秋や冬に症状が現れる) ・季節が変わると症状はまったく現れなくなる
気分変調性障害(気分変調症)	・抑うつ的で感情に乏しい ・慢性的で,繰り返す ・睡眠,気力,集中力,食欲の変化 ・大うつ病性障害に発展することがある	・興味や喜びの喪失がなく,症状の重症度が低い ・2年間以上続き,抑うつ気分のない日よりもある日のほうが多い ・自傷や自殺のリスクが少ない
適応障害	・抑うつ的で感情に乏しい ・ストレスによって増悪する ・高率に不安を伴う	・興味や喜びの喪失がなく,症状の重症度が低い ・ストレスがなくなれば症状も消える ・罪責感や無価値感がない ・食欲,睡眠,気力の変化が少ない ・自傷や自殺のリスクが少ない
死別反応	・抑うつ的で感情に乏しい ・日常の活動の障害 ・愛する者を失うことで引き起こされる ・幻覚や錯覚を生じる可能性がある ・大うつ病性障害に発展することがある	・症状は2カ月を超えて続かない ・日常の活動の障害の重症度が低い ・罪責感や希死念慮が少ない
精神病性障害(すなわち,統合失調症,統合失調感情障害)	・うつ病や躁病の症状を呈することがある ・うつ病や躁病での精神病症状に似た幻覚や妄想を呈することがある ・うつ病や躁病と合併することがある	・精神病性障害の罹患期間全体に比べて気分症状を呈する期間が短い ・著明な陰性症状の存在(すなわち,感情の平板化,まとまりのない会話や行動)
認知症	・老年期うつ病でも認知機能が低下することがある ・意欲や機能の減退。睡眠障害を含め身体症状と関連 ・大うつ病性障害を併発することがある	・発症前から認知機能が低下していくという過程がある ・認知機能低下の進行(すなわち,急性〜亜急性〜慢性)は認知症の病型によってさまざまである

表 40-2 大うつ病性障害の鑑別診断(つづき)

	大うつ病性障害との類似点	大うつ病性障害との相違点
内科疾患(内分泌, 神経)	・うつ病の症状・徴候と重複する ・大うつ病性障害に発展することがある	・抑うつ症状は原因疾患の治療で改善する
物質関連(離脱, 中毒, 薬物)	・うつ病の症状・徴候と重複する ・物質乱用はうつ病に発展しうる	・抑うつ症状は原因疾患の治療で改善する

免疫・感染が原因の脳症による行動変容を診断するうえで, 補助となる検査である[15]。しかし, これらの疾患が病歴と身体所見から疑われない場合には, 脳波検査は**行うべきではない**。

治療

- うつ病の治療は3段階に分けられる[15]。
  - **急性期治療**(通常6〜12週)
  - **継続療法**(4〜9カ月)　　再燃[†2]の予防を目的とする。
  - **維持療法**(6カ月〜年単位)　　再発[†3]の予防を目的とする。
- 双極性障害や混合性エピソードの患者には, 躁状態を引き起こしてしまわないよう, 抑うつ治療の前に抗躁薬(気分安定薬)が必要となる(すなわち, 非定型抗精神病薬, 抗てんかん薬, リチウム)。
- 当初は単極性うつ病と考えられていた患者の10%近くは, 後に双極性障害であることが判明する。
- うつ病の診断基準を厳密には満たさない(すなわち"小"うつ病)が日常の活動が有意に障害されている抑うつ患者では, 治療を強く考慮する。

急性期治療

- 患者と家族に次のことを教育する[4]。
  - うつ病は, 性格の弱さの現れではなく, 医学的な疾患である。
  - うつ病は, 効果的に治療できる。
  - 治療により改善する。
  - うつ病は再発する可能性があるので, 症状が再発したら早期に治療を受けるべきである[4,13,17]。
- 急性期治療は単に症状の改善を目標とするのではなく, 症状の寛解を目指す。症候学では, 治療に反応するということは症状が50%以上減少することであると定義されている[4]。
- **うつ病の精神療法と抗うつ薬は, 軽症のうつ病には同等の効果があり, 両方**

[†2] 訳注:再燃とは, 寛解が得られた後, 十分な回復に達する前に再び症状が出現することをいう。

[†3] 訳注:再発とは, 回復後に症状が新たに出現することをいう。

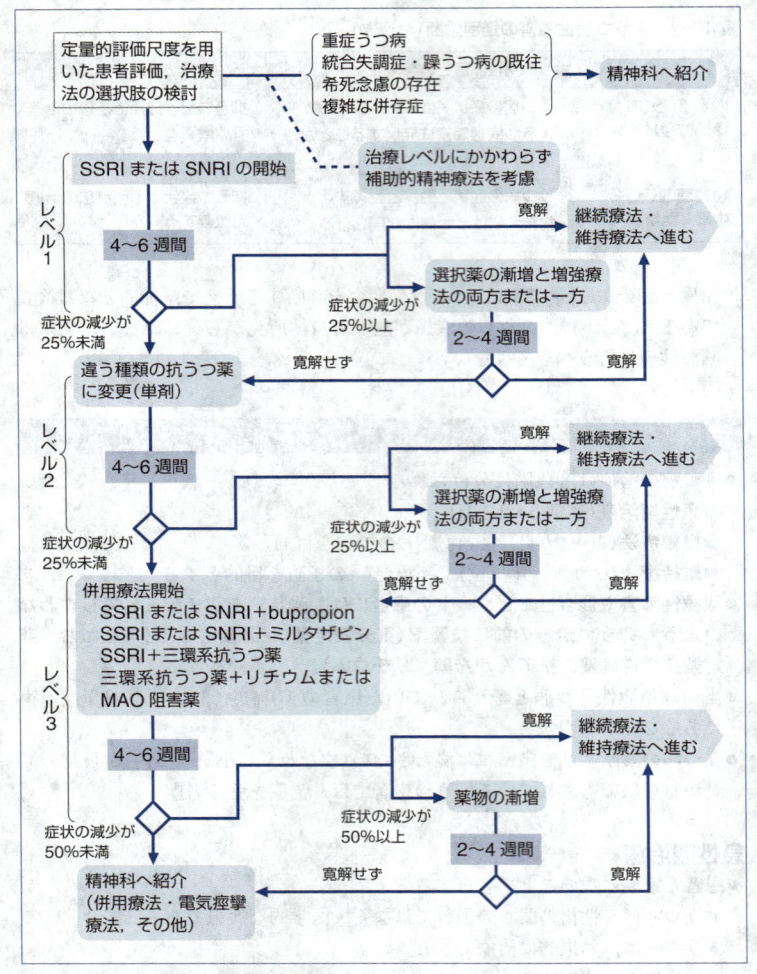

```
┌─────────────────────────────────────────────────────────────────────────┐
│  定量的評価尺度を用     重症うつ病                                      │
│  いた患者評価，治療 ─── 統合失調症・躁うつ病の既往 ──→ 精神科へ紹介     │
│  法の選択肢の検討       希死念慮の存在                                  │
│                         複雑な併存症                                    │
│         │                                                                │
│         ▼              治療レベルにかかわらず                            │
│  SSRI または SNRI の開始 ─ ─ 補助的精神療法を考慮                       │
│         │                                                                │
│  ┌──────┤                                      寛解   継続療法・        │
│  │      ▼                        ┌──────────────────→ 維持療法へ進む   │
│  │  4〜6 週間 ─────────┐          │                                     │
│レ│      │              │選択薬の漸増と増強療          │               │
│ベ│      ◇ ───症状の減少が→法の両方または一方              │               │
│ル│      │  25%以上       │                    │                       │
│ 1│      │               └──2〜4 週間─◇────→寛解                        │
│  │症状の減少が                     │寛解せず                           │
│  │25%未満                          │                                  │
│  ▼      ◀─────────────────────────┘                                    │
│  違う種類の抗うつ薬                                                     │
│  に変更(単剤)                                                           │
│         │                                                                │
│  ┌──────┤                                      寛解   継続療法・        │
│  │      ▼                                  ┌──────────→ 維持療法へ進む │
│  │  4〜6 週間                               │                           │
│レ│      │              選択薬の漸増と増強療 │                           │
│ベ│      ◇ ───症状の減少が→法の両方または一方│                           │
│ル│      │  25%以上                           │                          │
│ 2│      │              └──2〜4 週間─◇────→寛解                          │
│  │症状の減少が                    │寛解せず                           │
│  │25%未満                         │                                  │
│  ▼      ◀────────────────────────┘                                    │
│  併用療法開始                                                           │
│  SSRI または SNRI＋bupropion                                            │
│  SSRI または SNRI＋ミルタザピン                                         │
│  SSRI＋三環系抗うつ薬                                                   │
│  三環系抗うつ薬＋リチウムまたは                                         │
│  MAO 阻害薬                                                             │
│         │                                                                │
│レ┌─────┤                                       寛解   継続療法・       │
│ベ│     ▼                                    ┌────────→ 維持療法へ進む  │
│ル│  4〜6 週間                                │                          │
│ 3│     │              薬物の漸増             │                         │
│  │     ◇ ──症状の減少が─→                   │                         │
│  │     │  50%以上                            │                         │
│  │     │               └──2〜4 週間─◇────→寛解                         │
│  │症状の減少が                    │寛解せず                           │
│  │50%未満                         │                                  │
│  ▼     ◀─────────────────────────┘                                    │
│  精神科へ紹介                                                           │
│  (併用療法・電気痙攣                                                    │
│  療法，その他)                                                          │
└─────────────────────────────────────────────────────────────────────────┘
```

図 40-1 抗うつ薬による急性期治療

SNRI：セロトニン・ノルアドレナリン再取り込み阻害薬，SSRI：選択的セロトニン再取り込み阻害薬

とも初期治療として妥当である。
- **中等症あるいは重症**のうつ病には，**抗うつ薬**を開始する。補助的精神療法は，特に重症，再発性，あるいは慢性のうつ病の治療反応性を高める[4,13,16〜20]。
- **精神病症状を伴ううつ病**は，選択的セロトニン再取り込み阻害薬(SSRI)やセロトニン・ノルアドレナリン再取り込み阻害薬(SNRI) (venlafaxine)[†4]と抗精神病薬，あるいは電気痙攣療法 electroconvulsive therapy (ECT)を組み合わせて治療する[6]。

- 症状の完全寛解には、治療開始後 6 週間以上かかる[4,21]。
- 治療開始後 4～6 週間で症状が 25％以上減少したものの寛解に至ってない場合には、患者が耐えられるならば徐々に投与量を増やして治療を続ける[4]。
- 適切な治療法で 6 週間治療しても症状の減少が 25％に達しない場合には、効果的と考えられる薬物をもう 1 つ加えるか、薬物を変更する[4]。
- 最初に選択した SSRI が効かなかった場合は、他の SSRI に変更するよりも SSRI 以外の薬物に変更したほうが、やや奏効率が高い[4,13,21]。
- 増強療法として、SNRI、三環系抗うつ薬、bupropion、ミルタザピンを追加したり、補助的な非薬物療法を行うことがある。また、精神刺激薬、非定型抗精神病薬、MAO 阻害薬[†5]、甲状腺ホルモン、リチウムも用いられる。
- 抗うつ薬による急性期治療について推奨されるアプローチを図 40-1 に示す。
- 薬物を中止あるいは追加するときには、相互作用および副作用の重複に注意しながら漸増・漸減する。
- 治療期間中は欠かさず**自殺のリスクをモニタリング**する。

継続療法

- **寛解後少なくとも 4～9 カ月間は治療を続ける**（継続段階）[22]。エピソードが再燃すれば、より長期間の薬物療法が必要となる。
  - 初発エピソード：薬物療法を 6～12 カ月続けて、徐々に中止する。
  - 2 回目のエピソード：薬物療法を 3 年間続けて、徐々に中止する。
  - 3 回目以上のエピソード：薬物療法を生涯続ける。
- 抗うつ薬を中止するときには、急激な中止による副作用をできるだけ少なくするために 2～4 週間かけて漸減する[4]。

薬物治療

- **うつ病の急性期治療に使われる抗うつ薬はどれも効果にはほとんど差がない**ことがデータで示されている[23,24]。
- データは限られているが、ほとんどの薬物の再発予防効果は同等と考えられる。副作用と費用を考慮して薬物を選択する（表 40-3）。
- 症状が改善した後でも薬物療法を続けることが重要である。抗うつ薬による治療を止めるのが早すぎると、再燃や再発のリスクが 77％増加する[4]。
- 早期に薬物療法を自己中止してしまうリスクが高いのは、若年患者、教育水準の低い患者、自分では精神面は健康だと思っている患者である[21]。
- 副作用を考慮しても、**SSRI と SNRI が第 1 選択薬**と考えられる。同種類での効果の差はほとんどないと考えられる。
- ミルタザピンは SSRI と比べ、症状の改善がやや早いかもしれないが、それは一時的、例外的で、わずかなものである。
- **三環系抗うつ薬**は効果的であるが、**心臓への副作用**があり**過量内服すると致**

[†4] 訳注：venlafaxine は日本では未承認。日本で承認されている SNRI はミルナシプラン（トレドミン®）とデュロキセチン（サインバルタ®）。

[†5] 訳注：日本では MAO 阻害薬と他の抗うつ薬の併用は禁忌。

表 40-3 抗うつ薬

	通常の開始投与量 (mg/日)[1]	通常の維持投与量 (mg/日)[1]	副作用と注意事項	頭痛	不眠または焦燥	鎮静	悪心	下痢	口渇	体重減少	体重増加	抗コリン作用
三環系抗うつ薬, 四環系抗うつ薬			複数の神経伝達物質経路に影響する。QTc延長, 不整脈, 心筋梗塞のリスク。起立性低血圧や抗性機能障害を含む抗コリン作用。稀に骨髄抑制や重篤な肝毒性。痙攣発作を起こしやすくなる。SSRIとの併用で血中濃度が上昇。過量内服は致死的									
アミトリプチリン(Elavil, トリプタノール®)	25〜50	100〜300	肝で代謝されノルトリプチリンとなる	++	+	+++	+	+	+++	−	+++	+++
アモキサピン (Asendin, アモキサン®)	50	100〜400		+	+	++	+	−	++	−	+	+
クロミプラミン (アナフラニール®)	25	100〜250		+++	+++	+++	+++	+	+++	−	++	+
desipramine (Norpramin)	25〜50	150〜200		+	+	+	+	+	+	+	+	+
doxepin (Adapin, Sinequan)	25〜50	100〜300		+	+	+++	+	+	++	−	++	++
イミプラミン (トフラニール®)	25〜50	150〜300	肝で代謝されdesipramineとなる。他の三環系抗うつ薬に比べて起立性低血圧や不整脈の出現率が高い	+	+	++	+	+	+++	+	++	++

薬剤名	開始用量	用量範囲	備考							
マプロチリン (ルジオミール®)	50			+	+++	+	+	+	−	+
ノルトリプチリン (Pamelor, ノルトレン®)	25	75~100	他の三環系抗うつ病薬に比べて起立性低血圧や不整脈の出現率が低い	+	+	+	+	+	+	++
protriptyline(Vivactil)	10	15~60		+	+	+	++	++	−	+
トリミプラミン (スルモンチール®)	25~50	100~300		+	+++	−	+++	+	−	+
									−	++
選択的セロトニン再取り込み阻害薬(SSRI)			性機能障害。頭痛と焦燥感は内服開始後4～7日で治まることが多い。先天異常のリスク。高用量で痙攣発作のリスク。MAO阻害薬との併用でセロトニン症候群のリスク							
citalopram(Celexa)	10~20	20~60	他のSSRIより薬物相互作用は少ない	+	++	+	++	++	+	−
エスシタロプラム (レクサプロ®)	10	10~20	citalopramの異性体で、副作用も類似	+++	++	+	+	+	−	−
fluoxetine(Prozac)	5~10	20~60	CYP2D6阻害。不眠の軽減のため朝に内服。活性代謝物(半減期が長く、週1回内服が可能)。一時的な食欲低下	++	+++	++	++	++	+	−
フルボキサミン (ルボックス®)	25	50~300	多くのCYPに影響を与える。他のSSRIより薬物相互作用が強い	+++	+++	+++	+++	+++	+	−
パロキセチン(パキシル®)	5~10	20~60	CYP2D6阻害。他のSSRIより離脱症状が多い。食物と一緒に内服すれば胃腸障害を減少できる	++	+++	+++	++	++	+	+

表 40-3 抗うつ薬（つづき）

	通常の開始投与量 (mg/日)※1	通常の維持投与量 (mg/日)※1	副作用と注意事項	副作用の頻度							
				頭痛	不眠または焦燥	鎮静	悪心	下痢	口渇	体重減少	体重増加	抗コリン作用
paroxetine CR (Paxil CR)	12.5〜25	25〜75	CYP2D6阻害。副作用は同様だが胃腸障害は少ないと考えられる。砕いたり噛んだりしてはいけない	++	+++	+++	+++	++	++	+	−	−
セルトラリン(Zoloft, ジェイゾロフト®)	25〜50	50〜200	CYP2D6阻害(fluoxetineより阻害作用は弱い)。鎮静が非常に強いため、就寝前の内服が好ましい	+++	++	++	+++	++	++	−	+	−
ドパミン・ノルアドレナリン再取り込み阻害薬												
bupropion (Wellbutrin)	75〜150	300〜450	痙攣発作のリスク。軽度の刺激作用。SSRIで性機能障害を認めるときに有用。肝障害に注意	+++	++	+	++	+	+++	++	−	−
bupropion SR (Wellbutrin SR)	150	300〜400		+++	++	+	++	+	+++	++	−	−
bupropion XL (Wellbutrin XL)	150	300〜450		+++	++	+	++	+	+++	++	−	−
セロトニン・ノルアドレナリン再取り込み阻害薬 (SNRI)												

薬剤	開始用量	用量範囲	備考								
venlafaxine (Effexor)	37.5	75~300	CYP2D6阻害。CYP2D6で代謝される薬物から切り替えた場合は副作用が強まる。高用量で、強い離脱症状、高血圧、心筋梗塞のリスク	+++	+++	++	+++	+	++	+	-
venlafaxine XR (Effexor XR)	37.5	75~300		+++	+++	++	+++	+	++	+	-
desvenlafaxine (Pristiq)	50	50	venlafaxineの活性代謝物で、同様の副作用があるが、CYP2D6とは相互作用しない。LDLが上昇しうる	-	++	++	+++	++	++	+	-
デュロキセチン (サインバルタ®)	30	60~120	重篤な肝・腎疾患があれば禁忌。糖尿病の血糖コントロールを損ないやすい。慢性疼痛のコントロールにも副次的効果がある	++	++	+++	+++	++	++	+	-
セロトニン調節薬											
nefazodone (Serzone)	50	300~600	強力なCYP3A4阻害。REM睡眠を増やす。他の抗うつ薬より性機能障害は少ない。cisapride[‡2]と服用するとQTc延長のリスク。肝毒性やStevens-Johnson症候群のリスク	+++	++	+++	+++	++	++	-	+
トラゾドン(デジレル®)	50	75~300	起立性低血圧と悪心、持続勃起、不整脈のリスク	+++	++	+++	+++	++	++	+	-

表 40-3 抗うつ薬（つづき）

	通常の開始投与量 (mg/日)‡1	通常の維持投与量 (mg/日)‡1	副作用と注意事項	頭痛	不眠または焦燥	鎮静	悪心	下痢	口渇	体重減少	体重増加	抗コリン作用
ノルアドレナリン作動性・特異的セロトニン作動性抗うつ薬 (NaSSA)												
ミルタザピン(レメロン®)	15	15～45	神経伝達物質への影響は用量と関係する。副作用は低用量のほうが強い。SSRIより性機能障害は少ない。骨髄抑制のリスク	++	+	+++	+	+	+++	−	++	+
モノアミンオキシダーゼ(MAO)阻害薬			SSRIと併用あるいはSSRI中止後すぐの使用でセロトニン症候群のリスク									
phenelzine (Nardil)	15	15～90	用量に比例して低血圧、性機能障害、睡眠障害。稀に肝毒性	++	++	+	+	+	+	−	++	−
セレギリン‡3 (Ensam, エフピー®)(貼付薬)	6	6～12		++	++	−	++	++	++	−	−	−
tranylcypromine (Parnate)	10	30～60	用量に比例して低血圧、性機能障害、睡眠障害。内服後3〜4時間で一過性の高血圧を生じうる	++	++	+	+	+	+	−	++	−

CR：徐放製剤．CYP：シトクロム P450．LDL：低比重リポ蛋白．QTc：補正 QT 時間．SR：sustained release．XL：extended release．XR：extended release
+：稀に起こる．++：よく起こる．+++：頻繁に起こる

出典：Depression Guideline Panel. U.S. Department of Health and Human Services. Agency for Health Care Policy and Research. Depression in Primary Care: Treatment of Major Depression. AHCPR Publication No. 93-0551. Rockville, MD: 1993; Gartlehner G, Hansen RA, Thieda P, et al. U.S. Department of Health and Human Services. Agency for Healthcare Research and Quality. Comparative Effectiveness of Second-Generation Antidepressants in the Pharmacologic Treatment of Adult Depression. AHRQ Publication No. 07-EHC007-EF. Bethesda, MD: 2007 より改変．

‡1 訳注：商品が異なる場合はもちろん，同じ商品であっても投与量が異なるものがあるので注意すること．
‡2 訳注：消化管運動改善薬．
‡3 訳注：日本では Parkinson 病治療薬として承認．

死的であるため、注意して使用する。高用量の三環系抗うつ薬は、低用量に多少反応した患者に効果的である。
- MAO阻害薬は、**薬物相互作用、重大な副作用**、および**食事内容の制限**[†6]という点から、他の薬物が効かない患者に限って使用すべきである。
- 精神刺激薬(dextroamphetamine, メチルフェニデート, methylamphetamine)は、うつ病に有効な補助的治療薬であるが、単独使用での治療はまだ十分に研究されていない。
- リチウムによる増強療法は、単極性うつ病に対して行われているが、SSRIとリチウムを一緒に用いるとセロトニン症候群を生じることがある。
- セントジョンズワート(セイヨウオトギリソウ)やサミー(S-アデノシルメチオニン:SAM-e)は、しばしば「天然」の抗うつ薬として摂取されているサプリメントである。効力はあるかもしれないが、重大な薬物相互作用があり、また市販の製品は品質が一定しておらず、使用に関しては疑問がある[4,18,25]。
- カヴァ、n-3脂肪酸(ドコサヘキサエン酸:DHA)、バレリアン(セイヨウカノコソウ)といったハーブやサプリメントがうつ病治療に有効であるとは立証されていない[4,25]。

非薬物治療

- いくつかの精神療法は、うつ病の治療に有効である[19]。こうした精神療法は、そのトレーニングを積んだカウンセラーが行う。
- **薬物療法と精神療法を組み合わせた治療は、それぞれ単独での介入よりも効果的である**[4,19]。
- **電気痙攣療法**は、難治性うつ病、精神病症状を伴ううつ病、老年期うつ病に有効である。
- 磁気による頭部の反復刺激、脳深部刺激、迷走神経刺激、鍼療法は、うつ病の日常診療に勧められるほど十分には研究されていない[4]。
- 季節性感情障害は、広域スペクトルの強い光(通常5,000~10,000ルクス)による光線療法でしばしば改善する[4]。この治療法は、トレーニングを積んだ医師だけが行うべきである。
- 有酸素運動は、うつ病の症状を軽減するのに補助的な効果がある[4,18,26]。中等度の運動を30分間、週3~4日行うことを目標とする。

紹介、連携

- 内科医、精神科医、他の精神保健関連職種の密接な協力による連携治療モデルがより有効であることが多くの研究によって立証されている[4]。精神科医と他の診療科の医師の協力により良好な初期治療効果を得られるため、精神保健の専門家と連携した治療が強く勧められる[21]。
- 精神療法は、経験を積んだ医師・専門家が行う。精神療法の成否はその経験値と関連することがデータからうかがえる。
- 次のような場合には、**精神科医や精神保健の専門家への紹介**を強く考慮する。すなわち、(1)第1選択薬に抵抗性あるいはほとんど効果がないとき、(2)

精神病症状や希死念慮があるとき，(3)症状が重いあるいは日常の活動が障害されているとき，(4)身体疾患や精神疾患や物質乱用障害が併存するとき，(5)症状や病歴から躁病や双極性障害や季節性感情障害が示唆されるとき，(6)精神療法の計画があるとき，(7)頻回あるいは密なフォローアップが必要なとき，(8)患者が専門家による治療を求めているとき，などである。
- 次のような場合には，**入院加療**を考慮する[17]。すなわち，(1)自傷他害のおそれが強いとき(強制的な入院が必要)，(2)症状が重いのに適切な社会的支援がないとき，(3)外来治療では十分な効果が得られないとき，(4)深刻な精神疾患や身体疾患が併存しているとき，などである。

モニタリングとフォローアップ

専門家により以下のことが推奨されている[22]。
- どの薬物でも，忍容性，効果，用量の評価のため，内服開始後2週間以内に再診する。
- 症状が著明に改善するまで，少なくとも2週間ごとにフォローアップする。
- 症状が寛解した後も，少なくとも3カ月ごとにフォローアップする。

予後

- うつ病は，実にさまざまな経過をとる多相的な疾患である[9]。
- 大うつ病性障害は再発しては寛解する疾患であり，最初のうつ病エピソードから2年以内に再発するリスクは40％以上である[5]。
- 繰り返すエピソードは，将来の再発リスクを高める。
- 薬物療法および非薬物療法によって再発を少なくできるが，完全には防止できない[19]。したがって，うつ病の再発に十分な注意を払うべきである。

自傷行為と希死念慮

一般的事項

- 自傷行為 self-harm には通常，切って傷つけること，服毒，過量服薬が含まれる[27]。
- 自殺 suicide は，潜在意識的に死を期待(希死念慮)した自傷行為の結果，死という結果に至るものである[27]。
- 個々の自傷行為は，次のような点でそれぞれ異なっている。
  - 希死念慮の有無
  - 計画性の程度(周到に準備したものか衝動的なものか，救助されないよう用心したものか)
  - 手段の致命性(確実なやり方か，消極的なやり方か)

---

†6 訳注：チーズなどを食べると血圧が急激に上昇する。

疫学
- 人口の約3〜5％が，人生のどこかで自傷行為をする[27]。
- 一度自傷行為を企図した人の約25％が4年以内に再び企図し，長期的な自殺のリスクは3〜7％である[3]。
- 最初の自傷行為の後，自殺で命を落とす率は最初の1年以内で1.8％，1〜4年で3.0％，5〜9年で3.4％，そして10年以上で6.7％である[27]。
- 比較的若い成人は致命的でない自傷行為をすることが多いが，高齢者は自殺を完遂することが多い。
- 女性の自殺企図は男性の2〜3倍多いが，自殺で死亡するのは男性のほうが女性より4倍多い[3]。
- 米国で最も自殺率が高いのは，85歳以上の白人男性である[3]。
- 自殺した人の90％以上が精神疾患を患っており，最も多いのは気分障害と物質乱用障害である[3]。

病因，病態生理
- 遺伝的素因，身体的な問題，および心理社会的要因のすべてが，自傷行為に寄与していると示唆されている[27]。
- 中枢神経系でのセロトニン作用の低下や髄液中の5-ヒドロキシインドール酢酸(5-HIAA)の減少が，自傷行為での病態生理学的な変化を示すものであるかもしれない。
- 自傷行為をする患者では，衝動的，攻撃的，固執的，判断の歪みというパーソナリティの問題もみられる。

危険因子
- 以下のような多くの危険因子が自殺企図と関係している[4,27,28]。
  - 希死念慮，過去の自殺企図，具体的・致死的な計画，銃の入手しやすさ
  - 精神疾患(うつ病，双極性障害，統合失調症，物質乱用)
  - 心理的特徴(羞恥心，乏しい自尊心，衝動的，攻撃的，絶望感，激しい不安)
  - 重症の身体疾患
  - 社会経済的要因(支援の欠如，失業，ストレスとなる最近の出来事)
  - 統計から見出される危険因子(女性や若年者に自殺企図が多く，男性や高齢者が自殺を完遂しやすい。未亡人，離婚した人，独身者)
- 自殺企図のしやすさについて人種差は認められていない[4,5]。
- 自殺防止効果がある事柄は，積極的な社会的支援，子どもの存在，家族への責任，妊娠(ただし産褥期うつがない場合)，宗教的信念，生活上の満足感，良好な判断能力・問題解決能力・対処能力，などである[28]。
- **SSRIや三環系抗うつ薬はプラセボに比べて精神疾患の治療初期に自傷行為のリスクを高める可能性がある。FDAは大うつ病性障害の治療の最初の1〜2カ月間における18〜24歳の成人の希死念慮や自殺企図のリスクについて警告している**[29]。

診断

臨床所見

リスクのある患者では自傷他害の意図について評価する[4,28]。そのために役に立つ質問は以下のとおりである。
- 生命には生きる価値があると思いますか？
- 死にたいと思いますか？
- 自分を傷つけることや命を絶つことを考えたことがありますか？
  - もしそうならば，何回考えましたか？
  - もしそうならば，具体的な方法まで考えましたか？
- あなたは計画を実行する手段がありますか？
- 自分を傷つけるのを思いとどまらせているものは何ですか？
- あなたの問題について他人に責任があると思いますか？
  - もしそうならば，あなたはその人を傷つけたり罰することを考えたことがありますか？

治療

- 直ちに**入院**させて注意深く観察することを強く考慮する状態は次のとおりである[28]。すなわち，(1)自傷他害のリスクが高い，(2)明らかな精神病症状や命令する幻聴がある，(3)衝動的な行動・激しい焦燥・判断力の低下がみられる，(4)継続する希死念慮があり具体的な自殺の計画がある，(5)見つかったり救われたりすることを警戒している，(6)以前に致死性の高い方法で自殺企図したことがある，(7)重度の精神疾患(うつ病や物質乱用など)が併存している，(8)男性で45歳以上，などである。
- 希死念慮や殺人念慮の治療可能な原因(物質の禁断症状や中毒，精神病性疾患，うつ病など)をつきとめ，適切に治療する。
- 薬物療法および精神療法は，治療可能な原因がない人の治療にも役立つかもしれないが，データは限られているし一貫性もない[†7]。

薬物治療

- 希死念慮のあるうつ病患者には**抗うつ薬**(SSRI，SNRI，三環系抗うつ薬)を用いる(表40-3)[28]。
- リチウムを反復性の双極性障害と大うつ病性障害の長期的維持に用いると，自殺と自殺企図が減少する。
- 気分安定薬として使用される抗てんかん薬(バルプロ酸，カルバマゼピン，ラモトリギンなど)が自殺のリスクを減少させることは**立証されていない**。
- クロザピンが統合失調症の自殺と自傷行為のリスクを低下させることが報告されている。他の抗精神病薬も統合失調症患者の自殺のリスクを減らすと考

[†7] 訳注：つまり，自殺のすべてが「疾患」ということではなく，明らかな精神疾患が背景にない自殺もあり，そしてそれに対する治療の有効性は疑わしい。「疫学」の項も参照。

えられる。
- ベンゾジアゼピン系は,抗不安薬としての効果により,焦燥している患者の自殺のリスクを低下させる可能性がある。しかし,特に境界性人格障害(境界性パーソナリティ障害)では行動の抑制を失わせ衝動を強めるため,使用には注意が必要である。
- **どの薬物療法も,精神疾患が背景にない反復的自傷行為を減らすのに効果があるとは立証されていない**[27]。
- 抗精神病薬である flupentixol のデポー製剤(徐放性注射薬)は,統合失調症でない患者の,6 カ月以内の再度の自傷行為のリスクを低下させるかもしれないが,データは限られている[31]。統合失調症でない患者の自殺防止に経口抗精神病薬を使うことについては十分に研究されていない[27,30]。
- パロキセチンもまた,うつ病でない患者の自傷行為の反復を減少させるとは立証されていない[27,30]。パロキセチンとその他の SSRI は,これまで小児・青年期・若年成人のうつ病患者の希死念慮と結びつけられてきたが,その関連性は明らかではない[27,29,30]。

非薬物治療
- 熟練した心理社会的介入や特定の精神療法(すなわち,認知行動療法,問題解決療法)は自傷行為の反復を防止するのに有用であるという臨床的なコンセンサスがある[27,28]。しかし,これらの手法を評価したデータは限られている[27]。
- 電気痙攣療法は,特に重症のうつ病で希死念慮を短期間改善させることができる[28,30]。
- 推奨されてはいるものの,綿密なフォローアップ,福祉,訪問看護,緊急連絡カード,入院が,通常の治療と比較して自傷行為の反復を常に低下させるものであるとは立証されていない[27,30]。

紹介,連携

反復または持続する希死念慮・自傷行為のある患者は,精神科医や精神保健の専門家と協力して治療する。

フォローアップ

- 自傷行為をしたことのある患者は,また繰り返すリスクがあり,次のような患者で繰り返されやすい[27]。すなわち,(1)25〜49 歳,(2)失業あるいは社会経済的に恵まれない,(3)離婚した,(4)一人暮らし,(5)生活環境が不安定,(6)犯罪歴がある,(7)ストレスの大きい心的外傷となるような出来事を経験した,(8)崩壊した家庭で育った,(9)物質乱用やうつ病や人格障害(パーソナリティ障害)の既往,(10)絶望感や無力感に繰り返しとらわれる,などである。
- 希死念慮や繰り返す自傷行為について,医師や家族が定期的にモニタリング

表 40-4　一般的な不安障害の特徴[5,8]

	定義となる特徴	その他の事項
パニック障害	・予期せぬ短時間の著明な自律神経亢進症状(頻脈,動悸,発汗,息切れ)と破局的解釈(失神・死・離人症状への恐怖)のエピソードが繰り返し起きる ・発作は突然起き,誘因はなく説明もできない	・将来起きるかもしれないパニック発作を心配して生じる ・過去のパニック発作に関連する場所や状況を避けること(別名:広場恐怖)に発展しうる ・non-REM 睡眠の状態からパニック発作で目がさめる ・症状の程度は変化する
全般性不安障害	・日常生活を著しく妨げるような,多数の事柄への過剰な不安があり,それが起こる日のほうが起こらない日より多い	・疲労,睡眠障害,筋緊張といった,非特異的な身体愁訴 ・集中困難,易刺激性,不穏状態 ・症状の程度は変化する
心的外傷後ストレス障害(PTSD)	・死の危険や重度の外傷を伴う強烈な心的外傷ストレスに続く,強い恐怖,無力感,「フラッシュバック」 ・患者は心的外傷を想起させるものを避け,また覚醒亢進状態(過剰な驚愕反応,易刺激性,集中困難,不眠症)となる	・暴行,強姦,誘拐,監禁,自然災害,悲惨な事故などが心的外傷となる ・出来事の目撃,あるいは家族や愛する者が体験することによっても PTSD になりうる
恐怖症	・ある特定の対象の存在または予期をきっかけに生じる,不合理で過剰な持続的恐怖 ・恐怖症による回避行動のため,日常の活動が著しく障害される	・恐怖症には動物(犬,昆虫,クモ),状況(閉所,高所,暗闇),生活場面(人前で話す,人前で食べる)などがある
強迫性障害	・強迫観念(反復的で侵入的な,不安を引き起こす思考),または強迫行為(不安を打ち消すような反復行動や強迫観念を中和しようとする心の中の行為)のどちらか	・患者はその強迫観念が不合理であることを認識している ・強迫観念や強迫行為の性質は,時とともに変化しうる

する。もし患者が自分自身あるいは他人に脅威であり続けるならば,頻回あるいは長期の入院が必要である。

不安障害

- 不安障害 anxiety disorder は最も一般的な精神疾患であり,米国では成人のほぼ 5 人に 1 人が罹患している[3]。**典型的な症状は,焦燥,神経過敏,自律神経系の緊張亢進であり,生きることそのものや日常の活動の妨げとなる。**
- 不安障害には,パニック障害,強迫性障害,心的外傷後ストレス障害,全般性不安障害,恐怖症がある(表 40-4)[5,8]。
- 不安障害はしばしば,うつ病性障害や薬物乱用と併存する。さらには,なんらかの不安障害に罹患している人の大半は別の不安障害も合併している[3]。

- 低血糖，甲状腺機能亢進症，呼吸器疾患，消化管疾患といった身体疾患や薬物の副作用は不安障害を起こしやすくする。これらの問題の改善によって精神的問題も改善されることがある。

全般性不安障害

一般的事項

全般性不安障害 generalized anxiety disorder (GAD) は，金銭や家庭や仕事といった普通のことを，**異常なまでに過度に意識してしまう**ことが特徴である。全般性不安障害では不安があまりにも肥大してしまうため，日常的なことをするのが難しくなってしまう（表40-5）[8]。

表40-5 DSM-IV-TR による全般性不安障害の診断基準（簡約）

A. 過剰な不安・心配
日常生活の多数の出来事や活動（仕事や学業など）についての制御困難で過剰な不安と心配（予期憂慮）が，少なくとも6カ月間，起こる日のほうが起こらない日より多い

B. 精神的・身体的症状
不安と心配は，以下の3つ以上を伴っている
1. 落ち着きのなさ，または緊張感または過敏
2. 疲労，または疲労しやすい
3. 集中困難，または心が空白になること
4. いらだたしさ
5. 筋肉の緊張
6. 睡眠障害（不眠症，睡眠維持の困難，落ち着かず熟睡感のない睡眠）

C. 他の不安障害の除外
不安の対象が，以下の事柄を心配することに限られていない
1. パニック発作が起きること（すなわち，パニック障害）
2. 人前で恥ずかしい思いをすること（すなわち，社会恐怖）
3. 汚染されること（すなわち，強迫性障害）
4. 家庭または身近な家族と離れること（すなわち，分離不安障害）
5. 体重増加（すなわち，神経性無食欲症）
6. 複数の身体的愁訴があること（すなわち，身体化障害）
7. 重篤な疾患があること（すなわち，心気症）
また，不安と心配は，心的外傷後ストレス障害の期間中にのみ起こるものではない

D. 他の精神疾患の除外
障害は気分障害，精神病性障害，または広汎性発達障害の期間中にのみ起こるものではない
全般性不安障害の診断基準に合致するのは，症状が臨床上著しい苦痛，または機能の障害を引き起こしている場合である
障害は物質，投薬，または一般身体疾患の直接的な生理学的作用によるものではない

出典：American Psychiatric Association. Diagnostic and Statistical Manual of Mental Disorders (DSM-IV-TR). Text Revision. 4th Ed. Arlington, VA: American Psychiatric Publishing, Inc., 2000 より改変。

疫学

- 米国では成人の約3%が全般性不安障害に罹患している[3]。しかし研究によれば、プライマリ・ケアの場では全般性不安障害の有病率はもっと高く、一般内科医が最もよく遭遇する不安障害である[31]。
- 全般性不安障害は徐々に発症し、どの年齢でもみられるが、発症年齢中央値は30歳頃である。
- 他の不安障害と同様、全般性不安障害は男性より女性に多い[3]。

病因, 病態生理

- 全般性不安障害は生物学的要因と心理社会的要因の双方によって生じる。
- 視床下部-下垂体-副腎系を含むさまざまな神経伝達物質や内分泌が関係している[32]。慢性疼痛、内分泌疾患、呼吸器疾患などの身体疾患があると、全般性不安障害に罹患しやすくなる。
- 嫌な出来事の体験など、社会的、環境的なストレスも全般性不安障害に関係してくる[33]。
- 全般性不安障害の根底には、適応、対処方法の誤りがある。「不安」があるので心配事への心の準備をするが、その心配事によりまた不安が生じる。全般性不安障害の患者は無意識のうちに「不安の過程」にとらわれ、しまいには「不安の悪循環」を形成する[31]。
- 全般性不安障害への罹患しやすさにはわずかに遺伝性があるようだが、よくわかっていない[32,33]。

関連事項

- 全般性不安障害によって、仕事能力の低下、対人関係の変化、複数の説明のつかない症状や頻回の受診、集中困難、睡眠障害、慢性疲労、酒量や喫煙の増加、などを呈する。
- 全般性不安障害の患者では、他の不安障害や大うつ病性障害を発症するリスクが高い[33,34]。
- 全般性不安障害の患者の1/3以上が、アルコールや非合法薬物の乱用で「自己治療」をする[31]。
- **全般性不安障害は慢性疾患であるが、治療によって改善あるいはコントロールすることができる。**全般性不安障害の成人患者の25%は2年で完全寛解し、38%は5年で寛解する[33]。
- しかし、完全寛解した患者の1/3近くが、5年以内に有意な再発をみる。この割合は、部分寛解の患者ではさらに高い[33]。

診断

臨床所見

- 全般性不安障害の特徴は、しばしば心配しすぎであると自覚しているのにもかかわらず**多数のことに対して抱いてしまう過剰でコントロール困難な心配**である[32]。

- 他の不安障害(恐怖症)と違って，全般性不安障害の心配は，**特定の引き金になるものや社会的状況に限られていない**。全般性不安障害の患者は，連続していないさまざまなパニック発作を起こすが，**不安は持続的で，広範囲であり，日常生活のさまざまなことに向けられている**。
- 過剰な心配に加えて，易刺激性，疲労，集中困難，驚愕反応の増加，不眠症などの睡眠障害といった**非特異的症状**を呈する[34]。
- 全般性不安障害ではしばしば**身体症状**も呈し，頭痛，筋緊張・筋痛，嚥下困難(ヒステリー球[†8])，悪心，振戦・チック，発汗，立ちくらみ，呼吸困難感，頻尿，顔面潮紅などがみられる[31,32,34]。
- 症状の強さは時とともに変動するが，ストレスが強いときにしばしば悪化する[32]。
- 全般性不安障害の患者はしばしば身体的症状の治療を求めるが，精神的症状の治療については必ずしも関心を示すとは限らない[31,32]。
- スクリーニングには 7-item Anxiety Scale(GAD-7)が用いられ，十分な信頼度，感度，特異度がある[35]。
- さらなる評価は，Generalized Anxiety Disorder Questionnaire Ⅳ(GAD-Q-Ⅳ)のような確立された評価尺度によって行う[36]。
- 初期評価の内容には以下のことを含める。
  - 希死念慮と自傷行為のスクリーニング
  - 不安の強さと影響の評価
  - 物質乱用など併存する精神疾患のスクリーニング
- 背景に治療可能な身体疾患が潜んでいないかどうか，適切な臨床検査・画像検査を行う。

鑑別診断

- 心疾患，内分泌疾患，感染症，代謝性疾患，腫瘍，神経疾患など多くの身体疾患のほか，薬物，食事，毒物，非合法薬物による影響が，不安障害に関連したり，その背景となったりする。
- 全般性不安障害を他の精神疾患と鑑別することが必要である(表 40-4)[5,8]。

治療

- 薬物療法と非薬物療法は両方とも全般性不安障害に有効であるが，どちらがより効果的であるかは確かではない。また，これら2つを組み合せた治療法が，どちらか1つだけより効果的であるかもはっきりしていない[31]。
- 次のような場合には**精神科医や精神保健の専門家への紹介**を強く考慮する。すなわち，(1)症状が重いとき，(2)日常の活動の障害が著しいとき，(3)精神病性障害あるいは希死念慮のあるとき，(4)身体疾患・精神疾患・物質乱用障害が併存するとき，(5)精神療法の計画があるとき，(6)頻回あるいは密なフォローアップが必要なとき，(7)患者が専門家による治療を求めているとき，などである[34]。

薬物治療

- SSRIのエスシタロプラム，パロキセチン，セルトラリンは，どれも全般性不安障害に対してプラセボより効果があり，第1選択薬として考えられる(表40-3)[31,33,37]。
  - データは限られているが，これらの薬物には，ごくわずかに効力や忍容性の差があるようである[33]。
  - **通常，症状が改善するまでにはSSRIを少なくとも4～6週間内服する必要がある。**
- SNRIのvenlafaxineとデュロキセチンも全般性不安障害の治療に有効と考えられるが，データはさまざまであるし限られている[31,33]。
- イミプラミンは全般性不安障害に有効であるが，他の三環系抗うつ薬はあまり研究されていない[31,33,37]。しかしイミプラミンは，その副作用から第2選択薬とされるべきであろう。
- buspironeは，短期的な効果に関する臨床試験ではプラセボに比べ全般性不安障害の不安症状をより改善している[33,38]。
  - buspironeの効果が他の抗うつ薬やベンゾジアゼピン系と大きく異なるかどうかは不明である[33,38]。
  - buspironeは，不安症状に対する効果を得るためには少なくとも1～2週間続けて内服する[34]。
- ベンゾジアゼピン系薬物は，全般性不安障害を一時的に緩和する効力があることが立証されている(表40-6)[33,39]。
  - しかし，不安の長期間のコントロールに使用した場合に他の薬物よりも効果があるとは示されていない[33]。
  - 全般性不安障害のために長期に内服すると，依存，鎮静，交通事故のリスクが増大する[33]。
  - ベンゾジアゼピン系は，突発的な不安に対してのみ使用するべきである。
  - 長時間作用型ベンゾジアゼピンは，クラス内で大きな効果の差異はみられない[33]。
- abecarnilは非ベンゾジアゼピン系のβ-carboline化合物の新規薬物であり，γ-アミノ酪酸(GABA)を介して抗不安作用を発現する。臨床試験では全般性不安障害への有用性はまだ立証されていない[33]。
- ヒドロキシジン(第1世代抗ヒスタミン薬)は抗不安薬として全般性不安障害に使われ，効果を挙げている[33]。しかし，効果に関するデータはさまざまであり，また鎮静の副作用のため有用性は限定される。
- ガバペンチンとプレガバリンは全般性不安障害の症状の改善にいくらか効果があるが，その役割はまだ明らかではない[40]。
- トリフロペラジンやオランザピンなどの抗精神病薬を治療抵抗性の全般性不安障害に使用した結果はさまざまである。重大な副作用の可能性から，ルーチンでの使用は制限される[33]。
- カヴァとバレリアン(セイヨウカノコソウ)は，GABAを介した抗不安作用

---

†8 訳注：転換性障害の症状の1つで，喉に球が詰まったような感覚。

表 40-6 使用頻度の高いベンゾジアゼピン系薬物

薬物	効果発現	半減期	相対的力価	通常の1日投与量 (mg/日)‡	通常の投与回数	特記事項
アルプラゾラム(Xanax, コンスタン®など)	中間	中	4	0.75〜6	分3	高力価:禁断症状のリスク増大
alprazolam XR (Xanax XR)	不定	長	4	0.5〜6	分1	食事や内服時刻が吸収率に影響
クロルジアゼポキシド(Librium, バランス®など)	中間	中	0.1	15〜30	分3	排泄半減期の長い活性代謝物
クロナゼパム(Klonopin, リボトリール®など)	速い	長	2	0.5〜2	分2	1日に1mg以上内服しても症状のコントロールに大きな効果はない
clorazepate (Gen-Xene)	速い	短	0.1	15〜60	分2〜4	
ジアゼパム(Valium, セルシン®など)	速い	長	0.2	4〜20	分2〜4	
エスタゾラム(Prosom, ユーロジン®など)	速い	中	3	1〜2	就寝時	高力価。通常、不眠治療に使用
フルラゼパム(ダルメート®など)	速い	短	0.2	15〜30	就寝時	通常、不眠治療に使用
ロラゼパム(Ativan, ワイパックス®)	中間	中	1	0.5〜6	分2〜3	
ミダゾラム(ドルミカム®)	速い	短	0.8	5〜50	分3〜4	
oxazepam(Serax)	遅い	中	0.7	30〜120	分3〜4	
クアゼパム(ドラール®)	速い	長	0.2	7.5〜15	就寝時	通常、不眠治療に使用
temazepam (Restoril)	中間	中	0.2	7.5〜30	就寝時	通常、不眠治療に使用
トリアゾラム(ハルシオン®)	速い	短	3.3	0.125〜0.25	就寝時	通常、不眠治療に使用

力価が高いということは、より効果が強いことを意味する(すなわち、基準のアルプラゾラムと同じ効果を得るための用量の逆数)。
すべてのベンゾジアゼピン系薬物は、肝障害の患者では、より持続的にまた強力に作用する。シトクロム P450 相互作用は、多くのベンゾジアゼピン系薬物の代謝を変化させる。
パニック障害の症状改善には、全般性不安障害よりも高用量が必要である。
半減期:短は6時間未満、中は6〜20時間、長は20時間以上。XR:extended release
出典:Sadock BJ, Sadock VA. Concise Textbook of Clinical Psychiatry. 3rd Ed. Philadelphia, PA: Lippincott Williams & Wilkins, 2008 より改変。
‡訳注:商品が異なる場合はもちろん、同じ商品でも日本とは投与量・投与回数が異なるものがあるので注意すること。

を示すと考えられているハーブである[25]。しかし,市販の製品は品質が一定しておらず,臨床試験も少ないため使用には注意が必要である。

非薬物治療

- 精神療法は,全般性不安障害のコントロールに有効である。
- 内観・教育・対処法に焦点を当てた**認知行動療法** cognitive-behavioral therapy(CBT)は,不安症状を軽減させ,短期間・長期間いずれの治療にも効果がある[31〜33,41]。
  - しかし,認知行動療法が他の精神療法よりも効果的かどうかは定かでない[41]。
  - また,全般性不安障害の長期間の治療で,認知行動療法を続けるほうが支持的精神療法よりも効果的かどうかは明らかではない[33]。
  - 認知行動療法は熟練した専門家が行うべきである。精神療法の成否は医師の経験値と関連することがデータからうかがえる。とはいえ,専門家以外による支持的精神療法だけで効果がある患者もいる[31]。
- 自律訓練法は,全般性不安障害の治療に古くから用いられているが,臨床試験ではよく研究されていない[31]。「リラクゼーションの応用」や「瞑想」といった方法も,他の精神療法と似たような効果があると考えられている[33]。
- 有酸素運動や運動トレーニングは一般的な不安の軽減効果があるようだが,全般性不安障害の治療としてはよく研究されていない[26]。

パニック障害と広場恐怖

一般的事項

- パニック発作 panic attack は,突発的ではっきり他と区別できる期間に,強い不安または怖れを感じるもので,しばしば生理学的症状や切迫した死の恐怖を伴う(表40-7)[8]。
- 予期しないパニック発作が繰り返し起こることに加えて,少なくとも1カ月間,また発作が起こるのではないかという心配が継続する,あるいは発作と関連した行動の大きな変化があって,はじめてパニック障害 panic disorder と診断される[5,8]。
- 広場恐怖 agoraphobia(公共の場所,人混み,または家の外にいることに対する不合理な恐怖)もまた,パニック発作が繰り返し起きる状況で生じやすい。

疫学

- 米国では成人の約3%がパニック障害に罹患しており,その1/3は広場恐怖を伴う。パニック障害は女性が男性の2倍多く,また,ある程度遺伝する[3,42]。
- パニック障害は青年期後期あるいは成人期早期に初発するのが典型的であるが,発症年齢は成人期全体にわたる[3,34,42]。

表 40-7 DSM-IV-TR によるパニック発作の診断基準(簡約)

強い恐怖または不快を感じる，はっきり他と区別できる期間で，そのとき以下の症状のうち 4 つ以上が突然に発現し，10 分以内にその頂点に達する

1. 発汗
2. 身震いまたは震え
3. 冷感またはのぼせ
4. 息切れ感または息苦しさ
5. 窒息感
6. 動悸，心悸亢進，または心拍数の増加
7. 胸痛または胸部の不快感
8. 悪心または腹部の不快感
9. めまい感，ふらつく感じ，頭が軽くなる感じ，または気が遠くなる感じ
10. 現実感消失(現実でない感じ)または離人症状(自分自身から離れている)
11. コントロールを失うことに対する，または気が狂うことに対する恐怖
12. 死ぬことに対する恐怖
13. 異常感覚(感覚麻痺またはうずき感)

出典：American Psychiatric Association. Diagnostic and Statistical Manual of Mental Disorders (DSM-IV-TR). Text Revision. 4th Ed. Arlington, VA: American Psychiatric Publishing, Inc., 2000 より改変.

病因，病態生理

- パニック障害と広場恐怖の根底には多くの要因があり，完全にはわかっていない。セロトニン・ノルアドレナリン・GABA を介した中枢神経系経路の機能障害が関係することが示唆されている。さらには，自律神経系の統制に特異的な変化が起きていると思われる。
- パニック障害には重要な認知行動的側面もあり，その発症にはしばしばライフイベント上のストレスが先行する[31,34,42]。
- パニック障害の罹患しやすさには遺伝的素因がみられる[34]。

関連事項

- パニック障害によって，仕事能力の低下，対人関係の変化，複数の説明のつかない症状や頻回の受診，集中困難，睡眠障害，慢性疲労，酒量や喫煙の増加，などを呈する。
- パニック障害の患者は，他の不安障害，大うつ病性障害，物質乱用の発症のリスクが高い。
- パニック障害の患者では，自殺・自殺企図のリスクは，うつ病を含む他の精神疾患と比べても著明に高い[42]。
- パニック障害は冠動脈性心疾患の独立した危険因子である[31]。
- 治療しない場合，パニック障害は予測不能な軽快・増悪の過程をとりながら，慢性的に繰り返す。パニック発作が起こらない期間でさえも，広場恐怖や身体化障害といった残遺的な症状を呈しうる。
- **パニック障害は高率で治療可能**であり，適切な治療法によって大多数の患者は改善しうる[34]。

診断

臨床所見

- パニック発作があってもパニック障害を発症するとは限らない[34]。パニック障害の影響は，主として，パニック発作が起こることへの心配，あるいは発作時の身体症状がもつ意味を心配することに端を発している。
- パニック発作によって本当に命が脅かされるように感じる。しばしば，「もしもそうだったらどうしよう」と，パニック発作により知覚された危機感に対して心配を繰り返し，消耗してしまう。そして，いくら大丈夫と言われても執拗に診察を求め続ける。
- パニック障害の患者は通常，パニック発作への直接的な懸念よりも，**説明のつかない症状に関してまず救急外来や内科を受診する**。その愁訴として一般的なものを以下に挙げる[31,34]。
  - 心疾患によらない胸痛
  - 動悸
  - 説明がつかない気が遠くなる感じ
  - 説明がつかないめまいとふらつく感じ
  - 過敏性の腸症状
  - 息切れ感，息苦しさ
  - 破滅が切迫している感じ，または離人症状
  - パニック発作で夜間に目が覚める
- **広場恐怖**は通常，日常の活動の障害やパニック症状がより重症であるが，広場恐怖を伴わないパニック障害の患者よりも強く治療を求める傾向にある[31]。
- 「2項目質問スクリーニング」は，パニック障害に対して高い感度と中程度の特異度がある[31,43]。
  - この3カ月間に，突然怖くなったり，心配になったり，ひどく不安になって，気持ち悪くなったり発作が起きたことがありますか？
  - この3カ月間に，神経過敏や心配やいらだちで悩まされたことがありますか？
  - どちらかに「はい」と答えた場合は，定量的な評価尺度を用いてさらなる評価をする。
- 初期の評価の内容には以下のことを含める。
  - 希死念慮あるいは自傷行為のスクリーニング
  - パニック障害の程度の評価
  - 物質乱用を含む精神疾患の併存のスクリーニング
- 背景に治療可能な身体疾患が潜んでいないかどうか，適切な臨床検査・画像検査を行う。

鑑別診断

- 前述のとおり，多くの身体疾患が不安障害に関連し，また背景となる。
- パニック障害を他の精神疾患と鑑別することが必要である(表40-4)[5,8]。

治療

次のような場合には**精神科医または精神保健の専門家への紹介を強く考慮する**。すなわち，(1)症状が重いとき，(2)日常の活動の障害が著しいとき，(3)広場恐怖を伴うとき，(4)治療にもかかわらずパニック発作を繰り返すとき，(5)精神病性障害の徴候あるいは希死念慮があるとき，(6)身体疾患・精神疾患・物質乱用障害が併存するとき，(7)精神療法の計画があるとき，(8)頻回あるいは密なフォローアップが必要なとき，(9)患者が専門家による治療を求めているとき，である[34]。

薬物治療

- 薬物療法により不安やパニック発作の頻度は改善するが，薬物療法が非薬物療法よりも効果的であるかどうかは明らかでない[31,34,42]。
- SSRIはパニック障害の治療薬としても用いられる(表40-3)。SSRIの効果はどれも同様である。venlafaxineの徐放製剤も同等の効果があるとされている[31,42]。
- ベンゾジアゼピン系薬物は，パニック発作の症状を急速に軽減するが，乱用・依存・耐性を起こす可能性が高い(表40-6)[31,34,42]。治療の初期段階で，長時間作用型ベンゾジアゼピンを短期間，補助的に用いると有効な場合がある。
- 三環系抗うつ薬はパニック発作の予防にSSRIと同等の効果がある。しかしパニック障害患者では忍容性が低いので，第2選択薬として使う[31,34,42]。
- MAO阻害薬とbuspironeのパニック障害に対する治療効果はさまざまである[31,42]。副作用や薬物相互作用のため使用は限られる。
- bupropionのパニック障害への使用は十分に研究されておらず，特に，その「賦活化」作用のために多くの患者でパニック症状が悪化したと報告されている[31]。
- β遮断薬が身体症状のコントロールに役立つこともあるが，比較対照試験ではパニック障害への有効性は示されていない[31,34]。
- ガバペンチンはパニック障害において抗不安作用を示すが，データはさまざまである[40]。
- カヴァとバレリアンは，GABAを介した抗不安作用があると考えられているハーブである[25]。しかし，市販の製品は品質が一定しておらず，臨床試験も少ないため使用には注意が必要である。
- **パニック発作の症状と似たような副作用が薬物療法の開始時または中止時に起こることがある**。抗うつ薬は通常の初期投与量の半分で開始し，増量または中止する際には徐々に行う。絶えず患者を安心させることがコンプライアンスに役立つ。

非薬物治療

- 認知行動療法はパニック障害の治療に明らかな効果のあることが臨床試験で示されている。

- 認知行動療法が薬物療法よりも優れているかどうかは明らかでないが，認知行動療法の効果は長く続くというデータもある[31,42]。
- 認知行動療法と抗うつ薬の併用による治療は，症状の短期的な軽減という点では，それぞれの単独治療よりも効果的である[42]。
- パニック障害患者の1/3以上が，SSRIあるいはvenlafaxineによる適切な治療に耐えられない，あるいは治療抵抗性である。しかし，薬物療法に抵抗性の患者の多くは認知行動療法で効果がみられる。
- SSRIと認知行動療法の併用による治療は，最初の数カ月間は治療反応性を高めるようであるが，その後も有効であるかどうかは明らかでない。
- また，薬物療法終了後の認知行動療法による「維持」療法が寛解率を改善するかどうかも明らかでない。
- 認知行動療法単独よりも薬物療法を併用したほうが治療脱落率が低くなる。
- 認知行動療法は熟練した専門家が行うべきである。精神療法の成否は医師の経験値と関連することがデータからうかがえる。
- 他の精神療法(自助グループなど)は，あまり研究されていないが，パニック障害の症状の治療に役立つかもしれない[34,42]。
- 有酸素運動，呼吸法，自律訓練法(リラクゼーションやバイオフィードバック)は，身体感覚の過敏性を低下させることによってパニック障害を間接的に改善するが，その評価研究はほとんどない[26,31,42]。同様に，ヨガや瞑想も理論上は効果的であるが，正式な評価はほとんどされていない[44]。これらの治療法は，害は非常に少ないが，治療脱落率は比較的高い。

精神病性障害と統合失調症

一般的事項

- 精神病性障害psychosisは，幻覚・妄想・思考の解体といった，**現実の認知の障害**である。
- 精神病性障害的状態では，強い焦燥，攻撃性，衝動性，行動障害を伴う。
- 精神病性障害は次のような原因により生じる。
  - 精神疾患(統合失調症，躁病など)
  - 物質乱用(コカイン中毒，アルコール離脱症状など)
  - 薬物副作用(ステロイドなど)
  - 身体疾患(譫妄，脳炎など)
- 病識はさまざまに変化し，自身の思考障害を認識するときもあれば，しないときもある[5,45]。
- 精神病症状には以下のような種類がある
  - **幻覚** 感覚(聴覚，視覚，触覚，嗅覚，味覚)の誤った認識。統合失調症などの一次性精神疾患が原因の精神病性障害では幻聴がより一般的である。ただし，幻覚の種類で診断をつけることはできない。
  - **妄想** それが不合理であるという明らかな証拠があるにもかかわらず訂正不能な誤った確信。妄想は，文化的・宗教的・家族的信念などの患者背景とは区別される。よくみられる妄想は，被害妄想，誇大妄想，超人的能

力をもつという妄想,宗教的妄想などである。妄想は,その蓋然性の度合いで,「奇異な」ものか「奇異でない」ものか特徴づけられる。
- ■**関係妄想**　自分に関係のない情報を,自分に言及したものと確信する,よくある妄想。テレビ,ラジオ,新聞から,あるいは「テレパシー」で,「特別なメッセージ」を受け取ると信じる。
- ■**思路の異常**　意味が通じない話と,まとまりのない考えであり,日常の活動の障害,異常行動,焦燥あるいは攻撃性を伴う。
- ■**焦燥**　高揚した情動の喚起と,発動性の亢進を呈する。焦燥は精神病性障害のみで認められるわけではないが,伴う頻度は高い。
- ●**統合失調症** schizophrenia は,精神病症状の活動期の後に社会的・職業的・人格的機能が徐々に障害されていく,重大な慢性疾患である。症状は通常,以下のように分類される。
  - ■**陽性症状**　幻覚,妄想および滅裂思考などの精神病症状。
  - ■**陰性症状**　感情鈍麻,社会への関心の喪失,意欲・自発性低下,快感消失,会話の貧困。
  - ■**認知障害**　記憶障害,注意集中困難,言語処理の障害,および問題解決能力の障害。
  - ■**感情障害**　奇異なあるいは不適切な感情。大うつ病性障害の素因となる。

疫学
- ●米国では成人の約1％が統合失調症に罹患している。
- ●統合失調症の頻度に男女差はない。
- ●統合失調症の平均的な発症年齢は,男性では10歳代後半〜20歳代前半,女性は20歳代〜30歳代前半である[3]。
- ●統合失調感情障害と,精神病症状を伴う気分障害は,女性に多い。
- ●未治療の躁病患者の約80％が精神病症状を発現する。躁病あるいはうつ病では,精神病症状は気分と一致することが多いが(躁状態における誇大妄想など),そうでないこともある。

病因,病態生理
- ●統合失調症の病態生理は,ほとんどわかっていない。
- ●統合失調症の患者では,ドパミン作用の異常亢進,神経伝達パターンの変容,中枢神経系の解剖学的萎縮を認めることが研究により示されている[46,47]。
- ●これらの変化は,遺伝因子と環境因子の複雑な相互作用によると考えられる[46]。
- ●統合失調症の発症リスクを高めるものには,広汎性発達障害,自閉症,Down 症候群の既往や統合失調症の家族歴がある。

関連事項
- ●統合失調症患者の40〜50％に,タバコ,アルコール,非合法薬物の乱用問題がある[4]。
- ●統合失調症は,自殺,うつ病,ホームレス,失業を招きやすい。

表 40-8 DSM-IV-TR による統合失調症の診断基準

A. 特徴的症状

以下のうちの2つ(またはそれ以上)が，それぞれ1カ月間(治療が成功した場合は，より短い)ほとんどいつも存在する

1. 妄想
2. 幻覚
3. まとまりのない会話(すなわち，頻繁な脱線または滅裂)
4. ひどくまとまりのない，または緊張病性の行動
5. 陰性症状(すなわち，感情の平板化，思考の貧困，意欲の欠如)

妄想が奇異なものであったり，幻聴がその者の行動や思考を逐一説明するか，または2つ以上の声が互いに会話しているものであるときには，基準Aの症状を1つ満たすだけでよい

B. 社会的または職業的機能の低下

障害の始まり以降の期間の大部分で，仕事，対人関係，自己管理などの面で1つ以上の機能が，病前に獲得していた水準より著しく低下している

C. 期間

障害の持続的な徴候が少なくとも6カ月間存在する。この6カ月の期間には，基準Aを満たす各症状(すなわち，活動期の症状)は少なくとも1カ月(治療が成功した場合は，より短い)存在しなければならないが，前駆期または残遺期の症状の存在する期間を含んでもよい。これらの前駆期または残遺期の期間では，障害の徴候は陰性症状のみか，もしくは基準Aに挙げられた症状が弱められた形(すなわち，風変わりな信念，異常な知覚体験)で表されることがある

出典：American Psychiatric Association. Diagnostic and Statistical Manual of Mental Disorders (DSM-IV-TR). Text Revision. 4th Ed. Arlington, VA: American Psychiatric Publishing, Inc., 2000 より改変。

診断

臨床所見

- 精神病性障害の患者には，すべての心理検査を行う。
- 患者に次のような具体的な質問をする。すなわち，(1)声が聞こえるか，(2)他人には見えないものが見えるか，(3)肌に何かが触れたり這い回っている感覚があるか，(4)奇妙な臭いや味がするか，(5)他人が後をつけてきたり探ったり危害を加えようとしている恐怖があるか，(6)他人に考えが読まれているか，(7)テレビやラジオから特別なメッセージが流れているか，(8)特別な宗教的体験をしたか，(9)特別な力や才能をもっているか，などについて尋ねる。

診断基準と鑑別診断

- 統合失調症の診断基準を表40-8に示す[8]。
- 統合失調症を他の精神病性障害と区別する必要がある(表40-9)[5,8]。
- 身体疾患や薬物の作用も精神病症状を伴うことがある。

表40-9 統合失調症と他の精神病性障害の鑑別診断[5,8]

	定義となる特徴	他の特徴
統合失調症	・陽性症状・陰性症状・引きこもり[‡]・精神病症状の複合 ・精神病症状が1カ月あるいはそれ以上続く	・躁病やうつ病と併存しうるが、気分障害症状は疾患の持続期間に比べて短い
短期精神病性障害	・持続期間が1カ月未満	・境界性人格障害(境界性パーソナリティ障害)に伴いやすい(その場合、症状が続くのはたいてい1日未満)
統合失調感情障害	・統合失調症と気分障害の両方の特徴 ・気分障害の症状は疾患の持続期間の大部分に存在する	・気分障害の改善後も精神病症状が続く
精神病症状を伴う気分障害	・躁病あるいは抑うつエピソード(すなわち、単極性うつ病あるいは双極性障害のうつ病相)の期間中の精神病症状	・しばしば気分と一致する妄想(すなわち、躁病での誇大妄想、うつ病での心気妄想) ・気分障害が改善すると精神病症状が軽減する
妄想性障害	・奇異でない内容の妄想。ほかに重篤な精神病症状がほとんどない	・よくある妄想は、恋愛妄想、誇大妄想、嫉妬妄想、被害妄想、心気妄想
譫妄	・既知の身体疾患に伴う、判断力・見当識・記憶・感情・集中力の障害	・外傷・感染・腫瘍・代謝・内分泌・中毒などの身体疾患 ・精神興奮性物質の使用、てんかん、離脱症状
物質誘発性精神病性障害	・物質の乱用または離脱による ・急性中毒の後も持続しうる(別名:フラッシュバック) ・致死的な離脱症状(すなわち、振戦譫妄)を呈しうる	
薬物誘発性精神病性障害	・既知の薬物副作用に直接起因した症状	・ステロイド、レボドパで多くみられる
精神病症状を伴う認知症	・通常、認知症(認知機能の低下)が精神病症状の以前から存在する	・Lewy小体型認知症および末期の認知症で顕著
民族的、家族的、社会的信念	・文化的に容認される思考または観念 ・精神病性障害ではない	

[‡] 訳注:対人接触や社会的関与からの病的後退と自己没入。

治療

● 精神病性障害や統合失調症の治療は複雑であり、精神科医や精神保健の専門

家と協力して行う。
- 精神病性障害の治療は，可能であれば自発的になされるべきである。しかし，疾患の性質上，患者は治療を恐れたり嫌がったりすることがある。そのような患者では，特に自傷他害のおそれがある場合には，強制的な治療が患者にとって有益である。
- 診断評価の途上であっても，精神病性障害に対症療法を行うことは妥当である。
- 統合失調症の**急性期治療**の目的は次のとおりである[45, 47, 48]。
  - 自傷行為の予防
  - 異常行動のコントロール
  - 精神病性障害の重症度とその症状(焦燥，攻撃性，陰性症状，感情障害など)の軽減
  - 急性の精神病症状エピソードの誘因の究明
  - 患者と家族を適切なアフターケアにつなげること
- **自殺と自傷行為の危険因子を評価する**(自傷行為の既往，抑うつ気分，絶望感，不安，希死念慮，命令する幻聴，錐体外路症状，アルコールや他の物質乱用の有無など)。
- 統合失調症の患者は，糖尿病，メタボリックシンドローム，冠動脈性心疾患，慢性閉塞性肺疾患などを高率に合併しており[49]，これは抗精神病薬の副作用や統合失調症の残遺状態が一因となっているようである。したがって，これらの疾患の早期発見・早期治療と予防に重点を置いて積極的にスクリーニングを行う。

薬物治療

- 精神病症状の治療には抗精神病薬が有効である。
- 統合失調症では，抗精神病薬は**主に陽性症状のコントロールに効果を発揮する**。抗精神病薬は，陰性症状にはある程度効き，約半数の患者では感情症状にも効くが，認知症状にはほとんど効かない[45, 47, 48]。
- 抗精神病薬はしばしば第1世代(別名：従来型，定型)と第2世代(別名：非定型)に分類される。抗精神病薬はすべてドパミン受容体拮抗作用を介して効果を発揮する。焦燥に対する非特異的な効果は早期から生じ，**抗精神病効果の発現には3〜6週間かかる**。よく用いられる抗精神病薬を表40-10に示す[45]。
- 非定型抗精神病薬は，その作用と副作用に関してさまざまな違いがある(表40-11)[45, 50]。
  - 非定型抗精神病薬が定型抗精神病薬よりも症状のコントロールに優れているかどうかは明らかでない[45, 47, 50]。
  - 非定型抗精神病薬は，高力価の定型抗精神病薬よりも錐体外路症状の副作用が少ないが，体重増加など別の副作用のリスクが高い[50]。
- 副作用と患者の併存症に基づいて抗精神病薬を選択する。
- 高齢者にはリスペリドン，クエチアピン，オランザピン，アリピプラゾールを低用量で用いることを，専門家は推奨している[51]。

表40-10 よく用いられる抗精神病薬

	通常の1日投与量 (mg/日)	クロルプロマジン等価換算 [CP換算][‡] (mg/日)	半減期 (hr)
第1世代(定型抗精神病薬)			
フェノチアジン系			
クロルプロマジン	300〜1,000	100	6
フルフェナジン	5〜20	2	33
mesoridazine	150〜400	50	36
ペルフェナジン	16〜64	10	10
thioridazine	300〜800	100	24
トリフロペラジン	15〜50	5	24
ブチロフェノン系			
ハロペリドール	5〜20	2	21
その他			
loxapine	30〜100	10	4
molindone	30〜100	10	24
thiothixene	15〜50	5	34
第2世代(非定型抗精神病薬)			
アリピプラゾール	10〜30	− [4]	75
クロザピン	150〜600	− [50]	12
オランザピン	10〜30	− [2.5]	33
クエチアピン	300〜800	− [66]	6
リスペリドン	2〜8	− [1]	24
ziprasidone	120〜200	−	7

出典:American Psychiatric Association. Practice guideline for the treatment of patients with schizophrenia, second edition. Am J Psychiatry 2004;161:1-56 より改変。
[‡] 訳注:CP換算とは,クロルプロマジン100 mg と抗精神病効果が等しくなる用量のこと。参考として非定型抗精神病薬のCP換算を[ ]で示した。

- 抗精神病薬の副作用には以下のようなものがある。
  - 高プロラクチン血症(乳汁分泌,無月経,性欲低下)
  - 体重増加,脂質異常症,高血糖
  - 補正QT時間延長(不整脈,心臓突然死)
  - 急性ジストニア(急性筋強直,喉頭痙攣)
  - Parkinson症状(仮面様顔貌,寡動,振戦,筋強直)
  - アカシジア(動き回る,落ち着かない)
  - 遅発性ジスキネジア(不随意運動)
  - 悪性症候群(筋強直,振戦,自律神経の不安定,意識障害,致死性)
- ジフェンヒドラミンや benztropine が錐体外路症状(ジストニア,アカシジア,Parkinson症状)の治療に用いられる[48]。
- 抗精神病薬による適切な薬物療法にもかかわらず症状の完全寛解を得られない患者が少なからずいる。

表40-11 抗精神病薬の副作用とその頻度

薬物	錐体外路症状、特に遅発性ジスキネジア	高プロラクチン血症	体重増加	耐糖能異常	脂質異常	補正QT時間延長	鎮静
アリピプラゾール(エビリファイ®)	−	−	−	−	−	−	+
クロザピン(クロザリル®)	−	−	+++	+++	+++	−	+++
ハロペリドール(セレネース®)	+++	+++	+	−	−	−	++
オランザピン(ジプレキサ®)	−	−	+++	+++	+++	−	+
ペルフェナジン(ピーゼットシー®)	++	++	+	+	+	−	+
クエチアピン(セロクエル®)	−	−	++	++	++	−	++
リスペリドン(リスパダール®)	+	+++	++	++	++	+	+
thioridazine	+	++	+	+	+	+++	++
ziprasidone	−	+	−	−	−	++	−

錐体外路症状とは、アカシジア(静坐不能)、Parkinson症状、ジストニア(筋緊張亢進による姿位異常)など。
− : ほとんど起こらない、+ : 稀に起こる、++ : よく起こる、+++ : 頻繁に起こる

出典：American Psychiatric Association. Practice guideline for the treatment of patients with schizophrenia, second edition. Am J Psychiatry 2004;161:1-56 より改変。

- 治療抵抗性の統合失調症にはリチウム，カルバマゼピン，ベンゾジアゼピン系，β遮断薬，バルプロ酸を用いた補助療法や電気痙攣療法を行う[52,53]。
- 精神病性障害の患者では，うつ病などの併存症を突きとめて治療する。しかし，カテコールアミン再取り込みを阻害する抗うつ薬は，精神病性障害を長引かせたり悪化させたりする可能性がある。

非薬物治療

- 電気痙攣療法は，精神病性障害の患者で，抗精神病薬が奏効しない場合，著明な緊張病症状を呈している場合，うつ病や希死念慮が併存している場合に有効である[45,47,48]。
- 精神療法は精神病性障害に対し有効な補助療法であるが，データは限られている。
- 職業訓練やケースマネジメントといった多様な心理社会的介入は，統合失調症患者を支援するのに有益である。

予後

- 統合失調症は，**さまざまな経過をたどる慢性疾患**である。
- 初発エピソードの患者の70％以上は3〜4カ月で精神病症状が完全寛解し，1年後には80％以上が寛解維持に至る[45]。
- 治療抵抗性に関する予測因子には次のようなものがある。すなわち，男性，胎児期・周産期の障害，激しい幻覚と妄想，注意力障害，病前の日常活動の機能の低さ，長い未治療期間，錐体外路症状の出現，情動面での困難な状況（すなわち，敵対的・批判的態度をとる，日常生活で過保護にされている，感情表出が過剰）などである[45]。
- 統合失調症の長期予後は，理由はわからないが，きわめて多様である。予後不良例は50％未満であるが，残念ながら予後良好例も50％未満である[47]。重要なことは，20〜40％が自殺を企図し，それにより7％が死亡するということである[45]。

老年期の精神疾患

一般的事項

- 抑うつや不安は**加齢の正常な過程の一部ではない**。これらの疾患は老年期のQOLに多大な悪影響を及ぼす。
- 頻回の入院加療や介護施設での長期のケアが必要な高齢者は，そうでない高齢者よりも精神疾患の有病率が高い。
- 老年期の精神疾患は若年者とは異なった病態生理に由来し，亜急性の神経変性や虚血などが関係する[3,6,20,54]。
- **基礎にある身体疾患**（進行した心疾患・呼吸器疾患・神経疾患など）により，うつ病や不安障害に罹患しやすくなる。それらが組み合わさり，さらに生理学的変化と心理社会的ストレスの双方が関連して，複雑なものとなる。
- 高齢者によくみられる身体疾患は，精神症状を伴いやすい。精神症状を呈す

る高齢者では，甲状腺や副腎の機能不全，糖尿病，不整脈や虚血性心疾患，栄養不足，膵癌などの悪性疾患，脳卒中，Parkinson症候群，神経疾患，慢性疼痛，睡眠障害，不顕性の感染症，薬物の副作用，などをスクリーニングする。

- 老年期の精神疾患はしばしば**非定型的**であり，精神症状よりも身体症状を訴えることが多い。高齢者を診察するときには最大限の注意を払い，基礎に精神疾患が存在する可能性を考慮することなく単に身体的な対症療法を行うような誤りを避ける。
- 高齢者は，**薬物副作用や薬物相互作用を生じやすい**。薬物は若年者よりも低用量で開始し，ゆっくり漸減漸増する。治療方法と薬物の選択にあたっては併存疾患を考慮する。
- 高齢者の精神疾患の治療は複雑であるため，すべて精神科医や精神保健の専門家への紹介を強く考慮する。

高齢者のうつ病

- 高齢者のうつ病はわかりにくい。老年期うつ病では，しばしば「悲哀」や「憂うつな気分」ではなく以下のような表現型をとる[43,55]。
  - 感情鈍麻，趣味に対する興味の減少
  - 漠然とした身体症状を伴う体調不良
  - 活力の不足
  - 精神運動性の制止または焦燥
  - 併存している身体疾患のコントロールや治療コンプライアンスが不良になる
  - 睡眠障害，早朝覚醒
  - 記憶障害や情報・視覚処理速度低下などの認知機能障害
  - 罪業妄想，無価値感
  - 幻聴，幻視
- 高齢者は，若年成人よりも自殺完遂のリスクが高い[3]。
- うつ病症状がある，あるいは「2項目質問スクリーニング」で陽性の場合は，老年期うつ尺度 Geriatric Depression Scale（GDS）のような**老年期に特化した評価尺度**を用いて評価する[56,57]。
- 高齢者では"小"うつ病でさえ，日常の活動の障害の悪化，死亡率の増加，自殺リスクの増加につながる。
- 治療への反応が良好で介入も有益でありそうな場合には，加療を強く考慮する。
- 老年期うつ病のすべてに，抗うつ薬による薬物療法を検討する[6]。
- 熟練した精神療法は薬物療法への反応性を増強する。薬物療法が禁忌な場合であっても，軽症のうつ病には精神療法単独でも十分効果的であろう[13,54,58,59]。
- さまざまな種類の抗うつ薬の，高齢者での効力と忍容性を示すデータがある[6,13,58]。

- 老年期うつ病には，三環系抗うつ薬よりも副作用の少ない SSRI あるいは非選択的セロトニン作動薬(すなわち，ミルタザピン，bupropion，SNRI)が第1選択薬となる(表40-3)[6,13,20,58]。しかし，これらの薬物は高齢者にParkinson症状，睡眠障害，食欲低下，洞徐脈，低ナトリウム血症を生じることがある。
- アミトリプチリンやイミプラミンなどの**抗コリン作用の強い薬物**は，不整脈，閉塞隅角緑内障，尿閉，譫妄，起立性低血圧のリスクがあるため高齢者には**相対禁忌**である。
- 高齢者は三環系抗うつ薬や抗精神病薬による心血管合併症のリスクも高い[55]。
- 電気痙攣療法は高齢者には一般的に安全であり，希死念慮，緊張病，精神病性障害など，重い症状の患者には特に有効であろう[6,55,60]。
- 高齢者のうつ病は，よりゆっくりと寛解する。抗うつ薬で治療された高齢者の半数以上が，結果的に2カ月以内で治療に反応する[6,58]。6～8週間経過しても症状が続く場合には，ほかの治療法も併用することや別の治療法に変更することを考慮する。
- 全体的なQOL，日常生活での活動，併存疾患のコントロールで，治療反応性を評価する[59]。
- 中等度あるいは重症の老年期うつ病患者では，再発リスクを減らすため，抗うつ薬や電気痙攣療法での維持療法を少なくとも12カ月間続けるべきである。さらなる長期間の継続も有益であろう。熟練した精神療法は中等度あるいは重症の老年期うつ病の再発防止に有効であるが，補助療法であり，単独で行うべきではない[58,61,62]。

高齢者の不安障害

- 高齢者では全般性不安障害などの不安障害がよくみられる[58,63,64]。
- 高齢者の不安症状が，不安障害によるものなのか，他の原因に続発したものなのか，鑑別する。心疾患，呼吸器疾患，薬物副作用は，若年成人と比べて高齢者には大きく影響し，コントロールが不良であると顕著な不安を生じる。
- 焦燥(身体的に表現される過活動性)と不安との差異はごくわずかであるが，治療方法が異なることがあるので鑑別が必要である。高齢者の焦燥は，不安障害の特徴である恐怖や切迫した破滅の感覚を通常は生じない。明確な不安を伴わない焦燥は認知症や譫妄でもよくみられる。
- 高齢者の不安障害は，心配を訴えるよりも，次のような非特異的な愁訴が多い[63,64]。
    - 集中や記憶の困難
    - 落ち着かない，いらいら感
    - 筋緊張
    - 漠然とした内臓の不快感
    - はっきりと説明のつかない心血管症状や消化管症状が繰り返し生じる
    - 精密検査で異常がないにもかかわらず続く身体愁訴
    - 疲労

- ■身体活動と日常生活の自立の衰え
- ■気分の落ち込み,抑うつ
- ■孤独感の強まり
- ■特定の状況・役割・場所の回避
- 不安は高齢者の睡眠に明らかな影響を及ぼす。あるデータによれば,高齢の全般性不安障害患者の90％が,睡眠に満足していないと回答している[65]。
- 高齢者の不安障害はうつ病を伴う頻度が高い[63,64]。両者が併発すると希死念慮や物質乱用のリスクが高くなる。
- 高齢者の不安障害のスクリーニングに最適な評価尺度が何であるのかは明らかではない。全般性不安障害の重症度尺度 Generalized Anxiety Disorder Severity Scale (GADSS) は,高齢者の全般性不安障害やパニック障害の評価に役立つであろう[66,67]。
- 高齢者における不安障害の有病率が高いにもかかわらず,どういった治療法が有効であるか厳密に研究した報告はほとんどない[58,63,64]。
- SSRI は高齢者の不安障害の治療に有効なようである(表 40-3)。シタロプラムとエスシタロプラムが全般性不安障害とパニック障害の治療に有効であることが,小規模な研究ではあるが立証されている[68,69]。不安に対してSSRI を処方されている高齢者には,疲労,睡眠障害,排尿障害などの軽度の副作用が比較的生じやすい。また,低ナトリウム血症などの重度の副作用も生じることがある。
- venlafaxine の徐放製剤も高齢者の全般性不安障害の治療に有効なようであり,効力,安全性,忍容性は若年者と同等である[70]。
- **ベンゾジアゼピン系薬物**は,高齢者では最もよく処方される抗不安薬である(表 40-6)[58,63,71]。プラセボに比べ,不安症状を減少させる[63]。ただし,ベンゾジアゼピン系は高齢者の**転倒と認知機能障害のリスクを高める**ので慎重に用いる。高齢者は薬物代謝率が低いため,長時間作用型よりも中時間作用型の薬物のほうが忍容性がある。高齢者の不安に関してベンゾジアゼピン系と他の治療法とを直接比較した研究はまだない。
- 高齢者の不安障害の治療に**認知行動療法**が有効であることが以前から示されている[58,63,72,73]。認知行動療法は悪影響が少ないので,すべての高齢者の不安障害で実施を考慮する。その他の精神療法も有効だと思われるが,まだ十分に評価されていない[58,63,72]。
- 指圧・マッサージや心身介入[†9]といった代替療法は,高齢者の不安障害で認められる睡眠障害を改善しうるが,データが少ないためはっきりした評価ができない[74]。

高齢者の精神病性障害

- 精神病症状は高齢者に広くみられ,地域社会の高齢者の約 1～5％,介護施設の入所者では 10～63％にみられると推定される[60]。

[†9] 訳注:瞑想,絵画療法,音楽療法など。

- 高齢者の精神病性障害は以下のような原因によると考えられる。
    - 統合失調症および統合失調感情障害
    - 気分障害（うつ病，躁病）
    - 認知症（Alzheimer型認知症，Lewy小体型認知症）
    - 譫妄
    - 妄想性障害
    - 物質誘発性障害
    - Parkinson病
    - 薬物の副作用
- 統計上，高齢者の精神病性障害の原因で最も多いのはAlzheimer型認知症，うつ病，譫妄である。高齢者の精神病性障害を評価するときには常にこれらの疾患を念頭に置く[60]。精神病性障害の病因を考慮して治療法を選択する。
- 老年期うつ病で入院した患者の40％近くが精神病症状を呈する[60]。**高齢者の精神病性障害では必ずうつ病の評価をする。** うつ病や躁病の患者の幻覚妄想は，しばしば（必ずではないが）気分と一致している。
- 統合失調症は，高齢者の精神病性障害の病因としてあまり多くはないが重要なものである。高齢者の統合失調症の大部分は，もっと若い時期に初発している。しかし，**「遅発性」統合失調症**も起こりうるので注意を要する。
- 高齢者の統合失調症の約24％が40歳以降に初発し，約4％が60歳以降に初発している[60]。「遅発性」統合失調症は男性よりも女性に多い。
- 若年者の統合失調症に比べて「遅発性」統合失調症では以下のようなことで苦しむことが多い。
    - 視覚・触覚・嗅覚の幻覚
    - 罵倒されたり非難されたりする幻聴
    - 第三者による「実況放送」
    - 被害妄想
- 「遅発性」統合失調症は，典型的な思路障害や感情鈍麻を呈することは若年患者よりも少ない。
- 他の精神病性障害とは異なり，高齢者の統合失調症では一般的に複雑で奇異な妄想と幻聴を認める。高齢者の統合失調症では，たいてい希死念慮がみられる[60]。
- 高齢者の精神病症状を伴ううつ病で，抗うつ薬だけでは改善がみられない場合，電気痙攣療法や抗精神病薬が補助的療法として有用であろう[6,51,55,60]。
- 慢性の精神病性障害の高齢患者とその家族に対する多岐にわたる心理社会的な介入は学会等で支持されている[58]。効果的な介入には，職業訓練，生活技能訓練，地域社会支援プログラムなどがある。
- 専門家の意見，学会等の見解，ごく少数の研究結果のすべてが，高齢の精神病性障害あるいは晩年の統合失調症に抗精神病薬が有効であるという意見で一致している[51,58,60]。高齢者の精神病性障害には**非定型抗精神病薬を選択するのが一般的**であり，通常は若年患者よりも低用量を用いる[51]。一般的に用いられている抗精神病薬は表40-10に示した。
- 高齢者の精神病性障害に対する薬物療法は，精神科医の協力のもとで行う。

- **高齢者は抗精神病薬の副作用を特に生じやすい**(表40-11)[58, 60]。
    - Parkinson症状(寡動,振戦,歯車様固縮,仮面様顔貌など)
    - ジストニア(筋緊張異常による不随意運動の結果,姿位異常となる。有痛性のこともある)
    - アカシジア(焦燥,じっとしていられない)
    - 遅発性ジスキネジア(目的のない不随意な動きの繰り返し)
    - 体重増加,脂質異常症,高血糖
    - 不整脈
    - 補正QT時間延長
    - 突然死
- 若年患者の錐体外路症状(Parkinson症状,ジストニア,アカシジアなど)の治療には,しばしばジフェンヒドラミンやbenztropineが用いられる。しかし,これらの抗コリン薬は,高齢者では認知機能障害,便秘,起立性低血圧といった副作用を起こすことが多いので,注意して用いる。
- 高齢者の錐体外路症状や遅発性ジスキネジアは,非定型抗精神病薬よりも定型抗精神病薬(ハロペリドールなど)の使用で生じやすい[67]。
- **抗精神病薬による薬物療法は高齢患者において,特に心血管疾患や感染症による死亡の増加と関係している。**そのため,認知症と関連した精神病症状への非定型抗精神病薬の使用については,FDAから警告が出されている。非定型抗精神病薬に比べて,定型抗精神病薬のほうが高齢者の死亡リスクが高いようである[60]。

追加の情報源

- Med Line PlusのMental health
  最終アクセス:2012年3月31日。
  http://www.nlm.nih.gov/medlineplus/mentalhealth.html
- National Institutes of Mental HealthのHealth topics
  最終アクセス:2012年3月31日。
  http://www.nimh.nih.gov/health/index.shtml
- PsychCentralのMental health & psychology resources online
  最終アクセス:2012年3月31日。
  http://psychcentral.com/resources/

(田中 章)

文献

1. Stiebel V, Schwartz CE. Physicians at the medicine/psychiatric interface: what do internist/psychiatrists do? *Psychosomatics* 2001;42:377-381.
2. Thielke S, Vannoy S, Unutzer J. Integrating mental health and primary care. *Prim Care* 2007;34:571-592, vii.
3. National Institute of Mental Health. The numbers count: mental disorders in America. http://www.

nimh.nih.gov/health/publications/the-numbers-count-mental-disorders-inamerica/index.shtml. Published 2008. Accessed February 9, 2009.

4. Institute for Clinical Systems Improvement (ICSI). Major Depression in Adults in Primary Care. Bloomington, MN: ICSI, 2008.
5. First MB, Frances A, Pincus HA. DSM-IV-TR Handbook of Differential Diagnosis. Arlington, VA: American Psychiatric Publishing, Inc., 2002.
6. Shanmugham B, Karp J, Drayer R, et al. Evidence-based pharmacologic interventions for geriatric depression. *Psychiatr Clin North Am* 2005;28:821-835, viii.
7. American Psychiatric Association. Psychiatric Evaluation of Adults. 2nd Ed. *Am J Psychiatry* 2006;163:3-36.
8. American Psychiatric Association. Diagnostic and Statistical Manual of Mental Disorders (DSM-IV-TR). Text Revision. 4th Ed. Arlington, VA: American Psychiatric Publishing, Inc., 2000.
9. Belmaker RH, Agam G. Major depressive disorder. *N Engl J Med* 2008;358:55-68.
10. Maurer D, Colt R. An evidence-based approach to the management of depression. *Prim Care* 2006;33:923-941, vii.
11. U.S. Preventive Services Task Force. Screening for depression: recommendations and rationale. *Ann Intern Med* 2002;136:760-764.
12. Egede LE. Disease-focused or integrated treatment: diabetes and depression. *Med Clin North Am* 2006;90:627-646.
13. Fochtmann IJ, Gelenberg AJ. Guideline watch: practice guideline for the treatment of patients with major depressive disorder. 2nd Ed. Arlington, VA: American Psychiatric Association, 2005.
14. Whooley MA, Avins AL, Miranda J, Browner WS. Case-finding instruments for depression: two questions are as good as many. *J Gen Intern Med* 1997;12:439-445.
15. Bostwick JM, Philbrick KL. The use of electroencephalography in psychiatry of the medically ill. *Psychiatr Clin North Am* 2002;25:17-25.
16. King V, Robinson S, Bianco T, et al. U.S. Department of Health and Human Services. Agency for Healthcare Research and Quality. Choosing Antidepressants for Adults. AHRQ Pub. No. 07-EHC007-3. Rockville, MD: 2007.
17. American Psychiatric Association. Practice guideline for the treatment of patients with major depressive disorder (revision). *Am J Psychiatry* 2000;157:1-45.
18. Barbui C, Butler R, Cipriani A, et al. Depression in adults (drug and other physical treatments). *BMJ Clin Evid* 2007;06:1003.
19. Butler R, Hatcher S, Price J, Korff MV. Depression in adults: psychological treatments and care pathways. *BMJ Clin Evid* 2007;08:1016.
20. Lawhorne L. Depression in the older adult. *Prim Care* 2005;32:777-792.
21. Cain RA. Navigating the sequenced treatment alternatives to relieve depression (STAR*D) study: Practical outcomes and implications for depression treatment in primary care. *Prim Care* 2007;34:505-519, vi.
22. Qaseem A, Snow V, Denberg TD, et al. Using second-generation antidepressants to treat depressive disorders: a clinical practice guideline from the American college of physicians. *Ann Intern Med* 2008;149:725-733.
23. Schatzberg AF, Cole JO, DeBattista C. Manual of clinical psychopharmacology. 6th Ed. Arlington, VA: American Psychiatric Publishing, Inc., 2007.
24. Gartlehner G, Hansen RA, Thieda P, et al. U.S. Department of Health and Human Services. Agency for Healthcare Research and Quality. Comparative Effectiveness of Second-Generation Antidepressants in the Pharmacologic Treatment of Adult Depression. AHRQ Publication No. 07-EHC007-EF. Bethesda, MD: 2007.
25. Crone CC, Gabriel G. Herbal and nonherbal supplements in medical-psychiatric patient populations. *Psychiatr Clin North Am* 2002;25:211-230.
26. Ströhle A. Physical activity, exercise, depression and anxiety disorders. *J Neural Transm* 2009;116:777-784.
27. Soomro GM. Deliberate self-harm (and attempted suicide). *BMJ Clin Evid* 2008;12:1012.
28. American Psychiatric Association. Practice guideline for the assessment and treatment of patients with suicidal behaviors. *Am J Psychiatry* 2003;160:1-60.

29. U.S. Food and Drug Administration. Antidepressant use in children, adolescents, and adults. http://www.fda.gov/cder/drug/antidepressants/default.htm. Published 2007. Accessed May 2, 2009.
30. Hawton K, Townsend E, Arensman E, et al. Psychosocial and pharmacological treatments for deliberate self harm. *Cochrane Database Syst Rev* 2000;2:CD001764.
31. Shearer SL. Recent advances in the understanding and treatment of anxiety disorders. *Prim Care* 2007;34:475-504, v-vi.
32. National Institute of Mental Health. U.S. Department of Health and Human Services. Anxiety Disorders. NIH Publication No. 07-4677. Bethesda, MD: 2007.
33. Gale C, Millichamp J. Generalised anxiety disorder. *BMJ Clin Evid* 2007;11:1002.
34. National Institute of Mental Health. U.S. Department of Health and Human Services. Anxiety Disorders. NIH Publication No. 09-3879. Bethesda, MD: 2009.
35. Spitzer RL, Kroenke K, Williams JB, Lowe B. A brief measure for assessing generalized anxiety disorder: The gad-7. *Arch Intern Med* 2006;166:1092-1097.
36. Newman MG, Holmes M, Zuellig AR, et al. The reliability and validity of the panic disorder self-report: a new diagnostic screening measure of panic disorder. *Psychol Assess* 2006;18:49-61.
37. Kapczinski F, Lima MS, Souza JS, Schmitt R. Antidepressants for generalized anxiety disorder. *Cochrane Database Syst Rev* 2003;2:CD003592.
38. Chessick CA, Allen MH, Thase M, et al. Azapirones for generalized anxiety disorder. *Cochrane Database Syst Rev* 2006;3:CD006115.
39. Martin JL, Sainz-Pardo M, Furukawa TA, et al. Benzodiazepines in generalized anxiety disorder: heterogeneity of outcomes based on a systematic review and meta-analysis of clinical trials. *J Psychopharmacol* 2007;21:774-782.
40. Mula M, Pini S, Cassano G. The role of anticonvulsant drugs in anxiety disorders: a critical review of the evidence. *J Clin Psychopharmacol* 2007;3:263-272.
41. Hunot V, Churchill R, Silva de Lima M, Teixeira V. Psychological therapies for generalised anxiety disorder. *Cochrane Database Syst Rev* 2007;1:CD001848.
42. Kumar S, Malone D. Panic disorder. *BMJ Clin Evid* 2008;12:1010.
43. Means-Christensen AJ, Sherbourne CD, Roy-Byrne PP, et al. Using five questions to screen for five common mental disorders in primary care: Diagnostic accuracy of the anxiety and depression detector. *Gen Hosp Psychiatry* 2006;28:108-118.
44. Krisanaprakornkit T, Sriraj W, Piyavhatkul N, Laopaiboon M. Meditation therapy for anxiety disorders. *Cochrane Database Syst Rev* 2006;1:CD004998.
45. American Psychiatric Association. Practice guideline for the treatment of patients with schizophrenia, second edition. *Am J Psychiatry* 2004;161:1-56.
46. Jindal RD, Keshavan MS. Neurobiology of the early course of schizophrenia. *Expert Rev Neurother* 2008;8:1093-1100.
47. van Os J, Kapur S. Schizophrenia. *Lancet* 2009;374:635-645.
48. Lehman AF, Buchanan RW, Dickerson FB, et al. Evidence-based treatment for schizophrenia. *Psychiatr Clin North Am* 2003;26:939-954.
49. Oud MJ, Meyboom-de Jong B. Somatic diseases in patients with schizophrenia in general practice: their prevalence and health care. *BMC Fam Pract* 2009;10:32.
50. Leucht S, Corves C, Arbter D, et al. Second-generation versus first-generation antipsychotic drugs for schizophrenia: a meta-analysis. *Lancet* 2009;373:31-41.
51. Alexopoulos GS, Streim J, Carpenter D, Docherty JP. Using antipsychotic agents in older patients. *J Clin Psychiatry* 2004;65(Suppl 2):5-99.
52. Schwarz C, Volz A, Li C, Leucht S. Valproate for schizophrenia. *Cochrane Database Syst Rev* 2008;3:CD004028.
53. Volz A, Khorsand V, Gillies D, Leucht S. Benzodiazepines for schizophrenia. *Cochrane Database Syst Rev* 2007;CD006391.
54. Wilson KC, Mottram PG, Vassilas CA. Psychotherapeutic treatments for older depressed people. *Cochrane Database Syst Rev* 2008;CD004853.
55. Stek ML, Van der Wurff FB, Hoogendijk WL, Beekman AT. Electroconvulsive therapy for the depressed elderly. *Cochrane Database Syst Rev* 2003;2:CD003593.
56. Holroyd S CA. Measuring depression in the elderly: Which scale is best? *Med Gen Med* 2000;2(4).

http://www.medscape.com/viewarticle/430554. Accessed December 23, 2009.
57. Sheikh JI, Yesavage JA. Geriatric depression scale (GDS): recent evidence and development of a shorter version. In: Clinical Gerontology: A Guide to Assessment and Intervention. New York, NY: The Haworth Press, 1986:165-173.
58. Bartels SJ, Dums AR, Oxman TE, et al. Evidence-based practices in geriatric mental health care: an overview of systematic reviews and meta-analyses. *Psychiatr Clin North Am* 2003;26:971-990, x-xi.
59. Mackin RS, Arean PA. Evidence-based psychotherapeutic interventions for geriatric depression. *Psychiatr Clin North Am* 2005;28:805-820, vii-viii.
60. Broadway J, Mintzer J. The many faces of psychosis in the elderly. *Curr Opin Psychiatry* 2007;20:551-558.
61. Reynolds CF, Frank E, Perel JM, et al. Nortriptyline and interpersonal psychotherapy as maintenance therapies for recurrent major depression: a randomized controlled trial in patients >59 years. JAMA 1999;281:39-45.
62. Reynolds CF, Dew MA, Pollock BG, et al. Maintenance treatment of major depression in old age. *N Engl J Med* 2006;354:1130-1138.
63. Wetherell JL, Lenze EJ, Stanley MA. Evidence-based treatment of geriatric anxiety disorders. *Psychiatr Clin North Am* 2005;28:871-896, ix.
64. Blazer DG, Steffens DC. The American Psychiatric Publishing Textbook of Geriatric Psychiatry. 4th Ed. Arlington, VA: American Psychiatric Publishing, Inc., 2009.
65. Brenes GA, Miller ME, Stanley MA, et al. Insomnia in older adults with generalized anxiety disorder. *Am J Geriatr Psychiatry* 2009;17:465-472.
66. Weiss BJ, Calleo J, Rhoades HM, et al. The utility of the Generalized Anxiety Disorder Severity Scale (GADSS) with older adults in primary care. *Depress Anxiety* 2009;26:E10-E15.
67. Andreescu C, Belnap BH, Rollman BL, et al. Generalized anxiety disorder severity scale validation in older adults. *Am J Geriatr Psychiatry* 2008;16:813-818.
68. Blank S, Lenze EJ, Mulsant BH, et al. Outcomes of late-life anxiety disorders during 32 weeks of citalopram treatment. *J Clin Psychiatry* 2006;67:468-472.
69. Lenze EJ, Rollman BL, Shear MK, et al. Escitalopram for older adults with generalized anxiety disorder: a randomized controlled trial. *JAMA* 2009;301:295-303.
70. Katz IR, Reynolds CF III, Alexopoulos GS, Hackett D. Venlafaxine ER as a treatment for generalized anxiety disorder in older adults: pooled analysis of five randomized placebocontrolled clinical trials. *J Am Geriatr Soc* 2002;50:18-25.
71. Benitez CI, Smith K, Vasile RG, et al. Use of benzodiazepines and selective serotonin reuptake inhibitors in middle-aged and older adults with anxiety disorders: a longitudinal and prospective study. *Am J Geriatr Psychiatry* 2008;16:5-13.
72. Ayers CR, Sorrell JT, Thorp SR, Wetherell JL. Evidence-based psychological treatments for late-life anxiety. *Psychol Aging* 2007;22:8-17.
73. Stanley MA, Wilson NL, Novy DM, et al. Cognitive behavior therapy for generalized anxiety disorder among older adults in primary care: a randomized clinical trial. *JAMA* 2009;301:1460-1467.
74. Meeks TW, Wetherell JL, Irwin MR, et al. Complementary and alternative treatments for late-life depression, anxiety, and sleep disturbance: a review of randomized controlled trials. *J Clin Psychiatry* 2007;68:1461-1471.

神経疾患 41

Eric C. Klawiter, Brian Sommerville, Leo Wang, Todd J. Schwedt

頭痛

一般的事項

- 生涯有病率は緊張型頭痛では 78%，片頭痛では 16% である[1]。
- 頭痛で受診する患者の大多数は片頭痛である[2]。
- 片頭痛患者の 2/3 は一次医療施設で治療を受けている[3]。
- 神経外来を訪れる患者の 20% は頭痛を原因とする。

診断

臨床所見
■ 病歴
- 頭痛の診断は注意深く病歴を聴取することで決まる。
- 基礎疾患による二次性頭痛を疑わせる「警告徴候 red flag」がないか調べる（表 41-1）。

■ 身体診察
- 一次性頭痛は，身体診察では異常は認められない。
- 異常な神経学的徴候が認められた場合には二次性頭痛を疑う。
- 診察では以下の項目を施行する。
    - 一般的な身体診察と神経学的検査(眼底検査を含む)
    - 脳血管系の診察(側頭動脈や頸動脈)
    - 頸肩腕部の筋の診察(可動範囲，筋力)
    - 側頭下顎関節の診察(触診による疼痛，クリック音，動作の異常)

診断的検査
- 典型的な病歴をもつ患者で警告徴候がなく，検査結果も正常であった場合は，

表 41-1 頭痛の警告徴候

新たに発症した頭痛
50 歳以降に発症した頭痛
頭痛のパターンや性状に明らかな変化が認められる(例：症状の悪化や頻発化)
不安に関連した所見(例：意識障害，局在性麻痺)
全身性疾患(例：癌，HIV，その他の免疫不全)
全身症状(例：発熱，頸部硬直，体重減少)
突然発症の頭痛(すなわち，雷鳴頭痛)
頭部外傷後の頭痛

表 41-2　前兆のない片頭痛の診断基準

下記 3 項目を満たす頭痛発作が 5 回以上ある
　頭痛の持続時間は 4〜72 時間である
　以下の 2 項目以上を認める
　　・片側性
　　・拍動性
　　・中等度〜重度の頭痛
　　・日常的な動作で頭痛が増悪する
　以下の 1 項目以上を認める
　　・悪心または嘔吐(あるいはその両方)
　　・光過敏および音過敏

出典：Headache Classification Subcommittee of the International Headache Society. The International Classification of Headache Disorders: 2nd edition. Cephalalgia 2004;24(Suppl 1):9-160 より改変.

さらなる診断的検査は必要ない.
- 検査が必要な場合は個々の患者ごとに検討する. 以下の検査が挙げられる.
  - 頭部 MRI 検査(ガドリニウム造影剤の使用または不使用)
  - 脳血管検査〔磁気共鳴血管撮影(MRA)検査, 脳血管 CT(CTA)検査, 頸動脈超音波検査, 通常カテーテル検査〕
  - 血液検査(ESR など)
  - 頸椎画像検査
  - 腰椎穿刺

診断基準
■ 前兆のない片頭痛
前兆のない片頭痛 migraine(一般的な片頭痛)の診断基準は, 2004 年に国際頭痛分類 International Classification of Headache Disorders(ICHD 分類)で表 41-2 のように定められている[4].

■ 前兆のある片頭痛
- 片頭痛患者の約 1/3 が前兆を伴う(古典的片頭痛).
- 前兆とは 5〜20 分程度かけて徐々に出現し, 持続時間が 60 分未満の可逆性巣症状からなる発作で, 片頭痛に伴って繰り返し起こる[4].
- 前兆としては視覚症状が最も多く, 城壁スペクトル(中心暗点周辺の鋸歯状膜様の光)や閃輝暗点などが生じる.
- 次に多いのが感覚症状で, 通常は顔面や手などに感覚異常が認められる. しびれはあまりみられない.
- 一般的でない前兆としては, 筋力低下, 不安定な歩行, 言語症状などがある.

■ 緊張型頭痛
緊張型頭痛 tension-type headache の診断基準は, 2004 年に ICHD 分類で表 41-3 のように定められている[4].

表 41-3　緊張型頭痛の診断基準

頭痛は 30 分～7 日間持続する

頭痛は以下の特徴の少なくとも 2 項目を満たす
- 両側性
- 性状は圧迫感または締めつけ感(非拍動性)
- 軽度～中等度の強さ
- 日常的な動作により増悪しない

以下の両方を満たす
- 悪心や嘔吐はない
- 光過敏と音過敏はあってもいずれか一方のみ

出典：Headache Classification Subcommittee of the International Headache Society. The International Classification of Headache Disorders: 2nd edition. Cephalalgia 2004;24(Suppl 1):9-160 より改変。

表 41-4　群発頭痛の診断基準

重症で片側性の頭痛が，眼窩部，眼窩上部または側頭部のいずれか 1 つ以上の部位に，未治療の場合 15～180 分間持続する

頭痛と同側に少なくとも以下の 1 項目を伴う
- 結膜充血
- 流涙
- 鼻閉
- 鼻漏
- 前頭部および顔面の発汗
- 縮瞳
- 眼瞼下垂
- 眼瞼浮腫

発作の頻度は 1 回/2 日～8 回/日である

出典：Headache Classification Subcommittee of the International Headache Society. The International Classification of Headache Disorders: 2nd edition. Cephalalgia 2004;24(Suppl 1):9-160 より改変。

■ 群発頭痛

- 群発頭痛 cluster headache の診断基準は，2004 年に ICHD 分類で表 41-4 のように定められている[4]。
- 女性よりも男性に多い。
- 発作は毎日同じような時刻に起こり，また 1 年の中では同じような時期に起こる。
- 片頭痛とは違い，群発頭痛発作中に落ち着きのなさをしばしば認める。

■ 薬物乱用頭痛

- 薬物乱用頭痛 medication overuse headache では，急性期頭痛薬の乱用によって日常的に頭痛が起こるようになり，通常の予防薬や頓服薬が効かなくなる。

表 41-5　二次性頭痛の鑑別疾患

血管炎(例:側頭動脈炎,原発性中枢神経系血管炎)
感染症(例:髄膜炎,脳炎,脳膿瘍)
脳静脈洞血栓症
頭蓋内圧低下症(すなわち,脳脊髄液漏出)
水頭症
特発性頭蓋内圧亢進症(すなわち,偽脳腫瘍)
脳出血(脳内,くも膜下,硬膜下出血)
腫瘤病変(例:腫瘍,感染/膿瘍,血腫)
全身性疾患(例:発熱,感染,重篤な高血圧)
薬物の副作用
上部頸椎疾患
急性副鼻腔炎
側頭下顎関節障害
その他

- 本症候群は緊張型頭痛,片頭痛,および群発頭痛患者でも生じうる。
- アセトアミノフェン,アスピリン,カフェインと butalbital の合剤(Fiorinal, Fioricet, Esgic などのバルビツール酸系鎮痛薬配合薬)によって起こることが多い。

鑑別診断

頭痛は,多数の疾患にみられる一般的な症状である(二次性頭痛)。頭痛を引き起こしやすい疾患を表 41-5 に示す。

治療

片頭痛の急性期治療
■ トリプタン系薬物
- トリプタン系薬物はセロトニン受容体作動薬で,片頭痛の主たる急性期治療薬である。
- さまざまなトリプタン系薬物が使用できる。例えば,almotriptan,エレトリプタン,frovatriptan,ナラトリプタン,リザトリプタン,スマトリプタン,ゾルミトリプタンなどがある。以下の4つの投与法がある。
  - 皮下注は最も速効性があり,消化管吸収によらないが注射部位反応を起こす。
  - 次に速効性があるのは鼻内噴霧であり,これも消化管吸収によらない。
  - 口腔内崩壊錠は飲水不要である。
  - 経口錠剤。
- **トリプタン系薬物は重度の頭痛発作時に服用するのが最も効果的である。**
- 使用**禁忌**として,脳血管障害とその危険因子,脳底型片頭痛,片麻痺性片頭痛が存在する場合,また妊娠や授乳中が挙げられるが,これらにとどまらない。

- トリプタン系薬物と選択的セロトニン再取り込み阻害薬(SSRI)またはセロトニン・ノルアドレナリン再取り込み阻害薬(SNRI)の同時投与は，セロトニン症候群のリスクを上げる可能性がある。同時服用の潜在的なリスクとメリットについては患者と慎重に相談すべきである。

■ その他の頓服薬

- NSAIDは単独投与もしくはトリプタン系薬物との併用で投与される。
- 悪心や嘔吐がある場合や片頭痛の痛みを治療する場合には，**制吐薬の静注**(例えばメトクロプラミド，プロクロルペラジン)を行うことが多い。
- ジヒドロエルゴタミン(DHE)
  - ジヒドロエルゴタミンは静注，皮下注，鼻内噴霧などで投与できる。非経口ジヒドロエルゴタミンを投与する際は通常，静注制吐薬を併用する。
  - **片頭痛発作重積状態**の場合に使われることが多い。
  - 血管収縮作用があるため，虚血性心疾患や冠動脈疾患，末梢動脈障害，コントロール不良の高血圧，脳底型片頭痛や片麻痺性片頭痛には禁忌である。
  - CYP3A4阻害薬(例えばプロテアーゼ阻害薬，マクロライド系薬，アゾール系抗真菌薬)との併用も**禁忌**である。
- アセトアミノフェンやアスピリン，混合鎮痛薬(butalbitalとカフェインの合剤が多い)，エルゴタミンも用いられる。鎮痛薬の頻回使用は**薬物乱用頭痛**を招くことがある。

片頭痛の予防的治療

- 片頭痛の誘発因子となるような精神的ストレスやホルモンバランス変動，欠食，カフェイン離脱，天候変化，睡眠不足，筋緊張，アルコール，暑さ，その人にとっての特定の食べ物などを調べ，極力回避するよう指導する。
- 頭痛日記は，個々の患者における特定の頭痛誘発因子を解明するのに役立つだろう。
- 非薬物治療としては理学療法と行動療法(バイオフィードバック，リラクゼーション訓練)がある。
- 予防的治療の導入は，頭痛発作の頻度や頭痛の持続時間，発作で引き起こされる障害の程度，発作時の頓服薬への反応などに基づいて決める。
- 使用薬物の種類には以下のものがある。
  - **抗てんかん薬：トピラマート**(25 mg/日投与から開始し最大100 mg 1日2回まで増量)，**バルプロ酸**(250 mg 1日2回投与から開始し最大500 mg 1日2回まで増量)。バルプロ酸には催奇形性がある。ガバペンチンも有効な場合がある。
  - **抗うつ薬：アミトリプチリン**(10～150 mg/日)や，venlafaxineやデュロキセチンもおそらく有用である。
  - **降圧薬：β遮断薬**(例えば，プロプラノロール80 mg 1日3～4回投与から開始し最大160～240 mg 1日3～4回まで増量，もしくは長時間作用型プロプラノロール80 mg/日投与から開始し最大160～240 mg/日まで増量)，**カルシウム拮抗薬**(例えば，ベラパミル120 mg 1日3回投与から開始し最大480 mg 1日3回まで増量，もしくは徐放型ベラパミル120

mg/日投与から開始し最大480 mg 1日2回まで増量)。ACE阻害薬やARBも予防的効果がある。
- ■その他：リボフラビン(ビタミンB_2)，マグネシウム，長期作用型NSAID，神経弛緩薬，ハーブサプリメント，ボツリヌス毒素注射も用いられる。

緊張型頭痛の治療

- 緊張型頭痛は基本的には自然軽快するが，アスピリンやアセトアミノフェン，NSAIDなどの市販薬でも効果がある。カフェイン配合薬〔例えば，エキセドリン®(アセトアミノフェン300 mg，アセチルサリチル酸500 mg，無水カフェイン120 mg)1回量2錠〕も有効である。
- 患者には，市販薬の乱用で**薬物乱用頭痛**が起こりうることを十分に説明する。
- 緊張型頭痛が頻発する場合は，予防的治療として行動療法や理学療法，定期薬(アミトリプチリンなど)を要する。

群発頭痛の治療

- 予防としては，アルコールや硝酸薬などの誘発物質を回避すること，治療としてはベラパミル，リチウム，バルプロ酸，副腎皮質ステロイド，メラトニン投与などがある。
- 頓挫療法としては，マスクによる酸素吸入，トリプタン系薬物(皮下注または鼻内噴射)，ジヒドロエルゴタミン投与などがある。

薬物乱用頭痛の治療

- 薬物乱用頭痛に対する最も有効な治療は予防である。患者には発作薬の多用を避け，兆候が現れたら予防薬を使用するよう勧める。
- 実地臨床ではたいてい，原因となる発作薬の中止が試みられるが，多くの患者でそれは難しい。この目標を達成するには，患者教育，急性期治療薬の緩徐な漸減，ステロイドの漸減，長時間作用型NSAIDの短期間使用，発作薬(メトクロプラミドとジヒドロエルゴタミンの併用)離脱のための入院，予防薬の導入などを行う。

めまい

一般的事項

定義

- 患者が訴える「めまい dizziness」という言葉にはさまざまな感覚が含まれ，回転性めまい，前庭神経性ではない浮遊感や意識喪失感(失神寸前状態)，運動失調(足元のおぼつかなさや平衡障害)などがある。
- 回転性めまい vertigo は，「体を動かしていないときに重力に対応して動いているような感覚が生じるもので，前庭神経系の障害と関係する」と定義される[5]。
- 本項では回転性めまいの評価や治療に焦点を当てており，詳細は36章を参照のこと。

表 41-6 病歴から鑑別する中枢性めまいと末梢性めまい

末梢性	中枢性
突然発症	緩徐発症
動作や体位変換により誘発されたり増悪したりする	動作や体位変換による影響は予測できない
一過性	持続性で慢性的
症状は強い	症状は弱い
難聴，耳鳴，耳閉塞感をよく認める	難聴，耳鳴，耳閉塞感は稀
その他の神経徴候や症状は伴わない	その他の神経徴候や症状を伴う

診断

臨床所見

■ 病歴

- 詳細に病歴聴取を行うことは，回転性めまいと非回転性めまい(非前庭性めまい)を鑑別したり，回転性めまいが末梢性なのか中枢性なのかを鑑別するうえで非常に重要である(表 41-6)。
  - **■ 末梢性めまい**　突然発症し，体の動きにより誘発されたり増悪したりする一過性で症状の強いめまいで，耳鳴や難聴を伴うことが多く，その他の中枢神経系の局所症状は認めない。
  - **■ 中枢性めまい**　緩徐に発症する持続性で症状の弱いめまいで，耳鳴や難聴はほとんどないが，他の巣症状を認めることもある。
- めまい感の詳細，随伴症状，随伴する聴覚系の主訴を聴取し，さらに身体および精神の健康状態に関する一般的な質問をすることが診断に役立つ。

■ 身体診察

- めまい患者の神経学的診察には専門的な検査が多数あり，原因を絞り込んで特定するのに役立つ(表 41-7)[6]。
- 眼振の方向は急速相の向かう方である。
- **Dix-Hallpike テスト**で認める典型的な眼振には以下の特徴がある。
  - ■ 回旋性眼振。
  - ■ 潜時は 5〜20 秒と短い。
  - ■ 持続時間は 30 秒未満である。
  - ■ 起立時に眼振方向が逆転する。
  - ■ 反復による減衰を認める。

診断的検査

- **電気眼振検査(ENG)**では，赤外線カメラによる眼球運動の録画などを行う。一連の電気眼振検査としては，眼球運動や眼振方向の検査，温度眼振検査(カロリックテスト)があり，診断や局在診断に有用である。
- **純音聴力検査(オージオメトリー)**では伝音難聴または感音難聴を診断する。これにより，Ménière 病のような末梢性が原因となるめまいの診断につな

表41-7 めまいの神経学的診察

検査法	手技	解釈
自発眼振検査	正中の視標を注視させる	末梢性であれば固定した一方向性水平眼振を認める 中枢性であれば多方向性水平/垂直/回旋性眼振を認める
注視眼振検査	正中線から20〜30°離れた視標を注視させる	末梢性であれば正中位で認める眼振の急速相方向を注視したときに眼振の増悪を認める 中枢性であれば注視した方向に急速相が向かう眼振を認め、薬物性、アルコール依存、中枢神経腫瘍のことが多い
円滑性追跡眼球運動の検査	すべての方向を注視させ追跡させる	衝動性眼球運動は小脳障害にする脳幹症状を示唆する
衝動性眼球運動(サッケード)の検査	水平面上の2つの標的を交互に注視させ、次に垂直面でも同様に注視させる	オーバーシュートは小脳障害を示唆する 核間性眼筋麻痺は内側縦束内病変を示唆し、多発性硬化症でみられる ゆっくりとした衝動性眼球運動は脳幹障害を示唆する ゆっくりとした衝動性眼球運動は大脳皮質病変または脳幹病変で認める
Dix-Hallpikeテスト	患者の頭部を45°に傾け、これとは反対の方向を注視させ仰臥位へと体位変換させる	眼振が誘発されれば良性発作性頭位めまい(BPPV)との診断がつく
head thrust(頭部強制回旋)試験	一点を固視させた状態で患者の頭部を素早く水平に動かす	眼球運動が頭部の動きに追随し再固定される場合、同側の耳からの前庭動眼反射の入力が減少していることを意味し、末梢神経系の障害を示唆する
post head shake(頭部震盪)試験	患者の頭部を30°前屈させ、水平面で20秒間振り続け、さらに垂直面でも繰り返す	末梢性であれば健側へ向かう眼振が誘発される 中枢性では水平運動に伴って持続的な非共同性垂直眼振が誘発される
指鼻指試験	検者の指と患者自身の鼻との間を指で素早く行き来させる	測定障害や遅い追跡は小脳性運動失調を示唆する
歩行テスト、継ぎ足歩行テスト	歩行テスト:補助なしで足早に歩行させる 継ぎ足歩行テスト:一方の踵を他方のつま先につけるようにして一直線上を歩行させる	末梢性であれば患側へと進行方向が曲がる がに股歩行、継ぎ足歩行困難は小脳性運動失調を示唆する

出典:Goebel JA. The ten-minute examination of the dizzy patient. Semin Neurol 2001;21:391-398より改変。

がる。
- **脳MRI検査**は，神経学的な徴候や症状を認めたり脳卒中の危険因子を伴う場合，また新たに発症した重篤な頭痛を認める場合には必要である。
- 血管画像検査(従来からの動脈造影検査やMRA検査)は，椎骨脳底動脈虚血が疑われる場合以外は推奨されない。

鑑別診断
■ 良性発作性頭位めまい
- 良性発作性頭位めまい benign paroxysmal positional vertigo(BPPV)は**再発性めまいの最多原因である**[7]。
- 大半の症例は特発性と考えられるが，特定される原因で最も多いものは頭部外傷である。
- BPPVは，前庭迷路の後半規管内での耳石(平衡砂の結晶)の浮遊あるいは付着によって起こる[8]。
- 頭位変換(寝返り，仰向き，前屈など)で突然発症し，数十秒～数分間持続するのが特徴である。
- **Dix-Hallpikeテストが陽性であれば診断が確定する。**

■ 前庭神経炎
- 前庭神経炎 vestibular neuronitis では通常，めまいの単回発作が起こり，重篤な症状が1～2日続き数週間で軽快する。
- ウイルス感染による前庭神経の炎症によって起こる。
- 迷路機能の回復あるいは中枢性代償が起こることで軽快するまでに数週間かかる[9]。

■ 片頭痛性めまい
- 片頭痛性めまい vertiginous migraine では，片頭痛に先行または併発して前庭症状が起こる。その持続期間はさまざまであるが，頭痛のないときにめまいが生じることもある。
- 羞明や音声恐怖症，臭気恐怖症など典型的な片頭痛症状を伴うことが多い。

■ Ménière病
- Ménière病は，回転性めまい，一側性難聴，耳鳴を古典的三徴とする。
- 発作は反復性で，数分～数日続く。
- 内リンパ水腫，すなわち膜迷路内リンパ液の増加が原因である。

■ 椎骨脳底動脈虚血
- 椎骨脳底動脈虚血 vertebrobasilar ischemia では，症状がごく短時間で一過性のもの(椎骨脳底動脈系の一過性脳虚血発作)と，完成したもの(脳梗塞)がある。
- 全身性，前庭系，循環器系および耳性の症状の多くが椎骨脳底動脈虚血に起因するものと混同されている[10]。
- 随伴する脳幹症状として，複視，注視麻痺，顔面筋力低下，構音障害，嚥下障害が四肢の小脳症状や歩行失調とともに起こる。
- 脳MRIを梗塞条件で撮影することは診断の一助となる。
- MRAにより，非侵襲的に椎骨脳底動脈狭窄・閉塞を診断できることもある。

■ その他の原因

- 神経鞘腫，類皮囊腫，類上皮腫，転移性腫瘍により**第 VIII 脳神経**が障害されることがある。神経線維腫症 2 型は両側聴神経鞘腫を伴い，難聴と回転性めまいをきたす。
- **耳毒性薬物**にはアミノグリコシド系薬，ループ利尿薬，癌化学療法薬，キニーネ，アスピリンが挙げられるが[11]，これらに限らない。原因薬物の減量や中止により症状は通常改善する。
- **前庭系以外のめまいの原因**としては，起立性低血圧，不整脈(症候性徐脈)，薬物誘因性，不安障害，過換気，固有感覚障害による感覚障害などが多い。
- 患者は**運動失調**をしばしば「めまい」と表現する。運動失調の主な原因は脳卒中，多発性硬化症，てんかん，片頭痛，腫瘤病変などであるが，そのほか多数のものがある。

治療

- 治療は回転性めまいの原因に基づいて決める。
- **meclizine** などの前庭系抑制薬は，根治可能な原因が除外された場合にのみ適応となり，急性期の数日間のみ投与する[12]。
- 対症療法は発作の重症度を低下させるが，予防的効果はない。
- 抑制療法は「必要に応じて」行うことが望ましい。
- 前庭系の運動療法は急性期に有用である。
- **Epley 法**は，1 回の施行で BPPV の 85〜90％を軽快させることができる(36 章参照)[13]。
- 最大半数の患者で症状が再発し，再度，耳石置換法を行う必要がある。
- Ménière 病の保存的治療には減塩食と利尿薬併用がある。奏効しない場合，ゲンタマイシンやデキサメタゾンの鼓室内注入療法，外科手術を行うことで軽快する場合がある。

末梢性ニューロパチー

一般的事項

- 米国では，**末梢性ニューロパチー** peripheral neuropathy の原因で最も多いのは糖尿病である。発展途上国では Hansen 病性神経炎が最多原因である。
- 病態は原因によりさまざまである。
- 感覚神経，運動神経，感覚・運動神経，自律神経が侵される。
- 末梢性ニューロパチーには主に脱髄性，軸索性，あるいはその混合型がある。

診断

臨床所見
■ 病歴
- 主訴として，異常知覚，しびれ感，疼痛，筋力低下，自律神経症状がある。

- 問診では症状の持続時間，経過，自覚症状の部位について尋ねる。
- 他の基礎疾患との関連も考慮する。
- 服薬歴には特に注意を払う。化学療法薬，抗レトロウイルス薬は末梢性ニューロパチーを引き起こすことが多い。
- 家族歴から，遺伝性末梢性ニューロパチーや毒物曝露が明らかになる場合もある。

■ 身体診察
- 感覚障害に特定の皮節や神経分布に沿ったパターンがないか調べる。
  - 糖尿病性多発ニューロパチーは通常，左右対称性の手袋-靴下型分布をとる。
  - 大径線維の障害は振動覚と固有感覚の消失を招く。
  - 手関節を60秒屈曲させる動作(Phalen徴候)や手関節での正中神経の叩打(Tinel徴候)により，正中神経分布領域の疼痛や手根管症候群での異常知覚が誘発される[14]。
- 筋力低下は遅れて出現することもある。
  - 足趾の伸展と足首の背屈の低下は多発ニューロパチーを示唆する。
  - 孤発性の筋力低下は典型的な単ニューロパチーである。
- 筋萎縮のパターンを評価する。
- 一般的に，大径線維の神経障害では深部腱反射が低下もしくは消失し(Babinski反射が最初に消失する)，これは脱髄性ニューロパチーの主な所見である。
- 重篤なニューロパチーでは歩行障害を認めることもある。
- 上位運動ニューロン障害の所見は基本的に認めない。
  - 上位と下位運動ニューロン徴候を両方認める場合は，筋萎縮性側索硬化症または脊髄疾患を疑うべきである。

鑑別診断
末梢性ニューロパチーの鑑別診断について表41-8に示す。
■ 糖尿病性ニューロパチー
- 糖尿病患者の30%以上は末梢性ニューロパチーをきたす。
- 糖尿病性ニューロパチー diabetic neuropathy の症状は数ヶ月〜数年かけて進行する。
- 神経障害の程度は神経線維長に依存する。
- 電気生理学的検査では軸索性感覚運動性多発ニューロパチーの所見を認め，自律神経障害も伴う。

■ 絞扼性ニューロパチー
- 糖尿病やアミロイドーシスなどの全身性疾患があると，絞扼性ニューロパチー entrapment neuropathy を発症しやすい。
- **手根管症候群**は，手根管(屈筋支帯により構成される)内の圧が高まり正中神経の虚血をきたすことで起こる[14]。
  - 母指，示指，中指，薬指半側およびその近位の手掌の感覚脱失をきたす。
  - 最終的に，母指球筋の萎縮が生じる。

表 41-8 末梢性ニューロパチーの鑑別診断

全身性
- 糖尿病性ニューロパチー
- 腎不全
- 甲状腺機能低下症
- 慢性肝疾患
- セリアック病
- 重症疾患

血管性
- 全身性エリテマトーデス
- 強皮症
- 関節リウマチ
- 結節性多発動脈炎
- Wegener 肉芽腫症
- Churg-Strauss 症候群
- CREST 症候群
- クリオグロブリン血症
- 末梢神経領域の血管炎

浸潤性
- サルコイドーシス
- アミロイドーシス
- 腫瘍

感染性
- HIV
- ライム病
- Hansen 病

栄養性
- ビタミン B_{12} 欠乏症
- ビタミン B_1 欠乏症
- ビタミン E 欠乏症
- ビタミン B_6 欠乏症

免疫性
- 慢性炎症性脱髄性多発ニューロパチー
- Guillain-Barré 症候群
- 腫瘍随伴症候群
- 多巣性運動性ニューロパチー
- スルファチド抗体関連疾患
- MAG 抗体関連疾患

遺伝性
- Charcot-Marie-Tooth 病
- 遺伝性圧脆弱性ニューロパチー
- 遺伝性感覚性自律神経性ニューロパチー

物理的
- 外傷
- 局所圧迫
- 絞扼性ニューロパチー

その他
- 特発性
- アルコール依存
- 薬物
- 中毒,重金属

CREST:皮膚石灰沈着, Raynaud 現象, 食道運動機能低下, 手指硬化, 毛細血管拡張.
MAG:ミエリン関連糖蛋白

- 神経伝達速度検査(NCS)では,手関節部で正中神経伝導速度の遅延を認める。
- **尺骨神経**は,肘関節近くの上腕骨内上顆において圧迫を受けることがある(肘部管症候群)。
  - 薬指半側と小指全体,およびその近位の手掌の感覚脱失をきたす。
  - 第一背側骨間筋の筋力低下が生じる。
- **絞扼性橈骨神経障害**は前腕の橈骨溝で起こり,典型的には下垂手をきたす。
- **異常感覚性大腿神経痛**では,腸骨恥骨線において外側大腿皮神経が圧迫されることで大腿外側の感覚障害が生じる。

三叉神経痛

- 特発性三叉神経痛 trigeminal neuralgia は,血管が三叉神経根を圧迫することで感覚線維の脱髄をきたすものと考えられている。
- 三叉神経領域に電撃様の激痛が生じる(第3,第2,第1枝の順に侵されや

すい)。

■ Bell 麻痺
- Bell 麻痺とは，一側の末梢性顔面神経麻痺で原因不明のものをいう。
- 一側の上部および下部顔面筋力低下をきたし，味覚と聴力の変化(聴覚過敏)を伴う。

■ 血管炎性ニューロパチー
- 血管炎性ニューロパチー vasculitic neuropathy では，炎症やフィブリノイド壊死による血管閉塞の結果として末梢神経梗塞が起こる[15]。
- 典型例では多発性単神経炎をきたすが，対称性多発ニューロパチーを発現することもある。
- 亜急性に進行する有通性感覚運動性ニューロパチーである。
- 一般的に全身性血管炎疾患と関連するが，末梢神経に限定されることもある。
- 電気生理検査では軸索障害所見を認める。
- 神経生検と筋生検により神経鞘の炎症，血管壁の異常病理像，軸索喪失所見を認めることで診断がつく。

■ 慢性炎症性脱髄性多発ニューロパチー
- 慢性炎症性脱髄性多発ニューロパチー chronic inflammatory demyelinating polyneuropathy (CIDP) は，後天性の慢性脱髄性多発ニューロパチーの中で最も頻度が高い[16]。
- 感覚神経よりも運動神経が障害されやすい。
- 2 カ月以上にわたり進行あるいは寛解・増悪を繰り返す。
- 電気生理検査では複数の神経で伝導速度低下と伝導ブロックを認め，これは脱髄を示唆する所見である。
- 脳脊髄液検査では通常，蛋白の軽度増加を認める。
- 神経生検で脱髄所見をみる。
- 生検は，臨床的に CIDP が強く疑われるものの電気生理検査で診断がつかなかった場合に考慮する。

■ Guillain-Barré 症候群
- Guillain-Barré 症候群 (GBS) は急速進行性の上行性筋力低下として現れ，腱反射消失とさまざまな感覚障害を伴う。症状のピークは 4 週以内である[17]。
- *Campylobacter jejuni* やサイトメガロウイルスの先行感染が発症数週間前にみられる。
- 呼吸筋が著しく障害されることがあり，患者の 25％は人工呼吸管理を要する。
- 電気生理検査では通常，脱髄所見を認める。
- 脳脊髄液検査では，患者の 80％に蛋白増加がみられる。

■ HIV ニューロパチー
- HIV 感染者の神経学的合併症として最も多いのが感覚性遠位性多発ニューロパチーである。
- ニューロパチーは HIV 感染者の 50％以上にみられる[18]。
- 電気生理検査により，軸索性感覚性ニューロパチーの所見が確認できる。
- HIV ニューロパチーは，HAART (高活性抗レトロウイルス療法) の出現にも

関わらず今なおよくみられる病態である。

診断的検査
■ 検体検査
- CBC，一般生化学，ビタミン B_{12}，葉酸，甲状腺刺激ホルモン(TSH)，HbA1c，ESR，血清蛋白電気泳動と免疫固定をまず評価する。
- 臨床経過によっては以下の追加検査を考慮する。抗核抗体，可溶性核抗原，リウマトイド因子，尿蛋白電気泳動，クリオグロブリン，免疫グロブリン，HIV，銅，ビタミンE，抗GM1ガングリオシド抗体，抗スルファチド抗体，抗ミエリン関連糖蛋白抗体，傍腫瘍抗神経抗体(複数種)。

■ 診断手技
- ほとんどの場合，**筋電図検査と神経伝達速度検査**が推奨される。
- 電気生理検査は，軸索性ニューロパチーと脱髄性ニューロパチーの鑑別に役立つ。
- 障害の分布を確認する。単ニューロパチー，多発ニューロパチー(対称性に多数の神経が同時に障害される)，多発性単ニューロパチー(多発性で，複数の神経が同時もしくは順番に障害される。多くは急速進行性)，神経叢障害(腕・腰神経叢が障害される)，神経根障害のどれに相当するか検討する。
- 神経根障害または脊髄症(ミエロパチー)が疑われる場合，患部レベルのMRIは有用である。
- **神経生検と筋生検**は，免疫性(CIDP)か炎症性(血管炎)か浸潤性(アミロイドーシス)かを鑑別するのに役立つ。侵襲的検査であるため，他の方法で診断がつきそうな場合は行ってはならない。
- 遺伝性ニューロパチーが疑われる場合，遺伝子検査の施行は妥当である。
- 慢性多発ニューロパチー症例の25%は診断がつかない。

治療

基礎疾患の治療
- 糖尿病，甲状腺機能低下症，ビタミン B_{12} 欠乏症，腎不全を積極的に治療することで，神経症状は安定または軽快する。
- **三叉神経痛**の治療
  - カルバマゼピン，oxcarbazepine は疼痛管理に効果的である。バクロフェンやラモトリギンも有用である[19]。
  - 治療抵抗性の患者には微小血管減圧術が必要となる場合がある。
- **Bell麻痺**の治療
  - 角膜の保護は必須である。
  - 経口ステロイドが有効であるが，発症後3日以内の投与開始が望ましい[20,21]。バラシクロビルやファムシクロビルの併用も，重症顔面麻痺に有効な場合がある[22,23]。
  - 予後は良好で，患者の90%以上は完全に回復する。
  - 予後良好の指標としては，不全麻痺，早期改善，若年，味覚保持，電気生

理検査での正常所見が挙げられる。
- 血管炎性ニューロパチーは副腎皮質ステロイドもしくは免疫抑制薬で治療する。
- CIDPの治療では静注免疫グロブリン(IVIG)，血漿交換，あるいは副腎皮質ステロイドが選択される[16]。
- Guillain-Barré症候群は通常，入院を要し，IVIGもしくは血漿交換で治療する[17]。
- 絞扼性ニューロパチーは手術適応となることがある。
  - 軸索喪失または症状の遷延を認める場合は手根管開放術の適応となる。
  - 圧迫性尺骨神経障害の難治例は尺骨神経移行術を要する場合がある。

神経障害性疼痛の対症療法

- 非オピオイド薬は今なお治療の主体である。
- ガバペンチンやプレガバリンといった**抗てんかん薬**が第1選択となる[24]。
- 三環系(アミトリプチリン，ノルトリプチリン)やSNRI(デュロキセチン，venlafaxine)などの**抗うつ薬**も第1，第2選択薬である。
- リドカイン局所投与の追加により疼痛管理が改善する場合がある。
- オピオイドは一部の症例で必要になるものの，中毒や乱用の恐れがあるため慎重に処方すべきである。
- トラマドールはオピオイド受容体部分作動薬であり，一般に依存性や乱用の危険性は低く忍容性も高い。

その他

- 理学療法，作業療法は廃用を軽減する。
- 手根管症候群患者では，手首副子によって中立位を保つことが効果的である。
- 下垂足をきたしている患者では，短下肢装具が歩行時に役立つ。
- 体重減量と適切なフットケアが推奨される。
- 歩行補助具が必要になることもある。

てんかん発作

一般的事項

定義

- 国際抗てんかん連盟(ILAE)と国際てんかん協会(IBE)は以下のように定義している[25]。
  - **てんかん発作** epileptic seizure とは「脳内の異常な神経活動の同期や過剰な神経活動により一過性に生じた症候」である。
  - **てんかん** epilepsy とは「てんかん発作をきたしやすい性質をもつ脳疾患」である。
- 痙攣があっても，1回限りの発作であればてんかんとは診断されない。
- 非誘発性発作 unprovoked seizure は直接的な原因が不明であり，中枢神経系の急性損傷や全身性の代謝異常によるものは含まれない。

分類
■ 部分発作
部分発作(焦点発作)focal seizure は一側の大脳半球の一部にてんかん巣(異常神経活動)が局在し,意識レベルによりさらに細分類される[26]。
単純部分発作
- 意識は保たれている。
- 典型例では以下のような所見を認める。
  - 運動(症状)発作
  - 異常な体性感覚症状(異常知覚,温冷覚など)
  - 特定の感覚症状(視覚,聴覚,嗅覚,味覚,平衡覚など)
  - 精神症状(感情,記憶,認知,知覚など)
  - 自律神経症状(心窩部違和感,蒼白,発汗,潮紅,立毛など)
- 通常,持続時間は 15 秒〜2 分程度と短い。

複雑部分発作
- 典型的な部分発作であり,**意識障害を伴う。**
- 無動凝視,動作停止,無反応,口唇・四肢の自動運動,四肢の異常姿勢,クローヌスなどを認める。
- たいていは発作後錯乱を伴う。
- 通常,持続時間は 30 秒〜3 分程度である。

二次性全般化強直間代発作
- 部分発作後,異常神経活動が局所領域から両側大脳半球へと対称的に広がることで起こる。
- 強直・間代発作は通常,非対称性に生じる。
- しばしば発作後錯乱を伴う。

■ 全般発作
全般発作 generalized seizure は異常神経活動が両側大脳半球の広範囲に生じ,意識障害を伴う。非痙攣発作(欠神発作),痙攣発作(ミオクロニー,強直,間代,強直間代,弛緩発作)などに分けられる。

典型的な欠神発作
- 以下のような特徴がある。
  - 突然の動作停止,意識消失,空凝視。
  - 発作時間は 5〜30 秒と短い。
  - 直ちに意識は清明に戻る。

全般性強直間代発作
- 10〜15 秒続く体幹や四肢の筋の強直を特徴とする。
- 続く間代期は振戦から始まり,その頻度と振幅を増して痙攣となっていく。両側上肢は屈曲し,両側下肢は伸展する。
- 強直・間代発作はたいてい対称性に生じる。
- 通常,発作時間は 1〜2 分である。
- 意識は数分で回復するが,発作後錯乱や嗜眠が数時間続くこともある。

表 41-9 てんかん発作の原因

特発性	非解剖学的/代謝性
遺伝的素因の関与が推測される	痙攣をきたしやすい薬物〔βラクタム系抗菌薬,アルコール,ペチジン,神経遮断薬,抗うつ薬(bupropionなど)〕
解剖学的	退薬症状(ベンゾジアゼピン系薬,アルコール,抗てんかん薬)
脳血管障害	電解質異常(高/低ナトリウム血症,高/低カルシウム血症,高/低血糖,低マグネシウム血症,低リン酸血症)
先天性疾患	
外傷	尿毒症
中枢神経系腫瘍	低/無酸素症
神経変性疾患	急性発熱性疾患
中枢神経系の感染症	薬物中毒(コカイン,フェンシクリジン,テオフィリン)

疫学
- てんかん発作は米国では約 200 万人が経験している。
- てんかんの累積発症率は 3.1%,年齢調整有病率は 1,000 人あたり 6.8 人である[27,28]。
- 初回の非誘発性発作の累積発症率は 4.1%で,てんかんよりも高い[28]。

病因
頻度の高い発作原因を表 41-9 にまとめる。

診断

臨床所見
■ 病歴
- 病歴聴取の目的は,てんかん発作と他の発作性症候(失神,痙攣性失神,反復発作性運動障害,精神障害,ナルコレプシー/脱力発作,一過性脳虚血発作など)とを鑑別することである。
- 経過がてんかん発作と確信できるものであるか確認する(意識障害を伴う場合は特に目撃者から話を聞く)。ただし,発作時の目撃者の証言は当てにならないことが多い。

■ 身体診察
詳細な神経学的所見をとることで,巣症状から責任病巣を明らかにする。

診断的検査
- 診断的検査の目的は,誘発性発作と非誘発性発作を鑑別し,再発リスクを推定することである。
- 脳波(EEG)
  - 最初にとった脳波図では,患者の 30～40%に異常を認める。
  - 発作後 24 時間以内にとった早期脳波図は,それ以降のものよりも異常検

出率が高い(51% 対 34%)[29]。
- ■てんかん型の異常波形からてんかん発作の診断が確定する。これは部分発作と全般発作の鑑別材料にもなる。
- ■異常波形を認めた場合,発作再発リスクは倍になる[30]。
- ●脳 MRI は解剖学的異常や内側側頭葉硬化の評価に有用である。
- ●感染症が疑われる場合は,**腰椎穿刺**により中枢神経系の感染症を除外する。

治療

基本概念

- ●**初回の非誘発性発作は,一般的には抗てんかん薬治療を要さない。**
  - ■2回目の非誘発性発作を起こすリスクは5年間で34%である。
  - ■治療しても,2回目の発作リスクはわずかに低下するにすぎない。
  - ■抗てんかん薬により発作がコントロールできる可能性は,初回発作後に治療を開始しても2回目の発作後に開始しても変わらない[31]。
- ●発作頻度と薬物の副作用を最小限にすることを目指す。
- ●**単剤治療が望ましい。**
- ●用量の変更は緩徐に行い,必要最少量から開始して中毒域に達したら増量を中止する。
- ●修正可能な誘発因子(睡眠不足,飲酒,ストレス)を減らす。
- ●発作頻度をモニタリングするため,患者に発作日記をつけてもらう。
- ●多剤抗てんかん薬治療にも反応しない場合は脳外科手術を考慮する。
  - ■長期間の脳波モニタリング,高度の画像的評価,神経心理学的検査,専門施設でのチームカンファレンスなどにより複合的な精密検査を行う。
  - ■さらに,術前に頭蓋内脳波検査を行うこともある。

抗てんかん薬

- ●第1世代抗てんかん薬にはフェニトイン,カルバマゼピン,フェノバルビタール,バルプロ酸がある(表41-10 参照)。
  - ■これらの薬物は血中濃度が評価しやすいという利点がある。
  - ■**酵素誘導性**の薬物相互作用が上記4つの薬物にしばしば認められる。
    - ●経口避妊薬の代謝を亢進させ,ホルモン値を低下させる。
    - ●ワルファリンの代謝を亢進させ,抗凝固活性を低下させる。
    - ●三環系抗うつ薬の血中濃度を高める。一方で,同剤は抗てんかん薬の血中濃度を高める。
  - ■第1世代抗てんかん薬は酵素依存性に**ビタミンD欠乏**を引き起こす。カルシウムとビタミンDの補充により,骨減少や骨粗鬆症を予防する。
- ●第2世代抗てんかん薬にはレベチラセタム,トピラマート,ゾニサミド,ラモトリギン,oxcarbazepine,ガバペンチン,プレガバリンがある(表41-10)。
  - ■これらの薬物は副作用が少なく,血中濃度モニタリングの必要性がほとんどないという利点があり,投与回数も少なく薬物相互作用もほとんどない。

- 副作用としての**発疹**にはびまん性紅斑，丘状紅斑が多く，掻痒を伴うこともある。
  - ほとんどの発疹は抗てんかん薬を継続しても軽快する[32]。
  - 粘膜障害や全身症状をきたした場合は，全身性に悪化し中毒性表皮壊死症や Stevens-Johnson 症候群などの致死性反応に進展する恐れがあるため注意が必要である。

ベンゾジアゼピン系薬物
- てんかんの長期管理において有用性はない。
- 全般発作（特にミオクロニー発作）にクロナゼパムを用いることがある。
- ベンゾジアゼピン系薬物の欠点として，忍容性により増量を余儀なくされる場合がある。
- 副作用には鎮静，易刺激性，運動失調，抑うつがある。
- 漸減によっても発作を再発させることがある。

抗てんかん薬の中止
- 発作期と無発作期の長さは，抗てんかん薬休止に伴う再発リスクに影響する。
- 抗てんかん薬の漸減は 2～3 カ月以上かけて行う。
- 多剤使用時には一剤ずつ減量する。
- 現時点では，米国メイン州のみが抗てんかん薬を中止した患者の自動車運転を制限している。
- **法律やガイドラインによって規定されない場合は，休薬後の再発予防について患者に十分に説明し，同意を得なければならない。**

注意すべき状況
■ 自動車運転
- 運転中に予期せぬ意識消失をきたした場合，他者も事故に巻き込んだり死に至ることもある。
- 6～12 カ月以上てんかん発作がなければ，事故リスクは低くなる。
- 免許交付に必要な無発作期間の長さ，医師の診断書，運転能力の保証，運転条件の詳細については州ごとに異なる[†1]。
- 州ごとの規制については米国てんかん財団のウェブサイトで閲覧できる（http://www.epilepsyfoundation.org/resources/drivingandtravel.cfm，2012 年 2 月 6 日現在）。

[†1] 訳注：わが国では，てんかん患者は以下の場合に該当すると運転免許が許可される。免許の可否は，主治医の診断書もしくは臨時適性検査に基づいて行われる。
- 過去に 5 年以上発作がなく，今後発作の起こる恐れがない。
- 過去 2 年以内に発作がなく，今後 X 年であれば発作の起こる恐れがない（X は主治医が記載する）。
- 1 年の経過観察後，発作が意識障害および運動障害を伴わない単純部分発作に限られ，今後，症状悪化の恐れがない。ただし，運転に支障をきたす発作が過去 2 年以内に起こったことがないのが前提である。
- 2 年の経過観察後，発作が睡眠中に限って起こり，今後，症状悪化の恐れがない。

表 41-10 抗てんかん薬

薬物	適応	用量	治療域	副作用	注意
フェニトイン	部分発作 SGTC	300 mg/日または5〜6mg/kg/日分割	10〜20 μg/mL	歯肉増殖、ビタミンD欠乏、葉酸欠乏	毒性はゼロ次反応動態に基づく 中毒症状：鎮静、協調運動障害、眼振
カルバマゼピン	部分発作 PGTC SGTC	開始：200 mg 1日2回 通常は800〜1,200 mg/日まで増量	4〜12 μg/mL	ビタミンD欠乏、白血球減少、低ナトリウム血症	代謝自己誘導 中毒症状：小脳性運動失調、悪心・嘔吐、視覚異常
フェノバルビタール	部分発作 PGTC SGTC	通常は60 mg 1日2〜3回	10〜40 μg/mL	鎮静、ビタミンD欠乏、記憶障害、抑うつ	中毒症状：鎮静
バルプロ酸	部分発作 SGTC PG	開始：10〜15 mg/kg/日 治療域に達するまで5〜10 mg/kg/日ずつ増量	50〜100 μg/mL	体重増加、振戦、脱毛	催奇形性・肝毒性が高い 中毒症状：鎮静、悪心・嘔吐
レベチラセタム	部分発作 PGTCに併用 SGTCに併用	開始：500 mg 1日2回 極量：3,000 mg/日		易刺激性、頭痛、抑うつ、精神症状	薬物相互作用が少ない、増量が容易、腎障害患者では減量が必要

薬剤	適応	用量	副作用	備考
トピラマート	部分発作 PGTC SGTC	開始：25～50 mg/日 推奨：200～400 mg/日	腎結石、異常知覚、精神運動活動の鈍化	頭痛発作の改善は体重減少と関連する
ゾニサミド	部分発作 PGTCに併用 SGTC	開始：100 mg/日 100 mg/週ずつ 300～600 mg/日まで増量可能	腎結石、Stevens-Johnson症候群、めまい	半減期が長く1日1回投与が可能。頭痛発作の改善は体重減少と関連。スルホンアミドアレルギー患者では禁忌
ラモトリギン	部分発作 PGTC SGTC	開始：25 mg/日 観察しながら 250 mg 1日2回まで増量	皮疹、Stevens-Johnson症候群、振戦	認知障害をきたしにくい、気分障害併発患者では第1選択、長期間での漸増を要する、妊娠期には第1選択
oxcarbazepine	部分発作 PGTC SGTC	開始：300 mg/日 1日2回 観察しながら 1,200～2,400 mg/日まで増量	傾眠、めまい、頭痛	カルバマゼピンに比べ副作用が少ない
ガバペンチン	部分発作 SGTC	開始：300 mg/日 極量：1,200 mg 1日3回	鎮静、体重増加	薬物相互作用が少ない、腎障害患者では減量が必要
プレガバリン	部分発作に併用	開始：75 mg/日 1日2回 300～600 mg/日まで増量可能	めまい、鎮静	薬物相互作用が少ない、腎障害患者では減量が必要

PG：原発性全般発作、PGTC：原発性全般性強直間代発作、SGTC：二次性全般化強直間代発作

■ 妊娠
- ほとんどの患者は妊娠期間中，発作を起こさない[33]。
- 抗てんかん薬を内服している妊娠可能年齢のすべての女性には，**葉酸 1 mg/日**を補充する。バルプロ酸やカルバマゼピン内服中は 4 mg/日を要する。
- すべての抗てんかん薬には**催奇形性**がある。バルプロ酸は第 1 三半期の催奇形性に最も強く関係する[34]。

■ アルコール離脱発作
- アルコール依存症患者で減酒または断酒に伴って起こる[35]。
- ほとんどの場合，禁酒後 7〜48 時間後(発生のピークは 12〜24 時間後)に生じる。
- たいていは全般性強直間代発作である。
- 患者の 60％以上が複数回の発作を経験する。
- 患者の約 33％は振戦譫妄へ進展し，院内死亡率は比較的高い。
- 急性期治療は入院とし，**ベンゾジアゼピン静注**を行うか，観察下での飲酒を許可する。
- **患者背景にてんかん性疾患がない限り，抗てんかん薬の長期投与は不要である。**

認知症

一般的事項

- **認知症** dementia とは，日常生活動作(ADL)を妨害するほどに認知，推論，言語能力が悪化した状態をいう。この話題は 34 章でも述べた。
- **軽度認知障害** mild cognitive impairment(MCI)とは，標準的検査では証明できるが，ADL では特に重要な問題は起こらない程度の軽度の記憶障害である。
- **譫妄** delirium は MCI の急性障害で，知覚の障害(幻覚)を伴う。対照的に，認知症は多くの場合，はっきりした意識の中でより慢性的な経過で衰退していく。
- **Alzheimer病**はアミロイドβ蛋白質の蓄積によって起こり，神経原線維の変化やアポトーシス(プログラム細胞死)を招く。アポリポ蛋白質 E ε4 はアミロイド沈着を促進する危険因子である。

診断

臨床所見
■ 病歴
- 認知能力，記憶力，行動，判断，ADL などの変化を評価することに焦点を合わせて質問する。両親や近親者にも聴取する。
- 処方薬や市販薬が精神面に影響を与えている可能性を考慮する。
- AD8 とは短い 8 項目の質問で，患者や家族縁者に対して行われる(表 41-11)。2 項目が陽性となった場合，74％の感度，86％の特異度で，その人が

表 41-11　AD8 認知症スクリーニング検査

- 判断力の障害(例：嘘をつく，金銭の管理を誤る，不適切な贈答品を買ってしまう)
- 趣味や活動に興味を失う
- 同じ質問や話，供述を繰り返す
- 道具や器具，電化製品など(例：録画機器，パソコン，電子レンジ，リモコン)の使い方を習得するのが困難
- 年月日を忘れる
- 複雑な金銭の問題(例：小切手帳の出納，所得税，釣りの支払い)を取り扱えない
- 約束を忘れる
- 思慮したり記憶したりすることに一貫して問題がある

出典：Galvin JE, Roe CM, Powlishta KK, et al. The AD8: a brief informant interview to detect dementia. Neurology 2005;65:559-564 より改変。

認知症かどうか判定できる[36, 37]。

■ 身体診察
- ミニメンタルステート検査(MMSE)は容易に行うことができ，経過観察もしやすい。
- このテストで認める **Alzheimer 病の重要な特徴**は，健忘性記憶障害，言語障害，視覚空間失認である[38]。
- Alzheimer 病の後期には，運動障害，感覚障害，歩行障害を認めることがある。
- 前頭葉徴候と呼ばれる原始反射(手掌下顎反射，眉間反射，把握反射，口尖らし反射，吸引反射など)が出現する。

診断的検査

- 以下の検査項目を行い，可逆的な要因による認知症を除外する。CBC，一般生化学，TSH，ビタミン B_{12} や頭部画像検査。病歴や身体所見で何か兆候がみられる場合は ESR，HIV，急速血漿レアギン(RPR)試験，重金属スクリーニング検査などを評価する。
  - 可逆的な要因による認知症の診断ができる可能性は 10% 未満である。
  - 一般的に，頭部造影 CT 検査により構造的な障害を除外することができる。
  - 頭部 MRI 検査は認知症のタイプを鑑別する場合に感度が高い。
- 臨床経過から疑われる場合は，腰椎穿刺で緩徐進行性の髄膜炎を評価する。

鑑別診断

- 認知症の鑑別診断について表 41-12 に示す。
- **Alzheimer 病**は顕著な記憶障害，認知障害，視覚空間失認を認める進行性の神経変性疾患である。
- **Lewy 小体型認知症**は，臨床的にも病理学的にも Alzheimer 病や Parkinson 病と重複している。記憶障害，認知障害に加え，患者は固縮や動作緩慢，意識的に止められる静止時振戦などの Parkinson 症状を呈す。ときに幻視を頻発する。

表 41-12 認知症の鑑別診断

Alzheimer 病
Parkinson 症候群
認知症を伴う Parkinson 病
Lewy 小体型認知症
進行性核上性麻痺（PSP）
大脳皮質基底核変性症
前頭側頭型認知症
血管性認知症
Creutzfeldt-Jacob 病（CJD）
AIDS 関連認知症
その他の感染性認知症（例：神経梅毒）
アルコール性認知症
頭部外傷後認知症
認知症に似た病態を示すうつ病（仮性認知症）
多発性硬化症
正常圧水頭症
脳腫瘍
傍腫瘍性辺縁系脳炎
代謝性疾患に伴う認知症
薬物による副症状

- **前頭側頭型認知症**は Alzheimer 病と誤診されやすい。著明な行動異常（脱抑制，衝動性，無感情，病識欠如など）や言語異常（流暢性もしくは非流暢性失語など）を認める傾向がある[39]。
- **血管性認知症**は，症状が段階的に進行することから示唆される。頭部 MRI 検査で皮質下白質病変（白質希薄化）を認めれば，多発性脳梗塞の証明となる。
- **Creutzfeldt-Jacob 病**は，ミオクローヌスをしばしば伴いながら急速に進行する認知症である。プリオン病であり，家族性もしくは弧発性に起こる。鑑別診断は脳生検もしくは剖検でのみ可能であるが，MRI 検査や脳波検査でも推測することはできる。

治療

薬物治療
■ コリンエステラーゼ阻害薬
- ドネペジル，リバスチグミン，ガランタミン，tacrine は，アセチルコリンエステラーゼに可逆的に結合して不活性化（コリンエステラーゼを阻害）する。
- ドネペジルは 5 mg/日から開始し，10 mg/日まで増量できる。
- 認知機能と総合的機能評価尺度を若干改善することが示されているが，費用対効果はいまだ議論がある[40]。
- リバスチグミン貼付薬は好ましい薬物投与形式により，経口薬と同等の効果を示す[41]。

- よくみられる副作用には悪心，嘔吐，下痢がある。
- コリンエステラーゼ阻害薬の休止や他剤への変更の目安としては，アレルギー症状や管理不能な副作用，(6か月間の投薬にも関わらず)食い止められない認知機能の低下，家族の選択などが挙げられる[38]。

■ **NMDA型グルタミン酸受容体拮抗薬**

- メマンチンは，低〜中等度の親和性をもつN-メチル-D-アスパラギン酸(NMDA)型グルタミン酸受容体拮抗薬である。
- 5 mg/日から開始し，5 mg/週ずつ10 mg 1日2回まで増量できる。
- 中等度〜重度の Alzheimer 病患者を対象にしたランダム化比較対照試験では，メマンチンとドネペジルの併用療法は認知，行動，機能表出で有効性を示した[42]。

■ **抗精神病薬**

- 精神障害，攻撃性，興奮性は非定型抗精神病薬で治療する。
- ランダム化比較対照試験の結果から，Alzheimer 病患者での抗精神病薬の治療効果は副作用と不忍容性により規定される[43]。
- 抗精神病薬の拡張的な使用は，臨床的に明らかな利点があり副作用も最小限となる認知症患者に限って認められる。

非薬物治療

- 一般的な健康管理，運動，適切な栄養摂取，社会との関わりは，より快適に生きていくために必要である。
- 介護者や患者家族は，薬物および非薬物治療などの施行に多くの責任を負っている。
  - 彼らは，運転や生活環境の妥当性など安全上の問題および財産についても判断しなければならない[38]。
  - Alzheimer 協会のような組織は，家族への支援や介護者への一時的な休息としてのケアサービスを行っている場合もある[†2]。

主な運動異常症

- 運動異常症は，異常な不随意運動(運動亢進)や非麻痺性の運動低下などさまざまな状態を含む。
- 運動機能が障害されることはよくあり，多くの場合，プライマリ・ケア医はこうした症状をもつ患者を最初に診断し，治療に当たることになる。
- 最初に行った治療が奏功しない場合や，正確な診断・適切な管理に何らかの疑問を感じる場合は神経内科医への早期の紹介を考慮すべきである。

---

†2 訳注：わが国でも，公益社団法人 認知症の人と家族の会(http://www.alzheimer.or.jp/)などの団体が家族や介護者への支援活動を行っている。

振戦

一般的事項

- 振戦 tremor は外来診療で最もよくみる運動異常症である。
- 振戦とは,一部以上の身体が不随意に律動的に振動する運動と定義される。身体の先端部や頭部,顎関節,声,体幹などに認められる。
- **静止時振戦**は,(随意筋に)力を入れていないときで,かつ重力に抗する支えがしっかりと保持された状況(例えば,静止時の膝に置かれた患者の手)で起こる身体の局部の振戦である。
  - 典型的には,Parkinson 病やその関連症状(薬物などに誘発された Parkinson 症候群)で認められる。
- **動作時振戦**は,罹患筋を動かそうとしたとき(動作時や重力に抗して肢位を保持するとき)にのみ起こる振戦である。
  - 本態性振戦や小脳疾患のようなさまざまな状態で認められ,薬物により誘発されることもある。
  - 動作時振戦を認める 40 歳未満の患者では,Wilson 病をスクリーニングする必要がある。

診断

振戦を認めた場合は最初に,甲状腺機能亢進症や低血糖症,カフェイン欠乏,ニコチン摂取,アルコール依存,薬物などに起因する内分泌疾患や中毒症のスクリーニングを行う。

鑑別診断

■ 本態性振戦

- 本態性振戦 essential tremor は姿勢時/動作時振戦としてよくみられ,典型的にはまず手が震え,次に頭部や声にまで広がる[44]。稀に下肢の震えも認める。
- 家族性に起こる傾向があり,通常は成人期に発症するが,青年期より始まることもある。
- 本態性振戦は片側より始まるが,やがては両側性もしくは対称性へと進展する。
- ストレスや疲労,感情の高まり,カフェイン,何らかの薬物などで症状は増悪するが,アルコール摂取で直ちに改善することが多い。
- お客を招いたディナーなど公の場で恥ずかしい思いをしたり,字を書くなど日常生活の主要動作が著しく障害されたりする。
- 重篤な本態性振戦には静止時振戦がみられることもあり,一部の Parkinson 病患者には姿勢時/動作時振戦を認めることもある。著明な運動緩慢や固縮は本態性振戦では起こらない。

■ 薬物誘発性振戦

- 抗うつ薬や抗痙攣薬,抗精神病薬,気管支拡張薬,メトクロプラミド,シメ

チジン，レボチロキシン(合成甲状腺ホルモン T_4 製剤)などの頻用薬は，静止時振戦と動作時振戦の両方を起こす可能性がある。
- これらの薬物は潜在的な振戦障害を増悪させる。
- 薬物誘発性振戦 medication-induced tremor の危険因子には高齢と多剤投与が挙げられる[45]。
- 典型的な特徴として，左右対称的な震え，薬物変更後の発症，投薬量に依存した症状の増悪がみられる。

■その他の振戦
- 動作時振戦や体幹振戦は，多発性硬化症や脳卒中，脳腫瘍，神経変性疾患など，小脳やその神経路を障害する他の神経疾患の著明な特徴として出現することがある。
- これらの振戦は通常，薬物治療に対する反応性が悪く，作業療法や患者の外部環境の変化に基づいて管理を行う場合が多い。

治療

- **本態性振戦**は，症状を気に病んだり日常動作に支障をきたすような場合に治療の適応となる。第1選択薬にはプロプラノロールとプリミドンがある。
  - ■**プロプラノロール**(速放型もしくは徐放型)は通常，160〜320 mg/日の間で効果を認めるまで注意深く増量する[44]。
  - 主要な副作用には血圧低下や徐脈がある。
  - 喘息や糖尿病，心不全，伝導ブロックがあれば相対的禁忌である。
  - ■**プリミドン**は 62.5 mg/日から開始し，通常は 62.5〜1,000 mg/日の間で効果を認めるまで注意深く増量する[44]。
  - 主要な副作用としては，特に投薬開始時に鎮静，悪心，運動失調がある。
  - しかしながら長期にわたる忍容性は，プリミドンのほうがプロプラノロールよりも優れている[44]。
  - ■第2選択薬にはガバペンチンやトピラマートがある。
  - ■重症もしくは薬物不応性の場合には脳深部刺激療法を考慮し，運動異常症の治療経験のある専門機関へ紹介するのが望ましい。
- 薬物誘発性振戦の治療は，予想される原因薬物の投与量の減量もしくは中止である。

Parkinson 病とその関連疾患

一般的事項

Parkinson 病
- Parkinson 病(PD)は，脳幹部の黒質緻密部ドパミン性神経細胞が進行性に減少して，運動を統括する大脳基底核回路の機能低下をきたす頻度の高い神経変性疾患である。
- 生涯リスクは2%であるが，家族歴がある場合は4%に上昇する。ごく一部の症例では，いくつかの特定遺伝子の変異が関係することがわかっている。

- 発症年齢は一般的に 60 歳前後であるが，幅広い年齢層で発症しうる。65 歳以上の人の 3% は Parkinson 病で，65 歳から 90 歳になるにつれ発生率は急激に上昇する[46]。
- 環境による危険因子として明らかになっているのは，田舎暮らしや害虫駆除剤への曝露，溶接作業である。
- 喫煙は進行リスクを低下させる。

その他の Parkinson 症候群

- 二次性 Parkinson 症候群は，抗精神病薬(ハロペリドール，リスペリドンなど)や制吐薬(プロクロルペラジン，メトクロプラミドなど)のように，ドパミン遮断作用をもつ薬物を用いた治療に副次的に起こる。
  - 患者の 90% は，原因薬物の投薬開始後 3 カ月以内に発症する[47]。
  - 原因薬物は，ジスキネジアの再誘発を避けるために段階的に減量する。
- Parkinson 症状を呈するその他の神経変性疾患("Parkinson-plus" 症候群)はより稀で，ドパミン作動薬に反応しにくい[48]。Lewy 小体型認知症や進行性核上性麻痺，多系統萎縮症，大脳皮質基底核変性症などがある。
- 正常圧水頭症は Parkinson 症状を示し，古典的三徴として認知障害，排尿障害，歩行障害〔Parkinson 症候群で認めるひきずり歩行のような磁石歩行(磁石のように足が床に吸いついているかのような歩き方)〕がみられる。

診断

- Parkinson 病の主な臨床的特徴は，振戦(最初は非対称性)，動作緩慢，固縮(ときに鉛管様や「歯車」様)，姿勢反射障害(結果的にしばしば倒れてしまう)である。
- その他の運動症状としては，小刻み歩行，前傾姿勢，仮面様顔貌，瞬目の減少，歩行時の腕振り減少がよくみられ，すくみ歩行を認めることもある。
- 主な非運動症状としては，抑うつや不安，認知障害(40%)，四肢の痛みや灼熱感などの感覚障害，自律神経障害，脂漏症，むずむず脚症候群，睡眠障害がある[49]。

治療

- Parkinson 病の管理は，**カルビドパ／レボドパ，ドパミン作動薬，MAO 阻害薬**などのドパミン前駆体によって脳のドパミン機能を回復させることが中心となる[50]。
- 早期の治療開始は症状の進行を促進することなく，むしろ遅らせる[51]。
- 通常，Parkinson 病は進行性で，時間をかけて段階的に投薬量を増やしていく必要がある。
- **レボドパ**はドパミン前駆体で，特に運動症状の改善に最も効果がある対症療法と考えられている[52,53]。
  - 投薬により生じる運動症状(ジスキネジアや日内変動など)は，ドパミン作

動薬よりも多くみられる。
- カルビドパ/レボドパの他の副作用としては、催眠作用、起立性低血圧、めまい、幻覚、精神障害、食欲不振、悪心などがある。
- レボドパはしばしば、カルビドパ(末梢性デカルボキシラーゼ阻害薬)と特定の比率(例えば Sinemet, カルビドパ/レボドパ 25/100 mg)で併用投与される。治療は低用量(例えば、半錠を1日3回)から開始し、効果を認めるまでもしくは最高投与量まで徐々に増やしていく。通常投与量は1〜2錠を1日3回である[53]。

- ドパミン作動薬(プラミペキソール、ロピニロールなど)も第1選択薬として妥当であり、特に運動障害が少ない患者に用いる[52,53]。
  - 効果は若干劣るものの、運動症状の副作用を起こす可能性はほとんどない。
  - 副作用はレボドパと似ており、末梢性の浮腫、傾眠作用、便秘、めまい、幻覚などがある。悪心はドパミン作動薬でより多くみられる。
  - ドパミン作動薬は病的賭博やその他の快楽的活動亢進と関連性がある[54]。
  - ペルゴリド(米国では販売中止)やカベルゴリンはともに麦角誘導体で、心弁膜障害やその他の線維症のリスクがあるため、治療薬としてもはや推奨されていない。
- Parkinson 症状の急性増悪を引き起こす恐れがあるため、制吐薬や抗精神病薬の使用前には十分に注意する。
- 内科的治療に反応しない患者は脳深部刺激療法で治療する[55]。

むずむず脚症候群

- むずむず脚症候群 restless legs syndrome(RLS)は人口の 2.5%が罹患し、「虫が這うような」不快な感覚のため足を動かしたくなる耐え難い衝動におそわれることを特徴とする[56]。
- 症状は夜間や休息時に増悪し、不眠の原因となる。筋痙攣と誤診されることも、その逆もある。
- 間欠的な下肢運動(蹴り上げ、痙攣など)を就寝中にきたし、パートナーの睡眠を妨げることにもなる。
- 病因は不明であるが、ドパミン欠乏に関係していると考えられる。遺伝的素因も関わっているようである。
- 関連する病態としては、末梢性ニューロパチー、鉄欠乏症、透析を要する腎不全、妊娠、関節リウマチ、高血圧、心疾患、線維筋痛症、抑うつ、不安障害、注意欠陥多動障害、抗ヒスタミン薬や抗精神病薬の使用が挙げられる。
- 治療を要する場合、**ドパミン作動薬やドパミン誘導体**(プラミペキソール、ロピニロールなど)を夜間に投与するのが第1選択である。
- 代替治療には、オピオイド、ガバペンチン、ベンゾジアゼピン系薬の投与がある。
- フェリチン値<50μg/L の場合は**鉄補充療法**が推奨され、症状改善に有用である[56]。

ジストニア

- ジストニア dystonias は,不随意の持続性筋収縮による「反復性のねじるような動きと体幹,頸部,顔面,上下肢の異常姿勢」を特徴とする[57]。
- 若年発症型(<25歳)は典型的には局所症状から始まり,徐々に他の身体部位へと広がり,進行性に衰弱していく。
- 成人発症型(>25歳)の多くは頭部顔面もしくは頸部の筋肉から始まり,部位の移動や進行はそれほど顕著ではない。しかしながら,QOLは著しく損なわれる。
- 特定の動作で誘発され,「感覚トリック」(例えば,顔に触れる)によって軽減する。このためジストニアは,心因性の疾患であるという誤った認識をもたれやすい。
- 局所性ジストニアのうち頻度の高いものとしては,眼瞼痙攣,職業性四肢ジストニア(作家の筋痙攣など),頸部ジストニア(痙性斜頸),声帯ジストニア(痙攣性発声障害),顎口腔ジストニアがある[57]。
- 局所性ジストニアの治療は患部へのボツリヌス毒素の筋注による[55]。神経内科医もしくはボツリヌス毒素使用に習熟した専門医への紹介が推奨される。

脳卒中

一般的事項

- 脳卒中 stroke は,虚血性梗塞もしくは脳実質内出血により突然に巣症状をきたすものである。
- 推測される機序と関連する危険因子によって数種類に分けられる(図41-1)。
- 脳卒中の85%は脳梗塞,15%は脳出血である[†3]。
- 急性期を乗り越えた患者では機能回復の時期と程度はさまざまであるが,ほとんどが最初の6カ月に集中する。
- 二次予防のために脳卒中危険因子の長期管理を要するが,その多くはプライマリ・ケア医に委ねられる。

脳卒中の分類		改善可能な危険因子
脳梗塞	大血管/アテローム血栓性脳梗塞	高血圧,糖尿病,喫煙,頸動脈狭窄症
	心原性脳塞栓	心房細動,心不全,高血圧,糖尿病,喫煙
	小血管/ラクナ梗塞	高血圧,糖尿病,喫煙
脳出血		高血圧,アルコール乱用

図41-1 脳卒中の分類と改善可能な危険因子

- 虚血性症状が24時間以内に回復した場合を一過性脳虚血発作 transient ischemic attack(TIA)，もしくは「小梗塞」という。
  - 脳卒中とTIAを区別する意義ははっきりしない。なぜなら，TIA様症状をきたした患者にMRIで梗塞巣を認めることもあるからである。
  - TIAをきたした患者は脳卒中のリスクが高い。したがって，症状が軽快したからというだけで安易に優先度を下げるべきではない。
  - TIA発症後2〜3週間が脳卒中リスクの最も高い時期である[58]。
  - TIA患者には，脳卒中患者と同じ治療方針が適応される。

診断

臨床所見
■ 病歴
- 症状は脳の障害部位と血管支配域ごとに異なり，一般的に突然発症する。
- 片麻痺，構音障害，失語，複視，めまい，しびれ，運動失調をきたすのが典型である。
- **突然の意識障害は脳卒中の症状としては一般的に稀で**，失神，痙攣，中毒性/代謝性病態によるものを考える。

■ 身体診察
診察では巣症状に焦点を当てる。すなわち，筋力低下，深部腱反射，クローヌス，Babinski徴候，失語，構音障害，運動失調，Romberg徴候，複視，感覚障害を検索する。

鑑別診断
- 複雑性片頭痛は一般に，巣症状に先行または随伴する重篤な頭痛を特徴とする。
- てんかん発作では，発作後最長36時間，巣症状をきたす(例えば，Todd麻痺)。
- 脳腫瘍は，脳卒中に似た急性巣症状を呈することがある。

診断的検査
- 脳梗塞が疑われる患者では，拡散強調像を含めて**MRIを撮るのが診断のためのゴールドスタンダード**である。CTでは後頭蓋窩(小脳と脳幹)の構造を十分に撮像できない。ただし，**CTは(後頭蓋窩であっても)急性期の脳出血を除外するのに有用である**。
- 脳梗塞もしくはTIAが頸動脈疾患に起因する場合は，**頸動脈Doppler超音波検査**を直ちに施行し，頸動脈狭窄症の評価を行う(後述)。
- **心電図**は心房細動症例の評価に用いる。発作性心房細動が疑われる場合は長時間の心電図モニタリングを要する。
- **心エコー**は，心疾患の既往がある患者，心電図に異常所見を認めた患者，心

---

†3 訳注：わが国でも脳梗塞が6割以上を占める。

内膜炎のリスクがある患者において壁在血栓や弁疾患を検出するのに有用である。
- 血管造影検査は今なお頭蓋内外の血管を評価するためのゴールドスタンダードであり，頸動脈内膜剥離術やステント留置の前には一般的に必須とされる。MR血管造影とCT血管造影は非侵襲的な検査であり，脳卒中やTIAの原因検索に役立つ。

治療

二次予防
■ 降圧療法
- 高血圧はすべての脳卒中の危険因子であり，降圧により脳卒中再発リスクは40%も低下しうる[59]。
- しかし脳卒中発症直後は，脳血流を維持するためにある程度の「高血圧を許容する」ことが勧められる。
- 脳卒中リスクの低減を目的とした降圧療法において，**特定のクラスの降圧薬を一律に推奨するだけのデータは乏しい**[59]。
  - 患者の既往症やその他の状況を加味した個別化アプローチが推奨される。
  - 脳卒中リスクの低減において降圧をより図ることは最も重要である。

■ 抗血小板療法
- 抗血小板療法は心原性脳塞栓症以外の脳卒中とTIAの再発リスクを低下させる。
- **アスピリン(81〜325 mg/日)，クロピドグレル(75 mg/日)，アスピリン/徐放型ジピリダモール**が第1選択薬として考慮される。
  - アスピリンはこの中で最も安価であり，ほとんどの患者に推奨される。
  - アスピリンの至適用量は定まっていないが，投与量が多いほど消化管出血のリスクが高まる。
  - クロピドグレル(75 mg/日)は，アスピリンアレルギーのある患者への適切な代替選択薬である。
  - アスピリンとクロピドグレルを併用しても予防効果は増強されず，出血リスクが高まる[60]。
- ワルファリンによる抗凝固療法を行っても，心原性塞栓症以外の脳卒中に対する予防効果は増強されず出血リスクは増加する[61]。したがって，抗凝固療法は通常，心原性塞栓症に適応となる。

■ 心房細動
- ワルファリンによる**抗凝固療法**(目標INR 2〜3)は，発作性・持続性心房細動の患者で脳卒中の相対リスクを最大70%まで軽減できることが示されている。
- 何らかの非外傷性頭蓋内出血の既往があれば，一般的には抗凝固療法の絶対禁忌である。その他の部位(消化管など)に最近出血をきたした，もしくは繰り返している場合は相対禁忌であり，慎重な個別化治療を要する。
- 出血リスクが高く許容し難い，もしくはアレルギーのためにワルファリン内

服を行えない場合，アスピリン(325 mg/日)が推奨される。ただし，脳卒中リスク低減効果としては半分程度である。

■頸動脈狭窄症
- 70％以上の症候性狭窄をきたしており，2年以上の生命予後が期待される患者では，**頸動脈内膜剝離術**による脳卒中リスク低減効果は内科的治療を上回る[62]。
- 50〜69％狭窄のある患者でも，年齢や性別，その他の危険因子によっては有益である。
  - 50％以上の狭窄をきたしている患者はすべて，速やかに神経内科医もしくは血管外科医に紹介せねばならない。
  - 通常，術前検査として脳血管造影を行い，詳細な狭窄度を評価する。
- 頸動脈内膜剝離術の適応があれば，TIA患者には2週間以内に手術を行うことが望ましい。大梗塞の場合は，発症から手術までの期間をもっと長くとる必要がある。
- 頸動脈ステントは，頸動脈内膜剝離術と同程度の効果があるかを厳密に評価する必要があり，一般的には高リスク手術適応例が対象となる。

■禁煙
- 脳卒中患者すべてに禁煙が推奨される[59]。
- 喫煙によって脳梗塞リスクは2倍になる。
- このリスクは5年以内の禁煙で正常化される。

■糖尿病
- 多くの研究結果から，厳格な血糖コントロールが脳卒中の一次予防に寄与することがわかっている[59]。
- 二次予防に関するデータはそれほど多くないものの，血糖コントロールの改善は健康維持に有益に働くため，脳卒中の有無に関わらず糖尿病患者の目標とすべきである。

■脂質異常症
- 高脂血症に関する観察研究の結果から，脳卒中は虚血性心疾患ほど危険因子としての影響は強く受けない。しかし，虚血性心疾患の患者ではプラバスタチンないしシンバスタチンを内服することで脳卒中の一次予防効果が認められる。
- 心原性脳塞栓症以外の脳卒中またはTIAがありLDLコレステロール100〜190 mg/dLで，かつ虚血性心疾患の既往がない患者では，アトルバスタチン投与を開始することで脳梗塞の再発リスクが低下した。ただし，わずかながら出血性梗塞の増加を認めた[63]。
- 実地臨床では，脳卒中患者の大多数は1つ以上の心血管危険因子をもっており，スタチンなどの脂質降下薬を用いることで全体的に有益となるであろう(8章参照)。

■弁疾患と人工弁
- 弁疾患の既往があると脳塞栓症のリスクが増す。
- 弁疾患の管理は6章を参照のこと。

多発性硬化症

一般的事項

- 多発性硬化症 multiple sclerosis(MS)の発症頻度は地域ごとにさまざまで，環境や遺伝的要因に影響される。米国での発症頻度はおよそ1,000人に1人である[†4]。
- 典型的には若年成人(30〜40歳代)に認められ，女性に多い(2：1)。
- 脳室周囲白質，脳梁，視神経，脳幹，小脳，頸髄白質指向性の脱髄斑を特徴とし[64]，血液脳関門の破壊とともにTリンパ球とBリンパ球の双方により免疫反応が生じる[65]。
- 多発性硬化症患者の80％は再発寛解型(RRMS)で，再発後に元の状態へと戻ることを繰り返す。
- 二次性進行型(SPMS)へと病系が進展することがあり，再発のたびに徐々に悪化し，さらに段階的に増悪を認める。
- 一次性進行型(PPMS)は，特定の再発発作なしに徐々に増悪する経過をたどる。

診断

臨床所見

■ 病歴

- 通常，発作は数日間かけて増悪し，病状が続いた後に数週間かけて改善する。
- 患者は数多くの症候を呈する。具体的には，筋力低下，感覚障害，Lhermitte徴候(頸部屈曲により誘発される体幹から四肢に下行する電撃痛)，半盲，複視，巧緻障害，歩行失調，膀胱直腸障害がある。

■ 身体診察

詳細な神経学的所見をとり，病変を示唆する巣症状を拾い上げる。

診断的検査

- McDonald診断基準は2001年に初めて報告され，2005年に改訂された[66]。
- 脳MRI検査は多発性硬化症の診断において基本である。
- 頸髄MRI検査は，症状から脊髄病変が示唆される場合や診断にさらなる所見を必要とする場合に行う。
- 腰椎穿刺は診断の確認に有用である(同時に血清検体を採取する必要がある)。
  - オリゴクローナルバンドは髄液の最も特異的なマーカーであり，多発性硬化症患者の95％以上に認められる。
  - 患者のIgG値とIgG合成率はそれぞれ増加している。
- 視覚誘発電位検査により，視覚刺激の視神経伝達異常を見つけることができる。これはP100の延長として示される。
- 他の疾患との鑑別に有用な検査としては，ビタミンB_{12}，TSH，梅毒検査，HIVが推奨される。他の症候によっては抗核抗体と可溶性核抗原も評価するのがよい。

治療

急性期治療
- 感染や代謝異常などの多発性硬化症類似の増悪をきたす全身性病態を除外する。
- **メチルプレドニゾロン静注**は神経学的回復を早めることが示されている。通常，1 g/日静注(250 mg 1 日 4 回でもよい)を 3〜5 日間継続する。その後はプレドニゾン内服に切り替え，4 週間かけて漸減する。
- ステロイド療法に反応しない場合は血漿交換を考慮する。
- リハビリテーションの必要があれば理学療法や作業療法を行う。

疾患修飾療法
- 長期管理を要する場合は，神経内科医もしくは多発性硬化症の専門施設への紹介を考慮する。
- **免疫調節薬**は脱髄化と軸索損傷を引き起こす炎症カスケードを抑制する。
  - FDA が認可した RRMS の治療薬にはインターフェロンβ，glatiramer acetate，natalizumab がある。
  - natalizumab はモノクローナル抗体で，月 1 回投与する。進行性多巣性白質脳症を誘発する可能性が指摘されている。現時点では，他の経静脈的治療に不応もしくは不忍容の RRMS 患者のみを対象とすべきである[67]。
- clinically isolated syndrome(第 1 エピソードのみをきたす症候群)や単回の単発性発作を免疫調節薬で治療すると，臨床的に診断確定できる多発性硬化症への進行や障害の進行を遅らせることができるかもしれないが，治療開始の至適時期についてはまだ議論がある[68,69]。
- PPMS の治療薬で FDA が認可したものは今のところないが，免疫抑制薬を選択する医師もいる。

関連症状の治療
- 抑うつの頻度は高く，選択的セロトニン再取り込み阻害薬(SSRI)や bupropion が奏効する。
- 神経因性膀胱や尿失禁は抗コリン薬(例えば，オキシブチニン)で改善しうる。
- 疲労感はアマンタジンやモダフィニルに反応する。
- インターフェロンによる感冒様症状は NSAID の前投薬で軽減しうる。

脳震盪

一般的事項

- 脳震盪 concussion は，外傷性脳損傷による意識障害と定義される。
- プライマリ・ケア医はしばしば脳震盪の初期・長期管理を担当することになる。

---

†4 訳注：わが国での発症頻度は 10 万人に 3〜5 人である。

- 小児例ではスポーツ事故と自転車事故の頻度が高い。
- 成人例では転落と交通事故の頻度が高い。
- 中脳上部と橋の結合部に回旋力が加わると一過性に網様体賦活系が阻害され，意識消失の原因となる[70]。

診断

臨床所見

■ 病歴

- 意識消失を伴うとは限らない。
- 前向性健忘（新しい情報を記憶できない）や逆向性健忘（発症直前の出来事を想起できない）をきたすことがある。典型的には前向性健忘のほうがより速やかに改善する。
- 脳震盪に短時間の単純性痙攣を伴うこともある。てんかんに進展することはなく，抗痙攣薬の投与も必要ない[70]。
- 脳震盪後症候群として頭痛，めまい，集中力低下を生じることがある。受傷後数日～数カ月続く。

表 41-13　脳震盪後の頭部 CT の適応

ニューオリンズ基準[71]

軽症の頭部外傷患者で GCS が 15 点の場合，以下の項目のいずれかを認めれば頭部 CT の適応とする

・頭痛
・嘔吐
・年齢＞60 歳
・薬物あるいはアルコール依存
・前向性健忘の遷延
・鎖骨よりも頭側の明らかな外傷
・痙攣

カナダ頭部 CT ルール[72]

軽症の頭部外傷患者で GCS が 13～15 点の場合，以下の項目のいずれかを認めれば頭部 CT の適応とする

・事故 2 時間後でも GCS が 15 点未満
・頭蓋骨骨折が疑われる
・頭蓋底骨折の所見
・2 回以上の嘔吐
・年齢＞65 歳
・30 分以上遷延する逆向性健忘
・危険な受傷機転
　歩行中に自動車にひかれる
　車外へ放り出される
　3 フィート（約 1 m）もしくは階段 5 段以上の転落

GCS：グラスゴー昏睡尺度

■ 身体診察
- 認知機能検査を行い，意識障害と健忘を評価する。
- 頭蓋底骨折を示唆する以下のような所見がないか診察する。鼓室内出血，髄液の耳漏や鼻漏，「パンダの眼」徴候（眼窩周囲出血），Battle 徴候（乳突部出血）。
- 失語，筋力低下，感覚脱失，失調といった神経学的徴候の併発を検索する。

診断的検査
- 頭部 CT の適応例を最も適切に拾い上げるためのルールが 2 つ，それぞれ独立に提案されている（表 41-13）[71,72]。
- ある前向き研究では，いずれかのルールにおける臨床項目が 1 つでも存在していれば脳神経外科的介入の必要性を判断でき，臨床的に重要な脳損傷を 100％の感度で検出できるとしている。
- カナダ頭部 CT ルールはニューオーリンズ基準に比べ，脳神経外科的介入の必要性を予測する特異度が高い（76.3％ 対 12.1％）[73]。

治療

- 頭痛には NSAID が有効である。
- 回転性めまいを伴っていれば前庭系抑制薬を用いる（「めまい」参照）。
- 床上安静が推奨され，受傷後 1～2 週間は症状緩和効果がある。推奨度は未確定であり，その理由は少なくとも 1 つのランダム化試験で床上安静の 3 カ月後の効果が示されなかったことにある[74]。
- 認知リハビリ療法は有用であると考えられる。
- 運動時に起こった脳震盪の管理，特にスポーツ活動の再開時期について，いくつかの国際組織から合意文書が提出されている[75]。
- セカンドインパクト症候群（初回脳震盪の改善前にさらなる脳震盪をきたす）は脳浮腫を生じ，致命的となる。
- 複数回の脳震盪は，長期的には認知機能低下を引き起こす。ボクサーによくみられる。

（佐藤 友香，星 研一）

文 献

1. Rasmussen BK, Jensen R, Schroll M, Olesen J. Epidemiology of headache in a general population—a prevalence study. *J Clin Epidemiol* 1991;44:1147-1157.
2. Lipton RB, Dodick D, Sadovsky R, et al. ID Migraine validation study. A self-administered screener for migraine in primary care: The ID Migraine validation study. *Neurology* 2003;61:375-382.
3. Lipton RB, Stewart WF, Simon D. Medical consultation for migraine: results from the American Migraine Study. *Headache* 1998;38:87-96.
4. Headache Classification Subcommittee of the International Headache Society. The International Classification of Headache Disorders: 2nd edition. *Cephalalgia* 2004;24(Suppl 1):9-160.
5. Committee on Hearing and Equilibrium. Committee on Hearing and Equilibrium guidelines for the diagnosis and evaluation of therapy in Ménière's disease. *Otolaryngol Head Neck Surg* 1995;113:181-185.

6. Goebel JA. The ten-minute examination of the dizzy patient. *Semin Neurol* 2001;21:391-398.
7. Neuhauser HK. Epidemiology of vertigo. *Curr Opin Neurol* 2007;20:40-46.
8. Furman JM, Cass SP. Benign paroxysmal positional vertigo. *N Engl J Med* 1999;341:1590-1596.
9. Baloh RW. Clinical practice. Vestibular neuritis. *N Engl J Med* 2003;348:1027-1032.
10. Savitz SI, Caplan LR. Vertebrobasilar disease. *N Engl J Med* 2005;352:2618-2626.
11. Agrup C, Gleeson M, Rudge P. The inner ear and the neurologist. *J Neurol Neurosurg Psychiatry* 2007;78:114-122.
12. Hotson JR, Baloh RW. Acute vestibular syndrome. *N Engl J Med* 1998;339:680-685.
13. Lynn S, Pool A, Rose D, et al. Randomized trial of the canalith repositioning procedure. *Otolaryngol Head Neck Surg* 1995;113:712-720.
14. Katz JN, Simmons BP. Clinical practice. Carpal tunnel syndrome. *N Engl J Med* 2002;346:1807-1812.
15. Gorson KC. Vasculitic neuropathies: an update. *Neurologist* 2007;13:12-19.
16. Köler H, Kieseier BC, Jander S, et al. Chronic inflammatory demyelinating polyneuropathy. *N Engl J Med* 2005;352:1343-1356. *Lancet* 2005;366:1653-1666.
18. Simpson DM, Kitch D, Evans SR, et al.; ACTG A5117 Study Group. HIV neuropathy natural history cohort study: assessment measures and risk factors. *Neurology* 2006;66:1679-1687.
19. Gronseth G, Cruccu G, Alksne J, et al. Practice parameter: the diagnostic evaluation and treatment of trigeminal neuralgia (an evidence-based review): report of the Quality Standards Subcommittee of the American Academy of Neurology and the European Federation of Neurological Societies. *Neurology* 2008;71:1183-1190.
20. Sullivan FM, Swan IR, Donnan PT, et al. Early treatment with prednisolone or acyclovir in Bell's palsy. *N Engl J Med* 2007;357:1598-1607.
21. Engstr- M, Berg T, Stjernquist-Desatnik A, et al. Prednisolone and valaciclovir in Bell's palsy: a randomised, double-blind, placebo-controlled, multicentre trial. *Lancet Neurol* 2008;7:993-1000.
22. Hato N, Yamada H, Kohno H, et al. Valacyclovir and prednisolone treatment for Bell's palsy: a multicenter, randomized, placebo-controlled study. *Otol Neurotol* 2007;28:408-413.
23. Minnerop M, Herbst M, Fimmers R, et al. Bell's palsy: combined treatment of famciclovir and prednisone is superior to prednisone alone. *J Neurol* 2008;255:1726-1730.
24. Mendell JR, Sahenk Z. Clinical practice. Painful sensory neuropathy. *N Engl J Med* 2003;348:1243-1255.
25. Fisher RS, van Emde Boas W, Blume W, et al. Epileptic seizures and epilepsy: definitions proposed by the International League Against Epilepsy (ILAE) and the International Bureau for Epilepsy (IBE). *Epilepsia* 2005;46:470-472.
26. Commission on Classification and Terminology of the ILAE. Proposal for revised clinical and electroencephalographic classification of epileptic seizures. *Epilepsia* 1981;22:489-501.
27. Hauser WA, Annegers JF, Kurland LT. Prevalence of epilepsy in Rochester, Minnesota:1940-1980. *Epilepsia* 1991;32:429-445.
28. Hauser WA, Annegers JF, Kurland LT. Incidence of epilepsy and unprovoked seizures in Rochester, Minnesota: 1935-1984. *Epilepsia* 1993;34:453-468.
29. King MA, Newton MR, Jackson GD, et al. Epileptology of the first-seizure presentation: a clinical, electroencephalographic, and magnetic resonance imaging study of 300 consecutive patients. *Lancet* 1998;352:1007-1011.
30. van Donselaar CA, Schimsheimer RJ, Geerts AT, Declerck AC. Value of the electroencephalogram in adult patients with untreated idiopathic first seizures. *Arch Neuro* 1992;49:231-237.
31. Musicco M, Beghi E, Solari A, Viani F. Treatment of first tonic-clonic seizure does not improve the prognosis of epilepsy. First Seizure Trial Group (FIRST Group). *Neurology* 1997;49:991-998.
32. Roujeau JC, Stern RS. Severe adverse cutaneous reactions to drugs. *N Engl J Med* 1994;331:1272-1285.
33. Kalviainen R, Tomson T. Optimizing treatment of epilepsy during pregnancy. *Neurology* 2006;67:S59-S63.
34. Wyszynski DF, Nambisan M, Surve T, et al. Increased rate of major malformations in offspring exposed to valproate during pregnancy. *Neurology* 2005;64:961-965.
35. Victor M, Brausch C. The role of abstinence in the genesis of alcoholic epilepsy. *Epilepsia* 1967;8:1-20.

36. Galvin JE, Roe CM, Powlishta KK, et al. The AD8: a brief informant interview to detect dementia. *Neurology* 2005;65:559-564.
37. Galvin JE, Roe CM, Xiong C, Morris JC. Validity and reliability of the AD8 informant interview in dementia. *Neurology* 2006;67:1942-1948.
38. Cummings JL. Alzheimer's disease. *N Engl J Med* 2004;351:56-67.
39. Liscic RM, Storandt M, Cairns NJ, Morris JC. Clinical and psychometric distinction of frontotemporal and Alzheimer dementias. *Arch Neurol* 2007;64:535-540.
40. Crome P, Lendon C, Shaw H, Bentham P; AD2000 Collaborative Group. Long-term donepezil treatment in 565 patients with Alzheimer's disease (AD2000): randomised double-blind trial. *Lancet* 2004;363:2105-2115.
41. Winblad B, Grossberg G, Fr-ich L, et al. IDEAL: a 6-month, double-blind, placebocontrolled study of the first skin patch for Alzheimer disease. *Neurology* 2007;69:S14-S22.
42. Tariot PN, Farlow MR, Grossberg GT, et al. Memantine Study Group. Memantine treatment in patients with moderate to severe Alzheimer disease already receiving donepezil: a randomized controlled trial. *JAMA* 2004;291:317-324.
43. Schneider LS, Tariot PN, Dagerman KS, et al.; CATIE-AD Study Group. Effectiveness of atypical antipsychotic drugs in patients with Alzheimer's disease. N Engl J Med 2006;355:1525-1538.
44. Louis, E. Essential tremor. *Lancet Neurol* 2005;4:100-110.
45. Morgan JC, Sethi KD. Drug-induced tremors. *Lancet Neurol* 2005;4:866-876.
46. Lang AE, Lozano AM. Parkinson's disease: first of two parts. *N Engl J Med* 1998;339:1044-1053.
47. van Gerpen JA. Drug-induced parkinsonism. *Neurologist* 2002;8:363-370.
48. Poewe W, Wenning G. The differential diagnosis of Parkinson's disease. 2002; 9(Suppl 3):23-30.
49. Fahn S. Description of Parkinson's disease as a clinical syndrome. *Ann N Y Acad Sci* 2003;991:1-14.
50. Zesiewicz TA, Hauser RA. Medical treatment of motor and nonmotor features of Parkinson's disease. *Continuum* 2007;13:12-38.
51. Fahn S, Oakes D, Shoulson I, et al.; The Parkinson Study Group. Levodopa and the progression of Parkinson's disease. *N Engl J Med* 2004;351:2498-2508.
52. Miyasaki JM, Martin W, Suchowersky O, et al. Practice parameter: initiation of treatment for Parkinson's disease: an evidence-based review: report of the Quality Standards Subcommittee of the American Academy of Neurology. *Neurology* 2002;58(1):11-17.
53. Nutt JG, Wooten, GF. Clinical practice. Diagnosis and initial management of Parkinson's disease. *N Engl J Med* 2005;353:1021-1027.
54. Dodd ML, Klos KJ, Bower JH, et al. Pathological gambling caused by drugs used to treat Parkinson disease. *Arch Neurol* 2005;62:1377-1381.
55. Siddiqui MS, Okun MS. Deep brain stimulation in Parkinson's disease. *Continuum* 2007;13:39-57.
56. Walters AS. Restless legs syndrome and periodic limb movements in sleep. *Continuum* 2007;13:115-138.
57. Tarsy D, Simon DK. Dystonia. *N Engl J Med* 2006;355:818-829.
58. Giles MF, Rothwell PM. Prognosis and management in the first few days after a transient ischemic attack or minor ischaemic stroke. *Int J Stroke* 2006;1:65-73.
59. Sacco RL, Adams R, Albers G, et al.; American Heart Association/American Stroke Association Council on Stroke; Council on Cardiovascular Radiology and Intervention; American Academy of Neurology. Guidelines for prevention of stroke in patients with ischemic stroke or transient ischemic attack: A statement for healthcare professionals from the American Heart Association/American Stroke Association Council on Stroke. *Stroke* 2006;37(2):577-617.
60. Diener HC, Bogousslavsky J, Brass LM, et al.; MATCH investigators. Aspirin and clopidogrel compared with clopidogrel alone after recent ischaemic stroke or transient ischaemic attack in high-risk patients (MATCH): randomised, double-blind, placebo-controlled trial. *Lancet* 2004;364:331-337.
61. Chimowitz MI, Lynn MJ, Howlett-Smith H, et al.; Warfarin-Aspirin Symptomatic Intracranial Disease Trial Investigators. Comparison of warfarin and aspirin for symptomatic intracranial arterial stenosis. *N Engl J Med* 2005;352:1305-1316.
62. North American Symptomatic Carotid Endarterectomy Trial (NASCET) Collaborators. Beneficial effect of carotid endarterectomy in symptomatic patients with high-grade carotid stenosis. *N Engl J Med* 1991;325:445-453.

63. Amarenco P, Bogousslavsky J, Callahan A III, et al.; Stroke Prevention by Aggressive Reduction in Cholesterol Levels (SPARCL) Investigators. High-dose atorvastatin after stroke or transient ischemic attack. *N Engl J Med* 2006;355:549-559.
64. Noseworthy JH, Lucchinetti C, Rodriguez M, Weinshenker BG. Multiple sclerosis. *N Engl J Med* 2000;343:938-952.
65. Klawiter EC, Cross AH. B cells: no longer the nondominant arm of multiple sclerosis. *Curr Neurol Neurosci Rep* 2007;7:231-238.
66. Polman CH, Reingold SC, Edan G, et al. Diagnostic criteria for multiple sclerosis: 2005 revisions to the "McDonald Criteria". *Ann Neurol* 2005;58:840-846.
67. Ransohoff RM. Natalizumab for multiple sclerosis. *N Engl J Med* 2007;356:2622-2629.
68. Kappos L, Freedman MS, Polman CH, et al.; BENEFIT Study Group. Effect of early versus delayed interferon beta-1b treatment on disability after a first clinical event suggestive of multiple sclerosis: a 3-year follow-up analysis of the BENEFIT study. *Lancet* 2007;370:389-397.
69. Pittock SJ, Weinshenker BG, Noseworthy JH, et al. Not every patient with multiple sclerosis should be treated at time of diagnosis. *Arch Neurol* 2006;63:611-614.
70. Ropper AH, Gorson KC. Clinical practice. Concussion. N Engl J Med 2007;356:166-172.
71. Haydel MJ, Preston CA, Mills TJ, et al. Indications for computed tomography in patients with minor head injury. *N Engl J Med* 2000;343:100-105.
72. Stiell IG, Wells GA, Vandemheen K, et al. The Canadian CT Head Rule for patients with minor head injury. *Lancet* 2001;357:1391-1396.
73. Stiell IG, Clement CM, Rowe BH, et al. Comparison of the Canadian CT Head Rule and the New Orleans Criteria in patients with minor head injury. *JAMA* 2005;294:1511-1518.
74. de Kruijk JR, Leffers P, Meerhoff S, et al. Effectiveness of bed rest after mild traumatic brain injury: a randomised trial of no versus six days of bed rest. *J Neurol Neurosurg Psychiatry* 2002;73:167-172.
75. Cantu RC, Aubry M, Dvorak J, et al. Overview of concussion consensus statements since 2000 *Neurosurg Focus* 2006;21(4):E3.

眼科疾患 42

Stephen A. Kamenetzky, Michael D. Straiko, Linda M. Tsai

眼科領域の問診と身体診察

- 正しい診断と治療のためには，詳細な病歴聴取と検査が不可欠である。
- 初期評価
  - 眼科医への紹介の必要性と適切なタイミングを判断する。
  - 病状を急性，亜急性，慢性に分類する（表42-1）。

眼科領域の問診事項

眼科領域の問診事項を表42-2に示す。

病歴

- さまざまな眼科病変と治療における相対リスクを判断するために非常に重要である。
- 以下の疾患の重症度，コントロール状況，罹病期間について尋ねる。
  - 高血圧症
  - 糖尿病

表42-1 眼科領域の緊急度

緊急（直ちに診察または救急搬送）
化学熱傷
突然発症の視力低下（0.2以下）があり，網膜中心動脈閉塞症や側頭動脈炎が疑われる
激しい眼痛
眼窩蜂窩織炎
穿孔性眼外傷，眼瞼裂傷，眼窩骨折がある，または疑われる

急性（24時間以内に眼科診察）
角膜の擦過傷/コンタクトレンズ
急な視力低下
軽度〜中等度の眼痛
眼窩周囲蜂窩織炎
結膜異物，角膜異物
前房出血
急な視野障害
光視症，飛蚊症

亜急性（1週間以内に眼科診察）
視力低下を伴わない充血
痛みを伴わない充血

表42-2 眼科領域の問診事項

眼の自覚症状	随伴症状
可能なら症状の部位が眼瞼か眼球か判別する	悪心
視力の変化	嘔吐
痛み	頭痛
複視	倦怠感
光視症,飛蚊症	しびれ
痂皮	めまい
眼脂	**眼科既往歴**
流涙	外傷
充血	手術歴
羞明	弱視
発症時期	白内障
急性(何時間前からか)	緑内障
亜急性(何日前からか)	加齢黄斑変性
慢性(何カ月あるいは何年前からか)	強度近視
重症度	ドライアイ
間欠性か持続性か	眼瞼炎
片眼性か両眼性か	
症状の程度はどのくらいか	
「眠っていても目が覚めてしまう」など	

- 血管疾患
- 自己免疫疾患
- 甲状腺疾患
- 側頭動脈炎 / リウマチ性多発筋痛症
- 神経疾患
- 喘息
- 慢性閉塞性肺疾患

服薬歴

抗凝固薬,ステロイド全身投与,甲状腺ホルモンに注意を払う。

家族歴

緑内障,白内障(若年性,加齢性),加齢黄斑変性,眼悪性腫瘍,高血圧症,糖尿病,血管疾患に注意を払う。

生活歴

飲酒,喫煙,違法静注薬物使用,生活環境。

職業歴

化学物質への曝露,異物,日光(紫外線)曝露が関与する場合がある。

身体診察

視力
- 視力は視機能の評価において最も重要である。
- 理想的には，左右それぞれ視力表を使って検査を行う。必要であれば眼鏡を用いる。
- 視力表が使えない場合は，近見視力を検査する。必要であれば老眼鏡を用いる。
- 眼鏡を持参していない場合は，**ピンホール**越しに視力を検査することもできる。ピンホールは屈折誤差を打ち消すため，裸眼での検査が困難な患者に有用である。近見視力と遠見視力のどちらにも使えるが，一般的に 20/25（0.8）以上の視力がある場合は効果がない。
- 視力表が見えない場合，指の数を数えられるか（指数弁），手の動きがわかるか（手動弁），光で照らされているのがわかるか（光覚弁）で検査する。
- 光覚弁を失った状態を**失明**という。
- **法的盲**とは，最高矯正視力が 20/200（0.1）未満のことを指す。
- **自動車運転免許**の取得に必要な視力は，米国では州によって異なるが，一般的には両眼視での最高矯正視力が日中は 20/70（約 0.3）以上，夜間は 20/40（0.5）以上が必要である[†1]。視野は両眼でおよそ 140°必要である。
- 読書は一般的に 20/40（0.5）を下回ると困難である。
- **調節**とは，毛様体筋の収縮により水晶体の形状を変化させ，より近方に焦点を合わせる機能である。
  - 若年者は調節力が強いため，**簡易検査表による近見視力**と遠見視力は一般的に同等である。
  - 40 歳以上の**調節力低下**（老視）には，輻湊を助ける矯正（老眼鏡）が必要になる。

瞳孔の評価
- 瞳孔のサイズと形状を，明所と暗所でそれぞれ比較する。
- 光刺激や調節による縮瞳を評価する。
- **瞳孔求心路障害（Marcus Gunn 瞳孔）**は，視神経の障害や著明な網膜障害でみられ，視力が低下している患者では慎重な評価を要する。

眼瞼の視診
- 眼瞼領域の紅斑，浮腫，外傷について評価する。
- **眼瞼下垂**　　先天性，外傷，脳神経障害，加齢などが原因となる。
- **眼球突出**　　甲状腺眼症や眼窩腫瘍でみられる。
- **眼球陥凹**　　眼窩内への眼球の後退。眼窩部の外傷後や，稀に乳癌の転移でみられる。
- **リンパ節腫大**　　特に，結膜炎，眼窩腫瘍，感染症による耳介前リンパ節腫

[†1] 訳注：日本の普通自動車第一種免許では，両眼で 0.7 以上，かつ片眼でそれぞれ 0.3 以上。

表 42-3　基本的な眼科的診察法

上眼瞼の反転

患者に下方視をさせる。綿棒を上眼瞼の上 2/3 に当て，それを支点に「てこ」の原理のように睫毛を引き挙げて上眼瞼縁から上方へ反転させる。反転を維持するために患者には下方視を続けてもらい，睫毛は引き続ける

対面での視野評価

患者には片眼を覆ってもらう。患者と視線を合わせ，周辺視野の検査中は検者の鼻を注視するよう指示し，4 象限それぞれで指を立てる。周辺に行き過ぎたり，鼻側後方へ指を立てないようにする。注：この検査では，半盲や四半盲，著しい視野障害の有無といった大まかな判別しかつかない。より精密な評価には Goldmann 視野計や Humphrey 視野計を用いた検査を要する

Amsler チャート

この検査は中心 10°の視野のみを調べる。患者に片眼で格子の中心点を注視させ，格子の直線が歪んだり，途切れたり，見えなくなったりしていないか聞く。患者がしっかり中心を固視する必要がある

フルオレセイン染色

フルオレセイン紙片で角膜上皮を染色する。患者に上方視をさせ，下眼瞼結膜の中央に紙片を触れ，その後瞬目をさせる。コバルトブルーライトまたは Wood 灯を当てると，擦過部や潰瘍部は緑色を呈する

瞳孔求心路障害の評価

交互点滅対光反射試験 swinging flashlight test を行う。患者に遠方視をさせた状態で，ライトを片眼から片眼へと素早く移動させる。正常であれば対光反応で縮瞳が維持される。もしライトを右眼から左眼へ移動させた際に左の瞳孔が散大した場合，左眼の瞳孔求心路障害が存在する

大に注意する。
- **眼瞼炎，Meibom 腺炎**　細隙灯顕微鏡で診察しないと評価が難しいが，灼熱感，瘙痒，眼瞼痂皮の原因として重要である。

眼球運動

- 眼球運動を評価することにより，脳神経麻痺による開瞼障害，核上性麻痺による注視麻痺，外傷後の拘束性運動障害，甲状腺眼症，小児疾患による斜視などが明らかとなる。
- 複視は一般的には先天的な眼位異常ではみられない。そのため急性の新規発症疾患と慢性の先天性疾患との鑑別の参考となる。
- 眼振にも注意が必要であり，急性発症の眼振は専門医へ紹介する。

視野

- 半盲や四半盲といった主要な視野障害について評価する（表 42-3）。
- プライマリ・ケア外来では**対面での視野検査**が標準的で，大まかな視野欠損を評価する。
- **Humphrey 視野計**（コンピュータ制御）や **Goldmann 視野計**による検査は，視野障害の定量的な評価が可能で，特に緑内障，前部虚血性視神経症，視神経

炎などで用いられる。

前眼部の評価
前眼部の診察は細隙灯を用いて行うことが望ましいが、ペンライトでも可能である。

■ 結膜
- 明瞭な血管と上皮が強膜を覆っている。
- 裂傷や外傷、異物を評価する。
- ウイルス性や細菌性の**結膜炎**による結膜全体の充血には眼脂を伴う。
- 結膜炎単独では眼痛をきたすことは稀である。
- 角膜輪部周辺(角膜と強膜・結膜の境界部分)の充血は**虹彩炎**でよくみられる。虹彩炎は通常、羞明、眼痛、霧視を伴う。
- **翼状片**や**瞼裂斑**は、ときおりみられ、日光や風への曝露に関連する変性である。鼻側結膜に最もよくみられる。

■ 角膜
- 角膜は透明な、眼球の前壁である。
- 通常は透明だが、高眼圧、非代償性の角膜上皮障害、感染や外傷後の瘢痕、感染による細胞浸潤などにより混濁し不透明になることがある。
- 異物や角膜擦過傷は細隙灯検査で見つかることがある。
- 角膜障害はたいていの場合、**羞明、眼痛、異物感**を伴う。
- 表面麻酔薬の点眼による速やかな眼痛の改善は、角膜に病因があることを示唆する。

■ 前房
- 前房とは、虹彩と角膜の間の空間を指し、房水で満たされている。
- 細隙灯がなくては診察は難しい。出血(**前房出血**)、外傷後あるいは原発性の炎症(**虹彩炎**)が疑われる場合には眼科医に紹介する。
- **前房蓄膿**は白血球の層によるニボー形成であり、眼内の感染(眼内炎)や重度の炎症を強く示唆し、速やかに眼科医に紹介する。

■ 虹彩
- 手術後や外傷後に瞳孔が不整形を呈することがある。
- 色調やサイズの限局的な変化は悪性黒色腫の可能性があり、眼科で精査を要する。

■ 水晶体
- 虹彩の真後ろに位置する。
- 通常は透明だが、白内障では白色〜黄色調を呈する。
- 白内障手術後眼は、瞳孔に人工レンズからの光の反射がみられる。

眼圧
- 眼圧計による定量検査、触診による定性検査がある。
- 日内変動があり、朝が最も高い。血圧や、ストレス・痛みといった環境因子とは直接的な関係はない。
- **緑内障**は多因子性の疾患であるが、ほとんどの開放隅角緑内障は、房水産生

の抑制(薬物治療)と房水流出量の増加(薬物治療，レーザー治療，手術治療)による眼圧の降下により治療可能と考えられている。
- 急激かつ著明な眼圧の上昇は，角膜浮腫，視力低下，眼痛，悪心，頭痛を引き起こす。患者は角膜浮腫により，光源のまわりに光輪や虹が見えると訴える。

眼底検査
- 外来で行うほとんどの眼底検査は散瞳を必要としない。網膜血管の状態評価と，乳頭浮腫・網膜出血・硝子体出血の除外を目的とする。
- 一般に，点眼による散瞳には 2.5％フェニレフリンか 1％トロピカミド，またはその両方が使用される。これらの点眼薬は調節も約 4〜6 時間麻痺させる。
- 小児の散瞳にはトロピカミドの代わりに 1％シクロペントラートがしばしば使われ，1〜3 日効果が残る。
- 以下に挙げるような例では，眼科医の指示なしに散瞳処置はするべきではない。
  - 浅前房(閉塞隅角緑内障を誘発するおそれがある)
  - 神経学的な観察を要する患者
  - 瞳孔求心路障害の可能性がある場合

眼科治療薬の処方

経口抗菌薬

- 経口抗菌薬はあまり使われることがないが，適応となる状況もある。眼窩隔壁前(眼窩周囲)蜂窩織炎や合併症を伴う霰粒腫で，**眼窩蜂窩織炎の症候**(複視，眼球運動痛，視力低下)がない場合，10 日間のセファレキシンまたはアモキシシリン・クラブラン酸の内服を行う。
- 眼窩蜂窩織炎への進展は緊急を要するため，直ちに眼科医に紹介する。しばしば入院と非経口的抗菌薬が必要となる。
- **眼瞼炎**と **Meibom 腺炎**といった眼瞼の疾患は，しばしば**酒皶**を伴い，ミノサイクリン 100 mg 1 日 1 回またはテトラサイクリン 250 mg 1 日 3 回の 2〜6 週間内服が奏効することがある。

点眼抗菌薬

- 点眼抗菌薬は擦過傷や結膜炎(ほとんどがウイルス性だが)にしばしば使用される。
- ポリミキシン B(1 回 1 滴，1 日 3 回点眼，5 日間)とトブラマイシン(1 回 1 滴，1 日 4 回点眼，5 日間)がよく使用される。アレルギー反応が起こる可能性がある。局所刺激症状が現れた場合は点眼を中断する。ネオマイシン(フラジオマイシン)の局所感受性はよく知られており，使用は避ける。

人工涙液

- 人工涙液は市販されている。
- ドライアイの症状(異物感,充血,曝露による流涙,単眼複視)に非常に有効である。
- ウイルス性結膜炎の症状も緩和する。
- 局所過敏症状の既往がある場合や,1日5回以上の点眼をしている場合,防腐剤を含まない人工涙液の使用を考慮する。
- 軟膏やゲルは非常に有効だが,霧視などを起こすため就寝前のみに使用するのが最善である。

ステロイド点眼薬

- ステロイド点眼薬は多くの眼疾患に有用である。
- 眼圧上昇(1/3近い患者にみられる)のほか,緑内障,白内障,感染を引き起こすことがあり,おそらく臨床症状を悪化させたり隠したりする。
- **眼科医のコンサルトなしで使うべきではない。**
- 抗菌薬とステロイドの合剤も検討する。

抗ヒスタミン点眼薬,充血除去点眼薬

- 抗ヒスタミン点眼薬と充血除去点眼薬は市販されており容易に入手できる。
- Ocuhistやバイシン®などの市販薬は,「リバウンド効果」や慢性刺激症状を避けるため,数日のみの使用にとどめる。
- 処方薬の抗ヒスタミン点眼薬では,オロパタジン(パタノール®,1回1滴,1日2回点眼),レボカバスチン(リボスチン®,1回1滴,1日2回点眼),azelastine(Optivar,1回1滴,1日2回点眼),ケトチフェン(Zaditor,1回1滴,1日2回点眼)があるが,かなり高価である。

眼科救急

化学熱傷

一般的事項

- 化学熱傷 chemical burn は,稀ではあるが**真の眼科救急**であり,急激に不可逆的で重篤な眼障害を生じうる。
- アルカリは浸透性が強く,組織を鹸化し,重症となりやすい。原因となるアルカリにはアンモニア,水酸化ナトリウム(灰汁),水酸化カルシウム(石灰),水酸化マグネシウム,水酸化カリウム,セメントなどがある。
- 酸は結膜表面を凝固させ,そのため浸透性は弱い。原因となる酸には塩化水素,フッ化水素,酢酸,硝酸,硫酸,亜硫酸などがある。

診断

- 診断は現病歴によるところが大きい。
- 充血，羞明，眼痛があり，フルオレセイン染色をしてコバルトブルーライトやWood灯で観察すると上皮欠損が認められる。

治療

- **洗浄，洗浄，また洗浄！**[1]
- 直ちに水道水または生理食塩液で少なくとも10分間は洗浄する。この処置は問診をしながら行ってもよい。
  - 洗浄は中性の液体であれば何を使ってもよい。
  - Morganレンズ(角膜に装着する洗浄用具)を用意できない場合，点滴バッグを経鼻カニューラとつなぎ鼻根部に置くと，洗浄に有用である。
  - 円蓋部結膜(球結膜と瞼結膜の移行部)の洗浄を忘れてはならない。必要なら眼瞼を反転させる。
  - 酸性あるいは塩基性の溶液での「中和」を試みてはならない。
- 可能なら原因薬品の活性成分を調べる。
- 眼のpH測定にはpH試験紙を用いる。洗浄後数分して眼のpHが7.0であれば，点眼薬を使ってよい(pH試験紙を用意できなければ，迅速尿検査のpH部分が同様に使える)。
  - pHは2～3分あけて2回調べ，もし7.0でなければ再度洗浄を行い，もう一度pHをチェックする。
  - pHは，下眼瞼を引いて円蓋部の涙液でチェックする。
  - 稀に，残存する異物から化学物質が放出され続けることがあり，除去を要する。これは特にアルカリ熱傷に多い。
- 患者の状態が安定していても，化学熱傷の評価と治療のために眼科医へ**紹介**する。
- **酸熱傷**は，しばしば充血と刺激症状が強いが，一般的に重篤になることは少ない。
- **アルカリ熱傷**は，充血がなく視診上は派手さがないが，アルカリが眼内に浸透し深刻なダメージを与えるため危険である。
- アルカリ熱傷で充血がなく完全に真っ白な結膜を呈しているときは，表層血管が破壊されていることを意味し，より深刻な状態である。

閉塞隅角緑内障

- 閉塞隅角緑内障 angle-closure glaucoma は稀な疾患で，解剖学的に前房が浅い人で虹彩の膨隆により房水の流出路が閉塞されて急激に眼圧が上昇することにより生じる[2]。
- 強い眼痛，視力低下，光輪視，角膜浮腫，頭痛を訴える。悪心，嘔吐，腹痛を訴えることもある。
- 眼圧は非常に高くなり(70 mmHg台のこともある)，血管閉塞や緑内障性視神経障害を生じる危険性がある。

- 眼科医は，まず薬物投与により眼圧降下を図るが，根治療法はレーザー虹彩切開術であり，可能な限り早期に行う必要がある[3]。この処置は，発症していないほうの眼にも予防的に施行する。

網膜剝離

- 網膜剝離 retinal detachment の症状として，光視症の持続，飛蚊症，部分的な視野欠損がある。
- 周辺の部分的な剝離では中心視力に大きな影響は及ぼさないが，中心の黄斑部に剝離が及ぶと著明な視力低下をきたし，瞳孔求心路障害を伴うこともある。
- 急性の**後部硝子体剝離**はよく似た症状を呈し，突発する飛蚊症，ときおり生じる光視症があるが，視力低下は伴わない。
- 眼科医が網膜全体を詳細に診察して，網膜円孔や網膜裂孔，周辺部の剝離を評価する。

急性視力障害

- 急性視力障害(24時間以内)は疼痛の有無にかかわらず，直ちに評価を要する。
- ときに，患者は健眼を遮蔽しないと患眼の視力低下に気づかない(慢性視力障害に突然気づく)。
- 視力低下が一過性で，その後正常に戻ることがあり，混乱させられる(後出の「一過性視力障害」参照)。

視神経炎
眼球運動痛や瞳孔求心路障害(後出の「神経眼科学」参照)を伴う。

血管閉塞
- 網膜血管閉塞は無痛性の重篤な視力低下を起こす。
- しばしば血管疾患の既往がある患者にみられ，また比較的若年者にも起こることがあり，塞栓症(動脈閉塞)や血栓症(静脈閉塞)の評価を要する。

■ 網膜中心動脈閉塞症
- 網膜中心動脈閉塞症は無痛性の重篤な視力低下を起こす。
- 眼底検査では，視神経乳頭の蒼白化，網膜血管の **boxcarring 現象**(血流の不連続化)，**チェリーレッドスポット**といった特徴的な所見がみられる。
- 閉塞後90分で不可逆的な障害となるため，直ちに救急搬送するか眼科医へ紹介する。
- プライマリ・ケア外来での救急処置として眼球マッサージがある。手根部で眼球を5秒間しっかりと圧迫し，5秒間解放する。これを5分間行う。
  - ■ この処置は，眼圧を急速に変動させることによって，不可逆的な網膜障害が起こる前に塞栓を除去する狙いがある。

- ■眼科医は前房穿刺などの侵襲的な処置を行う。
- ■速やかな確定診断が得られた際には，放射線科医によるカテーテルインターベンションで眼動脈の血栓溶解療法を行える場合がある[4]。
- ●急性期を過ぎた後は，塞栓症の精査と，血管新生緑内障などの晩期眼合併症について経過観察を要する。

■ 網膜中心静脈閉塞症
- ●網膜中心静脈閉塞症は痛みを伴わず，眼底検査で視神経乳頭腫脹，静脈怒張，網膜出血，綿花様白斑がみられ，しばしば「blood and thunder」と呼ばれる。
- ●視力予後は不良であり，眼科での経過観察は非常に重要である。高い頻度で網膜や虹彩に血管新生を生じ，緑内障や難治性の眼痛を引き起こすことがある。血管新生に対してはレーザー光凝固術が行われる。

■ 網膜動脈・静脈分枝閉塞症
- ●動脈分枝や静脈分枝の閉塞が視力に及ぼす影響はさまざまであり，眼科医へ紹介する。
- ●痛みを伴わず，部分的な視野欠損を起こす。
- ●静脈分枝の閉塞は二次的な黄斑浮腫を生じることがあり，その場合レーザー光凝固術が行われる。

■ 虚血性視神経症
虚血性視神経症は高血圧症，糖尿病，血管疾患，側頭動脈炎(稀)に関連があり，「神経眼科学」の項を参照されたい。

■ 内科的評価
- ●血管疾患の評価に必要な検査は病因により異なる。
- ●網膜血管閉塞は高血圧症患者と糖尿病患者に最もよくみられる。
    - ■**網膜動脈疾患**　　頸動脈 Doppler 検査と心エコー検査を行う。
    - ■**網膜静脈疾患**　　血栓症と凝固亢進状態(クリオグロブリン血症，多発性骨髄腫，鎌状赤血球症，真性多血症，リンパ腫－白血病など)と関連がある。CBC，プロテインCとS，抗カルジオリピン抗体，高蛋白血症の検査を要する。

中間透光体の混濁による急性視力障害

■ 白内障
白内障は中間透光体の混濁の原因として最もよくみられるが，通常は徐々に発症する(後出の「慢性視力障害」参照)。

■ 角膜浮腫
- ●通常，角膜浮腫は痛みを伴う。
- ●角膜の外観は混濁して見え，視力は低下する。
- ●発症が緩徐であれば，角膜疾患が原因かもしれない。
- ●発症が急性であれば，閉塞隅角緑内障や虹彩血管新生などでの眼圧上昇による二次的なものかもしれない。角膜の炎症・感染・混濁と角膜浮腫との鑑別は，ペンライトによる観察では困難である。

■ 硝子体出血
- ●硝子体出血は外傷のほか，網膜の異常血管新生を引き起こすさまざまな疾患

により起こる。
- しばしば糖尿病,静脈閉塞,網膜円孔や裂孔,加齢黄斑変性でも起こる。
- 硝子体出血は眼科医による診察と経過観察を要し,出血消退後にレーザー治療が必要になる場合もある。
- 出血が吸収されない場合,手術的に除去する場合もある。
- **Terson症候群**(くも膜下出血に関連した網膜出血や硝子体出血)は稀である。

■ 網膜剥離

鑑別疾患として網膜剥離も考慮する(前出の「網膜剥離」参照)。

慢性視力障害

白内障

- 白内障 cataract は中間透光体の混濁の原因として最もよくみられるが,通常は徐々に(数カ月〜数年をかけて)発症する。
- 白内障の進行に伴い水晶体の厚さが変化するが,初期の段階では眼鏡で対応可能である。
- 白内障は正常な加齢性変化であり,視機能に支障をきたさない限り手術は必要としない。
- 水晶体の混濁に伴い,夜間の視力低下,グレア,読書困難,遠見視力の低下などの**症状**が出現する。稀な愁訴として,単眼複視,色覚低下,羞明がある。
- **白内障の待機手術の適応**は,患者の日常生活への影響をみて検討する。
   - 稀に,白内障による続発性緑内障が発症した場合や,白内障のために黄斑変性・糖尿病・緑内障などの眼底評価が困難な場合には,手術を要することもある。
   - 白内障の待機手術は外来で局所麻酔下に施行可能であり,全身性疾患のない患者であれば適応となる。
   - 抗凝固薬は休薬しなくてよい場合もある。最新の病歴と身体診察は必要であるが,詳しい臨床検査は一般的には行わない[5]。

加齢黄斑変性

- 加齢黄斑変性 age-related macular degeneration(ARMD)は慢性かつしばしば進行性の疾患であり,中心視野に影響する。しばしば両眼に発症するが左右差がある。
- 加齢黄斑変性には dry type(萎縮型)と wet type(滲出型,血管新生型)がある。
- **危険因子**は加齢[6],喫煙[7],家族歴(補体H因子の遺伝子多型や他の遺伝因子と関連している可能性がある)[8,9],人種(白人)が挙げられる。
- Age-Related Eye Disease Study では,中等度〜重度の加齢黄斑変性患者においてビタミンと抗酸化薬による治療が重度の視力低下を減少させると報告された[10]。
- 進行は通常ゆっくりだが,網膜下の新生血管が進展し出血や瘢痕化を生じる

と急激に視力が低下することもある。
- 中心の歪みを早期に発見するために，Amslerチャート(表42-3)により自宅で定期的にチェックすることが推奨される。
- 比較的新しい治療法として，滲出型の加齢黄斑変性に対する抗VEGF(血管内皮細胞増殖因子)薬の硝子体注射が良好な成績を示している[11]。

緑内障

一般的事項
- 緑内障 glaucoma は，米国では白内障に次いで中途失明原因の第2位で，アフリカ系米国人では第1位である[†2]。
- 典型的には眼圧上昇を示す。
- 開放隅角緑内障の**危険因子**として，高血圧症，糖尿病，加齢，人種(アフリカ系米国人)，家族歴が挙げられる。

診断
- 緑内障患者の大半は無症候性である。多くの場合，自覚症状が出現する以前から視野周辺部の欠損は始まっている。
- 眼圧は，毛様体での房水産生と線維柱帯への房水流出によって決定される。
  - 正常眼の大半は眼圧が約20 mmHg以下である。
  - 緩徐な眼圧上昇は，眼痛や視力低下がみられない。
  - 急性閉塞隅角緑内障による急激な眼圧上昇は，角膜浮腫，眼痛，充血，流涙，中等度散瞳を伴う。
- 視神経はその中央がへこんでおり，**視神経乳頭陥凹**と呼ばれる。陥凹径と乳頭径の比率をC/D比 cup/disc ratio(CDR)という。
  - C/D比の正常値は約0.4以下であるが，個人差が大きい。
  - 乳頭陥凹の拡大と眼圧の経過観察は，緑内障の進行の程度をみる有効な方法である。
- 通院の頻度は，眼圧のコントロール状態と重症度により決定される。一般的には6カ月ごとの経過観察と1年ごとの視野検査を行う。

治療
- **薬物療法**[12] 緑内障治療薬は，房水産生抑制か房水流出促進のどちらか，または両方の作用をもつ。
  - 房水産生抑制薬には，β遮断薬〔チモロール，レボブノロール，カルテオロール，ベタキソロール(ベトプティック®)〕，α₂作動薬〔アプラクロニジン(アイオピジンUD®)〕，炭酸脱水酵素阻害薬(ドルゾラミド，経口アセタゾラミド)がある。
  - 房水流出促進薬には，プロスタグランジンアナログ〔ラタノプロスト(キサラタン®)，トラボプロスト(トラバタンズ®)，ビマトプロスト(ルミガン®)〕，縮瞳薬(ピロカルピン)，アドレナリン誘導体(ジピベフリン)がある。

- ■これらはすべて明らかな全身性副作用を起こす可能性があるため，受診時には慎重に問診を行う。
- ●**レーザー線維柱帯形成術**　一般的にはアルゴンレーザーを用いて外来で行われ，房水流出を促進する。一眼につき最大2回施行可能で，治療効果は一過性の場合もある。
- ●**手術治療**　主に線維柱帯切除術(緑内障濾過手術)が，基本的に外来で行われる。この手術は，新たな房水流出経路を作成しそれを結膜で覆う，線維柱帯からのバイパス術である。

一過性視力障害

一過性黒内障

- ●一過性黒内障 amaurosis fugax は，一過性網膜動脈閉塞による一過性の単眼の視力喪失である。血管閉塞は，通常コレステロールまたは血小板塞栓に起因するが，血管攣縮から生じることもある。
- ●しばしば「**カーテンや影が視界を覆う**」と表現され，数分間持続する。50歳以上の患者や血管疾患の既往歴をもつ患者で最も頻度が高い。差し迫った血管閉塞を除外するためには眼科医による精査を要する。
- ●アテロームが生じる最も一般的な部位は**頸動脈**または**心臓**である。身体診察でHollenhorst斑(網膜血管内に観察できるコレステロールプラークの反射)を認めることがある。
- ●たとえHollenhorst斑がみられなくても，全身性疾患を除外するために頸動脈Doppler検査，心エコー検査，血液学検査などを行う。

眼性片頭痛

- ●眼性片頭痛 ophthalmic migraine は，しばしば一過性に5～15分以上の暗黒感を引き起こす。
- ●閃輝 fortification(ギザギザの「稲妻」)と閃輝暗点 scintillating scotoma(ぼんやりした辺縁部の中心の暗点)が特徴的である。有色の光が見えたり他の視覚症状を伴うことがある。
- ●視力はエピソードの後，元に戻る。しかし，頭痛または軽い悪心が続発することもある。
- ●片頭痛の病歴がある場合と，ない場合がある。眼性片頭痛は，片頭痛の既往のある患者にしばしば認める。
- ●ていねいに病歴を聴取し，付随する神経症状を除外する。
- ●通常は両眼が影響を受けるが，単眼のみが影響を受けているように思えるくらい非対称性のこともある。眼科医による診察は，網膜疾患を除外するために重要である。

---

†2 訳注：わが国では糖尿病網膜症を抜いて第1位。

全身性疾患と眼症状

糖尿病

- 糖尿病は，就労年齢の米国人における失明の主要原因である。
- 網膜症を発症する可能性は，糖尿病の罹病期間と直接関連する。
  - 糖尿病の診断を受けたおよそ5年後には患者の23％に網膜症がみられ，15年後には80％となる。発生率は1型糖尿病と2型糖尿病とで同程度であるが，わずかに2型のほうが低い。
- **予防治療**は視力低下を減少させるための基本となる。厳格な血糖コントロールは糖尿病網膜症の発症率と重症化率を低下させることが示されている[13]。
- 糖尿病網膜症は，しばしば眼症状なしに発症する。したがって，**糖尿病と診断されたら年1回の眼科医による診察が必要である。**
  - 網膜症を発症した場合には，より頻繁な通院の指示がなされる。
- 国立眼研究所 National Eye Institute による臨床試験で，早期発見と早期治療によって重度の視力低下の発生率が50％低下することが示された[13]。
- 網膜症の進行を抑えるために，**アルゴンレーザーを用いた汎網膜光凝固**または局所光凝固が推奨される場合がある[13]。
- 硝子体出血が吸収されない場合，ときに外科的硝子体切除が必要となる。
- 糖尿病網膜症による**視力低下**は，根底にある糖尿病の重症度とは直接関連しない場合がある。軽度のインスリン非依存性糖尿病患者であっても，重症の網膜症にかかっているかもしれない。
  - 黄斑浮腫，黄斑虚血，新生血管による硝子体出血，視神経障害，虹彩新生血管に起因する血管新生緑内障による視神経障害，または新生血管による網膜剥離と網膜前膜の形成を認めれば，それが視力低下の原因となりうる。
  - この段階になると視力の回復は難しいことが多いが，網膜症の進行を抑えるためにレーザー網膜光凝固か外科的硝子体切除のどちらか，または両方が推奨される。

高血圧

- 慢性あるいは急性の高血圧により網膜に変化が生じる。
- **慢性変化**のほうが多く認められ，細動脈の硬化と動静脈の交叉現象が特徴である。
- **急性の血圧上昇**(通常，拡張期血圧＞120 mmHg)により網膜滲出性変化，綿花様白斑，火炎状出血，そして稀ではあるが網膜浮腫を起こす場合がある。
- **悪性高血圧網膜症**は稀であるが，視神経乳頭の浮腫を通常両側性に生じる。血圧コントロールを行う。

低血圧

突然の血圧低下は網膜，脈絡膜灌流の低下だけでなく視神経梗塞を引き起こす場合がある。これは一晩で起こる可能性がある。一時的な低血圧イベントを防

ぐために，降圧薬は朝服用するのが最もよい。

甲状腺疾患，Graves病（Basedow病）

- Graves病は，甲状腺機能亢進症を伴う自己免疫疾患である。しかし，臨床的には甲状腺機能が正常または低下している患者で現れることもある。
- 喫煙患者では，眼性合併症の発生率が高い。
- 最も一般的な徴候として，**眼瞼後退，眼球突出，角膜乾燥**がある。
  - 外眼筋が高度におかされると，**複視**を伴う拘束性の筋障害が起こる。
  - 稀に，眼窩内の**視神経の圧迫**により瞳孔求心路障害を伴った視力低下を引き起こし，非経口ステロイド治療，放射線治療，または外科的減圧術が必要になるかもしれない。これらの患者は眼科医に紹介する。

サルコイドーシス

- サルコイドーシスは病因不明の慢性疾患で，20～40歳のアフリカ系米国人女性に最も多い。
- 組織学的には局所の非乾酪性肉芽腫が特徴で，結膜と涙腺に認められる。
- サルコイドーシスによる病変として，前部あるいは後部ブドウ膜炎，網膜炎症性疾患，そして視神経や眼球運動の疾患がみられることすらある。
- ドライアイが一般的に認められ，特に40歳以上の患者に多い。
- 局所麻酔下の**結膜生検**により組織学的に診断することができるが，明確な肉芽腫がある場合に限られる。

AIDS

- 免疫機能不全は眼の日和見感染症につながることがある。
- 一般的な症状としては，綿花様白斑，サイトメガロウイルス網膜炎，眼瞼のKaposi肉腫である。そのほかに眼部帯状疱疹，単純ヘルペス角膜炎，結膜微小血管障害，トキソプラズマブドウ膜炎，中枢神経系病変がよくみられる。
- AIDSと診断された後は年1回の診察が推奨され，CD4陽性細胞数が500/mm^{3}以下に減少したら密な観察を要する。サイトメガロウイルス網膜炎は，CD4陽性細胞数が50/mm^{3}以上の患者では稀である。

眼外傷

角膜上皮障害

- 角膜上皮障害 corneal abrasion は一般的にみられ，多くの場合は著明な充血，眼痛，羞明，眼瞼腫脹，合致する病歴を認める[1]。
- 眼痛は局所麻酔薬の点眼により緩和できる。
  - **局所麻酔薬の点眼**は眼の検査に大いに有用だが，**決して治療のために用いてはならない**。局所麻酔薬による上皮障害のために治癒が遅れたり神経栄

- 診察の補助として，フルオレセイン染色後のコバルトブルーライトを用いた観察が役立つ．
- 角膜上皮障害の受傷機転を確認し，視力，上皮障害の大きさを慎重に検査する．
- 治療は抗菌薬の点眼（通常，10% sulfacetamide 1回1滴，1日4回，1週間，または0.3%トブラマイシン1回1滴，1日4回，1週間），または抗菌薬軟膏の点入〔ポリミキシンB(Polysporin Ophthalmic) 1/8インチ（約3mm）点入1日2回，またはエリスロマイシン1/8インチ点入1日2回〕を行う．
- ketorolac（1回1滴，1日4回，1週間）を眼痛軽減を目的に抗菌薬と併用してもよい．
- 角膜上皮障害が最近（数時間以内に）引き起こされたもので，感染の所見がなく，残留異物がなく，コンタクトレンズ装用患者でないのであれば，眼は元に戻るだろう．
- 角膜混濁がある場合，または角膜上皮障害が改善しない場合は，眼科医による再評価が必要である．

異物，角膜錆輪

- 異物は細隙灯顕微鏡観察下で，濡らした綿片または針で注意深く除去する[1]．角膜錆輪 rust ring を取り除くのにドリルを用いることもある．
- 異物除去後は点眼抗菌薬で治療する（「角膜上皮障害」参照）
- 眼瞼下に異物が残存していないことを確かめるために眼瞼を反転して調べる（表42-3参照）．

角膜，結膜，眼瞼の裂傷

- 裂傷は穿通性外傷や鈍的外傷で多くみられる[1]．
- 眼球破裂や他の外傷を併発していないか，眼科医による徹底的な検査（散瞳を含む）を行う．

外傷性虹彩炎

- 外傷性虹彩炎 traumatic iritis は一般的に鈍的外傷の2～3日後に生じ，視力低下，羞明，鈍痛を呈する．
- ステロイド点眼薬による治療が必要かもしれないので，通常は眼科医に紹介すべきである．外傷性虹彩炎は出血（微小前房出血）や感染と鑑別する．

前房出血

- 前房出血 hyphema は視力低下，羞明，眼球周囲の鈍痛を伴う[1]．

- 通常は眼の直接外傷の結果生じるが，（腫瘍，糖尿病，慢性炎症，眼内手術などによる）異常血管に起因することもある。
- 眼科医による診察と経過観察が必要であり，続発する眼病変がないことを確認したり，再出血や眼圧上昇，角膜染血などの合併症を管理する。
- 前房出血はしばしば散瞳，安静，厳密な保護遮光，ステロイド点眼薬で治療されるが，内科的治療では不十分な場合には外科的な洗浄を必要とする。
- 鎌状赤血球症/形質には注意を要する。前房から線維柱帯への赤血球のクリアランスに影響を及ぼし，合併症を引き起こす可能性がある。

眼窩骨折

- 眼窩骨折はしばしば鈍的外傷により起こる。
- 眼球破裂や他の眼外傷を除外するために詳細な検査が必須である。眼球運動に高度の異常を認める場合や，視力が著しく低下している場合には二次性の眼損傷を疑う。
- 治療には，セファレキシン 250 mg を1日4回，10日間内服する。鼻をかまないよう注意を促し，オキシメタゾリンを1日3回，3日間投与することにより，副鼻腔疾患が眼窩へ進展する危険性が減少し，眼窩気腫を抑制できる。
- 通常，受傷後1週間で再評価する。
- 多くの場合，保存的に治療し，外科的な修復は行わない。
- 眼科的観点からの骨折修復の適応は以下のとおりである。
  - 第1眼位での複視
  - 著明な眼球突出（眼窩への眼球後退）
  - 眼窩が不安定

眼球破裂

- 眼球破裂は眼外傷のなかで最も重症である。**早期診断がきわめて重要である。**
- ブドウ膜の脱出，角膜または強膜の全層裂傷，眼球の変形があれば，厳密に保護遮蔽し，直ちに眼科医による診察が必要である。
- 根治的治療を行うまでの間，Valsalva効果により眼内容物が押し出されないよう制吐薬を投与する。
- 通常は救急部門で診察される。CTのような補助的な放射線検査は眼球の評価と眼内異物の確認に有用である。
- 眼球破裂が疑われる場合には点眼は行ってはならない。通常，抗菌薬の全身投与が行われる。
- 根治的治療は手術である。

コンタクトレンズ

- コンタクトレンズの装用は，しばしば角膜への軽い外傷の原因となる。

- コンタクトレンズ装用者は眼の健康を評価するために年1回診察を受けるべきである。角膜上皮障害がよくみられ、コンタクトレンズ装用者では角膜感染症/角膜潰瘍の発症率が高いので、診察を受けるべきである。
- 充血があれば、その評価が完全に終わるまでコンタクトレンズの装用は中止する。

神経眼科学

- 視神経疾患は、慎重な瞳孔検査により瞳孔求心路障害 afferent pupillary defect(APD)を認めることで発見されることがよくある。
- 色覚の喪失や「red desaturation」すなわち僚眼と比べた光覚の減弱も、視神経疾患の存在を示している。
- **乳頭炎** papillitis や**視神経乳頭浮腫** optic disc edema は視神経の急性炎症を表す一般的な用語で、視神経乳頭の腫脹、神経線維層の浮腫、網膜血管の歪曲、瞳孔求心路障害を伴う。
- **乳頭浮腫** papilledema は、特に頭蓋内圧亢進に伴う視神経乳頭浮腫のことを指す、より厳密な用語である。

視神経炎

- 視神経炎 optic neuritis は若年患者に発症し、多くは特発性であるが多発性硬化症に合併することもある。
- 視神経の炎症である。
  - 視神経乳頭を障害する(うっ血乳頭、乳頭浮腫)。
  - 球後視神経炎となることもある(視神経乳頭は保たれているが眼外筋運動にて疼痛が誘発される)。
- 視力が低下し、かろうじて光覚弁がある。また、しばしば眼球運動で疼痛を伴う。
- 治療はステロイド点眼薬か対症療法による。ステロイド全身投与は有効性が示されておらず、有害となる可能性すらある。
- 単発エピソード後の視力予後は良好である。追加の診断的検査として視野検査と色覚検査を行う。
- 眼科医による経過観察を要する。脱髄性疾患の画像検査のために神経内科医に紹介し、MRIで2カ所以上の脱髄性病変を認めた場合、発症28日以内にインターフェロンβ静注療法を行い、臨床的に明らかな**多発性硬化症**への進行を抑制する[14,15]。

虚血性視神経症

- 虚血性視神経症は高齢者の乳頭炎と視力低下の原因として頻度の高い病態である。
- 血管疾患を背景として生じ、しばしば不可逆的な水平視野欠損をきたす。

巨細胞性動脈炎または側頭動脈炎

- 虚血性視神経症を発症した場合，特に 50 歳以上の患者であれば，この致死性の疾患の可能性を常に考慮するべきである[16]。
- 倦怠感，体重減少，食欲不振，頭部圧痛，顎跛行，または肩/肢帯脱力感などの随伴症状を詳細に記録する。
- 数日のうちに両眼が失明する可能性のある全身性疾患であるため，**早期診断と強く疑うことが肝要である。**
- 虚血性視神経症，網膜動脈閉塞，眼筋麻痺の患者では，ESR を直ちに検査する。
  - ESR が 40 mm/hr 以上に亢進している（または疾患が強く疑われる）場合には，ステロイド全身投与（プレドニゾン 60 mg/日の内服）を開始する。
  - **組織学的診断のために，ステロイド開始から 1 週間以内に側頭動脈生検を行う。**

乳頭浮腫

- 乳頭浮腫は頭蓋内圧亢進により視神経の腫脹がみられるもので，しばしば水頭症，腫瘍，偽性脳腫瘍で認められる。
- 通常，両眼の視神経に認められる。
- 視力や対光反射は正常のこともある。
- 一過性の視野不明瞭を訴える患者もいる。
- 診断には，腰椎穿刺で初圧を測定し，視神経乳頭の浮腫が頭蓋内圧亢進に起因することを確認しなくてはならない。

偽性脳腫瘍

- **症状**は，頭痛，しばしば姿勢の変化に伴う一過性の視野不明瞭，複視，耳鳴，めまい，悪心などである。
- 通常，肥満の若年女性に起こり，妊娠中にはさらに多くみられる。
- 通常は特発性であるが，ビタミン A 毒性（100,000 U/日以上），シクロスポリン，テトラサイクリン，経口避妊薬，あるいはステロイド全身投与からの離脱などに起因することもある。
- **診断**は，頭蓋内圧亢進による乳頭浮腫，MRI や MR 静脈造影での他の原因の否定，腰椎穿刺で初圧の上昇があるが髄液所見は正常，による。
- 色覚検査と正式な視野検査を含む完全な眼科検査を行う。
- **治療**は以下のとおりである。

- ■肥満があれば減量する。
- ■アセタゾラミド内服を,まず250 mg 1日4回から開始し,必要があり忍容できれば500 mg 1日4回まで増量する。
- ■原因となる薬物を中止する(上記参照)。
- ■内科的治療が奏効しない場合には外科的治療を行う。
- ●腰部くも膜下腔腹腔シャントは頭痛を軽減し,視力障害を防止する。
- ●視神経鞘開窓術は視力障害を防止するが,通常,他の症状に対しては効果がない。

瞳孔異常

- ●外傷を除き,瞳孔異常はしばしば神経疾患の局所症状として現れる。
- ●暗所あるいは明所での瞳孔不同,瞳孔拡張,瞳孔緊張(対光反射の低下)を評価する。
- ●瞳孔求心路障害(表42-3参照)は確実に異常所見であり,精査のため眼科医に紹介する。

眼球運動異常

- ●眼球運動異常は急性あるいは慢性の脳神経障害(Ⅲ, Ⅳ, Ⅵ)または外眼筋の異常を示唆する。
- ●急性の場合は通常,水平あるいは垂直方向の複視を認める。
- ●慢性の場合は無症候性のこともある。
- ●甲状腺眼症(特にGraves病),特発性炎症性偽腫瘍(眼窩筋炎),重症筋無力症,脱髄性疾患(多発性硬化症),小脳疾患において眼球運動障害をみることがある。

視野欠損

- ●視野欠損は網膜疾患や視神経疾患で認められるが,頭蓋内疾患でも出現する。
- ●視交叉より前方の病変(網膜疾患,緑内障,視神経炎など)では,片眼のみの視野異常を生じる。
- ●視交叉付近の下垂体腺腫では両耳側半盲を生じる。
- ●視交叉より後方の病変(視索,視放線,後頭葉皮質の障害など)では同名半盲などの同名性視野異常を生じる。脳卒中は同名半盲を起こす最も頻度の高い疾患である。

脳動脈瘤

- ●眼領域の脳神経障害を呈する脳動脈瘤は稀である。
- ●第Ⅲ, Ⅳ, Ⅴ, Ⅵ脳神経障害では海綿静脈洞の病変を疑う。
- ●瞳孔異常を伴う第Ⅲ脳神経障害は後交通動脈の動脈瘤でみられることがあ

- る。MR 血管撮影が診断に有用である。
- 糖尿病性あるいは微小循環障害性の第Ⅲ脳神経(動眼神経)麻痺では瞳孔異常はみられず，多くは自然に軽快する。

赤目，充血

赤目 red eye とは，結膜・上強膜・強膜の表在血管の充血 hyperemia や出血をいい，痛みを伴うこともあれば，伴わないこともある。通常，視力低下をきたすことはない。

感染症

- 感染症は赤目の原因として一般的である。**ウイルス性および細菌性結膜炎**では，充血のほかに異物感，眼脂，流涙を引き起こす。
- 抗菌点眼薬が有用であるが，ステロイド点眼薬は眼科医にコンサルトせずに用いるべきでは**ない**。
- **眼瞼炎**は軽症の眼瞼感染が原因となり，異物感(特に朝)やドライアイを引き起こす[2]。
- **単純ヘルペス角膜炎**は角膜潰瘍や瘢痕を引き起こす。眼科医へ紹介すべき疾患である。

乾性角結膜炎

- 乾性角結膜炎 keratoconjunctivitis sicca は，涙膜障害あるいは単にドライアイとして知られる。
- ドライアイは非常に頻度が高く，Bell 麻痺に伴う兎眼症(閉瞼不全)，甲状腺疾患，リウマチ性疾患，コンタクトレンズ装用，加齢などの原因がある。
- 眼瞼疾患(酒皶，眼瞼炎，Meibom 腺炎)による涙液の蛋白質や油分の減少が，涙の量的減少でなく質的減少を引き起こす。
- ドライアイ患者は，風や光，特に近見時の眼の酷使などに対し過剰に反応し，流涙を訴えることもある。
- カルボキシメチルセルロースを含む**人工涙液**の使用と眼瞼洗浄が推奨される。
- 眼乾燥感の症状は，各種の薬物(抗ヒスタミン薬，抗うつ薬，ホルモン補充など)により悪化することがある。

結膜下出血

- 結膜下出血は，白色の強膜と，透明な結膜の間での出血である[2]。
- 不慮の外傷や怒責の後に認めることがある。
- 外見上派手であり患者に不安を与えるが，自然軽快し，視力に影響せず，たいてい無痛性である。
- 患者は角膜乾燥の増悪による軽度の不快感を抱くことがある。治療は冷罨法

と，必要であれば人工涙液の点眼である。
- 他の部位の出血や外傷歴，抗凝固薬やアスピリンの使用，高血圧症がないか問診する。
- 単発性の結膜下出血であれば，抗凝固薬を中止する必要はない。再発性の場合や他の全身症状がある場合には，血液検査が適応となる。

外傷による角結膜の擦過傷・裂傷

- 外傷による角結膜の擦過傷・裂傷により充血が認められることがある[1]（前出の「角膜上皮障害」参照）。
- 病歴が重要であり，特に穿通性外傷が疑われる場合には，治療や経過観察のために眼科医への紹介が必要であろう。
- 軽度の擦過傷であれば抗菌点眼薬で治療可能であるが，24時間以内に症状が消失しない場合には眼科医に紹介する。

虹彩炎，虹彩毛様体炎

- 虹彩炎 iritis，虹彩毛様体炎 iridocyclitis は，虹彩または毛様体，もしくはその両者の炎症である。
- 虹彩輪部周囲の充血がしばしばみられる。
- この場合，外傷後あるいは前部ブドウ膜炎に伴うことが一般的であり，眼科医による診察が必要である。

季節性アレルギー

- 季節性アレルギーは充血の原因として非常に頻度が高い[2]。
- 一時的な使用であれば市販の抗ヒスタミン点眼薬でかまわないが，慢性的に使用する場合には，処方箋による点眼薬がより効果的である（「眼科治療薬の処方」参照）。

上強膜炎

- 上強膜炎 episcleritis は，通常は上強膜に限局する炎症である[2]。
- 軽度の疼痛を伴い，多くはステロイド点眼薬で軽快する。
- 上強膜炎の充血はフェニレフリンで消退するが，強膜炎による充血は消退しない。

強膜炎

- 強膜炎 scleritis は深部強膜における，より重症の炎症性疾患である[2]。
- 膠原病性血管疾患や他の自己免疫疾患などの重度の全身性疾患の存在を示唆する。

急性閉塞隅角緑内障

- 急性閉塞隅角緑内障は，虹彩による線維柱帯の急性かつ完全な閉塞により起こる．緑内障のなかでも頻度の低い病型である．
- 角膜混濁，中等度散瞳，眼痛を伴う．
- 深刻な病態であり，**直ちに眼科医へ紹介する．**
- 「眼科救急」の中の「閉塞隅角緑内障」の項を参照のこと．

翼状片，瞼裂斑

- 翼状片 pterygium と瞼裂斑 pinguecula は，結膜の変性，異常増殖であり，炎症を起こすことがある．角膜乾燥の一因にもなる[2]．
- 治療は，初期には人工涙液を投与するが，手術での切除を必要とする例もある．

流涙

- 流涙は頻度の高い症状である．さまざまな疾患で非特異的症状として現れる．
- 主観的な訴えであるが，眼科医に診察してもらう理由としては十分な場合もよくある．
- 涙液の基礎分泌および反射性分泌の定量的検査として Schirmer 試験がある．
- **反射性涙液分泌**は頻度の高い病因である．
  - 反射性涙液分泌は，環境あるいは職業性の刺激物，疼痛，角膜異物，角膜異常(感染や上皮障害)，基礎にある涙膜障害により引き起こされる．
  - Bell 麻痺や Parkinson 病などによる瞬目減少は角膜障害を引き起こし，流涙を伴う．

涙管障害

- 涙管障害は，涙液排出障害による流涙を引き起こすことがある．
- 若年者では，鼻粘膜の腫脹，感染症，解剖学的異常による涙管通過障害が一般的である．
- 高齢者では，眼瞼外反や内反などにより，涙点の眼球に対する位置異常が生じる．
- 瞬目が減少した患者では，涙液を涙点の方向へ流す筋緊張が低下している．

結膜炎

- 結膜炎 conjunctivitis は流涙の一般的な原因であり，しばしば瘙痒，眼脂，

充血を伴う[2]。
- **ウイルス性結膜炎**はより頻度が高く，しばしば自然軽快し，全身症状を伴う。
- **細菌性結膜炎**(通常は膿性である)は抗菌点眼薬で治療するが，これをウイルス性結膜炎で重感染予防として用いることも妥当な方法である。
- 視力低下がみられる場合や，症状が2〜3日で軽快しない場合には，直ちに医療機関に連絡するよう患者を指導する。

前部ブドウ膜炎

- 前部ブドウ膜炎 anterior uveitis は前房内の炎症である。
- 著明な流涙，角膜輪部周囲の充血(毛様充血)，羞明をしばしば伴う。
- ときに全身性疾患に関連して発症する。このため，炎症を繰り返す場合には，病歴や各種検査所見(CBC，抗核抗体，リウマトイド因子，梅毒検査，抗好中球細胞質抗体，HLA-B27，結核検査，ACE値，胸部X線写真など)に基づいた全身の評価が必要である。

外眼部および眼瞼の異常

眼瞼炎

- 眼瞼炎 blepharitis は慢性の炎症であり，睫毛周囲の無痛性感染症である。断続的な急性増悪がみられることもある[2]。
- 一般的な皮膚常在菌が病原体であることが多い(ブドウ球菌属，レンサ球菌属)。眼瞼炎は通常脂漏性であるが，これは必ずしも感染によるものではない。
- 患者は灼熱感，異物感，朝の目のかすみを訴える。充血もみられることがある。
- **眼瞼衛生**が最も重要な治療であり，蒸しタオルでの圧迫や清拭，やさしい洗浄(ぬるま湯や，ごく少量のベビーシャンプーを溶かした水)，眼瞼マッサージなどを行う。
- 通常，抗菌点眼薬は有効性に乏しい。

Meibom腺炎

- Meibom腺炎(ときに後部眼瞼炎と呼ばれる)は，眼瞼縁に近接する脂腺周囲の炎症および感染症であり，灼熱感，異物感，ときに霰粒腫を伴う。
- 酒皶に伴うMeibom腺炎や眼瞼炎では，ミノサイクリンやテトラサイクリンなどの経口抗菌薬を投与する。

霰粒腫

- 霰粒腫 chalazion は，眼瞼の Meibom 腺閉塞に伴う慢性の脂肪肉芽腫性炎症性疾患である。急性炎症所見で発症し，比較的痛みの少ない結節性病変へと進展する。

- 治療の中心は温罨圧迫と軽いマッサージであり，必要に応じて経口あるいは点眼抗菌薬を使用する。
- 2〜3週間は保存的治療を継続する。
- 病変が完全に改善せず，急性炎症所見が消失している場合，外科的切除吸引あるいはステロイド局所注射が勧められる。
- ときに霰粒腫は悪性腫瘍と誤診され，その逆もある。

麦粒腫

- 麦粒腫 hordeolum（ものもらい）は，眼瞼の腺組織の有痛性炎症性疾患であり，典型的にはブドウ球菌感染により生じる。
- 時間をかけて麦粒腫は霰粒腫へと進展する。
- **温罨圧迫が通常の治療である。**

潜在性眼瞼悪性腫瘍

- 眼瞼悪性腫瘍には，基底細胞癌，脂腺細胞癌がある。
- 病変が顕在化してからの期間と，形状や大きさの変化について明らかにすべきである。
- 悪性腫瘍が疑われる病変では，精査のために紹介すべきであり，病理診断のための生検の可能性も考慮する。
- 脂腺細胞癌は，再発性の霰粒腫あるいは片眼の難治性眼瞼炎と誤診されうることを念頭に置くことが重要である。

眼瞼下垂

- 眼瞼下垂 ptosis は頻度の高い病態で，先天性疾患や神経疾患，あるいは加齢による退行性変化に伴って起こる。
- 上眼瞼が上方視野を妨げる場合や，患者が症状を訴える場合には，外科的治療を考慮する。

皮膚弛緩症

- 眼瞼の余剰皮膚が眼瞼下垂と同様の症状を引き起こす。
- 症状を有する皮膚弛緩症 dermatochalasis には眼瞼形成術を行う。

眼瞼外反，眼瞼内反

- 眼瞼外反 ectropion，眼瞼内反 entropion は，眼球に対する眼瞼の位置異常であり，流涙や兎眼性角膜炎の原因となる[2]。
  - 眼瞼外反は，眼瞼が**外側**に反転する。
  - 眼瞼内反は，眼瞼が**内側**へ反転する。睫毛内反は角膜障害を引き起こし，

直接接触することで角膜上皮障害や角膜潰瘍を起こす。
- これらは外科的に治療可能である。

涙囊炎

- 涙囊炎 dacryocystitis は，涙液の排出異常に起因する涙囊の感染症である。
- 下眼瞼の内下方部分に発赤，疼痛，腫脹を起こす。
- 急性期には経口抗菌薬が必要である(セファレキシン 250 mg, 1 日 4 回，10 日間内服)。
- 再発が起こりやすいため，炎症が沈静化した後に外科的な**涙囊鼻腔吻合術**を行う。これにより涙囊から鼻腔への新たな排出路が形成される。

(鳥山 佑一, 今井 章, 菊島 渉)

文 献

1. Khaw PT, Shah P, Elkington AR. Injury to the eye. *BMJ* 2004;328:36-38.
2. Leibowitz HM. The red eye. *N Engl J Med* 2000;343:345-351.
3. Lam DS, Tham CC, Lai JS, Leung DY. Current approaches to the management of acute primary angle closure. *Curr Opin Ophthalmol* 2007;18:146-151.
4. Biousse V, Calvetti O, Bruce BB, Newman NJ. Thrombolysis for central retinal artery occlusion. *J Neuroophthalmol* 2007;27:215-230.
5. Schein OD, Katz J, Bass EB, et al. The value of routine preoperative medical testing before cataract surgery. Study of Medical Testing for Cataract Surgery. *N Engl J Med* 2000;342:168-175.
6. Weih LM, VanNewkirk MR, McCarty CA, Taylor HR. Age-specific causes of bilateral visual impairment. *Arch Ophthalmol* 2000;118:264-269.
7. Klein R, Klein BE, Moss SE. Relation of smoking to the incidence of age-related maculopathy. The Beaver Dam Eye Study. *Am J Epidemiol* 1998;147:103-110.
8. Gehrs KM, Anderson DH, Johnson LV, Hageman GS. Age-related macular degeneration—emerging pathogenetic and therapeutic concepts. *Ann Med* 2006;38:450-471.
9. de Jong PT. Age-related macular degeneration. *N Engl J Med* 2006;355:1474-1485.
10. Age-Related Eye Disease Study Research Group. A randomized, placebo-controlled, clinical trial of high-dose supplementation with vitamins C and E, beta carotene, and zinc for age-related macular degeneration and vision loss: AREDS report no. 8. *Arch Ophthalmol* 2001;119:1417-1436.
11. Andreoli CM, Miller JW. Anti-vascular endothelial growth factor therapy for ocular neovascular disease. *Curr Opin Ophthalmol* 2007;18:502-508.
12. Maier PC, Funk J, Schwarzer G, et al. Treatment of ocular hypertension and open angle glaucoma: meta-analysis of randomised controlled trials. *BMJ* 2005;331:134-139.
13. Mohamed Q, Gillies MC, Wong TY. Management of diabetic retinopathy: a systematic review. *JAMA* 2007;298:902-916.
14. CHAMPS Study Group. Interferon beta-1a for optic neuritis patients at high risk for multiple sclerosis. *Am J Ophthalmol* 2001;132:463-471.
15. Kinkel RP, Kollman C, O'Connor P, et al; CHAMPIONS Study Group. IM interferon beta-1a delays definite multiple sclerosis 5 years after a first demyelinating event. *Neurology* 2006;66:678-684.
16. Weyand CM, Goronzy JJ. Giant-cell arteritis and polymyalgia rheumatica. *Ann Intern Med* 2003;139:505-515.

スクリーニングと成人の予防接種　43

Megan E. Wren

疾患のスクリーニング

一般的事項

- スクリーニングが有益かどうかは，疾患の頻度，検査の感度と特異度，検査の受け入れられやすさ，そして最も大事なことだが，治療介入によって疾患の自然経過を変えられるかによって規定される。
- 多くの疾患では，スクリーニングによる罹患率と死亡率への改善効果に関して，確定的なエビデンスはない。
- スクリーニング検査の有用性に関する研究はさまざまなバイアスを含んでいる懸念がある。リードタイムバイアス，観察期間バイアス，過剰診断バイアス，そしてボランティアバイアスなどがある[†1]。
- スクリーニングの開始・終了年齢，行うべき検査，あるいはそもそも検査をすべきか，といった点で議論の余地が多々ある。
- さまざまな専門家組織がスクリーニングについて推奨ガイドラインを提案している。**これらのガイドラインは平均的リスクの無症候患者にのみ適応され，また個別化した検討が必要である。**よく知られているウェブサイトには以下のものがある。
  - 米国癌学会 American Cancer Society (ACS), http://www.cancer.org/
  - 米国予防医療専門委員会 United States Preventive Services Task Force (USPSTF), http://www.ahrq.gov/clinic/uspstfix.htm
  - 米国内科学会 American College of Physicians (ACP), http://www.acponlien.org/clinical/guidelines/?hp
  - 米国国立癌研究所 National Cancer Institute (NCI), http://www.nci.nih.gov
  - 米国産婦人科学会 American College of Obstetricians and Gynecologists (ACOG), http://www.acog.org
- 表43-1に簡易化したスクリーニングスケジュールを示す。

癌のスクリーニング

どのようにして，いつ，誰に対し，スクリーニングすべきかどうか，という点

[†1] 訳注：リードタイムバイアス lead time biasは，スクリーニングで発見された患者は予後が良くみえるというバイアス。観察期間バイアス length biasは，受診から死亡までの期間がおのずと長くなるというバイアス。過剰診断バイアス overdiagnosis biasは，健康に対し影響のない疾患を誤って拾い上げてしまうというバイアス（結果的に無用な治療を施し，かえって害をなすこともある）。ボランティアバイアス volunteer biasは，調査に自発的に参加する人は健康に対する意識が高く，積極的に健康増進に努めているというバイアス。

表 43-1 スクリーニングスケジュールの概略

疾患	組織	推奨内容		
		20〜39歳	40〜49歳	50歳以上
乳癌	ACS	CBE を 3 年ごと BSE はオプション	CBE＋マンモグラフィを毎年 BSE はオプション	CBE＋マンモグラフィを毎年 BSE はオプション
	ACOG	CBE を毎年 BSE を推奨	CBE を毎年＋マンモグラフィを 1〜2 年ごと BSE を推奨	CBE＋マンモグラフィを毎年 BSE を推奨
	USPSTF			マンモグラフィを 2 年ごと、74 歳まで
大腸癌	ACS/MSTF 2008	50 歳から開始：高感度 FOB を毎年、軟性 S 状結腸鏡を 5 年ごと、注腸造影を 5 年ごと、CT 大腸検査を 5 年ごと、大腸内視鏡を 10 年ごと、便 DNA 検査（間隔は不明）、のいずれか（CT 大腸検査、便 DNA 検査はエビデンス不十分）		
	USPSTF	50〜75 歳：FOB を毎年、軟性 S 状結腸鏡を 5 年ごと＋高感度 FOB を 3 年ごと、大腸内視鏡を 10 年ごと、のいずれか（CT 大腸検査、便 DNA 検査はエビデンス不十分） 76〜85 歳：ルーチンでのスクリーニングは不要 85 歳以上：スクリーニング不要		
前立腺癌	ACS	50 歳から開始：余命 10 年以上であれば PSA もしくは直腸診を毎年「提案」する（家族歴がある、もしくはアフリカ系人種では 45 歳から）		
	USPSTF	エビデンス不十分		終了の考慮
		21〜29歳	30歳以上	
子宮頸癌	ACS	性交開始 3 年後もしくは 21 歳から Pap スメアを毎年（液状処理 Pap であれば 2 年ごと）	Pap スメアが 3 回連続陰性なら 2〜3 年ごと もしくは Pap スメア＋HPV DNA 検査を 3 年ごとにそれぞれ以上頻回に	≧3 回連続で Pap スメア正常で 10 年以上異常を認めなければ 70 歳で終了

	ACOG	Papスメアを2年ごと	3回連続で陰性なら3年ごと ≥3回連続でPapスメア正常で10年以上異常を認めなければ65〜70歳で終了
	USPSTF	性交開始3年もしくは21歳から：Pap スメアを1〜3年ごと	Papスメアを1〜3年ごと ≥3回連続でPapスメア正常で10年以上異常を認めなければ65歳で終了
卵巣癌	ACS	「定期健診項目に・・・卵巣癌を含む」 [生殖器腫瘍を早期に診断しうるため内診が推奨されるが、ほとんどの早期卵巣癌は高度の診察技術をもっていても診断困難である]	
	ACOG	[これまでの報告によれば、現在実用化されているスクリーニング検査は低リスクで無症候の女性には有用でない。年1回の内診を含む婦人科診が予防医学的に推奨される]	
	USPSTF	「・・・ルーチンでのスクリーニングは推奨しない」「害が利益を上回っていると結論する」	
肺癌	ACS	「説明のうえで個々に意思決定する・・・」 [現時点に至るまで、肺癌による死亡に予防効果を示したスクリーニング検査は存在しない]	
	USPSTF	エビデンス不十分	
皮膚癌	ACS	「定期健診項目に・・・皮膚癌・・・を含む」	
	USPSTF	エビデンス不十分	
精巣癌	ACS	「定期健診項目に・・・精巣癌・・・を含む」	
	USPSTF	「・・・ルーチンでのスクリーニングを推奨しない」	
高血圧	JNC7	血圧を2年ごとに測定 正常高値血圧 120〜139/80〜89 では毎年	
	USPSTF	血圧を測定（間隔は規定無し）	
脂質異常症	NCEP	20歳から空腹時脂質検査を5年ごと	
	USPSTF	男性35歳以上、女性45歳以上（危険因子があればより若年から）	

表 43-1 スクリーニングスケジュールの概略（つづき）

疾患	組織	推奨内容
糖尿病	ADA	>45歳：空腹時血糖を3年ごと (肥満、家族歴、寡動、アジア系/ヒスパニック系/アフリカ系人種、高血圧、HDL-C低値、PCOなどがあればより若年から頻回に)
	USPSTF	エビデンス不十分。ただし高血圧、脂質異常症患者は除く
腹部大動脈瘤	USPSTF	65～75歳の喫煙歴のある男性：腹部超音波を1回だけ (女性は適応外)
骨粗鬆症	USPSTF	65歳以上の女性を対象(危険因子があれば60歳以上)
性感染症	USPSTF	24歳以下の女性：クラミジア、淋病 妊婦：B型肝炎、HIV、梅毒 その他は危険因子があれば検査

これらのガイドラインは無症候で平均的リスクのある人のみに該当する。危険因子のある人はより積極的な検査を要する。高齢者のスクリーニングは個々の希望、余命、併存疾患に基づき決定する。

ACOG：米国産婦人科学会、ACS：米国癌学会、ADA：米国糖尿病学会、BSE：乳房自己検診、CBE：医師による乳房触診、FOB：便潜血検査、HDL-C：高比重リポ蛋白コレステロール、JNC 7：The Seventh Report of the Joint National Committee on Prevention, Detection, Evaluation, and Treatment of High Blood Pressure, MSTF：multisociety task force(学会合同委員会)、NCEP：米国コレステロール教育プログラム、PCO：多嚢胞性卵巣症候群、PSA：前立腺特異抗原、USPSTF：米国予防医療専門委員会

乳癌スクリーニング

- 2002 年に USPSTF は以下のとおり知見をまとめた[1]。
  - マンモグラフィでのスクリーニングの有無による乳癌による死亡の相対リスク(RR)。
    - 全女性で RR = 0.84、信頼区間(CI) 0.77〜0.91 (つまり死亡率を 16% 減少させる)
    - 40〜49 歳の女性では RR = 0.85 (CI 0.73〜0.99) (つまり死亡率を 15% 減少させる)
    - 50 歳以上の女性では RR = 0.78 (CI 0.70〜0.87)
  - マンモグラフィの感度は 77〜95% の幅と見積もられる (つまり 5〜23% の偽陰性率)。感度は 50 歳未満、乳房の大きい女性、ホルモン補充療法を受けている女性ではより低くなる。
  - スクリーニング臨床試験では、マンモグラフィの偽陽性率は 3〜6% であった (つまり特異度 94〜97%)。
  - 医師による乳房触診 clinical breast examination (CBE) の感度は 40〜69% と幅があり、特異度は 86〜99% である。
  - 臨床試験の結果によれば、乳房自己検診 breast self-examination (BSE) は死亡率の改善に寄与しない。
- 2009 年末、USPSTF では過去のデータを評価し直し (データ追加を含む。RR は上記のものと同様であった)、「40〜49 歳の女性の 2 年ごとのマンモグラフィによるスクリーニングでは、有益性は低いという中等度の確実性がある」とまとめている。加えてこの集団での乳癌の発生率の低さと検査の有害性について強調している[2,3]。
- 乳癌スクリーニングは、50〜74 歳では少なくとも年 1 回の CBE と 1〜2 年ごとのマンモグラフィ検診をすることとしている。
- 75 歳以上の女性を対象としたデータはない。
- **USPSTF は現在以下のように推奨している**[2]。
  - **50〜74 歳の女性**に対して 2 年ごとにマンモグラフィ検診を行う。
  - **40〜49 歳で乳癌リスクの高くない女性**には、ルーチンのマンモグラフィ検診は推奨しない。
    - この年齢の女性で高リスク (有害な遺伝子異常のあるなど) の女性は、マンモグラフィによる検診が有益と考えられる。
    - USPSTF は「マンモグラフィ検診の開始時期については個別化した説明と意思決定に基づくことを強く推奨している」。
  - **75 歳以上の女性**にマンモグラフィ検診をするエビデンスは不十分である。
  - 40 歳以上の女性にマンモグラフィに加えて CBE を行うエビデンスは不十分である。
  - BSE は推奨しない。

- ACSは以下のとおり推奨している[4]。
  - CBEを定期健診の一部に含め，20〜30歳代の女性は3年ごとに，40歳以上は毎年行うこととする。
  - BSEはオプションとして20歳代から開始する。
  - マンモグラフィを推奨し，40歳から健康を維持している限り毎年継続する。
  - 超高リスク群(生涯で>20%)は，MRIとマンモグラフィを毎年受ける。中等度リスク群(生涯で15〜20%)では，MRI検査の利点と限界について医師と話し合い，毎年のマンモグラフィに加えるか考慮する。
- **ACOG**は，CBEを20歳から毎年行い，加えてマンモグラフィを40歳以上では1〜2年ごと，50歳以上では毎年施行することを推奨している。BSEは「推奨できる」としている[5]。

子宮頸癌スクリーニング

- 性交可能年齢で子宮頸のあるすべての女性にPapanicolaou塗抹標本(Papスメア)による頸癌のスクリーニングが推奨されている。ACS，USPSTF，ACOGは，おおむね同様だが多少の違いのある推奨をしている。
- 21歳もしくは最初の性交から約3年後の，どちらか早いほうにあわせてスクリーニングを開始する(ACS，USPSTF)。2009年11月，ACOGは性交歴にかかわらず21歳をスクリーニング開始時期とするようガイドラインを変更した[6]。
- 検査間隔にはばらつきがある。
  - USPSTFの推奨は以下のとおりである。
    - スクリーニングは少なくとも3年ごとに行う。
    - 液状処理の細胞診をルーチンで用いることや，ヒトパピローマウイルス(HPV)を頸癌の初期スクリーニングにルーチンで用いることの適否を議論するエビデンスはまだ不十分である。
  - ACSの推奨は以下のとおりである[4]。
    - 通常のPapスメアを毎年，もしくは新しい液状処理のPapスメアを隔年。
    - 3回続けてPapスメアが陰性であれば，30歳以降は2〜3年ごととする。
    - 30歳以上の女性は，従来型もしくは液状処理のPapスメアに加えHPV DNA検査を3年ごととしてもかまわない。
  - ACOGの最新の推奨内容は以下のとおりである[6]。
    - 21〜29歳の女性は頸部細胞診を隔年受検する。
    - 30歳以上で3回連続で検査陰性であれば，細胞診を3年ごととしてもよい。
    - 細胞診とHPV DNA検査の組み合わせは，30歳以上の女性に適切な検査法である。30歳未満には適切ではない。この年代では，自然に排除されるHPVに対しても頻繁に陽性を示すためである。
- **高リスクの患者**では，毎年検査を行う(ACS，ACOG)。危険因子は以下のとおりである。
  - Papスメアでの異常指摘歴もしくは子宮頸癌の既往

- ■ diethylstilbestrol(DES)への子宮内曝露歴
- ■ HIV 感染(全ステージ)
- ■ 臓器移植，化学療法，ステロイド長期使用などの免疫不全者。
- **子宮全摘**後の女性ではスクリーニングを止めてもかまわない。ただし手術が子宮頸癌や前癌病変に対して行われた場合を除く(ACS, USPSTF, ACOG)。
- **高齢女性**で Pap スメアが 3 回以上連続で陰性で，10 年以上異常所見を認めていない場合，65 歳(USPSTF)，70 歳(ACS)，65～70 歳(ACOG)以降はスクリーニングを終了してもかまわない。出生前の DES への曝露歴，HIV 感染，免疫力低下のある場合は，健康である限りスクリーニングを続ける。ACOG は中止の決定は個人に委ねるものとしている。

大腸癌スクリーニング

- 大腸癌スクリーニングは 50 歳以上の全例に行う。以下の方針が広く受け入れられている。
  - ■ 3 枚のグアヤクカードを用いた郵送の便潜血検査を毎年，あるいは軟性 S 状結腸鏡を 5 年ごとに行う。これらを組み合わせるのが望ましい。
  - ■ バリウム二重造影を 5 年ごとに行う。
  - ■ 大腸内視鏡を 10 年ごとに行う。
- 便潜血検査，軟性 S 状結腸鏡，造影検査で異常を認めた場合は，全大腸内視鏡を行う。
- 高リスクの人では早期から，より頻回の検査を要する。以下の人々である。
  - ■ 大腸癌，腺腫性ポリープの既往
  - ■ 炎症性腸疾患の既往
  - ■ 遺伝性大腸癌症候群の家族歴(家族性腺腫性ポリポーシス，遺伝性非ポリポーシス大腸癌)
  - ■ 50 歳以前に子宮内膜癌もしくは卵巣癌を指摘された女性
  - ■ 大腸癌，もしくはポリープの濃厚な家族歴(60 歳未満の第 1 度近親が 1 人，もしくは年齢に関わらず第 2 度近親で 2 人)。スクリーニング開始年齢は，40 歳もしくは近親者の発症年齢より 10 歳若い年齢とする。

肺癌スクリーニング

- 現時点では，どの主要組織も推奨していない。
- 2007 年に American College of Chest Physicians(ACCP)はガイドラインを改訂した[7]。
  - ■「低線量ヘリカル CT は十分に計画された臨床試験を除き，肺癌スクリーニングに用いることは推奨されない」。
  - ■ 連続胸部写真，単回・連続の細胞診も同様に推奨されない。
- 禁煙についてカウンセリングする。
- 低線量ヘリカル CT による肺癌スクリーニングは，パイロット研究で期待できる成果が報告されている。しかし，ランダム化試験での死亡率低下を示すデータはまだない。

前立腺癌スクリーニング
- 前立腺特異抗原(PSA)や直腸診が用いられる。
- 前立腺癌スクリーニングには議論がある。
  - 死亡率の改善を示したランダム化試験がない。
  - PSA検査は多くの偽陽性・偽陰性を生みやすい。
  - 前立腺癌は未治療でも自然経過がさまざまである。
  - 前立腺癌の治療は副作用も多く、QOLを低下させうる。
- USPSTFは、PSAもしくは直腸診によるルーチンでの前立腺癌のスクリーニングを推奨するには、エビデンスは不十分であるとしている。
- ACSは以下のとおり推奨している。
  - 10年以上の余命が期待できる男性に対し、50歳から毎年PSAと直腸診を提案する。
  - **高リスク群**では45歳からとする。アフリカ系人種、第1度近親に比較的若年期(<65歳)に前立腺癌を発症した家族歴を有する場合。
  - **超高リスク群**(複数の第1度近親が比較的若年期に前立腺癌を発症した家族歴)では、40歳から検査を開始する。
  - 医療従事者は、毎年の検査時に検査の利点と限界について話し合う機会を設ける。前立腺癌や早期発見と治療における是否について情報提供を受けることで、受検者も積極的に意思決定に関わる。

卵巣癌スクリーニング
- USPSTFは卵巣癌スクリーニングに反対している。
  - CA-125、超音波、内診といった、いかなるスクリーニング検査も、卵巣癌の死亡率を低下させるエビデンスはない。
  - 一般人口において、卵巣癌の発症頻度は低い。平均的リスクのある女性が、スクリーニング異常で疾患を拾い上げられる陽性適中率は約2%である(つまり、偽陽性率が98%に達する)。
  - 卵巣癌の頻度が低く、スクリーニング陽性であった場合の精査が侵襲的であるため、スクリーニング検査が深刻な害を及ぼす懸念がある。USPSTFは害が利益を上回っているものと結論づけている。
- ACOGとACSは卵巣癌のルーチン検査を推奨していない。
- 臨床医は最近(3〜6カ月)発症した腹痛や骨盤痛、腹部膨満、便秘、膀胱刺激症状といった卵巣癌の初期症状に注意すべきである。症状があれば内診、CA-125、経腟超音波で精査する。

そのほかの癌腫のスクリーニング
子宮内膜癌、精巣癌、膀胱癌、甲状腺癌、口腔癌、皮膚癌では、ルーチンでのスクリーニング検査は推奨されていない。臨床医はこれらの癌の初期症状に注意する。

表 43-2　高血圧の分類，フォローアップ，治療

血圧(mmHg)	分類	フォローアップ	治療
<120/80	正常	2年ごと	
120〜139/80〜99	正常高値血圧	1年ごと	生活習慣の改善 糖尿病，慢性腎臓病があれば薬物治療開始を考慮(目標値<130/80 mmHg)
140〜159/90〜99	ステージ1 高血圧	2カ月以内	生活習慣の改善，薬物治療
≧160/100	ステージ2 高血圧	治療開始	生活習慣の改善，薬物治療

出典：Lenfant C, Chobanian AV, Jones DW et al. Seventh report of the Joint National Committee on the Prevention, Detection, Evaluation, and Treatment of High Blood Pressure (JNC 7): resetting the hypertension sails. Hypertension 2003;41:1178-1179 より改変。

そのほかの疾患のスクリーニング

高血圧
- すべての患者は2年ごとに血圧を測定する(3章参照)。
- JNC 7[8]の血圧の分類を表 43-2 に示す。
- 生活習慣の改善として減量，有酸素運動，節酒，減塩食がある。
- 薬物治療の開始時期は，高血圧の重症度，併存症の存在，臓器障害の有無による。

脂質異常症
- 成人コレステロール管理の第3次報告〔成人治療プログラムⅢ(ATP Ⅲ)[9]〕では，20歳以上の成人はすべて5年ごとに脂質スクリーニングを行う。脂質異常症があれば，より頻回にフォローする。詳細は http://www.nhlbi.nih.gov/guidelines/cholesterol を参照(8章参照)。
- 米国心臓協会 American Heart Association(AHA)も同様に，20歳以上から5年ごとの検査を勧めている。
- USPSTF は，35歳以上の男性と45歳以上の女性を対象としたスクリーニング検査を推奨している。より若年の成人では，その他の冠動脈疾患危険因子があれば行う。

糖尿病
- 高血圧，脂質異常症，心血管疾患のある患者は全例でスクリーニングする。
- 無症状の成人でのルーチン検査は推奨しない。
- 高リスク患者のスクリーニングは3年ごとに考慮する[10]。**危険因子**は次のとおりである。
  - 45歳以上

- ■過体重（BMI＞27 kg/m²）
- ■耐糖能異常
- ■妊娠糖尿病の既往，9ポンド（4 kg）以上の児の出産歴
- ■糖尿病の家族歴
- ■特定の人種（アフリカ系，ヒスパニック系，アメリカ先住民，アジア系，大平洋諸島先住民）
- ●今のところ，検査は空腹時血糖 fasting plasma glucose（FPG）を選択する。
  - ■FPG＜100 mg/dL が基準値である。
  - ■FPG 100〜125 mg/dL は，耐糖能異常を示唆する。
  - ■2回の測定で FPG≧126 mg/dL であれば糖尿病の診断となる。
- ●随時血糖＞200 mg/dL はスクリーニング陽性とみなし，精査を要する。
- ●2009 年に HbA1c もスクリーニング検査として選択できるようになった（16 章参照）。

腹部大動脈瘤

- ●USPSTF は 65〜75 歳の喫煙男性に対し，単回の腹部超音波による大動脈瘤スクリーニングを推奨している[11]。
- ●女性や 65〜75 歳の非喫煙男性をルーチン検査の対象とすることは認めていない。

冠動脈疾患

- ●USPSTF は心電図，運動負荷トレッドミル検査，CT での冠動脈石灰化評価による冠動脈疾患（CHD）予測を，CHD 低リスク成人に行うことを認めていない。
- ●これらの検査をリスク増加群に行うことの可否について，USPSTF は判断できるエビデンスが不十分であるとしている。
- ●AHA は 20 歳時に危険因子を評価することを推奨している[12]。その内容には，CHD 家族歴，喫煙状況，食事，飲酒状況，運動，血圧，BMI，腹囲，脈拍などがある。脂質異常症や糖尿病のリスクがあれば，それぞれ空腹時リポ蛋白検査と空腹時血糖を追加する（少なくとも 5 年ごと，危険因子があれば 2 年ごとに）。

末梢動脈疾患

USPSTF は末梢動脈疾患（PAD）のスクリーニングを推奨していない。無症状の段階で PAD を治療することは標準的リスク評価に基づく治療を超えるもので，予後を改善するというエビデンスがほとんどないためである。

甲状腺疾患

甲状腺疾患のスクリーニングは，ルーチンでは推奨されていない。しかし症状をほとんど認めない段階でも甲状腺刺激ホルモン（TSH）検査は積極的に行うべきであり，特に高齢女性では心がける（17 章参照）。

肥満
身長と体重の定期的測定はすべての患者に推奨される。BMI は体重(kg)を身長(m)の 2 乗で割ることにより得られる。BMI>25 kg/m² は過体重,>30 kg/m² は肥満,そして>40 kg/m² は高度肥満とみなす。肥満に医学的合併症を伴う場合を致死的肥満とする。

骨粗鬆症
- 65 歳以上の女性は,骨密度測定による骨粗鬆症ルーチン検査を受けるべきである(37 章参照)。
- 最も有用な検査は二重エネルギー X 線吸収測定法(DEXA)法である。
- 危険因子のある女性は,白色人種,アジア系,低体重,閉経前に両側卵巣摘出術を受けた女性である。より若年からスクリーニングの対象となる。
- すべての女性にカルシウムとビタミン D の摂取,加重負荷運動,禁煙のカウンセリングを行う。

性感染症(STD)
- 性的に活発な思春期女性,ならびに 24 歳以下の女性(妊娠の有無に関わらず)は全例でクラミジアと淋菌のスクリーニングをする(23 章参照)。
- より年齢の高い女性(妊娠の有無に関わらず)は,高リスク者に限りクラミジアと淋菌のスクリーニングをする。
- 男性では淋菌の高リスク者に限りスクリーニングを考慮する。
- 妊娠中の女性は B 型肝炎,HIV,梅毒のスクリーニングをする。
- 梅毒の高リスク者は全例をスクリーニングする。
- HIV のスクリーニング
  - 妊婦は全例を対象とする。
  - USPSTF は,思春期・成人の高リスク者を対象とすることを推奨している。
  - CDC[13] は危険因子に関わらず 13～64 歳の全例をスクリーニングすることを推奨している。
- STD の危険因子は以下のとおりである。
  - STD の既往,新たな,または複数の性交渉パートナーがいる,コンドームの不規則な使用,金銭や薬物の対価に性交渉を行う人(あるいはそのような性交渉パートナーをもつ人)は,すべての STD リスクがある。
  - 静注薬物を乱用している,もしくは過去にしていた人は HBV,HIV のリスクがある。
  - 男性と性交渉をする男性は HBV,HIV,梅毒のリスクがある。
  - HBV 慢性感染者と同居している人は,HBV 感染リスクがある。
  - HIV 感染者,同性愛者,静注薬物乱用者,1978～1985 年に輸血を受けたことのある患者との性交渉歴のある人は HIV 感染リスクがある。

アルコール乱用と依存
- アルコール乱用と依存のスクリーニングはルーチン診察の重要な項目である(45 章参照)。

- NIAAA(National Institute on Alcohol Abuse and Alcoholism)の定義
  - **高度，および「リスクのある」飲酒**とは以下の群を指す。
    - 1週間あたり>14単位または一機会あたり>4単位の飲酒をする男性
    - 1週間あたり>7単位または一機会あたり>3単位の飲酒をする女性
    - 1週間あたり>7単位または一機会あたり>3単位の飲酒をする高齢者
  - 飲酒1単位とはアルコール12gを指し，12オンス(約340mL)のビール，5オンス(約140mL)のワイン，1.5オンス(約43mL)の蒸留酒に相当する。
  - **アルコール乱用** alcohol abuse とは不適切な飲酒を指し，仕事，勉学，家事に重大な支障をきたすにも関わらず，持続的もしくは繰り返し飲酒をすることをいう。医学的に深刻な状況，もしくは法規上，社会上，対人関係上に問題となる場合に用いられる。
  - **アルコール依存** alcohol dependence は耐容性，禁酒時の離脱症状，自己管理不能，渇望状態，アルコールに関連した物理的・心理社会的問題が生じているにも関わらず，禁酒できない状況を特徴とする。
- "CAGE"質問法はアルコール依存の有用なスクリーニング法である。2項目以上の該当を陽性とみなし，精査を要する。
  - 飲酒をやめよう(**C**ut down)と考えたことがありますか？
  - 他人に飲酒を咎められていらだった(**A**nnoyed)ことがありますか？
  - 飲酒に罪悪感(**G**uilty)を抱いたことがありますか？
  - 迎え酒(**E**ye-opener)を必要としたことがありますか？

成人の予防接種

一般的事項

- ガイドラインは時代にあわせて変化し，その地域の公衆衛生状況に沿って作られる。
- 個々の患者の臨床的状況を考慮し，リスクとベネフィットに配慮する。
- 本項は一般的ガイドラインであり，医薬品の情報は販売元に確認されたい。
- さまざまな専門組織が予防接種に関して推奨事項を提唱している。米国政府の公式の見解は，以下の組織が示している。
  - 米国保健福祉省 Department of Health and Human Services(HHS)
  - 米国疾病予防管理センター(CDC)
  - 米国予防接種諮問委員会 Advisory Committee on Immunization Practices(ACIP)
- ACIPの推奨事項は，CDCとHHSの局長によって解説もされている。CDCのMMWR(Morbidity and Mortality Weekly Report)に掲載されてから，公式見解となった。

情報源

- 予防接種のガイドラインはきわめて詳細なものであり，毎年アップデートされている。有用で，すぐにアクセスできる最新の情報源としては以下のもの

がある[†2]。

- CDC は ACIP の公式推奨事項を含む広範な情報を提供している(http://www.cdc.gov/vaccines)。
- IAC(Immunization Action Coalition)サイトには，版権フリーの教育素材がある(http://www.immunize.org)。英語以外の各種言語にも翻訳されている。IAC は，予防接種と予防接種で防げる疾患について，わかりやすい情報を提供している(http://www.vaccineinformation.org)。

医療従事者の法的責任

- 重篤な，あるいは稀な副反応が生じたら，関連性の有無について医療従事者の見解に関わらず VAERS(Vaccine Adverse Events Reporting System)へ報告しなければならない[†3]。FDA のページに報告フォームがある(http://www.fda.gov/cber/vaers/vaers.htm)。
- 米国政府の「予防接種情報」を，予防接種をする前にすべての患者に必ず提供する。コピーを CDC もしくは IAC から入手できる。
- 医療機関は，予防接種の記録を永久保存する義務がある。

投与時期

- 最短の投与間隔が定められている。
- より短い間隔で行うと適切な抗体反応が得られない可能性があり，一連のスケジュールに則ったと認められない。
- 予防接種時期の遅延もしくは中断があっても，はじめからのやり直し，もしくは追加投与は不要である。
- 複数の予防接種を同時投与することで，コンプライアンスの向上が図れる。一般的に，不活化ワクチンとほとんどの生ワクチンは別の部位であれば同時に投与可能である。例外はコレラワクチン，非経口腸チフスワクチン，ペストワクチン，黄熱ワクチンである。
- 免疫グロブリン製剤が生ワクチンの反応を妨げることがある。
- ツベルクリン反応が生ワクチン接種により抑制されることがある。ツベルクリン反応は予防接種と同日もしくは 4〜6 週後に施行する。

ワクチン成分への過敏性

- ワクチンの何らかの成分でアナフィラキシーショックを起こしたことのある人は，一般に，アレルギー専門医の管理のもとでワクチン接種を受けることとすべきである。ワクチンは微量の卵蛋白や抗菌薬を含むことがある。製造元の成分表示を慎重にチェックする。
- ネオマイシン(フラジオマイシン)の接触性皮膚炎は遅延型(細胞メディエー

[†2] 訳注：わが国では，国立感染症研究所 感染症情報センターがガイドライン，スケジュールなどの情報を提供している(http://idsc.nih.go.jp/vaccine/vaccine-j.html)。

[†3] 訳注：わが国でも予防接種後副反応報告制度がある。厚生労働省の HP で報告書が公開されている。

タ)免疫反応であり，アナフィラキシーではない。よって，ワクチン接種の禁忌ではない。
- チメロサールへの過敏性は通常，局所遅延型あるいは刺激反応である。
- 多くのワクチンは軽度〜中等度の局所か全身性の副反応を示す。例えば，微熱や注射部位の腫脹，発赤，ひりつく痛みなどである。これらは，その後のワクチン接種への禁忌とはならない。

特定の患者集団

予防接種の投与量・スケジュール・禁忌について表43-3に概要をまとめた。

年齢ごとのチェックリスト
■若年成人(18〜26歳)
- 小児期の予防接種を適切に受けているか？
  - 破傷風トキソイドを3回(DPT もしくは DTaP。「破傷風，ジフテリア，百日咳」参照)，麻疹・ムンプス・風疹(MMR)ワクチンを1回。
- 破傷風のブースター(Td。破傷風とジフテリアのトキソイド)を10年ごと。Tdap(破傷風トキソイドと減量ジフテリアトキソイド，無細胞性百日咳ワクチン)は Td 1回分の代替となる。
- 学生と医療従事者は，麻疹ワクチンを2回受ける必要がある。
- 水痘ワクチンを対象者(水痘未罹患者，ワクチン未接種者)に勧める。
- 髄膜炎菌ワクチンを18歳以下と19歳以上の危険因子のある人に勧める。
- 26歳までの女性に HPV ワクチン(ガーダシル®)を勧める。
- その他のワクチン(A型肝炎，B型肝炎，インフルエンザ，肺炎球菌)は，危険因子を評価し適応の有無を検討する。

■成人(27〜49歳)
- 小児期の予防接種を適切に受けているか？
  - 破傷風トキソイドを3回(DPT もしくは DTaP。「破傷風，ジフテリア，百日咳」参照)，MMR ワクチンを1回。
- Td を10年ごと。Tdap は Td 1回分の代替となる。
- 学生と医療従事者は，麻疹ワクチンを2回受ける必要がある。
- 水痘ワクチンを対象者(水痘未罹患者，ワクチン未接種者)に勧める。
- その他のワクチン(A型肝炎，B型肝炎，髄膜炎菌，インフルエンザ，肺炎球菌)は，危険因子を評価し，適応の有無を検討する。

■50歳以上
- 小児期の予防接種を適切に受けているか？
  - 破傷風トキソイドを3回(DPT もしくは DTaP。「破傷風，ジフテリア，百日咳」参照)，MMR ワクチンを1回。
- 破傷風ワクチンが一般に広まったのは1940年代であり，多くの高齢者は接種歴がない。
- 1957年以前に生まれた人(2012年には55歳)は，麻疹の抗体を有していると考えられる。

- Td を 10 年ごと。65 歳以上では，Tdap は Td 1 回分の代替となる。
- 学生と医療従事者は，麻疹ワクチンを 2 回受ける必要がある。
- 50 歳以上の人は，健康であっても毎年インフルエンザ予防接種を受ける。
- 65 歳になったら肺炎球菌ワクチンを 1 回受ける(その他の適応や再接種については「肺炎球菌ワクチン」参照)。
- 水痘ワクチンを対象者(水痘未罹患者，ワクチン未接種者)に勧める。
- 60 歳以上の人に帯状疱疹ワクチンを勧める。
- その他のワクチン(A 型肝炎，B 型肝炎，髄膜炎菌，肺炎球菌)は危険因子を評価し，適応の有無を検討する。

予防接種の記載
- 接種記録がわからない場合，年齢に沿った基本スケジュールを開始する。従軍歴があれば麻疹，風疹，破傷風，ジフテリア，ポリオが接種済のはずである。
- 米国外での予防接種も通常は適正である。接種日時とスケジュール(年齢と間隔)が米国のものに合致していれば海外の接種歴も同等に扱う。

妊娠と授乳
- 授乳は母児ともに予防接種の禁忌とはならない(天然痘を除く)。
- **妊婦は生ウイルスワクチンの禁忌にあたる**(例：MMR，水痘)。しかし妊婦の子どもにはこれらの予防接種をしてかまわない。
- インフルエンザ予防接種は，インフルエンザ流行期の全妊婦に推奨される。
- 破傷風の免疫が不十分な妊婦は，初期スケジュールを開始する。
- B 型肝炎，A 型肝炎，肺炎球菌は，それぞれの疾患もしくは合併症の高リスクの場合に適応となる。
- すべての妊婦は風疹抗体検査を行う。風疹感染リスクのある場合は分娩後直ちに予防接種をする。

免疫不全者
- **生ワクチンは免疫不全者には通常は禁忌である**(例えば，先天性免疫不全，HIV 感染症，白血病，リンパ腫，全身性悪性疾患，また，アルキル化薬・代謝拮抗薬・放射線・生理的量を上回る副腎皮質ステロイドで治療中)。
- 不活化ワクチンは安全に投与できる。しかし効果は十分でない。化学療法や放射線治療中(もしくは治療 2 週間前)の施行では抗体反応が不十分であり，それゆえ接種を延期するか，治療が終了して 3 カ月後に再接種する。
- HIV 感染者では麻疹は重篤になるため，CDC は無症状の HIV 感染者には MMR ワクチンを推奨している。理論上のリスクがあり，また予防接種の 1 年後にワクチン由来麻疹ウイルス性肺臓炎をきたして致死的経過をたどった症例が報告されているため，CDC は免疫不全の重篤化した HIV 感染者には MMR ワクチンは控えるよう慎重な態度をとっている。
- 症候性，もしくは免疫不全の重篤な HIV 感染者が麻疹ウイルスに曝露した場合，免疫グロブリン製剤(0.25 mL/kg，最大 15 mL)を以前の予防接種の

表 43-3 米国の成人予防接種

ワクチン	生?	投与量[a]（成人のみ）	スケジュール[b] 初回	最短間隔	2回目	最短間隔	3回目	禁忌
インフルエンザ桿菌	no	0.5 mL 筋注	○					ワクチン成分へのアナフィラキシー
A 型肝炎	no	1.0 mL 筋注	○	≧6カ月	○			ワクチン成分へのアナフィラキシー
B 型肝炎[c]	no	1.0 mL 筋注（三角筋のみ）	○	≧4週	○	≧5カ月	○	ワクチン成分へのアナフィラキシー 接種は三角筋部のみ
HPV	no	0.5 mL 筋注	○	≧2カ月	○	≧6カ月	○	ワクチン成分へのアナフィラキシー 妊婦
インフルエンザ	no	0.5 mL 筋注	○	年1回				卵，ワクチン成分へのアナフィラキシー Guillain-Barré 症候群の既往があれば投与注意
インフルエンザ（経鼻）	yes	0.2 mL 経鼻	○	年1回				卵，ワクチン成分へのアナフィラキシー 妊婦，免疫不全，肺疾患，その他慢性疾患 Guillain-Barré 症候群の既往があれば投与注意
麻疹(MMR)	yes	0.5 mL 皮下注	○	≧4週	(○)			ワクチン成分へのアナフィラキシー 妊婦，免疫不全

ワクチン		用量・経路		間隔		禁忌・注意
髄膜炎菌結合型ワクチン	no	0.5 mL 筋注	○			ワクチン成分へのアナフィラキシー Guillain-Barré症候群の既往があれば投与注意
肺炎球菌	no	0.5 mL 筋注/皮下注	○	(5年)	(○)	ワクチン成分へのアナフィラキシー
ポリオ (IPV)	no	0.5 mL 皮下注	○	≧4〜8週	≧6〜12カ月 ○	ワクチン成分へのアナフィラキシー
破傷風 (Td/Tdap)	no	0.5 mL 筋注	○	≧4週	≧6〜12カ月 ○	ワクチン成分へのアナフィラキシー Guillain-Barré症候群,破傷風ワクチンによる Arthus反応の既往があれば投与注意
水痘	yes	0.5 mL 皮下注[d]	○	≧4〜8週	○	ワクチン成分へのアナフィラキシー 妊婦,免疫不全
帯状疱疹	yes	0.65 mL 皮下注	○			

HPV: ヒトパピローマウイルス,IPV: 不活化ポリオウイルスワクチン,MMR: 麻疹・ムンプス・風疹ワクチン,Td: 破傷風・ジフテリアトキソイド,Tdap: 破傷風/ジフテリアトキソイド/無細胞性百日咳ワクチン

a 詳細は本文参照。
b 適切な抗体反応を得られる最小間隔を示している。間隔が長期化しても追加投与は不要である。
c 透析患者のスケジュールは本文参照。
d 凍結保存し調剤後30分以内に接種する。

状況に関わらず投与する。

慢性疾患患者
- **血友病，出血性素因**のある多くの患者で23G針を用いた筋注は問題なく，接種後2分以上接種部位を圧迫すればよい。凝固因子製剤を用いている場合は，投与直後に予防接種筋注を行う。
- **肝疾患患者**は，ワクチンで予防可能な多くの疾患による合併症の高リスク群である。A型肝炎，B型肝炎，肺炎球菌，インフルエンザ，破傷風，MMR，水痘の抗体を獲得させるべきである。
- **慢性腎臓病，腎移植後の患者**では，インフルエンザと肺炎球菌の予防接種を施行する。透析患者はB型肝炎のスクリーニングを行い，必要な患者には予防接種をする(スケジュールについて「B型肝炎ウイルスワクチンと免疫グロブリン」参照)。
- **脾臓機能不全の患者**では，鎌状赤血球症や無脾症は肺炎球菌や髄膜炎菌敗血症により致死的となりうるので，これらの予防接種を受けるべきである。Hibワクチンも考慮する。脾摘術を受ける患者は少なくとも手術2週間前には予防接種を受ける。

医療従事者
- 医療従事者や救急隊は予防接種で予防可能な疾患の病原体に曝露しやすく，媒介者ともなりうる。
- B型肝炎は，血液や血性体液に接触すると職業上曝露の危険がある。
- すべての医療従事者と公共サービス従事者は，インフルエンザ予防接種を毎年受ける。
- すべての医療従事者は，麻疹と風疹の予防接種を受ける。
- 獣医，検査技師，動物を扱う業種，その他に狂犬病ウイルス，ポリオウイルス，天然痘ウイルス，ペスト，炭疽菌といったものに職業上曝露のありうる場合は適応とみなす。

旅行者
- 国外旅行での感染リスクは滞在地ならびに曝露の頻度による。
- インフルエンザは南半球では4～9月が，熱帯地域では年間を通して流行時期である。
- 安全な性行為について指導をする。
- 地域によっては，黄熱，コレラ，腸チフス，ペスト，髄膜炎菌，狂犬病，B型肝炎，A型肝炎の接種を要する。
- 最新情報はCDCサイト(http://wwwnc.cdc.gov/travel/default.aspx)で確認できる。世界各国の渡航地についての情報が掲載されているほか，無料24時間対応の旅行者自動インフォメーション電話がある[†4]。

個別の予防接種と免疫グロブリン製剤

麻疹，ムンプス，風疹
■適応
- すべての成人に麻疹抗体の保有を確認する。適切な免疫を獲得しているかは以下の項目によって確認する。
  - 満1歳以降に少なくとも1回の麻疹生ワクチンを接種している。
  - 医師が診断した麻疹の既往歴がある。
  - 免疫の血清学的確認(麻疹抗体陽性)。
  - 1957年以前に生まれた患者は免疫獲得済みとみなす。
- 免疫未獲得の患者にはMMRワクチンを1回接種する。
- MMRの2回目の接種(初回の1カ月後以降)は次のような患者に推奨される。
  - 不活化ワクチンの接種を受けた人，もしくは1963〜1967年の接種で種類がわからない人。
  - 医療従事者(免疫の血清学的確認ができない場合)。
  - すべての学生(免疫の血清学的確認ができない場合)。

■禁忌，副反応，注意事項
- MMRは生ワクチンであり，**妊婦には禁忌であるほか，免疫不全者にも通常は禁忌である**[14]。
- 卵やネオマイシン(フラジオマイシン)にアナフィラキシーの既往のある人には，MMRワクチンはアレルギー専門医によるプロトコルの下で慎重に投与する。
- 少数ながら，発熱(5〜15%)，皮疹(5%)，関節痛(成人女性の25%)をきたすことがある。
- 血液製剤が抗体反応を阻害することがあるため，MMR接種は遅らせるべきである(製造元に適切な間隔を問い合わせる)。しかし風疹に免疫のない女性では，抗Rh-D抗体製剤やその他の血液製剤が妊娠中もしくは分娩時に投与されていても，分娩後直ちにワクチンを接種する。接種3カ月後に抗体価を測定する。
- ツベルクリン反応は，生ワクチンの反応を抑制することがある。そのため予防接種と同じ日，もしくは4〜6週をあけて接種する。

ポリオ
■適応
- ポリオ野生株は，西半球から根絶されている。
- 流行地へ渡航する場合と職業上曝露の可能性がある場合を除き，米国成人にはポリオワクチン接種は不要である。

■禁忌，副反応，注意事項
- ストレプトマイシン，ポリミキシンB，ネオマイシン(フラジオマイシン)に対するアナフィラキシーの既往がある場合は，不活化ポリオワクチンの禁忌

---

[14] 訳注：わが国でも，国立感染症研究所感染症情報センターのサイトに同様の情報がある。

である。
- 経口ポリオワクチン(OPV)は弱毒生ワクチンで，ワクチン関連麻痺性灰白髄炎をきたすことがある(およそ1/600万の確率)。米国では経口ポリオワクチンは用いないことが推奨されており，健康な小児であっても用いない。**不活化ワクチンのみを使用すべきである**[†5]。

破傷風，ジフテリア，百日咳
用語が混乱しやすいので注意されたい。いずれも破傷風トキソイドを含む。
- **DPT**：米国ではもはや用いられないがまだ用いている国もある[†6]。小児を対象としており，ジフテリアトキソイドと全細胞性不活化百日咳ワクチンを含む。
- **DTaP**：小児のみを対象としており，ジフテリアトキソイドと無細胞性不活化百日咳ワクチンを含む。Tdapとの混同に注意する。
- **DT**：小児向け。ジフテリアトキソイド。
- **Td**：成人向け。減量ジフテリアトキソイド。
- **Tdap**：成人のみ。減量ジフテリアトキソイドと減量無細胞性百日咳ワクチンを含む。DTapとの混同に注意する。

■ 適応
- 年齢にかかわらず，小児期に未接種，もしくは接種歴が不明であれば初回3回のTdを接種する。
    - 破傷風ワクチンは1940年代には広く流布していたため，高齢者では不要である。
    - 外傷管理の一貫として行った接種も，規定の3回に数えて構わない。
- **破傷風ブースター(Td)は10年ごとに終生施行することが推奨される。多くの成人は，ブースターの効果が切れている。**
- 刺創による破傷風は全体の約1/3にすぎない。残りは小外傷，熱傷，凍傷，銃創，挫滅創，そして膿瘍や慢性潰瘍のような慢性創による(14%)。約4%は，特に先行する外傷を認めない。
- 感染によって免疫を獲得できるとは限らないため，破傷風患者も治癒後に予防接種をする。
- 曝露後の予防に関するガイドラインについては図43-1を参照のこと。

■ 破傷風/ジフテリアトキソイド，無細胞性百日咳ワクチン
- 2005年に，米国ではTdapワクチンが11〜64歳を対象に認可された。
- **多くの成人が百日咳の免疫を保有しておらず，そのため新規ワクチンによる成人の罹患率の改善と幼児や医療現場での伝播の減少が期待される。**
- ACIPは以下の状況におけるTdapの単回接種を推奨している。
    - 19〜64歳の成人に対するTdブースター1回分を置き換える(最終のTdが10年以上前でTdapの接種歴がない場合)。
    - 幼児との密接な接触が予想される成人に，百日咳伝播のリスクを軽減する(両親，65歳未満の祖父母，保育者，医療従事者)。
    - 可能ならば，女性は妊娠前にTdap接種を受ける。さもなくば分娩後直ちに接種を受ける。

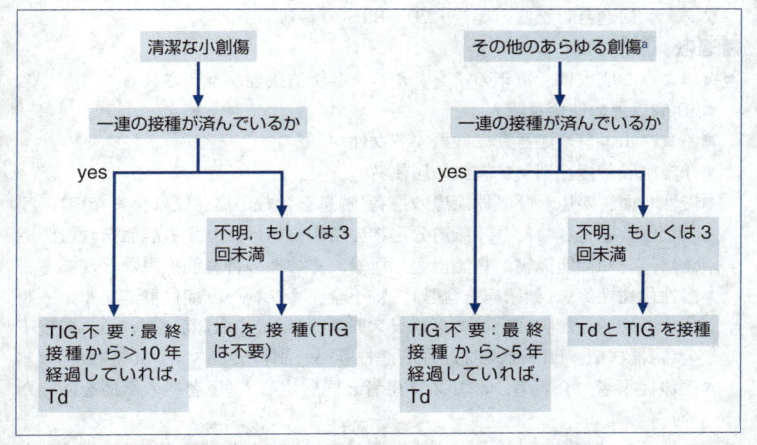

図 43-1 破傷風の曝露後予防

a 破傷風の原因となる創傷はしばしば古典的な刺創ではなく，小創傷，熱傷，凍傷，銃創，挫滅創，および膿瘍や慢性潰瘍のような慢性創も原因となる。
Td：吸着破傷風/ジフテリアトキソイド，TIG：破傷風免疫グロブリン

- 外傷管理では，Tdap 接種歴がなければ Td よりも Tdap が好ましい。
- 患者と直接接触する医療従事者は，Tdap の単回接種を受ける。
- 摂取後の局所・全身反応のリスクを軽減するために，Td の最終接種から2年以上あけることが望ましい。しかしより短い間隔での投与も百日咳予防のために用いうる。

■ 禁忌，副反応，注意事項

- 局所反応はよくあり，紅斑，硬結，圧痛からなる。
- あまりに頻回な投与は，抗原抗体複合体による(Arthus 型)局所・全身反応の頻度を高める。
- 膨疹やアナフィラキシー反応をきたすことがあるが，稀である。既往がある場合，血清学的検査によって破傷風の免疫を確認しブースター投与が必要か判断する。免疫維持のために追加投与が必要であれば，アレルギー専門医に相談する。

インフルエンザ

- インフルエンザ感染に伴う合併症の高リスク群である高齢者と慢性疾患患者では毎年多数の死者をきたす(米国では多くのシーズンで 10,000 人以上)。
- インフルエンザウイルスは常に抗原ドリフトにより変異しているため，過去の感染や予防接種による抗体では新たな株を完全に予防することはできない。
- 疾患や合併症の最高リスク群は，予防接種に最も反応しにくい群でもある。

---

†5 訳注：わが国では，経口生ワクチンのみが認可されている(2012 年 4 月現在)。
†6 訳注：わが国も含まれる。

ワクチンに適合した株の場合，70〜80％の有効率がある。

■ 適応
- 次のような成人は，毎年のインフルエンザ予防接種が推奨される。
  - 50歳以上の健康な成人
  - インフルエンザ流行期に妊娠する女性
  - 介護施設や慢性期ケア施設の居住者
  - 慢性心血管疾患，呼吸器疾患の患者(喘息を含むが高血圧は含まない)。呼吸状態を悪化させたり，気道分泌物の喀出を妨げたりする病態を含む。例えば，認知機能障害，脊髄損傷，痙攣，その他の神経筋疾患などがある。
  - 慢性代謝性疾患(糖尿病を含む)，腎不全，ネフローゼ症候群，アルコール症，肝硬変，無脾症，ヘモグロビン異常症(鎌状赤血球症を含む)，免疫不全(臓器移植，HIV感染症，血液悪性腫瘍，副腎皮質ステロイド投与)。
  - 医療従事者，介護者，高リスク患者と同居する人(患者への伝播を防ぐため)。
- その他インフルエンザ感染の可能性を減らしたい人が，予防接種の適応となる。特に公共サービス従事者や学生，公共施設従業員はこれにあてはまる。

■ 禁忌，副反応，注意事項
- 卵によるアナフィラキシーの既往があれば，インフルエンザワクチンの禁忌である(注射，経鼻とも)。
- 副反応は，注射による軽度の上腕痛をきたす程度である。プラセボ比較試験では，全身症状の増加を認めなかった。
- 注射剤は生ワクチンでないため，インフルエンザに罹患することはない。
- 経鼻ワクチンは弱毒生ワクチンであり，鼻汁，鼻閉，頭痛，咽頭痛をきたすことがある。
- 1976〜77年の豚インフルエンザワクチンによるGuillain-Barré症候群が報告されている(接種100万回あたり約5〜10例の増加)。

■ 弱毒生ワクチン
- 経鼻弱毒生ワクチン live-attenuated influenza vaccine (LAIV) は，妊婦を除いた2〜49歳の健康な人に使用できる。
  - 医療従事者は摂取後7日間は免疫不全者との接触を避ける。
- LAIVの利点として，幅広い粘膜・全身反応を誘導しうること，投与法が簡便であること，筋注よりも経鼻投与は受け入れられやすいことが挙げられる。
- **経鼻LAIVは以下の場合には使用してはならない。**
  - <2歳，>50歳
  - 慢性疾患患者
  - Guillain-Barré症候群の既往
  - LAIVの成分や卵に対して，アナフィラキシーを含む薬剤過敏症の病歴がある。
  - アスピリン，もしくは他のサリチル酸製剤の投与を受けている小児や若者(野生株インフルエンザ感染では，Reye症候群との関連が指摘されているため)
  - 医療従事者，もしくは造血細胞移植のような清浄環境を要する高度の免疫

不全者と接触する人

肺炎球菌ワクチン
- 肺炎球菌感染症により，米国では毎年約 40,000 人が死亡している。
- ワクチンには 23 種の精製莢膜抗原を含む。
- 成人には 7 価結合型ワクチンではなく，23 価ポリサッカライドワクチンを用いる。
- 有効性はまだ議論があり，40〜70％と推計されている。ポリサッカライドワクチンは免疫メモリーに関連する T 細胞依存性反応を誘導しないため，ワクチン追加投与をしても真の既往免疫反応は得られない（ただし，抗体価は上昇する）。

■ 適応
- 未接種，もしくは接種歴不明の健康な 65 歳以上の成人全例
- 最終接種から 5 年以上経つ健康な 65 歳以上の成人全例と，未接種の 65 歳未満の人
- 2〜64 歳で，慢性心血管疾患，呼吸器疾患，糖尿病，アルコール症，慢性肝疾患や肝硬変，脳脊髄液漏出，機能的・解剖的無脾症（鎌状赤血球症を含む）などの慢性疾患患者
- 介護施設入所者
- アラスカ先住民，アメリカ先住民
- HIV・白血病・リンパ腫・Hodgkin リンパ腫・多発性骨髄腫・全身性悪性疾患などのある免疫不全者，慢性腎臓病やネフローゼ症候群，臓器移植，骨髄移植や副腎皮質ステロイド投与などの免疫抑制化学療法をしている患者
- ワクチン接種と免疫抑制療法開始との間隔は，最低でも 2 週間以上とする。化学療法や放射線療法中は接種してはならない。

■ 再接種
再接種はルーチンでは推奨されておらず，また初回接種時に重篤な反応（Arthus 型，アナフィラキシー）をきたした患者には禁忌である。前回接種時から 5 年以上が経過し抗体価が急速に低下している患者には 1 回の再接種を考慮する。解剖学的・機能的無脾症（鎌状赤血球症），HIV 感染症，血液性・全身性悪性疾患，慢性腎不全，ネフローゼ症候群，その他の免疫抑制状態（臓器移植，化学療法，副腎皮質ステロイド，その他の免疫抑制薬）といった状態が超高リスク群である。

■ 禁忌，副反応，注意事項
約半数の患者が，摂取後に局所瘙痒感，発赤，腫脹を認める。全身症状は稀である。過去の接種で重篤な反応（Arthus 型，アナフィラキシー）をきたした場合は禁忌である。

A 型肝炎ウイルスワクチンと免疫グロブリン
A 型肝炎ウイルス（HAV）ワクチンや免疫グロブリン投与後の抗体価は自然感染後よりもかなり低く，商業的検査系での検出感度を通常は下回る。しかし感染抑止効果は有している（1 カ月で＞90％）。

■ 曝露前予防におけるワクチンの適応
- 保有率の高い群では，ワクチン接種前に血清学的検査をしてもよい(必須ではない)。
- 接種対象とする集団は以下のとおりである。
    - HAV流行国に旅行・就労をする人
    - 男性と性交渉をもつ男性
    - 違法薬物乱用者
    - 慢性肝疾患，肝移植レシピエント(後天性感染のリスクが高いわけではないが，合併症をきたしやすい)
    - 職業上曝露のリスクがある人(例：検査技師)
    - 凝固因子製剤の投与を受けている人
    - 伝播リスクを軽減するため，飲食関連従事者も考慮する。

■ 旅行者
- カナダ，西ヨーロッパ，オーストラリア，ニュージーランド，日本は米国ほど感染リスクは高くない。
    - その他の地域では，腸管感染に注意をしていようが，郊外に泊まろうが高級ホテルに泊まろうが，感染リスクは高い。
    - 理想的には，旅行4週間以上前にHAVワクチン接種を受ける。長期予防には6〜12カ月後に再接種を要する。
- 初回接種後4週間以内に高リスク地域へ旅行する場合は，別の部位に免疫グロブリン製剤(0.02 mL/kg)を投与する。
- ワクチンを接種しない旅行者には，免疫グロブリン製剤(0.02 mL/kg)を1回投与する。3カ月は有効である。2カ月以上旅行する場合は，0.06 mL/kgを投与する。旅行が5カ月以上にわたる場合は再投与が必要である。

■ 禁忌，副反応，注意事項
- ミョウバンや，保存料の2-フェノキシエタノールに過敏症のある場合は禁忌となる。
- 最も頻度の高い副反応は，接種部位の瘙痒感や頭痛である。
- ワクチンや免疫グロブリンは，別の部位であれば同時接種可能である。

■ 曝露後予防
- 保有率の高い群では，免疫グロブリン投与前に血清学的検査を施行してもよい(必須ではない)。
- 免疫グロブリン製剤(0.02 mL/kg)を可能な限り直ちに投与する。しかし曝露後10日〜2週間を超えない。
- HAVワクチンを曝露前少なくとも1カ月前に接種されていれば，免疫グロブリン製剤の投与は不要である。
- 同居や性行為での明らかな接触があれば，曝露後予防の適応となる(軽度の接触では不要)。
- デイケア施設に1人もしくは複数の症例が発症したら，施設職員と利用者に予防が必要である。
- 飲食業従事者がA型肝炎と診断されたら，同じ職場の従業員は免疫グロブリン製剤の投与が必要である(予防接種も考慮)。客への伝播は考えにくいが，

感染者が未調理もしくはあらかじめ調理済みの食品を扱っており，かつ下痢をするか衛生条件の良くない環境にいたならば，2週間以内に客に連絡を取って治療を開始する。

B 型肝炎ウイルスワクチンと免疫グロブリン
■ 有効性と接種後の検査
- 免疫の正常な成人では，ワクチンは 80〜95％の予防効果がある。
- 適切な抗体反応（接種 1〜6 カ月後に≧10 mIU/mL）があれば，予防されたものとみなせる。
- 抗体価は年を経るごとに低下する。しかし，疾患予防効果は抗体価が検出感度以下になっても継続する。
- 免疫の正常な小児・成人ではルーチンのブースター接種は推奨されない。
- 透析患者では有効性が低下する。後述するスケジュールを参照。
- 接種後の血清学的検査（一連の接種が終了してから 1〜6 カ月後）は，免疫状態によって今後の管理が変わりうる場合（HBsAg 陽性の母から産まれた児，透析患者やそのスタッフ，HIV 感染者），反応が不十分と予測される場合（＞50 歳，腎疾患，HIV 感染症）のみ推奨される。職業上の曝露のリスクがある場合にも考慮する。
- 反応のない患者に再接種する場合，1 回の追加接種で 15〜25％に有効な抗体反応が得られ，30〜50％は 3 回の追加接種で得られる。

■ 適応
- 血清学的検査は高リスク患者では妥当だが，すでに免疫のある患者に予防接種をする際にも害はない。
- 予防接種は以下の罹患可能性のある患者に適応となる。
  - すべての新生児と免疫のない思春期患者
  - 職業上の曝露のリスクのある人。医療従事者と葬祭業者を含む。
  - 知的障害者施設の入所者と職員
  - 透析患者，血友病患者，その他の血液製剤を投与されている患者
  - 高リスクのライフスタイル。男性同性愛者，STD 保持者を含め性行為の相手が複数いる男女，静注薬物乱用者
  - B 型肝炎キャリアと同居や性行為で接触のある人
  - 東アジアから，あるいはサハラ砂漠以南のアフリカからの移民，アラスカ先住民，太平洋諸島先住民
  - 流行地への旅行者で，現地在住者との密接な接触が予想される人
- 透析患者では，適切な抗体価を得るために接種回数・量のいずれか，もしくは双方を増やす必要がある。
  - 接種 1〜6 カ月後に抗体価を測定する。
  - 抗体価を毎年測定し，＜10 mIU/mL ならブースター接種をする。
  - 成人の透析患者では，Recombivax-B の特殊な 40μg/mL 製剤を 3 回（1.0 mL 筋注を 0，1，6 カ月）接種するか，もしくは通常の Engerix-B 20μg/mL 製剤を倍量で 4 回接種する（2.0 mL 筋注 0, 1, 2, 6 カ月）。

表43-4 血液曝露後のB型肝炎ウイルス感染予防

曝露した人	患者側の状態ごとの治療方針		
	HBsAg 陽性	HBsAg 陰性	不明
ワクチン未接種	HBIG×1, HBワクチン接種開始	HBワクチン接種開始	HBワクチン接種開始
ワクチン接種済み, 抗体反応あり	HBsAb再検, 適切な抗体があれば治療不要, さもなくばHBワクチンブースター接種[a]	治療不要	治療不要
ワクチン接種済み, 抗体反応なし	HBIG×2(1カ月あけて)もしくはHBIG×1+HBワクチン1回	治療不要	患者が高リスク例であればHBsAg陽性と同様に治療
ワクチン接種済み, 抗体反応不明	HBsAb再検, 適切な抗体があれば治療不要, さもなくばHBIG+HBワクチンブースター接種	治療不要	HBsAb再検, 適切な抗体があれば治療不要, さもなくばHBワクチンブースター接種

HB：B型肝炎, HBIG：HBs免疫グロブリン, HBsAb：HBs表面抗体, HBsAg：HBs表面抗原
[a] 適切なHBsAg価とはRIA法にて10 SRUもしくはELISAにて陽性を指す.

■ 禁忌, 副反応, 注意事項
このワクチンは安全性が高い. 妊婦も禁忌ではない.

■ 曝露後予防
- 抗HBsヒト免疫グロブリン製剤(HBIG)は, 抗体のない人の曝露後予防に用いられる(ワクチン接種歴がないか, 既知の非応答者).
- ワクチンとHBIGは同時に投与できるが, 別々の部位にする.
- 急性HBV感染者やHBsAg陽性者の性行為のパートナーは, 最新の性的接触から14日以内に予防を行う. HBIG(0.06 mL/kg)1回を投与し一連のワクチン接種をする.
- 急性HBV感染者との同居では, 幼児や明らかな血液曝露(歯ブラシやひげそりの共有)を除き予防は不要である. HBIG(0.06 mL/kg)1回を投与し, 一連のワクチン接種をする.
- 慢性キャリア化した患者と同居する人はすべてワクチン接種を受ける.
- 血液の経皮的曝露の場合, 患者と曝露した人の双方のHBsAgを検査する. 治療アルゴリズムを表43-4に示す.

水痘(水ぼうそう)
- 米国成人の約10％は, 水痘帯状疱疹ウイルスvaricella-zoster virusおよびその合併症への免疫がない.
- ルーチン接種以前には毎年約100例の死亡があり, 過半数は成人であった. 健康な若年成人でも水痘帯状疱疹ウイルス感染後に急性呼吸促迫症候群をきたし, 命を落とすことがある.

- 水痘の既往が確実にあれば，免疫を獲得しているとみなしてよい。既往のないか不確かな成人もほとんどは軽度もしくは不顕性感染をきたしており，実際には免疫を獲得している。

■ 有効性
- 思春期～成人では 2 回接種によって 99% が抗体陽転する。
- 小児を対象にした研究では，7～10 歳の児に対し感染予防効果は 70～90%，重症化の予防効果は 95% にみられた。
- 予防接種を受けた人に発症する場合，通常は軽症で，病変も 50 カ所以内である。
- ブースター接種が将来的に必要かどうかは不明である。
- 自然感染よりも予防接種による免疫獲得のほうが帯状疱疹の発症頻度が低い。

■ 適応
2 回の水痘ワクチン接種がすべての免疫未獲得の若年者・成人に適応になる。特に以下の群には強く推奨される。
- 免疫未獲得の若年者
- 年少の小児と暮らす成人
- 妊娠可能年齢で妊娠していないすべての女性
- 免疫不全者と同居する人
- 医療従事者
- 学校や介護施設で働く職員
- 学生寮や軍隊といった閉鎖環境に暮らす人
- 海外旅行者

■ 禁忌，副反応，注意事項
- 水痘ワクチンは弱毒生ウイルスワクチンである。
- **水痘ワクチンは妊婦では禁忌である**(接種後は妊娠を 1 カ月遅らせる)。また，細胞性免疫不全者，>20 mg/日のプレドニゾンを投与されている患者でも禁忌である。
- 25～33% が接種後に局所瘙痒感，腫脹，発赤，皮疹をきたす。
- 1% 未満だが，びまん性皮疹をきたすことがあり，5 カ所(中央値)にのぼる。ほとんどが野生型ウイルスの同時感染による。
- 予防接種後にワクチン由来ウイルスが水痘様の皮疹をきたすと，まれに免疫未獲得者に伝播することがある。しかし二次感染は不顕性か軽症にとどまる。

帯状疱疹
- 潜伏していた水痘帯状疱疹ウイルスが帯状疱疹 herpes zoster をきたすことがある。
- 約 1/5 は帯状疱疹後神経痛を残す(加齢とともに高率となる)。
- 稀な合併症に，肺炎，脳神経損傷，脳炎がある。
- 全米で毎年 100 万人が帯状疱疹を発症していると推測される。
- 帯状疱疹弱毒生ワクチンは 2007 年に FDA に承認された。
- どちらも水痘帯状疱疹ウイルス弱毒生ワクチンだが，水痘ワクチン(Varivax[†7])と帯状疱疹ワクチン(Zostavax)を混同してはならない。**後者は**

より高用量である。

■ 有効性
- FDA のデータでは、帯状疱疹の発症を約 50％抑止する。その内訳は 60 歳代の 64％から＞80 歳の 18％である[15]。
- ワクチン接種群では、帯状疱疹発症時の疼痛持続日数がわずかに短い（22 日 vs 20 日）。
- 予防可能な期間は不明であるが、少なくとも 4 年以上は有効である。

■ 適応
ACIP が暫定的に推奨しているのは以下のとおりである。
- ワクチンは 1 回の接種とする。
- 帯状疱疹ワクチンは 60 歳以上の成人に推奨される。帯状疱疹の既往の有無は問わない。
- 慢性的疾患のある患者では、禁忌や注意事項がない限り予防接種を行える。

■ 禁忌，副反応，注意事項
- 帯状疱疹ワクチンは弱毒生ウイルスワクチンである。
- **帯状疱疹ワクチンは妊婦，免疫不全患者には禁忌である。**
- その他の禁忌として、ゼラチン、ネオマイシン（フラジオマイシン）、その他配合物への重篤なアレルギー反応が挙げられる。
- 最も多い副反応は注射部位の発赤、疼痛、腫脹、および頭痛である。
- これまでのところ重篤な問題は報告されていない。

インフルエンザ桿菌 b 型（Hib）抱合ワクチン
- インフルエンザ桿菌 b 型 haemophilus influenzae type b（Hib）による侵襲性疾患は多くが乳幼児で起こるが、慢性肺疾患や有莢膜菌による感染症をきたしやすい素因（例えば、脾機能不全や血液腫瘍）のある成人でも起こりうる。
- 成人の Hib による疾患の多くは非定型菌種であるが、解剖学的・機能的無脾症患者と HIV 患者では、Hib 抱合ワクチンの接種を考慮する（効果が証明されなくても）。
- 小児では、注射部位の腫脹や発赤、痛みなどの副反応は 5〜30％でみられる。全身反応は稀である。

髄膜炎菌ワクチン
- 髄膜炎菌ワクチンは 2 つの剤型が利用可能である[†8]。
  - 古い 4 価ポリサッカライドワクチン（Memomune）
  - 新しい 4 価結合ワクチン（MCV4, Menactra）のほうが免疫原性が高く好まれる。
- どちらも血清型 A，C，Y，W135 を含むが B を含まず、これは米国での感染者の半数の原因である。
  - 血清型 A は世界中で最も多い。
  - 血清型 B は人体では抗原としては非常に弱く、またヒト細胞の表面抗原のグリコシル化した構造と類似しているため免疫病理学上の懸念がある。
- ワクチンによる免疫の持続期間は不明であり、再投与の必要性もまた不明で

■ 適応
- 11～18歳の全例にルーチン接種としてMCV4の単回接種が推奨される。
- 19～55歳で髄膜炎菌感染のリスクが高い群にも推奨される。
  - 学生寮に住む新入生
  - 軍隊の新兵
  - 分離された髄膜炎菌に定期的に接触する機会のある微生物学者
  - 髄膜炎菌性髄膜炎が常在・流行している地域の渡航者・居住者(例:メッカへの巡礼)
  - 終末補体因子欠損
  - 解剖学的・機能的無脾症
- 次のような患者で,髄膜炎菌感染のリスクを軽減したい場合にもオプションとして接種を考慮する。
  - その他の大学生
  - HIV感染者
  - アウトブレイクの制御

■ 禁忌,副反応,注意事項
- 副反応は軽度で頻度も低い。
- MCV4はチメロサールや他の成分に過敏症のある場合は禁忌である。
- 妊婦における安全性は不明である。
- Guillain-Barré症候群とMCV4との関連が指摘されている。そのためGuillain-Barré症候群の既往があれば相対禁忌とみなす。非結合ポリサッカライドワクチン(MPSV4)が短期的髄膜炎菌予防の代替策となる(3～5年)。

ヒトパピローマウイルスワクチン
- この4価ワクチンにはHPV6,11,16型の莢膜蛋白と18型の非感染性ウイルス様物質が含まれている。2006年にFDAに承認された(商品名:ガーダシル®)。
- 臨床試験では,HPV 6, 11, 16, 18型に未感染の女性におけるHPV感染,子宮頸癌前癌病変,膣癌・外陰癌前癌病変,性器疣贅に対し,継続的な高い予防効果を示した。
- 該当する遺伝子型のHPVのいずれかに感染歴のある女性でも,他の遺伝子型のHPVによる疾患を予防する効果がある。
- 接種回数は3回である。
- 11～12歳の女児の健康診断時に接種することが推奨されるが,9歳まで対象とすることができる。
- 13～26歳の女性にも,未接種であれば接種対象とすることが推奨される。
- 予防接種はルーチンの子宮頸癌スクリーニング(Papスメア)の代替となら

---
†7 訳注:わが国では,水痘ワクチンには乾燥弱毒生水痘ワクチン「ビケン」のみがある。
†8 訳注:わが国では,髄膜炎菌ワクチンの予防接種は法的に指定されておらず,ワクチンも未承認である。わが国で接種する場合は,個人輸入をしている医療機関で行える。

ない。また予防接種をしていても子宮頸癌スクリーニングを受けることが推奨される。

狂犬病ワクチンと免疫グロブリン

- 米国で報告されている狂犬病 rabies の症例のほとんどは、野生のアライグマ、スカンク、狐、コウモリによるものである。
- 全世界では野犬がほとんどであり、米国でも犬咬傷による発症は近年に至るまで各地でみられる。外国で受けた狂犬病予防は不適切である可能性がある。
- ワクチンの副反応としては、接種部位の瘙痒感と紅斑がある。軽度の全身症状(頭痛、悪心、筋肉痛)もよくみられる。
- 獣医師や動物飼育など、仕事や趣味で狂犬病ウイルスを保有している可能性のある動物と接触する人は、曝露前予防の適応となる。継続的にリスクのある場合は2年ごとにブースター接種(あるいは血清学的検査)を受ける。

■ 曝露後予防

- 曝露後予防の最も大事な点は、大量の石鹸と水を用いて迅速かつ徹底的に創を洗浄することである。抗菌薬のみでは不十分である。破傷風予防も併せて考慮する。
- 予防接種の既往のある患者にはワクチンを2回接種する。三角筋への1mL筋注を、曝露当日と3日目に施行する。
- 予防接種の既往のない場合は以下のとおりである。
  - 20 IU/kg のヒト狂犬病免疫グロブリン製剤(HRIG)を1回投与する。半分は創部に浸潤させ、もう半分は筋注とする。
  - HRIG は速やかに投与すべきであるが、ワクチン接種開始後8日めまで投与できる。
  - ワクチンを5回接種する(1mL を三角筋に筋注。0、3、7、14、28病日)。
- 免疫不全者には、抗体反応が得られているか検査する。
- 地域の保健所に届け出る[†9]。
- 曝露後予防を開始するかどうかの判断には、以下の点を考慮する。
  - 頭頸部の咬傷は1週間以内に狂犬病を発症しうるため、速やかに予防を開始する。
  - 健康な飼い犬・猫・フェレットによる場合は10日間経過観察する。動物に狂犬病の症候がみられたら患者も HRIG とワクチンで治療開始し、同時に動物も検査する。
  - 狂犬病が疑わしい犬や猫による咬傷は速やかな予防を要する。甘噛みなど通常の接触であれば不要である。
  - コウモリやその他の野生の肉食動物は、検査で陰性と判明するまで狂犬病ウイルスを保有しているとみなす。
  - コウモリなどの咬傷は創がきわめて小さく、見逃すことがある。
  - **就寝中の人のいる部屋にコウモリを見つけたら、曝露したとみなす。**
  - げっ歯目(例:リス、ハムスター、モルモット、アレチネズミ、シマリス、ネズミ、ハツカネズミ)や、ウサギ目(ウサギ、アナウサギ)が狂犬病ウイルスを保有している可能性はほとんどなく、人間に感染することもほぼな

い。

(清水 郁夫)

文献

1. Humphrey LL, Helfand M, Chan BK, Woolf SH. Breast cancer screening: a summary of the evidence for the U.S. Preventive Services Task Force. *Ann Intern Med* 2002;137: 347-360.
2. U.S. Preventive Services Task Force. Screening for breast cancer: U.S. Preventive Services Task Force recommendation statement. *Ann Intern Med* 2009;151:716-726.
3. Nelson HD, Tyne K, Naik A, et al; U.S. Preventive Services Task Force. Screening for breast cancer: an update for the U.S. Preventive Services Task Force. *Ann Intern Med* 2009; 151:727-737.
4. Smith RA, Cokkinides V, Eyre HJ. American Cancer Society guidelines for the early detection of cancer, 2006. *CA Cancer J Clin* 2006;56:11-25.
5. ACOG Committee on Gynecologic Practice. ACOG Committee Opinion No. 357: Primary and preventive care: periodic assessments. *Obstet Gynecol* 2006;108:1615-1622.
6. ACOG Practice Bulletin No. 109: Cervical Cytology Screening. *Obstet Gynecol* 2009;114: 1409-1420.
7. Alberts WM, American College of Chest Physicians. Diagnosis and management of lung cancer executive summary: ACCP evidence-based clinical practice guidelines (2nd Edition). *Chest* 2007;132:1S-19S.
8. Lenfant C, Chobanian AV, Jones DW, et al. Seventh report of the Joint National Committee on the Prevention, Detection, Evaluation, and Treatment of High Blood Pressure (JNC 7): resetting the hypertension sails. *Hypertension* 2003;41:1178-1179.
9. National Cholesterol Education Program (NCEP) Expert Panel on Detection, Evaluation, and Treatment of High Blood Cholesterol in Adults (Adult Treatment Panel III). Third Report of the National Cholesterol Education Program (NCEP) Expert Panel on Detection, Evaluation, and Treatment of High Blood Cholesterol in Adults (Adult Treatment Panel III) final report. *Circulation* 2002;106: 3143-3421.
10. American Diabetes Association. Standards of medical care in diabetes—2007. *Diabetes Care* 2007; 30:S4-S41.
11. U.S. Preventive Services Task Force. Screening for abdominal aortic aneurysm: recommendation statement. *Ann Intern Med* 2005;143:198-202.
12. Pearson TA, Blair SN, Daniels SR, et al. AHA Guidelines for Primary Prevention of Cardiovascular Disease and Stroke: 2002 Update: Consensus Panel Guide to Comprehensive Risk Reduction for Adult Patients Without Coronary or Other Atherosclerotic Vascular Diseases. American Heart Association Science Advisory and Coordinating Committee. *Circulation* 2002;106:388-391.
13. Branson BM, Handsfield HH, Lampe MA, et al. Revised recommendations for HIV testing of adults, adolescents, and pregnant women in health-care settings. *MMWR Recomm Rep* 2006;55:1-17.
14. Angel JB, Walpita P, Lerch RA, et al. Vaccine-associated measles pneumonitis in adults with AIDS. *Ann Intern Med* 1998;129:104-106.
15. Oxman MN, Levin MJ, Johnson GR, et al. A vaccine to prevent herpes zoster and postherpetic neuralgia in older adults. *N Engl J Med* 2005;352:2271-2284.

---

†9 訳注：わが国では，4類感染症全数把握疾患に定められている。

44 禁煙指導

Megan E. Wren

一般的事項

喫煙はやめられる
- 1965年に最初の Surgeon General's Report on Smoking and Health が刊行されて以来,米国の成人の喫煙率は42%から20.9%へ徐々に低下してきた[1]。
- 喫煙者の70%が禁煙を望んでいると報告されている[2]。
- 個人の禁煙成功率は低いが,多くの人が繰り返し試みることで禁煙に成功する。実際,**喫煙経験のある米国人の半分が禁煙に成功している**[1]。
- 喫煙への依存は**慢性疾患**であり,ある期間鎮静化したあとでまた再燃する傾向がある。継続的なカウンセリングの必要性を,医師は認識しなければならない。幸い,今は効果的な介入が可能で,長期的な禁煙成功率を15〜30%にまで伸ばしている。

ガイドライン
- 診察室での短時間カウンセリングと薬物療法に関して広く認められている研究は,U.S. Public Health Service(PHS)Report として刊行され,JAMA に要約されている[3,4]。禁煙治療の実用的なアドバイスが得られる。
- このエビデンスに基づいたガイドラインは,米国国立癌研究所 National Cancer Institute や米国疾病予防管理センター(CDC)を含め,多くの組織の支援・支持を得ている。
- ガイドラインの全文は Quick Reference Guide や Clinician's Packet とともに,http://www.surgeongeneral.gov/tobacco(2009年12月21日現在)で無料で入手できる。

重要な推奨事項
- 喫煙への依存は慢性疾患であり,繰り返し介入することがしばしば必要となる。
- 長期間,あるいは永久に禁煙することさえ可能な効果的な治療法というものは存在する。すべての喫煙者に対し,これらの治療の少なくともどれか1つは提案すべきである。
- 喫煙への依存に対するカウンセリングは,その強さと効果に明らかな用量反応関係がある。人とのつながりをもった治療(個人,グループ,あるいは電話によるカウンセリング)はたいへん効果的であり,治療の強さ(例えば,接触時間の長さ)とともに効果は大きくなる。
- 現在,禁煙には多くの効果的な薬物療法がある。禁忌を除き,禁煙を試みる患者には,これらの薬物療法を積極的に用いる。

行動変容のためのカウンセリング

- すべての喫煙者に,受診の度に短時間カウンセリングをする。たった3分間の短い介入でも,度重なれば大幅に禁煙率を上げることができる。
- 喫煙者に対する診察室での短時間カウンセリングには「**5つのA**」テクニックがあり,多くの医師に馴染み深いものである。以下に簡単な要約を記載する。より詳細は PHS Guideline に書かれている。

「5つのA」

■ 質問する Ask
- 喫煙について質問する。すべての患者に,受診するたびに。
- 忘れることのないよう,喫煙に関する質問をバイタルサインの1つとする。

■ アドバイスする Advise
- 喫煙者全員に禁煙するようアドバイスする。医師のアドバイスは禁煙への強力な誘因となる。対峙的でなく共感的態度で。
- 明確で,強いメッセージを用いる。例えば,「**禁煙はあなたの,今の,そして将来の健康を守るために,あなたができる1番重要なことである。私はあなたの手助けができる**」。
- 患者の現在の医学的な問題や症状との関係を強調し,メッセージを個人に合致するものにする。ほとんどの喫煙者は,喫煙と,胃食道逆流から骨粗鬆症,黄斑変性まで,ずらりと並んだ疾患との関係については知らない。

■ 評価する Assess
- 喫煙者が今から30日以内に真剣に禁煙しようとする意欲があるかを評価する(「行動変容への準備」参照)。

■ 支援する Assist
- 禁煙の試みを支援する。患者が真剣に禁煙する覚悟ができていれば,禁煙を受診の焦点にする。
- 患者が数週間以内の特定の日を**禁煙決行日**と決めるよう手助けをする。その日付をカルテと処方箋の余白に書き込み,正式なものとする。
- **予測される喫煙への誘因や課題**,それらへの対処方法について,患者と話し合う。
- 患者には家族や友人の助けが必要である。禁煙決行日の前に,患者はいつもの場所で喫煙したりしないようにして,喫煙習慣をなくしていく。
- **教育資料**を提供する。禁煙教室や http://www.smokefree.gov(2012年3月31日現在)のようなウェブサイト[†1]や,電話相談 Quitline などをカウンセリングの補助として提供する。
- 特殊な状況でなければ**薬物療法**を勧める。

■ 整える Arrange
- 最初の1週間以内,そして再度**最初の1カ月以内**に,面談または電話でフォローアップする予定を整える。

[†1] 訳注:わが国でも「禁煙の日」(http://www.kinennohi.jp)などのウェブサイトがある。

- 禁煙が三日坊主にならぬよう，成功を祝うとともに，数カ月〜数年続くであろう喫煙の誘惑や離脱症状に対しての備えをしておくように注意を促す。
- 禁煙を試みなかった人については，禁煙する気があるかを評価するとともに，その気になったらいつでも，禁煙決行日を設定するよう励ます。
- 医師はポジティブな面に焦点を当てて話す（禁煙できた数日または数週間について褒める）。難しい状況に対処する方策を話し合うことにより，患者に再び禁煙を試みる意欲が湧くように援助する。

行動変容への準備

- Prochaskaの行動変容ステージモデルは，喫煙者の禁煙の試みに対して，医師がどのような介入をしていくかを絞り込むのに役立ち，介入の枠組みを与えてくれる。患者の禁煙に対する心構えを知ることは，医師が各受診時のカウンセリングの時間配分をする助けとなる。
- 各段階は予測可能なサイクルを形作っている。
  - **無関心期**：喫煙者は問題を知らないか，知っていてもよくは知らず，喫煙の習慣を変える意思はまったくない。医師の役割は禁煙について教育し，禁煙の必要性を強調し，少なくとも禁煙について考えてみるように患者を励ますことである。カウンセリングは，1，2分の短いものでよいが，診察の都度繰り返すことが必要である。
  - **関心期**：患者は問題があることは知っているが，行動変容（禁煙）を起こす宣言をはっきりとする準備はできていない。この段階は長い期間続く。医師の役割は，禁煙する力があるという患者の自信を一層ゆるぎないものにするとともに，禁煙するときに手助けすることを伝えることである。
  - **準備期**：患者は，これから数カ月の間に行動を起こそうとしている。この段階は短いであろう。医師はカウンセリングをより強く，具体化し，患者が一連の行動を起こす決心をする手助けをする。患者が本当に行動変容を宣言する準備ができれば，これが診察の中心になる。
  - **実行期**：ここが見た目にも最も明らかなステージであり，依存行動が実際に変容する（6カ月未満）。医師は，ニコチン置換療法を勧め，その効果をモニターする。
  - **維持期**：患者が行動変容を維持し，逆戻りしないように努力する。このステージは6カ月以上，場合によっては一生続く。医師はフォローアップと援助を続ける。
  - **逆戻り期**：再循環と称することもできる。なぜなら患者は，再びこのサイクルを辿って，その後のサイクルで長期的な成功を収めるかもしれないからである。医師は，患者が新しいステージに進めるように手助けをする。
- 上記と同じ各ステージは，あらゆる行動変容，つまり，禁煙，禁酒，運動を始めること，ダイエットなどにも当てはまり，医師がカウンセリングに取り組む際のよい指標となってくれる。

禁煙補助薬

推奨事項
- 薬物療法は，禁煙の成功率を（プラセボと比して）約2倍にすることが可能であり，患者が限られた特殊な状況（後述）にあるのでなければ，すべての患者に勧める。
- 第1選択薬は，bupropion 徐放剤とニコチン置換療法などである。
- 禁煙補助薬を表44-1に記す。

ニコチン置換療法
- ニコチン置換療法 nicotine replacement therapy（NRT）は，禁煙習慣を身につける間，離脱症状を和らげるために代替のニコチン供給源となる。
- NRTによって長期的な禁煙成功率が2倍になることを，多くの研究が立証している[5]。
- NRTは，カウンセリングと組み合わせることでより長期に効果的となる。カウンセリングの効果は治療の強度に従って増加するが，短時間であっても介入は効果的である。
- NRTの長期的な安全性は，多くの研究によって立証されている。NRTは患者を喫煙から遠ざからせている間に限り「害を減らしているだけ」であると主張する研究者もいる。

■ NRT の安全性
- 喫煙者はニコチン摂取のために喫煙するが，喫煙による健康への悪影響はすべて，実際にはタバコと煙の中のニコチン以外の成分から生じている。タバコは汚染薬物供給装置なのである。
- タバコの煙には4,000以上の化学化合物（タール）が含まれる。一酸化炭素，シアン化水素，ヒ素，ベンゼン，ポロニウム210など，69の既知の発癌物質を含んでいる[6]。
- 多くの人が，NRTはタバコと同じくらい害があると誤った認識をもち，心筋梗塞，肺癌，喘息を引き起こすとさえ考えている[7]。
- NRTの一般的な副作用は，ニコチンパッチによるかぶれやニコチン吸入による喉の炎症というような，限局的炎症である。
- NRTはニコチン濃度が低く（タバコの半分），脳にゆっくりと運ばれるためニコチン中毒を生じるとは考えにくい。

■ 冠動脈疾患の患者における NRT の安全性
- ニコチンの作用は用量が増えても一定であるため，喫煙とNRTを併せたときの影響は喫煙のみと同様である。大切なのは，NRTにはタールや一酸化炭素がないということである。多くの研究によって，NRTの安全性，特に喫煙を続けるのに比べて安全であることが立証されている。
- 喫煙とは違い，NRTは内皮の機能障害を悪化させず[8]，血小板凝集や血栓を生じることもない[9]。
- 冠動脈疾患がある喫煙者が経皮的に摂取したニコチンは，心拍数，血圧や虚血性エピソードの持続時間，頻度に大きな差を生じさせないことが，Holter

表44-1 禁煙補助薬

製品と商品名(入手方法)		用量	副作用と注意事項	概算費用/月
第1選択薬				
ニコチンガム	ニコレット® (OTC)	2mg/個(喫煙1日1箱以下) 4mg/個(喫煙1日1箱以上) 1日あたり使用量は9個以上24個以下	口内炎、消化不良	100〜150ドル (1日10個使用の場合)
ニコチンドロップ	Commit (OTC)	2mg/個(目覚めてから30分以内に吸わない人) 4mg/個(目覚めてから30分以内に吸う人) 1日あたり使用量は9個以上24個以下	口内炎、消化不良、吃逆	160〜190ドル (1日10個使用の場合)
ニコチン吸入器	Nicotrol Inhaler (Rx)	1日あたり6〜16カートリッジ	口と喉の局所的な炎症	250ドル (1日8回使用の場合)
ニコチン鼻腔スプレー	Nicotrol NS (Rx)	1日あたり8〜40回	鼻炎	100ドル (1日10回使用の場合)
ニコチンパッチ*1	NicoDerm CQ (OTC) Nicotrol (OTC) Habitrol (OTC) ProStep (OTC) (ジェネリックあり)	(共通) 21、14、7mg/24時間 15、10、5mg/16時間 各々の強さのものを2〜4週間使用	(共通) 皮膚への局所的刺激 不眠	80〜120ドル
bupropion SR	Zyban (Rx) Wellubutrin (Rx) (ジェネリックあり)	毎朝150mgを3日間、次に150mgを1日2回 禁煙日の1週間前から使用開始して3〜6カ月続ける	不眠、口渇、悪心 てんかん、摂食障害の既往には禁忌	80〜190ドル

バレニクリン	チャンピックス® Chantix	(Rx)	毎朝 0.5 mg を 3 日間。次いで 0.5 mg を 1 日 2 回 4 日間,それから 1 mg を 1 日 2 回 禁煙日の 1 週間前から使用開始して 3〜6 カ月続ける	悪心,不眠,頭痛	120〜130 ドル
第 2 選択薬(禁煙のための使用は FDA 未承認)					
クロニジン‡2	カタプレス® Catapres-TTS (ジェネリックあり)	(Rx) (Rx)	0.1〜0.2 mg を 1 日 2 回	鎮静,便秘,低血圧症,反動的高血圧のリスク	9 ドル(ジェネリック)か ら 120 ドル(通常商品)
ノルトリプチリン‡2	Pamelor (ジェネリックあり)	(Rx)	1 日 75〜100 mg	鎮静,口渇,便秘	15 ドル(ジェネリック)か ら 400 ドル(通常商品)

OTC:市販薬,Rx:処方薬

‡1 訳注:わが国では,ニコチネル®パッチがある。
‡2 訳注:わが国でも,クロニジン,ノルトリプチリンの禁煙処方としての適応はない。

心電図で示されている[9]。
- ニコチンガムの使用は，NRT中に喫煙した人やNRTを1年以上も行っている患者でさえ，冠動脈疾患による死亡や入院を増加させなかった[10]。
- 冠動脈疾患のある喫煙者での負荷試験においてニコチンパッチを追加しても，喫煙を継続し血中ニコチン濃度が上昇したにも関わらず，運動耐容能が改善され，虚血の減少が示された。被験者がニコチンパッチを貼付している間，自然に喫煙を減らしたことによる呼気中一酸化炭素濃度の低下と虚血の減少には正の相関があった[11,12]。これは，**ニコチンパッチを貼付しているときに喫煙しても，危険はないことを示唆する**。
- 米国心臓協会 American Heart Association (AHA) は，禁煙の補助にNRTを行うことを支持している[13]。

■ **特殊な製品**

ニコチンガム[†2]
- ニコチンガム (polacrilex) は2mgと4mgのものが薬局で市販されている。4mgのものは，1日1箱以上吸う喫煙者に推奨される。
- ニコチンは，頬粘膜からのみ吸収され，また酸性の飲料によって吸収が阻害されるので，ガムを噛んでいる間，あるいは15分前からは飲食しないように指示する。ニコチンガムを急いで噛んだり，食べたり，飲み込こんだりすると，ニコチンが飲み込まれてしまい，胸やけ，吃逆，消化不良を起こしたりすることがある。
- ニコチンガムは，胡椒のような味がするまでゆっくり噛んで，次に頬から吸収されるように頬と歯茎の間に挟んでおく。ガムをゆっくりと断続的に約30分間，または味が消えるまで噛む。
- ニコチンが血流に到達するまで数分かかるので，瞬時には喫煙の「満足感」は得られない。
- 少なくとも1日9個使用すれば，より禁煙に成功しやすくなる。計画に従って使用する。少なくとも1〜3カ月の間は，1〜2時間ごとに1個，それから1日の個数をゆっくり減らしていく(4〜7日ごとに1日1個減らす)。
- 1日の最大用量は24個である。副作用には口内炎，消化不良，吃逆がある。

ニコチンドロップ[†3]
- ニコチンドロップは2mg，4mg製剤が薬局で市販されている。4mg製剤は起床後30分以内に喫煙する人に推奨される。
- ニコチンガムと同様，頬粘膜から吸収されるので，患者はニコチンドロップを舐めている間は飲食してはならない。
- 少なくとも1日9個使用すれば，より禁煙に成功する。少なくとも1〜3カ月の間は1〜2時間ごとに1個，そして徐々に減らしていく。1日の最大用量は24個である。副作用には，口内炎，消化不良，吃逆がある。

ニコチンパッチ[†4]
- ニコチンパッチは，数種類の強さのものが薬局で市販されている。
- 毎朝，体幹か上腕の比較的体毛の少ないところに1枚貼る。できるだけ皮膚炎を生じさせないように貼り場所を変えていく。パッチを扱った後は手を洗うこと。使用済みパッチは2つに折って，子どもやペットが触れること

のないようにして捨てること。
- どの製薬会社のパッチでも，翌朝の離脱症状をできるだけ減らすためには一晩中使い，あるいは反対に，不眠をできるだけ抑えるためには就寝時には剝がす。
- 一般的な使用計画では，最も強いパッチを2〜4週間，次に中間のものを2〜4週間，それから最も弱いものを2週間使う(例えば，1日あたりの強さが21 mgのもの，次に14 mg，次に7 mg)。
- 最も多い副作用には，不眠と皮膚炎がある。貼付後の最初の1時間は，しばしばパッチ貼付部に瘙痒感をきたす。

ニコチン点鼻スプレー[†5]
- ニコチン点鼻スプレーには処方箋が必要だが，あまり一般的でない(高額であり，また扱いにくいため)。
- 鼻孔それぞれに1回ずつスプレーする(合計1 mg)。1時間に1〜2回使用で，1日最大40回まで。
- スプレーはガムやパッチより効き目が早いため，ニコチン依存症に対してより強い力をもっている。
- 一般的な副作用は鼻炎であるが，使用時に鼻で嗅いだり吸引しなければ避けることができる。
- スプレーとパッチを組み合わせれば，パッチのみよりもさらに効果的と考えられる[14]。

ニコチン吸入器[†6]
- ニコチン吸入器には処方箋が必要だが，あまり一般的でない(高額であり，また扱いにくいため)。
- 1個のカートリッジは，80回の吸入で4 mgのニコチンを供給する。6カ月までの間，1日6〜16カートリッジを使用する。蒸気は口腔と咽頭で吸収される。吸引器を20分間，頻回に吸入する(タバコよりはるかに頻繁に)。
- ニコチンは，頰粘膜からのみ吸収され，また酸性の飲料によって吸収が阻害されるので，吸引器を使っている間，あるいは15分前からは飲食しないように指示する。
- 一般的な副作用は，口腔と咽頭の炎症，咳，消化不良と鼻炎である。

組み合わせ療法
- 離脱症状の壁を乗り越えるために，ニコチンパッチをニコチン供給のベースとして，ガム，鼻腔スプレーや吸入器を併せて使う。これは，不眠を避けるために夜間にパッチを剝がさなければならない場合に特に重要となる。
- 新しいパッチから経皮的に吸収しはじめるのに数時間かかるので，起床時には，ガム，スプレーや吸入器を使用する。

[†2]訳注：わが国では市販薬として，ニコレット® 2 mg，ニコチネル® 2 mgがある。
[†3]訳注：わが国では未承認。
[†4]訳注：わが国では市販薬として，シガノン® CQ，ニコレット® パッチ，ニコチネル® パッチがある。
[†5]訳注：わが国では未承認。
[†6]訳注：わが国では未承認。

非ニコチン内服薬
■ bupropion
- bupropion の徐放剤(bupropion SR, 商品名は Zyban, Wellbutrin など)は, 中枢神経のドパミン作用を高めることによって効果があると考えられる。
- bupropion SR は, 禁煙する日の1～2週間前から開始し, 初めの3日間は毎朝 150 mg, それから7～12週間は 300 mg を内服する。夜に内服すると不眠を生じうる。
- ランダム化比較試験で, bupropion SR は**プラセボの約2倍の禁煙成功率**を示した[15]。
- 効果は, うつ病の既往とは無関係である。
- 直接比較研究では, **bupropion SR はニコチンパッチよりも効果があり, また bupropion SR とニコチンパッチの併用は bupropion SR 単独と比べ有効性にほとんど差はなかった**[16,17]。
- 一般的な副作用は不眠症(約20％), 口渇と悪心である。
- 禁忌には, てんかんや摂食障害の既往, あるいは14日以内のMAO阻害薬の内服歴がある。てんかんのリスクが1/1,000あるため, てんかん, 頭部外傷, 脳腫瘍の既往や, 食欲不振, 過食症, 肝臓機能障害, あるいはてんかんのリスクを増加しうる薬物(テオフィリン, ステロイド, 抗精神病薬, 抗うつ薬, インスリン, あるいはアルコールや刺激物の乱用)を内服している患者には bupropion SR を使ってはならないし, MAO 阻害薬を14日以内に内服した患者には禁忌である。

■ バレニクリン
- 禁煙のために認可されている最新の薬は, ニコチン部分作動薬のバレニクリン(Chantix, チャンピックス®)である。$\alpha_4\beta_2$ ニコチン受容体に結合してドパミンの放出を刺激し, 離脱症状を軽減する。また一方, 喫煙により摂取したニコチンの結合を阻害して喫煙の効果(満足感)を減少させる。
- バレニクリンは**プラセボの2倍以上の禁煙成功率で, bupropion より効果的である**ことが証明されている。12週間の治療後, 1年間禁煙成功率は, プラセボが8％, bupropion SR が16％で, バレニクリンは22％であった[18,19]。
- バレニクリンは, 禁煙する日の1週間前から始め, 初めの3日間は 0.5 mg を1日1回, 次の4日間は 0.5 mg を1日2回, そしてその後12～24週の間は 1 mg を1日2回内服する。
- バレニクリンの最も一般的な副作用は, 悪心(患者の1/4以上), 頭痛, 嘔吐, 鼓腸, 不眠, 異常な夢, 味覚異常である。

■ その他の薬物
- ノルトリプチリンは第2選択薬と考えられている。
  - ノルトリプチリンは**禁煙用としては FDA に認可されていない**。しかし, ノルトリプチリンの禁煙の効力は, プラセボよりは効力があり, bupropion SR よりは劣るとする報告がいくつか発表されている[20]。
  - 他の三環系抗うつ薬と同様に, ノルトリプチリンはしばしば口渇, 便秘, 過鎮静を生じる。
  - ノルトリプチリンの利点の1つは, 安価なことである。

- **クロニジンもまた第2選択薬と考えられている。**
    - クロニジンは禁煙率を約2倍にすることができるし，安価であるが，口渇，過鎮静，起立性低血圧などの**厄介な副作用**のために，禁煙薬としてはあまり使用されない。
    - クロニジンの高用量の内服を急に中止すると，反跳性の高血圧を引き起こしうる。
    - クロニジンは，0.1〜0.2 mgを1日2回内服してもよい。
- ベンゾジアゼピンや選択的セロトニン再取込み阻害薬(SSRI)は，禁煙には**有効ではない**。

特殊な状況
■ 妊娠と授乳
- 医師は，妊婦および授乳婦の禁煙の手助けとして，**薬物療法以外の手段**を積極的に探さなければならない。
- FDAの胎児危険度分類において**ニコチンガムはカテゴリーC，ニコチンパッチはカテゴリーD**にランクされているが，ニコチンの体内循環濃度は，1日1箱喫煙する人の約半分であり，一酸化炭素はない。
- 米国産婦人科学会(ACOG)は，患者が以前の禁煙に失敗し，今も1日に10〜15本以上の煙草を吸い続けているならば，ニコチン置換療法(NRT)を考慮できるとしている。患者1人1人に想定されるリスクと利益について情報を提供する[21]。
- **bupropionはカテゴリーCにランクされている。**
    - 妊娠中にbupropionを内服した女性についての前向き研究は，自然流産の率は高い(妊娠中の抗うつ薬内服の安全性を調査した他の研究と類似)が，重大な奇形率は変わらないことを立証している[22]。
- **バレニクリンはカテゴリーCにランクされている。** 妊娠中のバレニクリン内服についての研究はない。

■ 冠動脈疾患
- NRTは広く研究されてきており，**冠動脈疾患が安定している患者には安全**であり，実際に心筋虚血を減少させることがわかっている(「冠動脈疾患の患者におけるNRTの安全性」参照)。
- 高用量のbupropionは頻脈，伝導遅延，不整脈を生じることがある。
- バレニクリンが心毒性を有するという報告はないが，バレニクリンは2006年までは市販されておらず，研究や臨床経験は限られている。

■ 体重増加
- 禁煙を希望する人たちの多くにとって，体重増加は重大な関心事である。
- 平均的な体重増加はたかだか2〜3 kgであるが，少数(約10%)は12 kg以上増加する[23]。
- NRTやbupropion内服は，体重増加を遅らせたり，弱めたりできる。そのため患者は，禁煙に集中する時間をもつことができる。
- 運動は体重増加を軽減する。患者は分別ある健康的なダイエットを続けるのがよいが，禁煙期間中は厳しいダイエットには向いていない。

(田中 章)

文 献

1. Centers for Disease Control and Prevention (CDC). Cigarette smoking among adults—United States, 2004. *MMWR Morb Mortal Wkly Rep* 2005;54:1121-1124.
2. Centers for Disease Control and Prevention (CDC). Cigarette smoking among adults—United States, 2000. *MMWR Morb Mortal Wkly Rep* 2002;51:642-645.
3. Fiore MC, Bailey BW, Cohen SJ, et al. Treating Tobacco Use and Dependence: Clinical Practice Guidelines. Rockville, MD: P.H.S., U.S. Department of Health and Human Services, 2000.
4. A clinical practice guideline for treating tobacco use and dependence: A US Public Health Service report. The Tobacco Use and Dependence Clinical Practice Guideline Panel, Staff, and Consortium Representatives. *JAMA* 2000;283:3244-3254.
5. Silagy C, Lancaster T, Stead L, Mant D, Fowler G. Nicotine replacement therapy for smoking cessation. *Cochrane Database Syst Rev* 2002:CD000146.
6. U.S. Department of Health and Human Services. The Health Consequences of Involuntary Exposure to Tobacco Smoke: A Report of the Surgeon General. Atlanta, GA: U.S. Department of Health and Human Services, Centers for Disease Control and Prevention, Coordinating Center for Health Promotion, National Center for Chronic Disease Prevention and Health Promotion, Office on Smoking and Health, 2006.
7. UK National Smoking Cessation Conference 2005. Available at: http://www.uknscc.org/2005_UKNSCC/speakers/alex_bobak.html. Last accessed December 21, 2009.
8. Blann AD, Steele C, McCollum CN. The influence of smoking and of oral and transdermal nicotine on blood pressure, and haematology and coagulation indices. *Thromb Haemost* 1997;78:1093-1096.
9. Tzivoni D, Keren A, Meyler S, et al. Cardiovascular safety of transdermal nicotine patches in patients with coronary artery disease who try to quit smoking. *Cardiovasc Drugs Ther* 1998;12:239-244.
10. Murray RP, Bailey WC, Daniels K, et al. Safety of nicotine polacrilex gum used by 3,094 participants in the Lung Health Study. Lung Health Study Research Group. *Chest* 1996; 109:438-445.
11. Mahmarian JJ, Moye LA, Nasser GA, et al. Nicotine patch therapy in smoking cessation reduces the extent of exercise-induced myocardial ischemia. *J Am Coll Cardiol* 1997;30: 125-130.
12. Leja M. Nicotine patches are safe to use in patients with coronary artery disease and stress induced myocardial ischemia in American College of Cardiology's 56th Annual Scientific Session. New Orleans, LA, 2007.
13. Ockene IS, Miller NH. Cigarette smoking, cardiovascular disease, and stroke: a statement for healthcare professionals from the American Heart Association. American Heart Association Task Force on Risk Reduction. *Circulation* 1997;96:3243-3247.
14. Blondal T, Gudmundson LJ, Olafsdottir I, et al. Nicotine nasal spray with nicotine patch for smoking cessation: randomised trial with six year follow up. Commentary: Progress on nicotine replacement therapy for smokers. *BMJ* 1999;318:285-288.
15. Hughes JR., Stead LF, Lancaster T. Antidepressants for smoking cessation. *Cochrane Database Syst Rev* 2003:CD000031.
16. Gold PB, Rubey RN, Harvey RT. Naturalistic, self-assignment comparative trial of bupropion SR, a nicotine patch, or both for smoking cessation treatment in primary care. *Am J Addict* 2002;11:315-331.
17. Jorenby DE, Leischow SJ, Nides MA, et al. A controlled trial of sustained-release bupropion, a nicotine patch, or both for smoking cessation. *N Engl J Med* 1999;340: 685-691.
18. Gonzales D, Rennard SI, Nides M, et al. Varenicline, an alpha4beta2 nicotinic acetylcholine receptor partial agonist, vs. sustained-release bupropion and placebo for smoking cessation: a randomized controlled trial. *JAMA* 2006;296:47-55.
19. Jorenby DE, Hayes JT, Rigotti NA, et al. Efficacy of varenicline, an alpha4beta2 nicotinic acetylcholine receptor partial agonist, vs. placebo or sustained-release bupropion for smoking cessation: a randomized controlled trial. *JAMA* 2006;296:56-63.
20. Hughes JR, Stead LF, Lancaster T. Nortriptyline for smoking cessation: a review. *Nicotine Tob Res* 2005;7:491-499.
21. Benowitz N, Dempsey D. Pharmacotherapy for smoking cessation during pregnancy. *Nicotine Tob Res* 2004;6:S189-S202.
22. Chun-Fai-Chan B, Koren G, Fayez I, et al. Pregnancy outcome of women exposed to bupropion dur-

ing pregnancy: a prospective comparative study. *Am J Obstet Gynecol* 2005;192:932-936.
23. Executive summary of the clinical guidelines on the identification, evaluation, and treatment of overweight and obesity in adults. *Arch Intern Med* 1998;158:1855-1867.

45 アルコール乱用

Mohsen Nasir, Thomas M. De Fer

一般的事項

飲酒をめぐる問題は,プライマリ・ケアでしばしば出会う問題である。節度ある飲酒は心血管系によいことは証明されているが,アルコール乱用は,身体,精神,情動そして社会的に有害な影響を与える。アルコール関連の健康問題は,肝硬変,膵炎,高血圧,心筋症,種々の癌,認知症や胃腸の出血など数多い。胎児アルコール症候群は,精神遅滞の原因としてわかっている最たるものである。アルコール乱用・依存は社会全体に大きな重荷となっており,殺人や交通事故死の半数にアルコールが絡んでいる。あらゆる年齢,人種,社会的・経済的地位の人が,アルコール症 alcoholism になりうる。医師は初診患者に対して,必ず飲酒についてスクリーニングすべきである。

定義

- **アルコール乱用 alcohol abuse**　「精神疾患の診断・統計マニュアル第4版(DSM-IV)」により,以下のうちの1項目以上が当てはまる病的な飲用パターンと定義されている。
  - 仕事,学校または社会的な義務が十分に果たせない。
  - 身体的危険のある状況で繰り返し飲酒する。
  - 飲酒に関連した法律違反を繰り返す。
  - 社会的,あるいは対人関係の問題が生じていても飲酒を継続する。
- **アルコール依存 alcohol dependence**　12カ月以上の間,以下の7項目中3項目以上が当てはまる病的な飲用パターンである。
  - 耐性がみられる。
  - アルコール離脱症状がみられる。
  - 意図していたよりも多く飲んでしまう。
  - アルコールを調達・飲用するのに多くの時間を費やす。
  - 絶えずアルコールを減らすか,やめたいと思っている。
  - 身体的,心理的苦痛を抱えながらも飲酒を続ける。
  - 社会的,あるいは職業上果たすべき役割が果たせない。
- 重要なことだが,アルコール乱用患者の50%がいつも飲酒による問題を起こしているが,実際に依存を示すまでになるのは10%に過ぎないと考えられている。
- 米国立アルコール乱用依存症研究所 National Institute on Alcohol Abuse and Alcoholism(NIAAA)は,「危険な飲酒」を次のように定義している。
  - 男性の場合,1週間に14単位以上,あるいは飲酒の機会に4単位以上[†1]
  - 女性の場合,1週間に7単位以上,あるいは飲酒の機会に3単位以上[†1]
  - このレベル以上の飲酒を習慣とする人は,アルコール症やアルコール関連

疫学

- 米国の人口の90％以上が，人生のどこかで1度はアルコールを飲み，また，ハイスクール卒業生の80％が卒業までに飲酒したことがある。
- 最近の研究によれば，アルコール乱用の生涯有病率は17.8％，アルコール依存の生涯有病率は12.5％である[1]。
- 米国では，喫煙と肥満に次いで，アルコール症は防ぐことができる3番目の死因である。
- 米国では年間約85,000人の死がアルコールに起因すると考えられており，アルコールによる損失は，毎年1,850億ドルと見積もられる[2]。
- 大酒（男性なら5単位以上，女性なら4単位以上）が10代と学生の間で流行している。この年代における危険な性行為，飲酒運転，学業不良を助長するものである。
- あらゆる社会層の人がアルコール関連障害に罹患することを銘記しておかねばならない。アルコール症の「典型的イメージ」に当てはまらないからといって，医師はアルコール飲用について尋ねるのを控えてはならない。要職者，ホームレス，宗教の教祖，高等教育を受けた者，老若，貧富に関わらずすべての患者で，アルコール飲用のスクリーニングをする。

危険因子

- アルコール乱用は，低所得，若い男性，独身，米国においてはアメリカ先住民やコーカサス系で高率である。男性のアルコール症罹患率は女性の2倍である。
- 21歳よりも前から飲酒すると，アルコール関連障害になりやすい。
- 最近の研究によると，遺伝的要素がアルコール症の罹患に関わっているケースがあることが示されている。飲酒習慣について，一卵性双生児は二卵性双生児よりも，より一致していることが示されている。

他疾患との関連

- アルコール関連障害は，抑うつ，不安，他の物質関連障害を含む，無数の機能障害と関係している。
- アルコール関連障害の患者では，他の物質関連障害や精神疾患の併存をスクリーニングする。
- 1998年のデータによると，喫煙者の30％がアルコール症であり，アルコール症の80％が喫煙者である[3]。

---

†1 訳注：NIAAAの定義によれば，1単位はビールなら12オンス（約340mL）に相当する。詳しくは43章 p.1030参照。

診断

- アルコール乱用とアルコール依存の定義については、「定義」を参照のこと。
- 内容からすれば、診断というより**スクリーニング**がより適切な言葉であろう。
- アルコール乱用と依存の定義においては、**飲酒量**は重要ではないということに注意しなければならない。より多量のアルコールの消費は、アルコール関連障害のリスクを高めるかもしれないが、量そのもので罹患しているかを診断するのではない。

臨床所見

- あらゆる社会層の人がアルコール症になりうるため、医師はいつも強い疑いをもって、患者に会う度に、アルコール飲用について患者に聞かなければならない。
- スクリーニングでは、CAGEやAUDIT(Alcohol Use Disorder Identification Test)のような確証されたテストを行う(「診断的検査」参照)。

■ 病歴

- 患者が受診する度に、アルコール乱用および他の物質の乱用について詳細に記録する。
- アルコール飲用について質問するときには、問い詰めるような様子であってはならないし、非難するような言葉を使ってはならない。
- 患者は、羞恥あるいは気おくれのため、アルコール症という社会的烙印のため、また雇用主や家族に知られるのを恐れるためなどさまざまな理由で、しばしばアルコールの問題を否定する。
- 患者とアルコール乱用について話し合いをするときには、医師は毅然としているとともに、同情的に対応し、患者が言いたいことに耳を傾ける。

■ 身体診察

- 検査時に患者が酩酊していない限り、アルコール関連障害の診断に身体診察はあまり役に立たない。
- 慢性的なアルコール飲用の徴候として、精巣の萎縮、女性化乳房、くも状血管腫、脾の肥大や肝の萎縮・肥大がある。

鑑別診断

- アルコール関連障害と関連あるいは合併しうる疾患には、うつ病、不安障害、双極性障害、不眠、気分変調性障害がある。

診断的検査

昔からの**CAGE質問法**は、アルコール関連障害のための最もよく研究されたスクリーニング検査である(表45-1)[4]。

- CAGE質問法でどれか1つでも「はい」と答えた患者は、さらなる評価と介入が必要である。4つの質問の2つに「はい」と答えた患者は、一般の人よりアルコール依存の可能性が7倍あると推測される。
- 当初、CAGE質問法は75%の感度であるとされていたが、最近の調査で

表 45-1　CAGE 質問法

- 飲酒をやめよう(Cut down)と考えたことがありますか？
- 他人に飲酒を咎められて，いらだった(Annoyed)ことがありますか？
- 飲酒に罪悪感(Guilty)を抱いたことがありますか？
- 宿酔いや神経を鎮めるため迎え酒(Eye-opener)を必要としたことがありますか？

はもっと低いことが証明されている[5]。「CAGE 質問法は，**衝動的なアルコール飲用者を識別できないし，現在の飲用と過去の飲用を区別していない**」と指摘されている。しかし，CAGE 質問法は，欠点はあるかもしれないが，短時間ででき，簡便で記憶しやすいことから，依然として患者のスクリーニングに適切な手段である。

- もう1つのスクリーニング検査は **AUDIT**(表 45-2)である[6〜9]。
  - AUDIT はアルコール乱用または依存の患者の検出には，CAGE 質問法より優れていることが示されている[10]。また，アルコールの飲用頻度の低い人の場合，AUDIT は CAGE 質問法より感度が高いことがわかっている。
  - ダイジェスト版である3項目の **AUDIT-C** アンケートは，プライマリ・ケアの場面での有効的なスクリーニングであろう(表 45-3)[8,11〜14]。
- おそらく，プライマリ・ケアで最も簡便なのは1つの問いですむスクリーニングである「5単位(女性は4単位)あるいはそれ以上の飲酒を，この1年で何回しましたか？」であろう。多量に飲酒した日が1日あるいはそれ以上，というのがスクリーニング陽性である[8,15]。

■ 検体検査

- 血液検査は，アルコール関連障害の診断には重要な役割をもたない。
- γ-GTP，肝機能検査，および CBC などの検査は，アルコール常用者の患者では異常を示すこともあるが，その感度は50%に満たず，採血でスクリーニングすることはできない。しかしアルコール常用患者の管理の一助とはなりうる。
- 血中アルコール濃度は，中毒になっていると思われる患者の場合は有用かもしれない。

治療

- アルコール乱用・依存患者の治療の第一歩は，疾患であることを患者に認識させることである。これは断固たる態度で行うが，しかし判決を下すようなものであってはならない。
- 患者は変わりたいと願っているに違いない。医師は患者の言うことに耳を傾け，患者の変わろうとする心構えと意志を評価しなければならない。
- 病院外でも確実に強力な支援ネットがあるようにするために，家族と友人を巻き込むのは良い戦略である。もちろん，これは患者の同意なしにしてはならない。
- 短時間の介入でも，アルコール摂取量を減少させることが示されている[16]。

表45-2 Alcohol Use Disorders Identification Test (AUDIT)

問1. どれくらいの頻度でアルコール飲料を飲みますか？
　(0)まったく飲まない〔問9と問10へ〕　(1)月1回以下　(2)2〜4回/月
　(3)2〜3回/週　(4)4回以上/週
問2. アルコールを飲む日には，通常何単位飲みますか？
　(0)1〜2単位　(1)3〜4単位　(2)5〜6単位　(3)7〜9単位　(4)10単位以上
問3. 1回に6単位以上飲むことがありますか？
　(0)まったくなし　(1)月1回以下　(2)毎月　(3)2〜3回/週　(4)4日以上/週

問2と3の合計が0点ならば，問9と問10へ

問4. 一度飲み始めたら止められなくなることがありましたか？
　(0)まったくなし　(1)月1回以下　(2)毎月　(3)2〜3回/週　(4)4回以上/週
問5. この1年間，飲酒のために，通常あなたに期待されていることをできなくなることがありましたか？
　(0)まったくなし　(1)月1回以下　(2)毎月　(3)2〜3回/週　(4)4回以上/週
問6. この1年間，飲み会で多量に飲んだ後，迎え酒をしたことがありましたか？
　(0)まったくなし　(1)月1回以下　(2)毎月　(3)2〜3回/週　(4)4回以上/週
問7. この1年間，飲んだ後で罪悪感，あるいは良心の呵責を感じたことがありましたか？
　(0)まったくなし　(1)月1回以下　(2)毎月　(3)2〜3回/週　(4)4回以上/週
問8. この1年間，飲んでいたために前の晩の出来事を覚えていないことがありましたか？
　(0)まったくなし　(1)月1回以下　(2)毎月　(3)2〜3回/週　(4)4回以上/週
問9. あなたが飲んだ結果として，あなたか誰かほかの人が怪我をしましたか？
　(0)いいえ　(2)はい，しかしこの1年間ではない　(4)はい，この1年の間に
問10. 家族，友人，医師や医療従事者が，あなたが飲むことを心配していますか？　あるいは酒量を減らすよう言っていますか？
　(0)いいえ　(2)はい，しかしこの1年間ではない　(4)はい，この1年の間に

合計点が8点以上は危険で有害な飲酒であり，アルコール依存の可能性もあることを示唆している（女性および65歳以上の男性は，合計点7点以上）。
Babor TF, Higgins-Biddle JC, Saunders JB, Monteiro MG. AUDIT. The Alcohol Use Disorders Identification Test: Guidelines for Use in Primary Care. 2nd Ed. Geneva: World Health Organization Department of Mental Health and Substance Dependence, 2001より改変。

表45-3 AUDIT-C アンケート調査

問1. どれくらいの頻度でアルコール飲料を飲みますか？
　(0)決して飲まない　(1)月1回以下　(2)2〜4回/月
　(3)2〜3回/週　(4)4回以上/週
問2. アルコールを飲む日には，通常，何単位飲みますか？
　(0)1〜2単位　(1)3〜4単位　(2)5〜6単位　(3)7〜9単位　(4)10単位以上
問3. 1回に6単位以上飲むことがありますか？
　(0)決して飲まない　(1)月1回以下　(2)毎月　(3)毎週　(4)毎日またはほぼ毎日

男性で4点以上，女性で3点以上がスクリーニング陽性。

- 短時間の介入をするときに「5つのA」を思い起こそう[8,17]。
  - **質問する(Ask)**　アルコール飲用について質問する(「診断」参照)。
  - **アドバイスする(Advise)**　患者に,自身の飲酒は,アルコール症やアルコール関連障害のリスクが高いことをアドバイスする。高リスクな飲み方の明確な影響を説明する。
  - **評価する(Assess)**　患者の変わろうとする心構えを評価して,それにアドバイスを与える(後述)。
  - **支援する(Assist)**　詳細な自助の情報を与える。
  - **整える(Arrange)**　フォローアップ体制を整える。
- 批判がないわけではないが[18,19],Prochaskaの**行動変容ステージの汎理論的モデル**は比較的よく医師に知られており,どれくらい,どのような種類の努力をすべきかということに関して,いくつかの一般的なガイドラインを与えてくれるだろう。ある程度各ステージの線引きは恣意的であり,ステージ間を皆同じように進むわけではなく,各ステージには重なりがあると思われる。
  - **無関心期**:患者は問題を知らないか,知っていてもよくは知らず,行動変容を起こす意思はまったくない。医師の役割は,飲酒量を減らす必要性と飲酒の不利益について患者にアドバイスすることである。カウンセリングは,1,2分の短いものでもよいが,診察の都度,繰り返されなければならない。
  - **関心期**:患者は問題があることは知っているが,まだ行動変容を起こすことを明言する準備はできていない。この段階は長い期間続く。医師の役割は飲酒の不利益と,行動変容によってもたらされる利益を,患者に強調し続けることである。目標設定を話し合わねばならない。
  - **準備期**:患者はこれからの数カ月の間に行動変容を起こそうとしている。この段階は短いであろう。医師はカウンセリングをより強く,具体化したものにする。患者が目標を定めるのを助け,患者にアドバイスを与え励ます。患者が本当に行動変容を起こすことを明言する準備ができたときには,これが診察の中心になる。
  - **実行期**:これが,依存的な行動が実際に変容する(6カ月未満),見た目にも最も明らかなステージである。明確なアドバイスを再検討し,励まし続ける。
  - **維持期**:患者は行動変容を維持し,逆戻りしないように努力する。このステージは6カ月以上,場合によっては一生続く。医師はフォローアップと,励ましを続ける。
  - **逆戻り期**:**再循環**と称することもできる。なぜなら患者は,再びサイクルを辿って,その後のサイクルで長期的な成功を収めるかもしれないからである。医師は患者が新しいステージに進めるように援助する。
- 飲酒したくなるバーや会合を避けるように,また,逆戻りしそうなときには助けを求めるように,患者を励ます。患者は,一度禁酒したのだから,ストレスや不安への対処法を学ぶ必要がある。
- 絶え間ないフォローアップは患者の治療に不可欠である。**禁酒が1年継続する患者は25%である**。この高い逆戻り率をみれば,医師も患者も,治療

は難しく,フラストレーションが溜まるものであるということがわかるであろう。それでも,継続的かつ首尾一貫した患者との相互作用が,回復を成功させる鍵なのである。

薬物療法

- アルデヒドデヒドロゲナーゼ阻害薬である**ジスルフィラム**は,アルコール関連障害の患者が禁酒したときに,治療に使われている。内服中にアルコールを飲むと,アセトアルデヒドの蓄積をもたらし,頻脈,消化不良,顔面潮紅,悪心,嘔吐,頭痛,血圧低下やめまいなどの症状をもたらす。ジスルフィラムの効果を裏付けるデータは確実ではない[20,21]。内服のコンプライアンスをモニタリングすれば,ジスルフィラムはより効果的である。
- **naltrexone**は,オピオイド拮抗薬であり,アルコール症患者の飲酒量を減らすために用いられている。naltrexoneの効果をおおむね裏付ける研究もいくつかある[8,22~25]。近年,COMBINE Studyによって,カウンセリングとnaltrexoneを併用するとより良い結果を得られることがわかった。
- **acamprosate**は,γ-アミノ酪酸の合成類似体であるが,その作用メカニズムは完全にはわかっていない。その効果を裏づけした臨床研究もある[8,22,24,27]。しかしながらCOMBINE Studyでは,acamprosateはプラセボと比較し優位性を示せなかった[26]。
- アルコール離脱症状の治療にはベンゾジアゼピン,β遮断薬,クロニジン,抗てんかん薬を使用する。

非薬物療法

- 短時間の介入とは,カウンセリング,フィードバック,目標設定やフォローアップなどが話し合われる10〜15分の心理療法である。飲酒を減らし禁酒率を上げるのに効果的であることが多くの研究によって示されている[16]。
- COMBINE Studyはまた,認知行動療法の併用がカウンセリングを向上させることを示している[26]。
- 匿名断酒会 Alcoholics Anonymous(AA)や他の支援グループは,素晴らしい社会資源である[†2]。医師は,これらの社会資源の利用を望む患者のために,情報をもっていなければならない。

生活習慣とリスクの修正

- 逆戻りを防ぐには,禁酒が最も効果的な方法であるということを教育する。禁酒したままでいられるようにするために,できるだけ生活習慣を正す。
- これには,酒をどうしても飲みたくなってしまうバーや会合を避けることも含まれる。
- 加えて,患者は,逆戻りの引き金となるものを覚え,つまずきそうな状況になったときの連絡先の電話番号を控えておく。

■ 食事

アルコール関連障害の患者は,栄養補給が十分でないという傾向がある。多くの人にビタミン,とりわけ葉酸の補充が有効である。

■社会活動

アルコール乱用・依存の患者には，中毒症状のあるときは運転と機械操作をしないよう警告する。

特別な状況

離脱症状で，振戦譫妄や幻覚がある患者，あるいは重大な精神疾患を合併している患者は入院治療を考慮する。これらの疾患の詳細については本章では割愛する。

合併症

- アルコール乱用を続ける患者は，多くの疾患に罹患しやすい。それらには，肝硬変，認知症，Wernicke-Korsakoff症候群，心疾患，栄養失調，膵炎や種々の悪性疾患がある。
- 女性は妊娠しているときは特に注意が必要である。なぜなら，少量の飲酒でさえ，胎児の発育に悪影響を及ぼすことが示されているからである。

紹介

うつ病や双極性障害といった精神疾患を合併している患者には，精神科医への紹介が有用である。

(田中　章)

文　献

1. Hasin DS, Stinson FS, Ogburn E, Grant BF. Prevalence, correlates, disability, and comorbidity of DSM-IV alcohol abuse and dependence in the United States: results from the National Epidemiologic Survey on Alcohol and Related Conditions. *Arch Gen Psychiatry* 2007;64:830-842.
2. Saitz R. Clinical practice. Unhealthy alcohol use. *N Engl J Med* 2005;352:596-607.
3. Miller NS, Gold MS. Comorbid cigarette and alcohol addiction: epidemiology and treatment. *J Addict Dis* 1998;17:55-66.
4. Mayfield D, McLeod G, Hall P. *Am J Psychiatry* 1974;131:1121-1123.
5. Buchsbaum DG, Buchanan RG, Centor RM, et al. *Ann Intern Med* 1991;115:774-777.
6. Saunders JB, Aasland OG, Babor TF, et al. Development of the Alcohol Use Disorders Identification Test (AUDIT): WHO Collaborative Project on Early Detection of Persons with Harmful Alcohol Consumption—II. *Addiction* 1993;88:791-804.
7. Babor TF, Higgins-Biddle JC, Saunders JB, Monteiro MG. AUDIT. The Alcohol Use Disorders Identification Test: Guidelines for Use in Primary Care. 2nd Ed. Geneva: World Health Organization Department of Mental Health and Substance Dependence, 2001.
8. Helping patients who drink too much: a clinician's guide. Updated 2005 edition. NIH Publication No. 07-3769. Washington, DC: National Institute on Alcohol Abuse and Alcoholism, 2007.
9. Berner MM, Kriston L, Bentele M, Härter M. The alcohol use disorders identification test for detecting at-risk drinking: a systematic review and meta-analysis. *J Stud Alcohol Drugs* 2007;68:461-473.

---

†2 訳注：わが国でも全日本断酒連盟や全国各地のAA(Alcoholics Anonymous® of Japan)が自助活動を続けている。詳細は各都道府県の精神保健福祉センターに確認のこと。

10. Bradley KA, Bush KR, McDonell MB, et al.; The Ambulatory Care Quality Improvement Project (ACQUIP). Screening for problem drinking: Comparison of CAGE and AUDIT. *J Gen Intern Med* 1998;13:379-388.

11. Taj N, Devera-Sales A, Vinson DC. Screening for problem drinking: does a single question work? *J Fam Pract* 1998;46:328-335.

12. Williams R, Vinson DC. Validation of a single screening question for problem drinking. *J Fam Pract* 2001;50:307-312.

13. Seale JP, Boltri JM, Shellenberger S, et al. Primary care validation of a single screening question for drinkers. *J Stud Alcohol* 2006;67:778-784.

14. Kriston L, Hölzel L, Weiser AK, et al. Meta-analysis: are 3 questions enough to detect unhealthy alcohol use? *Ann Intern Med* 2008;149:879-888.

15. Smith PC, Schmidt SM, Allensworth-Davies D, Saitz R. Primary care validation of a single- question alcohol screening test. *J Gen Intern Med* 2009;24:783-788.

16. Kaner EF, Beyer F, Dickinson HO, et al. Effectiveness of brief alcohol interventions in primary care populations. *Cochrane Database Syst Rev* 2007 April 18;(2):CD004148.

17. Babor TF, Higgins-Biddle JC. Brief Intervention for Hazardous and Harmful Drinking: A Manual for Use in Primary Care. Geneva: World Health Organization Department of Mental Health and Substance Dependence, 2001.

18. Riemsma RP, Pattenden J, Bridle C, et al. Systematic review of the effectiveness of stage based interventions to promote smoking cessation. *BMJ* 2003;326:1175-1177.

19. Bridle C, Piemsma RP, Pattenden J, et al. Systematic review of the effectiveness of health behavior interventions based on the transtheoretical mode. *Psychol Health* 2005;20:283-301.

20. Hughes JC, Cook CC. The efficacy of disulfiram: a review of outcome studies. *Addiction* 1997;92:381-395.

21. West SL, Garbutt JC, Carey, TS, et al. Pharmacotherapy for alcohol dependence. Evidence report number 3. (Contract 290-97-0011 to Research Triangle Institute, University of North Carolina, Chapel Hill). AHCPR publication no. 99-E004. Rockville, MD: Agency for Health Care Policy and Research, January 1999.

22. Bouza C, Angeles M, Munoz A, Amate JM. Efficacy and safety of naltrexone and acamprosate in the treatment of alcohol dependence: a systematic review. *Addiction* 2004;99: 811-828.

23. Srisurapanont M, Jarusuraisin N. Opioid antagonists for alcohol dependence. *Cochrane Database Syst Rev* 2005 Jan 25;(1):CD001867.

24. Buonopane A, Petrakis IL. Pharmacotherapy of alcohol use disorders. *Subst Use Misuse* 2005;40: 2001-2020, 2043-2048.

25. Pettinati HM, O'Brien CP, Rabinowitz AR, et al. The status of naltrexone in the treatment of alcohol dependence: specific effects on heavy drinking. *J Clin Psychopharmacol* 2006;26: 610-625.

26. Anton RF, O'Malley SS, Ciraulo DA, et al. Combined pharmacotherapies and behavioral interventions for alcohol dependence: the COMBINE study: a randomized controlled trial. *JAMA* 2006;295:2003-2017.

27. Overman GP, Teter CJ, Guthrie SK. Acamprosate for the adjunctive treatment of alcohol dependence. *Ann Pharmacother* 2003;37:1090-1099.

索引

太字は詳述ページ，tは表，fは図を示す。

数詞・欧文索引

%FEV₁ 241
1,25(OH)₂D 357
1型糖尿病 32, 319, 322
　インスリン療法 330
1秒率 241
1秒量 241
2型糖尿病 319
　インスリン療法 32, 331
Ⅲ音 100
5α-レダクターゼ阻害薬 856
5-アミノサリチル酸 579
5'-ヌクレオチダーゼ 548
5年生存率 682
5-フルオロウラシル 690, 704
6-メルカプトプリム 580
7-item Anxiety Scale (GAD-7) 930
12誘導心電図，術前リスク評価 23
18-フルオロデオキシグルコース PET 315
24時間血圧モニタリング 47
24時間蓄尿 405, 437
24時間放射性ヨード摂取率検査 346
25-ヒドロキシビタミンD 826
75g経口ブドウ糖負荷試験 321

α₁アンチトリプシン 251
α₂作動薬，周術期心血管リスク 24
α-グルコシダーゼ阻害薬 328
αサラセミア 672
α遮断薬 58, 856
αフェトプロテイン 552, 866
αβ遮断薬 **58**
β₂作動薬 263t, 413
β-hCG，原発性精巣癌 866
β作動薬，鼻閉 786
βサラセミア 671
β遮断薬
　冠動脈疾患 85t
　高血圧症 52, **57**
　周術期心血管リスク 24
　心選択性—— 57
　心拍数コントロール 140
　心不全 106
　非選択性—— 57
　片頭痛 957
β-ヒト絨毛性ゴナドトロピン，原発性精巣癌 866
β溶血性レンサ球菌 467
γGT 548

A型肝炎 **554**
　——ウイルスワクチン 1041
　旅行者のワクチン接種 457
A群レンサ球菌 444
AA (Alcoholics Anonymous) 1068
AASLD (American Association for the Study of Liver Disease) 552
ABG (arterial blood gas analysis) 241
ABI (ankle-brachial index) 75, 335
ABPM (ambulatory blood pressure monitoring) 47
acamprosate 1068
ACC (American College of Cardiology) 18, 97, 102
ACC/AHA，非心臓手術を受ける患者の心血管リスク評価のガイドライン 21
accelerated idioventricular rhythm (AIVR) 151
ACCP (American College of Chest Physicians) 33, 315
ACE阻害薬
　冠動脈疾患 88
　高血圧症 51, **55**
　心不全 103
　咳 236
　慢性腎臓病 425
Achilles tendonitis 650
ACIP (Advisory Committee on Immunization Practices) 1030
acne rosacea 885
acne vulgaris 884
ACOG (American College of Obstetricians and Gynecologists) 837, 1019
ACP (American College of Physicians) 3, 27, 1019

acquired immunodeficiency syndrome (AIDS) **488**
ACR (American College of Rheumatology) 588
acrochordon 876
ACS (American Cancer Society) 837, 852, 1019
ACTH (adrenocorticotropic hormone) 352
ACTH 産生下垂体腺腫 354
actigraph 300
actinic keratosis (AK) 878
activated partial thromboplastin time (aPTT) 192, 194
acute bronchitis **445**
acute kidney injury (AKI) **409**
acute lymphocytic leukemia (ALL) 696
acute myeloid leukemia (AML) 695
acute promyelocytic leukemia (APL) 695
acute sinusitis **442**
acute tubular necrosis 410
AD8, 認知症スクリーニング 975t
adherence 11
adhesive capsulitis 631
adrenal crisis **353**
adrenocorticotropic hormone (ACTH) 352
Adult Treatment Panel (ATP Ⅲ) 174
advance directive 739, 756
adverse myocardial remodeling 99
Advisory Committee on Immunization Practices (ACIP) 1030
Aeromonas 459, 463
AFP 552, 866
AGA (American Gastroenterological Association) 30
AGA (androgenetic alopecia) 868, 891
age-related macular degeneration (ARMD) 1003
agoraphobia 933
AHA (American Heart Association) 18, 102, 133
AHI (apnea-hypopnea index) 295
AI (aortic insufficiency) **126**
AIDS (acquired immunodeficiency syndrome) **488**
　合併症 491
　眼科疾患 1007

――関連悪性腫瘍 497
AIH (autoimmune hepatitis) **560**
AIHA (autoimmune hemolytic anemia) **673**
air trapping 241, 249
AIVR (accelerated idioventricular rhythm) 151
AK (actinic keratosis) 878
AKI (acute kidney injury) **409**
albuterol/ipratropium bromide 254t
alcohol abuse 1030, **1062**
alcohol dependence 1030, **1062**
Alcoholics Anonymous (AA) 1068
Alcohol Use Disorders Identification Test (AUDIT) 9, 1066t
alfuzosin 856
ALL (acute lymphocytic leukemia) 696
allergic contact dermatitis 880
allergic shiner 760
allergy 759
alopecia **891**
alopecia areata 891
ALP 548
Alport 症候群 416, 432
ALT 548
Alzheimer 型認知症 **738**, 974
amaurosis fugax 1005
ambulatory blood pressure monitoring (ABPM) 47
American Association for the Study of Liver Disease (AASLD) 552
American Cancer Society (ACS) 837, 852, 1019
American College of Cardiology (ACC) 18, 97, 102
American College of Chest Physicians (ACCP) 33, 315
American College of Obstetricians and Gynecologists (ACOG) 837, 1019
American College of Physicians (ACP) 3, 27, 1019
American College of Rheumatology (ACR) 588
American Diabetes Association 32
American Gastroenterological Association (AGA) 30
American Heart Association (AHA) 18, 102, 133
American Urological Association

(AUA) 430, 853
American Urological Association Symptom Index(AUA-SI) 854
amiloride 55
AML(acute myeloid leukemia) 695
Amsler チャート 996t
amyloidosis 420, 679
ANA(antinuclear antibody) 586, 601
anagen effluvium 891
anagrelide 203
anakinra 594
anaphylaxis **765**
Anaplasma phagocytophilum 480
anaplasmosis 480
ANCA(antineutrophil cytoplasmic antibody) 586
androgenetic alopecia(AGA) 868, 891
anemia 658
angioedema 772
angle-closure glaucoma 1000
ankle-brachial index(ABI) 75, 335
ankle sprain 649
ankylosing spondylitis 604
annual examination 2
anterior drawer test 646
anterior uveitis 1016
anticholinergic risk scale(ARS) 745
anticyclic citrullinated peptide antibody 592
antidromic AVRT 145
antineutrophil cytoplasmic antibody (ANCA) 586
antinuclear antibody(ANA) 586, 601
antiphospholipid syndrome(APS) 602
anxiety disorder 927
aortic insufficiency(AI) **126**
aortic stenosis(AS) **124**
APAP(autotitrating positive airway pressure) 297
apatite deposition disease 601
APL(acute promyelocytic leukemia) 695
aplastic anemia **666**
Apley スクラッチテスト 632
apnea-hypopnea index(AHI) 295
APS(antiphospholipid syndrome) 602

aPTT(activated partial thromboplastin time) 192, 194
ARB
 高血圧症 51, **56**
 心不全 105
 慢性腎臓病 425
arformoterol tartrate 254t
ARMD(age-related macular degeneration) 1003
arrhythmia **136**
arrhythmogenic right ventricular cardiomyopathy(ARVC) 159
arrhythmogenic right ventricular dysplasia(ARVD) 159
ARS(anticholinergic risk scale) 745
arterial blood gas analysis(ABG) 241
arterial ulcer 886
arteriovenous fistula(AVF) 428
arteriovenous graft(AVG) 428
ARVC(arrhythmogenic right ventricular cardiomyopathy) 159
ARVD(arrhythmogenic right ventricular dysplasia) 159
AS(aortic stenosis) **124**
AST 548
asthma **258**
atelectasis 796
atopic dermatitis 881
ATP Ⅲ(Adult Treatment Panel) 174
 LDL コレステロール目標値 180t
 冠動脈疾患危険因子 177t
 生活習慣改善のための推奨栄養摂取量 180t
 メタボリックシンドローム診断基準 182t
atrial fibrillation 139
atrial flutter 143
atrial tachycardia 146
atrioventricular block 156
atrioventricular nodal reentrant tachycardia(AVNRT) 144
atrioventricular reentricular tachycardia(AVRT) 144
atypical AVNRT 145
AUA(American Urological Association) 430, 853
AUA-SI(American Urological Association Symptom Index) 854
AUDIT(Alcohol Use Disorders Identification Test) 9, 1066t

autoimmune adrenalitis 352
autoimmune hemolytic anemia (AIHA) **673**
autoimmune hepatitis (AIH) **560**
autonomic neuropathy 334
autotitrating positive airway pressure (APAP) 297
avascular necrosis 641
AVF (arteriovenous fistula) 428
AVG (arteriovenous graft) 428
AVNRT (atrioventricular nodal reentrant tachycardia) 144
AVRT (atrioventricular reentrant tachycardia) 144
azoospermia 365

B 型肝炎 508, **555**
——ウイルスワクチン 1043
　肝細胞癌 552
　危険因子 8t
　血液検査 556t
　スクリーニング 8
　曝露後予防 1044t
　旅行者のワクチン接種 457
B 型ナトリウム利尿ペプチド 101
B 症状 683
babesiosis 481
Bacillus cereus 459, 463
bacterial vaginosis 841
Baker 囊胞 645, 648
BAL (bronchoalveolar lavage) 279
Barrett 食道 **544**, 690
basal cell carcinoma (BCC) 878
Basedow 病 → Graves 病
Beau 線 893
Beck うつ病評価尺度 (BDI) 910
Bell 麻痺 965
benign paroxysmal positional vertigo (BPPV) 802, 961
benign prostatic hyperplasia (BPH) 853
Bethesda システム 838
bicipital tendonitis 630
bipolar disorder 909
bite cell 673
black cohosh 396
bladder cancer 691
blastomycosis 472
bleeding time (BT) 193
blepharitis 1016
BMD (bone mineral density) 825

BMI (body mass index) 6, **371**
BODE 指標 250, 252t
Bone Mass Measurement Act of 1998 827
BOOP (bronchiolitis obliterans organizing pneumonia) 279
Borrelia burgdorferi 478
boxcarring 現象 1001
BP (bullous pemphigoid) 887
BPH (benign prostatic hyperplasia) 853
BPPV (benign paroxysmal positional vertigo) 802, 961
bradyarrhythmia **155**
breast cancer 683, 840
breast self-examination (BSE) 1023
Breslow の腫瘍深達度 880
bridging fibrosis 550
bronchiolitis obliterans organizing pneumonia (BOOP) 279
bronchoalveolar lavage (BAL) 279
Brugada 基準, QRS 幅の広い頻拍 148t
Brugada 症候群 **157**
BSE (breast self-examination) 1023
BT (bleeding time) 193
bulge sign 646
bullous pemphigoid (BP) 887
bupropion 1054t, 1058
Burkitt リンパ腫 695
buspirone 931

C 型肝炎 **557**
　肝細胞癌 552
C 型肝炎関連膜性増殖性糸球体腎炎 418
C 反応性蛋白 74t, 585
CABG (coronary artery bypass grafting) 25, **89**
CAD (coronary artery disease) 67
CAGE 質問法 9, 1030, **1064**
Campylobacter 493
Campylobacter jejuni 459, 463
CA-MRSA (community-acquired methicillin-resistant *S. aureus*) **466**
Canadian Cardiovascular Society (CCS) 76
Candida 471
capillary blood glucose (CBG) 323
Capnocytophaga carnimorsus 465
carcinoembryonic antigen (CEA) 690

cardiac resynchronization therapy (CRT) 112
cardiac tamponade **120**
cardiopulmonary exercise test 241
cardiorenal syndrome 409
carpal tunnel syndrome 638
cataract 1003
cauda equina syndrome 623
CBC 16, 550
CBE (clinical breast examination) 1023
CBG (capillary blood glucose) 323
CBT (cognitive-behavioral therapy) 302, 933
CCS (Canadian Cardiovascular Society) 76
CD (Crohn's disease) **574**
C/D 比 1004
CD4 陽性 T リンパ球数 489
CDR (cup/disc ratio) 1004
CEA (carcinoembryonic antigen) 690
ceiling effect 723
cellulitis 465
cerumen 789
cervical cancer 692, 837
cervical myelopathy 617
cervical radiculopathy 616
cervical spondylosis 616
cervicitis 498
CF (cystic fibrosis) **265**
CFTR (cystic fibrosis transmembrane conductance regulator) 265
chalazion 1016
chancroid 503
Charcot の三徴 531, 563
chemical burn 999
chemoreceptor trigger zone (CTZ) 715
cherry angioma 878
Child-Pugh 分類 30, 553t
Chlamydia trachomatis 499, 504
Chlamydophila pneumoniae 448
chloroquine 454
chlorthalidone 110
cholestasis 552
cholesteatoma 811
chronic inflammatory demyelinating polyneuropathy (CIDP) 965
chronic kidney disease (CKD) **422**
chronic lymphocytic leukemia (CLL) 684, 696

chronic myelogenous leukemia (CML) 684
chronic obstructive pulmonary disease (COPD) **248**
chronic sinusitis 443
Churg-Strauss 症候群 609
CIDP (chronic inflammatory demyelinating polyneuropathy) 965
cirrhosis 550
CKD (chronic kidney disease) **422**
climatic bubo 504
clinical breast examination (CBE) 1023
clinically isolated syndrome 987
CLL (chronic lymphocytic leukemia) 684, 696
Clostridium difficile 関連疾患 460, 464
clue cell 841
cluster headache 955
CML (chronic myelogenous leukemia) 684
coarse face 760
coccidioidomycosis 473
Cockcroft-Gault 式 404
cognitive-behavioral therapy (CBT) 302, 933
cold agglutinin disease 674
colesevelam 186
common baldness 868
common variable immunodeficiency 484
community-acquired methicillin-resistant *S. aureus* (CA-MRSA) **466**
community-acquired pneumonia 448
concussion 987
conjunctivitis 1015
constipation 526
constrictive pericarditis 119
Continuing Outcome Relevant to Evista (CORE) 831
continuous positive airway pressure (CPAP) 297
Cooley 貧血 672
Coombs 試験 668, 673
CO-Oximetry 243t
COP (cryptogenic organizing pneumonia) 282
COPD (chronic obstructive pulmonary disease) **248**

CORE (Continuing Outcome Relevant to Evista) 831
corneal abrasion 1007
coronary artery bypass grafting (CABG) 25, **89**
coronary artery disease (CAD) 67
cough 234
Courvoisier 徴候 532
Cox-Maze 手術 141
CPAP (continuous positive airway pressure) 297
crackles 232
CREST 症候群 511, **606**, 902
Creutzfeldt-Jacob 病 976
Crohn 病 523, **574**
　潰瘍性大腸炎との比較 575t
cross-chest abduction 632
CRP 74t, 585
CRT (cardiac resynchronization therapy) 112
cryptococcosis 474
cryptogenic organizing pneumonia (COP) 282
Cryptosporidium 460, 464
CT ガイド下針生検, 孤立性肺結節 316
CT 血管造影, 胸痛 82
CTZ (chemoreceptor trigger zone) 715
cubital tunnel syndrome 635
cuffitis 581
cup/disc ratio (CDR) 1004
Cushing 症候群 61, **354**
cutaneous T-cell lymphoma 905
Cyclospora cayetanensis 460, 464
cystic fibrosis (CF) **265**
cystic fibrosis transmembrane conductance regulator (CFTR) 265

D ダイマー 194, 216
D-ペニシラミン 568
dacryocystitis 1018
DAT (dementia of the Alzheimer's type) **738**
DAT (direct antiglobulin test) 673
DCCV (direct current cardioversion) 141
DDAVP (diamino-8-D-arginine vasopressin) 206, 209
deep vein thrombosis (DVT) 37, **214**

delirium 974
dementia 737, 974
dementia of the Alzheimer's type (DAT) **738**
Department of Health and Human Services (HHS) 1030
depressive disorder **909**
de Quervain 腱鞘炎 638
dermatitis herpetiformis 888
dermatomyositis (DM) **611**, 902
DEXA (dual energy X-ray absorptiometry) 6
diabetes mellitus (DM) 319
diabetic neuropathy 963
diabetic polyneuropathy 334
diabetic retinopathy 334
diamino-8-D-arginine vasopressin (DDAVP) 206, 209
diarrhea 522
DIC (disseminated intravascular coagulation) 194, 210
diffuse goiter 350
dip-and-plateau パターン 119
direct antiglobulin test (DAT) 673
direct current cardioversion (DCCV) 141
directly observed therapy (DOT) 475
discoid lupus erythematosus (DLE) 901
disease-modifying antirheumatic drug (DMARD) 593
dislocation 631
disseminated intravascular coagulation (DIC) 194, 210
Dix-Hallpike 手技 **802**, 807f, 959
dizziness **800**, 958
DLco (pulmonary carbon monoxide diffusing capacity) 241, **246**
DLE (discoid lupus erythematosus) 901
DM (dermatomyositis) **611**, 902
DM (diabetes mellitus) 319
DMARD (disease-modifying antirheumatic drug) 593
DNase 268
DNR (do not resuscitate) 711
docusate/センノシド合剤 730
dofetilide 170t
Donovan 症 505
Doppler 心エコー法, 僧帽弁閉鎖不全症 131

dornase alfa 268
DOT (directly observed therapy) 475
drug-induced hemolytic anemia 674
DSM-IV, 認知症 737
DSM-IV-TR
  うつ病の診断基準 911t
  全般性不安障害の診断基準 928t
  統合失調症の診断基準 939t
  パニック発作の診断基準 934t
dual energy X-ray absorptiometry (DEXA) 6
Duke トレッドミルスコア 80t
Dupuytren 拘縮 638
durable power attorney 739
DVT (deep vein thrombosis) 37, **214**
dysphagia 510
dysphonia 819
dyspnea 232
dystonias 982

Eastern Cooperative Oncology Group performance status (ECOG PS) scale 682t
EBV (Epstein-Barr ウイルス) 451, 492
ECM (erythema chronicum migrans) 479
ECOG performance status scale 681
ECT (electroconvulsive therapy) 914
ectropion 1017
ED (erectile dysfunction) **860**
EECP (enhanced external counterpulsation) 88
Ehrlichia chaffeensis 481
ehrlichiosis 481
electroconvulsive therapy (ECT) 914
electromagnetic interference (EMI) 167
ELISA 法, ライム病 479
EN (erythema nodosum) 576, **903**
endometrial cancer 693
end-stage renal disease (ESRD) 333
enhanced external counterpulsation (EECP) 88
Entamoeba histolytica 460
enterotoxigenic *Escherichia coli* (ETEC) 455
entrapment neuropathy 963
entropion 1017
epilepsy **967**
epileptic seizure 967

episcleritis 1014
epistaxis 815
Epley 法 **808**, 962
eprosartan 56
Epstein-Barr ウイルス (EBV) **451**, 492
erectile dysfunction (ED) **860**
ERV (expiratory reserve volume) 241
erysipelas 465
erythema chronicum migrans (ECM) 479
erythema multiforme 888
erythema nodosum (EN) 576, **903**
erythropoiesis-stimulating agent (ESA) 425, **664**, 666
ESC (European Society of Cardiology) 102
esophageal cancer 690
ESR 585
ESRD (end-stage renal disease) 333
essential thrombocythemia (ET) 202
essential tremor 978
eszopiclone 300
ETEC (enterotoxigenic *Escherichia coli*) 455
European Society of Cardiology (ESC) 102
eustachian tube dysfunction 796
expiratory reserve volume (ERV) 241

FABERE 徴候 642
fasting plasma glucose (FPG) 1028
Felty 症候群 592
FE_{Na} (fractional excretion of sodium) 412
FE_{urea} (fractional excretion of urea) 412
FEV_1 (forced expiratory volume in 1 second) 241
feverfew 395
fever of unknown origin 482
FFP (fresh frozen plasma) 199
fibromyalgia **613**
Finkelstein 徴候 639
flunisolide 263t
focal segmental glomerulosclerosis (FSGS) 417
focal seizure 968
follicle-stimulating hormone (FSH)

364
food allergy **781**
forced expiratory volume in 1 second (FEV_1) 241
forced vital capacity (FVC) 241
formoterol 254t, 263t
fosinopril 55
FPG (fasting plasma glucose) 1028
fractional excretion of sodium (FE_{Na}) 412
fractional excretion of urea (FE_{urea}) 412
Framingham スコア 178t
FRAX (WHO Fracture Risk Assessment Tool) 825
FRC (functional residual capacity) 241
free T_4 339
fresh frozen plasma (FFP) 199
frozen shoulder 630
FSGS (focal segmental glomerulosclerosis) 417
FSH (follicle-stimulating hormone) 364
functional residual capacity (FRC) 241
FVC (forced vital capacity) 241

G6PD 欠損症 667t, **673**
GAD (generalized anxiety disorder) 928
GAD-7 (7-item Anxiety Scale) 930
GADQ-IV (Generalized Anxiety Disorder Questionnaire IV) 930
GADSS (Generalized Anxiety Disorder Severity Scale) 947
galactorrhea 362, 838
gallstone 568
gastric cancer 690
gastroesophageal reflux disease (GERD) **537**
gastroesophageal varices 551
gastroparesis 513
GCA (giant cell arteritis) **610**
GDS (Geriatric Depression Scale) 945
Gell-Coombs 分類 759
gemfibrozil 188
generalized anxiety disorder (GAD) 928
Generalized Anxiety Disorder Questionnaire IV (GADQ-IV) 930
Generalized Anxiety Disorder Severity Scale (GADSS) 947
generalized seizure 968
GERD (gastroesophageal reflux disease) **537**
Geriatric Depression Scale (GDS) 945
GFR (glomerular filtration rate) **404**, 409
giant cell arteritis (GCA) **610**
ginseng 396
glaucoma 1004
globus 510
Goldmann 視野計 996
gonadotropin 364
gonorrhea 498
Goodpasture 症候群 419
gout 598
Gram 染色，化膿性関節炎 596
granuloma inguinale 505
Graves 病 **344**, 348
　眼科疾患 1007
　皮膚徴候 905
griseofulvin 896
guanadrel 59
guanethidine 59
Guillain-Barré 症候群 965
gurgles 232

H_2 受容体拮抗薬 542
H5N1 447
HAART (highly active antiretroviral therapy) 490
Haemophilus influenzae type b 1046
hairy-cell leukemia 697
half and half nail 893
hallux rigidus 651
hallux valgus 651
Hamilton うつ病評価尺度 910
Harris-Benedict の式 374
Hawkins のインピンジメント徴候 632
HbA1c 5, **321**
Hb H 症 672
HBsAg (hepatitis B surface antigen) 555
HCM (hypertrophic cardiomyopathy) **116**
HDL 173
HDRS (Hamilton うつ病評価尺度) 910

head impulse test 802
head thrust test 802
hearing loss 810
heart failure 97
Heart Failure Society of America (HFSA) 102
Heffnerの基準, 滲出性胸水 309
Heinz小体 673
Helicobacter pylori 検査 517
Heller筋切開術 511
HELLP症候群 198
hematuria 430
hemolytic uremic syndrome (HUS) 198
hemophilia A 205
hemophilia B 206
hemoptysis 237
hemorrhagic adrenal infarction 352
Henoch-Schönlein 紫斑病 418
heparin-induced thrombocytopenia (HIT) 200
hepatitis B surface antigen (HBsAg) 555
hepatocellular carcinoma 552
hepatorenal syndrome 411
hereditary hemochromatosis (HHC) **566**
herpes zoster 1045
HERS (Women's Health Initiative and the Heart and Estrogen/progestin Replacement Study) 835
HFSA (Heart Failure Society of America) 102
HHC (hereditary hemochromatosis) **566**
HHS (Department of Health and Human Services) 1030
Hibワクチン 1046
hidradenitis suppurativa 885
highly active antiretroviral therapy (HAART) 490
hip fracture 641
hirsutism 366
histoplasmosis **472**
HIT (heparin-induced thrombocytopenia) 200
HIV感染症 **488**
　危険因子 8t
　合併症 491
　脂漏性皮膚炎 882
　スクリーニング 8, 1029

HIVニューロパチー 965
HLA-B27 605
HMG-CoAレダクターゼ阻害薬 184
hoarseness 819
Hodgkinリンパ腫 683, 694
Hollenhorst斑 1005
Holter心電図 136
hordeolum 1017
hospice 708
HP (hypersensitivity pneumonitis) 283
HPA (hypothalamic-pituitary axis) 34
HPV 492, **505**
HSV-1 502
HSV-2 491, 502
Humphrey視野計 996
HUS (hemolytic uremic syndrome) 198
Hutchinson徴候 452
hydrocele 864
hydromorphone 725t, 726, 728t
hyperprolactinemia **361**
hypersensitivity pneumonitis (HP) 283
hypertension 44
hypertensive crisis 62
hypertensive emergency 62
hypertensive urgency 63
hyperthyroidism **344**
hypertrophic cardiomyopathy (HCM) **116**
hyphema 1008
hypothalamic-pituitary axis (HPA) 34

IASP (International Association for the Study of Pain) 719
ibandronate 831
IBD (inflammatory bowel disease) **573**
ICD (implantable cardiac defibrillator) 112, **165**
ICHD分類 (International Classification of Headache Disorders) 954
idiopathic pulmonary fibrosis (IPF) 280
IDL 173
IE (infective endocarditis) 38, 133
IgA欠損症 485
IgA腎症 418
immune thrombocytopenic purpura (ITP) 195

impetigo **467**
implantable cardiac defibrillator(ICD) 112, **165**
inappropriate sinus tachycardia 139
infectious arthritis 595
infectious mononucleosis **451**
infective endocarditis(IE) 38, 133
inflammatory bowel disease(IBD) **573**
influenza **447**
INR モニタリング 220
insect bite 889
insomnia **299**
International Association for the Study of Pain(IASP) 719
International Classification of Headache Disorders(ICHD 分類) 954
interstitial lung disease **275**
intrathecal(IT)chemotherapy 685
intrinsic sympathomimetic activity (ISA) 57
IPF(idiopathic pulmonary fibrosis) 280
iridocyclitis 1014
iritis 1014
irritant contact dermatitis 880
ISA(intrinsic sympathomimetic activity) 57
ischemic heart disease **67**
Isospora belli 460, 464
isotretinoin 885
isradipine 57
ITP(immune thrombocytopenic purpura) 195
IVIG 196, 197

JAK-2 遺伝子変異 675
JC ウイルス 492
JNC7(Seventh Report of the Joint National Committee on Prevention, Detection, Evaluation, and Treatment of High Blood Pressure) 44, 71

Kallmann 症候群 365
Kaposi 肉腫 694
Karnofsky performance status(KPS) scale 682t
Kegel 体操 751
keratoconjunctivitis sicca 1013
keratosis pilaris 881

Kiesselbach 部位 815
Klinefelter 症候群 364
koilonychia 892
Kussmaul 徴候 119

LAC(lupus anticoagulant) 603
Lachman テスト 646
LAM(lymphangioleiomyomatosis) 284
Lambert-Eaton 筋無力症候群 700
laser-assisted uvulopalatoplasty (LAUP) 298
lateral epicondylitis/tendinosis 635
LDH, 原発性精巣癌 866
LDL 173
LE(lupus erythematosus) 901
leukocytosis **676**
leukonychia striata 893
leukopenia **677**
levalbuterol 254t, 263t
Lewy 小体型認知症 741, 975
Leydig 細胞腫瘍 866
LH(luteinizing hormone) 364
Lhermitte 徴候 618, 986
lichen planus 883
Light の基準, 滲出性胸水 309
lipoma 877
Listeria 463
Listeria monocytogenes 459
LMWH(low-molecular-weight heparin) 34, 200, 222
long RP 頻拍 144, 145f
lovastatin 185t
low back pain 620
lumbar disk herniation 622
lung cancer 689
lupus anticoagulant(LAC) 603
lupus erythematosus(LE) 901
luteinizing hormone(LH) 364
Lyme disease 478
lymphangioleiomyomatosis(LAM) 284
lymphogranuloma venereum 504

M 蛋白, アミロイドーシス 679
MAC(*Mycobacterium avium* complex) 494
macroalbuminuria 424
MAHA(microangiopathic hemolytic anemia) 198, **675**
Majocchi 肉芽腫 898

malaria **454**
male hypogonadism 364
male pattern hair loss 868
malignant melanoma 693
MAO 阻害薬 36, 920t
Marcus Gunn 瞳孔 995
Marjolin 潰瘍, 有棘細胞癌 879
MAT (multifocal atrial tachycardia) **146**
MCD (minimal change disease) 416
MCHC (mean cell hemoglobin concentration) 659
MCI (mild cognitive impairment) 974
McMurray テスト 646
MCV (mean corpuscular volume) 659
MDR-TB 475
MDS (myelodysplastic syndrome) **666**
mean cell hemoglobin concentration (MCHC) 659
medial epicondylitis/tendinosis 635
medication-induced tremor 979
medication overuse headache 955
Mees 線 893
megaloblastic anemia **662**
Meibom 腺炎 996, 998, **1016**
melanocytic nevus 877
melanoma **879**
melasma 894
MELD (Model for End-Stage Liver Disease) スコア 30, 554
membranoproliferative glomerulonephritis (MPGN) 418
membranous nephropathy (MN) 417
Ménière 病 804t, 810, 961
menopause 834
meralgia paresthetica 641
metabolic acidosis 424
metatarsalgia 651
methadone 726
metolazone 55, 110
metoprolol succinate 106
METs, 術前検査 20t
MGUS (monoclonal gammopathy of unknown significance) **677**
microalbuminuria 423
microangiopathic hemolytic anemia (MAHA) 198, **675**
microcytic anemia 660

migraine **954**
mild cognitive impairment (MCI) 974
Milwaukee shoulder 症候群 601
minimal change disease (MCD) 416
minoxidil 59
mitral regurgitation (MR) **130**
mitral stenosis (MS) **128**
mitral valve prolapse (MVP) 132
MM (multiple myeloma) 678, 684, 697
MMR ワクチン 1037
MMWR (Morbidity and Mortality Weekly Report) 1030
MN (membranous nephropathy) 417
Model for End-Stage Liver Disease (MELD) スコア 30, 554
Modification of Diet in Renal Disease 式 **405**, 423
moexipril 56
molluscum contagiosum 506, 899
monoclonal gammopathy of unknown significance (MGUS) **677**
mood disorder 908
Morbidity and Mortality Weekly Report (MMWR) 1030
Morton 神経腫 651
MPC (mucopurulent cervicitis) 499
MPGN (membranoproliferative glomerulonephritis) 418
MR (mitral regurgitation) **130**
MRC 呼吸困難スケール 251t
MRI, 禁忌 167
MR 血管造影 82, 219
MS (mitral stenosis) **128**
MS (multiple sclerosis) **986**
mucopurulent cervicitis (MPC) 499
Muehrcke 線 416, 893
multifocal atrial tachycardia (MAT) **146**
multinodular goiter 351
multiple drug allergy syndrome 778
multiple myeloma (MM) 678, 684, 697
multiple sclerosis (MS) **986**
Murphy 徴候 513, 521, 532
MVP (mitral valve prolapse) 132
Mycobacterium avium complex (MAC) 494
Mycobacterium tuberculosis 475
Mycoplasma 446

Mycoplasma pneumoniae 448
myelodysplastic syndrome (MDS) **666**
myocardial infarction 67

N-アセチルシステイン 566
n-3(ω3)脂肪酸 377, 392
 高トリグリセリド血症 188
 心血管リスク 84
n-6(ω6)リノール酸 377
n-6 脂肪酸/n-3 脂肪酸摂取比 378
NAFLD (nonalcoholic fatty liver disease) 559
naltrexone, アルコール症 1068
narrow-complex tachycardia 138
NAS (nonalcoholic steatohepatitis) 559
NaSSA 920t
natalizumab 987
National Cancer Institute (NCI) 1019
National Cholesterol Education Program (NCEP) 67, 174, 425
National Consensus Project for Quality Palliative Care 708
National Institute on Alcohol Abuse and Alcoholism (NIAAA) 1030, 1062
National Osteoporosis Foundation (NOF) 827
nausea 512
Naxos 病 159
NCEP (National Cholesterol Education Program) 67, 174, 425
NCI (National Cancer Institute) 1019
nebivolol 58
necrotizing fasciitis 468
nedocromi 264t
Neer のインピンジメント徴候 632
Neisseria gonorrhoeae 498
nephrolithiasis 434
neuropathic pain 720
New York Heart Association (NYHA) 97
NGU (nongonococcal urethritis) 499
NIAAA (National Institute on Alcohol Abuse and Alcoholism) 1030, 1062
nicotine replacement therapy (NRT) **1053**
Nikolsky 現象 887
NMDA 型グルタミン酸受容体拮抗薬 977
NNRTI (nonnucleoside reverse transcriptase inhibitor) 490
nociceptive pain 719
NOF (National Osteoporosis Foundation) 827
nonalcoholic fatty liver disease (NAFLD) **559**
nonalcoholic steatohepatitis (NASH) 559
nongonococcal urethritis (NGU) 499
nonnucleoside reverse transcriptase inhibitor (NNRTI) 490
nonorganic sign 624
non-small-cell lung cancer (NSCLC) 690
nonspecific interstitial pneumonia (NSIP) 282
normocytic anemia 664
NRT (nicotine replacement therapy) **1053**
NRTI (nucleoside reverse transcriptase inhibitor) 490
NSAID 204
 痛風 598
 疼痛管理 722, 724t
 変形性関節症 590
NSCLC (non-small-cell lung cancer) 690
NSIP (nonspecific interstitial pneumonia) 282
nucleoside reverse transcriptase inhibitor (NRTI) 490
NYHA (New York Heart Association) 97

OA (osteoarthritis) **588**, 616
obesity 394
obstipation 526
obstructive sleep apnea-hypopnea syndrome (OSAHS) **295**
obstructive sleep apnea syndrome (OSAS) 295
odynophagia 510
olecranon bursitis 635
oligospermia 364
onycholysis 893
onychomycosis 470, **897**
ophthalmic migraine 1005
optic disc edema 1010
optic neuritis 1010

orlistat 398
orthodromic AVRT 145
Ortner 症候群 287
OSAHS (obstructive sleep apnea-hypopnea syndrome) **295**
OSAS (obstructive sleep apnea syndrome) 295
Osgood-Schlatter 病 645
Osler-Weber-Rendu 病 237, 816
osteoarthritis (OA) **588**, 616
osteoporosis **825**
otitis externa 791
otitis media 794
otitis media with effusion 794
otosclerosis 811
Ottawa ankle rules 649
Ottawa knee rules 647
ovarian cancer 693
overnight polysomnogram (PSG) 296

PAH (pulmonary arterial hypertension) 287
pain 719
pancreatic cancer 569
panic attack 933
panic disorder **933**
PAP (pulmonary alveolar proteinosis) 284
Papanicolaou 塗抹標本, スクリーニング 1024
papilledema 1010
papillitis 1010
parathyroid hormone (PTH) 357
pariative care **708**
Parkinson 病 882, **979**
Parkinson-plus 症候群 980
paronychia 893
Pasteurella 465
patellofemoral pain syndrome 644
Patient Health Questionnaire-9 (PHQ-9) 910
Patrick 試験 642
PBC (primary billiary cirrhosis) 562
PCI (percutaneous coronary intervention) 22, **89**
　術前—— 25
PD (Parkinson 病) 882, **979**
PDE 阻害薬, 勃起障害 862
PE (pulmonary embolism) 37, **214**
pediculosis 901
PEF (peak expiratory flow) 241

PEFR (peak expiratory flow rate) 260
pelvic inflammatory disease (PID) 507
pemphigus foliaceus 887
pemphigus vulgaris 887
pentoxifylline, アルコール性肝障害 560
percutaneous coronary intervention (PCI) 22, **89**
performance status (PS) 681, 682t
peripheral neuropathy **962**
permethrin 900
pes anserine bursa 644
pes planus 651
PET, 孤立性肺結節 315
PEX (plasma exchange) 199
PFA-100 193
PG (pyoderma gangrenosum) 576
Phalen 徴候 639, 963
pharyngitis 444
PHQ-9 (Patient Health Questionnaire-9) 910
physical urticaria 775
PID (pelvic inflammatory disease) 507
pinguecula 1015
pirbuterol 263t
pityriasis rosea 883
plantar fasciitis 650
plasma exchange (PEX) 199
PLCH (pulmonary Langerhans cell histiocytosis) 284
Plesiomonas shigelloides 459, 463
pleural effusion 306
pneumatic otoscopy 795
Pneumocystis jiroveci 496
polycythemia vera **675**
polymyalgia rheumatic (PMR) **610**
polymyositis (PM) **611**
PORT (Pneumonia Patient Outcomes Research Team) スコア 449
portosystemic encephalopathy (PSE) 551
poststreptococcal glomerulonephritis (PSGN) 419
preeclampsia 62
prehypertension 4, 44
premature ventricular contraction (PVC) **150**
prepatellar bursitis 644
prerenal azotemia 409

presbycusis 811
presyncope 160
pretibial myxedema 344
priapism 867
primaquine 454
primary billiary cirrhosis(PBC) **562**
primary hypothyroidism 341
primary immunodeficiency **484**
primary sclerosing cholangitis(PSC) **563**, 576
PRIST テスト 761
Prochaska の行動変容ステージ
アルコール乱用 1067
禁煙指導 1052
propoxyphene 727
proptosis 344
prostate cancer 691, 850
prostatitis 858
prothrombin time(PT) 192
PS(performance status) 681
PSA(prostate specific antigen) 851
PSA 上昇速度 851
PSA 密度 852
PSC(primary sclerosing cholangitis) **563**, 576
PSE(portosystemic encephalopathy) 551
pseudogout 600
PSG(overnight polysomnogram) 296
PSGN(poststreptococcal glomerulonephritis) 419
psoriasis 882
psoriatic arthritis 604
psychosis **937**
PT(prothrombin time) 192, 194, 550
pterygium 1015
PTH(parathyroid hormone) 357
PTH 関連ペプチド 357
ptosis 1017
PTSD 927t
pulmonary alveolar proteinosis(PAP) 284
pulmonary arterial hypertension (PAH) 287
pulmonary carbon monoxide diffusing capacity(DLco) 241, **246**
pulmonary embolism(PE) 37, **214**
pulmonary function test 240
pulmonary hypertension **285**
pulmonary Langerhans cell histiocytosis(PLCH) 284
pulmonary venous hypertension 287
pulsus parvus et tardus 124
pump bumps 650
PVC(premature ventricular contraction) **150**
pyoderma gangrenosum(PG) 576

QOL 708
QRS 幅
——狭い頻拍 138
——広い頻拍 147
QT 延長, 原因となる薬物 153t
QT 延長症候群 159
QT 短縮症候群 159

RA(rheumatoid arthritis) **591**
ramipril 56, 103
Ramsay Hunt 症候群 452
ranolazine 87
rapidly progressive glomerulonephritis(RPGN) 415
rasculitis 609
Rasmussen 動脈瘤 237
RAST 阻害法, ハチ毒過敏症 770
Raynaud 現象 606
RCM(restrictive cardiomyopathy) **118**
RDW(red cell distribution width) 659
reactive arthritis 604
reactive thrombocytosis 202
red eye 1013
red flag 622
renal cell cancer 692
residual volume(RV) 241
resistant hypertension 59
restless legs syndrome(RLS) **302**, 981
restrictive cardiomyopathy(RCM) **118**
reticulocyte index(RI) 659
retinal detachment 1001
Reynolds の五徴 531
rheumatoid arthritis(RA) **591**
rheumatoid factor(RF) 586
rhinitis 783
rhinoconjunctivitis 783
RI(reticulocyte index) 659
Richter 症候群 696
Rickettsia rickettsii 480

Rinne 試験 812
ristocetin factor (vWF:RCo) 194, 208
RLS (restless legs syndrome) **302**, 981
Rocky Mountain spotted fever 480
rotator cuff tear 630
rotator cuff tendonitis 630
RPGN (rapidly progressive glomerulo-nephritis) 415
Rumack-Matthew ノモグラム 565
rust ring 1008
RV (residual volume) 241

SAAG (serum ascites albumin gradient) 551
Saint Christopher ホスピス 709
Salmonella 459, 463, 493
sarcoma 693
saw palmetto 395
scabies 900
SCC (squamous cell carcinoma) 879
schizophrenia **938**
sciatica 623
SCLC (small-cell lung cancer) 689
scleritis 1014
scleroderma **606**, 902
seborrheic dermatitis 882
seborrheic keratosis 876
secondary hyperparathyroidism 426
second-look laparotomy 693
self-harm 923
seminoma 692
septic bursitis **596**
seronegative spondyloarthropathy **604**
serum ascites albumin gradient (SAAG) 551
Seventh Report of the Joint National Committee on Prevention, Detection, Evaluation, and Treatment of High Blood Pressure (JNC7) 44, 71
sexually transmitted disease (STD) **498**
Sézary 症候群 905
shortness of breath 232
short RP 頻拍 144, 145f
shoulder impingement syndrome 630
Shwachman 症候群 267

SIADH (syndrome of inappropriate antidiuretic hormone) 699
sialolithiasis 822
sibutramine 397
sickle cell disease **668**
sickle cell trait 668
sick sinus syndrome 155
single thyroid nodule 351
sinus tachycardia 139
Sjögren 症候群 587t, **608**
SJS (Stevens-Johnson 症候群) 889
SLE (systemic lupus erythematosus) **601**
SLR (straight leg raising) test 624
small-cell lung cancer (SCLC) 689
SNRI 918t
solar lentigo 877
solitary pulmonary nodule (SPN) **313**
Southern tick-associated rash illness 478
Speed テスト 633
spermatocele 864
spinal stenosis 622
SPN (solitary pulmonary nodule) **313**
spondylolisthesis 621
spondylosis 621
sporotrichosis 470
Spurling 手技 618
squamous cell carcinoma (SCC) 879
SSRI 917t
ST 合剤, 市中感染型 MRSA 467
stasis dermatitis 881
STD (sexually transmitted disease) **498**
stenosing tenosynovitis 638
Stevens-Johnson 症候群 (SJS) 889
straight leg raising (SLR) test 624
stroke **982**
student's elbow 635
subacromial bursitis 630
suicide 923
supraventricular tachycardia (SVT) **144**
Sweet 病 904
syncope 160
syndrome of inappropriate antidiuretic hormone (SIADH) 699
syphilis **500**
systemic lupus erythematosus (SLE)

601

T 細胞性リンパ腫, 皮膚―― 905
T スコア 827
tachyarrhythmia 138
tachycardia-bradycardia syndrome 155
Tamm-Horsfall 蛋白, 尿顕微鏡検査 403
TBG (thyroxine-binding globulin) 339
TBLB (transbronchial lung biopsy) 279
TCA 731
TdP (torsades de pointes) **152**, 154f
telogen effluvium 891
TEN (toxic epidermolysis necrosis) 889
tension-type headache 954
Terry 爪 893
Terson 症候群 1003
testicular cancer 692
testosterone cypionate 864
thalassemia **671**
therapeutic lifestyle change (TLC) 176
thoracentesis 307
thrombotic microangiopathy (TMA) 198
thrombotic thrombocytopenic purpura (TTP) 198
thyroid-stimulating hormone (TSH) 339
thyroxine-binding globulin (TBG) 339
TIA (transient ischemic attack) 983
tinea 470
tinea capitis 895
tinea corporis 897
tinea cruris 898
tinea manuum 896
tinea pedis 896
tinea versicolor 895
Tinel 徴候 636, 963
tinnitus 798
TLC (therapeutic lifestyle change) 176
TLC (total lung capacity) 241
TMA (thrombotic microangiopathy) 198
TNF-α 阻害薬 581

torsades de pointes (TdP) **152**, 154f
toxic epidermolysis necrosis (TEN) 889
toxic megacolon 574
toxic multinodular goiter 344
Toxoplasma gondii 496
transbronchial lung biopsy (TBLB) 279
transient ischemic attack (TIA) 983
transsphenoidal resection 363
transurethral resection of prostate (TURP) 858
traumatic iritis 1008
traveler's diarrhea 455
tremor 978
Trendelenburg 試験 642
Trendelenburg 歩行 642
Treponema pallidum 500
Trichomonas vaginalis 499, 842
trichotillomania 892
trigeminal neuralgia **814**, 964
triggered activity 137
trigger finger 638
trochanteric bursitis 641
tropical bubo 504
TSH (thyroid-stimulating hormone) 339
TTP (thrombotic thrombocytopenic purpura) 198
tuberculosis **475**
TURP (transurethral resection of prostate) 858
typical AVNRT 144

UFH (unfractionated heparin) 34, 200, 221
UI (urinary incontinence) 750
ulcer **886**
ulcerative colitis (UC) **573**
ulnar nerve entrapment 635
unfractionated heparin (UFH) 34, 200, 221
United States Department of Agriculture (USDA) 371
United States Preventive Services Task Force (USPSTF) 3, 837, 852, 1019
unprovoked seizure 967
UPPP (uvulopalatopharyngoplasty) 297
urethritis 498

urinary incontinence (UI) 750
urticaria 771
USDA (United States Department of Agriculture) 371
　食事ガイドライン 373
　食品ガイドピラミッド 374
USPSTF (United States Preventive Services Task Force) 3, 837, 852, 1019
uvulopalatopharyngoplasty (UPPP) 297

vaginitis 841
valerian 395
valley fever 473, 495
valvular heart disease **123**
varicella-zoster virus (VZV) **452**, 492
varicocele 864
vascular dementia (VD) 742
vasculitic neuropathy 965
VATS (video-assisted thoracoscopic surgery) 279, 316
venous thromboembolism (VTE) 37, **214**
venous ulcer 886
ventricular arrhythmia **149**
ventricular fibrillation 153
ventricular tachycardia (VT) 147
vertebrobasilar ischemia 961
vertiginous migraine 961
vertigo **800**, 958
vestibular neuronitis 961
Vibrio 459, 463
Vibrio vulnificus 465
video-assisted thoracoscopic surgery (VATS) 279, 316
viral orchitis 364
virilization 366
visceral pain 720
vitiligo 894
VLDL 173
VNUS 治療 886
vomiting 512
von Willebrand 病 193, **207**
　止血試験 208t
von Willebrand factor antigen (vWF:Ag) 193, 208

VT (ventricular tachycardia) 147
VTE (venous thromboembolism) 37, **214**
vWD 193
vWF 活性分析 193
vWF:Ag (von Willebrand factor antigen) 193, 208
vWF:RCo (ristocetin factor) 194, 208
VZV (varicella-zoster virus) **452**, 492

Waddell 徴候 624
Waldenström マクログロブリン血症 678
wart 899
Waterhouse-Friderichsen 症候群 352
WCT (wide-complex tachycardia) 147
Weber 試験 812
Wegener 肉芽腫症 **283**, 419, 609
wheezes 232
WHO 骨折リスク評価ツール 825
WHO 疼痛治療ラダー 722
whoop 446
Wickham 線条 883
wide-complex tachycardia (WCT) 147
Wilson 病 568
Wolff-Parkinson-White 症候群 142, **154**
Women's Health Initiative and the Heart and Estrogen/progestin Replacement Study (HERS) 835
Wood 灯検査，紅色陰癬 898

XDR-TB 475

yellow flag 624
Yergason 徴候 633
Yersinia enterocolitica 459, 463
Yocoum 試験 633
Young 症候群 267

Z スコア 828
zileuton 264t
zoster sine herpete 452

和文索引

●あ行

亜鉛，微量栄養素　387t
赤目　1013
亜急性皮膚エリテマトーデス　901
アキレス腱炎　650
悪性胸水　650
悪性高血圧網膜症　1006
悪性黒色腫　693, **879**
悪性腫瘍→癌
悪性リンパ腫　694
　Hodgkinリンパ腫　683, 694
　非Hodgkinリンパ腫　683, 684
アクティグラフ　300
アクロコルドン　876
アザチオプリン　561, 580
アシクロビル　492, 503
アジュバント化学療法　681
　乳癌　688
亜硝酸塩，尿試験紙法　402
アスパルテーム　380t
アスピリン　33, 204
　冠動脈疾患　84
　脳卒中　984
汗試験，嚢胞性線維症　267
アセトアミノフェン　722, **723**
　変形性関節症　588
　肝障害　565
アセブトロール　57, 58
アダリムマブ　594
軋音　632
圧迫超音波検査，深部静脈血栓症　217, 228
アデノシン　80, 138, 170t
アテノロール　57, 169t
アテローム性動脈硬化，リポ蛋白　173
アドヒアランス　**11**
　高齢者　745
　糖尿病　327
アトピー性皮膚炎　881
アトルバスタチン　185t
アドレナリンα受容体拮抗薬　752
アドレナリン作動薬　59, 767
アナフィラキシー　**765**, 768t
アナプラズマ症　480
アパタイト沈着症　601
アバタセプト　594
アブミ骨筋反射検査　813
アポリポ蛋白　173, 332
アミオダロン　169t

アミトリプチリン，片頭痛　957
アミノカプロン酸　209
アミノサリチル酸　579
アミリン作動薬　329
アミロイドーシス　420, 679
アムホテリシンB　471, 495, 703
アムロジピン　57
アメリカショウマ　396t
アモキシシリン　39, 133, 443, 795
アモキシシリン・クラブラン酸　443, 468, 597
アリスキレン　56
アルカリ尿　401
アルカリ熱傷　1000
アルカリホスファターゼ　548
アルコール　379
アルコール乱用（依存）　1030, **1062**
　アルコール性肝障害　559
　アルコール離脱発作　974
　スクリーニング　9, 1029
　薬物療法　1068
アルドステロン拮抗薬　88, **107**
アルブミン　550, 743
アルブミン尿　424
　微量――　414, 423
アレルギー　**759**, 762t
アレルギー性気管支肺アスペルギルス症　271
アレルギー性くま　760
アレルギー性じんま疹　774
アレルギー性接触皮膚炎　880
アレルギー反応　759
アレルゲン　760
アレンドロネート　830
アロディニア（異痛症）　720
アロプリノール　599, 701
アロマターゼ阻害薬，乳癌　689
アンジオテンシン受容体拮抗薬（ARB）
　高血圧症　51, **56**
　心不全　105
　慢性腎臓病　425
アンジオテンシン変換酵素（ACE）阻害薬
　冠動脈疾患　88
　高血圧症　51, **55**
　心不全　103
　咳　236
　慢性腎臓病　425
安静時超音波検査，術前リスク評価　23
安定狭心症，血行再建の適応とエビデン

スレベル 90t
アンドロゲン性脱毛症 868, 891

胃癌 690
異汗性湿疹 881
息切れ **232**
異型扁平上皮細胞 838
異型母斑 877
移行上皮癌 691
移行上皮細胞, 尿顕微鏡検査 403
医師患者関係 12
意思決定, 治療目標 11
異常感覚性大腿痛 641
胃食道逆流症 **537**
　Barrett 食道 544
　鑑別診断 539
　強皮症 607
　外科的治療 544
　酸分泌抑制薬の標準的用量 543t
　食道狭窄 545
胃食道静脈瘤 551
イソスポラ症, HIV 陽性者 497
イソソルビド 109
一次止血 192
一次性頭痛 953
一硝酸イソソルビド 109
イチョウ 37, 395t
一過性脳虚血発作 983
一価不飽和脂肪酸 377
一酸化炭素肺拡散能→肺拡散能
溢流性尿失禁 751
遺伝子型検査, HIV 489
遺伝子組換えエリスロポエチン 703
遺伝子組換えヒトデオキシリボヌクレアーゼ 268
遺伝子検査, 嚢胞性線維症 267
遺伝性血管浮腫 772
遺伝性脂質異常症 175t
遺伝性出血異常 **205**
遺伝性出血性皮膚炎 881
遺伝性出血性毛細血管拡張症 816
遺伝性不整脈 **157**
遺伝性ヘモグロビン異常症, 鎌状赤血球症 668
遺伝性ヘモクロマトーシス **566**
委任状 739
イヌ咬傷 468
イヌダニ 480
胃不全麻痺 513
イプラトロピウム 254t
イベントレコーダー, 心電図 136
イホスファミド 649, 705

イマチニブ, 慢性リンパ球性白血病 696
イルベサルタン 56
陰萎 365
インクレチン 329
飲酒習慣チェックテスト 9
インスリン 32, **330**, 413
インダパミド 55
インターフェロンγ放出試験 476
咽頭炎 **444**
陰嚢, 触診 865
陰嚢水瘤 864
インピンジメント症候群, 肩―― 630
　インピンジメント試験 632
インフォームドコンセント, 高齢者 757
陰部潰瘍 500
インフリキシマブ 594
インフルエンザ **447**
　Hib ワクチン 1046
　予防接種 1039

ウイルス感染後遷延性咳嗽 236
ウイルス感染症, HIV 感染者 491
ウイルス性肝疾患 554
ウイルス性結膜炎 1016
ウイルス性精巣炎 364
ウイルス皮膚感染症 899
植込み型イベントモニター, 不整脈 137
植込み型除細動器 26, 111, **165**
植込み型デバイス 161, 163t, 166
右室異形成, 不整脈源性―― 159
右室心筋症, 催不整脈性―― 159
右室ストレイン 288
右心カテーテル検査, 肺動脈性肺高血圧症 289
うっ血性心不全, 周術期管理 26
うっ滞性皮膚炎 881
うつ病 **908**
　DSM-IV-TR 診断基準 911t
　鑑別診断 912t
　抗うつ薬 916t
　高齢者 945
　スクリーニング 7
腕落下試験 633
ウルシ皮膚炎 880
ウルソデオキシコール酸, 原発性胆汁性肝硬変症 562
ウロビリノーゲン 550
運動異常症 977

運動強度評価，術前検査　20t
運動負荷試験　79t, 80t
　運動負荷心電図　79

永久的ペースメーカ，植込みの適応　156t
栄養　**370**
　USDA 食事ガイドライン　373, 375f
　可逆的栄養失調症の原因　755t
　栄養不良の原因　372t
　栄養補助食品　381, 391t, 395t
　高齢者の栄養失調　754
　薬物-栄養素相互作用　389t
エキセナチド　329
エキナシア　395t
壊死性外耳炎　791, 794
壊死性筋膜炎　468
エステル化テストステロン，男性ホルモン欠乏　366
エストロゲン補充療法　833
エスモロール　58, 169t
エゼチミブ，高 LDL コレステロール血症　187
壊疽性膿皮症，炎症性腸疾患　576
エタクリン酸　55
エタネルセプト　594
エナラプリル　55, 103
エナント酸テストステロン　864
エネルギー所要量　374, 375t
エノキサパリン　222t, 223
エフェドラ　396t
エプレレノン　55, 88, 107
エポエチンアルファ　425
エリスロポエチン　205, 242, **664**
　遺伝子組換え――　703
エリテマトーデス　901
エールリヒア症　481
円形脱毛症　891
嚥下困難　510, 512t
嚥下痛　510
炎症性関節症　631
炎症性座瘡　884
炎症性腸疾患　**573**
　癌　582
　鑑別疾患　578t
　腸管外合併症　575
炎症性慢性非細菌性前立腺炎　860
円柱，尿顕微鏡検査　403
エンドセリン受容体拮抗薬　291t
円板状エリテマトーデス　901

黄色板症，高脂血症　416
黄色ブドウ球菌　467
黄体ホルモン　364
黄疸，薬物性肝障害　564
黄熱，ワクチン　457
黄斑，加齢黄斑変性　1003
横紋筋融解症　186
オキサリプラチン　691
オキシコドン　725t, 726, 727t, 728t
オキシブチニン　752
オクトレオチド　569, 704
オージオメトリー　959
悪心・嘔吐　**512**, 514t
　オピオイドの副作用　730
　癌治療関連合併症　705
　緩和ケア　715
オタワ膝関節ルール　647
オタワ足関節ルール　649
オーバーセンシング，ペースメーカ　164
オピオイド，疼痛管理　**724**
　一般的処方　725t
　緩和ケア　716
　急性腰痛　628
　合剤　727
　等鎮痛量換算　728t, 729t
オフロキサシン　793
オリゴクローナルバンド　986
オルメサルタン　56
音叉検査　812
温式 AIHA　673

● か行
外陰膣カンジダ症　499, 842
外耳炎　**791**
外痔核　529
外傷性虹彩炎　1008
疥癬　900
回旋筋腱板　630
咳嗽　**234**, 235t
回腸嚢炎　581
改訂心臓リスク指標　18, 19t
回転イス試験　808
回転性めまい　**800**, 804t, 806t, 958
外反母趾　651
潰瘍　**886**
潰瘍性大腸炎　523, **573**
　Crohn 病との比較　575t
　罹病範囲の分類　574t
外来診療　1
　医師患者関係　12

スクリーニング 3
外リンパ瘻 812
カイロプラクティック 627
カイロミクロン 173
カヴァ 395t
カウンセリング 2
　禁煙指導 1051
カウンターパルセーション,増強型体外
　　式―― 88
過栄養,肥満 371
化学受容体トリガーゾーン 715
化学熱傷 999
化学療法,癌 681, **685**, 686t
角化症 876, 878, 881
角結膜炎,乾性 1013
核酸系逆転写酵素阻害薬 490
核磁気共鳴胆管膵管造影 564
角質囊腫 876
喀痰培養,囊胞性線維症 269
拡張期血圧,高血圧症 44, 47
角膜 997
角膜炎,単純ヘルペス―― 1013
角膜錆輪 1008
角膜上皮障害 1007
角膜浮腫 1002
鵞口瘡 471
カ刺傷 890
下肢伸展挙上テスト 624
下垂体機能不全,視床下部 365
家族性多形性心室頻拍 **159**
鵞足包 644
下大静脈フィルター 224
肩インピンジメント症候群 630
肩関節痛 630, 634
肩関節不安定症 631, 633
滑液包炎 644
　肩峰下―― 630
　大転子―― 641
　肘頭―― 635
喀血 **237**
褐色細胞腫,二次性高血圧 61
褐色尿 400
活性化部分トロンボプラスチン時間
　　192, 194
活動性結核 475
滑膜液の分類 588t
カテコールアミン誘発性心室頻拍 159
カテーテルアブレーション,心房細動
　　141, 143
カナダ頭部 CT ルール,脳振盪後 CT
　　988t

過粘稠療法 590
化膿性滑液包炎 **596**
化膿性関節炎 **595**, 647
化膿性汗腺炎 885
ガバペンチン 731, 836
過敏性腸症候群 516
過敏性肺臓炎 **283**
カプトプリル 55, 103
カベルゴリン,ミクロアデノーマ 363
カーボカウント 325
鎌状赤血球クリーゼ 669
鎌状赤血球症 **668**
鎌状赤血球貧血,ビリルビン結石 569
過眠,鑑別診断 299t
可溶性核抗原 586
ガランタミン 739
カリウム,微量栄養素 386t
カリウム保持性利尿薬,高血圧症 55
顆粒円柱,尿顕微鏡検査 403
顆粒球増加症(類白血病反応),腫瘍関連
　　合併症 700
カルシウム,微量栄養素 386t
カルシウム拮抗薬 51, **57**, 86t, 140,
　　957
カルシウム結石 436
カルシウム代謝 357
カルシウム補助食品 828
カルシトニン 832
カルシトリオール 357
カルシポトリエン 882
カルテオロール 58
カルバマゼピン 731, 815
カルベジロール 58, 106, 169t
加齢黄斑変性 1003
癌
　胃―― 690
　移行上皮―― 691
　炎症性・切除不能―― 689
　化学療法 681, **685**
　化学療法薬 686t
　合併症 **697**
　肝細胞―― 552
　患者のケア **681**
　基底細胞―― 878
　原発不明―― 683
　高カルシウム血症 357
　子宮頸―― 692, 837, 1024
　食道―― 690
　食道腺―― 544
　子宮体―― 693
　腎細胞―― 692

膵—— 569
スクリーニング 9, 1019
精巣—— 692, 865
前立腺—— 850, 1026
——胎児抗原 690
大腸・直腸—— 690, 1025
胆管細胞 563
乳—— 683, 688, 840, 1023
頭頸部 693
肺—— **689**, 1025
皮膚—— 875
皮膚転移 904
貧血 666
膀胱—— 691
有棘細胞—— 879
卵巣—— 693, 1026
眼圧 997
肝移植 30, 555, 566
肝炎
　A型—— **554**
　B型—— 8, 508, **555**, 556t
　C型—— **557**
　C型肝炎関連膜性増殖性糸球体腎炎 418
　アルコール性—— 559
　ウイルスワクチン 1041, 1043
　肝細胞癌 552
　旅行者のワクチン接種 457
感音難聴 810
寛解導入 681
感覚トリック 982
眼窩骨折 1009
眼科疾患 933
　外傷 1007
　救急 999
　治療薬 998
眼窩蜂窩織炎 998
換気血流シンチグラフィ 218
肝機能異常 **531**
肝機能検査 533t, 548, 549t
眼球運動 960t, 996, 1012
眼球陥凹 995
眼球突出 344, 995
眼球破裂 1009
緩下薬 528
眼瞼悪性腫瘍 1017
眼瞼炎 996, 1013, **1016**
眼瞼黄色腫 906
眼瞼外反 1017
眼瞼下垂 995, **1017**
眼瞼内反 1017

肝硬変症 **550**
　アルコール性—— 559
　原発性胆汁性—— 562
　非代償性—— 550
肝細胞癌 552
ガンシクロビル 491
カンジダ症 **471**
　HIV感染者 494
　外陰腟カンジダ症 499, 842
カンジダ食道炎 539
カンジダ腟炎 472
カンジダ尿 471
肝疾患 548
　ウイルス性—— 554
　肝細胞性—— 548
　凝固障害 210
　混合性—— 548
　自己免疫性—— 560
　代謝性—— 559
　胆汁うっ滞性—— 548
間質性肺炎 280, **282**, 705
間質性肺疾患 **275**
　血液・尿検査 278t
　診断 275, 277f
　分類 276t
患者教育, アドヒアランス 11
患者の安全 10
肝障害
　アセトアミノフェン 565
　アルコール性—— 559
　非アルコール性脂肪性—— 559
　薬物性—— 564
緩徐進行性感音難聴 811
肝腎症候群 411
癌スクリーニング 9, 1019
癌性悪液質 699
乾性角結膜炎 1013
癌性胸水 699
肝生検, 自己免疫性肝疾患 561
乾性皮膚, 管理 873
癌性腹水 699
眼性片頭痛 1005
関節炎 **583**
　化膿性—— 595
　結晶性—— 597
　多関節炎の評価 585f
　単関節炎の評価 584f
関節症→変形性関節症
関節穿刺, 肘頭滑液包 637
関節痛 **583**
　肩—— 630

股—— 641
膝—— 643
手—— 638
診断的検査 585
足—— 649
肘—— 635
関節内ステロイド注射 590
関節リウマチ **591**
　ACRの分類基準 592t
　X線上の変化 589t
　自己抗体 587t
乾癬 882
眼前暗黒感 160
感染症 **441**, **488**
　HIV—— 488
　ウイルス皮膚—— 899
　結核 475
　下痢症 458
　呼吸器—— 442
　真菌—— 469
　真菌皮膚—— 894
　性—— 498
　潜在性—— 450
　ダニ媒介性疾患 478
　皮膚・軟部組織—— 464
　不明熱 482
　免疫不全 483
　旅行医学 453
乾癬性関節炎 604
感染性食道炎 539
感染性心内膜炎 38, **133**
癌胎児抗原 690
肝胆道疾患 548
眼底検査 998
カンデサルタン 56, 105
冠動脈血行再建術, 周術期心血管リスク 24
冠動脈疾患 **67**
　10年間での発症リスク 68t
　一次予防 84
　冠動脈石灰化スコア 75
　危険因子 19, 176, 183
　禁煙 1059
　血行再建 89
　診断 76
　スクリーニング 1028
　治療 83
　負荷試験 78
　勃起障害との関連 861
冠動脈造影 **82**
　術前リスク評価 23

　心不全 102
冠動脈バイパス術 **89**
　周術期心血管リスク 25
肝斑 894
肝脾腫 521
肝不全, 周術期管理者 30
眼部帯状疱疹 452
汗疱状湿疹 881
漢方薬, 周術期管理 37
寒冷凝集素症 674
緩和ケア **708**
　WHOの定義 708
　苦痛の評価 712
　人工栄養 714
　治療 712
　適応 710

記憶障害 737, 975
機械工の手 612
偽間欠跛行 622
気管支炎, 急性—— 445
気管支拡張薬 253
気管支鏡, 喀血 238
気管支鏡下肺生検, 孤立性肺結節 316
気管支喘息→喘息
気管支肺胞洗浄, 間質性肺疾患 279
気管支攣縮, アナフィラキシー 767
器質化肺炎, 特発性—— **282**
器質化肺炎を伴う閉塞性細気管支炎 279
希死念慮 923
希釈尿 401
寄生虫感染症, HIV感染者 496
偽性脳腫瘍 1011
季節性アレルゲン 760
季節性感情障害 912t, 922
偽痛風 **600**
喫煙 9, 71, 448
基底細胞癌 **878**
気道過敏性試験 241
キナプリル 56, 103
キニジン 168t
機能調整薬, 胃食道逆流症 542
機能的残気量 241
気分障害 908
　抗うつ薬 916t
　大うつ病障害との鑑別 912t
　統合失調症との鑑別 940t
逆乾癬 883
逆向性健忘 988
客観的耳鳴 798

休止期脱毛　891
球状赤血球　668
牛心　126
丘疹性痤瘡　884
急性外耳炎　791
急性肝炎　555
急性感染性下痢症　458
急性気管支炎　**445**
急性胸部症候群　669
急性下痢　524
急性骨髄性白血病　695
急性細菌性前立腺炎　858
急性心筋梗塞　89, 91
急性腎障害　**409**
　　腎機能評価　405
　　腎性――　410
急性じんま疹　772
急性前骨髄球性白血病　210, 695
急性中耳炎　794
急性疼痛　719
急性尿細管壊死　410
急性白血病　684
急性皮膚エリテマトーデス　901
急性腹症，部位と原因　519t
急性副鼻腔炎　**442**
急性閉塞隅角緑内障　1015
急性リンパ球性白血病　696
急性レトロウイルス症候群　488
急速進行性感音難聴　811
急速進行性糸球体腎炎　415
吸入ステロイド　263t
境界性人格障害　926
胸腔穿刺　307, 308t, 312
胸腔ドレナージ，肺炎随伴性胸水　310t
狂犬病　457, 1048
凝固因子インヒビター，後天性――
　　211
凝固カスケード　193f
凝固系検査　17, 216, 228
凝固障害　209
狭窄性腱鞘炎　638
狭心症，分類　76t
狭心痛　76
強心薬，末期心不全　113
胸水　**306**
　　悪性――　312
　　原因の評価　308f
　　滲出性――　306, 311
　　肺炎随伴性――　311
　　分類　311
　　漏出性――　306, 311

強直性脊椎炎　604
　　炎症性腸疾患　575
強直母趾　651
胸痛
　　胃食道逆流症　538
　　鑑別診断　77t
　　非心原性――　239
強迫性障害，特徴　927t
強皮症　**606**, 902
　　自己抗体　587t
強皮症腎クリーゼ　607
胸部CT
　　間質性肺疾患　279
　　胸水　307
　　孤立性肺結節　315
胸部X線
　　胸水　307
　　心不全　101
　　孤立性肺結節　314
恐怖症，特徴　927t
強膜炎　1014
胸膜癒着術，胸水　312
虚偽性下痢　525
棘上筋リフトオフ試験　633
局所ステロイド薬，皮膚治療　874
局所性ジストニア　982
局所麻酔薬　732
虚血性血管性認知症　742
虚血性視神経症　1010
虚血性心疾患　**67**
　　高血圧症　53
　　診断　76
　　治療　83
巨細胞性動脈炎　609, **610**
巨赤芽球性貧血　**662**
起立性蛋白尿　407
禁煙　333, **1050**
　　カウンセリング　9, 1051
　　禁煙補助薬　1053, 1054t
　　術後肺合併症　29
　　脳卒中　985
　　非ニコチン内服薬　1058
緊急手術，周術期合併症　16
緊張型頭痛　**954**
緊張性尿失禁　751

区域麻酔　17
空気とらえこみ　241, 249
空腹時血糖　322, 1028
　　スクリーニング　5
クエン酸塩，カルシウム結石　439

クモ咬傷 469, 890
クラミジア 7, **499**
クリオグロブリン血症 609
グリニド系薬物 328
クリプトコックス症 **474**
　AIDS 患者 495
クリプトスポリジウム症, AIDS 患者 497
グル音 232
グルカゴン 326
グルカゴン様ペプチド 1 作動薬 329
グルココルチコイド 35, 196
　関節リウマチ 593
　手術ストレス 35
　痛風 599
グルコサミン 391t
グルコース-6-リン酸デヒドロゲナーゼ欠損症 **673**
グルコン酸カルシウム, 急性腎障害 413
グルコン酸ナトリウム鉄剤 661
クレアチニン, 腎機能マーカー 404
クレアチニンクリアランス **404**
クレアチン 391t
グレープフルーツジュース 389t
クロゴケグモ 469
クロニジン 59, 1055t, 1058
クロピドグレル 85, 89, 984
クロム, 微量栄養素 387t
クロモグリク酸 264t
クロルタリドン 55
クロルヘキシジン 704
クロロデオキシアデノシン 697
群発頭痛 955

経管栄養
　緩和ケア 714
　高齢者の栄養失調 756
経気管支肺生検, 間質性肺疾患 279
渓谷熱 473, 495
脛骨粗面骨端症 645
憩室性下痢 524
頸静脈怒張 100
頸髄症 617
頸髄神経根障害 616, 618t
携帯型 pH モニタリング, 胃食道逆流症 541
経蝶形骨下垂体手術, プロラクチン分泌性ミクロアデノーマ 363
頸椎椎間板, 変性疾患 616
頸動脈 Doppler 超音波検査 983

頸動脈洞マッサージ 138
頸動脈内膜剝離術, 脳卒中 985
軽度認知障害 974
軽度扁平上皮内病変 838
経尿道的前立腺摘除術 858
経皮アレルギーテスト 761
経鼻抗コリン薬 786
経鼻ステロイド薬 785
経皮的冠動脈インターベンション **89**
経皮的冠動脈形成術, 周術期心血管リスク 22
経皮的僧帽弁形成術 129
頸部痛 **616**
撃発活動 137
血圧
　正常―― 4
　正常高値―― 4
　分類 45t
血圧測定 46
血圧低下, アナフィラキシー 767
血液ガス分析 242t
血液透析 31, 428
結核 **475**
　AIDS 患者 494
　結核菌 475
血管炎 **609**
　白血球破砕性―― 903
血管炎性ニューロパチー 965
血管拡張薬 **59**, 291t
血管拡張薬負荷試験, 肺動脈性肺高血圧症 289
血管性認知症 **742**, 976
血管浮腫 **772**
　アレルギー 761
　アンドロゲン 776
　遺伝性―― 772
　後天性―― 772
　非アレルギー性―― 775
血管迷走神経性失神 160
血行再建, 冠動脈疾患 24, 89
血漿交換 199
結晶性関節炎 597
血小板異常 **195**
　後天性―― 204
　尿毒症 205
　薬物誘発性―― 204
血小板凝集試験 193
血小板血症, 本態性―― 202
血小板減少症 **195**
　癌治療関連合併症 704
　妊娠性―― 201

分類　196t
　　　ヘパリン起因性——　200
　　　免疫性——　696
　　　薬物依存性免疫性——　195
血小板減少性紫斑病，血栓性——　**198**
血小板減少性紫斑病，免疫性——　**195**
血小板増加症　**202**
　　　腫瘍関連合併症　700
　　　反応性——　202
血小板フェレーシス　203
血小板輸血　201, 205
欠神発作　968
血清αフェトプロテイン　552
血清アルブミン値，周術期肺合併症　28
血清学的酵素免疫法　200
血清クレアチニン，腎機能マーカー　404
血性下痢　524
血清電解質，術前検査　16
血清反応陰性脊椎関節症　589t, **604**
血清-腹水アルブミン勾配　551
結石
　　　サンゴ状——　436
　　　シスチン——　436, 439
　　　ストルバイト——　436, 440
　　　尿酸——　436, 439
結節性紅斑　576, **903**
結節性多発動脈炎　609
血栓性血小板減少性紫斑病　**198**
血栓性静脈炎，表在性——　214, 223
血栓性微小血管障害　198
血栓塞栓症
　　　炎症性腸疾患　576
　　　血栓症の検査　217t
　　　静脈——　**214**
　　　心房細動　142
　　　腫瘍関連合併症　700
血糖値　32
　　　自己測定　324
　　　スクリーニング　5
血尿　**430**
　　　顕微鏡的——　402, 430
　　　糸球体性——　432
　　　肉眼的——　430
　　　非糸球体性——　431
　　　無症候性顕微鏡的——　433f, 435f
血便　519
結膜　997
結膜炎　1015
　　　乾性角——　1013

結膜下出血　1013
血友病A　**205**
血友病B　**206**
ケトアシドーシス，糖尿病性——　319
下痢　458, 522
　　　癌治療関連合併症　704
　　　急性——　524
　　　虚偽性——　525
　　　憩室性——　524
　　　血性——　524
　　　脂肪——　523
　　　糖尿病性——　524
　　　慢性——　**522**, 523t, 525
　　　旅行者——　455
減塩食　110, 438
腱黄色腫　905
幻覚　937
減感作療法　765, 771, 780, 786
限局性強皮症　902
健診，定期健診　2
原発性アルドステロン症，二次性高血圧　60
原発性硬化性胆管炎　**563**
　　　炎症性腸疾患　576
　　　胆管細胞癌　563
原発性甲状腺機能低下症　341
原発性精巣腫瘍　865
原発性線毛ジスキネジア　267
原発性胆汁性肝硬変症　**562**
原発性副甲状腺機能亢進症　357
原発性副腎機能不全　35, **352**
原発性免疫不全症　**484**
原発不明癌　683
腱板腱炎　630
腱板断裂　630
顕微鏡的血尿　402, 430, 431t
肩峰下滑液包炎　630
瞼裂斑　997, 1015

抗CCP抗体　592
抗dsDNA抗体　602
抗Jo-1抗体　586
高LDLコレステロール血症　184
　　　HMG-CoAレダクターゼ阻害薬　184
　　　エゼチミブ　187
　　　胆汁酸排泄促進薬　186
　　　ニコチン酸　186
抗Scl-70抗体　586
抗TNF薬　**484**
降圧薬　53t, 957, 984
抗うつ薬　916t

急性期治療　914f
　鎮痛補助薬　722, 731
　片頭痛　957
　慢性腰痛　628
口蓋垂口蓋形成術　298
口蓋垂軟口蓋咽頭形成術　297
抗核抗体　586
硬化性胆管炎, 原発性――　**563**
高活性抗レトロウイルス療法　490
高カリウム血症, 急性腎障害　413
高カルシウム血症　**357**
　主な原因　358t
　細胞外液　359
　腫瘍関連合併症　699
高カルシウム尿, カルシウム結石　438
交感神経遮断薬, 高血圧症　57
抗癌薬　686t
抗凝固薬, 周術期管理　33
抗凝固療法　**219**
　合併症　225
　期間　224
　危機管理　225
　出血　225
　人工弁患者　221t
　脳卒中　984
　弁置換後　134
口腔カンジダ症　471
口腔内乾燥, Sjögren 症候群　608
後脛骨筋腱機能不全　652
抗痙攣薬　36, 628, 722, 731
高血圧緊急症　62
高血圧クリーゼ　62
高血圧症　25, **44**
　JNC7による治療基本アルゴリズム　52f
　冠動脈疾患　71
　血圧の分類　45t
　原因　49
　孤立性収縮期――　47, 57
　推奨されるフォローアップ　46t
　スクリーニング　4, 46, 1027
　生活習慣改善　50
　治療抵抗性――　59
　二次性――　45, 48, **60**
　妊娠――　62
　分類・フォローアップ・治療　1027t
　本態性――　45
　慢性腎臓病　425
　メタボリックシンドローム　182
　網膜変化　1006
高血圧切迫症　63

抗血症板薬, 周術期管理　33
抗血小板療法　333
　冠動脈疾患　85
　周術期心血管リスク　25
　脳卒中　984
高血糖, 周術期管理　32
抗甲状腺薬　346
抗好中球細胞質抗体　586
抗コリン薬
　抗コリン作用リスクスケール　745, 746t
　切迫性尿失禁　752
　便秘　527
高コレステロール血症　174
　高齢者　734
虹彩炎　1014
　外傷性――　1008
虹彩毛様体炎　1014
好酸球, 尿顕微鏡検査　402
好酸球性胃腸炎, 食物アレルギー　782
好酸球性食道炎　539
好酸球性肺疾患　**283**
抗酸菌感染症, AIDS 患者　494
高次機能障害, 認知症　737
高シュウ酸尿, カルシウム結石　439
甲状腺亜全摘術　348
甲状腺炎　341
甲状腺機能検査, 薬物の影響　339, 340t
甲状腺機能亢進症　**344**
　鑑別診断　345t
　二次性高血圧　61
　妊娠　349, 350
　皮膚徴候　905
　ヨード誘発性――　344
甲状腺機能低下症　**341**
　原発性――　341
　二次性――　341
　二次性高血圧　61
　妊娠　343
　皮膚徴候　905
甲状腺結節, 孤立性――　351
甲状腺刺激ホルモン　**339**
甲状腺疾患, スクリーニング　5, 1028
甲状腺腫
　甲状腺機能正常の――　350
　多結節性――　351
　中毒性多結節性――　344
　びまん性――　350
甲状腺ホルモン　36, 342
抗精神病薬　36, **941**, 977

高齢患者　949
　　認知症　742
　　副作用　943t
抗セントロメア抗体　586
高増殖性貧血　659
拘束型心筋症　**118**
高窒素血症，腎前性——　409
抗てんかん薬　**970**，972t
　　片頭痛　957
後天性凝固因子インヒビター　211
後天性凝固障害　209
後天性血管浮腫　772
後天性血小板異常　204
後天性免疫不全症候群→AIDS
喉頭ファイバースコープ　821
喉頭浮腫，アナフィラキシー　767
高度扁平上皮内病変　838
高トリグリセリド血症　**182**
　　n-3（ω3）脂肪酸　188
　　脂質異常の鑑別診断　174t
　　治療　187
　　フィブラート系薬物　188
口内炎，癌治療関連合併症　704
高尿酸尿，カルシウム結石　439
更年期，女性　834
高比重リポ蛋白（HDL）　173
抗ヒスタミン薬
　　アナフィラキシー　768
　　点眼薬　999
　　鼻炎・鼻結膜炎　785
抗鼻閉薬　786
後鼻漏　236
後部硝子体剝離　1001
抗不整脈薬　168t，**171**
高プロラクチン血症　**361**
後方不安感テスト　633
硬膜外ステロイド注射，腰痛　629
コウモリ咬傷　469
肛門性器疣贅　505
肛門直腸の症状　529
　　肛門鏡検査　530
絞扼性橈骨神経障害　964
絞扼性ニューロパチー　963
抗利尿ホルモン分泌異常症候群　699
抗リン脂質抗体症候群　214，602
高齢者　**734**
　　栄養失調　754，755t
　　機能維持　734
　　高血圧症　54
　　スクリーニング　3，735t
　　精神疾患　944

転倒　746
尿失禁　750
認知症　737
薬物治療　743
老年期うつ病　945
老年症候群　734
抗レトロウイルス療法　489
コエンザイムQ10　391t
コカイン乱用，冠動脈疾患　76
股関節骨折，骨粗鬆症　825
股関節痛　641
呼吸機能検査　**240**，242t，244t
呼吸困難　**232**，234t
　　緩和ケア　716
呼吸リハビリテーション，慢性閉塞性肺
　　疾患　255
呼気予備量　241
国際頭痛分類　954
コクシジオイデス症　**473**，495
黒色丘疹性皮膚症　876
黒色尿　400
黒内障，一過性——　1005
骨塩量測定，骨粗鬆症　6
骨髄異形成症候群　**666**
骨髄腫，多発性——　684，697
骨髄無形成クリーゼ　669
骨髄抑制　580，599，686t，702
骨粗鬆症　**825**
　　炎症性腸疾患　576
　　危険因子　7t
　　診断基準　828t
　　スクリーニング　6，1029
　　男性　834
　　薬物治療　829
　　ワルファリン　227
骨転移，腫瘍関連合併症　699
骨肉腫　694
骨盤筋訓練　751
骨盤内炎症性疾患　507
骨密度　825，827
コデイン　726
古典的片頭痛　954
股部白癬　**898**
鼓膜弛緩症　796
鼓膜穿刺術　795
コミュニケーションスキル，難しい患者
　　12
孤立性甲状腺結節　351
孤立性収縮期高血圧症　47，57
孤立性肺結節　**313**，314t
コリン，微量栄養素　385t

コリンエステラーゼ阻害薬　739, 976
コルチコステロイド→副腎皮質ステロイド
コルチゾール，欠乏症状　352
コルヒチン，痛風　599
ゴルフ肘　635
コレスチポール　186
コレスチラミン　186
コレステロール
　栄養　378
　スクリーニング　5
コレステロールエステル　173
コレステロール結石　569
コロラドダニ熱　478
混合試験，二次止血　194
混合性尿失禁　751
混合難聴　811
コンタクトレンズ，角膜上皮障害　1010
昆虫刺傷　889
コンドロイチン　392t

● さ行

サイアザイド系利尿薬　51, **55**, 110
細菌感染症，AIDS 患者　493
細菌性結膜炎　1016
細菌性前立腺炎　858
細菌性腟炎　499, **841**
細菌性腸炎，HIV 感染者　493
細菌性副鼻腔炎　442
細菌性腹膜炎，特発性──　551
細菌尿，尿顕微鏡検査　403
サイクロスポラ症，HIV 感染者　497
再生不良性貧血　**666**
最大呼気流速　260
最大呼気流量　241
サイトメガロウイルス　491
　伝染性単核球症　451
　──食道炎　540
　──網膜炎　490, 1007
再発性母斑　877
催不整脈性右室心筋症　**159**
細胞外液，高カルシウム血症　359
細胞診，悪性胸水　310
坐骨神経痛　623, 625t
匙状爪　892
左心カテーテル検査　82
左心補助装置，心不全　113
嗄声　**819**
　肺高血圧症　287
　慢性──　821

痤瘡　**884**
ザフィルルカスト　264t
サプリメント　381
砂毛症　470
サラセミア　**671**
サラゾスルファピリジン　593
サリドマイド，多発性骨髄腫　697
サルコイドーシス　**282**
　眼科病変　1007
サルブタモール　254t, 263t
サルメテロール　254t, 263t
三塩化酢酸　506
酸塩基平衡異常，急性腎障害　413
三環系抗うつ薬　36, 916t
　じんま疹　776
　鎮痛補助薬　731
残気量　241
サンゴ状結石　436
三叉神経痛　731, **814**, 964, 966
三次性副腎不全，ステロイド　34
産褥後甲状腺炎　341
酸性尿　401
酸素療法，慢性閉塞性肺疾患　256
酸熱傷　1000
酸分泌抑制薬，胃食道逆流症　543t
霰粒腫　1016

シアノコバラミン　663
自家幹細胞移植，多発性骨髄腫　697
歯科処置，感染性心内膜炎　39, 133
耳管開放症　796
耳管機能不全　796
色素異常，皮膚科疾患　894
色素細胞性母斑　877
ジギタリス配糖体，心不全　107
子宮頸癌　692
　スクリーニング　491, **837**, 1024
　ヒトパピローマウイルス　492, 505, 1047
子宮頸管炎　**498**
子宮頸部上皮内腫瘍　838
子宮体癌　693
糸球体硬化症，巣状分節性──　417
糸球体障害　**414**
　血尿　432
　腫瘍関連合併症　700
糸球体腎炎
　急速進行性──　415
　血清学的検査　420t
　半月体性──　415
　補体検査　421

膜性増殖性—— 418
慢性—— 416
レンサ球菌感染後—— 419
糸球体性血尿 432
糸球体濾過量 **404**, 409
シクロホスファミド 432, 604, 610, 705
刺激性接触皮膚炎 880
止血凝固異常 **192**
　点状出血 192
　斑状出血 192
耳垢 789
耳硬化症 811
ジゴキシン **107**, 170t
　高齢者 743
　心拍数コントロール 141
　中毒 108
自己抗体，疾患との関連 587t
自己免疫性肝疾患 **560**
自己免疫性内分泌疾患 812
自己免疫性副腎炎 352
自己免疫性溶血性貧血 **673**
自殺 923
脂質，栄養 377, 397t
脂質異常症 **173**, 174t
　ATP Ⅲ の冠動脈疾患リスク分類 177t
　遺伝性—— 175t
　冠動脈疾患リスク 70, 176, 181
　高コレステロール血症 174
　スクリーニング 5, 174, 1027
　慢性腎臓病 425
磁石歩行 980
思春期・若年成人，スクリーニング 2
視床下部下垂体機能不全 365
視床下部-下垂体軸 34
自傷行為 **923**
耳小骨筋反射検査 813
糸状疣贅 899
視神経炎 1010
視神経乳頭陥凹 1004
視神経乳頭浮腫 1010
シスチン結石 436, 439
ジストニア **982**
ジスルフィラム 1068
　——様反応 841
耳洗 792
事前指示 739, **756**
持続性心室頻拍 150
持続勃起症 **867**
　鎌状赤血球症 669

持続陽圧呼吸療法 297
耳帯状疱疹 452
シタラビン 695
市中感染型メチシリン耐性黄色ブドウ球菌 **466**
市中肺炎 448
　抗菌薬治療 450
膝蓋圧迫テスト 646
膝蓋前滑液包炎 644, 648
膝蓋大腿症候群 644, 648
疾患修飾性抗リウマチ薬 593
膝関節痛 643, 647
湿疹，アトピー性—— 881
失神 **160**
湿性皮膚，管理 873
質的血小板異常 204
自動植込み型除細動器 165, 152t
自動車事故，高齢者 749
耳毒性薬物 962
自発眼振検査 960t
紫斑病，免疫性血小板減少性—— **195**
ジヒドロエルゴタミン 957
ジヒドロピリジン系 **57**, 86
ジピリダモール，薬物負荷試験 80
ジフテリアトキソイド 1038
シプロフロキサシン 463, 493, 579, 793
ジペプチジルペプチダーゼ4(DPP-4)阻害薬 329
脂肪円柱，尿顕微鏡検査 403
脂肪下痢 523
脂肪腫 877
耳鳴 **798**
若年性成人発症糖尿病 320
視野欠損 1012
視野障害，評価 996
尺骨神経障害 635, 638
縦隔放射線療法，胸水 313
臭気テスト 841
充血除去点眼薬 999
収縮期血圧，高血圧症 44, 47
収縮期雑音，僧帽弁閉鎖不全症 130
収縮性心膜炎 **119**
修正逆隔離 702
十二指腸潰瘍 516
終夜睡眠ポリグラフ 296
腫瘍随伴症候群，腫瘍関連合併症 699
手関節痛 638
主観的耳鳴 798
手根管症候群 638, 963
酒皶 885

手術ストレス，グルココルチコイド 35
出血異常，遺伝性—— **205**
出血時間 193
出血性副腎梗塞 352
出血性膀胱炎，癌治療関連合併症 705
術後肺炎リスク指標 28t
術後肺合併症 27
術前 PCI，周術期心血管リスク 25
術前検査 **16**
術前肺機能検査 29
腫瘍崩壊症候群 695, 701
純音聴力検査 959
小うつ病 910
　高齢者 945
漿液性中耳炎 794
ショウガ 37
上顎炎・腱炎 635
消化器合併症 704
消化性潰瘍 516
上気道咳嗽症候群 236
小球性貧血 **659**
上強膜炎 1014
小細胞肺癌 689
硝酸薬 87, **108**, 125
硝子円柱，尿顕微鏡検査 403
硝子体出血 1002
上室性頻拍 **144**, 145f
脂溶性ビタミン，微量栄養素 382t, 550, 552
小遅脈 124
焦点発作 968
上皮細胞，尿顕微鏡検査 402
踵部痛 650
静脈血管内皮細胞障害 215
静脈血栓塞栓症 37, **214**
　鑑別診断 216
　危険因子 215
　診断的検査 216
　低分子ヘパリン投与量 222t
　リスク分類 38t
静脈性潰瘍 886
静脈分枝閉塞症 1002
止痒薬 873
上腕二頭筋腱炎 630
食事摂取基準 373
食事療法，糖尿病 325
褥瘡 **752**
食道炎
　カンジダ—— 539
　感染性—— 539

　好酸球性—— 539
　サイトメガロウイルス—— 540
　単純ヘルペス—— 539
　薬物性—— 540
食道癌 690
　Barrett 食道 544, 690
　腺癌 544
食道狭窄 545, 607
食道腺癌，Barrett 食道 544
食道裂孔ヘルニア 537
食物アレルギー **781**
食物線維 528
　栄養 377
食欲不振，腫瘍関連合併症 699
除細動，同期直流除細動 141
女性化乳房 866
徐脈性不整脈 **155**
徐脈頻脈症候群 155
シラミ症 901
自律神経性ニューロパチー 334, 336t
視力検査 995
視力障害
　一過性—— 1005
　急性—— 1001
　慢性—— 1003
ジルチアゼム 57, 170t
脂漏性角化症 **876**
脂漏性皮膚炎 882
シロドシン 856
心アミロイドーシス 119
心エコー
　心筋梗塞後 92
　心不全 101
　僧帽弁狭窄症 129
　僧帽弁閉鎖不全症 131
　大動脈弁狭窄症 125
　大動脈弁閉鎖不全症 127
　肺塞栓 219
腎炎症候群 415
侵害受容性疼痛 719
心機能評価，心筋梗塞後 92
腎機能評価 16, 400, **404**, 412
真菌感染症，HIV 感染者 494
心筋血流イメージング，心不全 101
心筋梗塞 **67**
　診断 76
　退院前のスタチン療法と入院後の死亡率 92f
　治療 83
　年齢・性・人種別の年間頻度 69f
心筋症 97

真菌皮膚感染症　894
心筋ブリッジ　78
心筋リモデリング，有害な——　99
神経根障害　617
神経障害性疼痛　720
　カルバマゼピン　731
　選択的セロトニン再取り込み阻害薬　731
　対症療法　967
神経心原性失神　160
神経性間欠跛行　622
神経脱落症状，認知症　737
神経梅毒　501
心血管リスク
　ACC/AHA 2007 のリスク評価アルゴリズム　21f
　高トリグリセリド血症　182
　脂質の治療目標　70t
　術前評価　**17**
　勃起障害　861
　メタボリックシンドロームによるリスク上昇　73f
　有酸素運動　72
腎結石　**434**
　炎症性腸疾患　576
　カルシウム結石　436
　サンゴ状結石　436
　シスチン結石　436
　ストルバイト結石　436
　尿酸結石　436
　尿素分解細菌　436
心原性胸痛，スクリーニング　239
人工甘味料　380t
人工血管，血液透析　428
進行性多巣性白質脳症　492
人工涙液　999
腎後性腎不全　410
腎細胞癌　692
心雑音　123
心室期外収縮　**150**
心室細動　**153**
心室性不整脈　**149**
心室頻拍　147，148f
　家族性多形性——　159
　カテコールアミン誘発性——　159
　急性心筋虚血に伴う——　151
　持続性——　150
　多形性——　150
　特発性——　151
　非持続性——　150
真珠腫　811

滲出性胸水　306，311
　Heffner の基準　309
　Light の基準　309
滲出性中耳炎　794
腎障害，急性——　**409**
　腹水　551
尋常性痤瘡　884
尋常性天疱瘡　887
尋常性疣贅　899
心腎症候群　409
腎生検　412
腎性全身性線維症　902
真性多血症　**675**
振戦　**978**
腎前性高窒素血症　409
心選択性 β 遮断薬　57
心臓移植，心不全　113
心臓再同期療法，心不全　112
心臓突然死　150，**151**
　不整脈性——　111
心臓弁膜症　26，**123**
心臓リスク，非心臓手術　22t
心臓リスク指標，改訂——　18，19t
心臓リハビリテーション　88，91
迅速(ACTH)負荷試験　353
迅速抗原検査　445，447
靭帯損傷　644
腎代替療法　428
身体的苦痛，緩和ケア　712
診断的前立腺マッサージ　859
心タンポナーデ　**120**
心的外傷後ストレス障害，特徴　927t
心内膜炎　38，**133**
心肺運動試験　241，243t
心拍数コントロール，心房細動　140
シンバスタチン　185t
深部静脈血栓症　37，**214**
　鑑別診断　216
　診断的検査　216
　リスク分類　38t
心不全　**97**
　外来での急性非代償性心不全の治療　114
　高血圧症　54
　収縮機能の保たれた——　116
　心機能分類　97
　進行した慢性心不全(ステージ D)の治療　113
　治療目標を併記した病期分類　104f
　入院後死亡率　98f
　慢性心不全の治療　102

腎不全 **409**
　腎後性—— 410
心ヘモクロマトーシス 119
心房細動 **139**, 140f
心房粗動 **143**
心房中隔切開術, 肺動脈性肺高血圧症 290
心房頻拍 **146**
　多源性—— **146**, 147f
心膜炎, 収縮性—— **119**
じんま疹 **771**
　アレルギー性—— 774
　アレルゲン 761
　急性—— 772, 773
　特発性—— 773
　非アレルギー性—— 774
　慢性—— 772, 773

膵炎 **570**
膵外分泌疾患 320
膵癌 569
髄腔内化学療法 685
膵酵素補充, 慢性膵炎 571
水晶体 997
錐体外路症状 949
膵胆道疾患 568
水痘 452
　ワクチン 1044
水痘帯状疱疹ウイルス **452**, 1045
　HIV 感染者 492
水分制限, 心不全 110
水疱性類天疱瘡 887
髄膜炎菌ワクチン 457, 1046
髄膜癌腫症 698
睡眠障害
　不眠症 299
　閉塞性睡眠時無呼吸症候群 295
　むずむず脚症候群 302
睡眠ポリグラフ検査 296
水溶性ビタミン, 微量栄養素 382t
スキンタッグ 876
スクリーニング **3**, **1019**
　C 型肝炎 558
　USPSTF の推奨 4t
　アルコール乱用（依存）1064
　胃食道逆流症 540
　癌 1019
　高齢者 735
　子宮頸癌 1024
　スケジュールの概略 1020t
　前立腺癌 1026

　大腸癌 1025
　乳癌 1023
　肺癌 1025
　卵巣癌 1026
スタチン 185t
　冠動脈疾患 87
　周術期心血管リスク 24
　大動脈弁狭窄症 125
スタッコ角化症 876
頭痛 **953**
　眼性片頭痛 1005
　緊張型—— 954
　群発—— 955
　片頭痛 954
ステロイド→副腎皮質ステロイド
ステント, 周術期心血管リスク 25
ストルバイト結石 436, 440
スパイロメトリー 241, 242t, 259
スピロノラクトン 55, 107, 368
スポロトリクス症 470
スリガラス陰影, 肺胞蛋白症 284
スルホニル尿素系薬物 33, 328

精液検査, 男性不妊 366
精液瘤 864
生活習慣, カウンセリング 10
性感染症 **498**
　スクリーニング 7, 1029
　全身性—— 507
性器ヘルペス 502
正球性貧血 664
精索静脈瘤 864
精子過少症 364
静止時振戦 978
正常血圧 4
正常高値血圧 4, 44
精上皮腫 692
成人, スクリーニング 2
精神疾患 907
　老年期 944
精神病性障害 **937**
　高齢者 947
　大うつ病性障害との鑑別 912t
　統合失調症との鑑別 940t
性腺機能不全, 男性—— **364**
性腺刺激ホルモン 364
精巣癌 692, 865
精巣腫瘤 864
正中神経伝導検査 640
成長期脱毛 891
制吐薬

癌治療での推奨薬　705t
　原因別の使用薬　716t
　薬理作用　715t
セイヨウオトギリソウ　37, 395t
セイヨウカノコソウ　395t
セカンドルック手術，卵巣癌　693
咳　234
赤色尿　400
脊髄圧迫，腫瘍関連合併症　698
脊柱管狭窄症　622, 629
赤沈　585
脊椎関節症，血清反応陰性——　589t, 604
脊椎症　621
脊椎すべり症　621
脊椎徒手整復療法　627
赤痢アメーバ　460, 464
赤痢菌　459, 463, 493
石灰化腱板炎　630
赤血球　402, 667t, 668, 675
赤血球円柱，尿顕微鏡検査　403
赤血球酵素欠損症　673
赤血球増加症，腫瘍関連合併症　700
赤血球造血刺激因子製剤　425, **664**, 666
赤血球分布幅　659
接触皮膚炎　880
切迫性尿失禁　751
セリアックスプルー　525
セリアック病　524
セリプロロール　58
セレン，微量栄養素　387t
セロトニン・ノルアドレナリン再取り込み阻害薬(SNRI)　918t
セロトニン調節薬　919t
線維筋痛症　**613**
遷延性咳嗽，ウイルス感染後——　236
閃輝　1005
閃輝暗点　1005
前脛骨粘液水腫　344
尖圭コンジローマ　505, 899
全血算(CBC)，術前検査　16
全結腸切除　581
前高血圧→正常高値血圧
前向性健忘　988
前骨髄球性白血病，急性——　695
潜在性感染症　450
潜在性結核　476
前失神　802
前十字靭帯損傷　645
線条爪甲白斑　893

センシング不全，ペースメーカ　164
全身性エリテマトーデス　**601**
　ACR による分類基準　602t
　——関連腎疾患　418
　自己抗体　587t
全身麻酔　17
喘息　258
　胃食道逆流症　539
　一般的な薬物　263t
　管理の段階的なアプローチ　261t
　重症度分類　260t
　類似疾患　259t
前足部痛　651
選択的セロトニン再取り込み阻害薬　36, 917t
　鎮痛補助薬　731
選択的セロトニン・ノルアドレナリン再取り込み阻害薬　732
センチネルリンパ節生検，乳癌　688
仙腸関節炎，炎症性腸疾患　575
前庭神経炎　803t, 808, 961
前頭側頭型認知症　976
セントジョーンズワート　37, 395t
全肺気量　241
全般性強直間代発作　968
全般性不安障害　927t, **928**
　重症度尺度　947
全般発作　968
前部ブドウ膜炎　1016
前房　997
前房出血　1008
前方引き出しテスト　646
前方不安感テスト　633
譫妄　974
　統合失調症との鑑別　940t
前立腺炎　**858**
前立腺癌　691, 850
　スクリーニング　850, 853f, 1026
前立腺特異抗原　851
前立腺肥大症　853
　AUA-SI の症状スコア　854t
　薬物療法　856
前立腺マッサージ　859t

爪囲炎　893
造影剤アレルギー，注入前プロトコル　780t
躁うつ病　**908**
爪下血腫　639
早期興奮，心房細動　142
双極性障害　**908**

造血因子製剤 703
造血幹細胞，後天的異常 666
爪甲剥離症 893
巣状分節性糸球体硬化症 417
爪真菌症 470, **897**
爪白癬 470, **897**
僧帽弁逸脱症 **132**
僧帽弁狭窄症 26, **128**
　重症度分類 129t
僧帽弁閉鎖不全症 **130**
　重症度分類 131t
瘙痒 552, 873
　オピオイドの副作用 731
足関節上腕血圧比 75, 335
足関節捻挫 649
促進心室固有調律 151
足底筋膜炎 650
足底疣贅 899
足白癬 **896**
側副靱帯損傷 645
足部痛風 651
鼠径部肉芽腫 505
鼠径リンパ肉芽腫 504
阻血性壊死 641
蘇生措置拒否 711
ソーセージ指(趾) 605
ソタロール 170t
ソーパルメット 857
ソリフェナシン 752
ゾレドロン酸 360, 831

● た行

第Ⅴ因子 Leiden 変異 215, 224
第Ⅷ因子 205, 208
第Ⅸ因子 206
大うつ病性障害 → うつ病
体外式カウンターパルセーション，増強型体外式── 88
体格指数 371
体幹振戦 979
待機手術，周術期合併症 16
大球性貧血 **662**
代謝性アシドーシス 427
　急性腎障害 413
　慢性腎臓病 424
代謝性肝疾患 559
帯状疱疹 **452**, 1045
帯状疱疹後神経痛 453
大腿骨近位部骨折 641
大腿骨頭壊死 641
大腿神経痛，異常感覚性── 964

大腸・直腸癌 690
　スクリーニング 1025
大腸菌 459, 463
大腸内視鏡 525, 527, 530
大転子滑液包炎 641
耐糖能異常，メタボリックシンドローム 182
大動脈縮窄症，二次性高血圧 61
大動脈二尖弁 124
大動脈弁狭窄症 26, **124**
　重症度分類 125t
大動脈弁閉鎖不全症 **126**
　重症度分類 127t
体部白癬 **897**
ダウノルビシン 695
多価不飽和脂肪酸 377
高安病 609
ダカルバジン 694
多関節炎 583, 585f
多形紅斑 **888**
多形性心室頻拍 150
　家族性── 159
多結節性甲状腺腫 351
　中毒性── 344
多源性心房頻拍 **146**, 147f
多剤アレルギー症候群 778
多剤耐性結核菌 475
タザロテン 882
唾石症 822
脱臼 631
脱臼不安感 632
脱水，下痢症 462
脱髄性多発ニューロパチー，慢性炎症性── 965
脱毛症 **891**
ダナゾール 197
ダニ咬傷 890
ダニ媒介性疾患 478
多囊胞性卵巣症候群，多毛症 367
多発性筋炎 **611**
　自己抗体 587t
多発性硬化症 **986**
多発性骨髄腫 **678**, 684, 697
多発性単ニューロパチー 966
多発ニューロパチー 966
　糖尿病性── 334
　慢性炎症性脱髄性── 965
打撲傷過多 204
タムスロシン 856
多毛症 **366**
タモキシフェン 689

多量栄養素 **375**
ダルベポエチンアルファ 425, 703
胆管炎，原発性硬化性—— **563**
胆管細胞癌，原発性硬化性胆管炎 563
単関節炎 583, 584f
胆管造影 563
短期記憶障害 738
単極性うつ病性障害 908
単クローン性免疫グロブリン血症 **677**
炭酸水素ナトリウム 413, 701
短時間作用型β$_2$作動薬 263t
短時間作用型気管支拡張薬，慢性閉塞性肺疾患 253
胆汁うっ滞 548, **552**
　原発性胆汁性肝硬変症 562
　脂溶性ビタミン欠乏 552
　皮膚搔痒症 552
胆汁酸排泄促進薬（レジン） 186
胆汁性肝硬変症，原発性—— **562**
単純部分発作 968
単純ヘルペスウイルス 491, 502
単純ヘルペス角膜炎 1013
単純ヘルペス食道炎 539
炭水化物（糖質） 376
男性型脱毛症 868
弾性ストッキング，深部静脈血栓症 223
男性性腺機能不全 **364**
　男性ホルモン欠乏 364, 365t
男性ホルモン過剰，多毛症 366
胆石症 **568**, 670
断続性ラ音 232
丹毒 465
単ニューロパチー 966
胆嚢炎 531
蛋白質，栄養 376
蛋白尿 401, **405**
　起立性—— 407
　ネフローゼ域—— 406
ダンピング症候群 524

チアゾリジン系 328
チアマゾール 346
チエノピリジン系薬物 204
チェリーレッドスポット 1001
チオトロピウム 254t
チオナミド 346
腟炎・腟症 **499**, 840
腟カンジダ症，外陰—— 499, 842
腟トリコモナス症 842
チモロール 57

チャプレン（病院付牧師） 711
中間比重リポ蛋白（IDL） 173
中耳炎 **794**
注視眼振検査 960t
中枢性アドレナリン作動薬，高血圧症 **59**
中枢性非オピオイド鎮痛薬 724
中枢性めまい 959
中足骨痛 651
肘頭滑液包炎 635
中毒性巨大結腸症 574
中毒性多結節性甲状腺腫 344
中毒性表皮壊死症 **889**
中年成人，スクリーニング 2
肘部管症候群 635, 964
腸脛靱帯摩擦症候群 645
潮紅，閉経女性 835
長時間作用型β$_2$作動薬 263t
長時間作用型気管支拡張薬，慢性閉塞性肺疾患 253
聴神経腫瘍 812, 814
腸蠕動音 521
チョウセンニンジン 396t
超低比重リポ蛋白（VLDL） 173
腸毒素産生性大腸菌 455
聴力検査 799, 813, 959
直接抗グロブリン試験 673
直接的レニン阻害薬，高血圧症 56
直腸診，前立腺癌 851
チラミン含有食品 389t
治療抵抗性高血圧 59
治療目標，意思決定 11
チロキシン，遊離—— 339
鎮痛→疼痛管理

椎間板切除術 629
椎間板ヘルニア 622
椎骨脳底動脈虚血 961
通年性アレルゲン 760
痛風 589t, **598**
継ぎ足歩行テスト 960t
ツベルクリン皮内反応 476

低 HDL コレステロール血症 183, 188
低 T$_3$ 症候群 339
低γグロブリン血症，分類不能型—— 484
低栄養 370, 372
定期健診 2
低クエン酸尿，カルシウム結石 439
定型抗精神病薬 941

低血糖　32, 326
低脂肪食, カウンセリング　10
低シュウ酸食, 腎結石　438
ディスペプシア　**515**
低増殖性貧血　659
低蛋白食, 腎結石　438
低比重リポ蛋白(LDL)　173
低分子ヘパリン　34, 200
　　　　　抗凝固療法　221, 222
ティンパノメトリー　797, 813
テオフィリン　264t
デキサメタゾン　697
　　――抑制試験　355
滴状乾癬　882
デキストラン鉄, 貧血　426, 661
笛声音　232
テストステロン　364
　勃起障害　861, 863
デスモプレシン　205, 206, 209
鉄, 微量栄養素　387t
鉄芽球性貧血, 赤血球異常を起こす薬物　667t
鉄スクロース　661
鉄補充　426, 661, 981
テニス肘　635
テネスムス　516, 522, 574
手白癬　**896**
デュタステリド　856
デュロキセチン　731, 919t
テラゾシン　58, 856
テリパラチド　832
テルビナフィン　897
テルミサルタン　56
伝音難聴　810, 813
電解質異常, 腹水　551
電解質管理, 急性腎障害　413
点眼抗菌薬　998
てんかん発作　**967**, 969t
電気眼振検査　959
電気痙攣療法　922, 944, 946
点状出血　192
伝染性単核球症　**451**
伝染性軟属腫　**506**, 899
転倒, 高齢者　746
臀風　469, **895**

銅, 微量栄養素　387t
動悸, 肺高血圧症　287
頭頸部癌　693
凍結乾燥第Ⅷ因子濃縮製剤　206
瞳孔　995, 996t, 1012

大うつ病性障害との鑑別　912t
　統合失調症との鑑別　940t
統合失調症　**938**
　高齢者　948
　大うつ病性障害との鑑別　912t
動作時振戦　978
同種造血幹細胞移植, 白血病　695, 696
動静脈瘻, 血液透析　428
透析, 急性腎不全　414
洞調律　141
疼痛　**719**
　急性――　719
　急性外耳炎　793
　侵害受容性――　719
　神経障害性――　720
　帯状疱疹　453
　糖尿病性ニューロパチー　731
　病歴　721t
　慢性――　719
疼痛管理　**719**
　NSAID　722, 723, 724t
　アセトアミノフェン　722, 723
　オピオイド　723, 725t
　鎮痛補助薬　**731**
　非オピオイド性鎮痛薬　722, 723
糖尿病　31, **319**
　1型――　32, 319, 322
　2型――　32, 319
　インスリン療法　**330**
　合併症予防/管理　31, 331
　冠動脈疾患　67
　危険因子　6t, 321t
　経口糖尿病薬　**327**
　血糖目標値　323
　高血圧症　54, 331
　食事療法　325
　スクリーニング　5, 1027
　ニューロパチー　334, 731, 963
　妊娠　320, 322
　フットケア　334, 335t
　慢性腎臓病　425
糖尿病性ケトアシドーシス　319
糖尿病性下痢　524
糖尿病性腎症　333
糖尿病性皮膚障害　905
糖尿病性網膜症　334, 1006
洞頻脈　**139**
頭部強制回旋試験　802, 960t
頭部震盪試験　960t
洞不全症候群　**155**

頭部白癬 **895**
動脈血ガス分析 241
動脈硬化，メタボリックシンドローム 182
動脈性潰瘍 886
動脈内化学療法 688
冬眠心筋 102
ドキサゾシン 58, 856
トキソプラズマ症，HIV 感染者 490, 496
ドキソルビシン 694
ドクイトグモ 469
禿瘡 896
禿頭 868
特発性カルシウム結石 437
特発性間質性肺炎 276t, **280**, 281t
特発性器質化肺炎 **282**
特発性高プロラクチン血症 362
特発性細菌性腹膜炎 551
特発性糸球体腎炎，IgA 腎症 418
特発性心室頻拍 151
特発性じんま疹 773
特発性肺線維症 **280**
特発性腰痛 621
突発性難聴 811
ドネペジル 739, 976
ドパミン・ノルアドレナリン再取り込み阻害薬 918t
ドパミン拮抗薬 730
ドパミン作動薬 302, 363, 981
トピラマート 957, 973t
ドブタミン，薬物負荷試験 80
ドライアイ，Sjögren 症候群 608
トラスツズマブ，乳癌 688
トラセミド 55, 110
トラマドール 590, 628, **724**
トランスアミナーゼ 548
トランス脂肪酸 325, 378
トランスフェリン値 660
トランドラプリル 56, 103
トリアムシノロンアセトニド 264t
トリアムテレン 55
鳥インフルエンザ 447
トリガーポイント注射 629
トリグリセリド 173
トリコモナス症 499
トリプタン系薬物 956
努力肺活量 241
トルテロジン 752
トレチノイン 695, 884
トロンビン時間 194

● な行

ナイアシン 186
内因性交感神経刺激作用 57
内痔核 530
内視鏡，胃食道逆流症 540
内視鏡的逆行性胆管膵管造影 563
ナイスタチン 539
内臓悪性腫瘍，皮膚徴候 904
内臓痛 720
内分泌疾患 320, 339
ナツシロギク 37, 395t
ナトリウム排泄率 412
ナトリウム利尿ペプチド，B 型―― 101
ナドロール 57
ナロキソン 730
軟性下疳 503
難聴 **810**
軟部組織感染症 464
軟部組織肉腫 694

ニカルジピン 57
肉眼的血尿 430
肉腫 693
ニコチン酸，高 LDL コレステロール血症 186
ニコチン置換療法 **1053**, 1054t
二次止血 192
二次性高血圧 45, 48, 49t, **60**
二次性甲状腺機能低下症 341
二次性頭痛 953, 956t
二次性副甲状腺機能亢進症 426
二次性副腎機能不全 35, 352
二硝酸イソソルビド 109
日常生活動作 736t
日光角化症 **878**
日光黒子 877
ニトログリセリン，冠動脈疾患 87
ニフェジピン 57, 86
二峰性頸動脈波 117
乳癌 **683**, 688, 840
　スクリーニング 1023
乳酸デヒドロゲナーゼ，原発性精巣癌 866
乳汁漏出症 838
乳頭炎 1010
乳頭浮腫 1010
乳頭分泌 838
乳房腫瘤 840
ニューオリンズ基準，脳振盪後 CT 988t

ニューモシスチス肺炎 490, 496
ニューロパチー, 自律神経性—— 334
尿 pH 401
尿検査 **400**
尿顕微鏡検査 402
尿細管上皮細胞, 尿顕微鏡検査 403
尿酸結晶, カルシウム結石 439
尿酸結石 436, 439, 598
尿試験紙法 401, 405
尿失禁, 高齢者 **750**
尿素排泄率 412
尿素分解細菌 436
尿蛋白 **401**
尿中ヒストプラスマ抗原 495
尿中ヘモグロビン 402
尿沈査検鏡, 蛋白尿 406
尿糖 401
尿道炎 **498**
尿毒症症候群, 溶血性—— **198**
妊娠
　禁煙 1059
　高血圧症 62
　甲状腺機能亢進症 349, 350
　甲状腺機能低下症 343
　糖尿病 320, 322
　予防接種 1033
　ワルファリン 227
妊娠高血圧 62
妊娠高血圧腎症 62, 198
妊娠性血小板減少症 201
妊娠糖尿病 320, 322
　リスク評価 323t
認知行動療法 933
　高齢者の不安障害 947
　パニック障害 936
　不眠症 302t
認知症 **737**, **974**
　Alzheimer 型—— **738**
　Lewy 小体型—— 741
　画像診断の適応 738t
　簡易スクリーニング検査 735t
　虚血性血管性—— 742
　血管性—— **742**
　大うつ病性障害との鑑別 912t
　統合失調症との鑑別 940t

ネオアジュバント(術前補助)化学療法 682
ネオマイシン 793, 880
ネコ咬傷 468
熱傷 **883**
　化学—— 999
熱帯性横痃 504
ネフローゼ域蛋白尿 406
ネフローゼ症候群 415
粘液膿性子宮頸管炎 499
粘膜皮膚出血 204

膿痂疹 **467**
膿胸 311
濃縮尿 401, 409
脳腫瘍, 偽性—— 1011
脳震盪 **987**
　——後症候群 988
脳卒中 **982**
　二次予防 984
脳転移, 腫瘍関連合併症 697
脳動脈瘤, 瞳孔異常 1012
脳波, てんかん発作 969
脳浮腫 697
膿疱性痤瘡 884
嚢胞性線維症 **265**
　急性増悪 270
　慢性膵炎 570
嚢胞性線維症膜貫通調節蛋白 265
膿瘍 **467**
ノコギリヤシ 395t
ノミ咬傷 890
ノルアドレナリン作動性・特異的セロトニン作動性抗うつ薬 920t
ノルトリプチリン 1055t, 1058
ノルペチジン 727
ノロウイルス 455, 458, 463

● は行
肺 Langerhans 組織球症 **284**
肺移植 257, 269, 293
肺炎球菌 448
肺炎球菌ワクチン **1041**
肺炎随伴性胸水 310t, 311
肺炎リスク指標, 術後—— 28t
肺拡散能(DLCO) 241, 242t, **246**
肺拡張法, 術後肺合併症 29
肺癌 **689**
　小細胞—— 689
　スクリーニング 1025
　非小細胞—— 690
肺機能検査 27, 29
　慢性閉塞性肺疾患 250, 251t
肺血管造影 219
肺血管抵抗 285
肺結節, 孤立性—— **313**

肺高血圧症 **285**
 2003 年ヴェニス分類 286t
 WHO 機能分類 289t
 強皮症 607
 肺動脈性—— 287
 評価・診断アルゴリズム 288f
肺雑音 232
肺静脈高血圧 287
肺生検, 間質性肺疾患 279
肺線維症, 特発性—— **280**
肺臓炎, 過敏性—— **283**
肺塞栓症 37, **214**
肺動静脈奇形 237
肺動脈性肺高血圧症 287, 291t, 292f
梅毒 7, 493, **500**
ハイドロキシウレア 203
 慢性リンパ球性白血病 696
 鎌状赤血球症 670
肺胞換気量 231
肺胞蛋白症 **284**
肺容量 241
白癬 470, **895**
白内障 **1003**
白斑 894
麦粒腫 1017
破砕赤血球 199, 668
麻疹ワクチン 1037
橋本病 341
播種性血管内凝固症候群 194, **210**
破傷風 1032, **1038**, 1039f
ハチ毒過敏症 **769**, 771
ばち指 277, 700
白血球, 尿顕微鏡検査 402
白血球エステラーゼ 402
白血球円柱, 尿顕微鏡検査 403
白血球減少症 **677**
白血球増加症 **676**
白血病 **684**
 急性—— 684, 695
 急性骨髄性—— 684, 695
 急性前骨髄球性—— 210, 695
 急性リンパ球性—— 684, 696
 同種造血幹細胞移植 695, 696
 皮膚—— 904
 慢性—— 684, 696
 慢性骨髄性—— 684, 696
 慢性リンパ球性—— 684, 696
 有毛細胞—— 684, 697
発熱性好中球減少症, 癌治療関連合併症 702
抜毛癖 892

パニック障害 927t, **933**
ばね指 638
馬尾症候群 623
ハーブ 37, 857
ハプテン 675, 760
バベシア症 481
バラ色粃糠疹 883
バルガンシクロビル 491
バルサルタン 56, 105
バルプロ酸 957, 972t
バレニクリン 1055t, 1058
ハロペリドール 730
半月体性糸球体腎炎 415
半月板損傷 644, 648
バンコマイシン 464
瘢痕性脱毛症 892
反射性涙液分泌 1015
斑状出血 192
パントテン酸, 微量栄養素 384t
反応性関節炎 604
反応性血小板増加症 202
半々爪 893
汎網膜光凝固 1006

非 Hodgkin リンパ腫 683, 684, **694**
ヒアリ咬傷 890
非アルコール性脂肪性肝障害 **559**
非アレルギー性じんま疹 774
鼻炎 **783**
非炎症性慢性非細菌性前立腺炎 860
ビオチン, 微量栄養素 384t
非オピオイド性鎮痛薬, 疼痛管理 722, **723**
 一般的に用いられる NSAID 724t
非核酸系逆転写酵素阻害薬 490
非乾酪壊死性肉芽腫 282
ピークフロー 241, 260
鼻結膜炎 **783**
肘関節伸展テスト 636
非糸球体性血尿 431
非持続性心室頻拍 150
鼻出血 815
微小血管障害, 血栓性—— 198
微小血管障害性溶血性貧血 198, **675**
非小細胞肺癌 690
微小変化群 416
非心原性胸痛 **239**, 539
非侵襲的負荷試験, 術前リスク評価 23
非心臓手術, 術前検査 17, 22t
ヒステリー球 510

ヒストプラスマ症 **472**, 495
ビスホスホネート 829
非選択性β遮断薬 57
ビソプロロール 57, 106
肥大型心筋症 116
非代償性心不全, 外来患者管理 115t
ビタミン A 382t
ビタミン B_1（チアミン） 382t
ビタミン B_2（リボフラビン） 383t
ビタミン B_3（ナイアシン） 383t
ビタミン B_6（ピリドキシン） 383t
ビタミン B_{12}（コバラミン） 383t, 662
ビタミン C 382t
ビタミン D 382t
　活性型── 427
　カルシウム代謝 357
　欠乏, 二次性副甲状腺機能亢進症 426
　骨粗鬆症 829
　中毒 359
ビタミン E 382t, 740
ビタミン K 382t, 389t
　活性化── 219
　欠乏 209, 550
ビタミン類, 栄養 381
必須アミノ酸 376
ヒッププロテクター 829
非定型抗精神病薬 941, 977
　Alzheimer 型認知症 741
　高齢者の精神病性障害 948
ビデオ補助下胸腔鏡手術 279, 316
ヒト顆粒球アナプラズマ症 480
非特異性間質性肺炎 **282**
ヒト咬傷 469
ヒト単球エールリヒア症 481
ヒトパピローマウイルス（HPV） **505**, 692
　HIV 感染者 492
　スクリーニング 1024
　ワクチン 692, 1047
ヒト免疫不全ウイルス 1 型（HIV-1） 488
ヒドララジン 59, **108**
ヒドロクロロチアジド 55, 110
ヒドロコルチゾン 35, 354
泌尿器選択的 $α_{1a}$ 遮断薬 856
非瘢痕性脱毛症 891
皮膚 T 細胞性リンパ腫 905
皮膚エリテマトーデス 901
皮膚科疾患 871
　ウイルス皮膚感染症 899

潰瘍 886
寄生 900
昆虫刺傷 889
痤瘡 884
色素異常 894
自己免疫性疾患 901
真菌皮膚感染症 894
新生物 875
水疱性疾患 887
脱毛症 891
爪の異常 892
内蔵悪性腫瘍の皮膚徴候 904
内分泌疾患の皮膚徴候 905
皮膚炎 **880**
皮膚・軟部組織感染症 464
皮膚癌, 予防 875
皮膚筋炎 **611**, 902
　自己抗体 587t
　腫瘍関連合併症 699
皮膚血管炎 609
皮膚糸状菌 470
皮膚急性急性腎障害 409
皮膚瘙痒症 552, **873**
皮膚ツルゴール 524
皮膚テスト 779
皮膚膿瘍 467
皮膚描画症 761
皮膚ポリープ 876
非乏尿性急性腎障害 409
非発疹性帯状疱疹 452
肥満 325, 370, 394
　冠動脈疾患 72
　手術 397
　スクリーニング 6, 1029
　メタボリックシンドローム 182
　薬物療法 397
肥満細胞 759
びまん性強皮症 902
びまん性甲状腺腫 350
びまん性肺疾患→間質性肺疾患
びまん性肺胞出血症候群 237
百日咳ワクチン 446, 1038
日焼け止め, 皮膚癌の予防 875
冷式 AIHA 674
非誘発性発作, てんかん 967, 970
表在性血栓性静脈炎 214, 223
微量アルブミン尿 333, 414, 423
微量栄養素 **381**
ビリルビン 532, 550
ビリルビン結石 569
非淋菌性関節炎 595
非淋菌性尿道炎 499

疲労骨折 651
広場恐怖 933
ピロリン酸カルシウム結晶 600
貧血 **658**
　鎌状赤血球症 668
　癌治療関連合併症 666, 703
　骨髄異形成症候群 666
　サラセミア 671
　小球性—— 659
　大球性/巨赤芽球性—— 662
　慢性腎臓病 424, 425, 664
　免疫性溶血性—— 696
　溶血性—— 673
ピンドロール 58
頻拍
　QRS幅の狭い—— 138
　QRS幅の広い—— 147
　心房—— 146
　多源性心房—— 146
　ペースメーカ起因性—— 164
　リエントリー性上室性—— 144
ビンブラスチン 694
頻脈性不整脈 **138**

不安障害 741, **927**
　高齢者 946
　全般性 928
フィナステリド 856, 868, 891
フィブラート系薬物, 高トリグリセリド
　　血症 188
フィブリノーゲン 194, 210
フィラデルフィア染色体 684
風疹ワクチン 1037
風土性横痃 504
フェニトイン, 周術期管理 36
フェノフィブラート 188
フェリチン 567, 660
フェロジピン 57
フェンタニル 726, 729
フォンダパリヌクス 200
　抗凝固療法 223
　出血 226
負荷試験, 冠動脈疾患 78, 81t, 92
腹圧性尿失禁 751
副甲状腺機能亢進症
　原発性—— 357
　二次性—— 426
副甲状腺ホルモン, カルシウム代謝
　357, 832
複雑性片頭痛 983
複雑部分発作 968

副腎機能不全 34, **352**
副腎偶発腫瘍 356
副腎クリーゼ **353**
副腎皮質刺激ホルモン 352
副腎皮質ステロイド 34
　アレルギー 765
　アルコール性肝障害 560
　炎症性腸疾患 580
　関節内ステロイド注射 590
　吸入ステロイド 263t
　局所ステロイド薬, 皮膚治療 874
　経鼻ステロイド薬 785
　三次性副腎不全 34
　自己免疫性肝疾患 561
　じんま疹 776
　ステロイド性骨粗鬆症 833
　ステロイド点眼薬 999
　ステロイドパルス療法 610
　鎮痛補助薬 732
　慢性閉塞性肺疾患 255
腹水 551
腹痛 **517**
　急性腹症 519t
　慢性—— 520t
副鼻腔炎 442, 786
腹部大動脈瘤, スクリーニング 1028
腹膜炎, 特発性細菌性—— 551
不整脈 **136**, 137f
　Brugada症候群 157
　QRS幅の狭い頻拍 138
　QRS幅の広い頻拍 147
　QT延長症候群 159
　QT短縮症候群 159
　torsades de pointes (TdP) 152
　Wolff-Parkinson-White症候群 154
　遺伝性—— 157
　植込み型除細動器 165
　植込み型デバイス 161
　家族性多形性心室頻拍 159
　カテコールアミン誘発性心室頻拍
　　159
　抗不整脈薬 168t
　催不整脈性右室心筋症 159
　徐脈性—— 155
　心室細動 153
　心室性—— 149
　心房細動 139
　心房粗動 143
　心房頻拍 146
　多源性心房頻拍 146
　洞頻脈 139

洞不全症候群　155
　頻脈性——　138
　不整脈源性右室異形成　159
　ペースメーカ　161
　房室伝導異常　156
　リエントリー性上室性頻拍　144
不整脈源性右室異形成　159
不整脈性心臓突然死　111
プソイドエフェドリン　786
フッ化モリブデン，微量栄養素　388t
物理的じんま疹　775
ブデソニド/ホルメテロールフマル酸塩水和物　263t
浮動性めまい　800
ブドウ膜炎，前部——　1016
不妊症，男性ホルモン欠乏　364
部分発作　968
不飽和脂肪酸　378
不眠症　295, **299**, 741
不明熱　482
ブメタニド　55, 109
フラジオマイシン　793, 880
ブラストミセス症　472
プラゾシン　58
ブラッドアクセス　428
プラバスタチン　185t
プリミドン　979
ブリューニング耳鏡　795, 812
フルオロキノロン　456, 463, 702
フルクトサミン　324
フルコナゾール　539
フルダラビン　696
フルチカゾン　264t
フルチカゾンプロピオン酸　254t, 263t
フルバスタチン　185t
フレカイニド　169t
プレガバリン　731
プレドニゾン→副腎皮質ステロイド
プロカインアミド　168t
プロゲスチン　836
プロスタノイド　291t
フロセミド　55, 109
プロタミン　222, 226
プロトロンビン時間　192
プロトンポンプ阻害薬(PPI)　540, 542
プロバイオティクス　393t
プロパフェノン　169t
プロピルチオウラシル　346
プロプラノロール　57, 979
プロベネシド　600
ブロモクリプチン，ミクロアデノーマ　363
プロラクチノーマ　362
プロラクチン分泌性マクロアデノーマ　362, 363
分時換気量　231
分類不能型低γグロブリン血症　484

平均赤血球ヘモグロビン濃度　659
平均赤血球容積　659
閉経期　834
平衡障害　802
閉塞隅角緑内障　1000, 1015
閉塞性細気管支炎，器質性肺炎を伴う——　279
閉塞性睡眠時無呼吸低呼吸症候群　61, **295**
ペグインターフェロン　558
ベクロメタゾン　263t
ペースメーカ　26, **161**, 163t
ベタキソロール　57
ペチジン　726
ベナゼプリル　55
ペニシリン　501
ペニシリンアレルギー　39, 134, 778
ベバシズマブ　690, 691
ヘパリン起因性血小板減少症　**200**
ヘモグロビン，尿中——　402
ヘモグロビンA1c　324, 425
　糖尿病　5
ヘモグロビン異常症，鎌状赤血球症　668
ヘモクロマトーシス　552, **566**
ベラパミル　57, 170t
ヘラルドパッチ　883
ペリンドプリル　56, 103
「ベルクロ」ラ音　277
ヘルペス　**502**
変形性関節症　**588**, 616, 631
　変形性頸椎症　616
　変形性股関節症　641
　変形性膝関節症　644
　変形性腰椎症　629
弁口面積，大動脈弁　125
ベンジルペニシリン　501
片頭痛　**954**
　眼性——　1005
　発作重積状態　957
片頭痛性めまい　804t, 961
ベンゾジアゼピン系薬物　36, 932t
　緩和ケア　716
　高齢者　744

鎮痛補助薬　732
　てんかん発作　971
ベンゾジアゼピン受容体作動薬　300
ペンタサッカライド，抗凝固療法　221t
変動性感音難聴　811
便秘　526，729
ペンブトロール　58
扁平上皮細胞　402，838
扁平足　651
扁平苔癬　883
扁平疣贅　899

蜂窩織炎　**465**
　眼窩——　998
膀胱癌　691
房室結節リエントリー性頻拍　144
房室伝導異常　**156**，158f
房室ブロック　**156**
房室リエントリー性頻拍　144
放射性アレルゲン吸着試験（RAST）　761
放射性ヨード療法，甲状腺機能亢進症　348
放射線学的検査，呼吸器症状　246t
放射線療法合併症　701
疱疹状皮膚炎　888
房水産生抑制薬　1004
房水流出促進薬　1004
乏尿性急性腎障害　409，412t
飽和脂肪酸　72，325，377
補完・代替医療　394
歩行テスト　960t
ホスピス　**708**
ホスホジエステラーゼ阻害薬　291t，862，863t
補体欠損症　485
勃起障害　365，**860**，863t
発作性夜間血色素尿症　217
発疹，分類　872t
発疹性黄色腫　905
ボツリヌス毒素　512
ホモシスチン尿症　215
ホモ接合型鎌状赤血球症　670
ポリエチレングリコール　528，730
ポリオワクチン　1037
ポリミキシンB　793，998
ボルテゾミブ，多発性骨髄腫　697
本態性血小板血症　202
本態性高血圧　45
本態性振戦　978

● ま行

麻黄　37，396t
膜性腎症　417
膜性増殖性糸球体腎炎　418
マグネシウム，微量栄養素　386t
マクロアデノーマ，プロラクチン分泌性
　——　362，363
麻酔法，術前評価　17
末梢性ニューロパチー　335，**962**
　鑑別診断　964t
　糖尿病　335
末梢性めまい　959
末梢動脈疾患　67，1028
マラリア　**454**
マンガン，微量栄養素　388t
慢性炎症性脱髄性多発ニューロパチー　965
慢性肝炎　555
慢性下痢　458，522
慢性骨髄性白血病　684
慢性嗄声　821
慢性糸球体腎炎　416
慢性腎臓病　31，**422**
　栄養管理目標　428t
　高血圧症　54
　腎機能評価　405
　病期分類　423t
　貧血　664
　目標PTH値　426t
慢性腎不全→慢性腎臓病
慢性じんま疹　772
慢性膵炎　**570**
慢性前立腺炎症候群　858
慢性疼痛　719
慢性白血病　684，696
慢性皮膚エリテマトーデス　901
慢性腹痛，原因　520t
慢性副鼻腔炎　**443**
慢性閉塞性肺疾患　**248**
　一般的な吸入薬　254t
　危険因子　249t
　急性増悪の管理　257
　重症度分類　250t
　肺機能検査　251t
　病期分類（GOLD分類）ごとの治療法　252f
慢性遊走性紅斑　479
慢性リンパ球性甲状腺炎　341
慢性リンパ球性白血病　684，696
マンモグラフィ，スクリーニング　1023

ミクロアデノーマ 362
水ぼうそう，ワクチン 1044
ミニメンタルステート検査 975
ミネラル類 381，386t
ミノキシジル 868，891
未分画ヘパリン 34，200
　抗凝固療法 221
耳鳴 798
ミルタザピン 301t，715t，756，820t

無呼吸低呼吸指数 295，297t
無症候性顕微鏡的血尿 433f，435f
難しい患者，コミュニケーションスキル 12
むずむず脚症候群 **302**，981
無精子症 365
むち打ち症 616，620
胸焼け，胃食道逆流症 538
ムンプスワクチン 1037

メキシレチン 168t
メスナ 705
メタコリン誘発試験 241，243t，259
メタボリックシンドローム 72，**182**
　非アルコール性脂肪肝障害 559
メチシリン耐性黄色ブドウ球菌，市中感染型―― 466
メチルキサンチン 253
メチルプレドニゾロン 35，987
メトトレキサート 594，704
メトプロロール 58，169t
メトホルミン 33，327
　多毛症 368
メトロニダゾール 464，841
めまい 800，958
　神経学的診察 960t
　治療 808
メマンチン 740
メラトニン受容体作動薬 300
メレナ 518
免疫グロブリン 1037
　A 型肝炎ウイルス 1041
　B 型肝炎ウイルス 1043
　狂犬病ワクチン 1048
免疫グロブリン血症，単クローン性―― 677
免疫性血小板減少症 197t，696
免疫性血小板減少性紫斑病 **195**
免疫性溶血性貧血 696
　自己免疫性―― 673
　赤血球異常を起こす薬物 667t

免疫調節薬 580，987
免疫不全症 **484**
　後天性免疫不全症候群 **488**
　予防接種 1033
面皰溶解療法 884

毛孔性角化症 881
網赤血球指数 659
妄想 937，940t
毛嚢腫 877
網膜症，糖尿病性―― 334
網膜中心静脈閉塞症 1002
網膜中心動脈閉塞症 1001
網膜動脈・静脈分枝閉塞症 1002
網膜剥離 1001
モノアミンオキシダーゼ(MAO)阻害薬 36，920t
ものもらい 1017
モルヒネ 726，729t
モンテルカスト 264t
門脈体循環性脳症 551

● や行
薬物アレルギー **776**
　減感作療法 780
　検体検査 779
　皮膚テスト 779
　誘発試験 779
薬物依存性免疫性血小板減少症 195
薬物-栄養素相互作用 389t
薬物性肝障害 564
薬物性食道炎 540
薬物性糖尿病 320
薬物性溶血性貧血 **674**
薬物誘発性血小板機能障害 204
薬物誘発性自己抗体 674
薬物誘発性振戦 978
薬物誘発性精神病性障害，統合失調症との鑑別 940t
薬物乱用頭痛 955，958
野兎病 478

有棘細胞癌 879
有酸素運動 72，111，734
疣贅 899
誘発試験，薬物アレルギー 779
有毛細胞白血病 684，697
遊離型 PSA(fPSA) 852
遊離型前立腺特異抗原 852
遊離チロキシン 339
遊離テストステロン，多毛症 367

輸血関連急性肺障害　202
癒着性関節包炎　631, 635
指鼻指試験　960t

陽イオン交換樹脂, 急性腎障害　413
溶血性尿毒症症候群　**198**
溶血性貧血　**673**
　　微小血管障害性——　198
　　免疫性——　696
葉酸　384t
　　鎌状赤血球症　671
　　——欠乏症　662
腰椎椎間板ヘルニア　622
腰痛　**620**
翼状片　997, 1015
ヨード, 微量栄養素　388t
ヨヒンベ　396t
予防医療, USPSTFの推奨　4t
予防ケア　1
予防接種　1019
　　C型肝炎　558
　　Hibワクチン　1046
　　HIV感染者　491
　　医療従事者　1036
　　鎌状赤血球症　671
　　成人——　**1030**
　　帯状疱疹　453
　　糖尿病　326
　　ヒトパピローマウイルス　692
　　免疫グロブリン製剤　1037
　　旅行者　456
四環系抗うつ薬　916t

● ら行
ライム病　478
ラ音　100, 232
ラクツロース　730
ラクトフェリン検査, 下痢症　461
落葉状天疱瘡　887
ラスブリカーゼ　701
ラベタロール　58
ラメルテオン　300
ラロキシフェン　831
卵円形脂肪体, 尿顕微鏡検査　403
卵巣癌　693
　　スクリーニング　1021t, 1026
ランブル鞭毛虫　460, 464
卵胞刺激ホルモン　364

リウマチ関連疾患　583
リウマチ性心疾患, 僧帽弁狭窄症　128

リウマチ性多発筋痛症　**610**
リウマトイド因子　586
リエントリー性上室性頻拍　**144**
リシノプリル　55, 103
リストセチン補因子　194
リセドロネート　830
リチウム, 周術期管理　36
リツキシマブ　197, 199, 594, 695
リドカイン　168t, 732
利尿薬　**55**, **109**, 413
　　心不全での一般的投与量　111t
　　大動脈弁狭窄症　125
　　慢性腎臓病　425
リバスチグミン　739, 976
リバビリン, C型肝炎　558
リポ酸　392t
リポソームドキソルビシン　694
リポ蛋白　173
硫化セレン　470, 882, 895
硫酸鉄, 貧血　426
硫酸プロタミン, 抗凝固療法　221
流涙　**1015**
両心室ペースメーカ　162
良性発作性頭位めまい　802, 808, 961
　　臨床的特徴　803t
緑内障　**1004**
　　急性閉塞隅角緑内障　1015
　　閉塞隅角緑内障　1000
旅行医学　453
　　予防接種　1036
　　旅行者下痢　455, 524
リン, 微量栄養素　386t
淋菌　498, 507
　　スクリーニング　7
淋菌性関節炎　595, 597
リン脂質　173
リン摂取, 二次性副甲状腺機能亢進症
　426
リンパ芽球性リンパ腫　695
リンパ球性白血病　684, 696
リンパ形質細胞性リンパ腫　678
リンパ腫　683
　　悪性——　694
　　皮膚——　904
リンパ脈管筋腫症　**284**
淋病　**498**

涙管障害　1015
涙嚢炎　1018
類白血病反応　676
ループスアンチコアグラント　214,

228, 603
ループス腎炎 418, 419t
ループ利尿薬 **55**, 109
ループレコーダー, 心電図 136

レーザー線維柱帯形成術 1005
レセルピン 59
レチノイン酸, 痤瘡 885
裂肛 530
レトロウイルス症候群, 急性—— 488
レニン-アンジオテンシン系阻害薬 **55**, 332, 334
レボドパ 980
レンサ球菌
　β溶血性—— 467
　A 群—— 444
レンサ球菌感染後糸球体腎炎 419

ロイコトリエン修飾薬 264t
ロイコボリン 691
漏出性胸水 306, 311
老人性血管腫 878

老人性難聴 811
老年医学 **734**
　栄養失調 754, 755t
　精神疾患 944
　転倒 746
　尿失禁 750
　認知症 737
　老年期うつ病 945
　老年症候群 734
蝋様円柱, 尿顕微鏡検査 403
ロサルタン 56
ロスバスタチン 185t
ロタウイルス 458, 463
ロッキー山紅斑熱 480
ロペラミド 462

● わ行

ワクチン→予防接種
悪い知らせ 712
ワルファリン, 抗凝固療法 34, **219**
　危機管理と合併症 225
ワレリアナ根, 周術期管理 37

ワシントンマニュアル 外来編　　　定価(本体 8,400 円 + 税)

2012 年 5 月 22 日発行　第 1 版第 1 刷 ©

編　者　　トマス M. ドゥフェル，メレディス A. ブリスコ，
　　　　　ラシュミ S. マラー

監訳者
　　清水郁夫（しみずいくお）
　　金児泰明（かねこたいめい）
　　降旗兼行（ふりはたかねゆき）

発行者　　株式会社 メディカル・サイエンス・インターナショナル
　　　　　代表取締役　若松　博
　　　　　東京都文京区本郷 1-28-36
　　　　　郵便番号 113-0033　電話(03)5804-6050

印刷：横山印刷／装丁：岩崎邦好デザイン事務所

ISBN 978-4-89592-710-9　C3047

JCOPY 〈㈳出版者著作権管理機構 委託出版物〉
本書の無断複写は著作権法上での例外を除き禁じられています。
複写される場合は，そのつど事前に，㈳出版者著作権管理機構
（電話 03-3513-6969，FAX 03-3513-6979，info@jcopy.or.jp）の
許諾を得てください。